主编简介

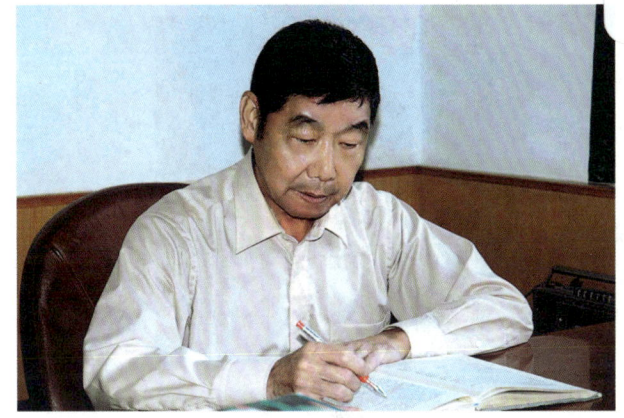

　　吴钟琪，教授，硕士生导师。1938年生，河北人，中国共产党员。1962年毕业于湖南医学院（现中南大学湘雅医学院），曾任湘雅医院高压氧科主任、湘雅医院医务科科长、湘雅三医院副院长等，1988年赴澳大利亚弗灵顿大学考察医院管理及高压氧医学，1992—1999年任湖南医科大学副校长，享受国务院政府特殊津贴。

　　吴钟琪为我国高压氧医学学术带头人之一，历任中华医学会高压氧医学分会副主任委员、卫生部医政司医用高压氧岗位培训中心主任、湖南省医学会高压氧专业委员会主任委员。1992年起先后担任湖南省医院管理协会副会长、湖南省医院分级管理委员会副主任、湖南省卫生事业管理学会副主任委员、湖南省老年卫生工作者协会副主任委员等。

　　吴钟琪主编了《医学临床"三基"训练系列丛书》，畅销30余年，受到全国医学界的好评；此外，还主编了《现代诊疗新技术》《医学精粹丛书》《中国农村医师全书》《高压氧医学》《高压氧临床医学》《高压氧在儿科及产科的应用》《中国高压氧医学论文集》《全科医师临床药物学》《国家执业医师资格考试系列丛书》《临床医学试题精集》《临床症状鉴别及诊疗》等著作，共5000万字。此外还参编和翻译了《腹部外科手术学》《医院感染学》《实用内科学》等多部著作，并担任《现代医学》杂志常务编委及《当代护士》《中国航海医学与高压氧医学》等杂志的编委。

　　吴钟琪教授先后入选《中国当代医药界名人录》《中国科技名人录》《中华科技精英大典》《当代中国科学家学术思想精粹》等。

副主编简介

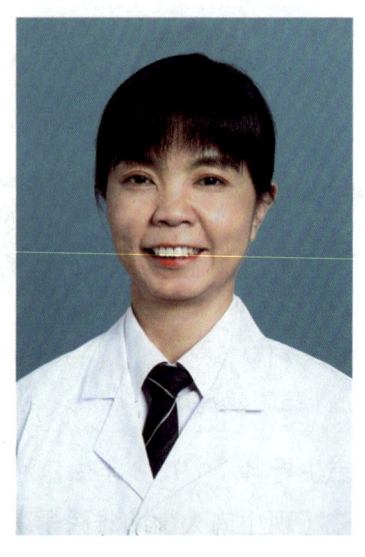

　　易军晖，中南大学湘雅三医院副主任医师、副教授，中山大学中山眼科中心眼科学博士，美国太平洋大学视光学院访问学者。临床专注于儿童近视防控和斜视弱视治疗。美国访问学习后致力于视觉康复治疗，通过视觉功能和视觉认知的提升，治疗视疲劳、斜弱视、儿童注意力障碍、轻度脑损伤等。热衷科普工作，创建"易博士视光科普"公众号，创作科普文章数十篇。

　　1997—2000年攻读硕士学位期间，易军晖师从吴钟琪教授，从事高压氧与青光眼相关课题的研究。其间，深受吴钟琪教授严谨求实的治学精神熏陶，并深度参与了《医学临床"三基"训练》系列丛书第四版、第五版的编写工作。2021年受吴钟琪教授委托担任丛书副主编，全面主持《医学临床"三基"训练》（医师分册、护士分册、医技分册）第六版的修订编撰工作。

　　易军晖发表中英文临床科研论文20余篇，参编《临床疾病的诊断与疗效判断标准》《儿童视觉发育诊断与治疗》等多部医学著作，以副主任委员和委员等身份参与中华医学会眼科学分会、中国老年医学学会、中国医药教育协会等工作，兼任湖南省科普专家和湖南省儿童青少年近视防控技术指导专家。

医院分级管理参考用书
医学院校师生参考用书
医学继续教育参考用书

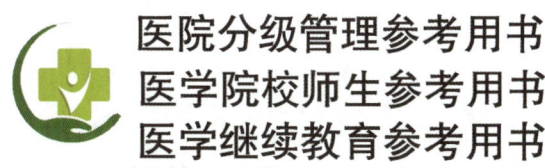

医学临床"三基"训练

医师分册

吴钟琪　总主编
原卫生部医政司　主　审

第六版

主　　编：吴钟琪

副 主 编：易军晖

编委名单：（以姓氏笔画为序）

王剑龙　孔　瑛　左笑从　刘　敏　刘双珍　刘煌辉　齐　范

孙传政　李海平　杨红辉　肖　岚　吴　松　吴钟琪　邱　娟

张　欣　张　磐　张毕奎　张国刚　张春芳　陈　雄　陈　嘉

易水晶　易军晖　姚晨姣　夏晓波　黄佩刚　黄顺祥　黄程辉

黄穰浪　彭　浩　彭争荣　彭慧平　蒋铁斌

秘　　书：杜　莉

CTS K 湖南科学技术出版社·长沙

国家一级出版社　全国百佳图书出版单位

医学临床"三基"训练
医师分册
第六版

作者名单：（以姓氏笔画为序）

马 鑫	马宇超	王天生	王春江	王轶群	王剑龙
孔 瑛	田 朗	向亚平	刘 敏	刘凤霞	刘华庆
刘纪实	刘建业	刘煌辉	孙 剑	孙传政	李春跃
杨 明	杨红辉	杨金福	肖 岚	吴钟琪	邱 娟
汪长发	初 令	张 磐	张志辉	陈 雄	邵春生
易水晶	易军晖	金 龙	郑 文	姚晨姣	高 峰
黄 辉	黄佩刚	黄顺祥	黄程辉	黄穰浪	彭 浩
彭争荣	蒋铁斌	曾赛男	戴哲人		

第一版序

医院分级管理是我国医院管理体制的一项重大改革，是对我国现行医院管理体制的自我完善，是深化卫生改革的一个重要步骤。通过这一管理体制的逐步实施，将促进三级医疗预防保健网、分级医疗体系的建立和完善，调整医疗系统整体结构，增强总体效益，有利于实现"2000 年人人享有卫生保健"的目标，这标志着我国医院管理工作步入了一个新的阶段。

近年来，医院分级管理工作已在全国各地逐步推开。试点医院的经验证明，要使医院达标上等，就必须狠抓内涵建设。"三基""三严"是对科学治院、从严治院的高度概括，反映了为医之道的根本。医学临床"三基"训练不仅是提高医务人员业务素质的基本途径和提高医疗质量的重要环节，也是医院分级管理建设的主要内涵。目前我国尚无系统的"三基"训练用书，为了解决这一矛盾，湖南医科大学做了一件有意义的工作。

该校两所附属医院经过两年的努力，均成为湖南省首批三级甲等医院。怎样搞好"三基"训练，他们积累了较为成功的经验。他们组织了大批专家，历时年余，编写了这套《医学临床"三基"训练》。该书内容较全面、系统，深浅较为适宜，使用也很方便，是"三基"训练的实用性参考书。医政司从促进全国医院"三基"训练出发，应许多同志的要求和建议，早有组织专家编一本有关教材的愿望。值此之际，湖南医科大学已进行了这项工作。医政司有关领导了解了他们的编写工作，并从管理的角度审阅了本书的提纲和主要内容，认为湖南医科大学是我国医学最高学府之一，他们编写的这本书适合当前医院分级管理建设和评审工作的需要，同时又可作为医务人员在职教育、进修教育以及高中级医学院校学员的"三基"训练和"三基"考核的指导用书。愿这套书能成为各级医院"三基"训练的好助手，为医院分级管理建设达标上等级添砖加瓦。

但是，本书编写尚属初次尝试，不完善之处在所难免，各地在自愿以此作为参考教材的同时，若发现其误漏之处，请及时向编者指出。

在本文结尾之处，我们特向为本书付出艰辛的编写、审稿和提供支持的专家、领导表示诚挚的感谢！

中华人民共和国卫生部医政司

1992 年 10 月

第四版序

原湖南医科大学的学者、专家，在吴钟琪教授组织下编写的《医学临床"三基"训练》丛书，为"三基""三严"迅速普及全国起到了助推加速的作用，使全国的医院、医务工作者受益匪浅。如今又要出第四版，邀我再写序言。再序，还与医学同道们说些什么呢？那么我想了想，就实际点儿，进一步地说说"'三基''三严'兴院"这个话题吧！

众所周知，解放军有《队列条例》，队列训练是军事院校乃至整个部队训练的一个重要内容。部队过硬的作风、铁一般的纪律、军人标准的姿态都是用队列训练打造而成，是训练官兵集体意识和团队合作的重要途径，也是展现我军威武之师、文明之师的一个有力的战术之举。

军营是一个直线加方块的世界。军人，历来是刚强的代名词。纤柔、婉转等词语，天生与军人无缘，也为军人所拒绝。从立正姿势到行进方队，从如雷的口令到嘹亮的歌声，从刚直的性格到勇猛的厮杀……都是用阳刚、坚硬一笔一画写成的。

军营里的方块，就连被子——这个原本柔软的物品也变得如斧劈刀削一般。那一条条绿色军被，凝结着军人数不清的生活故事，是其他东西所无法替代的军人戎武记忆的一大载体。

新兵入伍，学习的第一件事就是叠被子。一床被子铺在床上，经用力捋、抟、压、拽、折、抠、捏、抹——粗犷而细腻、夸张而精巧的如行云流水般的一系列动作之后，就四四方方、棱角分明、线条流畅、雄赳赳气昂昂地挺放在那里了。其实，叠被子的意义不仅仅在于叠好被子，更是体现了一种严谨细致、一丝不苟的作风。

医学界的"三基""三严"，即临床医学的基本理论、基本知识、基本技术和严格要求、严谨态度、严肃作风，是为医之道、治院之本，是具有中国文化底蕴和特色的医院管理经验的总结、提炼与升华，与"叠被子"有异曲同工之效。

这些年来，医院尤其是大医院，为了竞争，抢占市场份额和追求经济效益，大举外延、上设备、扩规模，并堂而皇之冠以"科技兴院"的治院方略，使医师逐渐蜕变为临床基本功不过硬、缺乏临床基本素质、依赖高新设备的"医匠"。近二三十年来，这些已形成了不可阻挡的倾向，与新医改目的，与公立医院坚持公益性原则相悖。由于这些消极因素对医疗界的干扰和影响，使我们不少涵盖在"三基""三严"实质里金子般闪光的精髓已经丧失或变质，"科技兴院""人才战略"经过数年的不断重复，已是医疗界耳熟能详的谋求竞争、生存和发展的战略口号。这不是不对。对！但是，医疗界在社会上、在人们心目中的地位、形象已降到了"最底线"，令人心痛至极！趁这套教材再版之机，提出"'三基''三严'兴院"恰逢其时，具有新的含义及很强的针对性。

读者朋友们，医学同道们，将源自协和的"三基""三严"强调到任何程度都不会过分！因为它是中国的行医之道，是治院、兴院之道。

同时，卫生部依法作为，将恢复被个别人停止了十多年的中国的医院评审。这套曾为中国医院分级管理和医院评审工作建功的教材，再度出版发挥作用也就理所当然了。

已故卫生部老部长陈敏章教授很赞成将"三基""三严"纳入医院分级管理和医院评审标准系列。他曾精辟地指出：医院分级管理是一种机制，可以依据形势的发展和实际需求，将对医院的新要求纳入标准，就可引导医院不断地发展、提高……陈部长未竟心愿的实现，就是我们这些仍有良知的后辈医道同仁的行动。队列和叠被子，可打造铁军之师，"三基""三严"可治院、兴院，打造"精诚大医"的队伍。

于崇河

于北京

2009 年 12 月 5 日

第五版前言

《医学临床"三基"训练》(含医师、护士、医技三个分册)自1992年第一版出版以来，已经过多次修订再版，第四版发行至今已有6年多，本次修订第五版的原因主要有两点：

一是适应知识更新的需要。据统计，现代医学知识每5年就会更新50%左右。随着信息时代的到来，医学科技突飞猛进，正从听诊器时代向信息化、自动化时代跨进。在临床医学领域，3D组织器官打印技术、医学机器人技术、基因诊断和基因治疗技术等已开始进入临床。微创外科技术迅猛发展，自动化实验诊断设备广泛普及，影像医学日新月异，各种医疗、护理新技术不断涌现。为适应医学知识快速发展的形势和广大读者知识更新的需求，本书第四版的内容已急待补充和修订，再版势在必行。

二是适应医院分级管理建设的需要。国家卫计委近年重启了我国一度暂停的医院分级管理评审，并建立了各级医院的复审制度。评审对医学"三基"水平的考核方法也进行了调整，除保留了传统的书面试卷考核外，又增加了医学临床基本操作技能的考核。为适应这一需要，应该为医院和医务人员编写一套与时俱进的"三基"培训教材。

本次是《医学临床"三基"训练》一书出版发行以来最全面的一次修订，修订和新编内容达50%左右。修订中我们坚持以下原则：

1. 坚持以基础理论、基本知识、基本技能为重点的"三基"原则，坚持思想性、科学性、先进性、启发性、适用性的要求，坚持人文医学与临床医学并重。

2. 随着医学模式从传统的生物医学模式转变为现代的生物-心理-社会医学模式，人们对医学科学内涵的认识发生了重大转变。传统医学认为疾病是单纯躯体发生病理转变的一种表现；新医学模式理论则认为，人是在社会中生存的，疾病不仅是躯体的内在改变，而且会受到社会各种因素变化的影响，人的心理也会发生改变。所以说，疾病是在生物-心理-社会诸因素共同作用于人体后，机体产生一系列复杂变化的整体表现。

传统医学将医学的内容分成基础医学和临床医学两部分；现代医学则将基础医学、临床医学、预防医学、康复医学和保健医学有机地融为一体。本书第五版力争更好地体现现代医学模式的特点，并保持在内容上与全国统编高等医学和护理学教材的一致性。

3. 坚持与时俱进的原则。例如第五版对近年世界各地流行的埃博拉出血热、在外科迅速发展的微创技术、最新应用于临床的PET-CT和静脉留置针的应用、经皮中心静脉穿刺置管技术以及全自动化实验诊断技术等相关方面的知识都进行了详细介绍。

第五版在修订中进行了大幅度的增编、扩编与修订，主要包括以下内容：

1. 新编内容：第五版新编了诊断学知识、预防医学知识、医学心理学知识、护理心理学知识和基础护理学知识等内容。

2. 扩编内容：增编或重编了预防与控制医院感染、现场心肺复苏、经皮冠状动脉介入治疗（冠脉支架）、埃博拉病毒病、正电子发射计算机断层显像(PET-CT)、软线摄影、临床检验全自动分析仪等章节内容。

3. 修订内容：全面修订、改写了急诊医学知识、预防与控制医院感染知识和检验医学知识。

4. 为提高本书的适用性和可读性，本书第五版在临床技能操作训练和临床常用器械检查，以及影像医学、心电图学、急诊医学等章节中增编了大量图片。

5. 本书第五版在《护士分册》和《医技分册》中，增编了全科医学知识和医疗卫生政策法规与医疗风险管理知识两个章节。由于篇幅所限，在《医师分册》中未编入这两章，请读者见谅。

6. 参照目前高等医学院校和各类医学专业资格考试的题型选择，本书删去了选择题中的【B型题】和【C型题】，增加了名词解释和问答题。

希望本书第五版能成为一套思想性、科学性、先进性、启发性、适用性都比较好的，受广大读者欢迎的医学"三基"训练用书，能在全面提高医务人员基本素质和促进全科医学发展、加强基层医院建设方面发挥一定的作用，为医疗卫生改革贡献一份力量。

近年来，由于数字化出版物迅速发展，为让读者能在互联网的平台上便捷地使用本书，湖南科学技术出版社已建立了相应网页平台，作为对数字出版物的一次探索，希望能取得良好效果，受到读者欢迎。

由于近些年医学领域的新进展、新内容实在太多，因此，第五版各分册的字数均有大幅增加，敬请读者理解。

本书此次修订虽历时年余，但因涉及的学科广泛，修改的篇幅较大，因此仍感时间仓促，疏漏和错漏之处在所难免，敬望各位读者批评、指正。

吴钟琪

2016 年 11 月

第六版前言

　　《医学临床"三基"训练》（含医师、护士、医技三个分册）自 1992 年出版以来已经历 5 次修订再版，每一次修订都力求与时俱进，适应"知识更新"和"医院分级管理建设"的需求，丛书也因此深得医院管理者和广大医务工作者的欢迎和支持。

　　第六版的修订工作继承三十年传统，坚持一贯原则，在第五版的基础上对全书内容进行修改、充实和完善。本版《医学临床"三基"训练》（含医师、护士、医技三个分册）特点如下：

　　1. 坚持以基础理论、基本知识、基本技能为重点的"三基"原则，保持"三基"系列图书知识框架；体现现代的生物-心理-社会医学模式，将基础医学、临床医学、预防医学、心理学、康复医学和保健医学有机地融为一体；一如既往地坚持人文医学与临床医学并重。

　　2. 根据新版医学本科规划教材，查阅临床疾病的诊断治疗"白皮书"，参考医学本科专业培养大纲、国家医师资格考试大纲等，力争使修订工作达到"夯实基础"和"补充前沿"的目的要求。

　　3. 基础医学尤其生理学、病理生理和生物化学等学科发展快、进展多，甚至某些方面颠覆了学科既往认知。此次修订秉承"为临床医学服务的基础医学"的转化医学理念，提炼出临床医师切实需要的基础知识。

　　4. 医院感染预防与控制相关知识近年更加严谨缜密，参编人员对此部分内容不断修改完善，力求提供给读者最新、最准确的医院感染相关知识，以期在实际工作中保护好病人及医务同行。

　　5. 急诊医学和重症医学发展迅速，此次修订增加了部分急诊处理流程图，以协助基层医师以最佳流程、最快速度救治病人；重症医学知识则更新在多个内科和外科学总论章节中。

　　6. 第六版《医技分册》和《护士分册》除了上述修改外，还紧跟科技和临床进展做了大幅度修订。如"生物电检查"章节全篇新编，"护理基本知识、基本技能"章节更加注重临床应用。

　　《医学临床"三基"训练》（含医师、护士、医技三个分册）既包含临床医务工作者总结分享的基础理论、基本知识、基本技能，也囊括了近年医学领域的前沿新知，是着眼于临床的系统医学精粹。本书将有助于读者建立从基础到临床的全面认知，培养临床思维、形成医疗基本思路；尤其希望大家能从整个人的角度看待疾病，从整个人生的角度去治疗疾病。

　　希望本能成为一套兼具思想性、科学性、先进性、启发性、适用性的受广大读者欢迎的医学"三基"训练用书，能在全面提高医务人员基本素质，促进全科医学发展和推动住院医师培训，加强基层医院建设方面发挥一定作用，为医疗卫生改革贡献一份力量。

　　对于本次修订作者们虽已力求完善，但不足与疏漏之处在所难免。如果读者在使用本书的过程中发现任何问题或者错误，恳请批评、指正。

吴钟琪　易军晖

于中南大学

目录

§6　常用诊疗器械检查

§7　临床特殊检查

§8 外科学

§9　内科学

§21　治疗学科

附　录

§1

基础医学基本知识

在医学高等教育中，基础医学课程占有十分重要的地位，它是医学生学习临床课程的基础和桥梁。目前，我国医学高等院校（包括临床医学和护理学）中开设的基础医学课程达 50 余门，本书不可能予以全面介绍。鉴于《医学临床"三基"训练》一书主要目的在于提高医师、护士和医技人员的医学"三基"理论水平和操作能力，因此我们只选择了与临床关系更为密切的一些基础课程，如人体解剖学、生理学、医学微生物学和免疫学、生物化学与分子生物学、病理生理学、药理学等课程进行重点介绍。

§1.1 人体解剖学

§1.1.1 人体解剖学基本知识问答

1. 简述运动系统的组成和作用。

运动系统由骨、骨关节和骨骼肌组成，起着保护、支持和运动的作用。

2. 根据骨的形态可将骨分为几类？每类试举出 3 例。

根据形态不同，骨可分为 4 类，即长骨、短骨、扁骨和不规则骨。如股骨、跖骨和指骨属于长骨，跟骨、大多角骨和月骨属于短骨，顶骨、肩胛骨和肋骨属于扁骨，椎骨、髋骨和蝶骨属于不规则骨。

3. 试述骨的基本结构。

骨由骨质、骨膜、骨髓和神经、血管、淋巴管等构成。骨质是骨的主要成分，由骨组织构成，可分为骨密质和骨松质两种形式。骨膜由纤维结缔组织构成，骨外膜包裹着除关节面以外的整个骨的外表面，骨内膜衬覆骨髓腔壁的内表面和骨松质的网眼。骨髓存在于长骨骨髓腔和骨松质间隙内。

4. 试述骨膜的构造和功能。

骨膜由纤维结缔组织构成，可分为骨外膜和骨内膜。骨外膜包裹着除关节面以外的整个骨的外表面，对骨有保护作用，还有营养、再生和感觉作用。骨外膜又可分内外两层。骨外膜内层和骨内膜都有一些细胞能分化为成骨细胞和破骨细胞，在骨的发生、生长、改建和修复中起着重要的作用。

5. 试述红骨髓的分布。

胎儿和幼儿的长骨骨髓腔和骨松质的腔隙内全是红骨髓。5 岁以后，长骨骨干内的红骨髓逐渐被黄骨髓代替，红骨髓存在于短骨、扁骨、不规则骨以及肱骨内。股骨近侧端骨松质的腔隙内，终身保持其造血的功能。

6. 简述颅骨的组成。

颅骨由 23 块扁骨和不规则骨组成（3 对听小骨未计入），分为脑颅骨和面颅骨。脑颅骨由 8 块骨组成，包括不成对的额骨、筛骨、蝶骨、枕骨和成对的颞骨、顶骨。面颅骨共 15 块，成对的有上颌骨、颧骨、腭骨、鼻骨、泪骨及下鼻甲，不成对的有下颌骨、犁骨和舌骨，大部分面颅骨参与构成面部支架，并分别围成眼眶、骨性鼻腔和骨性口腔。

7. 新生儿颅有哪些特征？

新生儿面颅占全颅的 1/8，而成人为 1/4。新生儿颅有许多骨尚未完全发育，颅顶各骨之间的缝尚未愈合，仍为结缔组织膜连接，这些交接处的间隙，称颅囟。前囟位于两侧顶骨前上角与额骨，即矢状缝与冠状缝的会合处，呈菱形；后囟位于两侧顶骨后上角与枕鳞，即矢状缝与人字缝的相接处，呈三角形。顶骨前下角与蝶骨大翼相接处有蝶囟，顶骨后下角与枕鳞相接处有乳突囟。前囟膜连接在生后 1～2 岁完成骨化前囟闭合，其余各囟都在生后不久闭合。

8. 试述翼点的位置、组成和临床意义。

翼点位于颞窝前下部，颧弓中点上方两横指（3.5～4 cm）处，为额骨、顶骨、颞骨和蝶骨大翼的会合处，构成"H"形的骨缝，是颅侧面的薄弱处，其内面有脑膜中动脉的前支经过，若此处骨折，有可能损伤脑膜中动脉前支，形成硬膜外血肿。

9. 上肢骨包括哪些骨？下肢骨包括哪些骨？

上肢骨包括锁骨、肩胛骨、肱骨、桡骨、尺骨和 8 块腕骨、5 块掌骨、14 块指骨。下肢骨包括髋骨、股骨、髌骨、胫骨、腓骨、7 块跗骨、5 块跖骨和 14 块趾骨。

10. 从体表如何确定棘突和肋骨的序数？

（1）体表确定棘突：肩胛冈内侧端连线处为第 3 胸椎棘突，两侧髂嵴最高点连线处为第 4 腰椎棘突，髂后上棘连线处为第 2 骶椎棘突，后正中线上棘突最突出的为第 7 颈椎棘突。

（2）体表计数肋：胸骨角平对第 2 肋软骨，男性乳头平对第 4 肋间隙或第 5 肋，肩胛骨上角平对第 2 肋，肩胛骨下角平对第 7 肋或第 7 肋间隙。

11. 简述关节的基本结构。

关节的基本构造包括关节面、关节囊和关节腔。关节是骨连结最高分化形式，活动性较大。

（1）关节面：为两骨互相接触的骨面，覆盖有关节软骨，多为一凸一凹相互适配的面，凸者为关节头，凹者为关节窝。关节软骨具有弹性，能承受压力和吸收震荡。

（2）关节囊：呈袋状，附着于关节面周缘的骨面，并与骨膜相连续。关节囊分内、外两层。外层为纤维层，由致密的纤维结缔组织构成，富有血管、神经、淋巴管。内层为滑膜层，由平滑光亮、薄而柔润的疏松结缔组织膜构成。滑膜富含血管网，能产生滑液，对关节软骨提供部分营养。

（3）关节腔：是由关节软骨和关节囊滑膜层共同围成的密闭腔，腔内含少量的滑液。关节腔内为负压。

12. 关节的辅助结构有哪些？各有何作用？

关节的辅助结构有韧带、关节盘、关节唇等。连于相邻两骨之间的致密纤维结缔组织束称为韧带，可加强关节的稳固性。关节盘是位于两关节面之间的纤维软骨板，其周缘附着于关节囊，把关节腔分为两部，增加关节的稳固性，减少冲击和震荡，增加运动的形式和范围。关节唇为附着于关节窝周缘的纤维软骨环，它加深关节窝，增大关节面，增加关节稳固性。

13. 试述椎间盘的构造和功能。

椎间盘是连结相邻两个椎体的纤维软骨盘，中央部是柔软而富有弹性的髓核，周围部是由多层纤维软骨按同心圆排列组成的纤维环，富于坚韧性，限制髓核向周围膨出。椎间盘的主要功能是承受和转移压力，缓冲震荡和协调脊柱的运动。

14. 与男性骨盆相比，女性骨盆有何特点？

骨盆的主要功能是传承重力和保护盆腔脏器，但女性骨盆还要适合分娩的需要。因此与男性骨盆相比，女性骨盆有以下特点：外形宽而短，骨盆上口呈类圆形，骨盆下口和耻骨下角较大。女性耻骨下角可达 $90°\sim100°$，男性则为 $70°\sim75°$。

15. 简述肩关节的基本构成、辅助结构和运动方式及其相关的骨骼肌。

肩关节由肩胛骨的关节盂和肱骨头构成。关节囊薄而松弛，囊的上壁有喙肱韧带和肌腱的纤维编入囊的纤维层；囊的前壁和后壁，亦有许多肌腱的纤维编入囊的纤维层，以增加关节的稳固性；囊的下壁没有韧带和肌腱纤维加强，结构最薄弱，肩关节脱位时，肱骨头常从下壁脱出。肩关节是最灵活的关节，可做三轴运动：胸大肌、三角肌和喙肱肌使肩关节在冠状轴上做屈、伸运动；冈上肌、三角肌和大圆肌使肩关节在矢状轴上做收、展运动；肩胛下肌、冈下肌和大圆肌使肩关节在垂直轴上做旋内、旋外以及环转运动。

16. 试述肘关节的构成和运动方式。

肘关节是由肱骨下端与尺、桡骨上端构成的复关节，包括 3 个关节：肱尺关节由肱骨滑车和尺骨滑车切迹构成，可在冠状轴上做屈伸运动；肱桡关节由肱骨小头和桡骨关节凹构成，能做屈、伸和旋前、旋后运动；桡尺近侧关节由桡骨环状关节面和尺骨桡切迹构成，参与前臂的旋前、旋后运动。

17. 试述腕关节的组成和运动方式。

腕关节是典型的椭圆关节，又称桡腕关节。由桡骨腕关节面和尺骨头下方的关节盘作关节窝，手舟骨、月骨、三角骨的近侧关节面构成关节头。关节囊松弛，四周都有韧带加强。桡腕关节可做屈、伸、展、收及环转运动。

18. 试述髋关节的构成和运动方式。

髋关节由髋臼与股骨头构成，是典型的杵臼关节。髋关节可做三轴运动：在额状轴上的前屈、后伸运动，矢状轴上的内收、外展运动，垂直轴上的旋内、旋外运动。

19. 试述膝关节的基本构成、辅助结构和运动方式及其相关的骨骼肌。

膝关节是人体最大、最复杂的关节，由股骨下端、胫骨上端和髌骨构成。关节囊薄而松弛，周围有韧带加固；囊内韧带有前、后交叉韧带，囊外韧带主要有胫、腓侧副韧带。

滑膜层内褶形成滑膜皱襞；外突形成滑膜囊。关节盘有内、外侧半月板。膝关节主要做屈、伸运动，缝匠肌、股二头肌和半腱肌收缩使膝关节屈曲，股四头肌收缩使膝关节伸展。膝在半屈位时，小腿可做旋转运动。

20. 试述胸锁乳突肌的起止和作用。

胸锁乳突肌起自胸骨柄和锁骨的胸骨端，止于颞骨的乳突。一侧胸锁乳突肌收缩，使头向同侧倾斜，脸转向对侧；两侧胸锁乳突肌同时收缩可使头后仰。

21. 试述膈肌的起止和作用。

膈肌的肌腹在胸廓下口的周缘和腰椎前面有 3 个起始部位：胸骨部起于剑突后面，肋部起自下 6 对肋骨和肋软骨的内面，腰部以左、右膈脚起自上 2～3 个腰椎以及腰大肌和腰方肌表面深筋膜形成的内、外侧弓状韧带，这 3 个部位的肌束均向膈的中央集中，止于中心腱。

膈肌是主要的呼吸肌，膈肌收缩时降低穹隆，扩大胸腔容积，助吸气；舒张时穹隆上升恢复原位，减小胸腔容积，助呼气。膈肌与腹肌同时收缩，可增加腹压，协助排便、分娩及呕吐等生理活动的完成。

22. 简述腹股沟管的位置、构成及其临床意义。

腹股沟管是腹股沟韧带内侧半上方存在的由外上斜向内下的潜在性裂隙，长 4～5 cm，内有精索或子宫圆韧带通过。腹股沟管有"两口""四壁"：内口又称腹股沟管深环，位于腹股沟韧带中点上方约一横指处（1.5 cm），是腹横筋膜形成的卵圆形孔；外口即腹股沟管浅环，又称皮下环，是腹外斜肌腱膜形成的环形结构。前壁为腹外斜肌腱膜和腹内斜肌下部肌束起始部，后壁为腹横筋膜和腹股沟镰（联合腱），上壁为腹内斜肌和腹横肌形成的弓状下缘，下壁为腹股沟韧带的内侧半。腹股沟管是腹壁下部的薄弱区，腹腔脏器可经深环突入腹股沟管，形成腹股沟斜疝，严重时疝内容物可经皮下环突出降入阴囊或大阴唇。

23. 简述腹股沟三角的位置及其临床意义。

腹股沟三角又称海氏三角，它是由腹壁下动脉、腹直肌外侧缘和腹股沟韧带内侧半所围成的三角形区域。该区缺乏肌纤维，是腹壁的另一薄弱区。腹腔脏器由此三角突出，形成腹股沟直疝。临床上鉴别腹股沟斜疝和腹股沟直疝的标志是腹壁下动脉是否在腹股沟三角膨出。

24. 哪些肌肉瘫痪可导致"翼状肩""方形肩""爪形手""猿手"特征？为什么？

（1）翼状肩：前锯肌作用为拉肩胛骨向前和紧贴胸廓，胸长神经损伤后，前锯肌瘫痪，斜方肌作用相对加强而导致"翼状肩"。

（2）方形肩：三角肌可使肩部呈圆隆形，腋神经损伤后，三角肌瘫痪导致"方形肩"。

（3）爪形手：尺神经损伤、拇收肌瘫痪时拇指不能内收，小鱼际萎缩变平坦，骨间肌萎缩塌陷，使各指不能互相靠拢，各掌指关节过伸，第 4、5 指的指间关节弯曲，导致"爪形手"。

（4）猿手：鱼际肌位于手掌拇指侧形成隆起，可使拇指做展、屈、对掌等动作，正中神经损伤后导致"猿手"。

25. 试述消化系统的组成。

消化系统由消化管和消化腺两大部分组成。

（1）消化管：包括口腔、咽、食管、胃、小肠（十二指肠、空肠、回肠）和大肠（盲肠及阑尾、升结肠、横结肠、降结肠、乙状结肠、直肠和肛管），通常把十二指肠以上部分的管道称为上消化道，空肠以下的部分称为下消化道。

（2）消化腺：包括唾液腺（腮腺、下颌下腺、舌下腺）、肝、胰以及散在分布于消化管壁内的小腺体。

26. 试述咽峡的组成。

腭垂（悬雍垂）、腭帆游离缘、两侧的腭舌弓以及舌根共同围成的狭窄部，称为咽峡（或口咽峡），是口腔和咽的分界。

27. 试述腭扁桃体的位置。

腭扁桃体位于口咽部的侧壁，腭舌弓和腭咽弓之间的扁桃体窝内。

28. 大唾液腺有几对？其导管开口于何处？

大唾液腺包括腮腺、下颌下腺和舌下腺共 3 对。腮腺导管开口于与上颌第 2 磨牙牙冠相对的颊黏膜上；下颌下腺开口于舌下阜；舌下腺大管开口于舌下阜，小管开口于舌下襞黏膜表面。

29. 试述咽淋巴环的组成及其意义。

位于咽后上方的咽扁桃体、两侧的咽鼓管扁桃体、两侧的腭扁桃体和舌根背部的舌扁桃体，共同构成咽淋巴环，是消化道和呼吸道上端的防御结构。

30. 试述胃的位置及其分部。

胃大部分位于左季肋区，小部分位于腹上区。胃可分为四部：贲门部、胃底、胃体和幽门部。贲门附近的部分称为贲门部。贲门平面以上，向左上方膨出的部分为胃底。自胃底向下至角切迹处的中间大部分，称为胃体。胃体下界与幽门之间的部分，称为幽门部。

31. 何谓十二指肠悬韧带？有什么临床意义？

十二指肠空肠曲的上后襞借十二指肠悬肌固定于右膈脚上，十二指肠悬肌和包绕于其下段表面的腹膜皱襞共同构成十二指肠悬韧带，它是手术时确定空肠起始点的重要标志。

32. 列表比较空肠和回肠的区别（表 1-1）。

表 1-1　空肠和回肠的区别

区别项目	空　肠	回　肠
位置	左腰区、脐区	脐区、右腹股沟区和盆腔
长度	2/5	3/5
管径	较粗	较细
管壁	较厚	较薄
淋巴滤泡	孤立淋巴滤泡	孤立淋巴滤泡、集合淋巴滤泡
动脉弓	级数少（1～2级）	级数多（4～5级）

33. 何谓麦氏点？有何临床意义？

麦氏点（McBurney point）即阑尾根部的体表投影点，通常位于脐与右髂前上棘连线的中、外 1/3 交点处。是临床上麦氏切口的定位标志。

34. 试述结肠的 3 种特征性结构。

结肠的 3 种特征性结构是：结肠带、结肠袋和肠脂垂。结肠带有 3 条，由肠壁的纵行肌增厚形成，沿大肠纵轴平行排列，3 条结肠带汇集于阑尾根部。结肠袋是由横沟隔开向外膨出的囊状突起，因结肠带短于肠管使其皱缩形成。肠脂垂是由浆膜及其包含的脂肪组织形成的小突起，沿结肠带两侧分布。

35. 手术中哪些结构的破坏可引起大便失禁？

肛门外括约肌的浅部和深部、肛门内括约肌、肛提肌以及直肠壁纵行肌的下部等，共同构成一环绕肛管的强大肌环，称为肛直肠环，此环对肛管起着极其重要的括约作用，手术时若不慎切断此环，可引起大便失禁。

36. 试述肝门和肝蒂的位置。

肝门是指位于肝的脏面左右两条纵沟之间的横沟，是肝左、右管，肝固有动脉左、右支，肝门静脉左、右支和肝的神经、淋巴管出入的门户。出入肝门的上述这些结构被结缔组织包裹，构成肝蒂。

37. 试述胆管系的组成和胆汁的排出途径。

胆管系由肝内的毛细胆管、小叶间胆管、肝左管和肝右管、肝总管、胆囊、胆囊管、胆总管组成。

胆汁的排出途径如下：

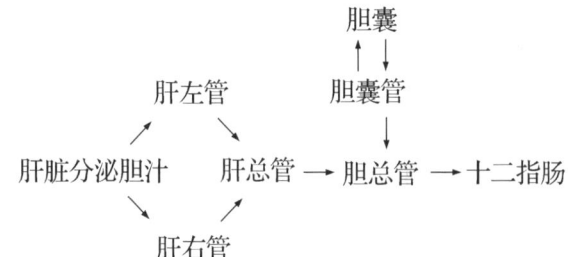

38. 试述呼吸系统的组成。

呼吸系统由呼吸道和肺两大部分组成。呼吸道包括鼻、咽、喉、气管和支气管。肺由肺实质和肺间质组成，前者包括支气管树和肺泡，后者包括结缔组织、血管、淋巴管、淋巴结和神经等。临床上通常把鼻、咽、喉称为上呼吸道，而把气管、支气管及其在肺内的各级分支称为下呼吸道。

39. 左、右主支气管有何不同？

右主支气管较短粗且走向陡直，与气管中轴延长线之间的夹角小于 30°。左主支气管较细长且走向倾斜，与气管中轴延长线之间的夹角大于 35°。

40. 何谓肺门和肺根？肺根内主要结构排列有什么规律？

位于肺内侧面的中部，有支气管、肺动脉、肺静脉和其他血管、淋巴管、神经进出肺的部位，称为肺门。这些出入肺门的结构，由结缔组织包裹在一起，将肺连于纵隔，称为肺根。肺根内的结构排列自前向后为：上肺静脉、肺动脉、主支气管。左肺根的结构自上向下是左肺动脉、左主支气管、左下肺静脉；右肺根的结构自上向下为右上叶支气管、右肺动脉、右肺静脉。

41. 何谓胸膜隐窝？主要包括哪几个？

胸膜隐窝是指各部分壁胸膜相互移行的胸膜腔，即使在深吸气时，肺的边缘也达不到其内。主要的胸膜隐窝包括：肋膈隐窝、肋纵隔隐窝、膈纵隔隐窝。肋膈隐窝左右各一，由肋胸膜与膈胸膜返折形成；肋纵隔隐窝位于覆盖心包表面的纵隔胸膜与肋胸膜相互移行处。膈纵隔隐窝是心尖向左侧突出形成的，仅位于左侧胸膜腔。

42. 试述泌尿系统的组成及功能。

泌尿系统由肾、输尿管、膀胱和尿道组成，其主要功能是排出机体新陈代谢过程中产生的废物和多余的水，保持机体内环境的平衡和稳定。肾生成尿液，输尿管将尿液输送至膀胱，膀胱为储存尿液的器官，尿道将尿液排出体外。

43. 何谓肾门和肾蒂？肾蒂内结构的排列有何规律？

位于肾脏内侧缘中部的凹陷称为肾门，是肾的血管、肾盂、神经和淋巴管出入的部位。出入肾门的肾动脉、肾静脉、肾盂、淋巴管和神经被结缔组织包裹构成肾蒂。肾蒂内各结构的排列关系，自前向后为肾静脉、肾动脉、肾盂，自上向下为肾动脉、肾静脉、肾盂。

44. 试述膀胱的位置及其分部。

成人的膀胱位于小骨盆腔的前部，耻骨联合的后方，直肠（男性）或子宫和阴道（女性）的前方。当膀胱空虚时，全部位于盆腔内，膀胱尖不高出耻骨联合上缘；当膀胱充盈时，膀胱尖可高出耻骨联合以上。空虚的膀胱呈三棱锥形，可分为膀胱尖、膀胱体、膀胱底和膀胱颈四部分。

45. 何谓膀胱三角？有何临床意义？

在膀胱底的内面，两侧输尿管口与尿道内口三者连线之间的区域，称为膀胱三角。此区缺乏黏膜下层，黏膜与肌层紧密相贴，无论膀胱是扩张还是收缩都保持平滑状态。两输尿管口之间的皱襞称为输尿管间襞，在膀胱镜检时，可作为寻找输尿管口的标志。膀胱三角为肿瘤和膀胱结核的好发部位。

46. 输尿管的狭窄部在什么部位？有何临床意义？

输尿管有 3 个狭窄部，一个在肾盂与输尿管移行处，一个位于小骨盆上口输尿管跨过髂血管处，一个在输尿管穿过膀胱壁的壁内部。输尿管结石常易嵌顿在这些狭窄部位。

47. 列表说明男、女性生殖系统的组成（表 1 - 2）。

表 1 - 2　男、女性生殖系统的组成

性别	内生殖器			外生殖器
	生殖腺	输送管道	附属腺体	
男性	睾丸	附睾	精囊腺	阴囊
		输精管	前列腺	阴茎
		射精管	尿道球腺	
		男性尿道		

性别	内生殖器			外生殖器
	生殖腺	输送管道	附属腺体	
女性	卵巢	输卵管 子宫 阴道	前庭大腺	阴阜 大阴唇 小阴唇 阴道前庭 阴蒂

48. 试述精子的产生部位及其排出途径。

精子由睾丸的精曲小管产生，经精直小管、睾丸网、睾丸输出小管，进入附睾储存。当射精时再经输精管、射精管、尿道排出体外。

49. 试述男性尿道的 3 个狭窄、3 个膨大和 2 个弯曲。

男性尿道的 3 个狭窄部分别位于尿道内口、尿道的膜部、尿道外口，以外口最窄。3 个膨大分别位于尿道前列腺部、尿道球部和尿道舟状窝。2 个弯曲分别是凸向下后方的耻骨下弯和凸向前上方的耻骨前弯，前者固定，后者可于勃起或上提阴茎时消失。

50. 输卵管可分为几部？

输卵管由内侧向外侧可分为四部，即输卵管子宫部、输卵管峡部、输卵管壶腹部、输卵管漏斗部。输卵管结扎术常在输卵管峡部进行，卵细胞通常在输卵管壶腹部受精。

51. 试述子宫的位置和毗邻结构。

子宫位于骨盆的中央，在膀胱与直肠之间，下端接阴道，子宫颈的下端不低于坐骨棘平面，两侧有输卵管和卵巢。

52. 试述子宫的固定装置。

固定子宫的韧带有：子宫阔韧带，可限制子宫向两侧移动；子宫圆韧带，可维持子宫的前倾；子宫主韧带，维持子宫不至于向下脱垂；子宫骶韧带，可维持子宫的前屈。此外，尿生殖膈、盆膈、会阴中心腱、阴道以及子宫周围的结缔组织等对子宫也有承托和牵拉作用，在维持或固定子宫位置方面有重要作用。

53. 何谓阴道穹？有何意义？

阴道的上端包绕子宫颈的阴道部，两者之间形成环状凹陷，称为阴道穹。阴道穹可分为互相连通的前部、后部和两侧部，其中以阴道后穹最深，并与直肠子宫陷凹紧密相邻，两者之间只隔以阴道后壁和一层腹膜。直肠子宫陷凹是腹膜腔的最低部位，腹腔内的炎性渗出液、脓液等易积存于此，因此可经阴道后穹行穿刺或引流进行诊断和治疗。

54. 试述脉管系的组成。

脉管系包括心血管系和淋巴系。心血管系包括心、动脉、静脉和毛细血管。淋巴系由淋巴管、淋巴器官和淋巴组织组成。

55. 试述三尖瓣复合体。

右房室口周缘有致密结缔组织构成的三尖瓣环围绕，三尖瓣基底附于该环，瓣游离缘垂入室腔。瓣膜被 3 个深陷的切迹分为 3 个近似三角形的瓣叶，据其位置分别称为前尖、后尖和隔侧尖。鉴于三尖瓣环、三尖瓣、腱索和乳头肌在结构和功能上的密切关联，常将四者合称为三尖瓣复合体。

56. 试述二尖瓣复合体。

左房室口周缘有二尖瓣环，二尖瓣基底附于二尖瓣环，游离缘垂入室腔。瓣膜被两个深陷的切迹分为前尖和后尖。与二切迹相对处，前、后尖叶融合，称为前外侧连合和后内侧连合。每一乳头肌尖部通常有数个肌头，发出腱索至两个相邻瓣膜。因二尖瓣环、二尖瓣、腱索和乳头肌在功能和结构上密切关联，故合称为二尖瓣复合体。

57. 何谓 Koch 三角？

右心房的冠状窦口前内缘、三尖瓣隔侧尖附着缘和 Todaro 腱之间的三角区，称为 Koch 三角。三角的前部心内膜深面为房室结，其尖对着膜性室间隔的房室部。此三角为心内直视手术时的重要标志。

58. 何谓房室交点？

房室交点是后房间沟、后室间沟与冠状沟的相交处，是心表面的一个重要标志，是左、右心房与左、右心室在心后面相互接近之处，其深面有重要的血管和神经等结构。

59. 何谓中心纤维体？

即右纤维三角，因其位于心的中央部位故又称中心纤维体。其前面与室间隔膜部相延续，后面有时发出 Todaro 腱，房室束穿过中心纤维体的右上面行向下。

60. 试述心传导系的组成。

心传导系位于心壁内，主要由特殊分化的心肌细胞组成，包括窦房结、结间束、房室结、房室束、左右束支和浦肯野（Purkinje）纤维网。窦房结是心的正常起搏点。房室结位于右心房 Koch 三角的心内膜深面，其前端发出房室束。房室束又称希氏束，从房室结前端向前行，穿过右纤维三角，沿室间隔肌部上缘前行，在室间隔膜部后下缘分为左、右束支。左、右束支的分支在心内膜深面交织成心内膜下浦肯野纤维网，由该网发出的纤维进入心肌，在心肌内形成肌内浦肯野纤维网。

61. 何谓心包和心包腔？

心包为包裹心脏和大血管根部的囊状结构，可分为纤维性心包和浆膜性心包。纤维性心包是心包的外层，由纤维结缔组织构成。浆膜性心包根据附着部位不同，可分为壁层和脏层，壁层紧贴纤维性心包的内表面，脏层裹于心肌层的外表面，又称心外膜。浆膜性心包的壁层与脏层之间的窄隙称为心包腔。

62. 何谓心包裸区？

在胸骨体下份和左侧第 4、第 5 肋软骨的后方处，心包的前方没有胸膜遮盖，纤维性心包直接与胸前壁接触，此区域的心包，称为心包裸区。

63. 何谓心包窦？

心包脏层将升主动脉和肺动脉干共同包绕，使其后方与左心房前壁和上腔静脉之间留有一空隙，称为心包横窦。在左心房后壁与后部心包壁层之间亦留有腔隙，其两侧界为左肺静脉、右肺静脉和下腔静脉，称为心包斜窦。可将手指从心下面向后上方探查，以验证其位置。两窦均为心包腔的一部分，在心外科中有一定实用意义。在心包前壁与膈之间，心脏前壁移行至下壁的交角处，称为心包前下窦。此窦位置最低，心包积液常聚积于此，故从剑突与左第 7 肋软骨交角处进行心包穿刺入此窦。

64. 列表写出体表动脉搏动点及其相应动脉的名称（表 1‑3）。

表 1‑3　体表动脉搏动点与相应动脉名称

体表动脉搏动点	相应动脉名称
锁骨中点后上方处	锁骨下动脉
胸锁乳突肌前缘的深面处	颈总动脉
下颌骨下缘与咬肌前缘相交处	面动脉
耳屏前方处	颞浅动脉
肘部肱二头肌腱内侧处	肱动脉
桡骨下端的前面处	桡动脉
腹股沟中点下方处	股动脉
足背踝关节中点前方	足背动脉

65. 做酚红试验时，从肘正中静脉注入酚红，经过哪些途径从尿中排出体外？

酚红经肘正中静脉→贵要静脉→肱静脉→腋静脉→锁骨下静脉→头臂静脉→上腔静脉→右心房→右心室→肺动脉→肺泡周围毛细血管→肺静脉→左心房→左心室→升主动脉→主动脉弓→胸主动脉→腹主动脉→肾动脉→入球小动脉→肾小球→肾小球囊→肾小管→集合管→乳头管→肾小盏→肾大盏→肾盂→输尿管→膀胱→尿道排出体外。

66. 从大隐静脉滴注葡萄糖注射液，经过哪些途径到达肝细胞？

葡萄糖注射液经大隐静脉→股静脉→髂外静脉→髂总静脉→下腔静脉→右心房→右心室→肺动脉→肺泡周围毛细血管→肺静脉→左心房→左心室→升主动脉→主动脉弓→胸主动脉→腹主动脉→腹腔干→肝总动脉→肝固有动脉→肝左、右动脉及其肝内的分支→肝细胞。

67. 简述结肠各部动脉的来源和静脉回流。

（1）升结肠：由肠系膜上动脉发出的回结肠动脉和右结肠动脉支配。

（2）横结肠：由肠系膜上动脉发出的中结肠动脉支配。

（3）降结肠：由肠系膜下动脉发出的左结肠动脉支配。

（4）乙状结肠：由肠系膜下动脉发出的乙状结肠动脉支配。

（5）静脉回流：各部分的静脉与同名动脉伴行，分别回流入肠系膜上、下静脉，继而注入肝门静脉。

68. 试述大隐静脉的起源、重要行程、注入人体何静脉、主要属支和收集范围。

大隐静脉起于足背静脉弓的内侧部，经内踝前面沿小腿前内侧上行，过膝关节的内侧，绕股骨内髁后方，再沿大腿内侧上行，于耻骨结节外下方 3～4 cm 处，穿筛筋膜注入股静脉。

大隐静脉的主要属支有股内侧浅静脉、股外侧浅静脉、阴部外静脉、腹壁浅静脉、旋髂浅静脉等。分别收集足、小腿和大腿内侧部，及会阴部、脐以下腹壁、臀部的浅静脉血。

69. 简述门静脉系与上、下腔静脉系之间的主要吻合部位和侧支循环途径。

门静脉系与上、下腔静脉系之间存在着丰富的吻合，主要有：①通过食管静脉丛与上腔静脉系之间的吻合，其途径为门静脉→胃左静脉→食管静脉丛→奇静脉→上腔静脉。②通过直肠静脉丛与下腔静脉之间的吻合，其途径为门静脉→脾静脉→肠系膜下静脉→直肠上静脉→直肠静脉丛→直肠下静脉及肛门静脉→髂内静脉→髂总静脉→下腔静脉。③通过脐周静脉网与上、下腔静脉系之间的吻合。

70. 试述腹股沟淋巴结的收集范围。

腹股沟淋巴结收集下肢的浅、深淋巴和脐以下腹壁、会阴部、臀部的浅淋巴。

71. 试述胸导管和右淋巴导管的收集范围。

（1）胸导管：收集头颈部左侧半、左上肢、胸壁左侧半和胸腔内左侧半的脏器、腹壁和腹腔内的脏器、盆壁和盆内脏器、会阴部、双侧下肢的淋巴，注入左静脉角。

（2）右淋巴导管：收集头颈部右侧半、右上肢、胸壁右侧半和胸腔内右侧半的脏器的淋巴，注入右静脉角。

72. 根据感受器所在部位和刺激来源，可将其分为哪几类？

感受器的分类方法很多，一般根据感受器所在部位和所接受刺激的来源，把感受器分为3类。

（1）外感受器：分布在皮肤、黏膜、视器和听器等处，接受来自外界的刺激。

（2）内感受器：分布在内脏和心血管等处，接受加于这些器官的物理或化学刺激。

（3）本体感受器：分布在肌、肌腱、关节和内耳位觉器等处，接受机体运动和平衡时产生的刺激。

73. 试述视器的组成和功能。

视器由眼球和眼副器两部分组成，它的功能是感受光波的刺激，一方面经视觉传导通路至视皮质而产生视觉，另一方面经反射通路完成各种视反射。

74. 何谓前房、后房和前房角？

虹膜把角膜与晶状体之间的腔隙分为前后两部分，角膜与虹膜之间的腔隙称为眼前房，虹膜与晶状体之间的腔隙称为眼后房，前房与后房借瞳孔相通。在眼前房的周缘，角膜周缘与虹膜基部的交角处，称为虹膜角膜角，又称前房角。

75. 简述睫状肌的作用和神经支配。

睫状肌是睫状体内的平滑肌，受副交感神经支配。睫状肌收缩，使脉络膜向前，睫状突内伸，睫状小带松弛，晶状体由于本身的弹性而曲度增加，以适应视近物；睫状肌松弛，脉络膜后移，睫状突外移，睫状小带紧张，晶状体变扁，以适应视远物。

76. 眼球的屈光系统包括哪些结构？

眼球的屈光系统包括角膜、房水、晶状体和玻璃体。

77. 试述房水的功能及其产生、循环途径和吸收。

房水有折光作用、营养角膜和晶状体、维持眼内压的功能。房水由睫状体产生，自眼后房经瞳孔到眼前房，经虹膜角膜角（前房角）入巩膜静脉窦，通过睫状体前静脉汇入眼静脉。

78. 试述眼内、外肌及眼睑肌的名称、作用和神经支配（表1-4）。

表1-4　眼肌名称、作用和神经支配

	眼肌名称	作　用	神经支配
眼内肌	瞳孔括约肌	缩瞳	动眼神经
	瞳孔开大肌	扩瞳	交感神经
	睫状肌	调节	动眼神经
眼外肌	上直肌	内上视	动眼神经
	下直肌	内下视	动眼神经
	内直肌	内视	动眼神经
	外直肌	外视	展神经
	上斜肌	外下视、内旋	滑车神经
	下斜肌	外上视、外旋	动眼神经
眼睑肌	上睑提肌	睁眼	动眼神经
	睑板肌（Müller肌）	开睑裂	交感神经
	眼轮匝肌	闭眼	面神经

79. 试述前庭蜗器的组成。

前庭蜗器在功能上包括位觉器和听觉器两部分，在结构上包括外耳、中耳和内耳三部分。

80. 简述咽鼓管的结构与功能。

咽鼓管是连通鼻咽部和鼓室的管道，其结构分骨部和软骨部。骨部即颞骨岩部的咽鼓管半管，以其鼓室口开口于鼓室的前壁。软骨部紧连骨部，其内侧端开口于鼻咽部的侧壁，平对下鼻甲的后方，即咽鼓管咽口。咽鼓管的生理意义是维持鼓室和外界的大气压平衡，以便鼓膜振动。

81. 神经系统包括哪些部分？

神经系统可分为中枢部和周围部。中枢部包括脑和脊髓，又称中枢神经系统。周围部包括脑和脊髓以外的神经成分，又称周围神经系统，包括躯体神经和内脏神经。

82. 试述膈神经的起源、行程和分布。

膈神经是颈丛的重要分支，由第3~5颈神经前支的纤维组成，沿前斜角肌前面下行，在锁骨下动、静脉之间经胸廓上口进入胸腔，跨肺根的前方，在纵隔胸膜与心包之间下行达膈肌。膈神经是混合性神经，其运动纤维支配膈肌，感觉纤维主要分布于胸膜和心包。

83. 为什么肱骨外科颈骨折最容易损伤腋神经？

腋神经由臂丛后束发出，伴旋肱后动脉向后穿四边孔，绕肱骨外科颈分支入三角肌和小圆肌，并有皮支分布于三角肌区及臂外侧上部皮肤。因为腋神经绕肱骨外科颈至三角肌深面，比较贴近骨面，所以肱骨外科颈骨折时，最容易损伤腋神经。

84. 试述正中神经的分布。

正中神经的肌支支配除肱桡肌、尺侧腕屈肌和指深屈肌尺侧半以外的所有前臂前群肌以及除拇收肌以外的鱼际肌和第1、第2蚓状肌。其皮支分布于桡侧半手掌和桡侧3个半指掌侧面的皮肤及中节和远节指背皮肤。

85. 简述尺神经的分布。

尺神经的肌支支配尺侧腕屈肌、指深屈肌尺侧半、小鱼际肌、拇收肌、骨间肌和第3、第4蚓状肌。其皮支分布于手掌内侧半、手背内侧半、尺侧一个半指掌侧面和尺侧两个半指背侧面的皮肤。

86. 简述桡神经的分布。

桡神经的肌支支配臂后群肌、前臂后群肌和肱桡肌。其皮支分布于臂后面、前臂后面、手背外侧半、桡侧两个半指近节背面的皮肤。

87. 动眼神经含有哪两种纤维成分？它们分布于哪里？

动眼神经内的两种纤维是躯体运动纤维和一般内脏运动纤维（副交感纤维）。前者支配除上斜肌和外直肌以外的全部眼外肌，后者在睫状神经节换神经元后支配瞳孔括约肌和睫状肌。

88. 何谓节前神经元、节前纤维、节后神经元和节后纤维？

内脏运动神经（包括交感神经和副交感神经）从低级中枢到达效应器，一般需要经过两个神经元。第一个神经元称为节前神经元，其轴突为节前纤维。第二个神经元称为节后神经元，其轴突为节后纤维。

89. 何谓牵涉痛和海德带？

当某些内脏器官发生病变时，常在体表的一定区域表现感觉过敏或引起疼痛，这种现象称为牵涉痛。内脏病变引起一定的皮肤区域出现牵涉性痛或皮肤过敏区，这种区域称为海德带。

90. 试述大脑半球的分叶。

每侧大脑半球通常借一些主要的沟裂分为5叶。大脑外侧沟以上，中央沟以前的部分称为额叶；顶枕沟以后的部分称为枕叶；中央沟与顶枕沟之间的部分称为顶叶；大脑外侧沟以下，顶枕沟以前的部分称为颞叶；大脑外侧沟的深部还有岛叶。

91. 试述侧脑室的分部。

侧脑室分为中央部、前角、后角、下角四部，中央部在顶叶深面，前角在额叶深面，下角在颞叶深面，后角在枕叶深面，各部彼此连通，两侧侧脑室又通过室间孔与第三脑室连通。

92. 何谓基底神经核？包括哪些核团？

基底神经核是指埋藏在端脑髓质中的灰质团块，包括尾状核、豆状核、屏状核和杏仁体四大核团。

93. 试述内囊的位置、分部及从各部通过的主要纤维束。

内囊位于尾状核、背侧丘脑与豆状核之间。在水平切面上，两侧的内囊呈尖向内侧的">""<"形，分为三部；内囊前肢（额部）位于尾状核与豆状核之间，主要有额桥束和丘脑前辐射通过；前、后肢连接处称内囊膝，主要有皮质核束（又称皮质脑干束）通过；

内囊后肢主要有皮质脊髓束、丘脑中央辐射、视辐射和听辐射通过。

94. 试述内囊损伤后的临床表现。

内囊损伤后会出现典型的"三偏征"：偏瘫，对侧肢体运动丧失（损伤皮质脊髓束）；偏盲，对侧视野同向偏盲（损伤视辐射）；偏感觉障碍，对侧感觉丧失（损伤丘脑中央辐射）。

95. 何谓硬膜外隙？有何临床意义？

硬脊膜与椎管内面的骨膜之间的腔隙称为硬膜外腔，其内有脊神经根通行，临床上进行硬膜外阻滞术时，就是将药物注入此腔内，以阻滞脊神经的传导作用。

96. 何谓蛛网膜下隙？

在脑和脊髓的外面，软脑膜、软脊膜与蛛网膜之间的腔隙称为蛛网膜下隙。蛛网膜下隙的下部，在脊髓末端以下至第 2 骶椎水平特别扩大，称为终池，临床上常在第 3、第 4 或第 4、第 5 腰椎间进行腰椎穿刺，以抽取脑脊液或注入药物。

97. 试述大脑动脉环（Willis 环）的组成。

大脑动脉环由两侧的颈内动脉末端、大脑前动脉、前交通动脉、大脑后动脉和后交通动脉连接而成。

98. 试述脑脊液的产生、循环途径。

脑脊液是由各脑室内脉络丛产生的无色透明液体，成人脑脊液总量约 150 mL，充满于脑室系统、脊髓中央管和蛛网膜下隙内。它处于不断地产生、循环和回流的动态平衡中，其循环途径为：侧脑室脉络丛产生的脑脊液，经室间孔流向第三脑室，与第三脑室脉络丛产生的脑脊液一起，经中脑水管流入第四脑室，连同第四脑室脉络丛产生的脑脊液一起，经正中孔和外侧孔流入蛛网膜下隙，再经蛛网膜粒渗透到硬脑膜窦（上矢状窦）回流入血液。

99. 试述视觉传导通路和瞳孔对光反射通路的组成。

（1）视觉传导通路：由 3 级神经元组成。眼球视网膜上的双极细胞为第 1 级神经元。第 2 级神经元为节细胞，其轴突经视神经管入颅腔，形成视交叉后延为视束（在视交叉中，来自两眼视网膜鼻侧半的纤维交叉；来自视网膜颞侧半的纤维不交叉），多数纤维止于外侧膝状体。第 3 级神经元的胞体在外侧膝状体内，由外侧膝状体核发出纤维组成视辐射，投射到端脑距状沟周围的视区皮质。

（2）瞳孔对光反射通路：自视网膜始，经视神经、视交叉达视束，视束的部分纤维经上丘臂至顶盖前区，与顶盖前区的细胞形成突触。顶盖前区为对光反射中枢，发出的纤维与两侧动眼神经副核联系，动眼神经副核发出的纤维经动眼神经进入眶内，止于睫状神经节，由睫状神经节发出的节后纤维支配瞳孔括约肌和睫状肌。

100. 试述锥体系的组成。

锥体系包括皮质脊髓束和皮质核束。

（1）皮质脊髓束：由上、下运动神经元组成。中央前回上、中部和中央旁小叶前部的巨型锥体细胞和其他类型的锥体细胞以及额叶、顶叶部分区域的锥体细胞（上运动神经元）的轴突集合成皮质脊髓束。皮质脊髓束下行至延髓的腹侧部，75%～90% 的纤维交叉至对侧，交叉后的纤维继续在对侧脊髓外侧索内下行，称为皮质脊髓侧束，逐节终止于外侧群脊髓前角运动细胞（下运动神经元），支配四肢肌；一小部分没有交叉而下行至同侧脊髓前索内，称为皮质脊髓前束，终于双侧的内侧群脊髓前角运动细胞，支配躯干肌。

（2）皮质核束：由上、下运动神经元组成，主要由起源于中央前回下部等处的锥体细胞的轴突集合而成（上运动神经元），其纤维下行陆续分出至双侧脑神经运动核（下运动神经元），但面神经核下半和舌下神经核只接受对侧皮质核束支配。

§1.1.2 人体解剖学自测试题（附参考答案）

一、选择题

【A 型题】

1. 颞区外伤引起急性硬膜外血肿，最常见损伤的血管是 （ ）
A. 颞浅动脉　　B. 大脑中动脉　　C. 脑膜中动脉　　D. 板障静脉　　E. 乙状窦

2. 肱骨外科颈骨折损伤腋神经后，肩关节将出现哪种运动障碍 （ ）
A. 不能屈　　B. 不能伸　　C. 不能内收　　D. 不能外展　　E. 不能旋转

3. 一侧耳蜗神经核受损，将导致 （ ）
A. 同侧耳全聋　　B. 对侧耳全聋　　C. 两耳全聋　　D. 两耳听力均减弱　　E. 两耳听觉均正常

4. 下列动脉中，哪个没有分支到胃 （ ）
A. 腹腔干　　B. 肠系膜上动脉　　C. 肝固有动脉　　D. 脾动脉　　E. 胃十二指肠动脉

5. 腹股沟淋巴结收集 （ ）
A. 下肢的淋巴　　B. 腹壁的淋巴　　C. 腰背部的淋巴　　D. 会阴部的淋巴　　E. 臀部的淋巴

6. 心肌的血液来自 （ ）
A. 胸主动脉的分支　　B. 主动脉弓的分支　　C. 左右冠状动脉　　D. 胸廓内动脉　　E. 心包膈动脉

7. 不从内囊后脚通过的纤维束为 （ ）
A. 皮质脊髓束　　B. 皮质脑干束　　C. 视辐射　　D. 听辐射　　E. 丘脑皮质束

8. 迷走神经为 （ ）
A. 内脏运动纤维支配全身平滑肌运动　　B. 内脏运动纤维支配全身腺体分泌活动　　C. 内脏运动纤维支配咽喉肌运动　　D. 内脏运动纤维支配心肌　　E. 内脏感觉纤维管理全身黏膜感觉

9. 手指夹纸试验是检查 （ ）
A. 腋神经　　B. 桡神经　　C. 尺神经　　D. 肌皮神经　　E. 正中神经

10. 关于网膜孔的描述，下述何者错误 （ ）
A. 上方有肝尾叶　　B. 下方有十二指肠球　　C. 前方有胆总管　　D. 后方有门静脉　　E. 是腹膜腔与网膜囊的通道

11. 右主支气管的特点是 （ ）
A. 细而短　　B. 粗而短　　C. 细而长　　D. 粗而长　　E. 较左主支气管倾斜

12. 以下何者不是精索的结构 （ ）
A. 输精管　　B. 睾丸动脉　　C. 蔓状静脉丛　　D. 提睾肌　　E. 射精管

13. 两眼瞳孔不等大，左＞右，可能由于 （　）

A. 左侧动眼神经损伤　　B. 右侧颈交感干损伤　　C. 左侧动眼神经副核损伤　　D. 顶盖前区损伤

E. 脊髓胸段1、2节右半损伤

14. 与眼有关的神经包括 （　）

A. 三叉神经　　B. 动眼神经　　C. 展神经　　D. 滑车神经　　E. 面神经

15. 腹股沟淋巴结收集的范围包括 （　）

A. 下肢的浅、深淋巴　　B. 会阴部浅淋巴　　C. 会阴部深淋巴　　D. 臀部的浅淋巴　　E. 脐以下腹壁的浅淋巴

16. 淋巴器官包括 （　）

A. 淋巴结　　B. 脾　　C. 扁桃体　　D. 胸腺　　E. 肝

17. 声波从外耳道传至内耳，其传导途径中包括 （　）

A. 鼓膜　　B. 半规管　　C. 听小骨链　　D. 前庭窗　　E. 耳蜗

18. 支配心脏的神经包括 （　）

A. 交感神经　　B. 心脏神经　　C. 膈神经　　D. 副交感神经　　E. 胸腔神经

19. 小脑损伤的典型体征包括 （　）

A. 眼球震颤　　B. 共济失调　　C. 随意运动丧失　　D. 语言障碍　　E. 意向性震颤

20. 躯干骨包括 （　）

A. 髋骨　　B. 锁骨　　C. 肋骨　　D. 胸骨　　E. 椎骨

二、填空题

1. 骨盆由＿＿＿＿、＿＿＿＿、＿＿＿＿以及＿＿＿＿构成。

2. 关节的基本结构是＿＿＿＿、＿＿＿＿和＿＿＿＿。关节的辅助结构是＿＿＿＿、＿＿＿＿和＿＿＿＿。

3. 肩关节由＿＿＿＿和＿＿＿＿的关节面构成，能做＿＿＿＿、＿＿＿＿、＿＿＿＿、＿＿＿＿、＿＿＿＿，还可做＿＿＿＿运动。

4. 输卵管由内侧向外侧可分为4部分，即＿＿＿＿、＿＿＿＿、＿＿＿＿、＿＿＿＿。

5. 喉腔可分为3部分，即＿＿＿＿、＿＿＿＿和＿＿＿＿。

6. 男性尿道的2个弯曲为＿＿＿＿和＿＿＿＿。男性尿道的3个狭窄为＿＿＿＿、＿＿＿＿和＿＿＿＿。

7. 第Ⅰ躯体运动区位于＿＿＿＿和＿＿＿＿；第Ⅰ躯体感觉区位于＿＿＿＿和＿＿＿＿；视区位于＿＿＿＿；听区位于＿＿＿＿。

8. 眼球的屈光系统包括＿＿＿＿、＿＿＿＿、＿＿＿＿和＿＿＿＿。

9. 脑干包括＿＿＿＿、＿＿＿＿、＿＿＿＿3部分。

10. 胆囊三角由＿＿＿＿、＿＿＿＿和＿＿＿＿围成，内有＿＿＿＿通过。

三、判断题

1. 足的内翻和外翻运动主要产生于距跟关节和距跟舟关节。 （　）

2. 心包裸区是心包前面无胸膜遮盖的部分。 （　）

3. 门静脉收集腹盆腔内所有不成对脏器的静脉血。 （　）

4. 正常成人脊髓下端达第1腰椎下缘水平。 （　）

5. 腓总神经损伤后产生的主要症状是足不能背屈、外翻。 （　）

6. 鱼际肌由正中神经支配而小鱼际肌和蚓状肌由尺神经支配。 （　）

7. 睫状肌收缩时，睫状小带绷紧，晶状体变凸，适于看近物。 （　　）

8. 男性膀胱底后方，有输尿管越过输精管的前上方。 （　　）

9. 骨髓分黄骨髓和红骨髓，黄骨髓没有造血潜能。 （　　）

10. 经气管坠入的异物多进入左侧支气管。 （　　）

四、名词解释

1. 椎间盘

2. 三偏征

3. 牵涉痛

4. 膀胱三角

5. 硬膜外隙

五、问答题

1. 试述胸骨角的位置及临床意义。

2. 试述上颌窦的位置、各壁的组成及开口部位。

3. 肾区是指什么部位？有何意义？

4. 试述门静脉的组成、特点和重要属支。

5. 何谓灰质、皮质、白质、髓质、神经核和神经节？

参考答案

一、选择题

1. C　2. D　3. A　4. B　5. A　6. C　7. B　8. D　9. C　10. D　11. B　12. E　13. ABCE
14. ABCDE　15. ABDE　16. ABCD　17. ACD　18. AD　19. ABE　20. CDE

二、填空题

1. 左右髋骨　骶骨　尾骨　骨连结

2. 关节面　关节囊　关节腔　韧带　关节盘　关节唇

3. 肩胛骨的关节盂　肱骨头　屈　伸　收　展　旋内　旋外　环转

4. 子宫部　峡部　壶腹部　漏斗部

5. 喉前庭　喉中间腔　声门下腔

6. 耻骨下弯　耻骨前弯　尿道内口　膜部　尿道外口

7. 中央前回　中央旁小叶的前部　中央后回　中央旁小叶的后部　距状沟的两侧皮质　颞横回

8. 角膜　房水　晶状体　玻璃体

9. 中脑　脑桥　延髓

10. 胆囊管　肝总管　肝脏面　胆囊动脉

三、判断题

1. √　2. √　3. ×　4. √　5. √　6. ×　7. ×　8. ×　9. ×　10. ×

四、名词解释

1. 椎间盘：是连结相邻两个椎体的纤维软骨盘，中央部是柔软而富有弹性的髓核，周围部是由多层纤维软骨按同心圆排列组成的纤维环，富于坚韧性，限制髓核向周围膨出。椎间盘的主要功能是承受和转移压力，缓冲震荡和协调脊柱的运动。

2. 三偏征：内囊损伤后会出现典型的"三偏征"，即偏瘫、偏盲、偏感觉障碍。

3. 牵涉痛：内脏疾病引起同一神经节段支配的体表皮肤疼痛或痛觉过敏。

4. 膀胱三角：在膀胱底的内面，两侧输尿管口及尿道内口三者连线之间的区域。

5. 硬膜外隙：硬脊膜与椎管内面的骨膜之间的腔隙称硬膜外隙，其内有脊神经根通行，临床上进行硬膜外阻滞术时，就是将药物注入此腔内，以阻滞脊神经的传导作用。

五、问答题

1. 胸骨角为胸骨柄与胸骨体连结处微向前突的横嵴。其两侧平对第2胸肋关节，是计数肋骨的重要标志。胸骨角平面通过第4胸椎体下缘水平，可作为纵隔分部和一些胸腔内器官分段的体表标志。

2. 上颌窦位于鼻腔两侧的上颌骨体内，呈四棱锥体形。上颌窦有5个壁，前壁由上颌体的前外侧面构成；后壁由上颌体的后面构成，毗邻颞下窝和翼腭窝；上壁为上颌体的眶面并与眶腔相隔；下壁即上颌骨的牙槽突；内侧壁即上颌体的鼻面并与鼻腔相隔。上颌窦在其内侧壁上部开口于中鼻道的半月裂孔。

3. 在腰背部，竖脊肌外侧缘与第12肋之间的区域，称为肾区。其深面有肾脏，叩击此区有无疼痛或疼痛加剧，可协助对肾脏疾病的诊断。

4. 门静脉由肠系膜上静脉和脾静脉汇合而成。门静脉有两个特点，一是介于两端的毛细血管之间，二是缺乏功能性静脉瓣。其重要属支有肠系膜上静脉、脾静脉、肠系膜下静脉、胃左静脉、附脐静脉等。

5.（1）灰质：在中枢神经系内，神经元胞体及其树突集聚的部位称为灰质。

（2）皮质：构成大脑半球表面和小脑表面的灰质称为皮质（分别为大脑皮质和小脑皮质）。

（3）白质：在中枢神经系内，神经纤维集聚的部位称为白质。

（4）髓质：大脑皮质和小脑皮质深部的白质称为髓质。

（5）神经核：在中枢神经系内，除皮质外，形态和功能相似的神经元胞体聚集成团，称为神经核。

（6）神经节：在周围神经系，神经元胞体集聚的地方称为神经节。

§1.2　生理学

§1.2.1　生理学基本知识问答

1. 简述生理学的研究对象及内容。

生理学主要研究机体生命活动的各种现象及其功能活动规律。随着转化医学概念的提出，生理学也开始着重研究机体生命活动与疾病发生发展和治疗干预的内在关系，并从多个层面来揭示细胞、组织、器官、系统和机体整体生命活动之间的联系，及维持机体内环境相对稳定，即稳态。稳态也泛指整个机体的正常生命活动过程的相对稳定，机体围绕着保持这种稳态来进行生命活动的一切调节。

2. 简述生命活动的基本特征。

生物体具有共同的基本生命特征，包括新陈代谢、兴奋性、适应性和生殖。

3. 何为生物节律？其重要性在哪里？

生物体内的功能活动按一定时间顺序发生周期性变化，即节律性变化。其变化的节律称为生物节律，根据发生频率不同，生物节律可分为日周期、月周期、年周期。

生物节律是一种基于生物体预测时间变化，及时调整生理稳态的内在调节机制，可使机体对环境变化做出前瞻性的主动适应。现已有利用这种节律性变化来提高药物疗效的研究。

4. 何谓内环境？

体液约占体重的60%，大部分分布在细胞内，小部分分布在细胞外。分布在细胞内的体液称为细胞内液（40%）；分布在细胞外的体液称为细胞外液（20%），包括组织液、脑脊液、淋巴液和血浆，这些细胞外液统称为机体的内环境，简称内环境。

5. 何谓稳态？

在外环境不断变化的情况下，机体内环境各种理化因素的成分、数量和性质所达到的动态平衡状态称为稳态。例如酸碱度、体温、渗透压等理化因素和各种液体成分在外环境不断变化的情况下保持在相对稳定的状态。

6. 维持内环境稳态的调节方式有哪些？

（1）神经调节：反应迅速，起作用快，反应精准。

（2）体液调节：缓慢而持久，相对恒定。

（3）自身调节：调节强度弱，影响范围小，灵敏度低。

7. 何谓兴奋性？骨骼肌与心肌的兴奋性有何不同？

活体组织细胞（神经、肌肉、腺体）对刺激产生兴奋反应（动作电位）的能力或特性称为兴奋性。不同组织或细胞在不同情况下，兴奋性高低有所不同；即使是同一组织或细胞在不同情况下，兴奋性高低也不一样，而且兴奋性是可变的。

当骨骼肌受到一次刺激发生一次兴奋时，其兴奋性经历绝对不应期、相对不应期、超常期与低常期的变化，历时短暂，一般在100毫秒以内，其绝对不应期为1～2毫秒。心肌兴奋时兴奋性经历有效不应期、超常期和低常期的变化，历时很长，约为300毫秒，其有效不应期约为250毫秒。故骨骼肌可产生强直收缩，而心肌不会产生强直收缩。

8. 何谓兴奋与抑制？

机体组织接受刺激后，由原来的相对静止状态变为显著的活动状态，或由较弱的活动状态变为较强的活动状态，称为兴奋；相反，由原来的活动状态转为相对静止状态，或由强变弱的活动状态则称为抑制。机体最基本的反应形式是兴奋。组织接受刺激后，既可兴奋，也可抑制，这取决于刺激的质和量，也取决于组织当时所处的功能状态。

9. 何谓负反馈？

反馈信息的作用与控制信息的作用方向相反，并减弱或抑制控制信息，从而纠正控制信息的效应，起到维持稳态的作用，这类反馈调节称为负反馈。例如腺垂体释放促甲状腺激素，促使甲状腺释放甲状腺激素，当血液中甲状腺激素浓度升高时，可反馈抑制腺垂体分泌和释放促甲状腺激素，称为甲状腺激素的负反馈。

10. 何谓正反馈？

反馈信息的作用与控制信息的作用方向相同，促进和加强控制信息与输出变量引起的效应，不能维持稳态，称为正反馈。例如动作电位的产生、血液凝固的形成、排尿反射、分娩以及女性生殖周期中的黄体生成素释放等都属于正反馈，这些过程一旦发动起来，就会逐步增强，直至完成。故正反馈不能维持稳态，而是会打破原先的平衡状态。正反馈在正常生理情况下也有重要意义，起到了维持整个机体稳态的作用。

11. 何谓前馈控制系统？

前馈是指控制部分作用于受控部分的同时，还通过监测装置发出信息作用于控制部分，对控制部分的这种直接作用称为前馈。前馈调节也能维持稳态，而且可以避免负反馈所产生的波动和滞后。

12. 何谓神经-体液调节？

某些内分泌腺本身直接或间接地受到神经系统的调节，在这种情况下，内分泌腺的活动接受神经和体液双重调节，因此称为神经-体液调节。

13. 何谓自身调节？

自身调节是指组织细胞凭借其内在特性，在不依赖于外来神经或体液调节的情况下，对内环境变化产生的适应性反应过程。例如血压在 $80 \sim 180$ mmHg（$10.7 \sim 24.0$ kPa）范围内波动时，肾血流量保持相对稳定的现象，称为肾血流量的自身调节。这种调节与神经、体液无关，去神经支配的肾脏在体外用 0.9% 氯化钠溶液灌流时仍有自身调节现象。

14. 何谓主动转运？

细胞膜通过本身的某种耗能过程，在膜蛋白帮助下将某种物质的分子或离子由膜的低浓度或低电位一侧移向高浓度或高电位一侧的过程（逆浓度梯度或电位梯度转运），称为主动转运。

15. 何谓钠-钾泵？

钠-钾泵是细胞膜上的一种特殊蛋白质，具有 ATP 酶的活性，可以分解 ATP 使之释放能量，并利用此能量逆浓度差将细胞内的 Na^+ 移出膜外，同时将细胞外的 K^+ 移入膜内（"排钠摄钾"）。

16. 何谓阈值？何谓阈电位？

固定刺激的持续时间和强度-时间变化率后，刚好引起组织兴奋产生动作电位所需要的最小刺激强度，或者说刚好能使细胞膜的静息电位除极到阈电位而引发动作电位时的外加刺激强度，称为阈强度，又称阈值。细胞膜由静息电位减少（除极）到刚好能引发动作电位时的临界膜电位称为阈电位。通常认为，阈电位的数值比静息电位小 $10 \sim 20$ mV，例如神经细胞的静息电位为 -70 mV，其阈电位为 -55 mV。

一般来说，细胞兴奋性的高低与阈值互呈反变关系，与静息电位至阈电位的差值也呈反变关系。

17. 何谓绝对不应期？

组织细胞接受刺激而发生兴奋时的一个较短时间内（相当于或略短于锋电位），无论再受到多强的刺激，都不能再产生动作电位，测试其阈值为无限大，兴奋性为零，即在这一时期内出现的任何刺激均无效，这一时期称为绝对不应期。

18. 何谓"全或无"现象？

刺激强度达到阈值后，动作电位的幅度不再随刺激强度的增加而增高，也不随传导距离的增加而衰减。一次阈下刺激无论强弱，一律不产生动作电位，这些现象称为"全或无"现象。

19. 何谓兴奋-收缩耦联？

兴奋的同义语是动作电位，收缩的本质是横纹肌粗细肌丝的滑行。因此，横纹肌肌膜的动作电位借 Ca^{2+} 为中介引起粗细肌丝滑行的过程称为兴奋-收缩耦联。

20. 哪些因素可影响神经-肌接头的传递？

骨骼肌神经-肌接头兴奋传递中，乙酰胆碱（ACh）释放是关键。

（1）影响 ACh 释放的因素：ACh 递质的释放是 Ca^{2+} 依赖性的。进入接头前膜的 Ca^{2+} 浓度越高，ACh 释放量越多，反之则越少。Mg^{2+} 可对抗 Ca^{2+}，故细胞外高钙低镁可促进传递，细胞外低钙高镁则抑制传递。此外，肉毒梭菌的毒素可抑制前膜释放 ACh，导致肌肉收缩无力。

（2）影响 ACh 与 N_2 受体结合的因素：正常情况下，ACh 与终极上 N_2 受体结合后引起终板对 Na^+ 通透性增高，Na^+ 内流形成终板电位，引发肌膜动作电位，使肌肉收缩。筒箭毒碱可与 ACh 竞争 N_2 受体，其与 N_2 受体结合后，不影响终板对 Na^+ 的通透性，使终板不能产生终板电位，不能引发肌膜的动作电位。于是，神经冲动在神经-肌接头处的传递受到阻滞，而使肌肉松弛，故外科手术中用筒箭毒碱作肌肉松弛剂。

（3）影响胆碱酯酶活性的因素：神经末梢释放的 ACh 一方面要与终板上 N_2 受体结合，另一方面又被胆碱酯酶破坏。如果胆碱酯酶活性太强，会使 ACh 破坏太多，导致肌肉收缩无力。例如对于重症肌无力，临床上可用抗胆碱酯酶药新斯的明抑制胆碱酯酶的活性，从而迅速改善病人的肌无力症状。相反，如果胆碱酯酶活性太弱，则不能及时破坏 ACh，造成 ACh 积蓄太多，导致肌肉颤抖或痉挛。例如有机磷农药（美曲膦酯、敌敌畏）中毒是由于有机磷使胆碱酯酶磷酰化，从而丧失活性，造成 ACh 过多的积蓄，导致肌肉持续兴奋和收缩而发生肌肉颤抖或痉挛，可用 N_2 受体阻滞剂（筒箭毒碱、十烃季铵）以纠正 N_2 受体引起的症状。此外还需要解磷定以纠正 M 受体引起的症状，因为解磷定是一种特效药，可以解除磷酰化，从而恢复胆碱酯酶的活性。

21. 何谓细胞的信号转导？有何临床意义？

细胞的信号转导常指跨膜信号转导，是激素、神经递质、细胞因子等生物活性物质激活或抑制细胞功能的过程。其核心在于通过受体或离子通道作用来进行生物信息的细胞内转换与传递，并可涉及对相关功能蛋白质的基因表达过程进行调控。

临床意义：信号转导通路及信号网络中各信号分子、分子间及通路间相互作用的改变，是许多人类疾病的分子基础；其中的各种作用节点也是药物作用的有效靶点。

22. 试述突触的可塑性。

突触可塑性是指突触的形态和功能可发生较持久改变的特性。表现在突触效能、突触形态和突触数量的变化，并可使突触后反应呈现持续性改变。中枢神经系统中，突触可塑性普遍存在，神经系统发育以及学习、记忆等大脑高级功能活动与此密切相关。

23. 正常人的血量有多少？

我国正常成年人的血量占体重的 7%～8%，体重 60 kg 的成年人，血量为 4.2～4.8 L。

24. 何谓 ABO 血型？

ABO 血型是根据人血红细胞膜外表面所含抗原（又称凝集原）而命名的。红细胞膜外表面只有 A 抗原的称为 A 型血（其血清中有抗 B 抗体）；只有 B 抗原的称为 B 型血（其血清中有抗 A 抗体）；同时有 A、B 两种抗原的称为 AB 型血（其血清中无抗体）；A、B 抗原均无的称为 O 型血（其血清中有抗 A 和抗 B 两种抗体）。

25. 何谓交叉配血？为什么输血前要做交叉配血试验？

输血前不仅要用标准血清鉴定 ABO 血型，还要将供血者的红细胞与受血者的血清，以及供血者的血清与受血者的红细胞做交叉配血试验。前者为交叉配血主侧，后者为交叉配血次侧。只有交叉配血主、次侧均无凝集时才可输血。

输血前一定要做交叉配血，其目的是：①复查血型，避免血型检查的错误。②发现亚型，如 A 型有 A_1 型和 A_2 型，AB 型有 A_1B 型和 A_2B 型。③特殊情况下，可用于鉴定血型。

26. ABO 血型遗传有何规律？

（1）父母均为 O 型，子女一定为 O 型，不可能出现 A 型、B 型、AB 型。

（2）父母中有一人为 AB 型，子女不可能有 O 型。

（3）父母中有一人为 O 型，子女不可能有 AB 型。

（4）父母中一人为 AB 型，一人为 O 型，则子女不可能与父母同血型，只能为 A 型或 B 型。

（5）父母一人为 A 型，一人为 B 型，则子女 4 种血型均可能出现。

27. 何谓 Rh 血型？有何临床意义？

凡红细胞膜外表面有 Rh 因子（D 抗原）的，称为 Rh 阳性；没有 Rh 因子则称为 Rh 阴性。无论是 Rh 阳性还是 Rh 阴性，血清中均无先天性抗体。据调查，中国人中汉族人有 99% 为 Rh 阳性，1% 为 Rh 阴性；苗族 87.7% 为 Rh 阳性，12.3% 为 Rh 阴性。

主要临床意义如下：

（1）与输血有关：Rh 阴性的人如果首次输入 Rh 阳性的血，在 Rh 抗原刺激下，血清内可出现抗 Rh 抗体，以后再次输入 Rh 阳性血时就会产生输血反应。输入次数越多，反应越严重。

（2）与妊娠有关：Rh 阴性妇女如果怀了 Rh 阳性胎儿，则胎儿红细胞外表面 Rh 抗原可于分娩时经胎盘进入母体，刺激母体产生抗 Rh 抗体。当再次怀 Rh 阳性胎儿时，这种抗体就可进入胎儿体内，引起新生儿溶血性贫血。因此，如果妇女多次怀死胎，或多次婴儿死于黄疸，则应考虑 Rh 血型不合的可能。

28. 钠和氯有何生理功能？

（1）维持细胞外液的渗透压，影响细胞内、外水的移动。

（2）参与机体酸碱平衡的调节。

（3）参与胃酸的形成。

（4）维持神经肌肉的正常兴奋性，Na^+可增强神经肌肉的兴奋性。

29. 钾有何生理功能？

（1）参与细胞内糖和蛋白质的代谢。

（2）维持细胞内的渗透压和调节酸碱平衡。

（3）参与静息电位的形成，静息电位就是钾的平衡电位。

（4）维持神经肌肉的兴奋性，高钾使神经肌肉兴奋性增高，低钾使其兴奋性降低。

（5）维持正常心肌舒缩运动的协调，高钾抑制心肌收缩，低钾导致心律失常。

30. 试述钙的主要生理功能。

（1）降低毛细血管和细胞膜的通透性，过敏反应时通透性增高，可用钙剂治疗。

（2）降低神经肌肉的兴奋性，低血钙使肌肉兴奋性升高，引起抽搐，也可用钙剂治疗。

（3）作为Ⅳ因子参与血液凝固。

（4）参与肌肉收缩和细胞的分泌作用。

31. 试述磷的生理功能。

（1）以磷脂形式与蛋白质一起构成细胞膜的成分，维持细胞膜的正常结构和功能。

（2）在维持体液酸碱平衡中起缓冲作用，如磷酸盐缓冲体系。

（3）参与能量代谢，如在糖氧化中参与氧化磷酸化、ATP的形成。

（4）参与核酸（DNA、RNA）和许多辅酶（辅酶Ⅰ、辅酶Ⅱ、磷酸吡哆醛等）的构成。

32. 镁在体内有何生理功能？

镁离子主要存在细胞内，主要生理功能如下：

（1）作为某些酶的激动剂：如胆碱酯酶、胆碱乙酰化酶、碱性磷酸酶、乙酰辅酶A等均需镁作激动剂。

（2）对神经系统有抑制作用：使神经肌肉接头处乙酰胆碱释放减少，故低镁时神经肌肉兴奋性增高。抑制中枢神经系统的活动，血镁达到50 mmol/L时，有催眠和麻痹作用，故临床用硫酸镁肌内注射或静脉滴注治疗惊厥。

（3）抑制房室传导，降低心肌兴奋性：因此可用硫酸镁、丙戊酸镁治疗心绞痛和心律失常。

33. 何谓内源性凝血？何谓外源性凝血？

（1）内源性凝血：启动凝血的因子全部来自血液，无外源性因素参与。血管内皮受损后，血液接触带负电荷的暴露胶原，FⅫ结合到异物表面，被激活为FⅫa；FⅫa激活FⅪ成为FⅪa，从而启动内源性凝血途径。

（2）外源性凝血：指血液之外的组织因子暴露于血液所启动的凝血过程。组织因子与FⅦa和Ca^{2+}相结合形成FⅦa-组织因子复合物，激活FⅩ生成FⅩa或激活FⅨ生成FⅨa，从而启动凝血。

34. 何谓等渗溶液？何谓等张溶液？

（1）等渗溶液：凡是渗透压和血浆渗透压相等的溶液都称为等渗溶液，如0.9％氯化钠溶液和 5％葡萄糖溶液。由于正常红细胞的渗透压和血浆渗透压相等，故红细胞在等渗溶液中能维持正常的形态。

（2）等张溶液：是指溶液中不能自由通过红细胞膜的溶质所形成的渗透压与红细胞内的渗透压相等，例如 0.9％氯化钠溶液是等张溶液。1.9％尿素溶液虽与血浆等渗，是等渗溶液，但尿素分子可以自由通过红细胞造成溶血，故不是等张溶液。由此可见，等张溶液一定是等渗溶液，而等渗溶液则不一定是等张溶液。

35. 评价心脏泵血功能好坏有哪些指标？

评价心脏泵血功能好坏的指标包括：①心输出量；②心脏指数；③心力储备；④射血分数；⑤功（搏功与每分功）。

36. 何谓心输出量？

左心室或右心室每次搏动所射出的血量称为每搏输出量，安静时为 60～80 mL。左心室或右心室每分钟搏出的血量称为每分输出量。通常说的心输出量是指每分输出量，它等于每搏输出量乘以心率。健康成年人安静时心输出量为 5～6 L/min。

37. 何谓心力储备？

心脏能适应机体需要而提高心输出量的能力称为心力储备。可用心脏每分钟最大输出量来表示。例如运动员的最大心输出量可达 35 L/min，而正常成年人安静时为 5 L/min。除了心输出量之外，心率、搏出量、搏功等均有储备。

38. 何谓心室肌的前负荷和后负荷？对心肌收缩有何影响？

（1）心室肌的前负荷：是指心室肌收缩之前所遇到的阻力或负荷。因此，心室舒张末期的容积或压力就是心室肌的前负荷。它与静脉回流量有关，在一定范围内，静脉回流量增加，前负荷增加。二尖瓣或主动脉瓣关闭不全时，左心室舒张末期的容积或压力增大，前负荷也增加。

（2）心室肌的后负荷：是指心室肌收缩之后所遇到的阻力或负荷，又称压力负荷。主动脉压和肺动脉压就是左、右心室的后负荷。高血压和动脉瓣狭窄常使心室肌的后负荷增加，心脏负担加重，临床常对某些心力衰竭病人用血管扩张药降低后负荷以减轻心脏负担。

39. 何谓等容收缩期？何谓等容舒张期？

（1）等容收缩期：从房室瓣关闭至主动脉瓣打开前的这段时间，由于房室瓣和主动脉瓣都处于关闭状态，心室收缩不射血，心室容积恒定，故称为等容收缩期。该期历时 0.05 秒，特点是室内压大幅度升高，且升高速度很快。

（2）等容舒张期：从主动脉瓣关闭到房室瓣开放前的这段时间，由于主动脉瓣和房室瓣都处于关闭状态，心室舒张不纳血，心室容积恒定，故称为等容舒张期。该期历时 0.06 秒，特点是室内压大幅度下降，且下降速度很快。

40. 何谓射血分数？

心室搏出量占心室舒张末期容积的百分比，称为射血分数。射血分数是评价心泵功能的指标之一。我国健康成人射血分数正常范围为 55％～65％。正常成年人安静状态下，心室舒张末期容积（EDV）约为 125 mL，收缩末期容积（ESV）约为 55 mL，故搏出量为

$EDV - ESV = 125 \text{ mL} - 55 \text{ mL} = 70 \text{ mL}$。

因此，射血分数 $= \dfrac{\text{搏出量}}{\text{舒张末期容积}} \times 100\% = \dfrac{EDV - ESV}{EDV} \times 100\%$

$$= \dfrac{125 - 55}{125} \times 100\% = 56\%。$$

41. 何谓异长自身调节？何谓等长自身调节？

（1）异长自身调节：通过改变心室前负荷（静脉回心室血量）来改变心肌纤维的初长度（心室容积）从而调节搏出量的方式，称为异长自身调节。

（2）等长自身调节：通过心肌收缩能力的变化（与心室肌纤维初长度无关）来调节心室搏出量的方式称为等长自身调节。

42. 何谓期前收缩与代偿间歇？

正常心脏是按窦房结的兴奋节律而跳动的，如果在心室舒张中、晚期（相对不应期或超常期）受到一次人为刺激或窦房结以外的病理性刺激时，则可提前产生一次兴奋和收缩，称为期前收缩。因为期前兴奋也有它自己的有效不应期，当下一次正常窦房结传来的冲动正好落在期前收缩的有效不应期内时，就不能引起心室的兴奋和收缩，而会出现一次"脱失"，表现为代偿间歇。显然，代偿间歇的出现是期前收缩的结果和标志。

43. 何谓自动节律性？

组织、细胞在没有外来刺激或神经冲动的作用下，能够自动发生节律性兴奋的能力或特性称为自动节律性。体内能产生自动节律性的部位只有心脏和胃肠道。

44. 何谓窦性节律？何谓异位起搏点？

由窦房结起搏点控制的心脏跳动节律称为窦性节律。当窦房结起搏点功能异常或传导异常时，由窦房结起搏细胞以外的其他自律细胞控制的心脏节律称为异位节律；此时异常的起搏部分称为异位起搏点。

45. 何谓血压？血压受哪些因素影响？

血管内流动的血液对单位面积血管壁的侧压力称为血压，其国际标准计量单位为帕（Pa）或千帕（kPa），但习惯上常用毫米汞柱（mmHg）表示。通常所说的血压是指动脉血压。影响血压的因素有：

（1）心脏每搏输出量：主要影响收缩压。心输出量增加，收缩压升高；反之降低。

（2）外周阻力：主要影响舒张压。外周阻力增加时，舒张压升高；反之降低。外周阻力又受小动脉口径的影响，小动脉口径变小时，外周阻力增加；反之则减小。

（3）主动脉和大动脉弹性：主要影响脉压。老年人大动脉弹性降低时，脉压增大。

（4）心率：若搏出量不变，心率加快则使收缩压升高，如果心率太快，超过 180 次/min，则心室舒张不完全，可使舒张压升高更明显，致使脉压降低。

（5）血量/容量比值：比值增大则充盈压升高，血压升高；比值减小则充盈压降低，血压降低。

46. 何谓平均动脉压？

一个心动周期中每一瞬间动脉压的平均值称为平均动脉压。它不是收缩压加舒张压后除以 2，因为一个心动周期中收缩期不等于舒张期，而是舒张期长于收缩期。一般用舒张压加 1/3 脉压计算平均动脉压，为 70～90 mmHg。平均动脉压接近于舒张压，比舒张压稍高一点。

$$平均动脉压＝舒张压＋1/3（收缩压－舒张压）$$

47. 何谓降压反射与降压反射减弱？有何意义？

当血压突然升高，刺激颈动脉窦、主动脉弓压力感受器时，反射性地引起心率减慢、收缩力量减弱，心输出量减少，同时外周血管舒张，外周阻力降低，使血压降低至原来水平，称为降压反射。如果血压低于正常水平，则对颈动脉窦、主动脉弓区压力感受器的刺激减弱，反射性地引起心率加快、收缩力量增强，心输出量增加，同时外周血管收缩，外周阻力增加，使血压升高至原来水平，称为降压反射减弱。该反射的主要意义是维持血压的相对稳定。室上性心动过速时，可按摩颈动脉窦区使心率减慢。

48. 抗利尿激素如何调节血量和血压？

抗利尿激素（ADH）又称血管升压素，由下丘脑分泌并储存在神经垂体。其主要作用：①增强远曲小管和集合管上皮细胞对水的重吸收。②使小动脉收缩，升高血压。影响 ADH 释放的主要刺激是血浆晶体渗透压和循环血量。当血浆晶体渗透压升高和/或循环血量减少时，下丘脑视上核和室旁核兴奋，合成、分泌和释放 ADH 增加，水重吸收增加，尿量减少，从而使血浆晶体渗透压降低和循环血量增加，血压升高。反之亦然。

49. 微循环有哪三条通路？有何生理意义？

（1）迂回通路：又称营养通路，是物质交换的主要场所。

（2）直捷通路：少量物质交换，保持循环血量恒定。

（3）动-静脉短路：又称非营养通路，无物质交换。可增加或减少散热，调节体温。

50. 冠脉循环有何特点？

（1）血压高，血流量大。

（2）心肌耗氧量大，摄氧率高，故动-静脉氧差大。

（3）心肌节律性收缩对冠脉血流影响大，心舒促灌，心缩促流。

（4）心肌代谢水平对冠脉血流量调节作用大，神经和体液调节作用小。

51. 胸内负压有何意义？

（1）生理意义：①使肺处于扩张状态。②影响静脉血和淋巴液回流。吸气时胸内负压增大，促进血液和淋巴液回流，呼气时相反。

（2）临床意义：①胸内负压丧失（如开放性气胸），可使肺塌陷，静脉血液回流困难，严重时纵隔移位、摆动。②为治疗目的可注入一定量空气至胸膜腔，造成闭锁性人工气胸，以压缩肺结核性空洞。

52. 何谓肺活量？有何意义？

肺活量是指人在最大深吸气后，再做一次最大深呼气时所能呼出的最大气量。它由三部分组成：

（1）补吸气量：平静吸气末，再尽力吸入的气量，正常成年人为 1 500～2 000 mL。

（2）潮气量：平静呼吸时，每次吸入或呼出的气量，正常成年人为 400～600 mL。

（3）补呼气量：平静呼气末，再尽力呼出的气量，正常成年人为900～1 200 mL。

正常成年男性肺活量约3 500 mL，女性约2 500 mL。肺活量代表肺一次最大的功能活动量，在一定意义上反映了呼吸功能的潜在能力。肺活量可判断健康人呼吸功能的强弱和某些呼吸功能障碍的性质、程度。

53. 何谓肺通气量和肺泡通气量？两者有何不同？

（1）肺通气量：平静呼吸时，单位时间（每分钟）内吸入或呼出肺的气体量称为肺通气量，即每分通气量。肺通气量＝潮气量×呼吸频率，为6～9 L/min。

（2）肺泡通气量：平静呼吸时，每分钟进入肺泡参与气体交换的气体量称为肺泡通气量，或有效通气量，又称每分肺泡通气量。肺泡通气量＝（潮气量－无效腔气量）×呼吸频率。潮气量约为500 mL，无效腔气量约为150 mL，呼吸频率为12～18次/min，故肺泡通气量为4～6 L/min。

肺泡通气量与肺通气量不同之处有二：①肺泡通气量不包括无效腔气量，因此肺泡通气量约为肺通气量的70%。②呼吸的频率和深浅对肺泡通气量影响很大，而对肺通气量几乎无影响（表1-5）。

表1-5　不同呼吸频率和深度时的肺通气量和肺泡通气量

呼吸形式	呼吸频率（次/min）	潮气量（mL）	肺通气量（mL/min）	肺泡通气量（mL/min）
平静呼吸	16	500	8 000	5 600
浅快呼吸	32	250	8 000	3 200
深慢呼吸	8	1 000	8 000	6 800

54. 何谓肺换气？何谓组织换气？

（1）肺换气：静脉血流经肺时，获得O_2放出CO_2，转变为动脉血的过程称为肺换气。

（2）组织换气：动脉血流经组织时，接受CO_2放出O_2，转变为静脉血的过程称为组织换气。

55. 试述血液运输氧的方式。

血液运输氧时，大部分氧是靠与红细胞中的血红蛋白结合，形成氧合血红蛋白进行运输，小部分氧是直接溶解于血浆中来运输的。

56. 何谓通气/血流比值？有何意义？

每分肺泡通气量和每分肺血流量（相当于心输出量）的比值，称为通气/血流比值。通常比值为0.84，意味着肺泡通气量与肺血流量达到最佳匹配状态，气体交换效率最高。比值增大，意味着肺泡通气过度或肺血流量不足使得部分肺泡气未能与血液气体充分交换，相当于肺泡无效腔增大。比值减小，意味着通气不足或肺血流量相对过剩，部分混合静脉血流经通气不良的肺泡，使肺泡未得到充分更新，相当于功能性动-静脉短路。

57. 何谓胆盐的肠肝循环？

胆汁进入十二指肠后，其中绝大部分胆盐由回肠黏膜吸收入血，通过肝门静脉再到肝脏组成胆汁又分泌入肠，这一过程称为胆盐的肠肝循环。

58. 试述消化道平滑肌的一般特性。

消化道平滑肌的一般特性包括：①进行慢而不规则的自动节律性运动。②兴奋度较低，收缩缓慢。③紧张性。④富有伸展性。⑤特异感受性，即对电刺激和刀切割不敏感，对化学、温度和机械牵拉刺激比较敏感。

59. 胃液有哪些成分？各有何作用？

（1）胃蛋白酶原：在胃酸作用下变成胃蛋白酶，从而使蛋白质分解为䏡、胨、少量多肽和游离氨基酸。消化不良病人服用胃蛋白酶时，常与1％～10％稀盐酸合用。

（2）胃酸（盐酸）：激活胃蛋白酶原，使食物蛋白质变性水解；杀死胃内某些细菌；盐酸入小肠上段可刺激胰液、胆汁、小肠液分泌，还可刺激胆囊收缩，并使 Fe^{3+} 还原为易吸收的 Fe^{2+}，有助于铁和钙的吸收。

（3）黏液和碳酸氢盐：润滑食物，保护胃黏膜，中和胃酸，保护水溶性维生素 B、维生素 C 不受胃酸破坏。

（4）内因子：与食物中的维生素 B_{12} 结合成复合物在回肠被吸收，故内因子缺乏常致维生素 B_{12} 吸收障碍，引起巨幼红细胞贫血，如某些胃次全切除术后出现的贫血。

60. 何谓胃黏膜屏障？

广义的胃黏膜屏障包括3个部分：

（1）黏液-碳酸氢盐屏障：指胃黏膜内的非泌酸细胞分泌的 HCO_3^-，以及由组织液渗入胃腔的少量 HCO_3^-，与胃黏膜表面黏液联合形成的抗黏膜损伤的屏障。

（2）胃黏膜屏障：指胃黏膜上皮细胞顶端膜与相邻细胞侧膜形成的紧密连接，可阻止胃腔内的 H^+ 向黏膜上皮细胞内扩散。

（3）直接细胞保护作用：胃和十二指肠黏膜能合成并释放前列腺素和表皮生长因子等物质来防止或减轻有害刺激对细胞损伤。一些胃肠激素也对胃黏膜有明显保护作用。

61. 促胃液素有何生理作用？

促胃液素的生理作用为：①刺激胃黏膜细胞增殖。②刺激壁细胞分泌盐酸和主细胞分泌胃蛋白酶原。③刺激胃窦与肠运动，有利于胃排空。④刺激胰液、胆汁和肠液分泌。⑤抑制幽门与回盲括约肌收缩。

62. 胆汁有何作用？

胆汁的主要作用是促进脂肪消化、吸收。

（1）促进脂肪的消化：胆盐、卵磷脂和胆固醇等胆汁成分可乳化脂肪。

（2）促进脂肪和脂溶性维生素的吸收：胆盐结合脂肪酸、一酰甘油等成水溶性颗粒；也促进维生素 A、D、E、K 的吸收。

（3）中和胃酸。

（4）促进胆汁自身分泌：胆盐通过肠-肝循环返回到肝脏，刺激肝胆汁分泌，为胆盐的利胆作用。

63. 何谓胃肠激素？

凡由胃肠黏膜散在的内分泌细胞分泌，并通过血液循环调节胃肠道功能的激素，统称为胃肠激素。目前已确认的胃肠激素有促胃液素、促胰液素、缩胆囊素、抑胃肽和胃动素。

64. 何谓基础代谢率？测定时应注意哪些事项？

人在清醒、安静状态下，不受肌肉活动、环境温度、食物、精神紧张等因素影响时的单位时间内能量消耗量称为基础代谢率（BMR），临床常以相对值表示。由于睡眠时的能量代谢率更低，因此基础代谢率不是机体最低水平的代谢率。

测定 BMR 时必须控制以下条件：①餐后 12～14 小时。②清醒、静卧、肌肉放松，至少 2 小时无剧烈活动，无精神紧张。③室温控制在 20～25 ℃。

BMR 的正常范围为 ±15％。甲状腺功能亢进时 BMR 比正常值高 25％～80％，甲状腺功能低下时 BMR 较正常值低 20％～40％。

65. 机体散热有哪些途径？

（1）辐射：机体热量以热射线形式传给外界较冷的物体。

（2）传导：机体热量直接传至与之接触的较冷物体。

（3）对流：通过气体或液体的流动带走机体的热量。

（4）蒸发：通过汗液蒸发带走机体热量。

当环境温度低于体温时，以辐射、传导、对流方式散热为主；当环境温度高于或等于体温时，则以蒸发散热为主。

66. 何谓呼吸商？

细胞内的营养物氧化供能时需要消耗 O_2，产生 CO_2，一定时间内机体呼出的 CO_2 量与摄入 O_2 量（耗氧量）的比值称为呼吸商。糖、脂肪和蛋白质的呼吸商分别是 1.00、0.71 和 0.80。

67. 泌尿系统有何功能？

（1）排泄代谢尾产物和异物：如尿素、尿酸、肌酐及某些药物等。肾功能不全时，这些尾产物排泄障碍，致使血中尿素氮增高。

（2）调节水盐代谢：水的调节受抗利尿激素及渴觉的控制，盐的代谢受醛固酮的调节。

（3）维持酸碱平衡：肾脏有排酸保碱功能。

（4）生成激素：如促红细胞生成素、肾素、$1,25(OH)_2D_3$、前列腺素等。

68. 尿是怎样生成的？

（1）肾小球的滤过：一部分血浆被滤出形成超滤液（原尿）。

（2）肾小管和集合管选择性重吸收：超滤液流经肾小管时，许多物质被重吸收回血液，如葡萄糖全部被重吸收，水、NaCl 大部分被重吸收，尿素小部分被重吸收。

（3）肾小管和集合管的泌排：分泌 H^+、K^+、NH_3，排泄少量肌酐。

69. 原尿和终尿有何不同？

原尿（超滤液）量每日 100～200 L，尿中有葡萄糖和微量蛋白质，含 Na^+ 多，pH 偏碱性。

终尿量每日 1～2 L，尿中无葡萄糖，无蛋白质，含 Na^+ 少，pH 偏酸性。

70. 何谓肾小球滤过率？有何意义？

单位时间（每分钟）内，两肾生成的超滤液量称为肾小球滤过率，它可作为衡量肾功能的重要指标，粗略估计有效肾单位的多少。

71. 试述影响肾小管和集合管重吸收的因素。

（1）肾小球滤过率：肾小球滤过率增加时，近端小管重吸收率增加，反之则减少。近端小管重吸收的量总是占肾小球滤过量的 $65\%\sim70\%$，此现象称为球-管平衡。

（2）肾小管液的溶质浓度：小管液的溶质浓度增加时，晶体渗透压升高，肾小管对水的重吸收减少而导致利尿，称为渗透性利尿，如高渗葡萄糖溶液和甘露醇的利尿作用。

（3）肾小管细胞重吸收功能改变：氨苯蝶啶、氢氯噻嗪抑制肾小管重吸收 Na^+、Cl^-，导致排钠性利尿。

（4）神经体液因素：抗利尿激素（促进远端小管、集合管重吸收水），醛固酮（促进远端小管、集合管 Na^+-K^+ 交换，保 Na^+、排 K^+、保水），甲状旁腺激素（保钙排磷），心钠素（排钠利尿、扩张血管、降低血压）。

72. 试述肾脏调节酸碱平衡的机制。

肾脏调节酸碱平衡的机制为：

（1）泌 H^+ 换 Na^+（H^+-Na^+ 交换）。

（2）泌 K^+ 换 Na^+（K^+-Na^+ 交换）。

H^+-Na^+ 交换与 K^+-Na^+ 交换有竞争作用，如酸中毒时 H^+-Na^+ 交换占优势，K^+-Na^+ 交换受抑制，因此酸中毒常伴高钾血症。

（3）泌 NH_3 换 Na^+（NH_4^+-Na^+ 交换）。

（4）排出过多的碱：如代谢性碱中毒时，血浆中过多的 $NaHCO_3$ 从尿中排出。血浆中 $NaHCO_3$ 含量可反映体内酸碱平衡情况，临床上测定血浆 CO_2 结合力可协助诊断酸中毒或碱中毒。

73. 何谓有效滤过压？

在肾小球滤过过程中，肾小球有效滤过压＝肾小球毛细血管压－（血浆胶体渗透压＋囊内压）。它是肾小球滤过的动力。

在组织液的生成与回流中，有效滤过压＝（毛细血管压＋组织液胶体渗透压）－（血浆胶体渗透压＋组织液静水压）。它又是组织液生成与回流的动力。

74. 水利尿与渗透性利尿有何不同？

（1）水利尿：是指大量饮清水后，由于血浆晶体渗透压降低，反射地使抗利尿激素合成和释放减少，远端小管和集合小管对水的重吸收减少，尿量增加。

（2）渗透性利尿：是指肾小管溶液中的溶质浓度升高，使肾小管液晶体渗透压升高，从而妨碍肾小管（尤其是近端小管）对水、Na^+ 的重吸收，使水、Na^+ 的排出增多。例如注射高渗葡萄糖溶液、甘露醇引起的利尿。

75. 何谓肾糖阈？

正常血糖浓度为 $4.4\sim6.7$ mmol/L，当血液中葡萄糖浓度超过 180 mg/100 mL 时，有一部分近端小管对葡萄糖重吸收已达极限，尿中开始出现葡萄糖。通常将不出现尿糖的最高血糖浓度称为肾糖阈。

76. 感受器有哪些共同生理特征？

（1）需适宜刺激：如声波是听觉细胞的适宜刺激，光波是视觉细胞的适宜刺激。

（2）感觉阈值：刚好引起感觉的最小刺激强度和最短作用时间，称为感觉阈值。任何感受器兴奋都有感觉阈值，低于阈值的刺激不能引起感觉。

（3）换能作用：感受器将刺激能量转变为神经冲动（即动作电位），称为换能作用。每种感受器都可视为特殊的生物换能器。

（4）编码功能：换能同时将环境信息变化编码到动作电位序列中。

（5）有适应现象：恒定强度的刺激持续作用于感受器时，传入神经冲动的频率逐渐减少，称为感受器的适应。

77. 何谓视力？有何意义？

视力又称视敏度，是眼分辨物体细微结构的最大能力，也就是看清物体上距离最小的两点的能力。视力测定是检测视觉功能的一个重要指标，近视、远视、散光等均可致远视力降低。

78. 何谓生理盲点？

视神经乳头（靠鼻侧）无感光细胞，不能感受光的刺激，故有颞侧局限性视野缺损，称为生理盲点。它可被双眼视觉及眼球运动补偿而不影响视觉。

79. 何谓眼的近反射？有何意义？

眼的近反射包括晶状体变凸、瞳孔缩小和视轴会聚 3 个方面。

（1）晶状体变凸：看远物时，交感神经兴奋，睫状体辐射状肌收缩，睫状体后移，悬韧带被拉紧，晶状体变扁平，曲率变小，平行光线聚焦于视网膜；看近物时，副交感神经兴奋，睫状体环状肌收缩，睫状体向前移动，悬韧带松弛，晶状体前凸，曲率增加，使分散光线聚焦于视网膜。

（2）瞳孔缩小：看远物时瞳孔散大，以增加入眼光量；看近物时瞳孔缩小，以减少入眼光量和屈光系统的球面像差与色相差。

（3）视轴会聚（辐辏）：看远物时视轴平行，看近物时视轴会聚，从而使物像落在两眼视网膜的相称位置上。

80. 何谓瞳孔对光反射？有何意义？

强光使瞳孔缩小，弱光使瞳孔散大，称为瞳孔对光反射。光照单侧瞳孔使双侧瞳孔缩小，称为互感性对光反射。光反射的意义在于调节进入眼球的光量。

81. 视网膜有几种感光细胞？各有何功能？

（1）视锥细胞：主要分布在视网膜的中央部分，感受强光刺激，产生明视觉，并能分辨颜色。

（2）视杆细胞：主要分布于视网膜的周边部分，对弱光敏感。

视网膜中央凹处全为视锥细胞，只有明视觉和色觉；周边部兼有明、暗两种视觉，无色觉。

82. 何谓色盲？

对红、绿、蓝中部分颜色或全部颜色缺乏辨别能力的视觉障碍，称为色盲。只对部分颜色缺乏辨别能力称为部分色盲。如对红色缺乏辨别能力称为红色盲，对绿色缺乏辨别能力称为绿色盲。蓝色盲极为罕见，红、绿色盲最为常见。色盲是一种遗传性疾病。

83. 何谓近视、远视和散光？如何矫正？

眼的屈光系统不能把远处的光线恰好聚焦在视网膜上，称为屈光不正。焦点落在视网膜前，称为近视。焦点落在视网膜后，称为远视。屈光系统（多为角膜）呈不平的镜面，使同等距离不同径线的光线不能同时聚成一个焦点，称为散光。

矫正办法：近视眼配凹透镜，远视眼配凸透镜，散光配圆柱镜片或球柱联合镜片。

84. 试述汗腺的功能及其调节。

人体汗腺分为顶泌汗腺（大汗腺）与小汗腺。大汗腺局限于腋窝与阴部，与体温调节无关。小汗腺中的活动汗腺分布于全身皮肤，在温热性发汗中起主要作用。其支配神经为交感胆碱能纤维，末梢释放乙酰胆碱。汗腺通过分泌汗液排泄代谢尾产物，并通过蒸发散热调节体温。

85. 何谓突触？

神经元间或神经元与其他类型细胞之间相互接触并发生功能联系、传递信息的部分或装置称为突触。

86. 中枢兴奋传播有何特征？

中枢兴奋传播的特征为：①单向传递。②中枢延搁。③兴奋总和。④易疲劳。⑤对内环境变化敏感，如酸中毒时神经元兴奋性降低，碱中毒时神经元兴奋性增高。⑥兴奋节律性改变。⑦后发放与反馈。

87. 试述神经递质及分类。

神经递质是神经元之间或神经元与效应细胞间的主要信息传递物质，其由突触前神经元合成并释放，能特异性地结合突触后神经元或效应细胞上的受体而产生效应。按所在部位分为两大类：

（1）外周神经递质：乙酰胆碱、去甲肾上腺素和肽类。

（2）中枢神经递质：乙酰胆碱，单胺类（多巴胺、去甲肾上腺素、5-羟色胺），氨基酸类（谷氨酸、甘氨酸、γ-氨基丁酸等），肽类（抗利尿激素、缩宫素、生长激素、阿片肽、脑-肠肽等），嘌呤类（腺苷和ATP）。

88. 内脏痛觉有何特点？

内脏痛觉的特点为：①缓慢持续，定位不精确。②伴随不安与恐惧感。③有牵涉痛（即放射痛）。④对牵拉、缺血、痉挛、炎症敏感，对切割、烧伤不敏感。

89. 何谓牵涉痛并举例说明。

内脏疾病引起同一神经节段支配的体表部位疼痛或痛觉过敏称为牵涉痛。例如心脏疾病牵涉心前区、左臂尺侧、左肩痛；胃、胰疾病牵涉左上腹和/或肩胛间区痛；肝胆疾病牵涉右肩胛区；肾结石牵涉腹股沟；阑尾炎牵涉上腹部和/或脐周。

90. 何谓去皮质强直？机制是什么？

动物出现伸肌紧张亢进（头后仰、上下肢均僵硬强直，上臂内旋手指屈曲）的现象称为去皮质强直。中脑水平受损害时可出现去皮质强直现象。因此，去皮质强直现象提示病变侵犯脑干，预后不佳。

91. 小脑有何功能？

小脑的功能为：①维持身体平衡。②调节肌紧张。③协调随意运动：是小脑后叶的主要功能，损之则表现为肌无力和随意运动失调（小脑性共济失调）。

92. 自主神经活动有何特点？

（1）包括交感神经和副交感神经活动。其主要功能为调节心肌、平滑肌和消化腺、汗腺、部分内分泌腺体活动。

（2）参与效应器的紧张性活动。安静状态下，自主神经系统持续发放冲动，使所支配的器官处于一定程度的活动状态。

（3）对同一效应器的双重支配。许多组织器官受交感神经和副交感神经双重支配。

（4）发挥的作用受效应器所处功能状态的影响。

（5）交感神经系统的活动一般比较广泛；副交感神经系统的活动相对比较局限。

93. 何谓胆碱能神经纤维？体内有哪些胆碱能神经纤维？

凡是末梢能释放乙酰胆碱的神经纤维统称为胆碱能神经纤维。体内的胆碱能神经纤维有如下几种：

交感、副交感节前纤维 ⎤
躯体运动神经纤维 ⎦ 释放乙酰胆碱——不被阿托品阻滞（N 样作用）

副交感神经节后纤维 ⎤
支配汗腺的交感节后纤维 ⎥ 释放乙酰胆碱——可被阿托品阻滞（M 样作用）
交感舒血管神经纤维 ⎦

94. 突触后抑制与突触前抑制有何不同？

（1）突触后抑制：是指兴奋性神经元通过一个抑制性中间神经元释放抑制性递质使突触后神经元超极化，产生抑制性突触后电位，从而产生抑制效应。

（2）突触前抑制：是指兴奋性神经元与另一个兴奋性神经元形成轴-轴式突触，后-神经元轴突末梢再与第 3 个兴奋性神经元形成轴-胞式突触，由于第 1 个神经元的影响使第 2 个神经元释放的递质减少。这种通过改变突触前膜的活动，使突触后膜除极程度减少，突触后神经元不易发生兴奋，从而产生抑制的效应，称为突触前抑制。

95. 网状结构上行激动系统有何功能？

该系统是存在于脑干网状结构内的具有上行唤醒作用的功能系统，它通过丘脑非特异性投射系统来发挥维持与改变大脑皮质兴奋状态的作用。该系统是一种多突触传递系统，易受药物影响而发生传递阻滞。例如，巴比妥类催眠药的作用机制就是由于阻断了脑干网状结构上行激动系统的传递，乙醚全身麻醉作用也可能与此有关。第三脑室后部因肿瘤压迫中脑被盖髓板内核群，阻断脑干网状结构上行激动系统的传递，将导致昏睡。因此，人如果长时期昏睡不醒而找不到原因时，要考虑第三脑室后部肿瘤压迫的可能。

96. 何谓激素？

由内分泌腺、器官组织的内分泌细胞和某些神经细胞（如下丘脑的视上核与室旁核）所分泌的高效能生物活性物质统称为激素。

97. 激素可分为几类?

(1) 胺类激素:氨基酸的衍生物,例如肾上腺素、甲状腺激素。

(2) 多肽或蛋白质类激素:下丘脑、垂体、甲状旁腺、胰岛、胃肠道等部位分泌的激素,例如抗利尿激素、生长激素、胰岛素。

(3) 脂类激素:主要为类固醇激素和脂肪酸衍生的生物活性廿烷酸类物质。例如,孕酮、醛固酮、皮质醇、睾酮、雌二醇和胆钙化醇为类固醇激素;1,25-二羟维生素 D 为固醇激素。前列腺素族、血栓烷类和白细胞三烯类为廿烷酸类。

98. 试述激素的作用。

(1) 维持机体稳态:醛固酮、血管紧张素等激素参与调节水、电解质和酸碱平衡以及维持体温和血压相对稳定等过程,肾上腺素、糖皮质激素等还直接参与应激等,与神经系统、免疫系统协调、互补,全面调整机体功能以适应环境变化。

(2) 调节新陈代谢:甲状腺素、胰岛素、瘦素等多种激素参与物质和能量代谢。

(3) 促进生长发育:生长激素、甲状腺素等促进全身组织细胞的生长、增殖和分化,参与细胞凋亡过程,调节各系统器官的正常生长发育和功能活动。

(4) 调节生殖过程:雄激素、雌激素促进生殖器官的正常发育成熟和生殖的全过程,孕激素、催乳素等维持生殖细胞的生成直至妊娠和哺乳过程,以保证个体生命的绵延和种系的繁衍。

99. 试述腺垂体分泌的激素及其作用。

(1) 生长激素:促进蛋白质合成和生长发育,调节新陈代谢。

(2) 催乳素:促进并维持乳腺泌乳,调节性腺功能,参与应激反应,调节免疫功能。

(3) 促黑素细胞激素(促黑素):激活黑素细胞中的酪氨酸酶,从而促使酪氨酸转变为黑色素。病理情况下,使皮肤颜色加深。

(4) 促甲状腺激素:促进甲状腺细胞增殖并合成分泌甲状腺激素。

(5) 促肾上腺皮质激素:促进肾上腺皮质束状带与网状带增殖,并使糖皮质激素(氢化可的松)合成分泌增加。

(6) 促性腺激素:①卵泡刺激素(FSH)。刺激卵泡生长发育,在黄体生成素协助下使卵泡分泌雌激素。在男性则促进曲细精管的发育和精子生成,故又称配子生成素。②黄体生成素(LH)。与 FSH 协同作用使卵泡分泌雌激素,促使卵泡成熟排卵,并使排卵后的卵泡形成黄体。在男性则刺激间质细胞分泌雄激素,故又称间质细胞刺激素。

100. 生长激素有何生理作用?

(1) 促进躯体生长:促进骨和软组织的增长,表现为身材的增长,故又称躯体刺激素。幼年生长激素不足导致侏儒症,过多则导致巨人症。成年人生长激素过多导致肢端肥大症。

(2) 调节物质代谢:促进蛋白质合成与脂肪分解,抑制葡萄糖的利用,使血糖升高,故生长激素长期增高的巨人症病人常伴有糖尿病。

101. 甲状腺激素有何生理作用?

(1) 调节新陈代谢:增强能量代谢,调节物质代谢。

（2）促进生长与发育：对维持骨骼和神经系统的生长发育很重要，幼年甲状腺功能减低会使身体矮小、智力低下，称为呆小病。

（3）对各器官系统的影响：提高中枢神经系统的兴奋性，故甲状腺功能亢进症病人常失眠、情绪急躁、神经过敏、手指震颤；心率增快，心输出量增加，外周阻力降低，脉压加大；促使皮肤多汗潮湿；促进消化道分泌和运动，食欲旺盛。甲状腺激素是维持机体基础活动的激素。

102. 何谓低钙血症？哪些激素影响血钙水平？

血钙含量正常值为 2.25～2.58 mmol/L，低于 2.25 mmol/L 时称为低钙血症。

影响血钙水平的激素有 3 种。①甲状旁腺激素：保钙排磷，血钙升高。②$1,25(OH)_2D_3$：保钙保磷，血钙升高。③降钙素：排钙排磷，血钙降低。

103. 胰岛素有何生理功能？

胰岛素的生理功能为：①降低血糖。促进糖原合成，抑制糖原分解，抑制糖异生，促进外周组织利用葡萄糖。②促进蛋白质合成，抑制其分解。③促进葡萄糖转变成中性脂肪，抑制脂肪水解，降低血中游离脂肪酸，故胰岛素分泌不足时，除使血糖升高外，尚伴有高脂血症和酮血症。此外，前两种作用都伴有血钾向细胞内转移，使血钾降低，故使用胰岛素时应注意补钾。

104. 何为瘦素？试述其生物学作用。

瘦素是由 6 号染色体上的肥胖基因表达的一种蛋白质激素，主要由白色脂肪组织合成和分泌。瘦素的分泌具有昼夜节律，夜间分泌水平较高。血清瘦素水平在摄食时升高，禁食时降低。当机体的能量摄入与消耗达到平衡时，瘦素分泌量可反映体内储存的脂肪量。多数肥胖者常伴有血清瘦素水平升高，且伴有瘦素抵抗现象。

瘦素的生物学作用：可抑制机体摄食，抑制脂肪合成，并可动员脂肪，促进其储存的能量转化、释放，从而避免肥胖的发生。

105. 肾上腺皮质分泌哪些激素？

（1）糖皮质激素：如氢化可的松、皮质醇等。

（2）盐皮质激素：如醛固酮等。

（3）性激素：包括雄激素和少量雌激素。

106. 糖皮质激素有何生理作用？

（1）物质代谢：升高血糖，促进蛋白质分解并抑制合成，促进脂肪分解，血脂升高，使体脂重新分配，出现向心性肥胖和满月脸。

（2）调节水盐代谢：保钠排钾。

（3）对各器官系统的作用：①使淋巴细胞和嗜酸性粒细胞减少，临床用氢化可的松治疗淋巴性白血病和淋巴肉瘤。②提高血管对儿茶酚胺的敏感性。③使胃酸和胃蛋白酶增加，黏液减少，故溃疡病慎用。④脱钙，骨蛋白合成减少，久用易致病理性骨折。⑤蛋白质合成减少，分解增强，出现肌无力。⑥刺激Ⅱ型肺泡细胞产生二软脂酰卵磷脂，有利于肺的扩张，妇产科用于防止婴儿肺萎陷。

（4）参与应激反应，对机体有保护作用。

107. 盐皮质激素有何生理作用？

（1）调节 Na^+、K^+ 代谢，保钠、排钾、保水。临床通过测尿 Na^+/K^+ 比值来衡量血液醛固酮的水平。比值增大，提示血液醛固酮水平低；比值减小，提示血液醛固酮水平升高。

（2）调节细胞外液量：醛固酮升高时，引起水钠潴留，细胞外液量增加，血压升高。醛固酮降低时，钠水排出，细胞外液量减少，血压降低。

（3）调节酸碱平衡：醛固酮减少时，钠水重吸收减少，排 K^+ 减少，泌 H^+ 减少，导致酸中毒和高血钾。醛固酮增加时，钠水重吸收增加，排 K^+ 增加，泌 H^+ 增加，引起碱中毒和低血钾。

（4）除促进泌钾外，还促进泌 H^+ 和泌氨。

（5）增强血管对儿茶酚胺的敏感性。

108. 肾上腺髓质有何功能？

肾上腺髓质产生肾上腺素、去甲肾上腺素和少量多巴胺。

（1）对心血管系统的影响：肾上腺素主要作用于心脏，使心肌收缩力增强，心率增快，心输出量增加；对血管有选择性的舒缩作用，使血压升高（收缩压升高明显）。去甲肾上腺素主要使小动脉收缩，外周阻力增加，使血压升高（舒张压升高明显）。由于肾上腺素的作用是以心脏为主，而去甲肾上腺素的作用是以血管为主，故肾上腺素用作强心药，而去甲肾上腺素用作升压药。

（2）对内脏平滑肌的影响：肾上腺素和去甲肾上腺素都可使支气管、胃肠及膀胱平滑肌舒张。肾上腺素还能使瞳孔开大肌及皮肤竖毛肌收缩，引起瞳孔扩大和竖毛反应。

（3）对代谢的影响：肾上腺素和去甲肾上腺素都可使肝糖原和肌糖原分解，使血糖和乳酸增加，但肾上腺素的作用更强。

（4）参与应急反应，与交感神经合称交感-肾上腺髓质系统。

109. 睾丸有何功能？

睾丸的曲细精管产生精子，睾丸的间质细胞产生雄激素。

110. 卵巢分泌哪些激素？

卵巢分泌雌激素、孕激素和少量雄激素。

111. 孕激素有何生理作用？

孕激素的主要作用是保证受精卵的着床和维持妊娠。

（1）助孕：抑制子宫内膜增生、促进子宫内膜上皮分泌，为着床做准备；形成蜕膜为孕卵提供营养物质。

（2）安胎：抑制子宫收缩，降低子宫紧张度和对缩宫素的敏感性，临床常用黄体酮治疗先兆流产。

（3）抑制排卵：孕激素抑制下丘脑产生黄体生成素释放激素，使黄体生成素减少，故孕激素配合雌激素抑制排卵，用于避孕。

（4）阻碍精子通过女性生殖道：使宫颈黏液变稠，使精子不易进入输卵管，并抑制输卵管运动。

（5）促进乳腺小叶和腺泡发育，为泌乳做准备。

（6）产热作用：孕激素代谢产物本胆烷醇酮可使排卵后体温升高 $0.2\sim0.5\ ℃$，临床利用排卵前体温短暂降低，排卵后又复升这一特点作为确定排卵日期的方法之一。

（7）使平滑肌松弛，多次妊娠妇女易患子宫脱垂和痔疮。

112. 何谓促激素？

促激素是指腺垂体分泌的促进其靶内分泌腺（甲状腺、肾上腺皮质、性腺）组织增生并分泌的激素总称，这些激素包括促甲状腺激素（TSH）、促肾上腺皮质激素（ACTH）、黄体生成素（LH）和卵泡刺激素（FSH）。

113. 试比较应激反应与应急反应的异同。

（1）应激反应：是指环境急剧变化或各种伤害性刺激引起以"下丘脑-腺垂体-肾上腺皮质系统"活动增强为主的反应，血中 ACTH 和糖皮质激素（氢化可的松）浓度立即增高，以进一步提高机体耐受伤害性刺激的能力。这类激素又称"保命激素"。

（2）应急反应：是指环境急剧变化或各种伤害性刺激引起以"交感神经-肾上腺髓质系统"活动增强为主的反应，血中肾上腺素和去甲肾上腺素浓度增高，整体紧急总动员，提高适应能力，以应付环境急变。这类激素又称"警觉激素"。

✎ §1.2.2 生理学自测试题（附参考答案）

一、选择题

【A 型题】

1. 氢化可的松的主要作用是　　　　　　　　　　　　　　　　　　　　　　　　　（　）

A. 降低血糖　　B. 减少嗜酸性粒细胞和淋巴细胞　　C. 减少体内水的排出　　D. 减少血小板和红细胞　　E. 激活儿茶酚氧位甲基转移酶

2. 同时影响肾小球滤过和肾小管重吸收的因素是　　　　　　　　　　　　　　　　（　）

A. 血浆胶体渗透压　　B. 滤过膜的通透性　　C. 血液中葡萄糖　　D. 抗利尿激素　　E. 醛固酮

3. 某人的红细胞与 B 型血血清凝集，而其血清与 B 型血的红细胞不凝集，此人血型为　　（　）

A. A 型　　B. B 型　　C. O 型　　D. AB 型　　E. Rh 型

4. 心肌不会产生强直收缩，其原因是　　　　　　　　　　　　　　　　　　　　　（　）

A. 心脏是功能上的合胞体　　B. 心肌肌浆网不发达，储 Ca^{2+} 少　　C. 心肌有自律性，呈自动节律收缩　　D. 心肌的有效不应期长　　E. 心肌呈"全或无"收缩

5. 肾素-血管紧张素系统活动增强时　　　　　　　　　　　　　　　　　　　　　（　）

A. 醛固酮释放减少　　B. 静脉回心血量减少　　C. 体循环平均充盈压减低　　D. 交感神经末梢释放递质减少　　E. 肾脏排钠量减少

6. 最重要的消化液是　　　　　　　　　　　　　　　　　　　　　　　　　　　　（　）

A. 唾液　　B. 胃液　　C. 胆汁　　D. 胰液　　E. 肠液

7. 大量饮清水后尿量增多，主要是由于　（　　）

A. 肾小球滤过率增加　　B. 血浆胶体渗透压降低　　C. 抗利尿激素分泌减少　　D. 醛固酮分泌减少　　E. 囊内压降低

8. 切除狗的肾上腺皮质，出现　（　　）

A. 血容量↓，血钠↓，尿钾↑　　B. 血容量↓，血钠↑，尿钾↑　　C. 血容量↓，血钠↑，尿钾↓　　D. 血容量↑，血钠↓，尿钾↑　　E. 血容量↓，血钠↓，尿钾↓

9. 基础体温随月经周期变化，与何激素有关　（　　）

A. 甲状腺激素　　B. 孕激素　　C. 雌激素　　D. 催乳素　　E. ACTH

10. 机体保钠的主要激素是　（　　）

A. 醛固酮　　B. 氢化可的松　　C. ACTH　　D. 生长素　　E. ADH

11. 下列哪种属于类固醇激素　（　　）

A. 1,25(OH)$_2$D$_3$　　B. 氢化可的松　　C. 卵泡刺激素　　D. 甲状旁腺激素　　E. 促甲状腺激素

12. 决定血浆胶体渗透压的主要物质是　（　　）

A. 球蛋白　　B. 脂蛋白　　C. 糖蛋白　　D. 补体　　E. 白蛋白

13. 用已知 B 型人的血液与待测者血液做交叉配血，若主反应凝集，次反应不凝集，待测者的血型是　（　　）

A. B 型　　B. O 型　　C. A 型　　D. AB 型　　E. Rh 阴性

14. 心室肌的前负荷是指　（　　）

A. 右心房压力　　B. 射血期心室内压　　C. 心室舒张末期压　　D. 大动脉血压　　E. 等容收缩期心室内压

15. 人体安静状态下，哪种器官的动脉血和静脉血含氧量差值最大　（　　）

A. 脑　　B. 肾脏　　C. 心脏　　D. 骨骼肌　　E. 肝脏

16. 下述钾的生理功能中，哪项是错的　（　　）

A. 参与细胞内糖和蛋白质的代谢　　B. 高钾使神经肌肉兴奋性降低　　C. 参与静息电位的形成　　D. 高钾抑制心肌收缩　　E. 维持细胞内的渗透压

17. 下述促胃液素的生理作用中，哪项是错的　（　　）

A. 刺激胃黏膜细胞增殖　　B. 刺激胃黏膜细胞分泌盐酸与胃蛋白酶原　　C. 刺激胃窦与肠运动　　D. 刺激胰液、胆汁分泌　　E. 刺激幽门括约肌收缩

18. 衡量组织兴奋性的指标是　（　　）

A. 动作电位　　B. 阈电位　　C. 肌肉收缩或腺体分泌　　D. 阈强度　　E. 静息电位

19. 使重症肌无力病人的肌肉活动恢复正常可给予　（　　）

A. 筒箭毒碱　　B. 阿托品　　C. 新斯的明　　D. α-银环蛇毒　　E. 甘氨酸

20. 机体的内环境是指　（　　）

A. 血液　　B. 细胞内液　　C. 组织液　　D. 脑脊液　　E. 细胞外液

21. 下列哪项不是评定心功能的指标　（　　）

A. 心指数　　B. 射血分数　　C. 心输出量　　D. 循环血量　　E. 每搏功

22. 下列哪项是左心室的后负荷　（　　）

A. 快速射血期心室内压　　B. 减慢射血期心室内压　　C. 快速充盈期心室内压　　D. 等容收缩期心室内压　　E. 主动脉压

23. 甘露醇利尿的基本原理是　　　　　　　　　　　　　　　　　　　　　（　　）

A. 肾小球滤过率增加　　B. 肾小管分泌减少　　C. 渗透性利尿　　D. 水利尿　　E. 增加清除率

24. 对脂肪和蛋白质消化作用最强的消化液是　　　　　　　　　　　　　　（　　）

A. 胃液　　B. 胆汁　　C. 胰液　　D. 小肠液　　E. 唾液

25. 心脏正常起搏点位于　　　　　　　　　　　　　　　　　　　　　　　（　　）

A. 窦房结　　B. 心房　　C. 房室交界区　　D. 心室末梢浦肯野纤维网　　E. 心室

26. 下列哪项可引起心率减慢　　　　　　　　　　　　　　　　　　　　　（　　）

A. 交感神经活动增强　　B. 迷走神经活动增强　　C. 肾上腺素　　D. 甲状腺激素　　E. 发热

【X 型题】

27. 增强神经肌肉接头传递的因素有　　　　　　　　　　　　　　　　　　（　　）

A. Ca^{2+}　　B. 新斯的明　　C. K^+　　D. 胆碱酯酶　　E. 筒箭毒碱

28. 胃次全切除的病人引起贫血与下列哪些因素有关　　　　　　　　　　　（　　）

A. Fe^{2+}　　B. 维生素 B_2　　C. 维生素 B_{12}　　D. 维生素 E　　E. 内因子

29. 用已知 A 型血与待测者血做交叉配血，若主反应凝集，次反应不凝集，待测者血型可能为（　　）

A. AB 型　　B. O 型　　C. A_1 型　　D. B 型　　E. A_2 型

30. 影响血钙水平的激素有　　　　　　　　　　　　　　　　　　　　　　（　　）

A. 降钙素　　B. 1,25(OH)$_2$D$_3$　　C. 胰岛素　　D. 11-去氧皮质酮　　E. 甲状旁腺激素

31. 糖皮质激素的生理作用　　　　　　　　　　　　　　　　　　　　　　（　　）

A. 促进蛋白质分解　　B. 使淋巴细胞减少　　C. 升高血糖　　D. 使胃酸和胃蛋白酶增加

E. 刺激 Ⅱ 型肺泡细胞产生二软脂酰卵磷脂

32. 孕激素的生理作用　　　　　　　　　　　　　　　　　　　　　　　　（　　）

A. 助孕　　B. 促进排卵　　C. 安胎　　D. 促进乳房腺泡发育　　E. 产热

33. 内脏痛觉的特点　　　　　　　　　　　　　　　　　　　　　　　　　（　　）

A. 定位精确　　B. 有牵涉痛　　C. 对牵拉、烧伤敏感　　D. 对炎症、切割敏感　　E. 对缺血敏感

34. 下列哪些是胆碱能神经纤维　　　　　　　　　　　　　　　　　　　　（　　）

A. 交感节前纤维　　B. 支配汗腺的交感节后纤维　　C. 副交感节后纤维　　D. 交感舒血管纤维

E. 躯体运动神经纤维

35. 感受器有哪些共同生理特征　　　　　　　　　　　　　　　　　　　　（　　）

A. 需适宜刺激　　B. 有感觉阈值　　C. 容易疲劳　　D. 有适应现象　　E. 有换能作用

36. 使瞳孔缩小的因素有　　　　　　　　　　　　　　　　　　　　　　　（　　）

A. 肾上腺素　　B. 视近物　　C. 副交感神经兴奋　　D. 阿托品　　E. 有机磷农药

37. 突触传递有何特征　　　　　　　　　　　　　　　　　　　　　　　　（　　）

A. 单向传递　　B. 总和　　C. 相对不易疲劳　　D. 中枢延搁　　E. 对内环境变化敏感

38. 肾脏的内分泌功能包括　　　　　　　　　　　　　　　　　　　　　　（　　）

A. 分泌肾素　　B. 分泌前列腺素　　C. 分泌活性维生素 D$_3$　　D. 分泌肾上腺素　　E. 分泌促红

细胞生成素

39. M 样作用可有哪些表现　　　　　　　　　　　　　　　　　　　　　　（　　）

A. 心跳加快、增强　　B. 支气管平滑肌舒张　　C. 血压升高　　D. 缩瞳肌收缩　　E. 胃肠道平

滑肌收缩

40. 瞳孔反射的特点 （　　）

A. 强光时瞳孔缩小，弱光时瞳孔变化不大　　B. 光照一侧瞳孔时，两侧瞳孔都缩小　　C. 看近物时，瞳孔扩大　　D. 看近物时，晶状体前凸　　E. 看近物时，副交感神经兴奋

二、填空题

1. 晶体渗透压影响_____内外水的移动；胶体渗透压主要影响_____内外水的移动。

2. 缺铁可使_____形成减少，缺乏叶酸和维生素 B_{12} 将影响_____合成。

3. 蚕豆病是儿童先天性缺乏_____所致。

4. 父亲为 AB 型，母亲为 O 型，其子女血型可能为_____。

5. 人胎盘分泌的激素有：_____，_____，_____，_____。

6. 影响血压的主要因素是_____，_____。

7. 微循环的三条通路是_____，_____，_____。

8. 眼的调节反应包括：_____，_____，_____。

9. 测定 24 小时尿中_____的含量，可了解糖皮质激素的代谢。

10. 调节肾小管 Na^+、K^+ 交换的激素是_____，调节肾小管水重吸收的激素是_____。

三、判断题

1. 机体内环境相对恒定是指细胞内液的化学成分与理化性质经常在一定范围内变动。（　　）

2. 体重 50 kg 的正常人的血液总量为 3.5～4.0 L。（　　）

3. 由于胆汁中含有脂肪酶，所以胆汁促进脂肪的消化和吸收。（　　）

4. 血液运输 CO_2 的主要物质是血红蛋白。（　　）

5. 呆小病是幼年时生长激素分泌不足。（　　）

6. 兴奋在神经纤维上的传导是单向的，互不干扰，且不易疲劳。（　　）

7. 甲状旁腺分泌的降钙素，有使血钙降低的作用。（　　）

8. 睾丸不能分泌雌激素，卵巢不能分泌雄激素。（　　）

9. 孕激素有助孕、促进排卵和抑制子宫收缩的作用。（　　）

10. 内脏痛的特点是有牵涉痛，定位准确。（　　）

11. 交感神经由中枢发出后直达效应器官，支配效应器官的活动。（　　）

12. 呼吸的频率与深浅对肺通气量影响很大。（　　）

13. 人体只心肌才有自动节律性。（　　）

14. ABO 血型是根据血清中所含抗体的不同而命名的。（　　）

15. Ca^{2+} 降低神经肌肉的兴奋性。（　　）

16. 心肌的有效不应期很长，有 0.3～0.4 秒。（　　）

17. 促胰液素可抑制胃液分泌。（　　）

18. 基础代谢率不是机体最低水平的代谢率。（　　）

19. 妇女月经流出的血不易形成凝块是因为流出的血液中血小板含量低。（　　）

20. 使红细胞沉降率加快的决定性因素在红细胞本身，而不在血浆的变化。（　　）

四、名词解释

1. 自身调节

2. 窦性节律和异位节律

3. 血氧饱和度

4. 内脏痛觉

5. 激素

五、问答题

1. 为什么主要根据舒张压来诊断高血压？

2. 血液中 CO_2 浓度增高时对呼吸有何影响？其作用机制是什么？

3. 心脏受什么神经支配？有何生理作用？

4. 何谓血红蛋白氧容量、氧含量和血氧饱和度？

5. 试述真性尿崩症和肾源性尿崩症的区别。

参考答案

一、选择题

1. B　2. A　3. D　4. D　5. E　6. D　7. C　8. E　9. B　10. A　11. B　12. E　13. B　14. C　15. C　16. B　17. E　18. D　19. C　20. E　21. D　22. E　23. C　24. C　25. A　26. B　27. AB　28. CE　29. BE　30. ABE　31. ABCDE　32. ACDE　33. BE　34. ABCDE　35. ABDE　36. BCE　37. ABDE　38. ABCE　39. DE　40. BDE

二、填空题

1. （红）细胞　毛细血管

2. 血红素　DNA

3. 6-磷酸葡萄糖脱氢酶

4. A 或 B 型

5. 人绒毛膜促性腺激素　人胎盘生乳素（或人绒毛膜生长素）　雌激素　孕激素

6. 心输出量　外周阻力

7. 迂回通路　直捷通路　动-静脉短路

8. 晶状体前凸　瞳孔缩小　视轴会聚

9. 17-羟类固醇

10. 醛固酮　抗利尿激素（ADH）

三、判断题

1. ×　2. √　3. ×　4. ×　5. ×　6. ×　7. ×　8. ×　9. ×　10. ×　11. ×　12. ×　13. ×　14. ×　15. √　16. √　17. √　18. √　19. ×　20. ×

四、名词解释

1. 自身调节：是指组织细胞在不依赖于外来神经或体液调节的情况下，对刺激发生的适应性反应过程。例如血压在 80～180 mmHg 范围内发生波动时，肾血流量保持相对稳定的现象，称为肾血流量的自身调节。

2. 窦性节律和异位节律：由正常起搏点（窦房结起搏细胞）控制的心脏跳动节律称为窦性节律。由窦房结起搏细胞以外的其他自律细胞控制的心跳节律，称为异位节律。

3. 血氧饱和度：每升血液中，血红蛋白（Hb）所能结合的最大氧量称为氧容量。每升血液中，Hb 实际结合的氧量称为氧含量。Hb 氧含量与氧容量的百分比称为 Hb 的氧饱和度，即血氧饱和度。

4. 内脏痛觉：内脏痛觉不同于躯体痛觉，其特点是如下。①缓慢持续，定位不精确。②伴随不安与恐惧感。③有牵涉痛（即放射痛）。④对牵拉、缺血、痉挛、炎症敏感，对切割、烧伤不敏感。

5. 激素：由内分泌腺、分散的内分泌细胞和某些神经细胞（如下丘脑的视上核与室旁核）所分泌的高效能生物活性物质统称为激素。

五、问答题

1. 国家制定的高血压标准规定：凡舒张压持续（经多次测定）超过 90 mmHg，不论其收缩压如何，均列为高血压。根据舒张压来诊断高血压有两个原因：

（1）平均动脉压接近舒张压，等于舒张压加 1/3 脉压，低于收缩压，略高于舒张压。正常值为 70～100 mmHg。

（2）影响血压的主要因素为心输出量和外周阻力。心输出量主要影响收缩压，外周阻力只在小动脉硬化时才持续增高，外周阻力增高将导致舒张压增高。因此，舒张压升高可反映小动脉硬化情况。

2. 血液 CO_2 浓度增高可使呼吸加深加快，肺通气量增加。其机制是通过两种方式实现的：①通过延髓中枢化学感受区兴奋，然后使呼吸中枢兴奋。②通过外周化学感受器反射性地引起呼吸中枢兴奋。通常，中枢作用比反射作用更敏感。

3. 心脏受交感神经和迷走神经支配。交感神经末梢释放去甲肾上腺素，使心率加快、收缩力量增强、传导加速、兴奋性增高；迷走神经末梢释放乙酰胆碱，使心率减慢、收缩力量减弱、传导减慢、兴奋性降低。

4.（1）氧容量：每升血液中，血红蛋白（Hb）所能结合的最大氧量称为氧容量。

（2）氧含量：每升血液中，Hb 实际结合的氧量称为氧含量。

（3）血氧饱和度：Hb 氧含量与氧容量的百分比称为 Hb 的氧饱和度，即血氧饱和度。

5. 由于下丘脑-神经垂体功能减退而使抗利尿激素减少，导致多尿，每日尿量可达 4～5 L，多达30～40 L，称为真性尿崩症，又称神经垂体功能减退症。如果抗利尿激素释放正常，而肾小管对抗利尿激素缺乏反应，亦可导致多尿，称为肾源性尿崩症。鉴别两种尿崩症的简便方法是给病人注射抗利尿激素，注射药物后尿量减少者为真性尿崩症，注射药物后尿量无改善者为肾源性尿崩症。

§1.3 病理生理学

§1.3.1 病理生理学基本知识问答

1. 何谓疾病？

疾病是指机体在一定条件下受病因作用后，因机体内稳态调节紊乱而发生的异常生命活动过程。在多数疾病过程中，致病因素导致内稳态环境失衡，并引起躯体、精神和社会适应方面完好状态的破坏。

2. 试述病理过程与病理状态的概念。

（1）病理过程：是指存在于多种疾病中共同的成套的功能、代谢和形态结构的病理性变化。如肺炎以及所有其他炎性疾病都有炎症这个病理过程。一种疾病可以包含几种病理过程，如发生肺炎链球菌肺炎时有炎症、发热、缺氧甚至休克等病理过程。

（2）病理状态：是指发展极慢的病理过程或病理过程的后果。病理状态可以在很长时间内（几年、几十年内）无变化。例如皮肤烧伤治愈后形成的瘢痕即为病理状态。

3. 近代死亡概念的主要内容是什么？

近代认为死亡应当是指机体作为一个整体的功能的永久性丧失。整体死亡的标志是脑死亡，即全脑功能不可逆的永久性消失。判断脑死亡的主要指征是：①深度的不可逆昏迷；②大脑全无反应性、所有脑干神经反射消失；③瞳孔散大或固定，自主呼吸停止；④脑电波消失；⑤脑血液循环停止。

4. 鉴别脑死亡与植物状态（表1-6）。

表1-6　脑死亡与植物状态的临床鉴别

鉴别要点	脑死亡	植物状态
定义	全脑功能丧失	脑的认知功能丧失
自主呼吸	无	有
意识	丧失	有睡眠-醒觉周期，但无意识
脑干反射	无	有
恢复的可能性	无	有

5. 举例叙述疾病发生发展的一般规律。

各种疾病在发生发展过程中存在普遍的共同规律：

（1）内稳态失衡：机体的内稳态平衡是生物体内自我调节（反馈机制）的结果。当反馈机制不能发挥作用则导致内稳态失衡。例如 TSH 的过度分泌（反馈失常）将引起甲状腺肿，实质细胞大量增生，甲状腺素分泌过多，表现为甲状腺功能亢进。

（2）损伤与抗损伤并存：外界理化因素等损伤侵袭时，机体必然对外界损伤做出抗损伤反应，疾病的过程表现为损伤与抗损伤作用同时贯穿始终且不断变化。

（3）因果交替：致病的原始病因作用于机体会产生相应后果，此结果又可作为病因引起新的后果。因果转化常常导致恶性循环，病情加重。例如：甲状腺功能亢进导致心律失常，而心律失常又引起心绞痛、心肌梗死甚至心力衰竭。心律失常既是结果，又是原因。但甲状腺功能亢进才是疾病的主导环节，因此治疗心律失常，必须针对甲状腺功能亢进。

（4）局部与整体关联：局部病变可通过神经体液等途径影响整体，而机体的整体功能状态也可影响局部病变的发生发展。治疗时应识别局部和整体病变的主从关系，处理主要矛盾。例如毛囊炎是细菌感染引起的局部病灶，如果治疗不当，细菌进入血管可导致菌血症，引起全身发热、寒战等。

6. 试述正常成人机体每日进出水量的平衡情况。

正常成人每日饮水 1 000～1 300 mL，食物含水 700～900 mL，机体代谢产生水 300 mL 左右。每日通过肺排出水约 350 mL，经皮肤蒸发和出汗排水约 500 mL，随粪排水 150 mL，随尿排水 1 000～1 500 mL，每日最低排出约 1 500 mL。机体每日进出水量大致相等，从而保持动态平衡。

7. 低渗性脱水与高渗性脱水各有哪些基本特征？

（1）低渗性脱水：基本特征是失钠多于失水，细胞外液低渗，血清钠浓度小于 135 mmol/L，血浆渗透压小于 290 mmol/L。又称低容量性低钠血症。

（2）高渗性脱水：基本特征是失水多于失钠，细胞外液高渗，血清钠大于 150 mmol/L，血浆渗透压大于 310 mmol/L。又称低容量性高钠血症。

8. 引起高渗性脱水的主要原因是什么？

（1）水摄入减少：多见于水源断绝、进食或饮水困难等情况；某些中枢神经系统损害的病人、严重疾病或年老体弱的病人因无口渴感而造成摄水减少。

（2）水丢失过多：可经胃肠道、皮肤、呼吸道及肾脏等途径丢失。

9. 高渗性脱水病人尿液有何变化？为什么？

高渗性脱水时，细胞外液高渗，反射性引起抗利尿激素分泌增多，肾小管上皮细胞对水的通透性增强，重吸收增多，从而引起尿量减少和尿相对密度增高。

10. 何谓脱水热？

严重的高渗性脱水病人，尤其小儿因细胞内液明显减少，使汗腺分泌减少、皮肤蒸发的水分也减少，散热功能受到影响，可出现体温升高，称为脱水热。

11. 低渗性脱水病人为什么早期就易发生周围循环衰竭？

低渗性脱水时血浆渗透压降低，导致水分向细胞内转移，使本来减少的细胞外液进一步减少，血容量随之减少，因而心输出量降低、血压下降，甚至导致低血容量性休克的发生。病人在早期就易发生周围循环衰竭是本型脱水的主要特征。

12. 等渗性脱水的基本特征是什么？

等渗性脱水时，钠与水成比例地丧失，细胞外液保持等渗状态，血清钠浓度仍在正常范围，渗透压也可保持正常。

13. 常见的全身性水肿有哪几种？各种水肿的分布特点是什么？

常见的全身性水肿包括心性水肿、肾性水肿和肝性水肿。各种水肿的分布特点如下：①心性水肿出现在下肢低垂部位。因为右心衰竭时体静脉回流障碍，首先表现为下垂部位的流体静脉压增高与水肿。②肾性水肿由于不受重力的影响，首先发生在组织疏松的眼睑部。③肝性水肿的原因常为肝硬化，肝内广泛的结缔组织增生与收缩，肝静脉回流受阻，肝静脉压和腹腔内脏器的毛细血管流体静压增高。故肝性水肿常干扰腹腔局部血流动力学，易伴发腹水。

14. 何谓高容量性低钠血症？对机体有哪些影响？

高容量性低钠血症的特点是血钠下降，血清 Na^+ < 135 mmol/L，血浆渗透压<290 mmol/L，但体内钠总量正常或增多，病人有水潴留，使体液量明显增多，故又称水中毒。对机体的影响表现为细胞外液量增加，血液稀释。过多的水分聚集在细胞内引起细胞水肿，特别是脑细胞和脑组织水肿可产生颅内压增高系列症状。

15. 何谓水肿？其基本发病因素有哪两类？

过多的液体在组织间隙或体腔中积聚称为水肿。其基本发病因素为：①因体内外液体交换平衡失调，引起水钠潴留，从而导致组织间液增多。当增多的组织间液不能及时移走，聚集到一定程度时就发生水肿。②由于血管内外液体交换失衡，包括毛细血管有效流体静压增高、有效胶体渗透压下降与淋巴回流受阻，会引起组织间液生成过多或回收过少，或两者兼有，其结果是导致组织间液过多积聚而形成水肿。

16. 何谓有效胶体渗透压？哪些情况可引起有效胶体渗透压下降？

血浆胶体渗透压减去组织间液胶体渗透压的差值称为有效胶体渗透压。下述 3 种情况可使之降低：①血浆蛋白浓度特别是清蛋白浓度下降时。②微血管壁通透性增高时。③组织间液中蛋白积聚时，如淋巴回流受阻。

17. 何谓低钾血症？产生的原因有哪些？

血清钾浓度低于 3.5 mmol/L 称为低钾血症。其产生原因如下：

（1）钾摄入不足：如消化道梗阻、昏迷、手术后较长时间禁食和神经性厌食均可导致钾摄入不足。

（2）钾排出过多：①经胃肠道失钾。这是小儿失钾的最重要原因，常见于严重腹泻呕吐、胃肠减压或肠瘘的病人。②经肾失钾。这是成人失钾的最重要原因，例如利尿药的长期连续使用或用量过多，盐皮质激素过多，肾脏疾病等。③经皮肤失钾。在高温环境中进行重体力劳动时，大量出汗可导致较多钾的丢失。

（3）细胞外钾向细胞内转移：例如低钾性周期性麻痹、碱中毒、过量使用胰岛素等，均可使细胞外钾向细胞内转移而发生低钾血症。

18. 低钾血症对机体有哪些主要影响？

低钾血症对机体的主要影响包括：①膜电位异常引发的系列障碍；②细胞代谢障碍引发的损害。

（1）对骨骼肌的影响：低钾可使肌细胞兴奋性降低，临床上出现肌肉无力、弛缓性麻痹等症状，严重者可发生呼吸肌麻痹，这是低钾血症病人的主要死因之一。另外，还可损伤骨骼肌，导致肌痉挛、坏死。

（2）对心脏的影响：低钾使心肌的兴奋性升高，传导性下降，自律性升高，收缩性增强。但严重或慢性低钾时心肌收缩性减弱。

（3）对胃肠的影响：低钾可引起胃肠运动减弱，病人常发生恶心、呕吐和厌食，严重缺钾可致难以忍受的腹胀，甚至麻痹性肠梗阻。

（4）对肾的影响：肾脏细胞结构损伤，可出现多尿（尿浓缩障碍）。

（5）低钾引起代谢性碱中毒，反常性酸性尿。

19. 为什么镁缺乏会导致低钾血症？

肾小管髓袢升支重吸收钾有赖于 Na^+-K^+-ATP 酶的活性。缺镁时，该酶活性低下，该段小管重吸收钾减弱，肾保钾能力减弱，故常伴低钾血症。对于这样的病例，只补钾不补镁，低钾血症难以纠正。

20. 何谓高钾血症？试述常见病因。

血清钾浓度高于 5.5 mmol/L 称为高钾血症。常见的病因如下：

（1）肾脏排钾减少：如急性肾衰竭，盐皮质激素缺乏，长期用保钾利尿药。

（2）钾摄入过多：如静脉内补钾过多过快或输入大量库存血。

（3）细胞内钾释放进入细胞外液过多：如酸中毒、缺氧、高血糖合并胰岛素不足、严重创伤和挤压伤等。

21. 试述严重高钾血症导致心搏骤停的机制。

血清钾过高可致心肌兴奋性消失（急性重度高钾）、自律性和收缩性下降、传导性降低，从而引起心搏骤停。

22. 高钾血症与低钾血症时心电图各有何改变？

（1）高钾血症时心电图最特征性的改变是 T 波高尖，其次出现 P 波低平、增宽或消失，PR 间期延长，R 波降低和 QRS 波增宽。

（2）低钾血症时心电图最特征性的改变是 T 波低平并出现 U 波，其次可有 QRS 波群增宽，PR 间期延长，ST 段电压低，QT 间期延长。

23. 简述对血清钾浓度过高病人可采取的措施及原理。

（1）使钾向细胞内转移：葡萄糖和胰岛素同时静脉注射，血清钾可随葡萄糖进入细胞内，以供合成糖原需要。应用碳酸氢钠（不能与钙剂一起注射）不仅能提高血浆 pH，且能通过对钾的直接作用促使钾进入细胞内。

（2）使钾排出体外：阳离子交换树脂聚磺苯乙烯经口服或灌肠后，能在胃肠道内进行 Na^+-K^+ 交换而促进体内钾排出。对于严重高钾血症可用腹膜透析或血液透析来移除体内过多的钾。

（3）注射钙剂和钠盐，拮抗钾的作用：Ca^{2+} 能使心肌阈电位上移，促进兴奋性恢复。此外，细胞外液 Ca^{2+} 增多，动作电位复极第 2 期 Ca^{2+} 内流增多，心肌收缩性增强。给 Na^+ 后，细胞外 Na^+ 浓度增高，除极时 Na^+ 内流加快，0 期除极上升速度加快，幅度加大，有利于传导性恢复。

24. 何谓缓冲系统？血液中哪一对缓冲系统最重要？

缓冲系统是指一种弱酸（缓冲酸）和相对应的弱酸盐（缓冲碱）所组成的具有缓冲酸碱能力的混合溶液。人体血液中有许多对缓冲系统，其中以血浆中碳酸氢盐缓冲系统（$NaHCO_3/H_2CO_3$）最重要。

25. 有哪些反映血液酸碱平衡的常用指标？

pH、动脉血二氧化碳分压（$PaCO_2$）、标准碳酸氢盐（SB）、实际碳酸氢盐（AB）、缓冲碱（BB）、碱剩余（BE）、阴离子间隙（AG）等均为反映血液酸碱平衡的常用指标。

26. 机体通过哪 4 个方面对酸碱平衡进行调节？各有何特点？

机体由血液中缓冲系统、肺的呼吸、肾脏排酸保碱以及组织细胞 4 个方面共同调节和维持体内酸碱平衡。由于它们在作用时间和强度上有差别，因此各有其特点：血液缓冲系统反应迅速，但作用不持久。肺的调节作用效能大，缓冲作用于 30 分钟时达最高峰，但仅对 CO_2 有调节作用。细胞的缓冲能力虽强，于 3～4 小时发挥作用，但常可导致血清钾的异常。肾脏的调节作用较缓慢，常在 12～24 小时后起作用，3～5 日才达高峰，但维持时间长，特别对保留 $NaHCO_3$ 和排出非挥发性酸具有重要的作用。

27. 何谓阴离子间隙？有何临床意义？

阴离子间隙（AG）是指血浆中未测定的阴离子（UA）与未测定的阳离子（UC）量的差值，即 AG＝UA－UC。近年来，它被认为在判断酸碱平衡方面有非常重要的意义：①可以区分代谢性酸中毒的类型。②多以 AG>16 作为判断是否有 AG 增高代谢性酸中毒的界限。③AG 对诊断某些混合性酸碱平衡紊乱有重要价值。

28. 试述代谢性酸中毒的基本特征及产生原因。

代谢性酸中毒的基本特征是血浆 HCO_3^- 浓度原发性减少，血浆 SB、AB、BB 均降低，BE 负值增大，在失代偿时 pH 下降。$PaCO_2$ 代偿性降低。

引起代谢性酸中毒的原因：①代谢功能障碍，如乳酸酸中毒、酮症酸中毒。②肾脏排酸保碱功能障碍。③体内 HCO_3^- 丢失过多。④血清钾增高。⑤含氯制剂的过量使用。

29. 试述低钾血症导致代谢性碱中毒的机制。

低血钾时细胞外液 K^+ 浓度降低，细胞内 K^+ 向细胞外转移，而细胞外液中的 H^+ 向细胞内移动；同时肾小管上皮细胞 K^+ 缺乏可导致 H^+ 分泌增多，H^+-Na^+ 交换增加，HCO_3^- 重吸收增加，尿液呈酸性。由于上述两个因素而导致代谢性碱中毒。

30. 某肾盂肾炎病人，血气分析测定 pH 7.32，$PaCO_2$ 30 mmHg，HCO_3^- 15 mmol/L，该病人应是哪型酸碱平衡紊乱？

根据血气分析，结合病史可诊断为代谢性酸中毒，即原发性 HCO_3^- 降低导致 pH 降低。$PaCO_2$ 降低是呼吸代偿性变化，而不是并发呼吸性碱中毒。因根据代偿性酸中毒预计代偿公式计算得出：

$$PaCO_2 = 1.5 \times HCO_3^- + 8 \pm 2 = 30.5 (mmHg) \pm 2 (mmHg)$$

实测的 $PaCO_2$ 落在此范围内，故可诊断为单纯代谢性酸中毒，而非混合性酸碱中毒。

31. 试述呼吸性酸中毒的基本特征及产生原因。

呼吸性酸中毒的基本特征是血浆 H_2CO_3 浓度原发性增高，$PaCO_2$ 大于 46 mmHg，AB 升高，AB 大于 SB，肾脏代偿调节后 SB、BB 也可增高，BE 正值增大。

引起呼吸性酸中毒的原因不外乎是 CO_2 排出障碍或 CO_2 吸入过多。临床上多数是由于通气功能不足而致 CO_2 排出受阻，常见于呼吸中枢抑制、呼吸肌麻痹、呼吸道阻塞、胸廓病变和肺部疾病。

32. 为什么对严重呼吸性酸中毒病人在通气改善之前不能用 $NaHCO_3$？

呼吸性酸中毒时，由于有肾保碱的代偿作用，HCO_3^- 本来已经很高，若在通气功能改善之前用 $NaHCO_3$，$NaHCO_3$ 进入体内后，离解成 Na^+ 和 HCO_3^-，而 HCO_3^- 与 H^+ 作用生成 H_2CO_3，可加重呼吸性酸中毒，故对这类病人必须保证有足够通气，使过多的 CO_2 能及时排出，方可慎用 $NaHCO_3$ 治疗。

33. 试述代谢性碱中毒的基本特征及引起原因。

（1）代谢性碱中毒的基本特征：血浆 HCO_3^- 浓度原发性升高，血浆中 SB、AB、BB 均增高，AB>SB，同时 $PaCO_2$ 也可发生代偿性增加，BE 正值增大。

（2）引起代谢性碱中毒的常见原因为：①酸丢失过多，如胃酸丢失过多或经肾丢失 H^+ 过多。②碱性药物输入过多。③血清钾降低。④肝衰竭。

34. 简述呼吸性碱中毒的基本特征及产生原因。

（1）呼吸性碱中毒的基本特征：因通气过度所引起的血浆 H_2CO_3 浓度原发性减少，

$PaCO_2$下降，AB＜SB，经肾脏代偿调节后，AB、SB、BB均降低，BE负值增大。

（2）呼吸性碱中毒的原因：①低张性缺氧。②精神性通气过度（如癔症发作时）。③代谢过盛（如发热、甲状腺功能亢进）。④某些药物的作用（如水杨酸）。⑤呼吸机使用不当造成通气量过大等。

35. 何谓混合型酸碱平衡紊乱？有哪些主要类型？

混合型酸碱平衡紊乱是指在多种原因的作用下，同一病人同时出现两种或三种酸碱平衡紊乱类型的状况。混合型酸碱失衡的主要类型见表1-7。

表1-7　临床混合型酸碱失衡的主要类型

双重性酸碱失衡	三重性酸碱失衡
呼吸性酸中毒合并代谢性酸中毒，呼吸性酸中毒合并代谢性碱中毒	呼吸性酸中毒合并高AG代谢性酸中毒＋代谢性碱中毒
呼吸性碱中毒合并代谢性酸中毒，呼吸性碱中毒合并代谢性碱中毒	呼吸性碱中毒合并高AG代谢性酸中毒＋代谢性碱中毒
高AG代谢性酸中毒合并代谢性碱中毒	

36. 简述临床处理水、电解质酸碱平衡紊乱的基本原则。

无论是哪一种水、电解质及酸碱平衡失调，都会造成机体代谢的紊乱，进一步恶化则可导致器官功能衰竭，甚至死亡。因此，如何维持病人水、电解质及酸碱平衡，如何及时纠正已产生的平衡失调，成为临床工作的首要任务。处理水、电解质及酸碱失调的基本原则是：

（1）充分掌握病史和临床表现，详细检查病人体征。大多数水、电解质及酸碱失调都能从病史、症状及体征中获得有价值的信息，得出初步诊断。

（2）及时进行实验室检查。

（3）综合病史及实验室资料，确定水、电解质及酸碱失调的类型及程度。

（4）在积极治疗原发病的同时，制订纠正水、电解质及酸碱失调的治疗方案。如果存在多种失调，应分轻重缓急，依次予以调整纠正：①积极补充病人的血容量，保证循环状态良好。②积极纠正缺氧状态。③及时纠正严重的酸中毒或碱中毒。④及时治疗重度高钾血症。

纠正任何一种失调不可能一步到位，应密切观察病情变化，边治疗边调整方案。最理想的治疗结果往往是在彻底治疗原发病的基础上获得。

37. 何谓缺氧？可分为哪几种类型？

当组织得不到充足的氧，或不能充分利用氧时，组织的代谢、功能，甚至形态结构都可发生异常变化，这一病理过程称为缺氧。根据缺氧的原因和血氧的变化，一般将缺氧分为低张性缺氧、血液性缺氧、循环性缺氧和组织性缺氧4种类型。

38. 试述低张性缺氧的最主要特点和产生的主要原因。

低张性缺氧最主要的特点为动脉血氧分压降低，使动脉血氧饱和度减少，组织供氧不足。

引起低张性缺氧的主要原因：①吸入气体的氧分压过低。②外呼吸功能障碍。③静脉血分流入动脉。

39. 何谓循环性缺氧？其产生原因如何？

由于组织血流量减少使组织供氧量减少所引起的组织缺氧称为循环性缺氧或低动力性缺氧。其产生原因：①全身性的循环性缺氧见于休克和心力衰竭。②局部性循环性缺氧见于栓塞、血管病变如动脉粥样硬化或脉管炎与血栓形成等。

40. 试述血液性缺氧的概念及常见原因。

由于血红蛋白数量减少或性质改变，以致血氧含量降低或血红蛋白结合的氧不易释出，由此而引起的组织缺氧称为血液性缺氧。因血液性缺氧时大多是动脉血氧含量降低而氧分压正常，故又称等张性低氧血症。常见的原因是贫血、一氧化碳中毒、高铁血红蛋白血症等。

41. 试述一氧化碳中毒导致组织缺氧的机制。

一氧化碳中毒时，由于血红蛋白与 CO 结合形成碳氧血红蛋白，从而失去运氧功能。此外，CO 还能抑制红细胞内糖酵解，使其 2,3-二磷酸甘油酸生成减少，氧离曲线左移，氧合血红蛋白中的氧不易释出，从而加重组织缺氧。

42. 何谓发绀？它与缺氧的关系如何？

毛细血管中脱氧血红蛋白平均浓度增加至 5 g/dL 及以上时，可使皮肤与黏膜呈青紫色，称为发绀。发绀是缺氧的表现，但缺氧的病人不一定都有发绀，如血液性缺氧可无发绀。有发绀的病人也可以不缺氧，如红细胞增多症病人。

43. 何谓组织性缺氧？由哪些原因引起？

组织细胞利用氧障碍所引起的缺氧称为组织性缺氧。引起的原因有：①药物抑制线粒体氧化磷酸化，如氰化物、硫化氢中毒。②线粒体损伤，如大量放射线照射、细菌毒素作用等可损伤线粒体，引起氧的利用障碍。③维生素缺乏导致呼吸酶合成减少。某些维生素是呼吸链中许多脱氢酶辅酶的组成成分，若这些维生素严重缺乏，则可致呼吸酶合成障碍而引起生物氧化障碍。

44. 列表比较各型缺氧的血氧变化特点（表 1-8）。

表 1-8 各型缺氧的血氧变化特点

缺氧类型	动脉血氧分压	动脉血氧饱和度	血氧容量	动脉血氧含量	动-静脉氧差
低张性缺氧	下降	下降	正常或升高	下降	下降或正常
血液性缺氧	正常	正常或下降	下降或正常	下降	下降
循环性缺氧	正常	正常	正常	正常	升高
组织性缺氧	正常	正常	正常	正常	下降

45. 氧疗对哪型缺氧效果最好？为什么？

氧疗对低张性缺氧的效果最好。因为该型缺氧病人动脉血氧分压及动脉血氧饱和度明显低于正常。吸氧可提高肺泡氧分压，使动脉血氧分压及动脉血氧饱和度增高、血氧含量增多，因而对组织的供氧增加。

46. 何谓发热？按病因不同可分哪两大类型？

根据体温调定点的概念，发热的正确定义应是：由于致热原的作用使体温调节中枢的调定点上移而引起调节性体温升高，超过正常值 0.5 ℃。

根据其病因不同，发热可分为两大类：感染性发热和非感染性发热。前者是由各种生物病原体，如病毒、细菌等引起；后者则由生物性病原体以外的因素引起。

47. 何谓外致热原？有哪些常见的外致热原？

来自体外的致热物质称为外致热原。常见的外致热原有细菌、病毒、真菌、螺旋体、疟原虫等。①细菌：包括革兰阳性菌、革兰阴性菌、分枝杆菌等。②病毒：常见的有流感病毒、麻疹病毒、柯萨奇病毒等。③真菌：常见的有白假丝酵母菌、新型隐球菌等。④螺旋体：常见的有钩端螺旋体、回归热螺旋体和梅毒螺旋体。⑤疟原虫等。

48. 何谓内生致热原？已发现有哪几类？

体内的某些细胞，在发热激活物的作用下，产生和释放的能引起体温升高的小分子多肽类物质，称为内生致热原。

最早发现的内生致热原是白细胞致热原，即白介素-1。后来又发现干扰素、肿瘤坏死因子、巨噬细胞炎症蛋白-1、白介素-2、白介素-6等，均是内生致热原。

49. 发热过程可分为几期？各期有何特点？

发热过程可分为 3 期。

（1）体温上升期：由于体温调定点上移，原来的正常体温变成了"冷刺激"，产生升温反应，引起皮肤血管收缩，皮肤苍白，散热减少，病人自感恶寒。另外，由于骨骼肌不随意收缩而出现寒战。竖毛肌收缩，加上机体代谢加强，使产热增多，从而产热大于散热，体温上升。

（2）高热持续期：体温已升至调定点，产热和散热在较高水平上保持动态平衡，体温不再继续上升。此时皮肤血管已转为舒张，皮肤可发红，且是由温度较高的血液灌注皮肤，病人有酷热感。

（3）体温下降期：体温调定点下移逐渐恢复到正常水平，引起散热反应，体表血管进一步扩张，排汗增多，散热增强，出现散热大于产热，体温逐渐降至正常。

50. 发热时基础代谢率和心率有何改变？

发热时体温升高1 ℃，基础代谢率提高13%，心率每分钟约增加18 次，儿童可增加得更快。

51. 机体发热常出现哪型脱水？其机制如何？

机体发热时常出现高渗性脱水，其产生机制为：①发热时皮肤温度增高，蒸发水分增多。②发热时呼吸加深加快，经肺丢失水分增多。③发热时机体可大量出汗，汗是低渗液体，以丢失水为主。上述原因使失水大于失盐，故常导致高渗性脱水。

52. 何谓热惊厥？

小儿在高热时发生的局部和全身性抽搐称为热惊厥。常见于出生后 6 个月至 6 岁的儿童，可能与大脑皮质发育未成熟有关。

53. 何谓应激与应激原？

应激：是指机体在受到各种因素刺激时所出现的应对反应，亦即内环境稳态发生的适应性变化与重建。任何强烈的躯体因素和社会心理因素均可引起应激反应。应激有利于机体适应或应对环境变化，但过强或时间过长的应激可致机体功能障碍或代谢紊乱。

应激原：能引起应激反应的刺激因素称为应激原。

54. 何谓应激性溃疡？

应激性溃疡是指病人在遭受各类重伤（包括大手术）、重病和其他强烈应激情况下，出现胃、十二指肠黏膜的急性病变，主要表现为胃、十二指肠黏膜的糜烂、浅溃疡、渗血等，少数溃疡可较深或穿孔，当溃疡发展侵蚀大血管时，可引起大出血。

55. 简述应激性溃疡的产生机制。

应激性溃疡是机体神经内分泌失调，胃黏膜屏障保护功能削弱，而损伤因素增强的结果。

（1）由于应激时交感-肾上腺髓质系统高度兴奋，内脏血流量减少，胃、十二指肠黏膜缺血，是应激性溃疡形成的最基本条件。

（2）在创伤、休克等应激状态下，缺血的黏膜屏障功能降低，胃腔内 H^+ 向黏膜的反向弥散，同时中和胃酸能力减弱，这是形成应激性溃疡的必要条件。

（3）其他损伤因素：如胆汁逆流，氧自由基损伤黏膜上皮等。

56. 为什么应激时会引起血压升高？

应激时引起血压升高的机制为：①交感-肾上腺髓质兴奋，血管紧张素及血管加压素分泌增多，使外周小动脉收缩，外周阻力增加。②醛固酮、抗利尿激素分泌增多，导致水钠潴留，增加循环血量。③糖皮质激素增多使血管平滑肌对儿茶酚胺更加敏感。④持续交感兴奋引起血管壁增生变厚，对交感冲动反应增强。

57. 何谓心理社会呆小状态？

慢性应激可影响生长激素的释放，在儿童引起生长发育的延迟，特别是失去父母或生活在父母粗暴、亲子关系紧张家庭中的儿童，可出现生长缓慢、青春期延迟，并伴有行为异常如抑郁等，称为心理社会呆小状态或心因性侏儒。

58. 何谓热休克蛋白？简述其生物学功能。

热休克蛋白是指细胞在高温或其他应激原作用下所诱导生成或合成增加的一组蛋白质。

热休克蛋白的主要功能与蛋白质代谢有关，其基本功能为帮助蛋白质正确折叠、转位、复性及降解。由于其伴随着蛋白质代谢的许多重要步骤，因此被形象地称为"分子伴侣"。在应激时，各种应激原导致蛋白质变性，热休克蛋白充分发挥分子伴侣功能，防止蛋白质变性、聚集并促进聚集蛋白质的解聚及复性，协助蛋白酶系统对不能复性的蛋白质进行降解，因而在各种应激反应中对细胞具有保护作用。

59. 何谓急性期反应和急性期反应蛋白？

感染、炎症或组织损伤等应激原可诱发机体出现快速启动的防御性非特异反应，如体温升高、血糖升高、外周血白细胞数增高、血浆中某些蛋白质浓度升高，这种反应称为急性期反应，这些蛋白质多肽被称为急性期反应蛋白，属分泌型蛋白质。

60. 急性期反应蛋白有哪些主要生物学功能?

（1）抗感染、抗损伤，如 C 反应蛋白、补体成分的增多可加强机体的抗感染能力，铜蓝蛋白具有抗氧化损伤的能力。

（2）清除异物或坏死组织，以 C 反应蛋白的作用最明显。临床上常用 C 反应蛋白作为炎症类疾病活动性指标。

（3）抑制蛋白酶，避免蛋白酶对组织的过度损伤。

（4）结合、运输功能。如结合珠蛋白、铜蓝蛋白、血红素结合蛋白等可与相应物质结合，避免过多的游离 Cu^{2+}、血红素等对机体的危害。

（5）调节凝血与纤溶，促进凝血及纤维蛋白凝块溶解。

61. 何谓弥散性血管内凝血?

弥散性血管内凝血（DIC）是指在某些致病因子作用下，凝血因子或血小板被激活，大量促凝物质入血，凝血酶增加，广泛的微血栓形成，继而出现凝血因子和血小板消耗过多，继发过强的纤维蛋白溶解反应，从而引起一个以凝血、止血功能失常为主要特征的病理过程。主要临床表现为出血、休克、器官功能障碍和溶血性贫血。

62. 导致 DIC 发生的原因和发病机制有哪些?

（1）组织严重破坏，使大量组织因子进入血液，启动外源性凝血系统。在外科大手术、严重创伤、产科意外（如胎盘早期剥离和宫内死胎等）、恶性肿瘤或实质性脏器的坏死等情况下，均有严重的组织损伤或坏死，大量组织因子（即凝血因子Ⅲ，又称组织凝血活酶）进入血液，启动外源性凝血系统而凝血。

（2）血管内皮细胞损伤，凝血、抗凝调控系统失活。细菌、病毒、螺旋体、高热、抗原抗体复合物，休克时持续的缺血、缺氧和酸中毒及败血症的细菌内毒素等，在一定的条件下皆可使血管内皮细胞发生损伤，使其下面的胶原暴露。胶原为表面带负电荷的物质，能激活凝血因子Ⅻ，启动内源性凝血系统而凝血。

（3）血细胞大量破坏，血小板激活。红细胞、白细胞大量破坏时，分别释放大量不同的促凝血物质，促进 DIC 的形成，继发性激活血小板。

（4）其他促凝物质进入血液。急性坏死性胰腺炎时，大量胰蛋白酶入血，可激活凝血酶原，促进凝血酶生成。此外，一定量的羊水、转移的癌细胞或其他异物颗粒进入血液，可以通过表面接触使因子Ⅻ活化而激活内源性凝血系统。

63. 试述 DIC 病人出血的机制。

（1）凝血物质的消耗：在 DIC 发生发展过程中，各种凝血因子和血小板的大量消耗。

（2）纤溶系统的激活：在 DIC 过程中，继发性纤溶系统被激活，导致纤溶酶形成增多。纤溶酶除能使纤维蛋白（原）降解外，还能水解凝血因子Ⅴ、凝血因子Ⅷ和凝血酶原等，使这些凝血因子进一步减少。

（3）纤维蛋白（原）降解产物（FDP）的大量形成：FDP 有强烈的抗凝血作用而引起出血。

（4）微血管损伤：各种原因引起的微血管损伤，导致血管壁通透性增高。

64. DIC病人为什么会贫血？

DIC病人可伴有一种特殊类型的贫血，即微血管病性溶血性贫血。其主要原因是在凝血反应的早期，纤维蛋白丝在微血管内形成细网，当血流中的红细胞流过网孔时，可黏着、滞留或挂在纤维蛋白丝上。由于血流不断冲击，可引起红细胞破裂。另外，微循环受阻时，红细胞被挤压到血管外，及红细胞本身变形能力降低，均可导致红细胞破碎。

65. 试述急性DIC导致休克的机制。

（1）广泛的微血管内形成微血栓，循环血量急剧减少。

（2）冠状动脉内微血栓形成，心肌受损导致泵血功能减退，心输出量减少。

（3）DIC常伴有广泛出血，直接使循环血量减少。

（4）直接或间接激活激肽系统和补体系统，以致激肽和补体生成增多，使微动脉和毛细血管前括约肌舒张，毛细血管通透性增高，外周阻力显著下降，回心血量减少。

上述因素的作用，使血压下降，而导致休克。

66. DIC病人早期应用肝素有什么好处？

肝素是人体内正常抗凝物质之一，它对已形成的血栓没有作用，但在DIC早期（高凝期或消耗性低凝期）应用肝素可防止新的微血栓形成，可缓解病情和阻止疾病继续发展。但当DIC已处于继发性纤溶亢进期时则应慎用肝素。

67. 何谓休克？

休克是各种强烈致病因子作用于机体引起的急性循环衰竭，其特点是有效循环血量急剧减少、重要脏器的灌流严重不足以及细胞缺血、缺氧、功能代谢障碍和结构损伤，由此引起全身性危重的病理过程。其主要临床表现是血压下降、面色苍白、皮肤冰冷、出冷汗、脉搏频弱、尿量减少和意识淡漠等。

68. 试述休克发生的始动环节。

尽管引起休克的原因很多，但休克发生的始动环节主要有3个：①血容量减少；②心泵功能障碍；③血管床容量增加。

69. 根据休克发展过程，休克分为哪3期？

（1）微循环缺血期：是休克发展的早期阶段。此时微循环变化的特点以缺血为主，组织少灌少流，灌少于流。

（2）微循环淤血期：本期病情进行性恶化，故又称可逆性失代偿期或休克进展期。此时微循环变化的特点是淤血，组织多灌少流，灌多于流。

（3）微循环衰竭期：本期是休克发展的晚期，又称休克难治期或不可逆期。此时微血管麻痹扩张，对血管活性物质失去反应，组织不灌不流。

70. 休克对肾功能有何影响？

休克早期（微循环缺血期）可导致功能性的急性肾衰竭，主要临床表现是少尿、氮质血症等。到了休克晚期（微循环衰竭期），由于持续性肾缺血导致肾小管坏死而发生器质性肾衰竭，常出现严重的水、电解质和酸碱平衡紊乱。

71. 何谓全身炎症反应综合征?

全身炎症反应综合征(SIRS)是指严重创伤、感染、休克、烧伤等急危重症时发生的炎症细胞活化,大量产生各种炎症介质而导致的一种难以控制的全身性瀑布式炎症反应。

72. 何谓 MODS?

MODS 即多器官功能障碍综合征,是指在严重创伤、烧伤、大手术感染及休克等急危重症时,两个或两个以上原无功能障碍的器官系统同时或短期内相继发生功能障碍。

73. MODS 病人最常累及的器官是哪一个? 为什么?

肺是 MODS 中最常累及的器官,其发生率高达 $83\%\sim100\%$。临床表现为进行性呼吸困难、进行性低氧血症、发绀及肺水肿。

肺功能受损伤的原因:①肺是全身静脉血液的滤器,从全身各器官组织来源的许多代谢产物、细菌、内毒素、血中的异物和活化的炎症细胞都要经过肺,容易引起肺损伤。②肺富含巨噬细胞,这些细胞活化后释放许多细胞因子,并引起级联放大,导致肺损伤。③活化的炎症细胞易黏附于肺小血管的血管内皮细胞,并激活反应,释放活性氧、血管活性物质和炎症介质。

74. 引起脓毒症休克的病因有哪些? 其中最常见的是什么?

脓毒症休克指病原微生物感染引起的休克。其病因有细菌、病毒、真菌、立克次体等,其中以革兰阴性细菌产生内毒素为最常见。死亡率高达 60%。

75. 何谓缺血-再灌注损伤?

对缺血组织,血液再灌注后缺血性组织损伤进一步加重的现象称为缺血-再灌注损伤,又称再灌注损伤。

76. 简述缺血-再灌注损伤的发生机制。

缺血-再灌注损伤的发生机制目前认为主要与氧自由基生成、钙超载和过度激活炎症反应有关。

(1)自由基增多:缺血-再灌注时,氧自由基生成增多。大量的氧自由基产生后,可使细胞膜脂质过氧化,破坏膜结构,严重影响细胞结构功能。氧自由基还能抑制蛋白质功能,破坏核酸及造成染色体断裂。

(2)细胞内钙超载:再灌注后,可使细胞质内 Ca^{2+} 浓度明显增加,破坏细胞内低钙稳态。钙超载后可引起线粒体功能障碍,影响能量代谢;激活细胞内多种酶,使细胞膜受损,结构蛋白受损;无氧酵解产生乳酸等,加重酸中毒。

(3)过度激活炎症反应:缺血-再灌注时可激活白细胞,特别是中性粒细胞大量激活后,释放多种细胞因子,介导微血管和细胞组织的损伤。

77. 何谓心肌顿抑?

心肌缺血后,在再灌注血流已恢复或基本恢复正常后一定时间内(数天至数周),心肌出现的可逆性收缩功能降低的现象,称为心肌顿抑。这一概念的提出是为了与心肌坏死、持续缺血或其他非缺血性因素引起的心功能障碍相区别。

78. 何谓心力衰竭?

在各种致病因素的作用下,心脏的结构和功能发生改变,使心室泵血量和/或充盈功能绝对或相对下降，以致不能满足机体的代谢需要的病理生理过程或综合征称为心力衰竭。

79. 何谓容量负荷过重？试述其常见原因。

容量负荷过重又称前负荷过重，是指心脏舒张时所承受的容量负荷过大，亦即心脏舒张末期容量过度增加。引起容量负荷过重的常见原因是动脉瓣膜关闭不全、动-静脉瘘、室间隔缺损、甲状腺功能亢进、慢性贫血等。

80. 何谓压力负荷过重？试述其常见原因。

压力负荷过重又称后负荷过重，是指心脏在收缩时所承受的阻抗负荷增加。造成左室压力负荷过重的常见原因有高血压、主动脉瓣狭窄、主动脉缩窄；造成右室压力负荷过重的常见原因有肺动脉高压和肺动脉瓣狭窄、肺栓塞和肺源性心脏病。

81. 试述左心衰竭病人出现呼吸困难的机制。

左心衰竭会引起肺循环充血和水肿，继而导致呼吸困难，其产生机制为：①肺淤血、水肿致肺顺应性降低，使呼吸肌做功和耗能增加。②肺充血水肿，肺泡通气-血流比例失衡，引起低氧血症，低氧血症可反射性地兴奋呼吸中枢而引起呼吸困难。③肺毛细血管压增高和/或肺间质水肿，可刺激肺泡毛细血管感受器，反射性引起呼吸中枢兴奋，致呼吸浅快。④当肺充血、水肿时，常伴有支气管黏膜充血、水肿，使呼吸阻力增大，也是造成呼吸困难的原因。

82. 何谓限制性通气不足？其常见产生原因有哪些？

吸气时肺泡的扩张受到限制所引起的肺泡通气不足称为限制性通气不足。

限制性通气不足常见产生原因为：①呼吸肌活动障碍。②胸廓的顺应性降低。③肺的顺应性降低。④胸腔积液和气胸。

83. 何谓气体弥散障碍？其常见原因是什么？

气体弥散障碍是指由于肺泡膜面积减少或肺泡膜异常增厚和弥散时间缩短所引起的气体交换障碍。引起气体弥散障碍的原因如下。

（1）肺泡膜面积减少：见于肺实变、肺不张和肺叶切除等。

（2）肺泡膜厚度增加：由于肺水肿、间质性肺炎、肺泡毛细血管扩张、肺纤维化、肺泡透明膜形成等原因，可使毛细血管血浆层增厚，导致肺泡膜厚度增加，弥散量减少。

（3）弥散时间缩短：肺血流速度过快时，血液流经肺泡毛细血管的时间缩短，气体弥散量减少。

84. 试述慢性呼吸衰竭导致肺源性心脏病的机制。

慢性呼吸衰竭可累及心脏，主要引起右心肥大与衰竭，即肺源性心脏病。其发病机制如下：

（1）肺泡缺氧和二氧化碳潴留所致血液 H^+ 浓度过高，均可引起肺小动脉收缩，使肺动脉压升高，从而增加右心后负荷，这是右心受累的主要原因。

（2）肺小动脉长期收缩可导致血管肌层增厚和肺血管硬化，由此形成持久的稳定的慢性肺动脉高压。

（3）长期缺氧引起代偿性红细胞增多症可使血液的黏度增高，增加肺血流阻力和加重右心负荷。

（4）有些肺部病变如肺小动脉炎、肺毛细血管床的大量破坏、肺栓塞等也能成为肺动脉高压的原因。

（5）缺氧和酸中毒使心肌舒缩功能降低。

（6）呼吸困难时，用力呼气使胸膜腔内压升高，心脏受压，影响心脏的舒张功能。用力吸气使胸膜腔内压降低，即心脏外面的负压增大，可增加右心收缩的负荷，促使右心衰竭。

85. 何谓肺性脑病？试述其发病机制。

由呼吸衰竭引起的脑功能障碍称为肺性脑病。其主要发病机制为：①CO_2 直接使脑血管扩张，而缺氧也能使脑血管扩张，从而使脑充血。②缺氧和酸中毒损伤血管内皮，使其通透性增高，导致脑间质水肿。③缺氧使脑细胞 ATP 生成减少，影响 Na^+-K^+ 泵功能，引起细胞内 Na^+、水增多，形成脑细胞水肿。由于上述因素引起的脑充血、水肿使颅内压增高、压迫脑血管，更加重脑缺氧，形成恶性循环，严重时可导致脑疝形成。④呼吸衰竭时神经细胞内酸中毒，可增强脑谷氨酸脱羧酶活性，使 γ-氨基丁酸生成增多，导致中枢抑制。此外，呼吸衰竭时磷脂酶活性增强，使溶酶体释放水解酶，引起神经细胞和组织的损伤。

86. 何谓急性呼吸窘迫综合征？哪些原因可引起急性肺损伤而导致急性呼吸窘迫综合征？

急性呼吸窘迫综合征（ARDS）是由急性肺损伤引起的一种急性呼吸衰竭。以下原因可致 ARDS：

（1）吸入烟雾、毒气、细菌、病毒等物质，或肺挫伤、放射线损伤等理化因素以及生物性因素等原因可直接损伤肺而导致 ARDS。

（2）休克、DIC 等某些全身性病理过程可引起肺损伤而导致 ARDS。

（3）血液透析、体外循环等某些治疗措施也可引起急性肺损伤而导致 ARDS。

87. 试述肝功能障碍导致 A/G 比值降低或倒置的机制。

正常血浆蛋白总量为 60～80 g/L，其中白蛋白占 35～50 g/L，球蛋白占 20～30 g/L，两者之比值（A/G 值）为 1.5～2.5。严重肝功能受损时，肝细胞合成白蛋白减少，此时又因免疫刺激作用，网状内皮细胞与浆细胞增生，球蛋白特别是 α-球蛋白生成增多，所以 A/G 比值降低（<1.5）甚至倒置。

88. 何谓肝性脑病？

肝性脑病是继发于肝功能障碍的一系列严重的神经精神综合征。诊断前须排除其他已知脑疾病。肝性脑病早期表现主要包括人格改变、智力减弱、意识障碍等，具有可逆性；晚期则发生不可逆性肝昏迷，甚至死亡。

89. 肝性脑病时为什么血氨升高？

在正常机体内，氨的生成和清除总是保持着动态平衡。但发生肝性脑病时，既可因其清除不足，也可因氨的生成过多而使血氨升高。

90. 为什么肝功能障碍时会出现氨的清除不足？

氨的清除主要是在肝脏经鸟氨酸循环合成尿素，再经肾排出体外。通常每生成 1 mol 的尿素能清除 2 mol 的氨，同时也消耗 3 mol 的 ATP，此外，还需多种酶参与完成尿素的合成。肝功能严重障碍时，ATP 供给不足和肝内各种酶系统严重受损，故尿素合成减少而导致氨清除不足。

91. 肝功能不全时氨对脑组织有哪些毒性作用？

正常血液中的 NH_4^+ 不易通过血脑屏障，而 NH_3（血中仅占 1%）可自由通过血脑屏障进入脑内。肝功能不全时血氨增高，氨入脑增多；另外，细胞因子、自由基等可使血脑屏障通透性增高，即便血氨水平正常，进入脑内的氨也会增多。氨对脑组织的毒性作用如下：

（1）使脑内神经递质发生改变。脑内氨增高，与谷氨酸结合生成谷氨酰胺（抑制性递质）增多，中枢兴奋性递质谷氨酸减少，同时乙酰胆碱等兴奋性递质减少，脑内神经递质平衡失调，导致中枢神经系统功能紊乱。

（2）干扰脑细胞能量代谢。肝性脑病发生发展过程中，尤其在晚期，脑内葡萄糖代谢率显著降低。主要表现为糖酵解增加导致乳酸堆积，而 ATP 和磷酸肌酸水平减低。此外，脑内氨增高，细胞内谷氨酸水平明显降低，能量产生障碍，线粒体肿胀，生成大量氧自由基等。

（3）对神经细胞膜的影响。肝性脑病晚期，氨增高可干扰神经细胞膜 Na^+-K^+-ATP 酶活性，细胞膜对 NH_4^+ 的选择性通透强于 K^+，NH_4^+ 可与 K^+ 竞争入胞，导致细胞外 K^+ 浓度增高。从而直接影响膜电位、细胞的兴奋和传导等。

92. 肝功能不全时如何影响糖、脂肪和蛋白质代谢？

（1）肝细胞功能障碍可导致低血糖，这是因为肝糖原的合成与分解受到影响，不能维持机体血糖稳定。其影响机制如下：①肝细胞大量死亡使肝糖原贮备明显减少；②受损肝细胞内质网葡萄糖-6-磷酸酶活性降低，肝糖原转化为葡萄糖能力降低；③肝细胞灭活胰岛素功能降低，血中胰岛素含量增加，导致低血糖。

（2）肝功能障碍导致磷脂及脂蛋白的合成不足，不能正常分泌入血液，造成肝内脂肪蓄积。肝功能不全时，胆固醇酯化障碍、转运能力降低，以及胆固醇转化为胆汁酸的能力下降，导致血浆胆固醇升高。

（3）肝功能受损可致血浆氨基酸比例失衡。肝细胞合成 31 种血浆蛋白，25% 左右的肝合成蛋白是白蛋白，肝细胞受损可导致低白蛋白血症，还可造成运铁蛋白、铜蓝蛋白等多种运载蛋白合成障碍。

93. 何谓急性肾衰竭？

急性肾衰竭（ARF）是指各种原因在短期内引起双肾泌尿功能急剧障碍，以致机体内环境出现严重紊乱的病理过程。其主要代谢变化为氮质血症、高钾血症和代谢性酸中毒。

94. 按病因不同可将 ARF 分为哪 3 类？简述各类 ARF 的常见病因。

（1）肾前性 ARF：由肾前因素引起，见于各种原因引起的休克早期。由于有效循环血量减少，肾血液灌流量不足，导致少尿和氮质血症。若及时补足血容量，肾功能可恢复，故又称功能性 ARF，或称肾前性氮质血症。

（2）肾后性 ARF：是由肾后因素引起，即从肾盏到尿道外口的尿路梗阻所致，又称肾后性氮质血症。引起尿梗阻的原因有双侧输尿管结石、血块、肿瘤、前列腺肥大、盆腔肿瘤等。

（3）肾性 ARF：由肾脏的器质性病变引起，故又称器质性 ARF。①急性肾小管坏死：这是引起 ARF 的最常见最重要的原因。常见于持续的肾缺血和重金属、药物等肾毒物的中毒作用。若肾前性 ARF 未得到及时治疗，因持续的肾缺血亦可引起肾小管坏死。汞、铅、砷等重金属，磺胺类、庆大霉素、卡那霉素等药物均可随肾小球滤液流经肾小管，引起肾小管坏死。②肾小球、肾间质和肾血管疾病：如急性肾小球肾炎、狼疮性肾炎、恶性高压等引起急性弥漫性的肾小球损害，急性肾盂肾炎引起肾间质损害。

95. 试述急性肾衰竭少尿期的主要代谢变化。

急性肾衰竭少尿常见以下代谢变化：①尿液变化，如少尿、无尿、低比重尿、尿钠高、血尿、蛋白质等。②水中毒。③高钾血症。④代谢性酸中毒。⑤氮质血症。

96. 何谓少尿、多尿和夜尿？

成人 24 小时尿量少于 400 mL 或每小时尿量少于 17 mL 称为少尿；每 24 小时尿量超过 2 000 mL 称为多尿。正常人排尿量具有一定的昼夜节律，通常白天尿量较夜间多 2～3 倍。但慢性肾衰竭早期病人夜间排尿量与白天尿量相近，甚至超过白天，这种情况称为夜尿。

97. 急性肾衰竭少尿期病人最常见的死因是什么？

急性肾衰竭少尿期病人最常见的死因为高钾血症。因为高钾血症可引起心脏传导阻滞和心律失常，严重时可导致心室纤维颤动或心脏停搏。

98. 试述急性肾衰竭少尿期导致高钾血症的机制。

急性肾衰竭少尿期导致高钾血症的机制如下：①尿量减少和肾小管损害使钾随尿排出减少。②组织破坏和分解代谢增强，释放大量钾至细胞外液。③酸中毒时，H^+ 从细胞外液进入细胞，而 K^+ 则从细胞内逸出至细胞外液。④如果同时摄入含钾量高的饮食，或服用含钾或保钾药物，或输入库存血液，则更会迅速发生高钾血症。

99. 是否可以通过检测血尿素氮水平的变化发现早期肾功能的减退？

不能。因为肾功能不全患者血尿素氮（BUN）的浓度与肾小球滤过率（GFR）虽密切相关，但并非线性关系。GFR 减少到正常值的 50% 时，BUN 含量仍在正常范围。所以，BUN 的变化并不能反映早期轻度肾功能损害，只有在较晚期才较明显地反映肾功能损害程度。另外，BUN 值还受外源性与内源性尿素负荷大小的影响。

100. 何谓慢性肾功能不全？

各种慢性肾脏疾病进行性、不可逆地破坏肾单位，以致残存的有功能的肾单位终于不足以充分排出代谢废物和维持内环境的恒定，导致泌尿功能障碍、内分泌功能失调和内环境的紊乱。慢性肾功能不全主要表现为代谢废物和毒性物质在体内潴留，以及水、电解质和酸碱平衡紊乱。上述情况称为慢性肾功能不全（CRI）。

101. 试述 CRI 的产生原因及发病机制。

引起 CRI 的疾病中以慢性肾小球肾炎最常见，近年糖尿病肾病和高血压肾损害引起者逐渐增多，此外慢性间质性肾炎（包括慢性肾盂肾炎）、肾小动脉硬化症、全身性红斑狼疮等也是较为常见的原因。共同的发病机制是大量肾单位被破坏，残存的、有功能的肾单位太少，肾脏不能维持正常功能。

102. 慢性肾功能不全病人尿液有哪些变化？

（1）尿量的变化：早期出现夜尿、多尿，晚期少尿。

（2）尿相对密度的变化：早期因肾浓缩能力减退而稀释功能正常，故出现低渗尿。晚期随着病情发展可出现等渗尿，此时浓缩功能与稀释功能均减退。

（3）尿蛋白和尿沉渣检查：有轻度至中度蛋白尿，尿中还有少量红细胞和白细胞。尿沉渣中管型增多，以颗粒管型为最常见，也可见到巨大的颗粒或蜡样管型。

103. 慢性肾衰竭病人血清钾变化有何特点？简述其产生机制。

慢性肾衰竭病人早期出现低钾血症。其机制为：①因厌食而摄入钾不足。②多尿或长期应用利尿药，使尿钾排出增多。③呕吐、腹泻时丢失钾过多。

晚期发生高钾血症。其机制为：①有功能的肾单位太少，钾排出量过低，这是最主要的原因。②含钾的饮食或药物摄入量多。③使用保钾利尿药。④酸中毒。⑤分解代谢增加（见于感染、发热等）。⑥溶血。

104. 何谓肾性骨营养不良？

慢性肾衰竭时，由于钙、磷及维生素 D 代谢障碍，继发性甲状旁腺功能亢进、酸中毒及铝积聚等所引起的骨病，称为肾性骨营养不良。幼儿常出现肾性佝偻病，成人常出现骨软化、纤维性骨炎、骨质疏松和骨囊性纤维化。

105. 何谓肾性高血压？简述其产生机制。

因肾实质病变引起的血压升高称为肾性高血压，其产生机制为：①慢性肾衰竭时肾脏排钠排水功能降低，水钠潴留，引起血容量和心输出量增多，导致血压升高。②慢性肾衰竭时常伴有肾素-血管紧张素-醛固酮系统活性增高，血管紧张素 II 直接收缩小动脉，使外周阻力升高，导致血压升高。③慢性肾衰竭时，大量肾单位破坏，肾脏产生的激肽、前列腺素 E_2（PGE_2）等扩血管物质减少，也是引起血压升高的原因之一。

106. 何谓尿毒症和尿毒症脑病？

急性和慢性肾功能不全发展到最严重的阶段，导致代谢终末产物和内源性毒物在体内蓄积，水、电解质和酸碱平衡紊乱，以及内分泌功能失调，从而引起一系列的自体中毒症状，称为尿毒症。尿毒症时出现的中枢神经系统功能紊乱，称为尿毒症脑病。

107. 何谓细胞凋亡？有何临床意义？

细胞凋亡是由体内外因素触发细胞内预存的死亡程序而导致的细胞死亡过程，是与坏死不同的另一种细胞死亡形式。细胞凋亡对确保机体正常发育、生长以及维持体内环境稳定起着非常重要的生理作用。凋亡失调是当今威胁人类健康的许多重大疾病的发病机制之一，如凋亡不足可导致肿瘤、自身免疫性疾病的发生，而凋亡过度则与老年性痴呆、心肌缺血再灌注损伤等发病有关。

108. 何谓意识障碍？

意识障碍是指不能正确感知自身状态和/或客观环境，不能对外界刺激做出恰当反应的一种病理过程，其病理基础是大脑皮质、丘脑和脑干网状系统的功能异常。意识障碍常是急性脑功能不全的主要表现形式。

109. 高血糖对心血管系统有哪些影响？

高血糖引起的心血管系统病变主要包括：①大血管病变，表现为主动脉、冠状动脉、脑动脉、肾动脉和肢体外周动脉等的动脉粥样硬化，引起冠心病、缺血性或出血性脑血管病、肾动脉硬化等。②微血管典型改变，表现为视网膜、肾、神经和心肌组织的微循环障碍和微血管基底膜增厚等。

高血糖对心血管系统损害的机制：①引起内皮细胞黏附性增加、血管渗透性增加、炎症反应、血栓形成，并导致新血管生成紊乱；还可致使一氧化氮化学性失活，直接损伤血管内皮细胞功能。②急性高血糖引起心肌细胞凋亡，损伤心功能。③微血管基底膜增厚。④增厚糖基化终产物聚集，组织缺氧。⑤增加血液黏滞度、钠尿肽水平。

110. 何谓胰岛素抵抗？

胰岛素抵抗是指肝脏、肌肉和脂肪组织等胰岛素靶组织和靶器官对胰岛素生物作用敏感性降低，不能利用糖原而引起高血糖症，而血液中胰岛素水平正常甚至高于正常。胰岛素抵抗是导致胰岛素相对不足的主要原因。

111. 胰高血糖素失调如何引起高血糖症？

胰高血糖素由胰岛 α（A）细胞分泌，可促进肝糖原分解和糖异生过多，是维持血糖稳态的关键性激素。低血糖促进胰高血糖素分泌。胰岛素通过降低血糖而间接促进胰高血糖素分泌，也通过旁分泌方式抑制其分泌。

胰高血糖素过多引起高血糖的机制：

（1）胰高血糖素激活肝细胞内的代谢相关酶系，加速糖原分解、脂肪分解及糖异生，同时减少胰岛素分泌。

（2）胰岛素缺乏时其对胰高血糖素分泌的抑制作用减弱。

（3）胰岛 α（A）细胞对葡萄糖的敏感性下降。表现为葡萄糖反馈抑制胰高血糖素分泌的能力下降或丧失，可能与葡萄糖敏感位点下调有关。

（4）胰岛 α（A）细胞的胰岛素抵抗。可能与血中的游离脂肪酸增加有关。

112. 简述导致恶性肿瘤细胞过度增殖的信号转导异常。

增殖失控分化障碍及凋亡异常是细胞癌变最基本的特征。绝大多数的癌基因表达产物都是重要的细胞信号转导分子，可干扰正常细胞信号转导过程，错误调控细胞的生存和死亡，导致细胞过度增殖、异常分化以及凋亡减少，最终发生恶性肿瘤。恶性肿瘤细胞过度增殖的信号转导异常包括：

（1）促进细胞增殖的信号转导过强：①表达生长因子样物质，刺激细胞增殖。例如

ink - 2 癌基因蛋白与成纤维细胞生长因子（FGF）结构相似。②表达生长因子受体类蛋白。例如 *erb - B* 癌基因编码的变异型 EGF 受体，在没有 EGF 存在的条件下，可持续激活下游的增殖信号。③表达蛋白激酶类物质。例如 *src* 癌基因产物有酪氨酸蛋白激酶（PTK）活性，可催化信号转导分子络氨酸磷酸化，促进细胞异常增殖。④表达信号转导分子类蛋白。例如 *ras* 癌基因编码的小分子 G 蛋白 Ras，可激活下游信号转导分子。⑤表达核内蛋白类物质。例如 *fos*、*myc*、*jun* 癌基因表达产物位于核内，能与 DNA 结合，可直接调节转录活性。

（2）抑制细胞增殖的信号转导过弱。例如转化生长因子 TGFβ Ⅱ 型受体突变，丧失抑制增殖及激活凋亡的作用。

113. 何为细胞增殖周期检查点？简述常见的检查点及功能。

细胞增殖周期是一个高度精确调控的时序过程。细胞周期检查点是一套保证细胞周期 DNA 复制和染色体分配质量的检查机制，负责检查质量、传递信号、中断细胞周期并启动修复机制等，以保证 DNA 的质量，它是一类负反馈调节机制。

细胞周期检查点可分为：DNA 损伤检查点、DNA 复制检查点、纺锤体组装检查点和染色体分离检查点。各检查点的位置和功能各异，其中 DNA 损伤检查点和 DNA 复制检查点备受关注：①DNA 损伤检查点位于 G1/S 交界处，当 DNA 损伤时，可中断细胞周期进程，使细胞停滞在 G1 期进行修复，减少携带损伤 DNA 细胞的增殖，以保证 DNA 的质。②DNA 复制检查点位于 S/G2 交界处，当 DNA 复制量不足时细胞将阻滞在 S 期，以保证 DNA 的量，使细胞周期精确和有序进行。

✏️ §1.3.2 病理生理学自测试题（附参考答案）

一、选择题

【A 型题】

1. 哪一类水、电解质紊乱最容易发生低血容量性休克 （　　）

A. 低渗性脱水　　B. 高渗性脱水　　C. 等渗性脱水　　D. 水中毒　　E. 低钾血症

2. 急性肾小球肾炎产生全身性水肿的主要机制是 （　　）

A. 醛固酮分泌增加　　B. 抗利尿素释放增多　　C. 肾小球钠水滤过下降　　D. 肾小球毛细血管通透性升高　　E. 血浆胶体渗透压减低

3. 某溃疡病并发幽门梗阻病人，因反复呕吐入院，血气分析结果为：pH 7.49，PaCO$_2$ 48 mmHg，HCO$_3^-$ 36 mmol/L。该病人应诊断为 （　　）

A. 呼吸性碱中毒　　B. 呼吸性酸中毒　　C. 代谢性酸中毒　　D. 代谢性碱中毒　　E. 混合性酸碱中毒

4. 氧疗对哪型缺氧效果最好 （　　）

A. 血液性缺氧　　B. 低张性缺氧　　C. 循环性缺氧　　D. 组织性缺氧　　E. 混合性缺氧

5. 机体发热时常出现 （　　）

A. 低渗性脱水　　B. 等渗性脱水　　C. 高渗性脱水　　D. 水中毒　　E. 水肿

6. DIC 最主要的病理特征是 （ ）

A. 大量微血栓形成　　B. 凝血止血功能失常　　C. 纤溶过程亢进　　D. 凝血物质大量消耗

E. 溶血性贫血

7. 休克早期组织微循环灌流的特点是 （ ）

A. 少灌少流，灌少于流　　B. 少灌多流，灌少于流　　C. 少灌少流，灌多于流　　D. 多灌少流，灌多于流　　E. 多灌多流，灌少于流

8. 下列哪项最符合心力衰竭的概念 （ ）

A. 心脏每搏输出量降低　　B. 静脉回流量超过心输出量　　C. 心功能障碍引起大小循环充血

D. 心脏负荷过度引起心功能障碍　　E. 心室泵血量不能满足机体的需要

9. 肝性脑病的正确概念应是 （ ）

A. 肝脏疾病并发脑部疾病　　B. 肝衰竭并发脑水肿　　C. 肝衰竭所致的昏迷　　D. 肝衰竭所致的精神紊乱性疾病　　E. 严重肝病所致的神经精神综合征

10. 阻塞性黄疸（早期）临床生化测定的特点是 （ ）

A. 血清中酯型胆红素含量升高　　B. 尿中无尿胆红素　　C. 粪中粪胆素原升高　　D. 尿中尿胆素原升高　　E. 尿中尿胆素升高

11. 下述哪项最符合急性肾衰竭的概念 （ ）

A. 肾脏内分泌功能急剧障碍　　B. 肾脏泌尿功能急剧障碍　　C. 肾脏排泄废物能力急剧降低

D. 肾脏排酸保碱能力急剧降低　　E. 肾脏浓缩稀释功能降低

12. 慢性肾衰竭病人尿量的变化特点是 （ ）

A. 早期多尿，晚期夜尿　　B. 早期少尿，晚期多尿　　C. 早期多尿、夜尿，晚期少尿　　D. 早期夜尿，晚期多尿　　E. 早期多尿、血尿，晚期少尿

13. 输入大量库存过久的血液易导致 （ ）

A. 高钠血症　　B. 低钠血症　　C. 低钾血症　　D. 高钾血症　　E. 低镁血症

14. 有关肝细胞性黄疸的描述，下列哪项是错误的 （ ）

A. 血清中酯型胆红素增多　　B. 血清中非酯型胆红素增多　　C. 肠内粪胆原形成减少　　D. 尿中尿胆原排出减少　　E. 尿中出现胆红素

15. 血液缓冲系统中最重要的是 （ ）

A. 血浆蛋白缓冲系统　　B. 磷酸盐缓冲系统　　C. 碳酸氢盐缓冲系统　　D. 血红蛋白缓冲系统

E. 氧合血红蛋白缓冲系统

16. 某肾脏疾患病人，血气分析结果：pH 7.32，$PaCO_2$ 30 mmHg，HCO_3^- 15 mmol/L，应诊断为 （ ）

A. 呼吸性碱中毒　　B. 呼吸性酸中毒　　C. 代谢性碱中毒　　D. 代谢性酸中毒　　E. 混合性酸碱紊乱

17. 某病人血气分析测定 AG＞30，说明该病人有 （ ）

A. 代谢性碱中毒　　B. 代谢性酸中毒　　C. 呼吸性酸中毒　　D. 高氯血症　　E. 高钾血症

18. 急性肾衰竭少尿期病人最危险的变化是 （ ）

A. 水中毒　　B. 高钾血症　　C. 少尿　　D. 代谢性酸中毒　　E. 氮质血症

19. 短期内大量丢失小肠液常首先出现 （ ）

A. 高渗性脱水　　B. 低渗性脱水　　C. 等渗性脱水　　D. 低钠血症　　E. 高钾血症

20. 肾性水肿首先出现的问题是 （ ）

A. 上肢　　B. 下肢　　C. 腹腔　　D. 眼睑　　E. 下垂部位

【X 型题】

21. 高渗性脱水易出现 （　　）

A. 口渴　　B. 休克　　C. 尿少　　D. 脱水热　　E. 皮肤弹性降低

22. 低钾血症可引起 （　　）

A. 骨骼肌兴奋性降低　　B. 心肌兴奋性降低　　C. 心肌传导性升高　　D. 心肌自律性升高

E. 平滑肌兴奋性降低

23. 低钾时心电图的变化是 （　　）

A. T 波低平　　B. 出现 U 波　　C. QRS 波群增宽　　D. PR 间期缩短　　E. QT 间期缩短

24. 对血清钾浓度过高者可采取的措施有 （　　）

A. 葡萄糖和胰岛素同时静脉注射　　B. 腹膜透析　　C. 阳离子交换树脂灌肠或口服　　D. 补充钙剂使细胞外液 Ca^{2+} 增多　　E. 补充钠盐使细胞外液 Na^+ 增多

25. 导致有效胶体渗透压下降的因素有 （　　）

A. 血浆白蛋白浓度下降　　B. 微血管通透性降低　　C. 毛细血管血压增高　　D. 淋巴回流受阻

E. 组织间液胶体渗透压降低

26. 导致血管内外液体失平衡而形成水肿的基本因素有 （　　）

A. 毛细血管有效流体静压升高　　B. 有效胶体渗透压降低　　C. 淋巴回流受阻　　D. 血浆白蛋白含量升高　　E. 微血管通透性降低

27. 肾病综合征产生全身性水肿的主要机制有 （　　）

A. 血浆胶体渗透压下降　　B. 醛固酮分泌增多　　C. 肝脏合成白蛋白减少　　D. 抗利尿激素分泌增多　　E. 肾小球滤过率增加

28. 下述哪些物质属内生致热原 （　　）

A. 白介素-1　　B. 前列腺素 E　　C. 干扰素　　D. 肿瘤坏死因子　　E. 巨噬细胞炎症蛋白-1

29. AG 正常型的代谢性酸中毒可见于 （　　）

A. 严重心力衰竭　　B. 饥饿　　C. 肾小管酸中毒　　D. 过量使用乙酰唑胺　　E. 摄入大量阿司匹林

30. 缺氧初期心输出量增加的机制是 （　　）

A. 心率加快　　B. 心肌收缩力增强　　C. 静脉回流增加　　D. 呼吸运动增强　　E. 心肌耗氧量增加

二、填空题

1. 血清钾浓度低于＿＿＿＿ mmol/L 称为低钾血症。其产生原因为：＿＿＿＿、＿＿＿＿、＿＿＿＿＿＿。

2. 肝硬化产生腹水的机制为：＿＿＿＿、＿＿＿＿、＿＿＿＿、＿＿＿＿。

3. 代谢性酸中毒的基本特征是血浆＿＿＿＿＿浓度原发性减少，血浆 SB、AB、BB 均＿＿＿＿，BE ＿＿＿＿，$PaCO_2$＿＿＿＿。

4. 碱中毒时血浆游离 Ca^{2+} 浓度＿＿＿＿，神经肌肉兴奋性＿＿＿＿，病人可出现＿＿＿＿。

5. 根据缺氧的原因和血氧的变化，一般将缺氧分为＿＿＿＿、＿＿＿＿、＿＿＿＿和＿＿＿＿四种类型。低张性缺氧的动脉血氧分压＿＿＿＿，血氧饱和度＿＿＿＿，血氧容量＿＿＿＿，血氧含量＿＿＿＿。

6. 根据发热的病因不同，发热可分＿＿＿＿和＿＿＿＿两大类。前者是由＿＿＿＿引起，后者由＿＿＿＿引起。

7. 弥散性血管内凝血（DIC）是指在某些致病因子作用下，_____或_____被激活，大量可溶性促凝物质入血，从而引起一个以_____为主要特征的病理过程。主要临床表现为_____、_____、_____和_____。

8. 尽管引起休克的原因很多，但休克发生的始动环节是_____、_____、_____3个方面。

9. 在休克进展期出现微循环_____，其组织灌流特点是_____、_____。

10. 肝性脑病时，引起血氨升高的原因是_____、_____。

11. 肝细胞性黄疸血清中酯型胆红素_____，非酯型胆红素_____，尿中尿胆原_____，尿胆红素_____。粪色_____。

12. 急性肾衰竭少尿期的主要功能代谢变化有_____、_____、_____、_____、_____。该期病人死亡率高，最常见的死因是_____。

13. 引起慢性肾衰竭的疾病中以_____最常见。除此以外，还有许多其他疾病也可引起慢性肾衰竭，它们共同的发病环节是_____。

14. 成人24小时尿量少于_____mL称为少尿，24小时尿量超过_____mL称为多尿。

15. _____是反映呼吸性酸碱平衡紊乱的重要指标。

三、判断题

1. 根据近代死亡概念，整体死亡的标志是脑死亡，即全脑功能的永久性消失。　　（　　）

2. 等渗性脱水病人既有低渗性脱水的部分症状，又有高渗性脱水的部分症状。　（　　）

3. 小儿失钾最重要的原因是经肾失钾。　　（　　）

4. 在休克进展期，又称可逆性失代偿期，微循环出现淤血，病人出现休克的典型症状。（　　）

5. 动脉瓣膜关闭不全可导致心脏前负荷过重。　　（　　）

6. 肺性脑病时，引起脑细胞脱水而导致脑功能障碍。　　（　　）

7. 吸入烟雾和毒气可引起急性呼吸窘迫综合征。　　（　　）

8. 测定血清转氨酶水平可反映肝细胞受损状况。　　（　　）

9. 新生儿时由于肝细胞对胆红素的分泌排泄功能不成熟而发生新生儿生理性黄疸。（　　）

10. 肾前性急性肾衰竭，常见于各种休克的早期，又称功能性急性肾衰竭。　　（　　）

11. 慢性肾衰竭病人，随着病情发展，可出现等渗尿。　　（　　）

12. 慢性肾衰竭早期可出现低钾血症。　　（　　）

13. 高钾血症可引起代谢性酸中毒。　　（　　）

14. 代谢性酸中毒时SB降低。　　（　　）

15. 血液性缺氧又称等张性缺氧。　　（　　）

四、名词解释

1. 亚健康

2. 脱水热

3. 缓冲系统

4. 缺氧

5. 心理社会呆小状态

五、问答题

1. 亚健康有哪些表现？

2. 引起缺血-再灌注损伤的常见原因有哪些？

3. 试述心力衰竭的常见诱因。

一、选择题

1. A 2. C 3. D 4. B 5. C 6. B 7. A 8. E 9. E 10. A 11. B 12. C 13. D 14. D
15. C 16. D 17. B 18. B 19. C 20. D 21. ACD 22. ADE 23. ABC 24. ABCDE
25. AD 26. ABC 27. ABD 28. ACDE 29. CD 30. ABCD

二、填空题

1. 3.5 钾摄入减少 钾排出增多 细胞外钾向细胞内转移

2. 肝静脉回流受阻 门静脉高压 继发性水钠潴留 白蛋白合成减少胶体渗透压低

3. HCO_3^- 降低 负值增大 代偿性降低

4. 降低 升高 手足搐搦

5. 低张性缺氧 血液性缺氧 循环性缺氧 组织性缺氧 下降 下降 正常 下降

6. 感染性发热 非感染性发热 各种生物病原体 生物性病原体以外的因素

7. 凝血因子 血小板 凝血止血功能失常 出血 休克 脏器功能障碍 溶血性贫血

8. 血容量减少 心泵功能障碍 外周血管容量扩大

9. 淤血 灌多少流 灌多于流

10. 氨清除不足 氨生成过多

11. 增多 增多 增多 阳性 变浅

12. 少尿或无尿 水中毒 高钾血症 代谢性酸中毒 氮质血症 高钾血症

13. 慢性肾小球肾炎 大量肾单位被破坏

14. 400 2 000

15. $PaCO_2$

三、判断题

1. √ 2. √ 3. × 4. √ 5. √ 6. × 7. √ 8. √ 9. × 10. √ 11. √ 12. √ 13. √
14. √ 15. √

四、名词解释

1. 亚健康：机体除了健康状态和疾病状态之外，还存在着一种介于健康与疾病的中间状态，即亚健康状态，又称慢性疲劳综合征，是近年来医学研究的热点之一。

2. 脱水热：高渗性脱水病人因细胞内液明显减少，使汗腺分泌减少、皮肤蒸发的水分也减少，散热功能受到影响，可出现体温升高，称为脱水热。

3. 缓冲系统：是指一种弱酸和它共轭的碱所组成的具有缓冲酸碱能力的混合溶液。人体血液中有许多对缓冲系统，其中以血浆中碳酸氢盐缓冲系统（$NaHCO_3^-/H_2CO_3$）最重要。

4. 缺氧：当组织得不到充足的氧，或不能充分利用氧时，组织的代谢、功能，甚至形态结构都可发生异常变化，这一病理过程称为缺氧。根据缺氧的原因和血氧的变化，一般将缺氧分为低张性缺氧、血液性缺氧、循环性缺氧和组织性缺氧 4 种类型。

5. 心理社会呆小状态：慢性应激可在儿童引起生长发育的延迟，特别是失去父母或生活在父母粗暴、亲子关系紧张家庭中的儿童，可出现生长缓慢、青春期延迟，并伴有行为异常，如抑郁等，称为心理社会呆小状态或心因性侏儒。

五、问答题

1. 亚健康的表现错综复杂，可有下述几种表现形式。

（1）躯性亚健康状态：主要表现为疲乏无力，精神不振。

（2）心理性亚健康状态：主要表现为焦虑、烦躁、易怒、睡眠不佳等，严重时可伴有胃痛、心悸等表现。这些表现持续存在可诱发心血管病及肿瘤等。

（3）社会性亚健康状态：主要表现为与社会成员的关系不稳定状态，心理距离变大，产生被社会抛弃和遗忘的孤独感。

2. 引起缺血-再灌注损伤的常见原因有：

（1）全身循环障碍后恢复血液供应：如休克微血管痉挛解除后、心搏骤停后心脑肺复苏等。

（2）组织器官缺血后血流恢复：如器官移植及断肢再植术后。

（3）某血管再通后：如动脉搭桥术、经皮腔内冠脉血管成形术、溶栓治疗等，以及冠状动脉痉挛缓解后。

3. 心力衰竭的常见诱因包括感染、心律失常、妊娠和分娩、过多过快地输液、洋地黄中毒和水、电解质、酸碱平衡紊乱，以及情绪激动、过度体力活动、气候的急剧变化等。

§1.4 医学微生物学和免疫学

§1.4.1 医学微生物学和免疫学基本知识问答

1. 何谓微生物？微生物有哪些种类？

微生物是存在于自然界中的一群体积微小、结构简单、肉眼看不见，必须借助光学显微镜或电子显微镜放大几百倍或几千倍才能观察到的微小生物。

微生物的种类繁多，自然界存在的微生物达数十万种以上。根据微生物有无细胞基本结构、分化程度、化学组成等特点，可分为3大类。

（1）非细胞型微生物：无细胞结构，无产生能量的酶系统，由单一核酸（RNA或DNA）和蛋白质衣壳组成，具有严格的活细胞内寄生性。病毒属此类微生物。

（2）原核细胞型微生物：细胞核分化程度低，只有DNA盘绕而成的拟核，无核仁和核膜。除核糖体外，无其他细胞器。这类微生物包括细菌、衣原体、支原体、立克次体、螺旋体和放线菌。

（3）真核细胞型微生物：细胞核的分化程度高，有核膜、核仁和染色体，胞质内有多种细胞器（如内质网、高尔基体、线粒体等），真菌属此类微生物。

2. 细菌有哪些基本结构？各有何功能？

细菌虽小，但仍有一定的细胞结构和功能，各种细菌均具有的结构称为基本结构，包括细胞壁、细胞膜、细胞质和核质。

（1）细胞壁：细菌细胞壁坚韧而富有弹性，其主要功能是维持菌体固有的形态，并保护细菌抵抗低渗环境，使细菌能在相对低渗的环境下生存。由于细胞壁上有许多小孔，因此细胞壁也参与菌体内外的物质交换。胞壁表面还带有许多抗原表位，可诱导机体产生免疫应答。

（2）细胞膜：又称胞质膜，其主要功能包括物质转运、生物合成、分泌和呼吸、参与细胞分裂等。

（3）细胞质：又称原生质，其中含许多重要结构，如核糖体、质粒、胞质颗粒等。其功能分别由不同结构而决定。核糖体是细菌合成蛋白质的场所；质粒是细菌染色体外的遗传物质，它带有遗传信息，控制细菌某些特定的遗传性状；胞质颗粒又称内含物，为细菌储藏的营养物质，某些细菌可具有特殊的颗粒，如白喉棒状杆菌的异染颗粒，对鉴定细菌具有一定的作用。

（4）核质：又称拟核，是细菌的遗传物质，它控制细菌的各种遗传性状，是细菌遗传变异的物质基础。

3. 细菌的特殊结构有哪些？各有何医学意义？

除了基本结构外，某些细菌还具有一些特殊结构，包括荚膜、鞭毛、芽孢和菌毛。细菌的特殊结构虽为细菌非必有，但具有某些特殊结构时则具有一定的意义。

（1）荚膜：是某些细菌胞壁外包绕的一层较厚的黏液性物质，可帮助鉴定细菌。荚膜具有抗原性，可作为细菌分型的依据之一。荚膜还可保护细菌抵抗宿主吞噬细胞的吞噬和消化。荚膜也能保护菌体避免或减少一些物质如溶菌酶、补体、抗体和抗菌物质对细菌的损伤，因而增强了细菌的侵袭力，故荚膜与细菌的致病性相关。荚膜多糖还可使细菌彼此相连，黏附于组织细胞表面，是引起感染的重要因素之一。

（2）鞭毛：是附着于菌体表面上的细长而又弯曲的丝状物。它是细菌的运动器官，亦可黏附于细胞表面，故与细菌的致病性有关。不同细菌形成鞭毛的数目及部位不同，可以此鉴定细菌。鞭毛还具有抗原性，可刺激机体产生免疫应答，对细菌的分类也具有一定的意义。

（3）芽孢：胞质浓缩脱水后在菌体内形成的圆形或椭圆形小体称为芽孢。不同细菌形成芽孢的大小、位置不同，据此可以鉴定细菌。芽孢的抵抗力强，需高压蒸汽灭菌才能杀死，因此，医学上常将杀死芽孢作为灭菌的指标。

（4）菌毛：菌体表面细而短的微丝状物称为菌毛，按其功能不同分为普通菌毛和性菌毛两种。普通菌毛是细菌的黏附结构，它可黏附在多种细胞受体上进而侵入黏膜，因此它与细菌的致病性有关。性菌毛由致育因子 F 质粒编码，故有性菌毛的细菌又称 F^+ 菌，参与 F 质粒的接合与传递。

4. 简述细菌的繁殖方式及生长规律。

细菌繁殖以二分裂方式进行无性繁殖，其繁殖速度相当快，大多数细菌繁殖一代所需时间为 20～30 分钟。但个别细菌繁殖速度很慢，如结核分枝杆菌繁殖一代需 18～20 小时。细菌的生长繁殖具有规律性，可分为 4 期。

（1）迟缓期：是细菌被接种于培养基后最初的一段时间，也是细菌对新环境的适应阶段。此期约数小时，细菌极少分裂繁殖。

（2）对数期：又称指数期，是细菌分裂繁殖最快的时期，菌数量以几何级数增长，活菌数直接上升。研究细菌的生物学性状及药敏试验以此时期细菌最好。

（3）稳定期：由于营养物质的消耗，代谢产物的积聚，此期细菌的繁殖数与死亡数几乎相等，故活菌数保持稳定。此期细菌的某些性状可以出现变异。一些细菌的代谢产物如芽孢、内毒素、抗生素等，多在此期产生。

（4）衰亡期：由于营养物质的耗尽，细菌繁殖越来越慢，活菌数急剧减少，死菌数超过活菌数。此期细菌的生理活动趋于停滞。

5. 何谓正常菌群？何谓菌群失调？

（1）正常菌群：寄居在正常人的体表和与外界相通的腔道黏膜中（眼结膜、口腔、鼻咽、肠道、泌尿生殖道等）的不同种类和数量的微生物称为正常微生物群。正常情况下对人体有益无害，与宿主微生态平衡。其中以细菌为主，故将正常微生物群通称为正常菌群。

（2）菌群失调：由于长期使用抗生素或滥用抗生素，机体某些部位的正常菌群中，各种细菌的正常比例发生变化，称为菌群失调。例如长期使用抗生素治疗腹泻的病人，可使肠内正常的大肠埃希菌数目大量减少，而导致金黄色葡萄球菌及白假丝酵母菌大量繁殖，引起假膜性肠炎，此类疾病称为肠道菌群失调。为防止菌群失调的发生，在临床工作中，必须合理使用抗生素。

6. 何谓消毒、灭菌、无菌、防腐？

（1）消毒：是指杀死物体上或环境中的病原微生物的方法（但不能杀死细菌的芽孢）。

（2）灭菌：是指杀灭物体上所有的微生物的方法（包括杀灭细菌芽孢在内的全部病原微生物和非病原微生物）。

（3）无菌：不存在活菌，多为灭菌的结果。防止细菌进入人体或其他物品的操作技术，称为无菌技术（无菌操作）。

（4）防腐：体外防止或抑制细菌生长繁殖的方法称为防腐。用于防腐的制剂称为防腐剂。

7. 何谓 L 型细菌？它是怎样形成的？有何特点及临床意义？

L 型细菌是一种细胞壁缺陷的细菌，由 Lister 研究院最先发现，故命名为 L 型细菌。由于抗生素、溶菌酶、抗体、补体等多种体内外因素的影响，细菌细胞壁的主要成分——肽聚糖受到损伤或缺失，从而形成 L 型细菌。

L 型细菌形态因细胞壁受损而呈多样性，革兰染色阴性，在高渗培养基中能缓慢生长，在固体培养基上形成荷包蛋样小菌落，在外因去除后可回复为原细菌。

L 型细菌在体内外均可形成，在一定条件下仍可存活。临床上常见于作用于细胞壁的抗生素治疗过程中，可反复出现，有致病力，给治疗造成困难。L 型细菌感染常规细菌学检查为阴性，常用高渗培养基分离培养，须与支原体鉴别。

8. 何谓质粒？有何医学意义？

质粒是存在于细菌胞质中的染色体外遗传物质，多为闭合环状的双链 DNA。它能控制细菌某些遗传性状，能在胞质中自我复制，并随细菌分裂转移到子代细菌中。但质粒并非细菌生命活动所必需的物质，可以丢失。几种不同的质粒可共存于一个细菌内，可通过接合或转导将细菌的生物学性状转移给另一细菌。

质粒可以编码细菌多种重要的生物学性状。在医学上重要的质粒有以下几种。①致育质粒（F因子）：有F质粒的细菌可产生性菌毛，称为雄性菌（F⁺）；无F质粒的细菌不产生性菌毛，称为雌性菌（F⁻）。通过性菌毛接合，雄性菌染色体上的基因转移给雌性菌，使其生物学性状改变。②细菌耐药质粒（R质粒，R factor）：是由耐药传递因子（RTF）和耐药决定子（r决定子）组成。RTF的功能与F质粒相似，r决定了该菌对抗生素的耐药性，R质粒上可含有一种或多种耐药基因，可通过接合的方式将耐药基因转移到其他细菌中，使耐药性广泛传播，给疾病防治造成很大困难。③毒力质粒（Vi质粒）：这是一类编码细菌毒力的质粒。编码大肠菌素的质粒称为col质粒，也是医学上重要的质粒。质粒编码细菌某些生物学性状，对细菌有益或对细菌有一定的保护作用。此外，质粒也可作为分子生物学研究的实验工具。

9. 革兰阳性菌与革兰阴性菌细胞壁组成和结构有何不同？其医学意义如何？

革兰阳性菌细胞壁较厚，主要含肽聚糖，可达50层之多，为三维立体框架结构。肽聚糖由聚糖骨架、四肽侧链及交联桥组成。结构坚固，除肽聚糖外，还有大量的磷壁酸，但脂类含量少。革兰阴性菌细胞壁较薄，肽聚糖含量少，仅1～3层，为二维平面网状结构，四肽侧链间无交联桥，结构疏松。其细胞壁的主要结构是外膜，它由脂质双层、脂蛋白和脂多糖3部分组成。脂多糖即革兰阴性菌的内毒素。

由于革兰阳性菌和革兰阴性菌细胞壁组成和结构不一样，使这两类细菌染色性不同，对抗生素的敏感性亦不相同。如青霉素能抑制四肽侧链之间交联桥的连接，故能抑制革兰阳性菌细胞壁的合成而杀菌。而革兰阴性菌细胞壁肽聚糖少，且外膜为脂类，故青霉素对革兰阴性菌无抑制作用。此外，这两类细菌的致病性也不相同，如革兰阴性菌的致病因素主要为内毒素，即为细胞壁上的脂多糖，而革兰阳性菌的致病物质主要为外毒素。了解这一点，对抢救内毒素性休克及外毒素性休克的病人具有重要的意义。

10. 细菌遗传型变异时，其基因转移和重组可通过哪些方式进行？

细菌遗传型变异时，其基因转移和重组可通过4种方式进行。

（1）转化：是受体菌直接摄取供体菌裂解游离的DNA，使其性状发生改变。

（2）转导：是以温和噬菌体为载体，将供体菌的一段DNA转移到受体菌内，使受体菌获得新的性状。

（3）溶原性转换：是前噬菌体的DNA与细菌染色体重组，导致细菌的基因型发生改变。

（4）接合：是细菌通过性菌毛相互沟通将遗传物质（主要是质粒DNA）从供体菌转移给受体菌，使其基因型发生改变。医学上重要的质粒F质粒和R质粒均是通过接合的方式来转移的，特别是R质粒的转移是临床耐药性变异形成的主要方式，使耐药性菌株广泛传播，给疾病的防治带来极大的困难。

11. 列表比较外毒素与内毒素的主要区别（表 1-9）。

表 1-9　外毒素与内毒素的主要区别

区别要点	外毒素	内毒素
细菌种类	革兰阳性菌及部分革兰阴性菌	以革兰阴性菌多见
编码基因	质粒或前噬菌体，或染色体基因	染色体基因
化学组成	蛋白质（分子量 270 000～900 000）	磷脂-多糖-蛋白质复合物
存在部位	由活的细菌分泌至菌体外	为细菌细胞壁成分，菌体裂解后释放
稳定性	不稳定，60～80 ℃ 30 分钟被破坏	耐热，160 ℃ 2～4 小时才被破坏
毒性作用	强，微量对动物有致死作用，各种外毒素对组织有选择性，引起特殊病变。可抑制蛋白质合成，有细胞毒性、神经毒性及紊乱水盐代谢等作用。临床表现多样性	弱，对动物致死作用的用量较外毒素为大。各种细菌的内毒素毒性作用大致相同，可引起发热、粒细胞减少、弥散性血管内凝血、微循环障碍、休克等
抗原性	强，可刺激机体产生高效价抗毒素。经甲醛处理脱毒后可制成类毒素而用于人工自动免疫	弱，刺激机体对多糖成分产生抗体，不能制成抗毒素，不能经甲醛处理成类毒素

12. 主要病原性球菌有哪些？

（1）革兰阳性球菌：葡萄球菌、链球菌、肺炎链球菌。

（2）革兰阴性球菌：脑膜炎奈瑟菌、淋病奈瑟菌。

13. 何谓 SPA？有何特性及临床应用价值？

SPA（staphylococcal protein A）即葡萄球菌 A 蛋白，是存在于葡萄球菌细胞壁上的一种表面蛋白，系单链多肽，以共价键连结在细胞壁的肽聚糖上。它是一种完全抗原，具有特异性，90％以上的金黄色葡萄球菌菌株均具有 SPA。

SPA 上具有 IgG 的 Fc 受体，可与人和多种动物的 IgG 的 Fc 段发生非特异性结合，而不影响 Fab 段的活性。结合后的复合物具有多种生物学活性，如抗吞噬作用、激活补体、促进有丝分裂作用、损伤血小板及引起超敏反应等，且与金黄色葡萄球菌的致病性有关。

利用 SPA 能与 IgG 的 Fc 受体非特异性结合的性质，现已建立了许多敏感、特异、简易、快速的实验方法。例如 SPA 协同凝集试验、酶标记 SPA、同位素标记 SPA、荧光素标记 SPA 等，已广泛应用于多种微生物抗原的检测，免疫球蛋白的制备、提纯和分析，以及肿瘤研究等。

14. 脑膜炎奈瑟菌的抵抗力有何特点？在医疗实践中应注意什么？

脑膜炎奈瑟菌的抵抗力很弱，对干燥、寒冷、热等极为敏感，5 分钟内即破坏。因此，临床上采取的标本应保温保湿，并立即送检，接种于预温的适宜培养基中，以免细菌死亡。为了提高检出率，最好采用床旁接种直接涂片镜检。由于本菌能产生自溶酶，可用对流免疫电泳或酶联免疫吸附试验（ELISA）等方法检测血液或脑脊液的可溶性抗原。

15. 简述霍乱弧菌肠毒素的分子结构及作用机制。

（1）分子结构：一个完整的霍乱弧菌肠毒素分子由 A 与 B 两个亚单位组成。A 亚单位包括 A_1 和 A_2 两组分，通过二硫键连结。A_1 为毒性单位，B 为结合亚单位。

（2）作用机制：霍乱弧菌黏附于小肠黏膜上皮细胞刷状缘的微绒毛上，繁殖并产生肠毒素。肠毒素的 B 亚单位与小肠黏膜细胞 GM_1 神经节苷脂受体结合，使毒素分子变构，A 亚单位脱离 B 亚单位进入细胞膜。随着二硫键降解，A_1 肽链活化。肽链为一种酶，作用于腺苷酸环化酶，使细胞内 ATP 持续转化为 cAMP。cAMP 浓度增高后，促使肠黏膜细胞分泌 Cl^- 和 HCO_3^- 功能增强，大量水伴随离子分泌，积聚肠腔，导致严重腹泻与呕吐，大量水分丧失，病人因失水、酸中毒而很快死亡。

16. 志贺菌的致病因素有哪些？所致疾病是什么？

志贺菌所致疾病为细菌性痢疾（菌痢），其致病因素包括侵袭力、内毒素和外毒素。

（1）侵袭力：志贺菌有菌毛，能黏附于回肠末端和结肠黏膜的上皮细胞上，继而在上皮细胞内繁殖并形成感染病灶，引起炎症反应。

（2）内毒素：志贺菌各菌株都可产生强烈的内毒素。内毒素作用于肠壁，使其通透性增高，促进内毒素吸收，引起发热、意识障碍，甚至中毒性休克等症状。内毒素能破坏黏膜，形成炎症、溃疡，呈现典型的黏液性血便。内毒素还能作用于肠壁神经系统，使肠道功能紊乱，肠蠕动共济失调和痉挛，因而发生腹痛、里急后重等症状。

（3）外毒素：A 群志贺菌Ⅰ型和Ⅱ型可产生一种外毒素，称为志贺毒素。该毒素可毒害中枢神经系统、毒害人的肾细胞等。毒素在小肠发挥其活性，可使病人出现水样腹泻。

17. 使人致病的沙门菌有哪些？可致哪些疾病？

使人致病的沙门菌有伤寒沙门菌、甲型副伤寒沙门菌、肖氏沙门菌和希氏沙门菌。此外主要的沙门菌还有鼠伤寒沙门菌、肠炎沙门菌、鸭沙门菌及猪霍乱沙门菌等。沙门菌所致疾病有：

（1）肠热症：由伤寒沙门菌、甲型副伤寒沙门菌、肖氏沙门菌和希氏沙门菌引起伤寒和副伤寒。

（2）胃肠炎：由摄入被大量鼠伤寒沙门菌、猪霍乱沙门菌、肠炎沙门菌等污染的食物而引起。

（3）败血症：多见于儿童或原有慢性病病人，致病菌以猪霍乱沙门菌、丙型伤寒沙门菌、鼠伤寒沙门菌等常见。

18. 何谓厌氧菌？试述其主要特点。

只能在缺氧环境下才能生长繁殖的细菌，称为厌氧菌。厌氧菌以革兰阴性无芽孢杆菌为最多，厌氧菌主要特点为：

（1）分布：厌氧菌广泛分布于自然界和人体中，例如肠道、皮肤、口腔、上呼吸道、女性生殖道等部位均存在厌氧菌。

（2）感染特征：梭状芽孢杆菌属引起的感染是外源性感染，大多有特定的临床特征，如破伤风梭菌引起破伤风。无芽孢厌氧菌的感染多为内源性感染，常致局部炎症、脓肿和组织坏死。

（3）治疗特点：多数无芽孢厌氧菌对青霉素、氯霉素、头孢菌素敏感。但脆弱拟杆菌能产生 β-内酰胺酶，能破坏青霉素和头孢菌素，在治疗时须注意选用氯霉素或林可霉素。

此外，甲硝唑对厌氧菌也有很好的疗效。

19. 破伤风梭菌的致病物质是什么？主要症状及防治原则有哪些？

破伤风梭菌的致病物质主要是破伤风梭菌产生的外毒素，即破伤风痉挛毒素。

（1）主要症状：初期有轻度发热、头痛、不适、肌肉酸痛等前驱症状，随后出现局部肌群抽搐、张口困难、咀嚼痉挛，病人牙关紧闭、苦笑面容，随后颈部、躯干及四肢肌肉发生强直性痉挛，角弓反张。全身肌肉强直性收缩，面部发绀、全身颤抖、呼吸困难，最后可因窒息而死亡。

（2）防治原则：①人工自动免疫。用破伤风类毒素预防接种，刺激机体产生破伤风抗毒素以获得免疫力。特别是对容易受外伤的人员及儿童、军人要有计划地施行类毒素预防接种。②受伤后处理。对外伤严重特别是有泥土、污物的伤口应及时清创、扩创，用过氧化氢溶液冲洗伤口，并注射破伤风抗毒素进行紧急预防，但必须做皮试。对已发病的病人，用破伤风抗毒素治疗，但必须做皮试，皮试阳性者采用脱敏疗法（少量多次）。抗毒素注射应早期足量，具体剂量、途径、次数因病情而定。除特异性防治外，还需用青霉素和甲硝唑抑制伤口局部破伤风梭菌的繁殖，并对其他混合感染的细菌产生抑制或杀灭作用。

为减轻病人痛苦和防止病人因呼吸肌痉挛而窒息死亡，亦可适当使用镇静药和肌肉解痉药，必要时行气管切开。

20. 简述幽门螺杆菌的致病机制。

幽门螺杆菌主要经口-口途径或粪-口途径在人与人之间传播。慢性胃炎、胃溃疡和十二指肠溃疡病人的胃黏膜中，幽门螺杆菌检出率高达 $80\% \sim 100\%$。在胃酸性环境中，幽门螺杆菌产生的尿素酶可将胃中尿素分解并产生氨，并在菌体表面形成"氨云"，中和胃酸，抵消局部胃酸的杀菌作用。幽门螺杆菌还可借助鞭毛运动穿过胃黏膜表面黏液层，到达胃黏膜上皮细胞表面，再依靠菌毛定植在细胞表面，继而通过招募免疫细胞至胃黏膜组织，启动免疫应答，促发胃部炎症。幽门螺杆菌产生空泡毒素 A（VacA）和细胞毒素相关蛋白 A（CagA），VacA 可使胃黏膜上皮细胞产生空泡样病变，CagA 则通过细菌 Ⅳ 型分泌系统转移至胃黏膜上皮细胞内，激活癌基因，抑制抑癌基因，诱发恶性转化。

21. 何谓结核菌素试验？有何意义？

结核菌素试验是应用结核菌素进行皮肤试验，测定机体对结核分枝杆菌是否有超敏反应的一种体内试验方法。常将纯蛋白衍生物（PPD）用 0.9% 氯化钠注射液稀释成不同浓度，取 0.1 mL（5 个单位 PPD）注射于前臂掌侧皮内，$48 \sim 96$ 小时后检查反应情况。注射部位如出现 $\geqslant 5$ mm 的红肿硬结则为阳性；无反应或硬结直径 < 5 mm 为阴性；$\geqslant 15$ mm 或出现双圈、水疱、坏死者为强阳性。阳性反应表明机体已感染过结核分枝杆菌或接种过卡介苗，机体对结核分枝杆菌有免疫力，但不一定患结核病。强阳性反应表明可能有活动性结核。阴性反应表明未感染过结核分枝杆菌，如受试者为小孩应接种卡介苗。但以下情况也可能出现阴性反应：①感染初期。②患严重的结核病，细胞免疫功能低下。③使用免疫抑制药，免疫功能受抑。④年老体弱者。⑤患某些严重疾病如糖尿病、癌症等病人。

22. 何谓卡介苗？有何作用？如何接种？

将有毒的牛型结核分枝杆菌培养于含胆汁、甘油、马铃薯的培养基中，经过 13 年 230

次传代而获得的减毒活菌苗，称为卡介苗（BCG），BCG仍保持良好免疫原性，用于预防结核病。卡介苗接种对象是儿童。1岁以内无结核接触史者可直接接种。1岁以上先做结核菌素试验，阴性者接种。接种方法有皮肤划痕及皮内注射法。皮内注射法接种后阳转率高且稳定，是目前最常用的方法。

23. 引起食物中毒的细菌有哪些？如何进行确诊？

细菌性食物中毒可分为感染型食物中毒和毒素型食物中毒。引起感染型食物中毒的常见细菌有沙门菌、变形杆菌、副溶血性弧菌。引起毒素型食物中毒的细菌有产肠毒素的金黄色葡萄球菌、肉毒杆菌。此外，蜡样芽孢杆菌亦可引起食物中毒。

对食物中毒的诊断，必须符合下列几点：①发病有群体性。多则数百人，少则一个家庭中几个成员。②发病与进食有关，发病者都食用同一食物后发病。③有急性胃肠炎症状，病人有上呕下泻及腹痛等症状。④从剩余的食物中、病人的呕吐物中，或粪便中分离出同一细菌，对诊断食物中毒具有重要的意义。

24. 何谓支原体？所致疾病有哪些？

支原体是一类没有细胞壁、介于细菌与病毒之间的最小原核微生物，能通过滤菌器，是目前所知能在无生命培养基中生长繁殖的最小微生物。肺炎支原体可引起人类原发性非典型肺炎。解脲脲原体可引起非细菌尿道炎、宫颈炎、阴道炎及盆腔炎，还可引起不育不孕。

25. 何谓立克次体？可致哪些疾病？

立克次体是一类严格的活细胞内寄生的原核细胞型微生物，有与细菌相似的细胞壁结构，二分裂繁殖，有较复杂的酶系统，对多种抗生素敏感。它常寄生于节肢动物体内，由这些节肢动物为媒介传播疾病，可引起斑疹伤寒、恙虫病、Q热等。

26. 何谓衣原体？可致哪些疾病？

衣原体是一类能通过细菌滤器，有独特发育周期，严格真核细胞内寄生的原核细胞型微生物。衣原体所致疾病有沙眼、包涵体结膜炎、生殖道感染、性病淋巴肉芽肿、非典型性肺炎等。

27. 何谓螺旋体？可致哪些疾病？

螺旋体是一类细长、柔软弯曲呈螺旋状的原核细胞型微生物。使人致病的螺旋体有：①疏螺旋体属，如回归热螺旋体可引起回归热。②密螺旋体属，如梅毒螺旋体可引起梅毒，雅司螺旋体可引起雅司病。③钩端螺旋体可引起钩体病。

28. 主要病原性真菌有哪些？可致何种疾病？

（1）皮肤癣菌：引起体癣、股癣、甲癣及毛发癣。

（2）新生隐球菌：可致新生隐球菌性脑膜炎。

（3）白假丝酵母菌：可致皮肤黏膜感染，如鹅口疮、阴道炎等。亦可致内脏感染，如肺炎、肠炎、肾盂肾炎。还可致中枢神经系统感染，如脑膜炎、脑脓肿等。

29. 病毒的包涵体是什么？有何意义？

某些受病毒感染的细胞内，可在光学显微镜下见到一种圆形或椭圆形的小体，称为包涵体。包涵体可分为嗜酸性和嗜碱性包涵体。根据其位置不同可分为核内包涵体、胞质内包涵体及核内质内包涵体。其本质是：①病毒颗粒聚集体；②增殖留下的痕迹；③感染引起的反应物。

由于不同的病毒所形成的包涵体不同，因此可以此鉴定病毒。例如狂犬病毒包涵体（内基小体）为一种胞质内嗜酸性包涵体，在脑组织细胞的胞质内找到这种小体即可确诊为狂犬病。

30. 何谓水平传播和垂直传播？

病毒在人群个体之间的传播，包括人-人和动物-人之间的传播，称为水平传播。通过胎盘或产道，病毒直接由亲代传给子代的方式，称为垂直传播。垂直传播在其他微生物中极少见，但在病毒中多见，如乙型肝炎病毒、风疹病毒、巨细胞病毒及艾滋病病毒均可垂直传播，并可致早产、流产或先天性畸形，甚至胎儿死亡。

31. 何谓干扰素？有何作用？

干扰素是病毒或其他干扰素诱生剂刺激人或动物细胞所产生的一种糖蛋白，是人体固有免疫成员之一，它具有抗病毒、抗肿瘤和免疫调节等多种生物学活性。

干扰素具有广谱抗病毒作用，可诱导细胞合成抗病毒蛋白，它在控制病毒感染、阻止病毒在机体内扩散以及促进病毒性疾病的痊愈等方面都起着重要作用。另外，干扰素也有调节免疫功能和抑制肿瘤细胞生长的作用，是抗病毒的主要生物试剂，在防治病毒性疾病中发挥重要的作用。

32. 病毒的培养方法有哪几种？

（1）动物接种：按病毒种类不同，选择易感动物并接种于恰当的部位。

（2）鸡胚培养：一般采用孵化 $9\sim14$ 日的鸡胚，按病毒种类不同接种于鸡胚的不同部位。

（3）细胞培养：是病毒分离鉴定最常用的方法。将病毒接种于单层细胞培养或悬浮细胞内培养。

33. 试述核酸杂交技术的原理。

核酸杂交的基本原理是核酸经变性后形成单链，在低于变性温度（T_m）$20\sim30$ ℃时，向反应体系中加入以放射性同位素（^{32}P）或非放射性物质（生物素、地高辛等）标记的经变性后成单链的相应已知 DNA 探针，根据碱基配对原则，待测核酸样品中与已知 DNA 系列探针有同源序列的 DNA 或 RNA 单链复性形成双链结构，通过放射自显影或其他显示系统（发光、酶等）来检测待定的核酸片段。核酸杂交技术因其高度敏感性及特异性，已广泛用于病毒性疾病的诊断。

34. 何谓持续性病毒感染？如何分类？

持续性病毒感染是病毒在宿主体内持续存在较长时间或终身带病毒，且经常或反复不定地向外界排出病毒，但常缺乏临床症状。按不同病程持续感染可分为：

（1）慢性感染：病程可达数月或数年，可查出病毒。例如慢性肝炎。

（2）潜伏感染：病毒在机体内潜伏，不表现症状。病毒与机体处于相对平衡状态，若平衡被破坏，则病毒增殖而出现症状。单纯疱疹病毒和水痘带状疱疹病毒感染后可引起潜伏感染。

（3）慢发病毒感染：病毒感染后，潜伏期很长，可达数月、数年或数十年之久。一旦症状出现，多为亚急性、进行性，最后以死亡而告终。例如麻疹病毒感染后的亚急性硬化性全脑炎（SSPE）。

35. 何谓中和抗体？

病毒体的外部结构（包膜或衣壳）刺激机体产生相应抗体，此抗体能与病毒结合，降低或消除病毒感染能力，即为中和抗体。

36. 试述流感病毒最易发生变异的部位及意义。

甲型流感病毒的表面抗原 HA 和 NA 最易发生变异。①变异幅度的大小直接影响流感流行的规模。变异幅度小，属量变，称为抗原漂移，可引起中、小型流行。②若抗原变异幅度大，形成一个新的亚型，系质变，称为抗原转变，往往引起较大的流行，甚至暴发世界性流行。

37. 何谓 SARS 冠状病毒？

SARS 冠状病毒引起了 2002 年底至 2003 年上半年在世界流行的急性呼吸道传染病（传染性非典型性肺炎）。它属于一种新的冠状病毒。蝙蝠可能是 SARS-CoV 的自然储存宿主。

冠状病毒因包膜上有向四周伸出的突起，形如花冠而得名，是基因组最大的 RNA 病毒。冠状病毒基因组为非分节段的单正链 RNA，多为 27～32 kb，其 $3'$ 末端有 poly A，裸露的 RNA 有感染性，分别编码核蛋白（N）、包含基质蛋白的膜蛋白（M）、包膜蛋白（E）与包膜表面的刺突糖蛋白（S），以及 RNA 聚合酶（Pol）。病毒对乙酰、三氯甲烷、酯类、紫外线以及理化因子均较敏感，暴露于 37 ℃数小时便丧失感染性。

SARS 冠状病毒可引起严重急性呼吸综合征，主要症状有发热、咳嗽、头痛、肌肉痛及呼吸道感染症状，病死率约 14%，尤以 40 岁以上或有潜在疾病者（如冠心病、糖尿病、哮喘以及慢性肺病）病死率高。

38. 简述 2019 新型冠状病毒感染及其肺部致病性。

新型冠状病毒感染为新发急性以呼吸道症状为主的传染病。2019 新型冠状病毒（SARS-CoV-2）可引发新型冠状病毒肺炎（COVID-19），是目前已知的第 7 种可以感染人的冠状病毒。自 2019 年底新冠疫情暴发以来，迅速波及全球多个国家和地区，引起全球大流行。

新型冠状病毒（2019-nCoV）属于 β 属冠状病毒，有包膜，颗粒呈圆形或椭圆形，直径 60～140 nm。病毒膜表面有 3 种糖蛋白：棘突糖蛋白（S）、小包膜糖蛋白（E）、膜糖蛋白（M）。当病毒侵入宿主呼吸道，尤其是肺部细胞时，可借助棘突糖蛋白（S 蛋白）识别宿主细胞受体，并诱导病毒膜和细胞膜融合。经细胞吸附和内化，病毒进入细胞质后脱壳，病毒 RNA 进入细胞质并与宿主细胞的核糖体结合，开始复制形成新的病毒 RNA，最终组装成大量新病毒。在此过程中，肺泡毛细血管膜的完整性受到严重的损伤，并出现炎症性充血；同时，肺部成纤维细胞为了弥补损伤，会代偿性增殖与分化，大量没有气体交换功能的纤维化组织将代替肺泡，渐渐导致肺纤维化。

2019新型冠状病毒自2019年底出现后不断进化和变异，陆续产生了多种变异株，分别是 Alpha、Beta、Gamma、Delta、Lambda 和 Omicron。在变异的过程中，病毒致病的毒力逐渐降低，但传染性明显加强。

39. 简述甲型肝炎病毒的致病性。

甲型肝炎病毒（HAV）是甲型病毒性肝炎的病原体，该病毒主要通过消化道传播，传染源多为急性期病人和隐性感染者。病毒随病人粪便排出体外，通过污染水源、食物、食具等传播，可造成散发性流行或大流行。病毒经口侵入人体后，首先在口咽部或唾液腺初步增殖，然后在肠黏膜和局部淋巴结增殖，继而进入血流，形成病毒血症，最终侵犯靶器官肝脏，在肝细胞内增殖，导致肝细胞坏死而发生肝炎，这是病毒对肝细胞的直接作用。此外，机体的免疫应答所导致的Ⅲ型超敏反应引起的免疫病理损害亦可致肝细胞损伤而发生肝炎。肝内病毒随胆汁入肠道，随粪便排出。

甲型肝炎病毒多侵犯儿童及青年，发病率随年龄增长而递减。临床表现多从发热、疲乏和食欲不振开始，继而肝大、压痛、肝功能损害，部分病人可出现黄疸。值得注意的是，相当一部分病例症状不明显而仅有体征和肝功能改变，在普查时才被发现。

40. 简述乙型病毒性肝炎的致病与免疫机制。

乙型病毒性肝炎发病机制主要是由乙型肝炎病毒（HBV）侵入机体后所引起的免疫病理损伤而导致肝细胞受损。概括起来包括5个方面：

（1）细胞免疫及其介导的病理损害：乙型肝炎病毒侵入机体后，病毒可以在肝细胞内大量增殖，同时可刺激机体免疫系统形成致敏的T细胞并产生抗体，最后由致敏的T细胞和抗体（IgG）介导的K细胞对带有病毒的肝细胞发起杀伤效应以清除病毒，但同时造成肝细胞严重损害。这种杀伤效应愈强，肝细胞损伤越严重，可导致临床上的急性重型肝炎。

（2）体液免疫引起的免疫病理损害：乙型肝炎病毒侵入机体可刺激机体产生相应抗体，两者结合而形成免疫复合物。免疫复合物沉积于肾小球基底膜、小血管、关节的滑膜及肝脏等部位激活补体系统，导致Ⅲ型超敏反应炎症。病人常伴有肝外损害，表现为肾小球肾炎、皮疹、结节性多发性血管炎、关节炎等。如果大量免疫复合物沉积于肝内，可致肝毛细管栓塞，肝脏坏死，导致急性重型肝炎。

（3）自身免疫反应所引起的病理损害：乙型肝炎病毒感染细胞后，肝细胞膜除有病毒特异性抗原外，还会引起肝细胞表面自身抗原发生改变，暴露出肝特异性脂蛋白抗原和肝细胞膜抗原，从而诱导机体产生对抗原成分的自身免疫反应，导致Ⅱ型超敏反应而发生肝细胞破损。亦可通过细胞毒性T淋巴细胞（CTL细胞）的杀伤作用及淋巴因子的作用，导致受感染的肝细胞受损。

（4）免疫耐受及免疫应答能力下降：机体对HBV可产生免疫耐受，常导致HBV持续性感染，免疫应答能力下降，干扰素产生不足，导致靶细胞的人类白细胞抗原Ⅰ类（HLA-Ⅰ）表达下降，使CTL作用减弱，不能有效地清除病毒。故形成慢性感染，致慢性肝炎。

（5）病毒变异与免疫逃逸作用：使HBV感染呈慢性化过程。病毒变异，导致免疫逃逸，出现 CTL 逃逸突变株和耐药性病毒株。

41. 简述乙型病毒性肝炎抗原抗体系统及其检测的临床意义。

目前乙型病毒性肝炎的诊断，主要靠血清学方法检测 HBsAg、HBcAg、HBeAg 及其相应抗体。由于 HBcAg 在血清中不易检出，故临床上常检测的只有"两对半"（HBsAg 与抗-HBs，HBeAg 与抗-HBe 及抗-HBc）。"两对半"检测的临床意义如下：

（1）HBsAg 的检测，是诊断乙型肝炎的重要指标之一。它的出现，可能系感染乙型肝炎病毒或为无症状的 HBsAg 携带者，这类人不能献血。

（2）HBeAg 阳性，提示体内乙型肝炎病毒处于复制增殖状态，病人血液具有传染性，且传染性强。抗-HBe 阳性，表示机体获得了免疫力，预后良好，能防止再感染。

（3）HBcAg 主要存在于受染肝细胞质及丹氏（Dane）颗粒的核心中，在血中不易检出，故临床试验中不检测 HBcAg，血清中检出抗-HBc 则表示最近感染乙型肝炎病毒，病毒在体内增殖。

乙型肝炎病毒抗原抗体系统检测的意义极为复杂，在诊断疾病及评价结果时必须对几项指标进行综合分析，方能得出结论。

42. 何谓免疫反应？它有哪些基本功能？

免疫反应是指机体接触"抗原性异物"或"异己成分"时产生的一种特异性生理反应，其作用是识别和清除抗原性异物及体内突变或衰老细胞，以此维持机体内环境稳定与平衡。正常情况下免疫反应对机体有利，但在某些条件下也可以有害。免疫的基本功能有三方面：

（1）免疫防御：正常情况下，机体可以阻止病原微生物入侵或抑制它们在体内的繁殖与扩散，或解除病原微生物及其代谢产物对机体的有害作用。但在异常情况下，若反应过高，则引起超敏反应。反应过低或缺乏，则出现免疫缺陷病。

（2）免疫自稳：通过自身免疫耐受和免疫调节来达到机体内环境稳定。

（3）免疫监视：正常情况下，机体的免疫系统能够识别、杀伤和清除体内的衰老死亡细胞及突变细胞，防止肿瘤的发生。如果功能失调，则可导致肿瘤发生。

43. 何谓抗原、完全抗原及半抗原？医学上重要的抗原物质有哪些？

（1）抗原：指所有能激活和诱导免疫应答的物质，通常指能被 T、B 淋巴细胞表面特异性抗原受体（TCR 或 BCR）识别及结合，激活 T、B 细胞增殖、分化、产生免疫应答效应产物（特异性淋巴细胞或抗体），并与效应产物结合，进而发挥适应性免疫应答效应的物质。其具备两个重要特性：免疫原性和免疫反应性。

（2）完全抗原：具有以上两种性能的物质，称为完全抗原。

（3）半抗原：只具有免疫反应性而无免疫原性的物质称为不完全抗原，又称半抗原。

医学上重要的抗原物质包括：①微生物及其代谢产物。②动物血清。③异嗜性抗原。④同种异型抗原。⑤自身抗原。⑥肿瘤抗原。

44. 何谓异嗜性抗原？何谓同种异型抗原？

异嗜性抗原：是一类与种属特异性无关的，存在于人、动物、微生物中的性质相同的抗原。

同种异型抗原：同一种属不同个体之间存在的不同抗原，称为同种异型抗原。同种异型抗原主要有：①血型抗原。人类个体红细胞上表达的不同抗原，其中以 ABO 血型系统最为普遍。②组织相容性抗原。人类白细胞抗原（human leukocyte antigen，HLA）能编码此种抗原的等位基因有 7 个位点，整个 HLA 复合体等位基因总数已达到 1 400 多个。由于抗原不同，所以除同卵孪生子外，不同个体间组织、器官移植后均可发生免疫排斥反应。③免疫球蛋白的遗传标志抗原。由每个个体的遗传基因所决定，如人类 IgG 的重链有 30 个，Gm 1～30 因子；IgA 的重链有 2 个，Am1 和 Am2。

45. 何谓自身抗原？

自身组织细胞在正常情况下对机体无免疫原性，不会产生免疫应答。但在外伤、感染、电离辐射、药物等影响下，可以使自身组织细胞成分发生改变或修饰，或因外伤致免疫隔离的自身物质释放而成为自身抗原，从而产生免疫应答，导致自身免疫性疾病。如甲状腺球蛋白抗原的释放引起变态反应性甲状腺炎。眼葡萄膜色素抗原释放引起交感性眼炎。又如某些人服用安替比林或氨基比林等药物，可改变白细胞的某些表面化学结构，成为自身抗原，引起过敏性白细胞减少症。

46. 试述免疫系统的组成。

免疫系统由免疫器官、免疫细胞和免疫分子组成。

（1）免疫器官：①中枢免疫器官，如骨髓、胸腺。②外周免疫器官，如淋巴结、脾脏、黏膜及皮肤相关淋巴组织。

（2）免疫细胞：凡参与免疫应答或与之有关的细胞称为免疫细胞。①淋巴细胞，包括 T 淋巴细胞、B 淋巴细胞、K 细胞、自然杀伤细胞（NK 细胞）、N 细胞、D 细胞等。②吞噬细胞，如单核细胞、巨噬细胞、粒细胞（中性、嗜酸性及嗜碱性粒细胞）。③肥大细胞。④辅佐细胞，如树突状细胞、并指状树突状细胞和朗格汉斯细胞。

（3）免疫分子：包括补体、免疫球蛋白、细胞因子、T 细胞受体（TCR）、B 细胞受体（BCR）、分化抗原（CD）分子、黏附分子、主要组织相容性复合体（MHC）分子等。

47. 何谓免疫应答？有哪些类型？

免疫系统将入侵的病原微生物以及机体内突变的细胞和衰老、死亡细胞认为是"非己"的物质。免疫应答是指免疫系统识别和清除"非己"物质的全过程，包括固有免疫和适应性免疫两大类。

（1）固有免疫：又称先天性免疫或非特异性免疫。在免疫反应中，单核/巨噬细胞、树突状细胞、粒细胞、NK 细胞和 NKT 细胞等，通过一类模式识别受体（PRR）去识别病原生物表达的被称作病原体相关分子模式（PAMP）的结构，从而产生固有免疫应答。固有免疫不具备高度特异性，却是生物在长期进化中逐渐形成的免疫机制，是机体抵御病原体入侵的第一道防线。

（2）适应性免疫：又称获得性免疫或特异性免疫。在免疫反应中，体内 T、B 淋巴细胞受到"非己"的物质（抗原、突变细胞等）刺激后，自身活化、增殖、分化为效应免疫细胞，产生清除抗原等的一系列生物学效应。适应性免疫有特异性、耐受性、记忆性三大特点。

外源病原体入侵时，非特异性的固有免疫先识别并清除"非己"物质，无法完全清除时，则激活针对性、功能更强大的适应性免疫，以彻底清除入侵的病原体，并产生免疫记忆。

48. 何谓体液免疫及细胞免疫？

体液免疫和细胞免疫都属于适应性免疫。体液免疫由 B 细胞产生的抗体介导，主要针对胞外病原体和毒素；细胞免疫又称细胞介导的免疫，由 T 细胞介导，主要针对胞内病原体（如胞内寄生菌和病毒）。

49. 何谓免疫耐受和免疫抑制？

免疫耐受：又称特异性免疫无反应性，它是指机体只对特定抗原的特异无反应性，而对其他抗原可产生良好的免疫应答。两者平衡达到"免疫自稳"。

免疫抑制：是指机体对任何抗原的刺激均不起反应。

50. 免疫球蛋白分几类？它的主要生物学功能是什么？

根据重链上抗原性的不同，可将免疫球蛋白分为 5 类：IgG、IgM、IgA、IgD、IgE。

（1）IgG：是血清中主要的免疫球蛋白，也是唯一能通过胎盘的抗体。IgG 又分为 IgG_1、IgG_2、IgG_3 和 IgG_4 4 个亚类。它的主要功能是抗菌、抗毒素、抗病毒及活化补体等，在新生儿抗感染中也起重要作用。

（2）IgA：分为血清型 IgA 和分泌型 IgA（SIgA）两种。血清型 IgA 又分为 IgA_1 和 IgA_2 两个亚类。分泌型 IgA 存在于唾液、泪液、初乳、鼻及支气管分泌液、胃肠液、尿液、汗液等分泌液中，具有抑制黏附及中和病毒等作用，是机体黏膜局部抗感染性免疫的重要因素。

（3）IgM：是分子量最大的 Ig，又称巨球蛋白，只存在血液中。具有结合抗原，激活补体的作用。IgM 是最早合成和分泌的抗体，脐血 IgM 水平升高提示宫内感染；IgM 也是初次体液免疫最早出现的抗体。

（4）IgD：血清中含量极低，其功能尚不清楚，可能与超敏反应及自身免疫性疾病有关。在防止免疫耐受方面可能起了一定的作用。

（5）IgE：又称亲细胞性抗体。正常人血清中含量极微，它与抗原结合后可导致 I 型超敏反应。

51. 何谓补体？它有哪些主要生物学作用？

补体是人或动物体液中正常存在的一组与免疫有关的并具有精密调控机制的蛋白质反应系统。其生物学作用如下：

（1）细胞毒作用：当补体被激活后，在靶细胞上形成攻膜复合物（MAC），可导致溶菌、病毒溶解及细胞溶解。

（2）调理作用：吞噬细胞吞噬异物及病原微生物的作用，如有抗体和补体参与时，则吞噬功能大大增强。

（3）免疫黏附作用（即清除免疫复合物）：当抗原与相应抗体特异性结合形成复合物激

活补体后，黏附于红细胞、血小板等细胞表面，使之形成大的聚合物，易被吞噬细胞吞噬清除。

（4）炎症介质作用：补体在激活过程中可产生一些中间产物，这些物质具有过敏毒素作用。

52. 何谓超敏反应？超敏反应分几型？

某些抗原或半抗原物质再次进入致敏的机体，在体内引起特异性体液或细胞免疫反应，由此导致组织细胞损伤或生理功能紊乱，称为变态反应或超敏反应。超敏反应根据其发生机制不同分为 4 型，即Ⅰ型、Ⅱ型、Ⅲ型和Ⅳ型超敏反应。

53. 试述Ⅰ型超敏反应的特点以及常见疾病。

（1）反应特点：①反应迅速、强烈、消退快。②参加反应的抗体 IgE 吸附在肥大细胞和嗜碱、嗜酸性粒细胞上。③不需补体及吞噬细胞参与。④具有遗传倾向，个体差异大。⑤主要表现为生理功能紊乱，通常不遗留组织损伤。

（2）常见疾病：①药物过敏性休克。青霉素过敏最常见，链霉素、头孢菌素类等也可引起类似的过敏反应。②血清过敏性休克。③食物过敏反应。④过敏性支气管哮喘或鼻炎。⑤皮肤过敏反应。

54. 试述Ⅱ型超敏反应的特点及常见疾病。

Ⅱ型超敏反应又称细胞溶解型或细胞毒型超敏反应。

（1）反应特点：①抗原在细胞膜上。可有两种情况：一种是细胞本身抗原，例如血型抗原；另一种是外来抗原或半抗原吸附在细胞膜上。②以体液免疫为基础，抗体 IgG 或 IgM 与细胞膜上抗原发生特异性结合。③整个反应过程可有补体参与或有巨噬细胞、NK 细胞等协同作用。④后果是靶细胞溶解破坏，组织损伤。

（2）常见疾病：①由同种异型抗原而引起，如输血反应、Rh 血型不合所致的新生儿溶血病。②由自身抗原而引起，如肺出血肾炎综合征、自身免疫溶血性贫血、特发性血小板减少性紫癜。③药物过敏细胞减少症，如溶血性贫血、粒细胞减少症、血小板减少性紫癜。④甲状腺功能亢进。

55. 试述Ⅲ型超敏反应的特点及常见疾病。

（1）反应特点：①抗原抗体形成中等大小可溶性免疫复合物游离于血液循环中。②在特定的条件下复合物沉积于某一部位。③激活补体，且有中性粒细胞、血小板、嗜碱粒细胞参与。④造成严重的组织损伤。

（2）常见疾病：链球菌感染后的肾小球肾炎、初次注射抗毒素引起的血清病、阿蒂斯（Arthus）反应和类阿蒂斯反应、红斑性狼疮、类风湿关节炎、变应性肺泡炎等。

56. 试述Ⅳ型超敏反应的特点及常见疾病。

（1）反应特点：①在细胞免疫的基础上发生，由致敏 T 淋巴细胞而引起。②不需补体及抗体参加。③由 T 细胞介导的组织损伤，表现为以单核、巨噬细胞浸润为特征的组织变性、坏死、变态反应性炎症。④反应迟发，再次接触抗原后 24～72 小时出现，反应常在抗原进入局部发生。⑤个体差异不大。

（2）常见疾病：①结核病。结核分枝杆菌可以引起以 T 细胞介导为主的免疫应答，称为感染性迟发性超敏反应。②接触性皮炎。

57. 何谓人工自动免疫和人工被动免疫？它们各有何特点？

（1）人工自动免疫：是将菌苗、疫苗或类毒素等物质接种于人体内，刺激机体产生特异性免疫反应，从而获得免疫力的方法。人工自动免疫的特点是：接种的物质是抗原，发挥作用时间慢，但在体内维持时间长，常用于预防。

（2）人工被动免疫：是用人工方法将含有特异性抗体的免疫血清或淋巴因子等免疫物质接种于人体内，使之获得免疫力的方法。人工被动免疫的特点是：接种的物质为抗体或淋巴因子等，由于输入的是现成的免疫物质，故免疫作用出现快，但维持时间短，多用于治疗或紧急预防。

58. 我国目前计划免疫的项目有哪些？

我国目前计划免疫的项目有脊髓灰质炎疫苗，麻疹减毒活疫苗，百日咳、白喉、破伤风三联菌苗，卡介苗（BCG），流行性乙型脑炎疫苗，流脑多糖菌苗，乙型肝炎疫苗等。

59. 何谓单克隆抗体？它有何优越性及应用价值？

由一种 B 淋巴细胞而产生的一个克隆，这一克隆产生的抗体称为单克隆抗体，其产生的抗体只作用于一个抗原决定簇。单克隆抗体的优点是：①纯度高，特性强。②高效价。③可以获得不同特异性（组、型、株）的单克隆抗体。这些优点中尤其是均一的高特异性，使单克隆抗体有极广泛的应用价值：①用于血清学试验，基本上能消除不同细胞和微生物种间或株间在血清学上的交叉反应，提高血清学试验在诊断某些疾病上的特异性和敏感性。②用于区分 T 细胞的亚群。③使用针对肿瘤特异性抗原决定簇的单克隆抗体，携带抗肿瘤的药物治疗恶性瘤。

60. 何谓免疫球蛋白？什么是抗体？

（1）免疫球蛋白：具有抗体活性或化学结构上与抗体相似的球蛋白统称为免疫球蛋白（Ig），所以免疫球蛋白是一个结构化学的概念。

（2）抗体：抗体（Ab）是功能与生物学概念，它是在抗原刺激下由浆细胞产生的具有与相应抗原特异性结合的免疫球蛋白。虽然抗体都是免疫球蛋白，但并非所有的免疫球蛋白都是抗体。

61. 简述青霉素过敏性休克的机制及防治原则。

青霉素系半抗原，无变应原作用，因此大多数人用青霉素无不良反应。极少数人用青霉素后可发生过敏性休克，甚至死亡，其机制是属 I 型超敏反应的全身表现。为防止该现象的发生，首先应仔细询问是否有对青霉素过敏的病史；在使用青霉素前必须做皮试，皮试阳性者禁用。注射青霉素时还必须准备抗过敏性休克的药物（肾上腺素）及抢救设施，以防万一。个别人在皮试时亦可发生过敏性休克，因此要做好各种抢救准备工作，以便及时抢救病人。

62. ABO 血型不相符时输血将会出现什么现象？为什么？

ABO 血型不相符时输血将会出现溶血现象，严重者可导致溶血性死亡。发生这种现象是因为红细胞膜上的抗原与体内相应抗体结合后，直接激活补体系统引起红细胞破裂而发生溶血反应，属于Ⅱ型超敏反应。

63. 目前开展的免疫治疗有哪些？

目前开展的免疫治疗主要包括：①单克隆抗体制剂治疗肿瘤、移植排斥反应和自身免疫病等。②基因工程细胞因子广泛应用于感染性疾病、肿瘤和血液系统疾病的治疗。③造血干细胞移植有效治疗白血病等。④肿瘤免疫治疗，例如抗 CTLA-4 抗体和抗 PD-1 或 PD-L1 抗体、嵌合抗原受体 T 细胞（CAR-T 细胞）、肿瘤树突状细胞治疗疫苗等。

64. 何谓细胞因子风暴？

细胞因子风暴（cytokine storm）又称高细胞因子血症，是指异常情况下，机体促炎细胞因子和抗炎细胞因子之间的平衡失调，表现为短期内机体大量分泌多种细胞因子，引发全身炎症反应综合征，严重者可导致多器官功能障碍综合征。

65. 何谓细胞因子？根据结构和功能分为哪几类？

细胞因子是由免疫细胞及组织细胞分泌的一类小分子可溶性蛋白质，可通过结合相应受体调节细胞生长分化和效应，调控免疫应答，在一定条件下也参与炎症等多种疾病的发生。细胞因子是免疫细胞之间传递信息的重要介质之一。

目前已发现的细胞因子有 200 余种，根据结构和功能分为 6 类：①白细胞介素；②集落刺激因子；③干扰素；④肿瘤坏死因子；⑤生长因子；⑥趋化因子。

66. 何谓细胞黏附分子？

细胞黏附分子（CAM）属于白细胞分化抗原，是介导细胞间或细胞与细胞外基质（ECM）间相互结合和作用的分子。黏附分子以受体-配体结合的形式发挥作用，使细胞与细胞间或细胞与基质间发生黏附，参与细胞的附着、移动，细胞的发育、分化，细胞的识别、活化和信号转导，是免疫应答、炎症发生、凝血、肿瘤转移以及创伤愈合等重要生理、病理过程的分子基础。

黏附分子根据其结构特点可分为免疫球蛋白超家族、整合素家族、选择素家族、钙黏蛋白家族。

67. 何谓主要组织相容性复合体和人类白血病抗原基因复合体？

主要组织相容性复合体（MHC）是一组与免疫应答紧密相关、决定移植组织能否相容、紧密连锁的基因群。哺乳动物都有 MHC。人的 MHC 称为人类白细胞抗原（HLA）基因复合体，其编码产物称为 HLA 分子或 HLA 抗原。

68. 简述黏膜免疫系统的构成。

黏膜免疫系统的主要功能是清除经黏膜表面入侵机体的病原微生物。由覆盖于黏膜系统内表面的黏膜上皮组织、黏膜相关淋巴组织（MALT）、肠上皮细胞和免疫细胞及其产生的分子或分泌物，以及黏膜正常栖息微生物群或"共生菌群"共同构成。

69. 何谓自身免疫病？

在免疫耐受状态下，免疫系统对自身抗原无应答或呈微弱应答状态，同时外周免疫系统中普遍存在一定量的自身反应性 T 细胞和自身抗体，协助清除衰老变性的免疫成员，从而维持免疫自稳状态。而在某些遗传因素和环境因素的影响下，自身抗原发生改变、免疫系统出现异常，引起自身免疫耐受的终止和破坏，激活自身反应性淋巴细胞，导致自身抗体和/或自身反应性 T 细胞的产生，造成自身组织细胞损伤或功能异常，称为自身免疫病。

70. 说明抗感染免疫的基本过程。

感染是病原体入侵宿主的过程，包括病原体侵入、侵袭、在宿主组织克隆定植、诱导免疫应答、病原体清除或组织损伤。免疫系统发挥抗感染作用，需要固有免疫和适应性免疫协同作用，前者提供早期防御，后者提供后期更持久、更强的免疫保护。一些病原微生物通过进化获得逃避机体固有免疫的能力，避免被清除，这时适应性免疫防御成为关键。适应性免疫通过机体产生的效应分子和细胞清除病原体，并产生记忆细胞以保护机体免于再次感染。针对病原体的免疫防御是宿主存活所必需的条件，但也可能对机体造成病理损伤。

71. 简述肿瘤免疫逃逸的机制。

当前被认可的肿瘤免疫逃逸机制是肿瘤免疫编辑学说。该理论认为肿瘤免疫逃逸分为 3 个阶段：①清除期。机体的免疫监视功能发挥抗肿瘤作用，如果能清除突变细胞，则机体保持健康。②平衡期。此期免疫系统与肿瘤细胞势均力敌，免疫系统选择性地消灭一部分肿瘤细胞，另一部分肿瘤细胞则通过突变减少抗原表达、减少分泌刺激分子等改变，逃避免疫系统的识别和清除。这一不断改变重塑肿瘤细胞自身特点的过程称为肿瘤免疫编辑。③免疫逃逸期。肿瘤细胞通过肿瘤免疫编辑逃避免疫系统的识别和清除，发展为具有临床表现的肿瘤。

✎ §1.4.2 医学微生物学和免疫学自测试题（附参考答案）

一、选择题

【A 型题】

1. 质粒是 （　　）

A. 染色体外的遗传物质，存在于核质中　　　B. 染色体外的遗传物质，存在于胞质中　　　C. 细菌的一种特殊结构　　　D. 细菌的基本结构，存在于核质中　　　E. 细菌生命活动所必需的物质

2. 关于外毒素的叙述，下列哪项是错误的 （　　）

A. 是活菌释放至菌体外的一种蛋白质　　　B. 主要由革兰阳性菌产生，少数革兰阴性菌也能产生

C. 性质稳定，耐热　　　D. 毒性强，引起特殊病变　　　E. 抗原性强

3. 病原菌侵入血流并在其中大量繁殖，造成机体严重损伤，引起严重的症状称为 （　　）

A. 毒血症　　　B. 菌血症　　　C. 败血症　　　D. 脓毒血症　　　E. 病毒血症

4. 能在无生命培养基上生长的最小微生物是 （　　）

A. 细菌　　　B. 真菌　　　C. 衣原体　　　D. 支原体　　　E. 立克次体

5. 免疫系统包括 （　　）

A. 胸腺、骨髓　　　B. T 细胞、B 细胞　　　C. 免疫器官、免疫细胞　　　D. 免疫器官、免疫分子

E. 免疫组织、免疫器官、免疫细胞、免疫分子

6. 在同种不同个体组织和细胞中存在的不同抗原被认为是　　　　（　　）

A. 同种异型抗原　　B. 异种抗原　　C. 异嗜性抗原　　D. 相容性抗原　　E. 共同抗原

7. 在人血清中含量最高的 Ig 是　　　　（　　）

A. IgM　　B. IgA　　C. IgE　　D. IgG　　E. IgD

8. 下述细菌编组中，哪一组细菌可引起食物中毒　　　　（　　）

A. 蜡样芽孢杆菌、变形杆菌、金黄色葡萄球菌　　　B. 肉毒杆菌、结核分枝杆菌、伤寒沙门菌

C. 鼠伤寒沙门菌、破伤风梭菌　　D. 产气荚膜杆菌、肺炎链球菌　　E. 副溶血弧菌、布氏杆菌

9. 下述哪种结构是病毒体　　　　（　　）

A. 壳粒　　B. 衣壳　　C. 核衣壳　　D. 包膜　　E. 核酸

10. B 细胞能识别特异性抗原，是因其表面有　　　　（　　）

A. Fc 受体　　B. C3b 受体　　C. E 受体　　D. SmIg　　E. SIgA

11. 化验结果：HBsAg（＋）、HBeAg（＋）、抗-HBc（＋）、抗 HBe（－）、抗-HBs（－），该病人为　　　　（　　）

A. 乙型肝炎病毒感染潜伏期　　B. 急性乙型肝炎　　C. 乙型肝炎恢复期　　D. 急性甲型肝炎

E. 乙肝疫苗接种后的反应

12. 关于"流脑"的叙述，下列哪一项是错误的　　　　（　　）

A. 主要致病因素为内毒素　　B. 主要通过飞沫传播　　C. 人为唯一的传染源　　D. 暴发型以儿童罹患为主　　E. 95％以上由 B 群脑膜炎球菌引起

13. 关于补体的生物学活性，下列哪一项是错误的　　　　（　　）

A. 具有溶菌、杀菌作用　　B. 具有免疫调节作用　　C. 具有免疫黏附作用　　D. 具有趋化功能

E. 能促进抗体大量合成

14. 杀灭细菌芽孢最有效的方法是　　　　（　　）

A. 煮沸法　　B. 巴氏消毒法　　C. 高压蒸汽灭菌法　　D. 紫外线照射　　E. 90％乙醇消毒

15. 担负体液免疫功能的细胞是　　　　（　　）

A. T 细胞　　B. K 细胞　　C. B 细胞　　D. NK 细胞　　E. 巨噬细胞

16. 下列抗原与抗体中，哪种一般不能从血标本检测到　　　　（　　）

A. HBsAg　　B. HBeAg　　C. HBcAg　　D. 抗-HBs　　E. 抗-HBc

17. 免疫活性细胞包括　　　　（　　）

A. T 细胞　　B. K 细胞、NK 细胞　　C. T 和 B 淋巴细胞　　D. B 淋巴细胞　　E. T 和 B 淋巴细胞、吞噬细胞

18. 关于 IgG 的叙述，下列哪项是错误的　　　　（　　）

A. 是一种球蛋白　　B. 能通过胎盘　　C. 血清中含量最多　　D. IgG_1、IgG_2、IgG_4 的 Fc 段能与 SPA 结合　　E. 其作用与抗体完全一样

19. 能通过胎盘的 Ig 是　　　　（　　）

A. IgG　　B. IgM　　C. IgA　　D. IgD　　E. SIgA

20. 下列哪种物质参与 ADCC 效应　　　　（　　）

A. IgG　　B. IgM　　C. 巨噬细胞　　D. T 细胞　　E. SmIg

21. 青霉素过敏性休克是属于　　　　（　　）

A. Ⅰ型超敏反应　　B. Ⅱ型超敏反应　　C. Ⅲ型超敏反应　　D. Ⅳ型超敏反应　　E. 免疫耐受

22. OT 试验原理是　　　　　　　　　　　　　　　　　　　　　　　　　（　　）

A. 迟发型超敏反应　　B. 速发型超敏反应　　C. Ⅳ型超敏反应在局部的表现　　D. Ⅰ型超敏反应在局部的表现　　E. 免疫排斥反应

23. 接种 BCG 的作用是　　　　　　　　　　　　　　　　　　　　　　　（　　）

A. 增强机体非特异性免疫能力　　B. 增强人体细胞免疫能力　　C. 增强人体体液免疫能力 D. 增强机体免疫稳定功能　　E. 使人体对结核分枝杆菌产生免疫力

24. 注射破伤风抗毒素（TAT）的作用是　　　　　　　　　　　　　　　（　　）

A. 中和白喉外毒素　　B. 中和破伤风外毒素　　C. 中和所有的外毒素　　D. 中和病毒　　E. 刺激人体产生抗毒素

25. 对热抵抗力最强的病毒是　　　　　　　　　　　　　　　　　　　　（　　）

A. 甲型肝炎病毒　　B. 乙型肝炎病毒　　C. 狂犬病毒　　D. 艾滋病毒　　E. 麻疹病毒

26. 被狂犬咬伤的伤口最好采用　　　　　　　　　　　　　　　　　　　（　　）

A. 弱酸冲洗　　B. 20% 肥皂水冲洗　　C. 过氧化氢溶液冲洗　　D. 食醋冲洗　　E. 90% 乙醇冲洗

27. 新生儿抗感染的主要抗体是　　　　　　　　　　　　　　　　　　　（　　）

A. IgG　　B. IgM　　C. IgA　　D. IgD　　E. IgE

28. 担负细胞免疫功能的细胞是　　　　　　　　　　　　　　　　　　　（　　）

A. T 细胞　　B. K 细胞　　C. B 细胞　　D. NK 细胞　　E. 巨噬细胞

【X 型题】

29. R 质粒包括　　　　　　　　　　　　　　　　　　　　　　　　　　（　　）

A. r 决定因子　　B. RTF　　C. F 质粒　　D. 异染颗粒　　E. 中介体

30. OT 试验的临床意义有　　　　　　　　　　　　　　　　　　　　　（　　）

A. 协助对儿童结核病诊断　　B. 诊断成年人结核病　　C. 选择 BCG 接种对象　　D. 是成年人细胞免疫功能指标之一　　E. 可作为 BCG 接种效果的检测指标

31. 引起非典型肺炎的病原体有　　　　　　　　　　　　　　　　　　　（　　）

A. 肺炎支原体　　B. SARS 冠状病毒　　C. 肺炎双球菌　　D. 肺炎衣原体　　E. 结核分枝杆菌

32. 病毒灭活的概念是　　　　　　　　　　　　　　　　　　　　　　　（　　）

A. 失去感染性　　B. 保留抗原性　　C. 保留血凝特性　　D. 保留细胞融合特性　　E. 保留遗传特性

33. 乙型肝炎传播的途径有　　　　　　　　　　　　　　　　　　　　　（　　）

A. 消化道传播　　B. 呼吸道传播　　C. 母婴传播　　D. 性接触传播　　E. 血行传播

34. 引起性病的病原体有　　　　　　　　　　　　　　　　　　　　　　（　　）

A. 淋病奈瑟菌　　B. 梅毒螺旋体　　C. 衣原体　　D. HIV　　E. HAV

35. 免疫三大标记技术是　　　　　　　　　　　　　　　　　　　　　　（　　）

A. 免疫荧光技术　　B. 酶免疫测定　　C. 放射免疫测定　　D. 协同凝集　　E. 免疫电泳

36. 自然疫源性疾病的特点有　　　　　　　　　　　　　　　　　　　　（　　）

A. 自然界长期有病原体存在　　B. 节肢动物为传播媒介　　C. 发病有地方性　　D. 发病有季节性 E. 局部地区突发性烈性传染病

37. 下列哪些病原体可引起食物中毒　　　　　　　　　　　　　　　　　（　　）

A. 霍乱弧菌　　B. 肉毒杆菌　　C. 蜡样芽孢杆菌　　D. 黄曲霉　　E. 产气荚膜梭菌

38. 引起脑膜炎的病原体有 ( )

A. 脑膜炎奈瑟菌　　B. 结核分枝杆菌　　C. 新型隐球菌　　D. 钩端螺旋体　　E. 白喉棒状杆菌

39. 立克次体的特点是 ( )

A. 大多是人畜共患病原体　　B. 节肢动物常为传播媒介　　C. 在活细胞内以二分裂方式繁殖

D. 所致疾病多为自然疫源性疾病　　E. 对所有抗生素及磺胺类药物敏感

40. 引起间质性肺炎的病原体有 ( )

A. 肺炎链球菌　　B. 呼吸道合胞病毒　　C. 肺炎支原体　　D. 肺炎衣原体　　E. ECHO 病毒

二、填空题

1. 需用电子显微镜才能观察到的细菌特殊结构是_____，细菌繁殖的方式为_____，对热抵抗力最强的病毒为_____。

2. 细菌的特殊结构有_____、_____、_____、_____。

3. 常见的化脓性球菌包括_____、_____、_____、_____。

4. 写出与下列疾病相关的病毒：原发性肝癌，_____；宫颈癌，_____；鼻咽癌，_____；尖锐湿疣，_____。

5. 免疫的基本功能是_____、_____、_____。

6. 完全抗原具有_____和_____两种性能。

7. 细菌繁殖的方式是_____，而病毒增殖的方式是以_____进行。

8. 免疫球蛋白根据其重链抗原性不同而分为_____、_____、_____、_____、_____五类。

9. 人工自动免疫进入人体的物质是_____。

10. OT 试验阳性说明人体对_____有免疫力。

三、判断题

1. 类毒素是外毒素经甲醛处理之后，去其毒性而保留抗原性的用于自动免疫的生物制剂。 ( )

2. 用高压蒸汽灭菌即可破坏溶液中的热原质。 ( )

3. 人体肠道菌群中 99.9% 是厌氧菌，大肠埃希菌等仅占 0.1%。 ( )

4. 卡介苗是人型结核分枝杆菌的死菌苗，用于预防结核病。 ( )

5. 病毒属非细胞型微生物，其增殖方式为自我复制。 ( )

6. 干扰素具有广谱抗病毒的作用，它能直接抑制病毒的复制。 ( )

7. 免疫是抗体对异己成分的识别及排除抗原性异物的一种特异性生理反应。 ( )

8. 流行性乙型脑炎、狂犬病、钩端螺旋体病均为自然疫源性疾病。 ( )

9. 艾滋病的病原体是人类免疫缺陷病毒（HIV）。 ( )

10. 引起沙眼的病原体是沙眼衣原体。 ( )

四、名词解释

1. 菌群失调

2. 荚膜

3. 干扰素

4. 慢发病毒感染

5. 超敏反应

五、问答题

1. 试述细菌合成代谢产物及意义。

2. 何谓噬菌体？在医学上有何应用？

3. 病原性球菌可致哪些疾病？

4. 大肠埃希菌在医学上有何意义？

5. 孕妇感染哪些微生物可引起胎儿先天性畸形？其表现如何？

参考答案

一、选择题

1. B 2. C 3. C 4. D 5. E 6. A 7. D 8. A 9. C 10. D 11. B 12. E 13. E 14. C
15. C 16. C 17. C 18. E 19. A 20. A 21. A 22. C 23. E 24. B 25. B 26. B 27. A
28. A 29. AB 30. ACDE 31. ABD 32. ABC 33. CDE 34. ABCD 35. ABC 36. ABCD
37. BCDE 38. ABCD 39. ABCD 40. BCD

二、填空题

1. 菌毛 二分裂 HBV

2. 芽孢 鞭毛 荚膜 菌毛

3. 葡萄球菌 链球菌 肺炎链球菌 脑膜炎奈瑟菌 淋病奈瑟菌

4. HBV HSV-Ⅱ EBV HPV

5. 免疫防御 免疫稳定 免疫监视

6. 免疫原性 抗原性

7. 二分裂 自我复制

8. IgG IgM IgA IgD IgE

9. 抗原

10. 结核分枝杆菌

三、判断题

1. √ 2. × 3. √ 4. × 5. √ 6. × 7. √ 8. √ 9. √ 10. √

四、名词解释

1. 菌群失调：由于长期使用抗生素或滥用抗生素，机体某些部位的正常菌群中，各种细菌的正常比例发生变化，称为菌群失调。例如长期使用抗生素治疗腹泻的病人，可使肠内正常的大肠埃希菌数目大量减少，而导致金黄色葡萄球菌及白假丝酵母菌大量繁殖，引起假膜性肠炎，此类疾病称为肠道菌群失调。为防止菌群失调的发生，在临床工作中，必须合理使用抗生素。

2. 荚膜：是某些细菌胞壁外包绕的一层较厚的黏液性物质，可帮助鉴定细菌。荚膜具有抗原性，可作为细菌分型的依据之一。荚膜还具有保护细菌抵抗宿主吞噬细胞的吞噬和消化作用。荚膜也能保护菌体避免或减少一些物质，如溶菌酶、补体、抗体和抗菌物质对细菌的损伤，因而增强了细菌的侵袭力，故荚膜与细菌的致病性相关。荚膜多糖还可使细菌彼此相连，黏附于组织细胞表面，是引起感染的重要因素之一。

3. 干扰素：是病毒或其他干扰素诱生剂刺激人或动物细胞所产生的一种糖蛋白，它具有抗病毒、抗肿瘤和免疫调节等多种生物学活性，是人体固有免疫成员之一。

干扰素诱导细胞合成抗病毒蛋白，具有广谱抗病毒作用，它在控制病毒感染、阻止病毒在机体内扩散以及促进病毒性疾病的痊愈等方面都起着重要作用。另外，干扰素也有调节免疫功能和抑制肿瘤细胞生长的作用，是抗病毒的主要生物试剂，在防治病毒性疾病中发挥重要的作用。

4. 慢发病毒感染：病毒感染后，潜伏期很长，可达数月、数年或数十年之久。一旦症状出现，多为亚急性、进行性，最后以死亡而告终。例如麻疹病毒感染后的亚急性硬化性全脑炎（SSPE）。

5. 超敏反应：某些抗原或半抗原物质再次进入致敏的机体，在体内引起特异性体液或细胞免疫反应，由此导致组织损伤或生理功能紊乱，称为变态反应或超敏反应，人们习惯上称为过敏反应。超敏反应根据其发生机制不同分为 4 型，即Ⅰ型、Ⅱ型、Ⅲ型和Ⅳ型超敏反应。

五、问答题

1. 细菌在合成代谢过程中，除合成菌体自身成分外，还能合成一些其他代谢产物。

（1）热原质：许多细菌能合成一种物质，注入人体或动物体能引起发热反应，故称为热原质。热原质即菌体中的脂多糖。热原质耐高温，高压蒸汽灭菌亦不被破坏，需在 250 ℃高温下干烤才能被破坏。用吸附剂和特制石棉滤板可除去液体中的大部分热原质。

（2）毒素和侵袭性酶：细菌产生的毒素有内毒素和外毒素两种。某些细菌还能产生具有侵袭性的酶，能损伤机体组织，如链球菌的透明质酸酶等。

（3）色素：某些细菌在一定条件下能产生各种颜色的色素，不同细菌可有不同色素，在细菌鉴别上有一定意义。

（4）抗生素：某些微生物在代谢过程中能产生一些抗微生物的物质，称为抗生素。它能抑制或杀死某些微生物和癌细胞。抗生素大多由放线菌和真菌产生。

（5）细菌素：是某些细菌菌株产生的一类具有抗菌作用的蛋白质。与抗生素不同，细菌素作用范围狭窄，仅对与产生该种细菌素的细菌有近缘关系的细菌才有抗菌作用。

（6）维生素：肠道内的大肠埃希菌，可合成 B 族维生素和维生素 K。

2. 噬菌体是感染细菌、真菌、放线菌和螺旋体等微生物的病毒，它具有病毒的生物特性。

噬菌体有两种，一种为毒性噬菌体，另一种为温和噬菌体。噬菌体感染细菌后，导致细菌裂解，释放的噬菌体再感染其他细胞，建立一个溶菌性周期，这种噬菌体称为毒性噬菌体。有的噬菌体感染细菌后不增殖，只是噬菌体的核酸整合到细菌染色体上，这种整合在细菌染色体上的噬菌体基因称为前噬菌体，该细菌称为溶原性细菌，形成溶原状态的噬菌体称为溶原性噬菌体或温和噬菌体。

毒性噬菌体裂解细菌具有特异性，因此可应用毒性噬菌体裂解细菌来鉴定菌种和菌型，并可检测标本中未知的细菌。这种分型方法在流行病学调查上，对追查细菌感染的传染源具有极其重要的意义。近年来利用噬菌体作载体已成为分子生物学研究的重要实验工具，已广泛用于遗传工程等研究领域，在基因工程研究中取得了重大的进展。近期用于治疗细菌感染。

3. 病原性球菌主要引起化脓性炎症，故又称化脓性球菌，不同球菌可致不同疾病。

（1）葡萄球菌：所致疾病有侵袭性和毒素性两种。侵袭性疾病，主要引起局部或全身化脓性炎症。毒素性疾病，一般由外毒素引起，如食物中毒、假膜性肠炎、烫伤样皮肤综合征、毒性休克综合征等。

（2）链球菌：A 族链球菌引起的疾病占人类链球菌感染的 90%。可引起化脓性感染，如淋巴结炎、蜂窝织炎、扁桃体炎、中耳炎、产褥热等。可引起中毒性疾病，如猩红热。可引起变态反应性疾病，如风湿热、急性肾小球肾炎。

（3）肺炎链球菌：主要引起人类大叶性肺炎。

（4）脑膜炎奈瑟菌：是流脑的病原菌，引起流行性脑脊髓膜炎。

（5）淋病奈瑟菌：是淋病的病原菌，人类是淋病奈瑟菌的唯一宿主。

4.（1）大肠埃希菌在肠道为正常菌群，能抑制其他病原微生物的生长，维持肠道正常菌群的平衡，还能合成 B 族维生素和维生素 K。

（2）引起感染：当宿主免疫力下降或细菌侵入肠外组织或器官时，可引起感染。大肠埃希菌的某些血清型菌株致病性强，能直接导致肠道感染，称为致病性大肠埃希菌。

（3）大肠埃希菌在卫生细菌学上常被作为饮水、食品等被粪便污染的检测指标。我国的卫生标准规定，大肠埃希菌菌群数在每 1 000 mL 饮水中不得超过 3 个；每 100 mL 瓶装汽水、果汁等饮料中大肠埃希菌菌群数不得超过 5 个。

（4）在分子生物学和基因工程的实验研究中，大肠埃希菌是重要的实验材料和载体。

5. 孕妇感染了病原微生物可经垂直传播感染胎儿而造成先天性畸形。常见的病原微生物有：

（1）梅毒螺旋体：可通过胎盘进入胎儿血流，并扩散至肝、脾、肾等内脏并大量繁殖，引起胎儿全身性感染，出生后这种先天性梅毒的婴幼儿呈现锯齿形牙、间质性角膜炎、先天性耳聋等症状。

（2）风疹病毒：孕妇在妊娠期 4 个月内感染风疹病毒可经胎盘引起垂直传播，导致胎儿先天性畸形或先天性风疹综合征，表现为先天性心脏病、耳聋、失明及智力低下等。

（3）单纯疱疹病毒：孕妇因单纯疱疹病毒原发感染或潜伏感染的病毒被激活，病毒可经胎盘感染胎儿，影响胚胎细胞的有丝分裂，引起胎儿畸形及智力低下。

（4）巨细胞病毒：病毒通过胎盘感染胎儿，引起造血系统、中枢神经系统损伤，出现小脑畸形、视神经萎缩等。

（5）人类免疫缺陷病毒（HIV）及人乳头瘤病毒（HPV）：均可通过胎盘或产道导致胎儿及新生儿先天性感染。HIV 可导致艾滋病（AIDS）而引起人类免疫缺陷，最后伴发各种疾病或癌症而死亡。HPV 可引起尖锐湿疣或癌症。

§1.5　生物化学与分子生物学

§1.5.1　生物化学与分子生物学基本知识问答

1. 何谓生物化学？

生物化学（biochemistry）是医学的重要基础学科之一，是用化学、物理学和生物学的原理和方法，探讨生命现象的科学。其研究对象为生物体内物质的化学组成、结构和功能，以及生命活动过程中的各种化学变化过程及与环境之间相互关系。20 世纪 50 年代，生物化学发展进入了分子生物学时期。

2. 何谓分子生物学？

分子生物学是生物化学的重要组成部分，是 20 世纪 50 年代出现的从分子水平研究生命现象的新学科。分子生物学主要研究生物大分子（主要是蛋白质和核酸）的结构与功能，进而阐明生命现象本质。分子生物学是人类在认识论上的重大飞跃，它揭示了生命本质的高度有序性和一致性，也被视作生物化学的发展和延续。

3. 生命体内重要的生物大分子有哪几种？主要特点是什么？

生物大分子通常为具有一定分子结构规律的多聚体，多由一定的基本结构单位，按一定排列顺序和连接方式组成。生命体内的生物大分子包括蛋白质、核酸、酶和聚糖。

主要特点：①蛋白质和核酸是体内主要的生物大分子，蛋白质不仅是生命活动最主要的载体，而且还承担着各种生物学功能，几乎涉及所有的生理过程。②核酸则具有传递遗传信息等功能。蛋白质与核酸的存在与配合，是诸多生命现象的基础。③酶是由活细胞产生的具有催化活性和专一性的生物分子（蛋白质、RNA、DNA），其中绝大部分酶是蛋白质。体内几乎所有的化学反应都由相应的酶来催化，这是生物体进行复杂而周密的新陈代谢并执行精细的时空调节的基本保证。④聚糖是结构复杂且有规律可循的重要分子之一，可与蛋白质、脂质等构成复合糖类（糖蛋白、蛋白多糖、糖脂），在各种生命活动中发挥作用。

4. 蛋白质是怎样组成的？

蛋白质是生物体的重要组成成分，也是生命活动的物质基础，同时还是生物体中含量最丰富的生物大分子，几乎所有的器官组织都含有蛋白质。蛋白质约占人体固体成分的45%，在细胞中可达细胞干重的70%以上。蛋白质虽种类繁多、结构各异，但其元素组成相似，主要有碳、氢、氧、氮和硫。蛋白质是体内的主要含氮物质，其含氮量平均为16%，因此，通过测定生物样品的含氮量就可推算出蛋白质的大致含量。参与蛋白质合成的氨基酸一般有20种，通常是$L-\alpha$-氨基酸（除甘氨酸外），氨基酸通过肽键连接而形成蛋白质或肽。

5. 简述蛋白质的四级分子结构。

蛋白质复杂的分子结构分为4个层次，即一级、二级、三级、四级结构，后三级统称为高级结构或空间构象，此空间结构包括蛋白质分子中每一原子在三维空间中的相对位置，是蛋白质特有性质和功能的结构基础。

（1）蛋白质分子中从N端至C端的氨基酸排列顺序决定蛋白质一级结构，其中的主要化学键是肽键和二硫键。

（2）多肽链主链局部的有规则重复构象为蛋白质二级结构，但不涉及氨基酸残基侧链构象。其二级结构主要包括α螺旋、β折叠、β转角和Ω环。

（3）整条多肽链进一步折叠成蛋白质三级结构，包括全部氨基酸残基的相对空间位置，亦即主链和侧链的全部原子在三维空间的位置排布。

（4）含有两条以上多肽链的蛋白质各个亚基之间的聚合，为蛋白质四级结构。其主要化学键为氢键和离子键。

6. 何谓蛋白质的变性？临床上有何应用价值？

一些物理、化学因素可破坏蛋白质的空间结构，引起其理化性质与生物活性发生显著改变，此种现象称为蛋白质的变性。蛋白质变性不涉及其一级结构，即多肽链的氨基酸序列未改变，而仅是蛋白质分子二硫键和非共价键被破坏，致使其原有的特定空间结构变得无规则和松散。导致蛋白质变性的化学因素有强酸、强碱、乙醇、去污剂、尿素等；物理因素包括加热、紫外线照射、高压、超声波、电离辐射和机械搅拌等。如致变性因素较温和/或在变性的初期，蛋白质分子尚未受深度破坏，一旦移除致变性因素后，蛋白质的空间结构与原有理化性质和功能就会恢复原状，称为蛋白质的复性。蛋白质变性的原理已广泛应用于临床医学，例如75%乙醇、高温高压、紫外线和电离辐射等用于消毒、灭菌，可使细菌与病毒的蛋白质变性而丧失致病与繁殖能力。

7. 简述核酸的分类和分子组成。

核酸分为核糖核酸（RNA）和脱氧核糖核酸（DNA）两大类。

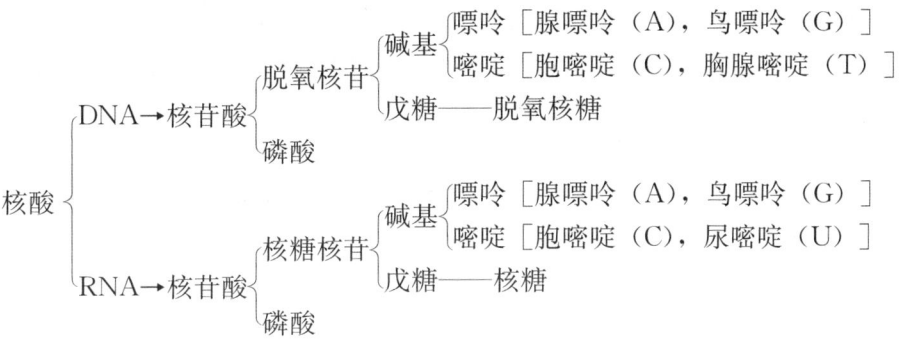

8. 试述 DNA 的二级结构和空间结构。

（1）DNA 的二级结构是双螺旋结构，具有以下特点：

1）DNA 由两条多聚脱氧核苷酸链组成。两条链中，一条链的 $5'{\rightarrow}3'$ 方向是自上而下，而另一条链的 $5'{\rightarrow}3'$ 方向是自下而上，呈反向平行，两条链围绕着同一个螺旋轴形成反平行的右手螺旋结构。

2）DNA 的两条多聚脱氧核苷酸链之间形成互补碱基对。一条链上的腺嘌呤与另一条链上的胸腺嘧啶形成两对氢键；一条链上的鸟嘌呤与另一条链上的胞嘧啶形成三对氢键。

3）两条多聚脱氧核苷酸链的亲水性骨架将互补碱基对包埋在 DNA 双螺旋结构内。

4）两个碱基对平面重叠产生了碱基堆积作用。相邻的两个碱基对平面彼此重叠（overlapping），并由此产生疏水性的碱基堆积力，碱基对的氢键共同维持 DNA 双螺旋结构的稳定。

（2）DNA 双链经过盘绕折叠形成致密的高级结构。绝大多数原核生物的 DNA 呈封闭环状，且具有超螺旋结构；真核生物 DNA 双链需要进行一系列的盘绕、折叠和压缩，有序地组装成染色质或染色体。

9. RNA 的结构有何特点？它们如何发挥生理功能？

RNA 一般是 DNA 的转录产物，可分为编码 RNA 和非编码 RNA。

（1）编码 RNA 是指信使 RNA（mRNA），是从基因组上转录而来的 RNA，其核苷酸序列可以翻译成蛋白质，是细胞质中蛋白质合成的模板。成熟 mRNA 含有 $5'$-帽结构、编码区和 $3'$-多聚（A）尾结构。编码区中的每 3 个核苷酸构成一个密码子，决定了新生多肽链上的一个氨基酸。

（2）非编码 RNA 主要有转运 RNA（tRNA）、核糖体 RNA（rRNA）和一些参与RNA 剪接和修饰的小 RNA。①tRNA 是蛋白质合成中氨基酸的载体。在蛋白质合成过程中，为新生多肽链提供活化的氨基酸。tRNA 的反密码子可通过碱基互补关系识别 mRNA密码子，准确配对密码子和对应氨基酸。②rRNA 与核糖体蛋白共同构成核糖体，为蛋白质合成提供场所。肽链合成所需的 mRNA、tRNA 和多种蛋白质因子都被募集到核糖体上。③其他非编码 RNA 包括核内小 RNA（snRNA）、核仁小 RNA（snoRNA）、胞质小 RNA（scRNA）、微 RNA（miRNA）、长链非编码（lncRNA）等，它们的主要生物学功能是保障遗传信息传递和参与基因表达调控。

10. 何谓酶？酶与一般催化剂有何区别？

酶是催化特定反应的蛋白质，属于生物催化剂。酶可通过降低反应活化能来加快反应速率，但并不改变反应平衡点。酶与一般催化剂的区别如下：

（1）酶具有极高的催化效率，比一般催化剂高 $10^7 \sim 10^{12}$ 倍。

（2）酶对底物具有高度的特异性。一种酶仅能作用于某种或某类化合物，或作用于特定的化学键，催化特定的化学反应并产生特定的产物，这一特性又称酶的专一性。生物体内消化淀粉、脂肪和蛋白质时，由淀粉酶、脂肪酶和蛋白酶各司其职；而一般催化剂如 H^+ 能同时水解这三类食物。

（3）酶具有可调节性。机体内许多酶的酶活性和含量受体内代谢物或激素的调节。

（4）酶具有不稳定性。酶的本质为蛋白质，因此酶促反应往往都是在常温、常压和接近中性的条件下进行的。在高温、强酸、强碱等理化因素的作用下，酶会发生变性，从而失去催化活性。

11. 简述聚糖的种类和特点。

细胞中有各类由糖基分子与蛋白质或脂类以共价键连接而成的复合生物大分子，称为复合糖类或糖复合体，例如糖蛋白、蛋白聚糖和糖脂等。糖蛋白和蛋白聚糖均由共价连接的蛋白质和聚糖组成，而糖脂由聚糖和脂质组成。

糖蛋白和蛋白聚糖分布于细胞表面、细胞内分泌颗粒和细胞核内；也可被分泌出细胞，构成细胞外基质成分。糖蛋白分子中蛋白质重量百分比大于聚糖，而蛋白聚糖中聚糖所占重量在一半以上。糖蛋白分子影响蛋白部分的构象、聚合、溶解及降解，还参与糖蛋白相互识别、结合等功能。蛋白聚糖主要构成细胞间基质，特殊的蛋白聚糖，如肝素可抗凝、硫酸软骨素可维持软骨的机械性能。

糖脂包括鞘糖脂、甘油糖脂和类固醇衍生糖脂。鞘糖脂、甘油糖脂不仅是细胞膜脂的主要成分，还参与血液凝固过程，且在神经冲动传递中也起重要作用。

12. 人体内葡萄糖的代谢包括哪些主要途径？

葡萄糖的主要代谢途径，包括糖的无氧氧化和有氧氧化，磷酸戊糖途径和糖异生等过程。

13. 试述糖无氧氧化的反应过程、特点和生理意义。

（1）糖无氧氧化是指经过糖酵解将 1 分子葡萄糖分解为 2 分子丙酮，在不能利用氧或氧供应不足时，还原生成乳酸的过程。可将糖酵解分为 4 个阶段。

1）起始阶段：

葡萄糖→6-磷酸葡萄糖→6-磷酸果糖→1,6-二磷酸果糖

2）释能阶段Ⅰ：

$$1,6\text{-磷酸果糖} \xrightarrow{\text{醛缩酶}} \text{磷酸二羟丙酮}$$
$$3\text{-磷酸甘油醛} \rightarrow 1,3\text{-二磷酸甘油酸} \xrightarrow[\text{2ADP } \text{2ATP}]{} 3\text{-磷酸甘油酸}$$

3）释能阶段Ⅱ：

$$3-磷酸甘油酸 \longrightarrow 2-磷酸甘油酸 \longrightarrow 磷酸烯醇式丙酮酸 \xrightarrow{\ \ 2ADP\quad 2ATP\ \ } 烯醇式丙酮酸$$

4）乳酸生成阶段：

$$烯醇式丙酮酸 \longleftrightarrow 丙酮酸 \xrightarrow[2H]{LDH} 乳酸$$

（2）反应特点：

1）反应部位在胞质。

2）产能过程不需要氧。

3）有三步不可逆，催化这三步反应的酶是糖酵解整个过程的限速酶（己糖激酶、磷酸果糖激酶1和丙酮酸激酶）。

4）1分子葡萄糖的无氧酵解可生成4ATP，但起始阶段中有两个耗能步骤消耗了2ATP，故净生成2ATP。糖酵解生成ATP的方式为底物磷酸化，若以糖原的葡萄糖单位进行糖酵解，可从6-磷酸葡萄糖开始进入糖酵解，故能净生成3ATP。

5）丙酮酸的去路：

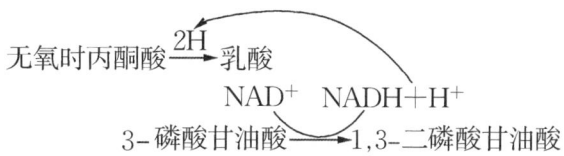

有氧时，丙酮酸进入线粒体进行有氧氧化，$NADH+H^+$亦在线粒体内发生氧化磷酸化以生成ATP。

（3）生理意义：①是机体不利用氧而获得能量的有效途径，对肌收缩非常重要。②是某些细胞的主要产能方式，如红细胞没有线粒体，完全依赖糖酵解供能。神经、白细胞、骨髓、肿瘤细胞等的代谢非常活跃，即使不缺氧也常由糖酵解提供部分能量。

14. 试分析糖有氧氧化的反应过程、产能特点和生理意义。

（1）反应过程：$葡萄糖 \xrightarrow{[O_2]} CO_2+H_2O+能量$，分为3个阶段。

1）葡萄糖在胞质中经糖酵解生成丙酮酸。

2）丙酮酸氧化脱羧生成乙酰辅酶A（乙酰CoA）：此过程不可逆，由丙酮酸脱氢酶复合体催化，该复合体包括3种酶与5种辅助因子。该酶复合体是限速酶，是有氧氧化的关键调控点。

3）三羧酸循环：在线粒体内进行，每经过一次循环将消耗1分子乙酰CoA；发生4次脱H，两次脱羧，1次底物磷酸化；生成1分子$FADH_2$，3分子$NADH+H^+$，3分子CO_2，1分子GTP；共有3个关键的酶参与催化反应，即柠檬酸合酶、异柠檬酸脱氢酶与α-酮戊二酸脱氢酶复合体，而其中异柠檬酸脱氢酶为最重要的限速酶；三羧酸循环的整个过程不可逆，反应产生的中间物起着催化剂的作用，其本身无量的变化；启动循环的草酰乙酸可决定三羧酸循环的运转速率。

（2）产能特点：人体内大多数组织细胞从糖的有氧氧化中获取能量，1 mol 葡萄糖彻底有氧氧化可生成 30（或 32）mol ATP。

（3）生理意义：①三羧酸循环是糖类、脂肪和蛋白质三大营养素的代谢联系枢纽。②三羧酸循环是三大营养素氧化分解的共同途径。③糖有氧氧化是糖分解供能的主要方式。④正常情况下，糖的有氧氧化可抑制无氧氧化。

15. 何谓糖异生途径？它有什么生理意义？

从非糖物质（如乳酸、甘油与生糖氨基酸）生成葡萄糖或糖原的反应称为糖异生途径。它主要在肝脏与肾皮质进行。糖异生途径基本上是糖酵解的逆反应过程，但由于己糖激酶、磷酸果糖激酶与丙酮酸激酶所催化的反应不可逆，故这三步反应的逆过程需要另外的酶催化，即要通过三个"能障"。另外，由于草酰乙酸不能自由出入线粒体内膜，因此还要涉及一个"膜障"。现举丙酮酸的糖异生为例：

（1）丙酮酸→烯醇式丙酮酸：由于丙酮酸羧化酶和磷酸烯醇式丙酮酸羧激酶催化的两步反应，构成一条"丙酮酸羧化支路"以促成丙酮酸→草酰乙酸→磷酸烯醇式丙酮酸。

（2）1,6 -二磷酸果糖 $\xrightarrow{\text{果糖双磷酸酶 1}}$ 6 -磷酸果糖。

（3）6 -磷酸葡萄糖 $\xrightarrow{\text{葡萄糖-6 -磷酸酶}}$ 葡萄糖。

（4）膜障：草酰乙酸 $\xrightarrow{+2H}$ 苹果酸 $\longrightarrow$ 出线粒体。
　　（转氨基作用）　　天冬氨酸

糖异生途径的生理意义：①能在机体空腹或饥饿时保持血糖水平的相对稳定。②进食后肝细胞可直接利用丙酮酸等三碳化合物以补充肝糖原，称为糖原合成的三碳途径。③调节酸碱平衡。长期饥饿时，肾的糖异生增强，有利于酸碱平衡的维持。

16. 何谓血糖？血糖有哪些来源和去路？

血糖是指血中的葡萄糖，血糖浓度呈相对恒定，按葡萄糖氧化酶法测定，正常人空腹血浆葡萄糖水平达 3.9～6.1 mmol/L。

（1）血糖的来源：①主要来自食物中所含糖类。②空腹时血糖可直接来自肝糖原的分解。③由非糖物质通过糖异生途径生成葡萄糖，成为长期饥饿时的血糖来源。

（2）血糖的去路：①主要在各组织中氧化分解产能。②运往肝和肌肉组织以合成糖原。③转变为非糖物质，如脂肪、非必需氨基酸等。④转变成其他糖及其衍生物，如核糖、氨基糖等。⑤血糖浓度如超过 8.88～9.99 mmol/L，将超过肾小管的重吸收能力，并从尿液排出，称为糖尿。出现糖尿时的血糖浓度即肾阈值。正常人进食大量糖后以及患糖尿病时，均会检出糖尿。

17. 何谓乳酸循环（Cori 循环）？其生理意义如何？

肌肉收缩时，肌糖原分解通过糖酵解生成乳酸。但肌肉内糖异生的活性低，乳酸可经细胞膜进入血液转运到肝，在肝内异生为葡萄糖。葡萄糖释放入血后又被肌肉摄取，这样构成了一个循环，称为乳酸循环。该循环的生理意义，即避免乳酸损失以及乳酸堆积所致酸中毒。乳酸循环为耗能过程，2 分子乳酸生成 1 分子葡萄糖将消耗 6 ATP。

18. 脂质有哪些种类？它们具有什么生理功能？

脂质是脂肪和类脂的总称。脂肪即甘油三酯，类脂包括固醇及其酯、磷脂和糖脂等。脂质分子不由基因编码，独立于遗传信息系统之外，且不易溶于水。脂质的特殊性决定了其在生命活动或疾病发生发展中特别的生物学功能：

（1）甘油三酯是机体重要的能源物质。①甘油三酯富含高度还原碳，氧化分解产能多。1 g 甘油三酯彻底氧化可产生 38 kJ 能量，1 g 蛋白质或 1 g 碳水化合物只产生 17 kJ 能量。②甘油三酯疏水，储存时不带水分子，其储存于脂肪组织区，占体积小。

（2）脂肪酸尤其是不饱和脂肪酸具有多种重要生理功能。①人体自身不能合成的必需脂肪酸须由食物提供，如亚油酸、亚麻酸及花生四烯酸。②利用脂肪酸合成不饱和脂肪酸衍生物，如前列腺素、白三烯等。

（3）磷脂是重要的结构成分和信号分子。①磷脂分子具有亲水端和疏水端，可在水溶液中聚集成脂质双层，是生物膜的基础结构。几乎所有的磷脂都参与生物膜的构成。②磷脂酰肌醇是第二信使的前体，主要存在于细胞膜内层。在激素等刺激下可分解为甘油二酯和肌醇三磷酸（IP），两者均能在细胞内传递细胞信号。

（4）胆固醇是生物膜的重要成分和具有重要生物学功能固醇类物质的前体。①胆固醇是动物细胞膜的另一基本结构成分，是决定细胞膜性质的重要分子。②胆固醇可转化为具有重要生理功能的固醇化合物，是体内肾上腺皮质、睾丸、卵巢等合成类固醇激素的原料；胆固醇也可以转化为胆汁酸和维生素 D_3。

19. 简述甘油三酯的合成及代谢，及如何降低异常升高的血浆甘油三酯。

肝、脂肪组织及小肠是合成甘油三酯的主要场所，其中肝的合成能力最强。合成甘油三酯的基本原料为甘油和脂肪酸，主要由糖代谢提供和糖转化形成。小肠黏膜细胞以脂酰 CoA 酯化甘油一酯合成甘油三酯，肝细胞及脂肪细胞以脂酰 CoA 先后酯化 3 -磷酸甘油及甘油二酯合成甘油三酯。

甘油三酯在激素触发下，水解生成甘油和脂肪酸。甘油经活化、脱氢、转化成磷酸二羟丙酮后，循糖代谢途径代谢。脂肪酸活化后进入线粒体，经脱氢、加水、再脱氢及硫解4 步反应的重复循环完成 β 氧化，生成乙酰 CoA，并最终彻底氧化，释放大量能量。肝中经β 氧化生成的乙酰 CoA 还能转化成酮体，经血液运输至肝外组织被利用。

要降低血浆甘油三酯，必须减少其合成原料糖类和脂肪酸的摄入；同时还必须增加脂肪动员的机会，如适当饥饿、运动等。

20. 何谓酮体？酮体是如何生成和利用的？

脂肪酸在肝脏中氧化分解生成的乙酰乙酸、β -羟丁酸和丙酮 3 种中间代谢产物，统称为酮体。

（1）酮体的生成：在肝脏的线粒体中，经关键酶 3 -羟- 3 -甲基戊二酰 CoA（HMG - CoA）合成酶催化，可从合成原料乙酰 CoA 生成酮体，其反应过程是：2 乙酰 CoA→乙酰乙酰 CoA→HMG - CoA→乙酰乙酸。

（2）酮体的利用：心、肾、脑和骨骼肌的线粒体含有琥珀酰 CoA 转硫酶和乙酰乙酸

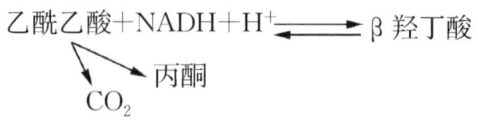

CoA 硫解酶，前者能将乙酰乙酸变成乙酰乙酰 CoA，再由后者使乙酰乙酰 CoA 硫解，生成 2 分子乙酰 CoA 进入三羧酸循环彻底氧化。肾、心和脑的线粒体还含有乙酰乙酰硫激酶，可直接活化乙酰乙酸并消耗 2 分子 ATP，生成乙酰乙酰 CoA，继由硫解酶催化，硫解成 2 分子乙酰 CoA。

$$\beta\text{-羟丁酸} \xrightarrow[-2H]{\beta\text{-羟丁酸脱氢酶}} \text{乙酰乙酸} \rightarrow \text{乙酰 CoA}$$

$$\text{丙酮} \xrightarrow{\text{一系列酶促反应}} \text{丙酮酸或乳酸} \rightarrow \text{糖异生}$$

肝是生成酮体的器官，但不能利用酮体，肝外组织不能生成酮体，却可利用酮体。

（3）生理意义：①正常情况下，酮体是肝脏输出能源的形式之一。酮体溶于水，分子小，能通过血脑屏障和肌肉毛细血管壁，易被肝外组织充分利用。②在长期饥饿或患糖尿病时，脂肪动员加强，产生的大量酮体将为心、脑等重要器官提供必需的能源。此时由于葡萄糖供应不足，心、脑等器官也会应激利用酮体氧化分解供能。③如酮体的生成超过肝外组织利用的能力，将导致血中酮体升高和酮症酸中毒，酮体大量随尿排出，称为酮尿。

21. 试述血浆脂蛋白的组成与功能。

（1）乳糜微粒（CM）：由小肠黏膜上皮细胞合成，直径 80～500 mm，分子量 $>50\times10^6$，密度 <0.95 g/cm³，含有甘油三酯（TG）、胆固醇酯和一些载脂蛋白，其主要功能是运输外源性 TG 和胆固醇。

（2）极低密度脂蛋白（VLDL）：颗粒直径 30～80 mm，分子量（10～80）$\times10^6$，密度 0.95～1.006 g/cm³，约含 10%蛋白质和 50%TG。在血中起转运内源性 TG 的作用，其浓度升高可能诱发动脉粥样硬化症。

（3）低密度脂蛋白（LDL）：颗粒直径 18～25 nm，分子量 3×10^6，密度 1.019～1.063 g/cm³。约含 25%蛋白质和 49%胆固醇与胆固醇酯。主要担负血中内源性胆固醇与胆固醇酯的转运。其浓度升高亦与动脉粥样硬化症有关。

（4）高密度脂蛋白（HDL）：它从细胞膜上摄取胆固醇，经卵磷脂胆固醇酰基转移酶催化而成胆固醇酯，然后将所携带的胆固醇酯转移到 VLDL 和 LDL 上。HDL 分子携带的胆固醇占人胆固醇总量的 20%～30%，它们被逆向运入肝脏，再清除出血液。

22. 简述核苷酸的合成途径，及其对临床治疗的意义。

体内核苷酸主要来源于机体细胞自身合成。食物来源的嘌呤和嘧啶极少被机体利用。食物中或机体细胞中的核酸可被核酸酶降解，生成核苷和磷酸，提供体内合成的原料。

体内嘌呤核苷酸的合成有两条途径：从头合成和补救合成途径。①从头合成途径的原料是磷酸核糖、氨基酸、一碳单位和 CO_2 等简单物质，在 $5'$-磷酸核糖-$1'$-焦磷酸（PRPP）的基础上经过一系列酶促反应，逐步形成嘌呤环。首先生成次黄嘌呤核苷酸（IMP），之后再分别转变成腺嘌呤核苷酸（AMP）和鸟嘌呤核苷酸（GMP）。从头合成过程受到精确的反馈调节。②补救合成途径实际上是现成的嘌呤或嘌呤核苷的重新利用，虽然合成含量极少，但也有重要的生理意义。

机体也可以从头合成嘧啶核苷酸，但不同的是先合成嘧啶环，再经磷酸核糖化而生成核苷酸。嘧啶核苷酸的从头合成途径也受反馈调控。

临床意义：根据嘌呤核苷酸和嘧啶核苷酸的合成过程，可以设计多种抗代谢物，包括嘌呤、嘧啶类似物，叶酸类似物及氨基酸类似物等。这些抗代谢物在抗肿瘤治疗中有重要作用。

23. 何谓氮平衡？氮平衡测定有何生理意义？

食物中的含氮物质绝大部分来自蛋白质，因此从食物的含氮量可估算出其蛋白质含量，氮平衡是指摄入食物的含氮量（摄入氮）与排泄物尿和粪中含氮量（排出氮）之间的差数，它能反映人体蛋白质的代谢概况。

（1）总氮平衡：摄入氮＝排出氮，见于正常人。

（2）正氮平衡：摄入氮＞排出氮，部分摄入氮已用来合成体内蛋白质，见于儿童、孕妇及恢复期病人。

（3）负氮平衡：摄入氮＜排出氮，见于饥饿或消耗性疾病。

24. 何谓蛋白质的互补作用？

人体内有9种氨基酸不能自身合成，必须从食物供应，称为必需氨基酸。其余11种氨基酸可以在体内合成，不一定需由食物供给，称为非必需氨基酸。蛋白质的营养价值（biological value，BV）决定于其所含必需氨基酸的种类及含量是否符合人体需要。动物蛋白质所含必需氨基酸的种类和比例与人体需求相近，营养价值相对较高。豆类蛋白质含蛋氨酸较多但含色氨酸太少，谷类含色氨酸较多而含蛋氨酸又太少，如果混合食用这两种蛋白质则将取长补短而提高其营养效益，这称为蛋白质的互补作用。

25. 试述体内氨的来源、去路和转运。

（1）体内氨的来源：①内源性氨，来自氨基酸及其他含氮物在组织内发生的脱氨作用。②外源性氨，由大肠下段的细菌代谢产生，包括腐败作用产生的氨及血液尿素渗入肠道，受大肠埃希菌作用而水解产生的氨。③肾小管上皮细胞分泌的氨主要源自谷氨酰胺。

（2）体内氨的去路：①在肝内合成尿素为主要去路。②合成非必需氨基酸及其他含氮物。③合成谷氨酰胺。④肾小管泌氨：在酸性条件下生成铵盐（NH_4^+）随尿排出。

（3）氨的转运：

1）丙氨酸-葡萄糖循环：肌肉组织中的氨基酸经转氨基作用将丙酮酸变成丙氨酸，经血液运输到肝脏，再通过联合脱氨基作用生成丙酮酸，后者继续经糖异生作用生成葡萄糖。葡萄糖由血运至肌肉组织，沿糖的有氧氧化途径生成丙酮酸，再接受氨基生成丙氨酸。这一循环途径，称为葡萄糖-丙氨酸循环。通过该循环，使肌肉中氨以无毒的丙氨酸形式运输到肝；另外，肝也为肌肉提供了生成丙酮酸的葡萄糖。

2）谷氨酰胺的运氨作用：

$$NH_3 + L\text{-}谷氨酸 \xrightarrow[\text{谷氨酰胺酶}]{\text{谷氨酰胺合成酶}} 谷氨酰胺$$

26. 何谓生物氧化？

化学物质在生物体内酶的催化下分阶段逐步完成的氧化称为生物氧化。线粒体内的生物氧化可促成代谢物在分解代谢中消耗氧并释放能量，生成 ATP。微粒体、内质网的生物氧化是对底物进行氧化、修饰、转化，并无 ATP 生成。

27. 试述生物体内生成 ATP 的两种方式。

生物体内营养物氧化过程中释放的能量，大约有 40% 用于 ADP 的磷酸化以合成 ATP，并将能量储存于高能磷酸键中。有两种生成 ATP 的方式。

（1）底物磷酸化：指直接将代谢物分子中的高能磷酸键（～P）转移至 ADP，并合成 ATP。此方式生成少量 ATP。如糖酵解：

$$3\text{-磷酸甘油醛} + NAD^+ + H_3PO_4 \rightarrow 1,3\text{-二磷酸甘油酸} + NADH + H^+$$

$$1,3\text{-二磷酸甘油酸} + ADP \xrightarrow{3\text{-磷酸甘油酸激酶}} 3\text{-磷酸甘油酸} + ATP$$

（2）线粒体氧化磷酸化：此方式生成 90% 的 ATP。根据化学渗透假说，电子经呼吸链传递时释放的能量，可将 H^+（质子）从线粒体内膜的基质侧泵到内膜胞质侧，产生膜内外质子电化学梯度以储存能量。当质子顺浓度梯度回流时，会驱动线粒体内膜上的 ATP 合酶使 ADP 与 Pi 合成 ATP。由于 ADP 的磷酸化与呼吸链的基质氧化过程相偶联，因此称为氧化磷酸化。从 NADH 开始的电子传递，共生成 3ATP，分别在复合体 I、复合体 III 和复合体 IV 处产生，是氧化磷酸化的偶联部位。

28. 如何理解代谢的整体性？

代谢是生命活动的物质基础。指机体活细胞内的全部化学变化，几乎全部属于酶促反应。糖类、脂质和蛋白质等营养物质的分解代谢和合成代谢由许多代谢途径组成，每一代谢途径又包含一系列前后相关的酶促反应。某些共同的酶促化学反应出现在不同代谢途径，它们相互关联、相互作用、相互协调和相互制约，形成网状的整体，即代谢具有整体性。

外源性和内源性营养物质组成共同的代谢池，机体根据自身营养状态和需求，调整各种营养物质的代谢，以达到代谢的动态平衡。糖类、脂质和蛋白质三大营养物质的共同中间代谢产物乙酰 CoA，最后进入三羧酸循环和氧化磷酸化共同代谢途径，释放能量并以 ATP 形式储存。三者还可通过中间代谢产物相互关联：①葡萄糖可转化为脂肪酸。②葡萄糖和大部分氨基酸可以相互转化。③氨基酸能转变为多种脂质，但脂质几乎不能转变为氨基酸。④一些氨基酸、磷酸戊糖是合成核苷酸的原料。

29. 简述高等生物的三级代谢调节方式。对临床有何指导意义？

高等生物形成了在中枢神经系统的调控下，多种激素相互协调，对机体代谢进行综合调节的所谓整体水平代谢调节。其基础是细胞水平代谢调节，激素及神经对代谢的调节均需通过细胞水平代谢调节来实现。三级代谢调节方式具体如下：

（1）代谢的细胞水平调节主要通过调节关键酶活性来实现。①各种代谢酶在细胞内区隔分布，避免不同代谢途径之间相互干扰。②关键调节酶活性决定整个代谢途径的方向和速度。③可通过改变酶分子结构调节关键酶活性，方式包括别构调节和化学修饰调节。化学修饰调节以磷酸化为主，且具有放大效应。别构调节与化学修饰调节相辅相成。④可通过改变细胞内酶含量调节酶活性。酶含量调节通过改变其合成和/或降解速率实现，其作用缓慢但持久。

（2）激素通过特异性受体（膜受体和胞内受体）调节靶细胞的代谢。

（3）机体通过神经系统及神经-体液途径协调整体代谢。在神经系统主导下，调节激素释放，并通过激素整合不同组织器官的各种代谢，实现整体调节，以适应饱食、空腹、饥饿、营养过剩、应激等状态，维持整体代谢平衡。

对临床的指导意义：肥胖是多因素导致的代谢失衡的结果。较长时间的能量摄入大于消耗将导致过剩能量以脂肪形式储存，并最终导致肥胖。正常情况下，当能量摄入大于消耗，脂肪组织就会产生反馈信号作用于摄食中枢，调节摄食行为和能量代谢。一旦这一神经内分泌机制失调，就会引起摄食行为、物质和能量代谢障碍，导致肥胖：①抑制食欲的激素功能障碍引起肥胖，如瘦素、胆囊收缩素和α-促黑素细胞激素等；②刺激食欲的激素功能异常增强引起肥胖，如生长激素释放肽、神经肽Y等；③肥胖病人脂连蛋白缺陷；④胰岛素抵抗导致肥胖。

肥胖病人常出现代谢综合征，以肥胖、高血糖（糖调节受损或糖尿病）、高血压以及血脂异常（高甘油三酯血症和高密度脂蛋白胆固醇血症）集结发病，特点是机体代谢中相互关联的危险因素在同一个体发生组合，表现为体脂（尤其是腹部脂肪）过剩、高血压、胰岛素耐受、血浆胆固醇水平升高以及血浆脂蛋白异常等。

30. 简述大脑的代谢特点。

大脑的代谢特点为主要利用葡萄糖供能且耗氧量大。

（1）葡萄糖和酮体是脑的主要能量物质。大脑没有糖原，也没有储存能量的脂肪及蛋白质，每日消耗葡萄糖约100 g，由血糖供应。长期饥饿血糖供应不足时，脑主要利用由肝生成的酮体供能。饥饿3～4时，脑每日耗用约50 g酮体。

（2）脑耗氧量高达全身耗氧总量的1/4，是人体静息状态下消耗氧很大的器官。

（3）脑具有特异的氨基酸及其代谢调节机制。脑中游离氨基酸约75%为天冬氨酸、谷氨酸、谷氨酰胺、N-乙酰天冬氨酸和γ-氨基丁酸，其中谷氨酸含量最多。虽然血液与脑组织之间可迅速进行氨基酸交换，但维持脑内特有游离氨基酸含量谱，需要特异的氨基酸代谢调节机制。

31. 何谓基因？

基因是负载遗传信息、能够编码蛋白质或RNA等具有特定功能产物的基本单位。除了以RNA为基因组的RNA病毒外，通常，基因是指染色体或基因组的一段DNA序列，其包括编码序列（外显子）和编码序列间的间隔序列（内含子）。

32. 参与真核基因的调控序列包括哪些？

紧邻基因转录区前、后的DNA序列通常是基因的调控区，又称旁侧序列。这些调控序列即顺式作用元件，其组成包括：

（1）启动子：提供转录起始信号。大部分真核基因的启动子位于基因转录起点的上游，可介导RNA聚合酶结合并形成转录起始复合体，启动子本身通常不被转录。

（2）增强子：增强邻近基因的转录。增强子能够在启动子上游或下游的任何位置上发挥这种增强作用，其决定每一个基因在细胞内的表达水平。

（3）沉默子：是负调节元件。沉默子是一种特定的DNA序列，可抑制基因转录。当其与一些反式作用因子相结合时，可阻遏基因的转录，使基因沉默。

（4）绝缘子：可阻碍增强子的作用。

33. 何谓遗传信息的中心法则？

1955年，Crick提出的"中心法则"是揭示遗传信息传递规律的分子生物学基本法则。它指明了遗传信息的流向，即以DNA为模板合成DNA（复制），以DNA模板合成RNA（转录），以RNA为模板指导蛋白质的合成（翻译）。20世纪70年代反转录酶的发现，表明还存在以RNA为模板合成DNA（反转录）及RNA自我复制等过程，这是对中心法则的补充和丰富。

$$\text{复制}\circlearrowleft\text{DNA} \xrightleftharpoons[\text{反转录}]{\text{转录}} \text{RNA} \xrightarrow{\text{翻译}} \text{蛋白质（基因表达）}$$
$$\overset{\text{RNA复制}}{\curvearrowright}$$

34. 简述DNA的复制过程。

原核生物DNA的复制过程包括起始、延长和终止。复制过程具体如下。①起始：是将DNA双链解开形成复制叉。②延长：由引物或延长中的子链提供$3'-OH$，供dNTP掺入生成磷酸二酯键，延长中的子链有前导链和后随链之分，复制产生的不连续片段称为冈崎片段。③终止：去除RNA引物、填补留下的空隙并连接片段之间的缺口，使之成为连续的子链DNA。

真核生物DNA的复制发生于细胞周期的S期，其过程与原核生物相似，但更为复杂和精致。DNA链的延长与核小体组蛋白的分离和重新组装有关。复制的终止需要端粒酶延伸端粒DNA。

35. DNA的损伤如何修复？

DNA损伤是指各种体内外因素导致的DNA组成与结构变化。各类生物均形成了自己的DNA损伤修复系统，以维持机体DNA结构的完整性与稳定性，保证生命延续和物种稳定。

（1）直接修复：是最简单的DNA损伤修复方式，常见的有嘧啶二聚体、烷基化碱基的直接修复，以及单链断裂的直接修复。

（2）切除修复：是最普遍的一种DNA损伤修复方式，包括碱基切除、核苷酸切除和碱基错配修复。

（3）重组修复：发生DNA双链断裂等严重损伤时需要重组修复。需依靠重组酶系将另一段未受损伤的DNA移至损伤部位，以提供正确的模板进行修复。

（4）跨越损伤DNA合成修复：是一种差错倾向性DNA损伤修复。DNA双链发生大范围损伤时，细胞可诱导应急跨过损伤部位先进行复制，再设法修复。

一种DNA损伤可通过多种途径修复，一种修复途径也可参与多种DNA损伤的修复。DNA损伤修复缺陷与肿瘤、衰老以及免疫性疾病等的发生密切相关。

36. 何谓转录？转录和复制两者有何相似与区别？

生物体以 DNA 为模板合成 RNA 的过程称为转录。

转录与复制之间的相似点：①都以 DNA 为模板。②都以核苷酸为原料，都从 5′→3′延长，生成磷酸二酯键以连接核苷酸。③皆遵循碱基配对规律。④都需依赖 DNA 的聚合酶。⑤产物均属长链的多核苷酸。

两者之间的区别见表 1-10。

表 1-10　转录和复制的区别

区别要点	复制	转录
模板	两股链均复制	模板链转录
原料	dNTP	NTP
配对	A-T；G-C	A-U；T-A；G-C
聚合酶	DNA 聚合酶	RNA 聚合酶
产物	半保留式复制	mRNA，tRNA，rRNA 等

37. 何谓密码子？有何特点？

由 DNA 转录而来的 mRNA 在细胞质内作为蛋白质合成的模板，在蛋白质合成过程中被翻译为蛋白质的氨基酸序列。在 mRNA 的编码区（可读框区域），每 3 个相邻核苷酸为一组，编码一种氨基酸或肽链合成的起始/终止信息，称为密码子。共有 64 个密码子，其中 61 个编码 20 种氨基酸，另有 3 个作为肽链合成的终止密码子（UUA、UAG、UGA），不参与任何氨基酸的编码。此外，AUG 若位于 mRNA 的翻译起始部位，则代表起始密码子。

遗传密码具有以下几个重要特点：

（1）方向性。翻译时，阅读方向只能从 5′到 3′，即从 mRNA 的起始密码子 AUG 开始，按 5′→3′方向逐一阅读，直至终止密码子。

（2）连续性：mRNA 中密码子之间没有间隔核苷酸，从起始密码子开始，密码子被连续阅读，直至终止密码子出现。

（3）简并性。64 个密码子中有 61 个负责编码氨基酸，而氨基酸的种类只有 20 种，因此有的氨基酸可由多个密码子编码。编码同一种氨基酸的各种密码子，称为简并性密码子，又称同义密码子。同义密码子前两位碱基相同，仅第三位有差异，如苯丙氨酸的密码子有 UUU、UUC 两种。

（4）摆动性：密码子第 3 位碱基的配对有时并不严格遵循沃森-克里克（Watson-Crick）碱基配对原则，可出现摆动，能使一种 tRNA 识别 mRNA 中的多种同义密码子。

（5）通用性：即从低等生物（如细菌）到人类都使用同一套遗传密码。

38. 简述蛋白质合成过程。

蛋白质在机体内的合成过程，实际上就是遗传信息从 DNA 经 mRNA 传递到蛋白质的过程，这一过程也被形象地称为翻译。蛋白质合成体系包括原料氨基酸、模板 mRNA、氨基酸"搬运工具"RNA、蛋白质合成场所核糖体，以及合成各阶段所需的酶和蛋白质因子等，此外，还需要 ATP 或 GTP 供能。

蛋白质合成过程包括肽链的起始、延长和终止 3 个阶段。①肽链合成的起始：在各种起始因子的协助下，核糖体结合 mRNA、起始氨酰- tRNA，装配成翻译起始复合物。②肽链的延长：指在核糖体上重复进行的进位、成肽和转位的多次循环过程。每循环一次，肽链上即可增加 1 个氨基酸残基。肽链的延长过程需要数种延长因子以及 GTP 等参与。③肽链合成的终止：当核糖体的 A 位对应于 mRNA 的终止密码子时，释放因子 RF 进入 A 位，致使肽酰转移酶转变为酯酶，水解肽链与 tRNA 间的酯键，新生肽链释放，核糖体大小亚基分离，肽链合成终止。

39. 简述蛋白质的合成后加工及输送。

新生肽链不具有生物活性，需要经过复杂的翻译后加工过程，才能成为有活性的成熟蛋白质。包括：①肽链在分子伴侣（热激蛋白和伴侣蛋白等）、异构酶的帮助下正确折叠。②肽链末端及内部经水解加工形成具有活性的蛋白质或多肽。③肽链中氨基酸残基经化学修饰，可改变蛋白质活性，使其功能具有多样性。④某些蛋白质由两条及以上肽链构成，这类蛋白质多为通过亚基聚合形成的具有四级结构的活性蛋白质。

蛋白质在细胞质合成后，还需被靶向输送至其发挥功能的亚细胞区域（内质网、线粒体、细胞膜、细胞核等），或分泌到细胞外。所有需靶向输送的蛋白质，其一级结构中都存在分拣信号（又称信号序列）。

40. 简述基因表达调控的概念与特点。

基因表达即基因通过转录、翻译产生具有特定功能的蛋白质和 RNA 的过程，也是基因所携带的遗传信息表现为表型的过程。基因表达具有严格的时间和空间特异性。

基因表达调控是指细胞或生物体在内外环境因子的刺激下或在适应环境变化的过程中，在基因表达水平上作出应答的分子机制。具体表现为位于基因组内的基因如何被表达为有功能的蛋白质（或 RNA），如在什么组织表达、什么时候表达以及表达多少等。

（1）某些基因产物对生命全过程必不可少，这类基因在生物个体的几乎所有细胞中持续表达，被称为管家基因。

（2）另一些基因表达随外环境信号变化。这些基因对环境信号应答时可被激活或抑制，前者基因表达产物增加，其基因表达方式称为诱导；后者基因表达产物水平降低，其基因表达方式称为阻遏。

（3）生物体内不同基因表达受到协同调节。

（4）基因表达调控在多级水平上进行，其中转录起始调控最为重要。

41. 何谓细胞信号转导？简述细胞信号转导的基本规律。

细胞信号转导过程是高等生物生命活动的基本机制，是指生物细胞对外界的刺激或信号发生反应，通过多种分子相互作用的一系列有序反应，将细胞外的信息传递至细胞内，并据以调节细胞代谢、增殖、分化、功能活动和凋亡的过程。

细胞信号转导的基本规律有：

（1）信号的传递和终止涉及多种双向反应。例如，作为细胞内信使的 Ca^{2+} 可以从储存部位迅速释放，而后又通过细胞 Ca^{2+} 泵作用迅速恢复初始状态；蛋白质信号转导分子，可通过与上、下游分子的迅速结合与解离来传递信号或终止信号传递。

（2）细胞信号在转导过程中被逐级放大。如典型的级联反应过程有：G 蛋白偶联受体介导的信号转导过程和蛋白激酶偶联受体介导的 MAPK 途径等。

（3）细胞信号转导途径兼具通用性和专一性。①细胞内许多信号转导分子和信号转导途径被不同受体共用。这种通用性使得有限的信号转导分子能够满足多种受体信号转导的需求。②在细胞信号转导途径中，配体-受体-信号转导途径-效应蛋白可有多种不同组合，一种特定组合决定了一种细胞只对特定的细胞外信号分子产生专一性应答。

（4）细胞信号转导途径具有多样性。配体-受体-信号转导分子-效应蛋白并非以一成不变的固定组合构成信号转导途径，细胞信号转导过程复杂并且多样。

42. 简述成熟红细胞的代谢特点。

成熟的红细胞无细胞核和线粒体，不能进行有氧氧化，葡萄糖是成熟红细胞的主要能量物质。其代谢特点如下：

（1）红细胞获得能量的唯一途径是糖酵解。在 1 mol 葡萄糖经酵解生成 2 mol 乳酸的过程中，产生 2 mol ATP 和 2 mol $NADH+H^+$。

（2）红细胞糖酵解中存在 2,3-二磷酸甘油酸（2,3-BPG）旁路。除了供能，人体能通过改变红细胞内 2,3-BPG 的浓度来调节对组织的供氧。

（3）磷酸戊糖途径提供 NADPH 以维持红细胞的完整性。NADH 和 NADPH 能够对抗氧化剂，维持红细胞的正常功能，是红细胞内重要的还原当量。

（4）红细胞无法合成脂肪酸，红细胞膜脂的更新需依靠与血浆进行脂质交换来完成。

（5）高铁血红素可促进珠蛋白的合成，影响血红蛋白的合成。

43. 简述血浆蛋白质的性质。

（1）绝大多数血浆蛋白质在肝合成，如白蛋白、纤维蛋白原、纤维粘连蛋白等。

（2）血浆蛋白质的合成场所多位于肝细胞膜结合的多核糖体上。

（3）除白蛋白外，几乎所有的血浆蛋白质都为糖蛋白。

（4）许多血浆蛋白质呈现多态性。

（5）每种血浆蛋白质均有自己特异的半衰期。

（6）血浆蛋白质水平的改变往往与疾病密切相关。

44. 如何理解肝是多种物质代谢的中枢？

（1）肝是维持血糖水平相对稳定的重要器官。肝通过调节肝糖原合成与分解、糖异生等维持血糖的相对稳定。

（2）肝在脂质代谢中占据中心地位。肝将胆固醇转化为胆汁酸，协助脂质的消化与吸收；肝是体内合成甘油三酯、磷脂与胆固醇的重要场所；肝能合成 VLDL 及 HDL，参与甘油三酯与胆固醇的转运。饥饿状态下，肝是氧化脂肪酸并产生酮体的重要器官。肝是合成胆固醇的主要器官，也是机体排出胆固醇及其转化产物的唯一器官。

（3）肝内的蛋白质合成与分解代谢都十分活跃。除 γ 球蛋白外，几乎所有的血浆蛋白质均源于肝。肝还是处理氨基酸分解代谢产物的重要场所。

（4）肝参与多种维生素和辅酶的代谢。

（5）肝参与多种激素的灭活。

45. 何谓生物转化作用？生物转化有哪些反应类型？

机体在排出外源物及某些内源性代谢产物、代谢中产物或生物活性物质之前，需对它们进行代谢转变，提高其水溶性和极性，使其易于通过胆汁或尿排出，这一过程称为生物转化。肝是体内生物转化最重要的器官。

肝的生物转化包括两相反应，第一相反应包括氧化、还原和水解；第二相反应为结合反应，主要与葡糖醛酸、硫酸和乙酰基等结合。

46. 简述胆红素在人体内的转运和排泄。

（1）胆红素在血中的转运：它主要以胆红素-白蛋白的形式运输。若白蛋白含量明显下降，或一些外来药物（磺胺类药、镇痛药和抗炎药等）通过竞争胆红素结合部位，干扰胆红素与白蛋白结合，可能使有黄疸倾向的病人出现黄疸。

（2）胆红素在肝中的转变：胆红素与胞质中 Y 蛋白或 Z 蛋白结合成复合物，再转运到滑面内质网在 UDP-葡糖醛酸转移酶催化下，由 UDP-葡糖醛酸提供葡糖醛酸，生成葡糖醛酸胆红素（又称结合胆红素、直接胆红素、肝胆红素），主要是双葡糖醛酸胆红素。结合胆红素水溶性强，易被肝细胞分泌入胆管，随胆汁排入小肠。肝细胞对胆红素有重要的解毒作用。

（3）结合胆红素排泄入肠道：在细菌作用下，结合胆红素脱去葡糖醛酸基，并被还原成胆素原（无色）。胆素原在肠道下端接触空气后被氧化成胆素（黄褐色），包括 d-尿胆素、i-尿胆素和粪胆素。

（4）胆色素的肠肝循环：在肠道中，有 $10\% \sim 20\%$ 胆素原可被重新吸收入血，经肝门静脉入肝，其中大部分可再由肝细胞分泌，经胆汁排入肠道，此过程称为胆素原的肠肝循环。还有少量的胆素原进入血液的体循环，并运输到肾而从尿排出，这是尿中尿胆素的来源。

47. 简述维生素 A 的生物学功能。

维生素 A 在体内的活性形式是视黄醇、视黄醛和视黄酸。其生物学功能如下：

（1）视黄醛参与视觉传导。人视网膜杆状细胞合成视紫红质时需要维生素 A 参与，维生素 A 参与了视觉传导。

（2）视黄酸调控基因表达和细胞生长与分化。维生素 A 及其代谢中间产物参与调控人精子生成、黄体酮前体形成、胚胎发育等过程；视黄酸对于维持上皮组织的正常形态与生长。

（3）维生素 A 和胡萝卜素是有效的抗氧化剂，可清除活性氧和防止脂质过氧化。

（4）维生素 A 及其衍生物可抑制肿瘤生长。

48. 何谓癌基因？原癌基因活化方式有哪些？

癌基因（oncogene）是能导致细胞发生恶性转化和诱发癌症的基因。绝大多数癌基因是细胞内正常的原癌基因（proto-oncogene）突变或表达水平异常升高转变而来。原癌基因活化方式主要有 4 种：

（1）基因突变导致原癌基因编码的蛋白质活性持续性激活。

（2）基因扩增导致原癌基因过量表达。

（3）染色体易位导致原癌基因表达增强或产生新的融合基因。

（4）获得启动子或增强子导致原癌基因表达增强。

49. 何谓 DNA 重组？重组 DNA 技术在现代医药有哪些应用？

DNA 重组是指 DNA 分子间或分子内发生的遗传信息的重新共价组合的过程，包括同源重组、位点特异性重组和转座重组等类型。DNA 重组是生物的基因变异、物种进化的遗传基础；体外可通过人工 DNA 重组获得重组体 DNA。

在现代医药的应用：①重组 DNA 技术是基因工程制药的重要技术基础，现已开发重组蛋白质、重组多肽、重组病毒或类病毒颗粒、人源化单克隆抗体等多种药物。②重组 DNA 技术是医学研究的重要平台技术，遗传修饰的各种模式生物已经成为人类疾病研究的重要模型。③重组 DNA 技术也是基因及其表达产物研究的技术基础，包括基因打靶、基因组编辑、RNA 干扰及蛋白质相互作用等技术。

50. 何谓基因诊断？基因诊断的特点是什么？

通常将针对 DNA 和 RNA 的分子诊断称为基因诊断。

基因诊断的特点：具有特异性强、灵敏度高、可快速和早期诊断、应用范围广的独特优势。

51. 基因治疗的基本策略是什么？

基因治疗是指将目的基因导入靶细胞，使之成为宿主细胞遗传物质的一部分，该目的基因的表达产物可对疾病起到治疗的作用。围绕致病基因的治疗策略是：

（1）对缺陷基因进行精确的原位修复是基因治疗的理想方法。

（2）基因增补是目前临床上使用的主要基因治疗策略。

（3）基因治疗可采用基因沉默或失活。

（4）自杀基因亦可应用于基因治疗。

52. 何为组学？按生物遗传信息流方向，主要组学有哪些？

21 世纪人类进入"大数据"时代，生命科学从"微观"（实验科学）往"宏观"（整合生物科学）发展。由于生物遗传信息的传递具有方向性和整体性，组学可从组群或集合的角度检视遗传信息传递链中各类分子（DNA、RNA、蛋白质、代谢物等）的结构和功能，以及它们之间的联系。

按照生物遗传信息流方向，可将组学分为基因组学、转录物组学、蛋白质组学、代谢组学、糖组学和脂组学等层次。

§1.5.2　生物化学与分子生物学自测试题（附参考答案）

一、选择题

【A 型题】

1. 蛋白质变性是由于 （　　）

　A. 蛋白质一级结构的改变　　B. 蛋白质颗粒聚集　　C. 蛋白质空间构象的破坏　　D. 辅基的脱落

E. 蛋白质水解

2. 1g 分子葡萄糖的有氧氧化净生成的 ATP 分子数与无氧氧化净生成的 ATP 分子数最接近的比例为下列哪一组 （　　）

　　A. 25∶1　　B. 18∶1　　C. 12∶1　　D. 9∶1　　E. 3∶1

3. 乳酸循环不经过下列哪条途径 （　　）

　　A. 肌糖原酵解　　B. 肝糖原更新　　C. 磷酸戊糖途径　　D. 肝糖原异生　　E. 肝糖原分解成血糖

4. 下列哪项代谢过程的细胞内定位不正确 （　　）

　　A. 酮体合成：线粒体　　B. 胆固醇合成：胞液和内质网　　C. 脂肪酸活化：胞液　　D. 三酰甘油：肝内质网　　E. β氧化：细胞膜受体

5. 负责转运内源性甘油三酯的血浆脂蛋白是 （　　）

　　A. LDL　　B. VLDL　　C. CM　　D. HDL　　E. Lp（α）

6. 下列有关脂肪酸氧化的叙述中哪项是错误的 （　　）

　　A. 首先脂肪酸活化，生成脂酰 CoA　　B. 经肉毒碱进入线粒体内　　C. 在 β-碳上进行脱氧、加水、再脱氧，并在 α、β-碳之间断裂　　D. 其产物只有脂酰 CoA　　E. 肉毒碱脂酰转移酶 I 是脂酸 β 氧化的限速酶

7. 在尿素合成中，下列哪项反应需要 ATP 参加 （　　）

　　A. 精氨酸→鸟氨酸＋尿素　　B. 草酰乙酸＋Glu→Asp＋α-酮戊二酸　　C. 瓜氨酸＋Asp→精氨酸代琥珀酸　　D. 延胡索酸→苹果酸　　E. 以上 4 项反应都不需要 ATP

8. 下列哪一个不是一碳单位 （　　）

　　A. —CH₃　　B. —CHO　　C. —CH＝NH　　D. —CH＝　　E. CO₂

8. 下列哪一个不是一碳单位 （　　）

　　A. $-CH_3$　　B. $-CHO$　　C. $-CH=NH$　　D. $-CH=$　　E. CO_2

9. 下列不符合基因的论述的是 （　　）

　　A. 基因是遗传信息的功能单位　　B. 正常情况下，所有细胞内的基因均处于活性状态　　C. 含外显子与内含子　　D. 基因是具有特定核苷酸顺序的 DNA 片段　　E. 遗传学上，基因是决定或编码某种蛋白质的 DNA 片段

10. 经典的分子遗传学中心法则是 （　　）

　　A. DNA $\xrightarrow{翻译}$ RNA $\xrightarrow{转录}$ 蛋白质　　B. DNA $\xrightarrow{反转录}$ RNA $\xrightarrow{翻译}$ 蛋白质　　C. DNA $\xrightarrow{转录}$ RNA $\xrightarrow{翻译}$ 蛋白质　　D. DNA $\xrightarrow{复制}$ RNA $\xrightarrow{转录}$ 蛋白质　　E. DNA $\xrightarrow{反转录}$ RNA $\xrightarrow{转录}$ 蛋白质

11. 下列关于真核细胞 DNA 复制的叙述，哪项是错误的 （　　）

　　A. 半保留复制　　B. α 和 δ-DNA 聚合酶起主要作用　　C. 需要解链酶和拓扑异构酶参与　　D. 出现复制叉　　E. 合成的随从链可以顺着解链的方向连续延长

【X 型题】

12. 在蛋白质的生物合成中，下列叙述正确的是 （　　）

　　A. 氨基酸的氨基与 tRNA 结合　　B. tRNA 的 3′CCA-OH 携带氨基酸　　C. mRNA 起模板作用　　D. snRNA 是合成蛋白质的场所　　E. 原核生物和真核生物的 IF 明显不同

13. 关于氨基酸活化的正确叙述是 （　　）

　　A. 在细胞质中进行　　B. 需氨基酰 tRNA 合成酶催化　　C. 氨基酸以非共价键结合到特异的 tRNA 分子上　　D. 消耗 ATP　　E. 消耗 GTP

14. 通过 G 蛋白耦联通路发挥作用的有 （　　）

　　A. 胰高血糖素　　B. 肾上腺素　　C. 甲状腺素　　D. 促肾上腺皮质激素　　E. 抗利尿激素

15. 下列哪些物质几乎仅由肝脏合成 ( )

A. 尿素　　B. 脂肪酸　　C. 胆固醇　　D. 酮体　　E. 糖原

二、填空题

1. DNA 双螺旋结构的稳定性横向依靠_____维系，纵向依靠_____维持。

2. 同工酶指催化的化学反应_____，但酶蛋白的分子结构理化性质乃至免疫学性质_____的一组酶。

3. 糖在体内的分解途径主要有_____、_____和_____。

4. 重要的线粒体氧化呼吸链_____和_____，它们的会合点是_____。

5. DNA 复制是随从链的复制方向与解链方向_____，不能顺着解链方向_____，从而出现了一些_____，称为_____片段。

三、判断题

1. 存在于自然界的氨基酸有 300 余种，但组成蛋白质的只有 20 种。 ( )

2. 非共价键包括肽键、双硫键、氢键和离子键。 ( )

3. 血红蛋白与肌红蛋白的氧解离曲线完全相同。 ( )

4. 人体内只有肝脏是合成胆固醇的场所，其合成原料是丙二酸单酰 CoA。 ( )

5. 高 HDL 血症会引起动脉粥样硬化症，必须严密检测其血浆水平。 ( )

四、名词解释

1. 生物转化

2. 结构域

3. 基因组

4. 断裂基因

5. 抑癌基因

五、问答题

1. 何谓酶？酶与一般催化剂有何区别？

2. 如何理解代谢的整体性？

3. 何谓细胞信号转导？简述其基本规律。

4. 何谓氮平衡？氮平衡测定有何生理意义？

5. 试述脂类在机体内的分布。

参考答案

一、选择题

1. C　2. B　3. C　4. E　5. B　6. D　7. C　8. E　9. B　10. C　11. E　12. BCE　13. ABD

14. ABDE　15. AD

二、填空题

1. 氢键　碱基疏水性堆积力

2. 相同　不同

3. 糖的无氧氧化　糖的有氧氧化　磷酸戊糖途径

4. NADH 氧化呼吸链　琥珀酸氧化呼吸链　CoQ

5. 相反　连续延长　不连续片段　冈崎

三、判断题

1. √　2. ×　3. ×4. ×　5. ×

四、名词解释

1. 生物转化：机体在排出外源物及某些内源性代谢产物、中间代谢产物或生物活性物质之前，需对它们进行代谢转变，提高其水溶性和极性，使其易于通过胆汁或尿排出，这一过程称为生物转化。

2. 结构域：分子量较大的蛋白质常折叠成多个结构紧密且稳定的区域，各区域各自行使其功能，称为结构域。

3. 基因组：指一个生物体所有遗传信息的总和。不同生物的基因组具有不同数量的基因。人类基因组包含了细胞核染色体 DNA（常染色体和性染色体）及线粒体 DNA 所携带的所有遗传物质。

4. 断裂基因：真核基因结构最大的特点是具有不连续性，故称断裂基因。

5. 抑癌基因：抑癌基因是一类抑制细胞过度生长、增殖从而遏制肿瘤形成的基因。抑癌基因的丢失或失活可能导致肿瘤发生。

五、问答题

1. 酶是催化特定反应的蛋白质，属于生物催化剂。酶能降低反应的活化能，加快反应速率，但不改变反应平衡点。酶与一般催化剂的区别如下：

（1）酶具有极高的催化效率。比一般催化剂高 $10^7 \sim 10^{12}$ 倍。

（2）酶对底物具有高度特异性。一种酶仅能作用于一种或一类化合物，或仅作用于特定的化学键，催化特定的化学反应并产生特定的产物。生物体内消化淀粉、脂肪和蛋白质时，由淀粉酶、脂肪酶和蛋白酶各司其职；而一般催化剂如 H^+ 能同时水解这三类食物。

（3）酶具有可调节性。机体内许多酶的酶活性和酶的含量受体内代谢物或激素的调节。

（4）酶具有不稳定性。酶的本质是蛋白质，因此酶促反应往往都是在常温、常压和接近中性的条件下进行的。在高温、强酸、强碱等理化因素的作用下，酶会发生变性，从而失去催化活性。

2. 代谢是生命活动的物质基础。机体活细胞内的全部化学变化，几乎全部属于酶促反应。糖类、脂质和蛋白质等营养物质的分解代谢和合成代谢由许多代谢途径组成，每一代谢途径又包含一系列前后相关的酶促反应。某些共同的酶促化学反应出现在不同代谢途径，它们相互关联、相互作用、相互协调和相互制约，形成网状的整体，即代谢具有整体性。

外源性和内源性营养物质组成共同的代谢池，机体根据自身营养状态和需求，调整各种营养物质的代谢，以达到代谢的动态平衡；糖类、脂质和蛋白质三大营养物质的共同中间代谢产物乙酰 CoA，最后进入三羧酸循环和氧化磷酸化共同代谢途径，释放能量并以 ATP 形式储存。三者还可通过中间代谢产物互相关联：①葡萄糖可转化为脂肪酸。②葡萄糖和大部分氨基酸可以相互互化。③氨基酸能转变为多种脂质，但脂质几乎不能转变为氨基酸。④一些氨基酸、磷酸戊糖是合成核苷酸的原料。

3. 细胞信号转导过程是高等生物生命活动的基本机制，是生物细胞对外界的刺激或信号发生反应，通过多种分子相互作用的一系列有序反应，将细胞外的信息传递至细胞内，并据以调节细胞代谢、增殖、分化、功能活动和凋亡的过程。

细胞信号转导的基本规律有：①信号的传递和终止涉及多种双向反应。②细胞信号在转导过程中被逐级放大。③细胞信号转导途径兼具通用性和专一性。④细胞信号转导途径具有多样性。

4. 食物中的含氮物质绝大部分来自蛋白质，因此从食物的含氮量可估算出其蛋白质含量，氮平衡是指摄入食物的含氮量（摄入氮）与排泄物尿和粪中含氮量（排出氮）之间的差数，它能反映人体蛋白质的代谢概况。

(1) 总氮平衡：摄入氮＝排出氮，见于正常人。

(2) 正氮平衡：摄入氮＞排出氮，部分摄入氮已用来合成体内蛋白质，见于儿童、孕妇及恢复期病人。

(3) 负氮平衡：摄入氮＜排出氮，见于饥饿或消耗性疾病。

5. 脂类一般可分成脂肪和类脂两大类。脂肪是 1 分子甘油与 3 分子脂肪酸组成的酯，故称甘油三酯（TG）。TG 主要储存于脂肪组织，其含量随营养和病理生理状况有较大的变动，所以叫作"可变脂"，占体重的 10%～20%。类脂主要包括胆固醇、胆固醇酯、磷脂和糖脂等。它们广泛分布在各组织细胞的生物膜内，尤以神经组织的含量特别高，其总量约占体重的 5%，膳食、运动等因素对其影响较小，含量变动不大，因而又称"固定脂"。

§1.6　药理学

§1.6.1　药理学基本知识问答

1. 何谓首过消除？

某些药物从胃肠道吸收入门脉系统前，在通过肠黏膜及肝脏时先经受部分代谢，使进入体循环的有效药量减少，该过程称为首过消除（又称首过效应或首过代谢）。普萘洛尔口服剂量比注射剂量大约高 10 倍，其主要原因是由于该制剂首过消除较强。口腔黏膜给药及直肠给药能避开首过消除。

2. 何谓药物消除半衰期？

药物消除半衰期指血浆药物浓度下降一半所需要的时间，用 $t_{1/2}$ 表示。不少药物根据血浆半衰期确定给药次数，如磺胺药 SMZ 和 SIZ 的血浆半衰期分别为 10～12 小时和 5～7 小时，故前者每日给药 2 次，后者每日给药 4 次。

3. 试比较 pD$_2$ 与 pA$_2$ 的概念与意义。

pD$_2$ 为亲和力指数，是解离常数的负对数值，用以表示药物对受体的亲和力。pD$_2$ 越大，药物对受体的亲和力越高。pA$_2$ 为拮抗参数，其含义是指当激动药与拮抗药并用时，拮抗药使加倍浓度的激动药仅引起原浓度激动药的同等效应，此时该拮抗药的摩尔浓度的负对数值为 pA$_2$。pA$_2$ 越大，竞争性拮抗作用越强。

4. 何谓药物的生物利用度？

药物的生物利用度是指药物经过血管外途径给药后进入体循环内药物的百分率。可用 F 表示。

$$F（生物利用度）=\frac{进入体循环药物总量}{给药量}×100\%$$

根据该定义可知，口服难吸收的药物及首过消除强的药物生物利用度均低。不同厂家生产的地高辛的生物利用度有差异，这是因为制备过程中药物颗粒大小不同，吸收率也就有所差异。

5. 药物的不良反应有哪些表现形式？

（1）副作用：是指药物固有的、在治疗剂量下出现的与治疗无关的作用，多为可以恢复的功能性变化，常因药物作用的选择性较低引起，例如阿托品解除胃肠平滑肌痉挛时，其抑制腺体分泌作用可引起口干的副作用。副作用常可设法纠正或消除。例如用氢氯噻嗪利尿时，由于具有排钾作用，长期用药可致低钾血症的副作用，同时服用氯化钾即可纠正。

（2）毒性反应：是指用药剂量过大或药物在体内蓄积过多时发生的危害性反应。毒性反应可立即发生，也可长期蓄积后逐渐产生。前者称为急性毒性，后者称为慢性毒性。此外，还有些药物具有致畸、致癌、致突变等特殊形式的药物毒性。

（3）后遗效应：是指停药后血浆药物浓度降至阈浓度以下时所残存的药理效应。后遗效应可能非常短暂，如服用巴比妥类催眠药后次晨仍可出现嗜睡、乏力等宿醉现象。后遗效应也可能比较持久，如链霉素停药后造成的神经性耳聋便是永久性的后遗效应。

（4）停药反应：是指突然停药后原有疾病加剧的反应。

（5）变态反应：又称过敏反应，常见于过敏体质者，与剂量无关。症状有皮疹、发热、造血系统抑制、肝肾功能损害、休克等。

（6）特异质反应：为先天遗传异常所致的反应，有的病人对某些药物反应特别敏感，如缺乏 G6PD 的病人极容易发生溶血、发绀。

6. 何谓药物反应的个体差异？

个体间对药物的反应存在差异，该反应差异表现在量和质两方面。量的差异包括高敏性和耐受性，前者指低于常用量就能发挥通常的效应甚至中毒，后者指高于常用量才能发挥通常的效应。因而，对于存在量反应差异的病人，要考虑采用"剂量个体化"。过敏反应则是对药物反应质的差异。

7. 试述药物的剂量、阈剂量、治疗量、极量、中毒量、致死量及治疗指数的含义。

（1）剂量：一般成人应用药物能产生治疗作用的一次平均用量。

（2）阈剂量：应用药物能引起药理效应的最小剂量。

（3）治疗量：指药物的常用量，是临床常用的有效剂量范围。一般为介于最小有效量和极量之间的量。

（4）极量：指治疗量的最大限度，即安全用药的极限，超过极量就有可能发生中毒。

（5）中毒量：超过极量，产生中毒症状的剂量。

（6）致死量：超过中毒量，导致死亡的剂量。

（7）治疗指数：为半数致死量和半数有效量的比值，即 LD_{50}/ED_{50}，用以表示药物的安全性。治疗指数大的药物相对较治疗指数小的药物安全。

8. 何谓安慰剂和双盲法？有何意义？

（1）安慰剂：是一种在外形、颜色、味道等方面都与被测试药物一样，而实际并无药理活性的物质（如淀粉）。从广义上讲，安慰剂还包括本身没有特殊作用的医疗措施。在科学地评价一种新的临床药物的疗效时，有必要设立一组只给安慰剂的对照组。只有当所试药物的疗效明显超过安慰剂的疗效时方可认为有价值。有时安慰剂亦可表现出临床疗效或产生副作用，因而要正确评价药物疗效，必须排除病人心理、精神和环境等因素的干扰作用。

（2）双盲法：是在使用安慰剂的基础上设计的一种试验方法，是指被试者（病人）和试验者（医师）双方都不知道使用的是什么药，试验结果的资料由第三者进行处理、评定，故称双盲。因为任何一种治疗方法的效果不仅取决于药物本身，还与病人对药物的信任、医师与病人的关系、医师对治疗方法的暗示或宣传，以及病人对治疗的反应性有关。这些因素都会影响对疗效的评价。采用双盲法可避免或减少上述因素的影响和试验者在判断结果时的主观推测，从而获得真实准确的结论。

9. 巴比妥类镇静催眠药有何特点？

（1）其效应随剂量的增加而改变，小剂量镇静，中剂量催眠、抗惊厥，大剂量产生麻醉作用，中毒剂量可麻痹呼吸中枢而致死。

（2）巴比妥类根据其起效快慢和维持长短可分为 4 类。长效类（慢效）：巴比妥、苯巴比妥。中效类（中效）：戊巴比妥、异戊巴比妥。短效类（速效）：司可巴比妥。超短效类（超速效）：硫喷妥钠。

（3）巴比妥类药物可诱导肝药酶，当与糖皮质激素、雌激素、多西环素、强心苷类及苯妥英钠合用时，可使这些药物肝代谢增加，作用减弱。

（4）长期用巴比妥类药物可产生耐受性和依赖性。耐受性是因为有"自身诱导"作用，使肝药酶活性增加，代谢加速，血药浓度降低所致。依赖性是因为巴比妥类药物久用可产生习惯性与成瘾性，突然停药可出现不适或戒断症状。

10. 为什么硫喷妥钠作用维持时间短暂？

主要与硫喷妥钠在体内再分布（重新分布）有关。本药脂溶度高、亲脂性强，静脉注射后迅速进入血液灌注量较大的脑，因而起效快。该药在心、肝、肾亦有相当浓度。随后硫喷妥钠在体内重新分布，脑中药物浓度很快降低，半衰期仅为 5 分钟，因而其作用维持时间短暂。首先约 80％ 的药物逐渐转移到肌肉组织，注药 30 分钟后达高峰，最后肌肉中药物浓度逐渐下降，并逐渐分布到脂肪组织，约经 2.5 小时达高峰。

11. 试述苯二氮䓬类催眠药的主要临床适应证。

（1）抗焦虑：本类药物低于镇静剂量时即可产生抗焦虑作用，能改善病人的紧张、忧虑、恐惧及失眠症状。

（2）镇静、催眠：随着剂量的加大，本类药物可引起镇静及催眠，但不致全身麻醉，是用于镇静和治疗失眠的有效、安全和常用的药物，现已取代了巴比妥类。

（3）中枢性肌肉松弛：本类药物可松弛肌肉而不影响正常活动，临床可用于多种由中枢神经病变引起的肌张力增强或由局部病变所致肌肉痉挛（如腰肌劳损）。

（4）抗惊厥、抗癫痫：本类药物抗惊厥作用很强，其中地西泮、三唑仑抗惊厥作用尤为显著。临床可用于辅助治疗破伤风、子痫、小儿高热惊厥及药物中毒性惊厥。静脉注射地西泮为治疗癫痫持续状态之首选药物。

12. 各型癫痫如何合理选药?

抗癫痫药的合理选药应根据癫痫发作类型决定。

(1) 大发作或部分性发作:首选苯妥英钠或卡马西平,如不能控制,可加用苯巴比妥。

(2) 失神性小发作:首选乙琥胺,亦可选用氯硝西泮或丙戊酸钠。

(3) 精神运动性发作:可选用卡马西平、苯妥英钠、丙戊酸钠。

(4) 治疗癫痫持续状态:首选地西泮、劳拉西泮或戊巴比妥钠静脉注射。

13. 为什么抗胆碱药和拟多巴胺类药均能治疗帕金森病?

帕金森病主要是由于黑质中多巴胺能神经元变性,多巴胺合成减少,从而对纹状体的抑制解除,使纹状体产生大量乙酰胆碱,导致肌张力增高、静止性震颤等一系列症状。拟多巴胺类药左旋多巴(L-dopa)能进入脑组织中经多巴脱羧酶作用转变为多巴胺,故可抑制纹状体产生大量乙酰胆碱,使症状消失。中枢性抗胆碱药(如苯海索、东莨菪碱)能阻断中枢苍白球的胆碱受体,减弱黑质-纹状体通路中乙酰胆碱的作用,故亦能治疗帕金森病。

14. 氯丙嗪有哪些主要不良反应?

氯丙嗪安全范围较大,但长期较大剂量用于治疗精神分裂症时,可出现下列不良反应。

(1) 一般不良反应:有嗜睡、淡漠、无力、视物模糊、鼻塞、心动过速、口干、便秘等中枢神经系统和自主神经系统副作用。局部刺激性较强,不应做皮下注射。静脉或肌内注射氯丙嗪后,少数病人可出现直立性低血压,导致脑缺血而晕倒,故注射给药后应嘱病人卧床1~2小时。长期应用可致内分泌功能紊乱,乳房增大、泌乳,儿童生长缓慢,皮肤着色等。

(2) 锥体外系反应:主要包括下述4个方面。①帕金森综合征:发生率约30%,表现为肌张力增高、面容呆板、动作迟缓、肌肉震颤、流涎等。②急性肌张力障碍:多见于用药后1~5日,主要有舌、面、颈及背部肌肉痉挛,病人出现强迫性张口、伸舌、斜颈、呼吸运动障碍及吞咽困难。③静坐不能:病人出现坐立不安,反复徘徊。④迟发性运动障碍:表现为嘴、唇、舌及肢体不自主的刻板运动,高龄妇女多见。

(3) 过敏反应:常见皮疹、接触性皮炎。偶可见微胆管阻塞性黄疸或粒细胞缺乏。

(4) 急性中毒:一次吞服大量氯丙嗪后可发生急性中毒,出现昏睡、呼吸抑制、血压下降、心肌损害等,应立即进行对症治疗。

15. 吗啡为什么能治疗心源性哮喘而不能治疗支气管哮喘?

发生心源性哮喘时,注射吗啡可解除病人的气促与窒息感,并可促进肺水肿液的吸收。其机制为:①舒张外周血管,降低外周血管阻力,从而降低心脏的前后负荷。吗啡亦降低肺动静脉压,有利于肺水肿的消除。②吗啡的中枢镇静作用可消除病人的恐惧、濒危感与忧郁情绪。③可降低呼吸中枢对肺部传入刺激与对二氧化碳的敏感性,因而减弱了反射性的呼吸兴奋作用。

支气管哮喘病人禁用吗啡,这是由于吗啡可抑制呼吸中枢与咳嗽反射,并促组胺释放,使支气管收缩而加重哮喘与呼吸衰竭。

16. 为什么临床上常用哌替啶而少用吗啡？

哌替啶是人工合成的镇痛药，镇痛作用相当于吗啡的 $1/10\sim1/8$。哌替啶与吗啡均属于成瘾性镇痛药，但哌替啶成瘾性较吗啡小，戒断症状较吗啡轻，且一般不出现吗啡所引起的腹胀、便秘和尿潴留等不良反应。所以，本品已成为临床上常用的吗啡代用品。

17. 试述阿司匹林的基本作用。

（1）解热作用：其作用部位在丘脑下部的体温调节中枢，通过抑制 PGs 合成而发挥解热作用，用药后能使发热病人体温下降至正常，而对正常体温无影响。

（2）镇痛作用：其镇痛作用部位主要在外周，能减弱炎症时所产生的活性物质 PGs（如缓激肽等）对末梢化学感受器的刺激，也与抗知觉作用有关，故对各种慢性钝痛如头痛、牙痛、神经痛、肌痛、关节痛及痛经等有良好的镇痛效果。

（3）抗炎抗风湿作用：阿司匹林对风湿性及类风湿关节炎有肯定疗效，但无病因治疗作用。

（4）抗血栓形成：阿司匹林有抗血小板聚集及抗血栓形成作用。大剂量阿司匹林可以抑制凝血酶原的形成，引起出血倾向，故一般用小量。

18. 毛果芸香碱和毒扁豆碱均可缩瞳治疗青光眼，其作用机制有何区别？

（1）毛果芸香碱：为 M 胆碱受体激动药，它通过直接激动虹膜括约肌（环状肌）的 M 胆碱受体，使括约肌收缩而缩瞳，从而降低眼内压并治疗青光眼。

（2）毒扁豆碱：为胆碱酯酶抑制药，它通过抑制该处的胆碱酯酶，使环状肌部位的乙酰胆碱降解减慢或减少，从而使乙酰胆碱增多而激动括约肌的 M 受体，引起括约肌收缩而缩瞳，同样能降低眼内压，使房水回流通畅，从而治疗青光眼。

19. 新斯的明的药理作用有何特点？试述其主要临床应用。

新斯的明为季铵类化合物，口服吸收少而不规则，故口服剂量较大。该药不易透过血脑屏障，故无明显中枢作用。

新斯的明对效应器官有一定的选择性作用，对骨骼肌兴奋作用最强，对胃肠道、膀胱平滑肌兴奋作用较强，而对心血管、腺体、眼和支气管平滑肌作用较弱。其主要临床应用为：①重症肌无力。②手术后腹胀气和尿潴留。③阵发性室上性心动过速。④非去极化型骨骼肌松弛药过量中毒的解救（如筒箭毒碱中毒）。

20. 为什么过敏性休克应首选肾上腺素？

肾上腺素具有直接兴奋 α 和 β 肾上腺素受体作用。兴奋心脏的 β_1 受体，使心肌收缩力加强，心率加快，传导加速，心输出量增加；兴奋血管 α 受体，使血管收缩，外周阻力增高，血压升高；亦使支气管黏膜血管收缩，降低毛细血管的通透性，有利于消除支气管黏膜水肿、减少支气管分泌；兴奋 β_2 受体能使支气管平滑肌松弛，并能抑制肥大细胞释放过敏性物质如组胺和慢反应物质等。肾上腺素的上述作用，恰好能解除过敏性休克、低血压、支气管痉挛的症状，故是过敏性休克的首选药物。

21. 多巴胺作用机制如何？为什么能抗休克？

多巴胺是体内生物合成去甲肾上腺素的前体，也是中枢神经系统某些部位的神经递质，药用者为人工合成品。多巴胺作用机制为：①直接激动受体作用，主要激动心脏的 β_1 受体，也能激动肾脏、肠系膜、脑和冠状动脉等血管的多巴胺受体，使血管扩张。大剂量时能激动 α 受体，使血管收缩。②具有释放去甲肾上腺素作用。

多巴胺抗休克的主要机制：①对心脏有温和的兴奋作用（作用于 β_1 受体），使心输出量增加。②使皮肤、黏膜、内脏及骨骼肌血管收缩（α 受体），维持需要的血压。③使某些内脏血管（如肾、肠系膜、脑及冠脉等）扩张（多巴胺受体），保证重要器官血液供应，使肾血流量明显增加，排钠利尿，防止急性肾衰竭。

22. 阿托品和去氧肾上腺素都可扩瞳，两者作用机制和特点有何不同？

阿托品：能阻断眼虹膜括约肌的 M 受体，导致虹膜括约肌松弛而扩瞳；也能阻滞睫状肌的 M 受体，导致睫状肌松弛而引起调节麻痹。阿托品的扩瞳作用持久，且升高眼内压。

去氧肾上腺素：其扩瞳作用是激动眼辐射肌（瞳孔开大肌）的 α 受体，使辐射肌收缩而扩瞳。去氧肾上腺素的扩瞳作用特点是作用时间短，不升高眼内压，不引起调节麻痹，称为快速短效扩瞳药。

23. β 受体阻断药主要用于治疗哪些心血管系统疾病？

（1）心律失常：β受体阻断药能使心肌的自律性降低，传导减慢，故能降低心肌自律性和消除折返，对多种原因所致的过速型心律失常有效，如窦性心动过速、阵发性室上性或室性心动过速、洋地黄中毒及麻醉药引起的心律失常等。

（2）心绞痛：β受体阻断药可使心率减慢，心肌收缩力减弱，心输出量减少，从而降低心肌耗氧以抗心绞痛。与硝酸甘油合用可互相取长补短，降低耗氧量，提高疗效。

（3）高血压：β受体阻断药的降压作用是阻断不同部位的 β 受体的综合结果。阻断心脏的 β_1 受体，使心肌收缩力减弱，心率减慢和心输出量减少；阻断肾脏内的 β 受体，可减少肾素分泌，降低血管紧张素 II 浓度，亦使血压下降；阻断肾上腺素能神经突触前膜的 β_1 受体，减少神经末梢去甲肾上腺素的释放；阻断中枢的 β_1 受体，使兴奋性神经元的活动减弱，从而抑制外周交感神经的功能。该类药物降压作用中等。

（4）充血性心力衰竭：β受体阻断药通过上调β受体密度、抑制肾素分泌、抗交感神经作用及降低心肌耗氧量而治疗心力衰竭。

（5）其他：可用于甲状腺功能亢进症（简称甲亢）及甲状腺危象，偏头痛，肝硬化的上消化道出血等。

24. 试述钙通道阻滞药（钙拮抗药）在心血管疾病中的临床应用及意义。

（1）心律失常：对于阵发性室上性心动过速，维拉帕米为首选药，能有效地恢复窦性节律。用于心房颤动、心房扑动时可降低心室率，少数病人可转为窦性节律。地尔硫䓬也可应用。硝苯地平较差，不宜用。

（2）心绞痛：对变异型心绞痛，钙通道阻滞药疗效显著，其中硝苯地平最为有效。对典型心绞痛及不稳定型者也有应用价值。对稳定型心绞痛三代钙通道阻滞药均可。

（3）高血压：硝苯地平、维拉帕米、地尔硫䓬等均能有效地降低血压，可用于各型高血压的治疗，尤适于高血压并发冠心病、心肌缺血、哮喘等病人。也可与 β 受体阻断药或利尿药合用，拮抗其不良反应。

（4）心肌梗死：钙通道阻滞药能增加侧支循环，减少耗氧，因而可缩小梗死范围，也可预防梗死后反复出现的心肌缺血。

（5）保护心肌：冠脉阻塞后心肌缺血及恢复灌流后常因细胞内 Ca^{2+} 过多，线粒体内 Ca^{2+} 积储，干扰 ATP 的产生而使缺血细胞坏死。若先给予钙通道阻滞药可因降低细胞内 Ca^{2+} 而保护心肌免于坏死，临床用于心内直视手术的停搏液中。

（6）其他心血管疾病：如用于心功能不全、肥厚型心肌病、肺动脉高压、脑血管痉挛、偏头痛及雷诺病等的治疗，还用于预防动脉粥样硬化的发生。

25. 快速型心律失常如何选择治疗药物？

应根据快速型心律失常的类别、病情的紧迫性以及病人的心功能状态等选用药物。

（1）窦性心动过速：首选 β 受体阻断药（如普萘洛尔等），也可选用维拉帕米。

（2）心房颤动或扑动：首选强心苷，转律用奎尼丁，预防复发可加用或单用胺碘酮。控制心室频率用强心苷，亦可加用维拉帕米或普萘洛尔。

（3）房性期前收缩：首选普萘洛尔、维拉帕米、胺碘酮，次选奎尼丁、普鲁卡因胺。

（4）阵发性室上性心动过速：可用维拉帕米、普萘洛尔、胺碘酮、奎尼丁、腺苷、普鲁卡因胺。

（5）室性期前收缩：首选普鲁卡因胺、美西律、胺碘酮。急性心肌梗死时宜用利多卡因、艾司洛尔。强心苷中毒者用苯妥英钠、妥卡尼。

（6）阵发性室性心动过速：选用利多卡因、普鲁卡因胺、美西律。

（7）心室纤颤：选用利多卡因、普鲁卡因胺（可心腔内注射）。

26. 试述强心苷的主要临床用途。

强心苷主要用于治疗心功能不全和某些心律失常。

（1）慢性心功能不全：多种疾病如高血压、心瓣膜病、心肌缺血、先天性心脏病、各种心肌炎、严重贫血等均可引起慢性心功能不全，强心苷能有效地改善动脉系统缺血、静脉系统淤血症状，慢性心功能不全的各种复杂症状得以消失，但强心苷对各种原因引起的心功能不全的疗效有所差异。

（2）某些心律失常：①心房颤动。强心苷为首选药，它有减慢房室结区和房室束传导的作用，使来自心房过多的冲动不能传导到心室，使心室频率降低。②心房扑动。强心苷是治疗心房扑动最常用的药物。它能缩短心房不应期，因而引起更多折返，使心房扑动转为心房颤动，继而通过减慢传导降低心室率。③阵发性室上性心动过速，强心苷通过反射性兴奋迷走作用而达到疗效。

27. 血管舒张药治疗慢性心功能不全的理论根据是什么？哪些药物较常用？

临床常用的血管舒张药有硝酸甘油、肼屈嗪、硝普钠、哌唑嗪等。血管舒张药能舒张外周血管，降低心脏前后负荷，改善心功能。

（1）降低心脏的后负荷：给予扩血管药后，小动脉松弛，外周阻力下降，后负荷降低。

（2）降低心脏的前负荷：血管舒张药使静脉松弛后，回心血量减少，前负荷降低，同时亦减轻了肺淤血。

（3）降低心肌耗氧量：用药后心室壁肌张力减低，心肌耗氧量减少。

28. 试述硝酸酯类及亚硝酸酯类药物防治心绞痛的主要作用机制。

（1）降低心肌耗氧量：硝酸酯和亚硝酸酯类药物，对阻力血管和容量血管都有扩张作用。用药后的综合结果是减轻了心脏的前、后负荷，心肌耗氧量明显降低，有利于消除心绞痛。

（2）使冠脉血流量重新分配：①硝酸酯和亚硝酸酯类能增加心内膜下供血。心脏内膜层血管是由心外膜血管垂直穿过心肌而行走的，内膜层血流易受心室壁肌张力及室内压力的影响，张力和压力增高时，内膜层血流量就减少。心绞痛发作时左室舒张末压（LVEDP）增加，故心内膜下区域缺血最为严重。硝酸甘油等能降低 LVEDP，又能舒张较大的心外膜血管，就使血液易从心外膜区域向心内膜下缺血区流动。②该类药物能明显舒张较大的心外膜血管及侧支血管，而对阻力血管的舒张作用微弱。当冠状动脉痉挛或狭窄时，缺血区的阻力血管却因缺氧而处于舒张状态。这样，在硝酸甘油等作用下，非缺血区阻力比缺血区大，这就迫使血流从输送血管经侧支血管而流向缺血区，改善缺血区的血流供应。

29. 试述可乐定的降压机制。

可乐定是主要作用于去甲肾上腺素能神经中枢部位的降压药，其降压机制为：

（1）激动中枢 α_2 受体及 I_1 咪唑啉受体，使外周交感神经活性降低，这是其主要作用。

（2）激动外周交感神经突触前膜 α_2 受体，加强负反馈，减少末梢去甲肾上腺素的释放。

（3）可乐定降压涉及内源性阿片肽的释放。阿片肽兼有镇静作用，对因情绪等因素影响血压的病人较为有利。

30. 试述可乐定的临床特点。

（1）降压作用中等偏强，适于治疗中度高血压。

（2）抑制胃肠道的分泌和运动，因而适用于兼患溃疡病的高血压病人。

（3）少数病人长期服用可乐定突然停药时可出现"反跳"现象，即出现短时的交感神经功能亢进现象，如心悸、出汗、血压突然升高等，此时可用酚妥拉明或再用可乐定消除。

（4）久用可致水钠潴留而降低疗效，合用利尿药能避免此缺点。

31. 卡托普利的降压机制是什么？

卡托普利的降压机制为：①抑制整体循环血管紧张素转换酶，减少血管紧张素Ⅱ的形成，减弱其血管收缩作用。②抑制局部血管紧张素转换酶，降低血管壁中的血管紧张素Ⅱ或作用于中枢神经系统而降压。③血管紧张素转换酶（即激肽酶Ⅱ）受抑制后，缓激肽分解减少，加强其血管舒张作用。

32. 为什么说氢氯噻嗪是治疗原发性高血压的一线药物？

氢氯噻嗪能排钠利尿，使细胞外液和血容量减少，这是其初期降压机制。长期用药，血钠浓度降低，可使血管平滑肌对去甲肾上腺素等收缩物质的反应性降低，这是长期用药的降压机制。由于不少降压药（如肼屈嗪、二氮嗪、米诺地尔、可乐定等）长期应用常致水钠潴留而影响降压效果，而氢氯噻嗪的排钠利尿作用正好能消除这些因素而加强降压效果，故氢氯噻嗪可作为治疗高血压的一线用药。

33. 呋塞米为什么是高效利尿药？主要临床适应证有哪些？

呋塞米利尿作用快而强，它作用于肾脏，抑制 Na^+、Cl^- 的重吸收，最终导致排钾利尿，使肾稀释功能和浓缩功能均降低，故利尿作用强大。临床适应证包括：

（1）顽固性水肿：如心、肝、肾性水肿，尤其是适合其他药物无效者。

（2）局部重要器官水肿：对于急性肺水肿和脑水肿，用药后有良效。

（3）急性肾衰竭的预防和早期治疗：呋塞米能增加肾血流量，改善肾脏缺血缺氧。其强大的利尿作用有助于冲洗阻塞的肾小管，防止其萎缩、坏死。

（4）加速某些毒物的排泄：对于某些药物或毒物的急性中毒，高效利尿药可强迫利尿，再配合输液，即可加速毒物排泄，对以原型自尿排出的药物及毒物有显效。

34. 氨苯蝶啶、阿米洛利与螺内酯均属于保钾利尿药，其保钾机制有何区别？

氨苯蝶啶、阿米洛利的利尿作用是降低远曲小管和集合管细胞膜的通透性，阻滞钠通道而减少 Na^+ 的再吸收，通过抑制远曲小管和集合管对 K^+ 的分泌而留钾。

此外，阿米洛利的作用机制可能与抑制 H^+ 和钙排泄有关。

螺内酯是醛固酮受体拮抗药，抑制 Na^+-K^+ 交换，使 Na^+、Cl^- 排出增多，带走水分而利尿，此时，因钾未相应排出故而留钾。本药的利尿作用与醛固酮的存在及浓度有关，对切除肾上腺的动物（无醛固酮分泌）则无利尿作用。

35. 西咪替丁是如何发挥抗酸作用的？

西咪替丁为 H_2 受体阻断药，通过阻断胃黏膜壁细胞的 H_2 受体，拮抗组胺、五肽胃泌素和食物等引起的胃酸分泌，同时减少胃液分泌量与氢离子浓度，抑制基础和夜间胃酸分泌。用药后能明显促进十二指肠溃疡愈合，对胃溃疡的疗效略低。

36. 抗凝药肝素和双香豆素特点有何不同？

（1）给药途径：肝素只能静脉给药，双香豆素可口服给药。

（2）抗凝范围：肝素在体内外均有抗凝作用，双香豆素仅在体内有效。

（3）起效快慢：肝素静脉注射立即起效，双香豆素需 8～12 小时方可起效。

（4）维持时间：肝素维持时间短暂，仅 2～4 小时；双香豆素维持时间长，可达 4～7 日。

（5）特殊解毒剂：肝素过量致严重出血时可用鱼精蛋白解救，双香豆素过量时可用大量维生素 K 拮抗。

37. 氨茶碱为什么既能治疗支气管哮喘，又能治疗心源性哮喘？

氨茶碱扩张支气管作用的原理是抑制磷酸二酯酶，使 cAMP 降解减少，细胞内 cAMP 水平提高。另外，氨茶碱尚有阻断腺苷受体作用，因而使平滑肌松弛，用药后常可缓解症状，增加肺通气量。氨茶碱可减少炎症细胞向支气管浸润，具有抗炎作用，故氨茶碱用于治疗支气管哮喘。

氨茶碱有直接兴奋心肌、增加心肌收缩力和心输出量的作用，还有扩张冠状动脉，松弛支气管和利尿作用，这些都有助于缓解循环系统功能的不足。因此，氨茶碱对心源性哮喘也有一定的治疗价值。

38. 碘是合成甲状腺激素的原料，为什么有时又用碘剂治疗甲状腺功能亢进症？

碘是体内合成甲状腺激素的原料，因此小剂量的碘用于防治由于缺碘所造成的单纯性甲状腺肿。大剂量碘产生抗甲状腺作用的机制如下：

（1）大剂量碘抑制甲状腺球蛋白水解酶，阻止甲状腺激素从甲状腺球蛋白解离、释放到血中去。

（2）大剂量碘通过负反馈抑制促甲状腺激素的释放，致使甲状腺腺体内血管减少，细胞退化，甲状腺激素释放量减少，腺体变小变硬，故具有抗甲状腺作用。大剂量碘的抗甲状腺作用主要用于治疗甲状腺危象和为甲亢病人做术前准备。

39. 硫脲类药物治疗甲亢为什么起效慢且用药后甲状腺腺体反而增大？

硫脲类药物（甲硫氧嘧啶、丙硫氧嘧啶、甲巯咪唑和卡比马唑等）治疗甲亢起效慢，通常服药后1～2周症状才开始缓解，这是由于硫脲类只能抑制甲状腺激素的合成，但不能直接对抗已经合成的甲状腺激素，故用药后不能立即消除症状。

硫脲类用药后使甲状腺腺体增大是由于药物使血清甲状腺激素水平下降，反馈性增加促甲状腺激素（TSH）分泌，进而引起腺体代偿性增生、腺体增大、充血等。

40. H_1受体阻断药有哪些？试述其主要临床应用。

H_1受体阻断药有第一、第二代可供临床使用。常用的第一代药主要有氯苯那敏、苯海拉明、茶苯海明、曲吡那敏、异丙嗪、多塞平、酮替芬、赛庚啶等，多为亲脂性，易透过血脑屏障，产生中枢抑制，称为镇静性抗组胺药。第二代药主要有氯雷他定、西替利嗪、左西替利嗪、地氯雷他定、非索非那定、阿伐斯汀、咪唑斯汀、奥洛他定、卢帕他定、倍他司汀等，不容易通过血脑屏障，中枢抑制发生率低，又称非镇静性或低镇静性抗组胺药。

临床主要用于：

（1）皮肤黏膜变态反应性疾病：H_1受体阻断药用于治疗皮肤、黏膜的过敏反应，疗效较好，如荨麻疹、血管神经性水肿、花粉症、变应性鼻炎、药疹等。对血清病、湿疹、接触性皮炎等的疗效次之。对于缓解皮肤瘙痒症、虫咬皮炎、稻田性皮炎、神经性皮炎和感冒时的黏膜卡他症状也有帮助。对支气管哮喘疗效差，对过敏性休克无效。

（2）晕动病和呕吐：苯海拉明、异丙嗪、布克力嗪、美克洛嗪对晕动病、妊娠期及放射病引起的呕吐都有镇吐效果。也可利用其中枢抑制作用治疗失眠。异丙嗪可对抗氨茶碱中枢兴奋、失眠的作用。

41. 何谓化学治疗？

对各种微生物、寄生虫及恶性肿瘤所致疾病的药物治疗统称为化学治疗，简称"化疗"。

42. 磺胺类药物有哪几类？各有何特点？

磺胺类药物据其吸收难易及应用特点分为3类。

（1）肠道易吸收的磺胺类：适于全身感染。根据其血浆半衰期的长短分为：①短效（$t_{1/2} < 10$ 小时）磺胺药：磺胺异噁唑（SIZ）。②中效（$t_{1/2}$ 10～24 小时）磺胺药：磺胺嘧

啶（SD），磺胺甲噁唑（SMZ）。③长效（$t_{1/2} > 24$ 小时）磺胺药：磺胺甲氧嘧啶（SMD），磺胺二甲氧嘧啶（SDM），磺胺间甲氧嘧啶（SMM）。

（2）肠道难吸收的磺胺类：适于肠道感染，有磺胺甲基嘧啶（SM）、酞磺胺噻唑（PST）及柳氮磺吡啶（SASP）等。

（3）外用磺胺类：适于局部感染，有磺胺醋酰（SA）、磺胺嘧啶银（SD-Ag）及磺胺米隆（SML）。

43. 磺胺甲噁唑（SMZ）和甲氧苄啶（TMP）合用为何能协同增效？

SMZ 和 TMP 均能干扰细菌的叶酸代谢，前者抑制二氢蝶酸合酶，后者抑制二氢叶酸还原酶，两者合用能双重阻断细菌的叶酸代谢。同时，两者血浆高峰浓度相近，使抗菌作用协同。临床所用复方磺胺甲噁唑即是由上述两种药物组成，每片含 SMZ 400 mg，TMP 80 mg。

44. 治疗流行性脑脊髓膜炎时为什么首选磺胺嘧啶（SD）？

治疗流行性脑脊髓膜炎的首选药必须具备两个条件，即该药对脑膜炎奈瑟菌高度敏感并且容易通过血脑屏障进入脑脊液。SD 具备上述条件。另一重要因素是在磺胺类药物中，SD 的血浆蛋白结合率最低，而在脑脊液中的浓度高。因此，SD 是治疗流行性脑脊髓膜炎的首选药物。

45. 磺胺类药物有哪些常见的不良反应？如何防治？

（1）肾脏损害：某些磺胺类药物及其乙酰化物在酸性尿中溶解度降低，易析出结晶损害肾脏，出现结晶尿、血尿、管型尿、尿少或尿闭等。为避免这些反应可多饮水，并同时服用碳酸氢钠以碱化尿液。

（2）过敏反应：以皮疹、药热较常见。常见的皮疹是固定型药疹，此外尚有光敏性皮炎、猩红热样及麻疹样皮疹。偶见有眼、口及尿道黏膜溃疡。有交叉过敏反应。

（3）血液系统反应：偶见粒细胞缺乏症、再生障碍性贫血及血小板减少症，可能是磺胺对骨髓的直接抑制作用，也可能是过敏反应。对葡萄糖-6-磷酸脱氢酶缺乏者可致急性溶血性贫血。

（4）其他：主要为消化系统和中枢症状，如恶心、呕吐、眩晕、乏力等，但均轻微，不必停药，驾驶员、高空作业者应用磺胺类药物时应慎重。

46. 喹诺酮类药物的发展近况及临床应用情况如何？

喹诺酮类药物是人工合成的一类抗菌药，其作用机制是通过抑制细菌的 DNA 回旋酶，导致 DNA 降解及细菌死亡。该类药物有：

（1）第一代喹诺酮类：萘啶酸。抗菌谱窄，口服吸收差，血浓度低，现已淘汰。

（2）第二代喹诺酮类：吡哌酸。抗菌活性高于萘啶酸，且对铜绿假单胞菌及部分革兰阳性菌如金黄色葡萄球菌有效。口服吸收好，用于急、慢性尿路感染，革兰阴性杆菌引起的肠道感染和胆道感染等。

（3）第三代喹诺酮类：如诺氟沙星、氧氟沙星、培氟沙星、环丙沙星、左氧氟沙星、氟罗沙星、依诺沙星、洛美沙星、司帕沙星等。其特点是：①口服吸收较好，血浓度较高。

②半衰期相对较长。③与血浆蛋白结合率低，表观分布容积较大。④体内分布广。⑤抗菌谱广，作用较强。临床除用于尿路感染外，还可用于治疗严重的全身性感染及慢性感染的长期治疗。

（4）第四代喹诺酮类：如莫西沙星、吉米沙星、加替沙星等。其特点是：①生物利用度约90%。②半衰期长。③抗菌谱广、作用强，对大多数革兰阳性菌和阴性菌、厌氧菌、结核分枝杆菌、衣原体、支原体具有较强抗菌活性，肺炎链球菌作用更明显。④不良反应发生率低，莫西沙星至今未见严重过敏反应，几乎没有光敏反应。常用于急、慢性支气管炎和上呼吸道感染，也可用于泌尿生殖系统和皮肤软组织感染等。

47. 治疗尿路感染时，如何选用抗生素？

治疗尿路感染应首先选用喹诺酮类、SIZ、SMZ或呋喃妥因。这些药物可口服，疗效确切，价格低廉。若使用抗生素治疗尿路感染时，可掌握以下原则。

（1）选用在尿液中浓度高的抗生素：如链霉素、庆大霉素、四环素、土霉素、多西环素、米诺环素、氯霉素、甲砜霉素、氧氟沙星等。

（2）根据致病菌选用抗生素：泌尿系感染以革兰阴性杆菌最常见，其中大肠埃希菌和副大肠埃希菌占60%～80%。

（3）合理加用碱性药或酸性药：改变尿液的酸碱度常可增强抗生素的疗效。碱化尿液增强疗效的抗生素有链霉素、庆大霉素、多黏菌素（抗大肠埃希菌时）。酸化尿液增强疗效的抗生素有四环素、土霉素、多西环素、多黏菌素（抗铜绿假单胞菌时）。

48. 半合成青霉素有哪些？有何特点？

半合成青霉素主要有：

（1）耐酶青霉素：这类青霉素不易被青霉素酶破坏，对青霉素G的耐药菌株有效，主要用于耐药金黄色葡萄球菌的感染，而且均耐酸，故可口服。药物有甲氧西林、苯唑西林、氯唑西林、双氯西林、氟氯西林等。须注意该类青霉素对其他敏感菌株疗效不如青霉素G。

（2）广谱青霉素：有氨苄西林、阿莫西林、匹氨西林等。广谱青霉素的特点是：①抗菌谱较广，对革兰阳性及阴性菌都呈杀菌作用，对革兰阴性菌作用更强。主要用于革兰阴性菌为主的感染，如伤寒、副伤寒、败血症和肺部、尿路及胆道感染等。②耐酸，可口服。③不耐酶，对耐青霉素酶的菌株如金黄色葡萄球菌感染无效。

（3）抗铜绿假单胞菌广谱青霉素：包括羧苄西林、磺苄西林、替卡西林、呋布西林、阿洛西林、哌拉西林、美洛西林等。该类药物对铜绿假单胞菌作用强，主要用于铜绿假单胞菌感染如烧伤、败血症等，亦可用于其他革兰阴性菌所致的感染。

（4）主要作用于革兰阴性菌的青霉素：有美西林、匹美西林、替莫西林等。主要用于革兰阴性菌所致的尿路和软组织感染。

青霉素G具有高效、低毒的优点。但缺点为：①抗菌谱窄。②不耐酶，易水解灭活。③不耐酸，不能口服。半合成青霉素克服了这些缺点，拓宽了青霉素类的适应范围。

49. 氨基糖苷类药物的主要不良反应有哪些？

（1）过敏反应：可致嗜酸性粒细胞增多、皮疹、发热、口周发麻及过敏性休克等。

（2）耳毒性：①前庭功能损害，表现为眩晕、恶心、呕吐、眼球震颤和平衡障碍。②耳蜗神经损害，表现为耳鸣、耳饱满感，听力减退，严重者致耳聋。

（3）肾毒性：氨基糖苷类药物主要经肾脏排泄并在肾脏蓄积，可导致肾小球上皮细胞浊肿、空泡变性等。肾毒性常表现为蛋白尿、管型尿、尿中红细胞和肾小球滤过减少，严重者可致氮质血症及无尿肾衰竭。

（4）神经肌肉麻痹：各种氨基糖苷类药物均可引起神经肌肉麻痹，若大剂量腹膜内、胸膜内应用或静脉注射，或静脉给药速度过快，可致呼吸抑制或衰竭。

50. 试述四环素类抗生素的药代动力学特点。

（1）天然四环素口服易吸收，但吸收不完全，当每次用量大于 0.5 g 时并不能成比例地增加吸收，故不应盲目加大剂量。金属离子如 Mg^{2+}、Ca^{2+}、Al^{3+} 及 Fe^{2+} 能与四环素络合，影响四环素的吸收，故四环素不宜与抗酸药及铁剂同时服用。半合成四环素类吸收容易且完全，不受上述因素的干扰。

（2）有效血浓度维持时间不同，故给药次数有别。天然四环素（四环素、土霉素）有效血浓度 8～10 小时，每日给药 4 次；米诺环素每日给药 2 次；多西环素每日给药 1 次即可。

51. 试述氯霉素的主要不良反应及如何避免其不良反应。

（1）抑制骨髓造血功能：可出现可逆性粒细胞减少，常与剂量及疗程有关。严重者可致再生障碍性贫血，与剂量、疗程无直接关系，死亡率高可能与抑制骨髓造血细胞蛋白质的合成有关。

（2）灰婴综合征：易出现于早产儿和新生儿，表现为厌食、呕吐、腹胀、循环衰竭、皮肤苍白或发绀等，故早产儿、新生儿不选用氯霉素。

（3）其他：如胃肠道反应、二重感染、视神经炎、多发性神经炎、失眠等。

为避免其不良反应，治疗前及治疗中应检查血常规，一旦出现异常应立即停药，疗程结束后还要定期查血常规。对肝、肾功能不全，葡萄糖-6-磷酸脱氢酶缺乏者，以及婴儿、孕妇、乳妇应慎用。应警惕二重感染的发生，不长期用药。

52. 异烟肼是治疗结核病的首选药，它有哪些优点？

（1）性质稳定，价廉。

（2）给药途径广泛，可口服、肌内注射、静脉注射、腔内注射等。

（3）体内分布均匀，易于达到病变部位。脑膜炎时，脑脊液中的浓度与血中浓度相近。穿透力强，可渗入关节腔、胸腔积液、腹水及纤维化或干酪化的结核病灶中。易于透入细胞内，作用于已被吞噬的结核分枝杆菌。对各部位结核均能奏效。

（4）疗效高，毒性小。异烟肼低浓度抑菌，高浓度杀菌。长期应用治疗剂量不致产生严重的毒性反应。

53. 抗菌药联合用药的目的是什么？

（1）发挥药物的协同抗菌作用以提高疗效。

（2）延缓或减少耐药菌的出现。

（3）对混合感染或不能做细菌学诊断的病例，联合用药可扩大抗菌范围。

（4）可减少个别药物剂量，从而减少毒副作用。

54. 试述氯喹治疗疟疾有何特点？

氯喹能有效地杀灭间日疟、三日疟和恶性疟红细胞内期的裂殖体。氯喹对良性疟能控制症状；对恶性疟除可控制症状外且有根治作用，因为恶性疟原虫无继发性红细胞外期。氯喹控制症状有速效、高效、长效的特点。控制症状仅需 1～2 日，清除血中疟原虫仅需 2～3 日。3 日疗法后，1.5 个月血中仍保持有效血浓度。

55. 如何提高阿米巴病的治愈率？是否需联合用药？

治疗阿米巴痢疾和肠外阿米巴病，甲硝唑均为首选药物，但是单用甲硝唑治疗，有时达不到根治目的。单用依米丁治疗急性阿米巴痢疾，治愈率不超过 15%，停药后约 50% 的病例转为慢性阿米巴痢疾或无症状带虫者。因此，治疗阿米巴病时多采用联合用药。通常以甲硝唑为主药，再加下述药物中的一种：双碘喹啉、氯碘羟喹、喹碘方、二氯尼特。若治疗阿米巴肝炎或阿米巴肝脓肿，除了甲硝唑外，还可选用氯喹。

56. 吡喹酮抗血吸虫病有何优点？为什么说它是一种广谱抗蠕虫药？

吡喹酮对血吸虫病具有速效、高效（对慢性血吸虫病远期疗效高达 90% 以上）、低毒、可口服、疗程短（1～2 日）等优点。此外，吡喹酮是华支睾吸虫病的首选药物，对绦虫、肺吸虫及姜片虫亦有显著疗效，是一种广谱抗蠕虫药。

57. 何谓免疫增强药？

免疫增强药是一类能增强机体特异性免疫功能的药物，主要用于免疫缺陷病、慢性感染性疾病，也常用作肿瘤的辅助治疗药物，如干扰素、白介素-2 等；同时有研究发现人参、黄芪、五味子、枸杞子、党参、冬虫夏草、灵芝和银耳多糖等具有提高免疫功能的作用。

58. 何谓细胞周期特异性药物？常用的有哪些？

细胞周期特异性药物是指仅对增殖周期中某一期有较强的作用（特别是选择作用于 S 期和 M 期者）的药物。这类药物杀灭癌细胞的能力在一定情况下随剂量的增加而加强，但达到一定剂量后若再加大剂量，不再有更多的癌细胞被杀灭，因残留的癌细胞不是其选择作用的细胞。周期特异性药物选择作用于 S 期的有巯嘌呤、氟尿嘧啶、甲氨蝶呤、羟基脲、阿糖胞苷等；作用于 M 期的有长春碱类、紫杉醇、三尖杉酯碱等。

59. 何谓细胞周期非特异性药物？常用的有哪些？

细胞周期非特异药物是指能杀灭增殖细胞群中各期细胞（包括 M、G_1、S、G_2、G_0 及无增殖力的细胞）的药物。该类药物对癌细胞的杀灭作用遵循一级动力学规律，药物杀灭癌细胞的能力随剂量的增加而加强。临床可采用间隙大剂量用药，以求最大限度地杀灭癌细胞。此类药物有烷化剂类的氮芥、环磷酰胺、噻替派、白消安、卡莫司汀、洛莫司汀、可莫司汀、司莫司汀等，以及抗肿瘤抗生素类的博来霉素、丝裂霉素、多柔比星、柔红霉素、顺铂、卡铂等。

60. 试述博来霉素的主要临床应用。

博来霉素给药后分布在皮肤、肺较多，且在该处不易被灭活，故主要适用于鳞状上皮癌如皮肤癌、鼻咽癌、食管癌、阴茎癌、外阴癌、宫颈癌等。若与顺铂及长春碱合用治疗睾丸癌，可达根治效果；也适用于治疗银屑病。

§1.6.2 药理学自测试题（附参考答案）

一、选择题

【A 型题】

1. 受体拮抗药的特点是 （ ）

A. 无亲和力，无内在活性　　B. 有亲和力，有内在活性　　C. 有亲和力，有较弱的内在活性

D. 有亲和力，无内在活性　　E. 无亲和力，有内在活性

2. 药物的灭活和消除速度决定了 （ ）

A. 起效的快慢　　B. 作用持续时间　　C. 最大效应　　D. 后遗效应的大小　　E. 不良反应的大小

3. 阿托品禁用于 （ ）

A. 青光眼　　B. 感染性休克　　C. 有机磷中毒　　D. 肠痉挛　　E. 虹膜睫状体炎

4. 用氯丙嗪治疗精神病时最常见的不良反应是 （ ）

A. 体位性低血压　　B. 过敏反应　　C. 内分泌障碍　　D. 消化系统症状　　E. 锥体外系反应

5. 强心苷降低心房纤颤病人的心室率的机制是 （ ）

A. 降低心室肌自律性　　B. 改善心肌缺血状态　　C. 降低心房肌的自律性　　D. 降低房室结中的隐匿性传导　　E. 增加房室结中的隐匿性传导

6. 可降低双香豆素抗凝作用的药物是 （ ）

A. 广谱抗生素　　B. 阿司匹林　　C. 苯巴比妥　　D. 氯贝丁酯　　E. 保泰松

7. 在氯霉素的下列不良反应中，哪种与它抑制蛋白质的合成有关 （ ）

A. 二重感染　　B. 灰婴综合征　　C. 皮疹等过敏反应　　D. 再生障碍性贫血　　E. 消化道反应

8. 抗肿瘤药最常见的严重不良反应是 （ ）

A. 肝脏损害　　B. 神经毒性　　C. 胃肠道反应　　D. 抑制骨髓　　E. 脱发

9. 下列药物中成瘾性极小的是 （ ）

A. 吗啡　　B. 喷他佐辛　　C. 哌替啶　　D. 可待因　　E. 阿法罗定

10. 糖皮质激素与抗生素合用治疗严重感染的目的是 （ ）

A. 增强抗生素的抗菌作用　　B. 增强机体防御能力　　C. 拮抗抗生素的某些不良反应　　D. 通过激素的作用缓解症状，度过危险期　　E. 增强机体应激性

11. 治疗沙眼衣原体感染应选用 （ ）

A. 四环素　　B. 青霉素　　C. 链霉素　　D. 庆大霉素　　E. 干扰素

12. 可诱发心绞痛的降压药是 （ ）

A. 肼屈嗪　　B. 拉贝洛尔　　C. 可乐定　　D. 哌唑嗪　　E. 普萘洛尔

13. 阿托品不具有的作用是 （ ）

A. 松弛睫状肌　　B. 松弛瞳孔括约肌　　C. 调节麻痹，视近物不清　　D. 降低眼内压　　E. 瞳孔散大

14. 水杨酸类解热镇痛药的作用不包括 （　）

A. 能降低发热者的体温　　B. 有较强的抗炎作用　　C. 有较强的抗风湿作用　　D. 对胃肠绞痛有效　　E. 久用无成瘾性和耐受性

15. 可乐定的降压机制是 （　）

A. 阻断中枢咪唑啉受体　　B. 激动中枢 α_2 受体　　C. 阻断外周 α_1 受体　　D. 阻断 β_1 受体　　E. 耗竭神经末梢去甲肾上腺素

16. 流行性脑脊髓膜炎首选 （　）

A. SMZ　　B. SA　　C. SIZ　　D. SMD　　E. SD

17. 氨基糖苷类抗生素不具有的不良反应是 （　）

A. 耳毒性　　B. 肾毒性　　C. 过敏反应　　D. 胃肠道反应　　E. 神经肌肉阻断作用

18. 博来霉素适用于 （　）

A. 腮腺癌　　B. 肝癌　　C. 骨肉瘤　　D. 皮肤癌　　E. 急性淋巴性白血病

【X型题】

19. 新斯的明临床用于 （　）

A. 重症肌无力　　B. 麻醉前给药　　C. 术后腹胀气与尿潴留　　D. 阵发性室上性心动过速　　E. 筒箭毒碱中毒

20. 去氧肾上腺素扩瞳作用的特点是 （　）

A. 维持时间短　　B. 升高眼内压　　C. 不升高眼内压　　D. 引起调节麻痹　　E. 不引起调节麻痹

21. 过敏性休克首选肾上腺素，主要与其下述作用有关 （　）

A. 兴奋心脏 β_1 受体，使心输出量增加　　B. 兴奋支气管 β_2 受体，使支气管平滑肌松弛　　C. 兴奋眼辐射肌 α 受体，使瞳孔开大　　D. 兴奋血管 α 受体，使外周血管收缩，血压升高；使支气管黏膜血管收缩，降低毛细血管的通透性，利于消除支气管黏膜水肿，减少支气管分泌　　E. 抑制肥大细胞释放过敏性物质

22. 下列药物为保钾利尿药的是 （　）

A. 螺内酯　　B. 阿米洛利　　C. 呋塞米　　D. 氨苯蝶啶　　E. 氢氯噻嗪

23. 对晕动病所致呕吐有效的药物是 （　）

A. 苯海拉明　　B. 异丙嗪　　C. 氯丙嗪　　D. 东莨菪碱　　E. 美克洛嗪

24. 诱发强心苷中毒的因素有 （　）

A. 低钾血症　　B. 低氯血症　　C. 高钙血症　　D. 低钠血症　　E. 高钾血症

25. 致听力损害的药物有 （　）

A. 头孢氨苄　　B. 卡那霉素　　C. 依他尼酸　　D. 链霉素　　E. 呋塞米

二、填空题

1. 下列药物禁用于支气管哮喘病人的原因：①阿司匹林，因为_____。②吗啡，因为_____。③普萘洛尔，因为_____。

2. 毛果芸香碱有_____瞳作用，机制是_____；去氧肾上腺素有_____瞳作用，机制是_____。

3. 哌唑嗪选择性阻断_____受体，美托洛尔则选择性阻断_____受体。

4. α、β 受体激动药有_____，拮抗药有_____。

5. 吗啡的主要临床用途是_____、_____和_____。

6. 治疗癫痫大发作首选_____，治疗失神小发作首选_____，治疗癫痫持续状态首选_____。

7. 心房颤动首选_____，窦性心动过速宜选用_____。

8. 最早应用的钙拮抗药中对心肌抑制较弱而扩血管作用较强的是_____，常用于治疗高血压，亦用于防治_____型心绞痛。

9. 普萘洛尔抗高血压的主要作用机制是_____、_____、_____和_____。

10. 缩宫素用于催生引产时，必须注意下列两点：①_____；②_____。

三、判断题

1. 药物通过生物膜转运的主要方式是主动转运。 　　　　　　　　（　　）

2. 新斯的明与毒扁豆碱均能抑制胆碱酯酶，故均用于治疗重症肌无力。 （　　）

3. 阿托品与去氧肾上腺素均可用于扩瞳，但前者可升高眼内压，后者对眼压无明显影响。 （　　）

4. 纠正氯丙嗪引起的降压作用，可选用肾上腺素。 　　　　　　　　（　　）

5. 硝酸甘油抗心绞痛的主要原理是选择性扩张冠脉，增加心肌供血供氧。 （　　）

6. 弱酸性药物在碱化尿液后排泄增加。 　　　　　　　　　　　　　（　　）

7. 硫喷妥钠维持时间短主要是在肝脏代谢极快。 　　　　　　　　　（　　）

8. 可乐定降压作用的主要机制是直接扩张外周血管。 　　　　　　　（　　）

9. 吗啡中毒时用纳洛酮解救。 　　　　　　　　　　　　　　　　　（　　）

10. 地高辛不宜用于心房颤动。 　　　　　　　　　　　　　　　　　（　　）

11. 与醛固酮产生竞争作用的利尿药是螺内酯。 　　　　　　　　　　（　　）

12. 为增加利福平的抗结核作用，常与对氨基水杨酸同时服用。 　　　（　　）

13. 雷尼替丁能阻断 H_2 受体，因而抑制胃酸分泌。 　　　　　　　（　　）

14. 糖皮质激素可用于治疗角膜溃疡。 　　　　　　　　　　　　　　（　　）

15. 氨苄西林对青霉素 G 的耐药金黄色葡萄球菌有效。 　　　　　　（　　）

四、名词解释

1. 基因治疗

2. 个体化治疗

3. 药物半衰期

4. 首过消除

5. 双盲法

五、问答题

1. 何谓习惯性和成瘾性？哪些药物有成瘾性？

2. 试述阿托品的基本药理作用和临床用途。

3. 常用的 β 受体阻断药有哪些？

4. 试述糖皮质激素的适应证。

5. 胰岛素制剂有几种？如何选用？

📖 参考答案

一、选择题

1. D　2. B　3. A　4. E　5. E　6. C　7. D　8. D　9. B　10. D　11. A　12. A　13. D　14. D

15. B　16. E　17. D　18. D　19. ACDE　20. ACE　21. ABDE　22. ABD　23. ABDE　24. AC
25. BCDE

二、填空题

1. 诱发"阿司匹林哮喘"　抑制呼吸及释放组胺致支气管收缩　阻断 β_2 受体致支气管痉挛

2. 缩　激动虹膜括约肌 M 受体　扩　激动虹膜开大肌的 α 受体

3. α_1　β_1

4. 肾上腺素　拉贝洛尔

5. 镇痛　心源性哮喘　止泻

6. 苯妥英钠　乙琥胺　地西泮静脉注射

7. 强心苷　普萘洛尔

8. 硝苯地平　变异

9. 减少心输出量　抑制肾素分泌　降低外周交感神经活性　中枢降压作用

10. 严格掌握剂量，避免发生子宫强直性收缩　严格掌握禁忌证，以防引起子宫破裂或胎儿窒息

三、判断题

1. ×　2. ×　3. √　4. ×　5. ×　6. √　7. ×　8. ×　9. √　10. ×　11. √　12. ×　13. √
14. ×　15. ×

四、名词解释

1. 基因治疗（gene therapy）：是指改变人活细胞遗传物质的一种医学治疗方法，在基因水平上将正常有功能的基因或其他基因通过基因转移方式导入病人体内，并使之成为表达功能正常的基因或表达病人原来不存在或表达很低的外源基因，从而获得防治疾病的效果。

2. 个体化治疗：主要根据病人的年龄、性别、种属、病情程度、并发症、合并其他疾病等情况制订治疗方案。所选用的药物、剂量在各个病人之间都可能不同。

3. 药物半衰期：指血浆药物浓度下降一半所需要的时间，用 $t_{1/2}$ 表示。不少药物根据血浆半衰期确定给药次数，如磺胺药 SMZ 和 SIZ 的血浆半衰期分别为 10～12 小时和 5～7 小时，故前者每日给药 2 次，后者每日给药 4 次。

4. 首过消除：某些药物从胃肠道吸收入门脉系统前，在通过肠黏膜及肝脏时先经受部分代谢，使进入体循环的有效药量减少，该过程称为首过消除（又称首过效应或首过代谢）。普萘洛尔口服剂量比注射剂量大约高 10 倍，其主要原因是由于该制剂首过消除较强。口腔黏膜给药及直肠给药能避开首过消除。

5. 双盲法：是在使用安慰剂的基础上设计的一种试验方法，是指被试者（病人）和试验者（医师）双方都不知道使用的是什么药，试验结果的资料由第三者进行处理、评定，故称双盲。因为任何一种治疗方法的效果不仅取决于药物本身，还与病人对药物的信任、医师与病人的关系、医师对治疗方法的暗示或宣传，以及病人对治疗的反应性有关。这些因素都会影响对疗效的评价。采用双盲法可避免或减少上述因素的影响和试验者在判断结果时的主观推测，从而取得真实准确的结论。

五、问答题

1. 习惯性指反复应用某药或某些嗜好一旦停止后会感到不适，例如停止吸烟、饮酒，并不会出现严重的病理状态。而成瘾性则是由于长期、反复使用某些药物后，病人对应用这类药物产生一种舒适感（欣快症），机体对这类药物产生了生理性的或精神性的依赖和需求，因而有继续要求使用的欲望。一旦停药，可出现一系列的病理状态（戒断症状），如疲倦、乏力、恶心、呕吐、流涎、出汗、失眠、震颤、激动等，病人可由于难以忍受这些戒断症状而不能自控，甚至不择手段地以图谋取相应药物，乃至发生意志消

沉、人格丧失及异常行为等。

能够引起成瘾性的药物主要有：麻醉性镇痛药类，如吗啡、哌替啶、美沙酮、可待因等；催眠药类如巴比妥类及水合氯醛等，此外还有苯丙胺、可卡因和印度大麻等。

成瘾性最强、对人体危害性最大的药物是麻醉性镇痛药，如鸦片、吗啡和海洛因等。

2. 阿托品为 M 胆碱受体阻断药，具有广泛的药理作用和用途。

（1）解除平滑肌痉挛，缓解内脏绞痛。

（2）眼科应用：阿托品能阻断虹膜括约肌和睫状肌上的 M 受体，导致扩瞳和调节麻痹，可用于扩瞳和治疗虹膜睫状体炎及验光配镜。

（3）抑制腺体分泌：常用于全身麻醉前给药，以减少呼吸道分泌，防止分泌物阻塞呼吸道和吸入性肺炎的发生，亦可用于严重盗汗和流涎症。

（4）增快心率，加速房室传导：阿托品能阻断迷走神经对心脏的抑制，故临床常用阿托品治疗缓慢型心律失常如窦性心动过缓、房室阻滞等。

（5）解除小血管痉挛，改善微循环：阿托品的这种作用与抗 M 胆碱受体作用无关。大剂量阿托品用于治疗感染中毒性休克。

（6）解救有机磷酸酯类中毒的首选药。

3. β受体阻断药很多，临床有几十种，较常用的有如下几类。

（1）非选择性 β受体阻断药：即 β₁、β₂受体阻断药。代表性药物有普萘洛尔、噻吗洛尔及吲哚洛尔及纳多洛尔等。

（2）选择性 β₁受体阻断药：代表性药物有阿替洛尔、美托洛尔、艾司洛尔及醋丁洛尔等。

（3）α、β受体阻断药：拉贝洛尔（柳胺苄心定）。

4.（1）替代疗法：用于急、慢性肾上腺皮质功能减退症（包括肾上腺危象）；用于腺垂体功能减退及肾上腺次全切除术后作替代疗法。

（2）严重急性感染：如中毒性细菌性痢疾、暴发型流脑、中毒性肺炎、急性粟粒性肺结核、猩红热及败血症等。在使用有效的、足量的抗生素的同时，可辅以糖皮质激素治疗。原则是先用抗生素，后用激素；先停激素，后停抗生素。病毒性感染一般不宜用激素，因激素可降低机体的防御功能，反使感染扩散加剧。

（3）防止某些炎症后遗症：如用于结核性脑膜炎、脑炎、心包炎、风湿性心瓣膜炎、关节炎、睾丸炎及烧伤后瘢痕挛缩等。对虹膜炎、角膜炎、视网膜炎和视神经炎等非特异性眼炎，激素能消炎止痛，防止角膜混浊，预防瘢痕粘连的发生。

（4）自身免疫性疾病和过敏性疾病：自身免疫性疾病，如风湿热、风湿性心肌炎、风湿性及类风湿关节炎、全身性红斑狼疮、皮肌炎、自身免疫性贫血及肾病综合征等，用激素后多可缓解症状。对过敏性疾病，如荨麻疹、花粉症、血清病、血管神经性水肿、过敏性鼻炎、支气管哮喘和过敏性休克等，激素有良好的辅助治疗作用。

（5）抗休克治疗：对感染中毒性休克、过敏性休克、心源性休克、低血容量性休克有辅助治疗作用。

（6）血液病：用于急性淋巴细胞性白血病、再生障碍性贫血、粒细胞减少症、血小板减少症和过敏性紫癜等。

（7）异体脏器或皮肤移植术后，糖皮质激素可抑制排异反应。

（8）局部应用：糖皮质激素对接触性皮炎、湿疹、肛门瘙痒、银屑病等有一定疗效，宜用氟轻松、氢化可的松及泼尼松龙。

5.（1）短效胰岛素：又称普通胰岛素或正规胰岛素。皮下注射后，作用维持 6～8 小时，亦可肌内及静脉注射。由于作用快，维持时间短，适用于严重或伴有并发症的病人，也适用于早期病人，以确定适合的个体用量。

（2）中效胰岛素：有低精蛋白锌胰岛素和珠蛋白锌胰岛素，它们吸收较慢，作用时间可维持 18～24 小时，适用于一般中、轻度糖尿病。

（3）长效胰岛素：制剂为精蛋白锌胰岛素，作用维持 24～36 小时，适用于需长期用药的糖尿病病人，也可用于口服降血糖药不能控制的慢性糖尿病病人。中、长效制剂均为混悬剂，不能静脉给药。

§ 2

预防医学知识

现代医学按其研究对象和任务的不同，可分为基础医学、临床医学和预防医学三部分。它们是医学科学中不可分割的部分，共同担任着防病、治病，保障社会人群健康的职责。

预防医学的概念不仅仅是指传染病的预防与控制，还涵盖了环境污染、饮食卫生、职业病以及传染病、地方病、职业病、心脑血管病、医源性疾病、恶性肿瘤等的三级预防，同时还包括卫生学和医学统计学的内容。

§2.1 预防医学基本知识问答

一、预防医学概述

1. 试述现代医学的组成部分及其相互关系。

现代医学由基础医学、临床医学和预防医学三部分组成。在临床实践中，既要依靠基础医学和临床医学的知识和技能进行临床科学研究和临床诊治，还要用预防医学的基本观念，结合病人所处的社会和自然环境，考虑疾病的防治措施。

2. 试述预防医学的定义及内容。

预防医学是医学的一门应用学科，应用系统论的思维方式，把人的健康及其决定因素作为一个整体来认识，分析影响健康的有利和有害的因素，为个体和特定的群体提供"以人为本的一体化服务"，从而积极主动地促进和维护健康，预防疾病、失能和早逝。

3. 试述健康的定义。

世界卫生组织（WHO）提出的"健康"的定义为："健康是身体、精神和社会适应上的完好状态，而不仅仅是没有疾病和虚弱。"

4. 简述健康的作用。

健康是日常生活的资源，而不是生活的目标。我们将身体、心理和社会健康应用到每天的日常生活中，此即健康的作用。所以，健康是一个积极的概念，它不仅是个人身体素质的体现，也是社会和个人的资源。

健康是否能发挥作用，取决于一个人的内在潜能（能动用的全部身体和心理能力的组合）和个人所处的环境，两者及其相互作用的组合称为功能发挥能力。新生儿或婴儿的功能发挥能力可通过进食和游戏来表现；老年人则表现为具有独立行事的能力，不依赖他人的照护。好的健康可以使我们发挥适应和自我管理的能力，成功应对周围环境的挑战，从事生活所需的各种活动，并获得幸福感，而幸福感又会反过来促进健康潜能的发挥。

5. 试述影响健康的主要因素。

影响健康的主要因素包括4个方面：

（1）社会经济环境：包括个人收入和社会地位，文化背景和社会支持网络，良好的教育，就业和工作条件等。

（2）物质环境：包括环境的物理、化学和生物因素，人类活动的人工建造环境等。

（3）个人因素：包括婴幼儿发育状态是否健康，个人卫生习惯，个人的能力和技能，人类的性别、年龄等生物学特征及遗传因素。

（4）卫生服务：社会的卫生服务机构和服务网络是否健全。

6. 何谓健康生态学模型？

健康生态学模型是目前普遍公认的用来解释健康决定因素是如何影响人体健康的模型。作为一种系统论的思维方式，它被用于指导预防医学和公共卫生实践。该模型的结构由内向外可分为5层：

（1）核心层：是先天的个体特质，例如年龄、性别、种族和其他生物学因素以及一些疾病的易感基因等。

（2）第二层：是个体的行为特点。

（3）第三层：是家庭、社区和社会的人际网络。

（4）第四层：是生活和工作的条件，包括心理社会因素、有无工作以及职业因素、社会经济地位（收入、教育、职业）、自然和建成环境（后者包括交通、供水和卫生设施、住房以及城市规划等方面）、公共卫生服务和医疗保健服务等。

（5）最外一层，即宏观层面：当地、国家水平乃至全球水平的社会（如引起对种族、性别等方面产生歧视和偏见的有关经济公平性、城市化、人口流动、文化价值观、观念和政策等）、经济、文化、卫生和环境条件，以及有关的政策等。

虽然以核心层为中心的个人水平的健康影响因素对个体非常重要，但从群体健康的角度，宏观水平上的社会、经济、环境和政策起着根本决定性作用。所以我们要认识到健康生态学模型具有多重性、交互性和多维性。

7. 何谓疾病的三级预防？

（1）第一级预防：又称病因预防，即采取各种措施以控制或消除健康危险因素，并对人群进行卫生宣传教育，采取各种增进健康的措施。

（2）第二级预防：又称临床前预防，即在疾病的临床前期做好早期发现、早期诊断、早期治疗，使疾病有可能及早治愈或不致加重。

（3）第三级预防：又称临床预防，即对病人采取积极的治疗，以防止疾病恶化，预防并发症，防止病残，促进康复，延长寿命。

8. 预防的策略包括哪些？

预防的策略包括促进健康模式和疾病干预模式：

（1）按等级，可分为三级预防。

（2）按预防对象，可分为针对个体的高危预防策略和针对整个群体的全人群预防策略。

（3）预防的策略还包括强调健康的生命全程路径和以人为本的一体化服务模式。前者根据整个人生的关键时期的需求，采取有针对性的措施预防疾病，以提高健康干预的有效性；后者提供一系列以人为本的个性化和一体化医疗干预。

二、传染病概述

1. 何谓传染病？

传染病是由各种病原体引起的能在人与人、动物与动物或人与动物之间相互传播的一类疾病。病原体中大部分是微生物，小部分为寄生虫，寄生虫引起者又称寄生虫病。有些传染病，防疫部门必须及时掌握其发病情况、及时采取对策，因此发现后应按规定时间及时向当地防疫部门报告，称为法定传染病。中国目前的法定传染病有甲、乙、丙3类，共40余种。

2. 试述传染病传播的必备条件。

病原体从已感染者排出，经过一定的传播途径，传入易感者而形成新的传染的全部过程，即传染病的传播过程（又称流行过程）。传染病得以在某一人群中发生和传播，必须具备传染源、传播途径和易感人群3个基本环节。

3. 何谓传染源？

传染源是指体内有病原体生长繁殖，并可将病原体排出的人和动物，即患传染病或携带病原体的人和动物。患传染病的病人是重要的传染源，其体内有大量的病原体。病程的各个时期，病人的传染源作用不同，这主要与病种、排出病原体的数量和病人与周围人群接触的程度及频率有关。如多数传染病病人在有临床症状时能排出大量病原体，威胁周围人群，是重要的传染源。但有些病人如百日咳病人，在卡他期排出病原体较多，具有很强的传染性；而在痉咳期排出病原体的数量明显减少，传染性也逐渐减退。又如，乙型肝炎病人在潜伏期末才具有传染性。

一般说来，病人在恢复期不再是传染源，但某些传染病（伤寒、白喉）的恢复期病人仍可在一定时间内排出病原体，继续起传染源的作用。

4. 何谓传播途径？

传播途径指病原体自传染源排出后，再传染给另一易感者之前在外界环境中所行经的途径。一种传染病的传播途径可以是单一的，也可以是多个的。传播途径可分为水平传播和垂直传播两类。

由于生物性的致病原在人体外可存活的时间不一，存在于人体内的位置、活动方式也有所不同，都可影响传染病传播的过程。为了生存和繁衍，这类病原性的微生物必须具备可传染的性质，每一种传染性的病原通常都有特定的传播方式，例如透过呼吸的路径，某些细菌或病毒可以引起宿主呼吸道表面黏膜层的形态变化，刺激神经反射而引起咳嗽或喷嚏等症状，借此重回空气等待下一个宿主将其吸入；但也有部分微生物则是引起消化系统异常，像是腹泻或呕吐，并随着宿主排出物散布在各处。通过这些方式，复制的病原随病人的活动范围可大量散播。

5. 何谓人群易感性?

人群易感性是指人群对某种传染病病原体的易感程度或免疫水平。新生人口增加、易感者的集中或进入疫区,部队的新兵入伍,易引起传染病流行。病后获得免疫、人群隐性感染、人工免疫,均使人群易感性降低,不易造成传染病流行或可终止其流行。

6. 试述传染病传播的具体途径。

包括水平传播〔以下(1)至(7)中传播方式〕和垂直传播。

(1)经空气传播:包括飞沫、飞沫核与尘埃3种,是呼吸系统传染病的主要传播方式。经飞沫传播只能累及传染源周围的密切接触者,流感病毒等常经此方式传播;飞沫核通常以气溶胶的形式漂流到远处,可在空气中存留较长时间,耐干燥的病原体如白喉杆菌、结核分枝杆菌等可以此方式传播;较大的飞沫或分泌物落在地面,干燥后形成尘埃,易感者吸入后即可被感染。

(2)经水传播:包括饮用水传播和接触疫水传播两种方式,是肠道传染病传的主要途径。

(3)经食物传播:当食物本身含有病原体或受病原体污染时,可引起传染病的传播。为肠道传染病、一些寄生虫病及少数呼吸系统疾病的传播方式。1988年1至3月,上海市曾暴发甲型肝炎,其原因就是人们生吃受甲肝病毒污染的毛蚶所导致。

(4)经接触传播:包括直接接触传播和间接接触传播两种。如性病、狂犬病等为直接接触传播;许多肠道传染病、体表传染病及某些人畜共患病通过间接接触传播。

(5)经节肢动物传播:又称虫媒传播,包括机械携带和生物性(吸血)传播两种方式。伤寒杆菌、痢疾杆菌等可在苍蝇、蟑螂等体表和体内存活数天,可通过被这些节肢动物污染的食物或餐具传播给接触者;节肢动物通过叮咬血液中带有病原体(如疟疾等)的感染者,将病原体吸入体内,然后再叮咬易感者,造成易感者感染。

(6)经土壤传播:易感人群接触了被病原体污染的土壤所致的传播,一些肠道寄生虫(蛔虫、钩虫)及能形成芽孢的细菌(破伤风、炭疽)通过土壤传播。

(7)医源性传播:可分为两类,一是易感者在接受检查或治疗时由于接触被污染的器械而导致的疾病传播;二是由于输血或输液所使用的生物制品和药品遭受病原体污染而造成的传播。

(8)垂直传播:包括经胎盘传播、上行性传播和分娩引起的传播三种方式。风疹、乙型肝炎、艾滋病和梅毒等病原体可穿过胎盘引起胎儿先天性感染;葡萄球菌、单纯疱疹病毒、白假丝酵母菌等可通过上行性方式传播给胎儿;淋病奈瑟菌、疱疹病毒等可通过分娩传播给新生儿。

7. 试列举常用的免疫制剂及其作用。

常用的免疫制剂包括主动免疫制剂与被动免疫制剂。前者包括疫苗、菌苗、类毒素等;后者包括抗毒素、丙种球蛋白或高滴度免疫球蛋白。

8.《中华人民共和国传染病防治法》将法定传染病分为几类?各包括哪些病种?

《中华人民共和国传染病防治法》自2004年12月1日起施行,将法定传染病分为甲、乙、丙三类。

（1）甲类传染病：是指鼠疫和霍乱。

（2）乙类传染病：是指传染性非典型肺炎、艾滋病、病毒性肝炎、脊髓灰质炎、人感染高致病性禽流感、麻疹、流行性出血热、狂犬病、流行性乙型脑炎、登革热、炭疽、细菌性和阿米巴痢疾、肺结核、伤寒和副伤寒、流行性脑脊髓膜炎、百日咳、白喉、新生儿破伤风、猩红热、布鲁氏菌病、淋病、梅毒、钩端螺旋体病、血吸虫病、疟疾。

（3）丙类传染病：是指流行性感冒、流行性腮腺炎、风疹、急性出血性结膜炎、麻风病、流行性和地方性斑疹伤寒、黑热病、包虫病、丝虫病，以及除霍乱、细菌性和阿米巴痢疾、伤寒和副伤寒以外的感染性腹泻病。

此外，2008 年，手足口病纳入丙类传染病。2009 年，甲型 H_1N_1 流感纳入乙类传染病。2020 年，新型冠状病毒感染纳入乙类传染病。

9. 试述突发公共卫生事件和传染病报告的内容。

突发公共卫生事件和传染病实行上报，主要报告内容有疫情发生基本情况（发生地点、波及范围、波及人数、可能传播途径等），疫情发生简要经过，当地卫生机构对疫情处理措施等。

10. 试述关于甲、乙类传染病报告的时限规定。

（1）对甲类传染病和按甲类管理的乙类传染病病人、疑似病人和病原携带者，卫健委规定按甲类传染病管理的其他乙类传染病，如突发原因不明的传染病，以及卫健委规定的不明原因的肺炎病人，应在 2 小时内完成网络直报。

（2）对其他乙类传染病病人、疑似病人，伤寒和副伤寒、痢疾、梅毒、淋病、白喉、疟疾的病原携带者，卫健委列入乙类传染病管理的其他传染病病人、疑似病人，省级人民政府决定列入乙类传染病管理的其他地方性传染病病人、疑似病人，应在 24 小时内，通过网络进行信息的录入报告。

三、环境污染

1. 试述环境污染的概念及环境污染的来源。

由于人为的或自然的因素，使环境的组成或状态发生变化，超过环境的自净能力，破坏了生态系统和平衡，对人类健康造成直接、间接或潜在的有害影响。这种现象称为环境污染。环境污染物种类繁多，按其属性通常分为化学性、物理性和生物性三类。污染物的来源主要有：

（1）人为因素来源：人们在生产活动和生活活动中产生的各种有害物质。如农业生产使用的农药、化肥，工业生产排放的工业"三废"，生活用炉灶和烹调油烟等。

（2）自然因素来源：自然环境中某元素含量过多或过少，如火山爆发、森林火灾等自然灾害使环境中的各种组成成分发生了改变而生成对健康有害的因素。

2. 何谓公害、公害病和公害事件？

由于人为的原因造成广泛的环境污染，引起对居民健康的严重危害和生态的破坏称为公害。因公害而造成的地区性疾病称作公害病。公害对居民健康的危害很大，严重的公害可以引起许多居民患病或死亡，称为公害事件。

3. 试述环境污染物的分类。

环境污染物按其性质可分为化学性、物理性和生物性污染物三大类，以化学性污染物最为常见。

（1）化学性污染：种类繁多，可分为无机污染物和有机污染物两类。随着工农业生产的发展和科学技术的进步，人们在环境中接触的化学物质愈来愈多，对人类健康威胁较大。较常见的化学性污染物有：有害气体如 SO_2、CO、NO_x、Cl_2 等；重金属如 Hg、Cd、Pb、Cr、Ni 等；有机化合物如有机磷和有机氯农药、有机溶剂和高分子化合物等。

（2）物理性污染：如噪声、电离辐射、电磁辐射等。

（3）生物性污染：如各种病原微生物、寄生虫等。

4. 简述环境污染对健康的危害。

在一定强度时间作用下，环境污染物或环境污染因素可对人体造成不同程度的损伤，在受暴露人群中引发急性、慢性以及远期健康危害，严重时导致公害病。

（1）环境污染对人群的急性危害：指污染物在短时间内大量进入环境，使暴露人群在较短时间内出现不良反应、急性中毒甚至死亡。①大气污染烟雾事件：英国伦敦曾发生煤烟型烟雾事件，美国洛杉矶曾发生光化学型烟雾事件。②过量排放和事故性排放引起的急性危害：如 2003 年重庆开县天然气井喷事故。③生物性污染引起的急性传染病：在人员拥挤、通风不良、阴暗潮湿的室内空气中，病原微生物可通过空气传播，使易感人群发生感染。

（2）环境污染对人群的慢性危害：指低浓度有害因素长时间反复作用于机体所产生的危害。①非特异性影响，表现为人群患病率、死亡率增加，儿童生长发育受到影响。②引起慢性疾病，例如长期暴露于无机氟可造成骨骼系统和牙釉质的损害。③持续性蓄积危害，有些危害物（铅、汞等）进入人体后可较长时间储存在组织器官中。

（3）环境污染的致癌与致畸危害：空气污染可以引起肺癌；水污染可以引起人群肝癌。20 世纪 60 年代孕妇服用药物沙利度胺（反应停）导致新生儿短肢畸形或海豹畸形；妊娠期摄入甲基汞，可通过胎盘引起胎儿中枢神经系统发育障碍，导致先天性水俣病。

（4）环境内分泌干扰物危害：内分泌干扰物对体内天然激素的生成、释放、转运、代谢、结合、效应均可造成严重影响。

5. 环境污染的防治措施包括哪些方面？

（1）制定并完善环境保护法律和法规，包括环境保护标准体系、环境卫生标准体系。

（2）强化环境管理，依法进行监督。依据法规、标准、条例制度等运用行政、法律、经济、技术和教育的手段，对危害和破坏环境的人为活动进行监督和控制。

（3）加强环境科学技术研究，采用先进的污染防治技术。

（4）开展环境教育，提高全民环境意识。

（5）加强环境与健康的研究和环境相关疾病的预防控制。

6. 试述环境污染物对人群健康影响的特点。

（1）广泛性：即影响地区广、人口多、作用面大。

（2）长期性：即剂量往往较低，需长期作用才能造成危害。因此，对人群健康影响时间长，需要长期观察。

（3）复杂性：既有多种因素的影响，又可能有多种污染物的联合作用的影响。

（4）多样性：环境污染物对人体的危害可有局部作用，又有全身作用；既可有近期作用，又可有远期作用。

7. 环境污染物对健康的危害主要表现在哪些方面？举例说明可引起哪些疾病？

（1）特异性损害：①急性和亚急性中毒。②慢性中毒，主要为环境污染物进入环境后，经过若干年长期作用引起慢性损害。③致癌作用，其中与化学因素有关的占90%，与物理因素有关的占5%，与生物因素（真菌、病毒、寄生虫）有关的占5%。④致畸作用。⑤致突变作用。⑥致敏作用。

（2）非特异性损害：主要表现为一般多发病的发病率增高，机体的抵抗力下降，劳动能力下降等。

（3）环境污染引起的疾病：①传染病，如伤寒、霍乱、痢疾等。②公害病，如"水俣病""痛痛病"。③职业病，如硅沉着病、铅中毒等。④食物源性疾病，如细菌性、化学性食物中毒，河豚和毒蕈中毒，食品污染各种致病因子引起的感染性和中毒性疾病。

8. 何谓介水传染病？其流行特点有哪些？

介水传染病是指由于饮用或接触受病原体污染的水而引起的一类传染病，其流行特点如下：

（1）水源一次大量污染后，可出现暴发流行。水源经常受污染，病例可终年不断。

（2）绝大多数病人有饮同一水源的历史。

（3）加强饮水的净化和消毒，疾病的流行能得到迅速的控制。

9. 试述常见的室内空气污染物对健康的主要危害。

（1）诱发癌症：如吸烟者与被动吸烟者肺癌患病率高，苯可引起白血病，放射性氡可引起肺癌。

（2）引起中毒性疾病：急性 CO 和 CO_2 中毒，香烟烟雾、燃料燃烧、烹调油烟引起慢性阻塞性肺疾病（COPD）及空调病等。

（3）传播传染病：传染性非典型肺炎、流行性感冒、麻疹、白喉、军团病等。

（4）引起变态反应：尘螨等室内变应原，可以引起哮喘、变应性鼻炎、荨麻疹等。

10. 试述防止噪声危害的措施。

（1）控制和消除噪声源：包括密闭声源，吸声和隔声，隔振和阻尼等。

（2）控制噪声的传播：主要是增加噪声源与接受者之间的距离，以及设立屏障，如建立绿化带等。

（3）个人防护：对于接触噪声的作业人员，常可用耳塞、防声棉、耳罩及帽盔等。

（4）执行各类噪声标准和管理规定：把生产和生活的噪声控制在一定的强度和时间内。

11. 国际癌症研究机构将环境致癌物分为哪几类？

（1）1类致癌物：对人类的致癌证据充分，有116种。

（2）2类致癌物：A类，对人很可能致癌，即动物致癌证据充分，但对人类致癌证据有限，有71种；B类，对人可能致癌，即对人类和动物证据均不充分，有286种。

（3）3类致癌物：现有的证据尚不能就其人类致癌性进行分类物，有499种。

（4）4类致癌物：对人类很可能不是致癌物，有1种，即已内酯胺。

12. 试述中暑的分类。

中暑按病情程度分为3种。

（1）中暑先兆：高温作业工作，在工作过程中，有轻微的头晕、头痛、心悸、无力、体温升高、脉搏加快，但还能坚持工作者，称为中暑先兆。

（2）轻症中暑：具有上述中暑症状而被迫停止工作，但经短时的休息症状消失，即为可恢复工作者。

（3）重症中暑：具有上述中暑症状，并在工作中出现突然晕倒及热痉挛者。

对于中暑先兆和轻症中暑，应使病人迅速离开高温环境，到通风良好的阴凉安静处休息，可适当给予含盐清凉饮料，一般可以逐步恢复。对于重症中暑，则要紧急抢救。治疗原则是迅速降低过高的体温，纠正水、电解质紊乱和酸碱平衡失调，积极防治休克和脑水肿。

四、饮食与健康

1. 简述食物与健康的关系。

食物是人类生存和维持健康必不可少的物质。当食物被污染或食物中营养素摄入过多或过少时，都可直接危害人体健康。

（1）食物被污染：可引起食物中毒，如化学性、细菌性、动植物及其毒素等食物中毒。长期摄入被污染的食物后可引起慢性危害及致癌、致畸、致突变等，如黄曲霉毒素污染食物可引起肝癌。

（2）营养素不足：可导致营养缺乏病，如蛋白质-热能营养不良、缺铁性贫血、佝偻病等。

（3）营养素过多：过量摄入营养素可导致营养过剩或中毒，如肥胖症、维生素A中毒等。

2. 何谓合理营养？试述其基本卫生学要求。

合理营养是指全面而平衡的营养。合理营养应满足以下基本要求：

（1）能供给足量的营养素和热能，以保证机体生理活动和劳动的需要。

（2）应保持各种营养素摄入量及消耗量的平衡和营养素之间的平衡。

（3）食物应具有良好的色、香、味，能引起食欲。

（4）食物本身无毒，无病原体和农药等化学物质污染，加入的食品添加剂应符合卫生要求。

3. 试述《中国居民膳食指南》的营养指导措施。

《中国居民膳食指南》以问题为导向，基于全方位影响因素干预的理念，强调以平衡膳食为核心，提出营养指导措施，具体如下：

（1）强调以植物性食物为主的膳食结构：增加全谷物的消费，减少精白米面的摄入；在保证充足蔬菜摄入的前提下，强调增加深色蔬菜的消费比例；增加新鲜水果的摄入；增加富含优质蛋白质的豆类及其制品摄入。

（2）优化动物性食物消费结构：改变较为单一的以猪肉为主的消费结构，增加富含多不饱和脂肪酸的水产品类、低脂奶类及其制品的摄入，适量摄入蛋类及其制品。

（3）保证膳食能量来源和营养素充足：综合考虑生理阶段、营养需要、身体活动水平、基础代谢率等因素，将膳食碳水化合物、蛋白质、脂肪比例，以及能量和微量营养素摄入保持在合理的水平，从而维持健康体重，预防相关膳食慢性病。

（4）进一步控制油、盐摄入。

（5）控制糖摄入、减少含糖饮料的消费。

（6）杜绝食物浪费，促进可持续发展。

4. 中国人的膳食不平衡主要体现在哪些方面？

膳食不平衡是慢性病发生的主要危险因素。不合理的膳食是中国人疾病发生和死亡的最主要因素，2017 年中国居民中 310 万人的死亡可归因于膳食不合理。中国成人膳食不平衡表现在：

（1）高油高盐摄入仍普遍存在，含糖饮料消费逐年上升。

（2）全谷物、深色蔬菜、水果、奶类、鱼虾类和大豆类摄入不足。

（3）饮酒行为较为普遍，一半以上的男性饮酒者过量饮酒。

5. 试述心血管疾病的营养防治原则。

（1）控制总能量摄入，适当增加运动，保持理想体重。

（2）限制总脂肪、胆固醇、饱和脂肪酸及反式脂肪酸的摄入量。膳食中脂肪摄入量以占总能量 20%～25% 为宜，饱和脂肪酸摄入量应少于总能量的 10%；适当增加单不饱和脂肪酸和多不饱和脂肪酸的摄入，单不饱和脂肪酸摄入量不要低于总能量的 10%；少吃含胆固醇高的食物，如猪脑和动物内脏等，胆固醇摄入量＜300 mg/d。

（3）提高植物蛋白质的摄入，少吃甜食。蛋白质量应占总能量的 15%，提高植物蛋白质（大豆及制品）的摄入。大豆中富含大豆异黄酮，有利于调节血脂，可用于防治心血管疾病。限制单糖和双糖的摄入，减少摄入含糖饮料。

（4）摄入充足的膳食纤维。膳食纤维（如燕麦、玉米、蔬菜等）能明显降低血胆固醇和提高人体胰岛素敏感性。

（5）供给足够的维生素和矿物质。很多水溶性维生素及矿物质（如新鲜蔬菜和水果）具有改善心血管功能的作用，特别是维生素 E 和维生素 C 具有抗氧化作用。

（6）饮食清淡、少盐和限酒。每日食盐的摄入量应在 6 g 以下（包含酱油、咸菜等含的盐）。

（7）适当多吃富含植物化学物的食品。

6. 试述肥胖的营养防治原则。

（1）控制总能量和增加身体活动。要做到营养平衡，合理安排蛋白质、脂肪和碳水化合物的摄入量和比例，保证矿物质和维生素的充足供应。蛋白质应占总能量的15%～20%。不建议完全采用素食。

（2）限制脂肪摄入量。要控制每日烹调油用量在10～20 g，还要控制含油脂过多的食物的摄入量。使脂肪占总能量的20%～25%。

（3）要适量供给碳水化合物。碳水化合物占总能量的40%～55%，应以谷类食物为主要来源，每日应摄入150～250 g。尽量不吃蔗糖、麦芽糖、果糖、蜜饯及甜点等。

（4）限制辛辣刺激性食物及调味品（如辣椒、芥末、咖啡等）的摄入量。这类食物可刺激胃酸分泌，提高食欲。

（5）膳食中必须有足够量的新鲜蔬菜，尤其是绿叶蔬菜和水果。

（6）多采用蒸、煮、炖、拌、汆、卤等方法，避免油煎、油炸和爆炒等方法。

（7）一日三餐要定时定量，早餐一定要吃好，晚餐一定要吃少。

7. 试述单纯性肥胖病人的身体活动目的及运动处方建议。

单纯性肥胖病人的身体活动以增加能量消耗、减控体重，保持和增加瘦体重（去脂体重），改变身体成分分布为目的。提倡进行多种形式和强度的身体活动，以大肌肉群参与的有氧运动为主，辅以平衡训练和抗阻训练。充分利用日常生活、工作、出行和家务劳动等机会增加身体活动总量。在减低体重的过程中，应强调肌肉力量锻炼，以避免或减少肌肉和骨骼等瘦体重成分丢失。

制定运动处方前，需要进行运动前的医学检查和医师监督的运动测试。单纯性肥胖病人的身体活动量，至少要达到一般成年人的推荐量，每日要达到中等运动强度3.5梅托（MET），运动频率至少每周5次，每次30～60分钟，若要使能量消耗最大化，最好每日运动。建议中等至高强度运动，起始运动训练强度应保持在中等强度，强调延长运动时间及增加运动频度，最后逐渐增加到高强度运动。为了避免丢失瘦体重，每周应进行2～3次肌肉力量训练，每次1～3组，每组10～15次重复。

开始运动时应避免可能的运动损伤，建议骑自行车、游泳等运动。在大量出汗的情况下，应合理安排补液。减肥速度不宜过快，多数情况下，每日减少2 093～4 186 kJ（500～1 000 kcal）能量摄入，每周减少0.5～1 kg体重较适宜。应建立一个减体重的长期计划，依据情况的变化，不断调整饮食和运动方案。

8. 试述食物中毒的特点。

（1）突然暴发，潜伏期短，来势急剧，短时间内有许多病例同时出现，发病后很快形成高峰。

（2）发病者都有类似的临床症状和体征。

（3）易集体发病，一般无传染性。

（4）有食同一食物的历史，发病范围局限在摄食某种食物的范围内，停止食用，发病即停止。

9. 简述食物中毒事件的处理原则。

（1）迅速赶赴事件现场抢救病人。

（2）立即封存可疑食物，禁止可疑食物继续食用或出售（可疑食物是指全部中毒者均吃过而健康者未吃过的食物）。

（3）采集可疑食物、病人排泄物、呕吐物、洗胃液等样品，立即化验。

（4）对中毒事件进行卫生学调查。

（5）确定食物中毒后，应根据《食品中毒调查报告办法》及时向当地食品卫生监督部门报告，同时追究当事人的法律责任。

10. 试述易受黄曲霉毒素污染的食物及其危害。

黄曲霉最易污染花生，玉米其次，在小麦、稻米、豆类、奶类及肉类制品中也能繁殖。黄曲霉毒素毒性极大，急性中毒症状主要为胃部不适、呕吐、食欲减退，继而出现黄疸，重者可出现腹水，部分病人有肝大及压痛。长期摄入低浓度或短时间内摄入高浓度黄曲霉毒素均可诱发肝癌、胃癌、肾癌、结肠癌等。

11. 简述食品的防霉去毒措施。

（1）防霉：控制粮食含水量在13％以下即可防霉。保持粮粒及花生外壳的完整，使用化学熏蒸剂，对防止真菌侵染也有一定作用。

（2）去毒：挑除霉粒，适用于花生。碾轧加工及加水搓洗，适用于大米。脱胚去毒，适用于玉米。加碱破坏毒素，适用于食用油。其他如紫外线照射、盐炒法等有一定去毒效果。

（3）加强食品卫生监测。

12. 试述食品添加剂的概念及常用的食品添加剂。

食品添加剂是指为改善食品色、香、味，以及为防腐和加工工艺的需要而加入食品中的化学合成或天然物质。常用的食品添加剂有如下几类：

（1）防腐剂：如苯甲酸及其钠盐、山梨酸及其钾盐。

（2）抗氧化剂：如丁基羟基茴香醚、二丁基羟基甲苯、没食子酸丙酯、异抗坏血酸钠等。

（3）护色剂：如硝酸钠（0.5 g/kg）和亚硝酸钠（0.15 g/kg）。

（4）甜味剂：天然甜味剂，如蔗糖、果糖、葡萄糖等；人工合成甜味剂，如糖精、甜蜜素和甜味素等。

（5）增味剂：如谷氨酸钠（味精）。

（6）着色剂：如红曲色素、姜黄、胡萝卜素等天然着色剂和苋菜红、胭脂红等人工合成着色剂。

（7）漂白剂：如二氧化硫。

（8）酸度调节剂：如柠檬酸。

（9）酶制剂：如谷氨酰胺转氨酶。

五、职业病概述

1. 试述常见的职业有害因素及其对健康的影响。

（1）生产性毒物：包括金属、类金属、有机溶剂、刺激性气体、窒息性气体、农药、高分子化合物生产中的单体、佐剂等。其主要危害是引起急、慢性中毒，还可致癌、致畸、致突变等。

（2）生产性粉尘：如矽尘、石棉尘、煤尘、水泥尘、棉尘等。这些粉尘均可引起肺尘埃沉着病，石棉尘有致癌作用。

（3）物理因素：常见的有异常气象条件，如高温、高湿、强辐射、低气流等可引起中暑；高气压下工作一定时间后，如减压过快可引起减压病；高空飞行或高原作业时，机体不适应低压、低氧环境可致航空病、高山病；紫外线照射可引起电光性眼炎；红外线照射可引起白内障；电离辐射如 X 射线、γ 射线、β 粒子等可引起放射病和致癌作用；噪声可引起耳聋。

（4）生物性因素：如兽毛制品业、皮革加工业可接触到炭疽杆菌和布氏杆菌而引起炭疽杆菌病和布氏杆菌病。森林作业人员受蜱叮咬可感染远东型脑炎病毒。

（5）生产过程中的不良因素：如强迫体位的工作姿势可引起扁平足、下肢静脉曲张、脊柱变形等。运动系统长期处于过度紧张可引起肩周炎、滑囊炎、神经疼痛、肌肉疼痛等。

2. 试述职业病的特点。

（1）病因明确。

（2）病因和发病率、病损程度有明显的剂量-反应关系。

（3）常出现相同职业人群中有相同职业病的流行，且临床表现类似。

（4）早发现、早治疗、早处理，则预后好。大多数职业病无特殊治疗方法，多以对症治疗为主，所以一级和二级预防是预防职业病的最有效的措施。

3. 试述我国规定的职业病的诊断原则和依据。

职业病的诊断是一项政策性、法律性和科学性很强的工作，它涉及病人健康、劳保待遇、劳动能力鉴定，关系到国家及病人的切身利益，诊断时需注意以下几个方面：

（1）根据国家颁布的职业病诊断标准及有关规定，力求防止误诊、漏诊。

（2）综合分析，集体诊断，由诊断小组确诊。

（3）诊断主要根据三方面的资料：即详细的职业史，生产环境监测资料，临床表现及实验室或特殊检查结果。

4. 职业病的健康监护概念及其内容有哪些？

职业病的健康监护是指对接触职业性有害因素的劳动者的健康状况进行系统检查和分析，从而发现早期健康损害的重要措施，其工作内容如下：

（1）上岗前（就业前）健康检查：掌握劳动者就业前的健康状况及有关的基础数据，确定该劳动者健康状况是否适合从事某种作业。

（2）定期健康检查：是指按一定时间间隔对从事某种作业的劳动者的健康状况进行检查，其目的是及时发现职业性有害因素对劳动者健康的早期损害或可疑征象，并为评价生产环境提供资料。

（3）离岗时健康检查：指用人单位在接触职业性有害因素的劳动者离岗时进行的健康检查。目的是确定劳动者在本单位工作期间，是否受到职业危害因素影响，以便及时发现和处理，并为劳动者的健康状况的连续观察提供资料。

（4）应急健康检查：指由于劳动者在生产过程中经历了某些特殊情况，用人单位及时组织进行的健康检查和医学观察。

5. 试述慢性职业性铅中毒的三级预防。

（1）一级预防：又称病因预防。①主要控制和消除空气中铅的含量，使之低于国家最高容许浓度。②开展就业前体检，有神经系统、贫血、高血压、肝及肾病者等不能从事铅作业。③对从事铅作业人群进行卫生宣传教育，加强体育锻炼和营养，采取各种措施增进健康。④定期检测环境空气中铅的浓度。

（2）二级预防：对从事铅作业人群定期进行体格检查，以早期发现急、慢性铅中毒。做到早发现、早诊断、早治疗，争取早期治愈，不致使疾病加重。

（3）三级预防：积极有效的治疗措施，如首选药物依地酸二钠钙进行驱铅治疗。促进康复，预防其病情恶化，防止病残，延长寿命。

6. 粉尘对人体的致病作用有哪些？

（1）局部刺激作用：吸入粉尘首先作用于呼吸道黏膜，引起鼻炎、咽炎、喉炎和气管、支气管炎。刺激性强的铬酸盐还可引起鼻黏膜糜烂、溃疡，甚至导致鼻中隔穿孔。

（2）中毒作用：吸入铅、锰、砷等有毒粉尘，可致全身中毒。

（3）变态反应：棉、大麻、对苯二胺等粉尘可致支气管哮喘及湿疹等。

（4）光感作用：沉着于皮肤的沥青粉尘，在日光照射下产生光化学作用，可引起光照性皮炎。

（5）致癌作用：如放射性物质、镍、铬酸盐可引起肺癌，石棉尘可引起胸膜间皮瘤。

（6）致纤维化作用：长期吸入矽尘、石棉尘可引起肺尘埃沉着病。

7. 根据职业病的诊断依据，试述慢性苯中毒的诊断。

（1）有长期苯作业的接触史。

（2）有慢性苯中毒的临床表现，如中毒性类神经症、造血系统损害的表现。

（3）实验检测：血液检验白细胞或血小板或红细胞或全血细胞下降。较早即可出现白细胞下降，随后血小板下降，接着可能红细胞下降。

（4）现场生产环境空气中多次测定苯浓度在国家规定的最高容许限值以上。

8. 试述恶性肿瘤的一级预防措施。

（1）加强环境保护及食品卫生立法，消除或减少环境中的致癌因素。

（2）消除职业致癌因素，尤其对已经明确的致癌物质的消除和控制是十分重要的措施。

（3）合理使用药物，切忌滥用药物及放射线，尤其是妇女的诊断性照射，以防止白血病、骨肉瘤、皮肤癌等。

（4）注意饮食卫生，避免高脂肪、低维生素及低纤维膳食，防止食用霉变粮食及烟熏食物等。

（5）讲究卫生，改变不良生活方式，如戒除或节制烟酒等。

（6）加强防癌健康教育，特别对高危人群应提高他们的认识和自我保健能力。

六、统计学知识

1. 在统计学中，何谓总体、样本、同质与变异？

（1）总体：指由所有同质观察单位或个体组成的研究对象的全体。

（2）样本：指由总体中按概率随机抽取出的一部分观察单位或个体。如观察某药对高血压的疗效，那么所有高血压病人就是该研究的总体；在实验中观察了 50 名病人，这 50 名病人就是样本。

（3）同质：指观察单位或个体有相同或相近的性质。

（4）变异：指在同质的基础上个体间的差异。是同一种测量指标在总体中不同观察单位或个体间存在的差别。如用同一药物治疗肺结核，疗效有好有差；同一条件下每次实验测得的数据有大有小等。

2. 何谓概率？

概率是描述随机事件发生可能性大小的指标，出现结果 A 的概率常用 P（A）表示，取值范围 $0 \leqslant P$（A）$\leqslant 1$。

3. 何谓算术均数、几何平均数、中位数？其适用范围如何？

（1）算术均数（均数）：用 $\bar{x}$ 表示，它是一组已知性质相同的数值之和除以数值个数所得的商，用于反映一组观察数值变量的平均水平或集中趋势。其适用条件是资料呈正态或近似正态分布的，如正常人的身高、体重、胸围、红细胞数等。

（2）几何平均数：用 G 表示，相当于求各观察值对数的均值再取反对数。其适用条件是等比级数资料或原始观察值呈偏态分布，经对数转换为正态分布或近似正态分布的资料。如抗体的平均滴度、细菌计数等。

（3）中位数：用 M 表示，是一组观察值由小到大排列，位于中间位置上的那个数值。适用于描述任何分布，特别是偏态分布资料以及频数分布的一端或两端无确切资料的中心位置。

4. 常用的相对数指标有哪些？应用时应注意哪些事项？

（1）率：又称频率指标，是指在一定观察时间内，某现象实际发生数与可能发生该现象的总数之比，用以说明某现象发生的频率或强度。常以百分率（％）、千分率（‰）、万分率（1/万）、十万分率（1/10 万）等表示。

（2）构成比：指事物内部各部分在整体中所占的比重或分布。常用百分数表示，故又称百分比。

（3）相对比：指两个有关指标之比，说明两个指标的比例关系。两个指标可以是绝对数、相对数、平均数；可以是性质相同或性质不同。

应用相对数的注意事项：①计算相对数时分母不宜过小。②正确区分构成比和率，不能以构成比代替率。③正确计算平均率。④对率和构成比进行比较时，应注意资料的可比性。⑤率的标准化。⑥样本率或构成比进行比较时要作假设检验。

5. 何谓均数的抽样误差、标准误及其用途？

由于抽样而引起的样本与总体之间的差异称为均数的抽样误差。样本均数变异的标准差称为标准误，其用途有：①用来衡量抽样误差大小，标准误越小，样本均数与总体均数越接近，即样本均数的可信度越高。②结合标准正态分布曲线下的面积规律，估计总体均数的置信区间。③用于假设检验。

§2.2 预防医学自测试题（附参考答案）

一、选择题

【A型题】

1. 现阶段医学模式的转变是指 （   ）

A. 从神灵主义医学模式向自然哲学医学模式转变　　B. 从机械论医学模式向生物医学模式转变　C. 从自然哲学的医学模式向生物-心理-社会医学模式转变　　D. 从神灵主义医学模式向生物-心理-社会医学模式转变　　E. 从生物医学模式向生物-心理-社会医学模式转变

2. 生物-心理-社会医学模式的特点是 （   ）

A. 重视社会、心理因素对人类健康的影响　　B. 重视生物、心理因素对人类健康的影响　　C. 重视社会、生物因素对人类健康的影响　　D. 重视生物、心理、社会因素对人类健康的影响　　E. 重视心理、行为、情感因素对人类心身健康的影响

3. 流行病学研究的对象是 （   ）

A. 疾病　　B. 病人　　C. 人群　　D. 健康人　　E. 亚临床型病人

4. 流行病学与临床医学的区别在于 （   ）

A. 在群体水平上研究疾病现象　　B. 研究疾病的病因学　　C. 提供诊断依据　　D. 不涉及药物治疗　　E. 不研究疾病的预后

5. 流行病学的定义可概括为 （   ）

A. 研究传染病的发生、发展和转归的科学　　B. 研究非传染病的发生、发展和转归的科学　C. 研究人群中疾病与健康状况的分布及其影响因素，并研究如何防治疾病及促进健康的策略与措施的科学　　D. 研究疾病的诊断、治疗及预防的科学　　E. 研究影响传染病流行的各种因素

6. 表示流行强度的一组术语是 （   ）

A. 散发、流行和大流行　　B. 周期性、季节性和长期变异　　C. 发病率、死亡率和患病率的大小　D. 传染性、易感性和免疫性的大小　　E. 暴发、传染性、致病力

7. 疾病发生的基本条件是 （   ）

A. 机体抵抗力下降　　B. 环境中有大量的病原体存在　　C. 人群中营养状况普遍不良　　D. 致病因素与宿主同时存在　　E. 致病因素、宿主和环境相互作用失去平衡

8. 我国规定法定报告的病种中属于甲类的是 （   ）

A. 病毒性肝炎　　B. 流行性乙型脑炎　　C. 流行性脑脊髓膜炎　　D. 流行性感冒　　E. 霍乱

9. 我国规定的监测传染病是 （   ）

A. 疟疾、流感、脊髓灰质炎、斑疹伤寒、回归热、登革热　　B. 鼠疫、霍乱、天花、黄热病、回归

热、出血热 　　C. 疟疾、流感、脊髓灰质炎、出血热、回归热、登革热 　　D. 鼠疫、霍乱、黄热病、回归热、斑疹伤寒 　　E. 疟疾、流感、流脑、回归热、登革热、斑疹伤寒

10. 感染过程最常见的表现是 　　　　　　　　　　　　　　　　　　　　(　)

　　A. 病原体被清除 　　B. 隐性感染 　　C. 显性感染 　　D. 病原携带状态 　　E. 潜伏性感染

11. 保护易感人群采用的各种免疫措施中最重要的是 　　　　　　　　　　　　(　)

　　A. 转移因子等免疫激活剂 　　B. 高效价免疫球蛋白 　　C. 丙种球蛋白 　　D. 疫苗或菌苗

E. 药物预防

12. 对病毒或真菌污染的物品消毒，如体温表，最好用 　　　　　　　　　　　(　)

　　A. 漂白粉 　　B. 过氧乙酸 　　C. 石炭酸 　　D. 酒精 　　E. 来苏儿

13. 注射丙种球蛋白的免疫属于 　　　　　　　　　　　　　　　　　　　　(　)

　　A. 自然免疫 　　B. 自动免疫 　　C. 自然被动免疫 　　D. 人工被动免疫 　　E. 人工自动免疫

14. 对洪水浸泡过的教室常用哪种消毒剂消毒 　　　　　　　　　　　　　　(　)

　　A. 酒精 　　B. 漂白粉 　　C. 过氧乙酸 　　D. 新洁尔灭 　　E. 甲醛

15. 儿童基础免疫初种工作要求在 1 岁半以前完成的生物制品接种是 　　　　(　)

　　A. 卡介苗、百白破、脊髓灰质炎和麻疹疫苗 　　B. 卡介苗、百日咳菌苗、麻疹、脊髓灰质炎疫苗

C. 百日咳菌苗、麻疹、脊髓灰质炎疫苗、白喉类毒素 　　D. 白喉、破伤风类毒素、麻疹、脊髓灰质炎疫苗 　　E. 脊髓灰质炎疫苗、白喉、破伤风类毒素、卡介苗

16. 目前我国计划免疫的正确含义是 　　　　　　　　　　　　　　　　　　(　)

　　A. 对儿童进行脊髓灰质炎、百日咳、白喉、破伤风、结核、麻疹 6 种生物制品的接种 　　B. 根据疫情监测和人群免疫状况分析，按照规定的免疫程序，有计划地利用生物制品进行人群预防接种，以提高人群免疫水平，达到控制以至最终消灭相应传染病的目的 　　C. 对儿童的基础免疫和加强免疫 　　D. 经常性的常规免疫加上流行时的应急免疫 　　E. 在某些传染病流行期间有针对性地进行预防接种

17. 有关计划免疫疫苗禁忌证的描述，下述哪一项是错误的 　　　　　　　　(　)

　　A. WHO 规定，计划免疫接种所用的疫苗几乎没有禁忌证 　　B. 对正在患病的儿童接种疫苗有顾虑时，应鼓励和动员他们进行接种 　　C. 对接种第一针百白破疫苗发生强烈反应（抽搐、高热、惊厥）的儿童，不可再接种第二针 　　D. 既往诊断有明确过敏史的儿童，一般不予接种（包括口服脊灰疫苗）

　　E. 免疫功能缺陷的儿童，可暂缓接种，等愈后补种

18. 我国卫生部规定的计划免疫的 4 种基本疫苗是指 　　　　　　　　　　(　)

　　A. 卡介苗，麻疹疫苗，脊灰疫苗，乙肝疫苗 　　B. 卡介苗，脊灰疫苗，乙肝疫苗，狂犬病疫苗

C. 卡介苗，脊灰疫苗，麻疹疫苗，百白破疫苗 　　D. 卡介苗，麻疹疫苗，乙肝疫苗，百白破疫苗

E. 卡介苗，脊灰疫苗，麻疹疫苗，破伤风疫苗

19. 环境可分为 　　　　　　　　　　　　　　　　　　　　　　　　　　(　)

　　A. 物理环境、生物环境及社会环境 　　B. 物质、化学环境、生物环境及社会环境 　　C. 物理环境、生活环境及社会环境 　　D. 物质环境、生活环境及社会环境 　　E. 生存环境、社会环境及物理环境

20. 社会环境包括 　　　　　　　　　　　　　　　　　　　　　　　　　(　)

　　A. 社会制度、教育和人口等因素 　　B. 所有与社会生产力、生产关系及人类行为和生活方式有密切联系的因素 　　C. 家庭婚姻、人际关系和社会保障等因素 　　D. 经济制度、社会保障、教育制度等因素 E. 社会文化、教育制度、经济制度等因素

21. 次生环境是指 　　　　　　　　　　　　　　　　　　　　　　　　　(　)

　　A. 工业"三废"污染所形成的环境 　　B. 生活"三废"污染所形成的环境 　　C. 农药化肥使用后

污染所形成的环境   D. 人群密集活动所形成的环境   E. 人群的环境

22. 环境污染最主要的来源是　　　　　　　　　　　　　　　　　　　　　（　　）

A. 人为因素污染　　　B. 生活"三废"　　　C. 农药、化肥　　　D. 自然灾害　　　E. 工业"三废"

23. 从世界人类疾病谱来看，当前影响人的健康和死亡的疾病顺次是　　　　　　（　　）

A. 流行性病、肿瘤和脑血管　　　B. 流行性病、恶性肿瘤和消化系统病　　　C. 心血管病、脑血管病和恶性肿瘤　　　D. 心血管病、消化系统病和恶性肿瘤　　　E. 心血管病、脑血管病和呼吸系统病

24. 环境污染的高危人群是指　　　　　　　　　　　　　　　　　　　　　（　　）

A. 对环境污染引起人们健康损害最不敏感的人群　　　B. 对环境污染引起人们健康损害较敏感的人群　　　C. 对环境污染最敏感的人群　　　D. 对环境污染引起人们健康损害最敏感的人群　　　E. 对环境污染引起人们健康损害敏感的人群

25. 二次污染物是指　　　　　　　　　　　　　　　　　　　　　　　　　（　　）

A. 直接从污染源排至环境中的污染物　　　B. 与一次污染物理化性状相同的污染物　　　C. 毒性比一次污染物低的污染物　　　D. 空气中存在的所有污染物　　　E. 排入环境中的一次污染物在理化及生物因素作用下，形成与一次污染物不同的新污染物

26. 目前最常见的介水肠道传染病是　　　　　　　　　　　　　　　　　　（　　）

A. 霍乱、痢疾、肝炎　　　B. 霍乱、伤寒、痢疾　　　C. 伤寒、痢疾、肝炎、钩端螺旋体　　　D. 霍乱、伤寒、痢疾、肝炎　　　E. 细菌性痢疾、传染性肝炎

27. 粪便无害化处理效果最好的方法是　　　　　　　　　　　　　　　　　（　　）

A. 填埋法　　　B. 粪尿混合发酵法　　　C. 高温堆肥法　　　D. 沼气发酵法　　　E. 三格化粪池法

28. 可引起温室效应的主要物质是　　　　　　　　　　　　　　　　　　　（　　）

A. SO_2　　　B. CO　　　C. CO_2　　　D. NO_2　　　E. NO

29. 致癌因素中，最多见的是　　　　　　　　　　　　　　　　　　　　　（　　）

A. 化学因素　　　B. 心理因素　　　C. 物理因素　　　D. 生物因素　　　E. 社会因素

30. 毒物在体内的蓄积量主要受哪些因素的影响　　　　　　　　　　　　　（　　）

A. 毒性、摄入量、生物半减期　　　B. 摄入量、生物半减期和作用时间　　　C. 理化特性、毒性、摄入量　　　D. 摄入量、理化特性、作用时间　　　E. 蓄积部位、摄入量、生物半减期

31. 形成酸雨的主要污染物是　　　　　　　　　　　　　　　　　　　　　（　　）

A. CO_2和NO_x　　　B. CO_2和O_3　　　C. NO_2和CO　　　D. HC和CFC　　　E. NO_x和SO_2

32. 天然食物中蛋白质生物学价值最高的是　　　　　　　　　　　　　　　（　　）

A. 瘦猪肉　　　B. 鸡蛋　　　C. 牛奶　　　D. 鱼　　　E. 黄豆制品

33. 腌制或酸渍的肉类、蔬菜食品中可能含有较高浓度的　　　　　　　　　（　　）

A. 黄曲霉毒素　　　B. 多环芳烃类化合物　　　C. 胺类　　　D. N-亚硝基化合物　　　E. 大肠埃希菌

34. 有利于肠道钙吸收的因素是　　　　　　　　　　　　　　　　　　　　（　　）

A. 蛋白质、乳糖、维生素D　　　B. 脂肪酸、氨基酸、乳糖　　　C. 抗酸药、乳糖、钙磷比　　　D. 植酸、蛋白质、抗酸药　　　E. 草酸、维生素D、乳糖

35. 引起沙门菌食物中毒的主要食物是　　　　　　　　　　　　　　　　　（　　）

A. 蔬菜、水果　　　B. 豆类及其制品　　　C. 谷类　　　D. 肉类、奶类及其制品　　　E. 海产品

36. 一般成人蛋白质供热量占膳食总热量的　　　　　　　　　　　　　　　（　　）

A. 10%～20%　　　B. 10%～12%　　　C. 12%～14%　　　D. 12%～20%　　　E. 10%～15%

37. 生长期儿童锌缺乏的主要表现为 （　）

A. 生长迟缓　　B. 克山病　　C. 呆小病　　D. 毛发脱落　　E. 口角炎

38. 婴幼儿最理想的钙来源是 （　）

A. 水产品　　B. 谷类　　C. 奶及奶制品　　D. 蔬菜　　E. 肉类

39. 热能系数最高的营养素是 （　）

A. 蛋白质　　B. 膳食纤维　　C. 脂肪　　D. 糖类　　E. 维生素

40. 目前我国居民膳食中蛋白质的主要来源是 （　）

A. 豆类蛋白质　　B. 肉类蛋白质　　C. 奶及奶制品　　D. 谷类蛋白质　　E. 蛋及其制品

41. 为了预防婴幼儿缺铁性贫血，应从何时开始补充含铁食物 （　）

A. 出生后 3 个月　　B. 出生后 4 个月　　C. 出生后 5 个月　　D. 出生后 6 个月　　E. 出生后 8 个月

42. 母乳是婴儿的最佳天然食品，能供给婴儿多长时间内所需的全部营养素 （　）

A. 出生后 4 个月　　B. 出生后 5 个月　　C. 出生后 6 个月　　D. 出生后 7 个月　　E. 出生后 8 个月

43. 反复淘洗大米时，损失最多的营养素是 （　）

A. 维生素 B_2　　B. 糖类　　C. 脂肪　　D. 蛋白质　　E. 无机盐

44. 海鱼有一定的防治动脉粥样硬化的作用，是因为含有丰富的 （　）

A. 维生素 A　　B. 烟酸　　C. 优质蛋白质　　D. 多不饱和脂肪酸　　E. 碘

45. 下述食物中，含胆固醇最高的是 （　）

A. 羊肉　　B. 猪脑　　C. 鸡肉　　D. 牛排　　E. 猪肝

46. 世界卫生组织建议的食盐摄入量上限为 （　）

A. 4 g/d　　B. 6 g/d　　C. 10 g/d　　D. 12 g/d　　E. 15 g/d

47. 人类食物营养是否满足需求的基本标志是 （　）

A. 热能、维生素　　B. 蛋白质、矿物质　　C. 维生素、矿物质　　D. 热能、蛋白质　　E. 蛋白质、维生素

48. 黄曲霉毒素污染最严重的食品是 （　）

A. 大米　　B. 小麦　　C. 高粱　　D. 发酵食品　　E. 花生

49. 在柏油路上晾晒粮食，易造成 （　）

A. N-亚硝基化合物污染　　B. 多环芳烃污染　　C. 农药污染　　D. 有害金属污染　　E. 昆虫污染

50. 保存果蔬最适宜的温度是 （　）

A. －18 ℃左右　　B. －10 ℃左右　　C. 0 ℃左右　　D. 4 ℃左右　　E. 10 ℃左右

51. 甲醇的毒性作用部位主要为 （　）

A. 肾脏　　B. 心脏　　C. 肝脏　　D. 视神经　　E. 角膜

52. 最常见的食物中毒是 （　）

A. 化学性食物中毒　　B. 真菌性食物中毒　　C. 有毒动物中毒　　D. 有毒植物中毒　　E. 细菌性食物中毒

53. 判定食物中毒至关重要的根据是 （　）

A. 流行病学调查　　B. 卫生学调查　　C. 临床诊断　　D. 实验室分析诊断　　E. 病人自述

54. 预防维生素 D 缺乏性佝偻病时常选用 （　）

A. 维生素 D 400 U/d，口服　　B. 维生素 D 1 万 U/d，口服　　C. 维生素 D 10 万 U/d，口服

D. 维生素 D 60 万 U，肌内注射，每隔 2 周 1 次，共 3 次　　E. 维生素 D 80 万 U，肌内注射，每周 1 次，共 3 次

55. 化妆品皮肤病中最常见的是　　　　　　　　　　　　　　　　　　　　　(　　)

A. 化妆品皮肤色素沉着　　B. 化妆品接触性皮炎　　C. 化妆品光变应性皮炎　　D. 化妆品性痤疮
E. 化妆品性酒渣鼻

56. 下面哪种化妆品最易引起刺激性接触性皮炎　　　　　　　　　　　　　　　(　　)

A. 润肤霜　　B. 雪花膏　　C. 护发素　　D. 冷烫液　　E. 胭脂

57. 下列化妆品中毒性最强的是　　　　　　　　　　　　　　　　　　　　　　(　　)

A. 膏霜类　　B. 液洗类　　C. 美容类　　D. 芳香类　　E. 染发剂

58. 关于职业病的特点，下列说法错误的是　　　　　　　　　　　　　　　　　(　　)

A. 病因明确　　B. 存在剂量-反应关系　　C. 病因大多数可定量测定　　D. 凡是接触者均可患病
E. 病变早期处理预后较好

59. 慢性铅中毒主要引起　　　　　　　　　　　　　　　　　　　　　　　　　(　　)

A. 正常细胞性贫血　　B. 小细胞低色素性贫血　　C. 大细胞性贫血　　D. 再生障碍性贫血
E. 巨幼红细胞性贫血

60. 慢性苯中毒主要损害的系统是　　　　　　　　　　　　　　　　　　　　　(　　)

A. 消化　　B. 血液　　C. 造血　　D. 循环　　E. 神经

61. 氰化物中毒的特效解毒剂是　　　　　　　　　　　　　　　　　　　　　　(　　)

A. $Na_2S_2O_3$　　B. $NaNO_2$　　C. 细胞色素 C　　D. 小剂量的亚甲蓝　　E. 亚硝酸钠-硫代硫酸钠

62. 尘肺诊断的主要临床依据是　　　　　　　　　　　　　　　　　　　　　　(　　)

A. 职业史　　B. 症状与体征　　C. 肺功能　　D. X 线胸片　　E. 病理切片

63. 急性苯中毒主要是损害　　　　　　　　　　　　　　　　　　　　　　　　(　　)

A. 神经系统、消化系统、血液系统　　B. 骨骼、泌尿系统　　C. 中枢神经系统　　D. 骨骼、牙齿
E. 消化系统、呼吸系统

64. 在我国，恶性肿瘤类别中发病及死亡率最高的是　　　　　　　　　　　　　(　　)

A. 肝癌　　B. 鼻咽癌　　C. 肺癌　　D. 食管癌　　E. 胃癌

65. 冠心病发病危险因素中最重要的组合是　　　　　　　　　　　　　　　　　(　　)

A. 年龄、肥胖、遗传、性格　　B. 高血压、高胆固醇、肥胖、吸烟　　C. 高血压、环境、遗传、紧张　　D. 高血压、肥胖、年龄、性别　　E. 年龄、性格、糖尿病、吸烟

66. 高血压病人的主要致死原因　　　　　　　　　　　　　　　　　　　　　　(　　)

A. 继发性糖尿病　　B. 脑血管意外　　C. 肾功能不全　　D. 动脉粥样硬化性心脏病　　E. 左心室肥厚、扩张，致左心衰竭

67. 吸烟对人体的最大危害是引起　　　　　　　　　　　　　　　　　　　　　(　　)

A. 肺癌　　B. 冠心病　　C. 高血压　　D. 肺炎　　E. 慢性支气管炎

68. 不洁性行为最主要的危害是　　　　　　　　　　　　　　　　　　　　　　(　　)

A. 导致婚姻关系紧张　　B. 严重影响子女身心健康　　C. 性传播疾病　　D. 道德危机　　E. 社会不安定

69. 药物成瘾是指　　　　　　　　　　　　　　　　　　　　　　　　　　　　(　　)

A. 有心理上的依赖性，有用药的欲望，不伴有耐受性　　B. 有心理上的依赖性，有用药的欲望，伴有耐受性　　C. 渴求用药，对药物有耐受性，但停药后不产生戒断症状　　D. 渴求用药，突然停药出现

戒断症状，伴有耐受性　　　E. 渴求用药，不伴有耐受性，突然停药出现戒断症状

70. 健康危险因素是指　　　　　　　　　　　　　　　　　　　　（　　）

A. 能导致疾病的因素　　B. 机体内外环境中与疾病发生、发展及死亡有联系的因素　　C. 与慢性病发生有密切关系的因素　　D. 有害于健康的因素　　E. 不良行为与生活方式

71. 我国健康教育面临的挑战是　　　　　　　　　　　　　　　　（　　）

A. 经济发展、师资力量、人口老化　　B. 人口老化、新型"疾病"、观念更新　　C. 师资素质、人口老化、城乡差别　　D. 新型"疾病"、经济发展、观念更新　　E. 城乡差别、观念更新、经济发展

72. 现代慢性病的主要致病因素是　　　　　　　　　　　　　　　　（　　）

A. 环境因素　　B. 保健因素　　C. 生物因素　　D. 行为和生活方式　　E. 现代因素

73. 月经初潮的出现意味着　　　　　　　　　　　　　　　　　　　（　　）

A. 生长加速　　B. 性器官发育成熟　　C. 青春期发育的开始　　D. 生长发育速度开始减慢　　E. 青春期发育的结束

74. 为了由样本推断总体，样本应当是总体中　　　　　　　　　　　（　　）

A. 任意一部分　　B. 典型部分　　C. 有价值的一部分　　D. 有意义的一部分　　E. 有代表性的一部分

75. 欲表示某地区某年各种死因的构成比，可绘制　　　　　　　　　（　　）

A. 线图　　B. 直方图　　C. 百分条图或圆图　　D. 统计地图　　E. 条图

76. 下列哪些统计图适用于计数资料　　　　　　　　　　　　　　　（　　）

A. 直条图、直方图　　B. 线图、半对数线图　　C. 直条图、百分直条图　　D. 百分直条图、直方图　　E. 散点图、线图

77. 某医院的资料，计算了各种疾病所占的比例，该指标为　　　　　（　　）

A. 发病率　　B. 构成比　　C. 标化发病比　　D. 标化发病率　　E. 相对比

78. 一种疾病的病死率为　　　　　　　　　　　　　　　　　　　　（　　）

A. 每 10 万人的粗死亡率　　B. 该病的死亡专率　　C. 某疾病的死亡结果　　D. 该病死亡在各种死亡中的比例　　E. 该病病人的死亡百分比

79. 死亡率是指　　　　　　　　　　　　　　　　　　　　　　　　（　　）

A. 某人群在一定期间内的总死亡人数与该人群同期平均人口数之比　　B. 某人群在一定期间内的总死亡人数与该人群同期暴露人口数之比　　C. 某人群在一定期间内的总死亡人数与该人群同期患病人口数之比　　D. 某人群在一定期间内的总死亡人数与该人群同期发病人口数之比　　E. 某人群在一定期间内的总死亡人数与该人群同期期末人口数之比

80. 研究某种药物对某病的治疗效果时，试验对象应该是　　　　　　（　　）

A. 严重型病人　　B. 男、女人数必须相等　　C. 患病人群中有代表性的样本　　D. 对照组为非患某病的人组成　　E. 非典型症状的病人

81. 关于临床试验的对照组，下列哪种说法是正确的　　　　　　　　（　　）

A. 为患病的病人组成，但处理因素与试验组不同　　B. 由人群中的非病例组成　　C. 与病人同时入院的非某病的病例　　D. 患某病的较轻型病例　　E. 对照组的设立是为了防止抽样误差

82. 在进行药物疗效分析时，下列哪项是正确的　　　　　　　　　　（　　）

A. 因为是临床试验，不需要对照组　　B. 试验组、对照组均只选典型病人　　C. 试验组、对照组都应选择有代表性者，并且两组是均衡可比的　　D. 试验组应选择较轻的病人　　E. 对照组应选择较重的病人

83. 流行病学研究的基本含义包括 （   ）

A. 从群体的角度研究该病和健康状况   B. 研究各种疾病，不限于传染病   C. 主要研究临床个体的诊断和治疗   D. 从频率和分布出发研究疾病   E. 研究预防和控制疾病的对策与策略

84. 普查的目的包括 （   ）

A. 早期发现和治疗病人   B. 了解疾病的分布   C. 了解健康状况的分布   D. 非常适用于发病率低的疾病的研究   E. 研究人体身体指标的正常标准

85. 下列哪些是第一级预防措施 （   ）

A. 自我保健   B. 健康教育   C. 定期体检   D. 环境保护   E. 全民健身运动

86. 下列哪些是第二级预防措施 （   ）

A. 定期健康检查   B. 早发现   C. 早诊断   D. 早治疗   E. 防止"三废"污染

87. 下列哪些是第三级预防措施 （   ）

A. 防止病残   B. 防止成慢性者   C. 防止复发转移   D. 社会康复   E. 职业康复

88. 关于近几十年来人类健康状况的转变，下列哪些叙述是正确的 （   ）

A. 从全世界范围内来看，传染性疾病已不再危害人类的健康   B. 在许多国家，慢性非传染性疾病已经成为主要的死亡原因   C. 人类平均期望寿命已大大提高   D. 目前占据疾病谱和死因谱前几位的疾病，大都与精神应激、不健康行为和生活方式有关   E. 社会病态行为的重要性增加

89. 下列哪些是预防接种的异常反应 （   ）

A. 过敏性休克   B. 接种部位 24 小时内炎症反应   C. 变态反应性脑脊髓炎   D. 无菌性脓疡   E. 血清病

90. 血常规检查中白细胞分类计数在传染病诊断中的正确概念包括 （   ）

A. 白细胞数显著增多常见于流脑、败血症、猩红热   B. 伤寒、副伤寒与布氏菌病白细胞数正常或减少   C. 流感、登革热、病毒性肝炎时白细胞数常减少或正常   D. 寄生虫感染时嗜酸性粒细胞增多   E. 嗜酸性粒细胞减少见于伤寒、流脑

91. 下列哪项属于主动免疫制剂 （   ）

A. 疫苗   B. 菌苗   C. 抗毒素   D. 类毒素   E. 丙种球蛋白

92. 根据我国《传染病防治法》及其他规定，对下列哪些疾病应采取甲类传染病的预防、控制措施 （   ）

A. 鼠疫病人及病原携带者   B. 霍乱病人及病原携带者   C. 艾滋病病人   D. 人感染禽流感病人   E. 麻风病病人

93. 环境污染引起的疾病有 （   ）

A. 传染病   B. 尘肺、中毒性疾病   C. 公害病   D. 职业病   E. 食源性疾病

94. 经饮用水传播的传染病流行特征中，下列哪些是正确的 （   ）

A. 疾病的发病具有明显的季节性特点   B. 病人与供水范围一致   C. 除哺乳婴儿外，不同年龄、性别、职业均可发病   D. 水源经常被污染时，病例终年不断，发病呈地方性特点，如系一次大量污染则可突然暴发或流行，发病曲线呈单峰型   E. 对污染水源采取措施后流行即可终息

95. 我国环境卫生工作的主要任务包括 （   ）

A. 大力加强农村的环境卫生工作   B. 深入开展卫生监督   C. 进一步加强环境污染对人群健康影响的研究   D. 开展环境治理   E. 完善环境卫生标准及卫生立法

96. 环境卫生工作包括以下哪些内容 （　）

A. 经常性环境卫生监测监督　　B. 进行环境污染的治理　　C. 开展环境污染对居民健康影响的调查研究　　D. 进行预防性卫生监督　　E. 积累资料，建立环境卫生技术档案

97. 下列哪些是环境化学因素 （　）

A. 农药　　B. 空气微粒　　C. 有害气体　　D. 重金属化合物　　E. 放射性物质

98. 介水传染病有以下哪些流行特点 （　）

A. 有机物污染　　B. 短期内出现暴发流行　　C. 饮用同一水源　　D. 表现的症状各有所异　E. 控制污染源，疾病流行即得到控制

99. 以下属于膳食纤维的是 （　）

A. 纤维素　　B. 果胶　　C. 半纤维素　　D. 藻类多糖　　E. 果糖

100. 下述有关膳食营养的叙述，哪些是正确的 （　）

A. 膳食中钙的最好来源是奶类　　B. 维生素 A 的良好食物来源是动物肝脏　　C. 膳食中维生素 B_1 的主要来源是粮谷类　　D. 膳食中维生素 C 的主要来源是蔬菜、水果　　E. 膳食中蛋白质含量最高的食物是豆类

101. 低盐或无盐膳食适用于 （　）

A. 缺血性心力衰竭病人　　B. 高血压病人　　C. 肝硬化腹水病人　　D. 肾脏疾病病人　　E. 水肿病人

102. 低蛋白膳食适用于 （　）

A. 急性肾炎病人　　B. 尿毒症病人　　C. 心脏病人　　D. 肝衰竭病人　　E. 中度烧伤病人

103. 下述食物中毒的流行特征中哪些是正确的 （　）

A. 潜伏期短，一般在半小时至 24 小时内　　B. 所有病人均有相同的症状或症状基本相似　　C. 病人有同一进食史，无进食史者不发病　　D. 停止食用该食物并改善卫生状况后发病很快停止　　E. 严格追查可具有人与人之间接触传染的可能性

104. 关于老年人合理膳食原则，下列哪些是正确的 （　）

A. 少量多餐，饮食有规律　　B. 多吃蔬菜、水果　　C. 膳食要低盐　　D. 少吃饱和脂肪酸高的食品　　E. 多吃蛋白质丰富的食品

105. 关于食品添加剂，下列哪些说法是正确的 （　）

A. 现阶段，食品添加剂大部分是人工合成的　　B. 人工合成食品添加剂使用量较小　　C. 目前，偏重天然食品添加剂的发展　　D. 天然食品添加剂毒性大于人工合成食品添加剂　　E. 天然食品添加剂主要来自动、植物组织或微生物的代谢产物

106. 下列哪些属于食物中毒 （　）

A. 食用动物肝脏引起的中毒　　B. 食用发芽马铃薯引起的中毒　　C. 鱼类组胺引起的过敏反应　D. 食用鲜虾引起的过敏反应　　E. 有毒蜂蜜引起的中毒

107. 关于细菌性食物中毒的流行病学特点，下列哪些叙述是正确的 （　）

A. 全年皆可发生　　B. 大多数病程短，病情轻，恢复快，预后好　　C. 植物性食品是引起中毒的主要食品　　D. 发病率高，病死率低　　E. 夏秋季多发

108. 关于毒蕈中毒的治疗，正确的方法包括 （　）

A. 凡进食毒蕈后 10 小时内均应彻底洗胃　　B. 肝肾损害型，可使用二巯丙醇　　C. 单纯胃肠炎型，可按一般食物中毒处理　　D. 可用阿托品对抗副交感神经兴奋症状　　E. 溶血型，可用肾上腺皮质激素

109. 职业性损害包括 （ ）

A. 工作有关疾病　　B. 职业性外伤　　C. 职业病　　D. 食物中毒　　E. 公害病

110. 关于肺癌的分布特征，下列哪些叙述是正确的 （ ）

A. 肺癌发病率和死亡率在世界和我国均有增长的趋势　　B. 肺癌的发生，农村多于城市　　C. 肺癌的标化死亡率，男性高于女性　　D. 肺癌死亡率随年龄增长而增长　　E. 我国肺癌标化死亡率最高的地区是东北，最低是青藏

111. 关于冠心病的一级预防，下列哪些是正确的 （ ）

A. 预防高血压　　B. 防止青少年开始吸烟并提倡不吸烟　　C. 注意生活方式的改变　　D. 提早采用药物预防性治疗　　E. 注意预防肥胖的发生

112. 下列预防高血压的措施中，哪些是正确的 （ ）

A. 少喝酒、不吸烟　　B. 低盐、低脂肪、低热量饮食　　C. 肥胖者要节制饮食、减轻体重　　D. 少吃富含胆固醇食物　　E. 应尽量少吃含碘较多的海产食物

113. 以下哪些属于计量资料 （ ）

A. 身高　　B. 脉搏数　　C. 血压　　D. 体重　　E. 白细胞数

114. 下列哪些叙述是正确的 （ ）

A. 死亡率反映一个人群的总死亡水平　　B. 病死率常用来说明疾病的严重程度　　C. 发病率是队列研究的常用指标　　D. 患病率等于罹患率　　E. 患病率又称流行率

115. 有关调查表设计的原则哪些叙述是正确的 （ ）

A. 措辞要准确、通俗易懂　　B. 措辞尽可能使用专业术语　　C. 有关的项目一项不能少，无关的项目一项也不列　　D. 尽量使用客观和定量的指标　　E. 项目排列先易后难

二、填空题

1. 环境污染对健康影响的特点有＿＿＿＿、＿＿＿＿、＿＿＿＿、＿＿＿＿。

2. 环境污染的来源有＿＿＿＿和＿＿＿＿。

3. 饮用水的卫生学要求是＿＿＿＿、＿＿＿＿、＿＿＿＿、＿＿＿＿。

4. 必需脂肪酸有＿＿＿＿和＿＿＿＿。

5. 地方性氟中毒的主要临床表现有＿＿＿＿和＿＿＿＿。

6. 慢性汞中毒的主要临床表现为＿＿＿＿、＿＿＿＿、＿＿＿＿。

7. 刺激性气体对人体最严重的危害是引起＿＿＿＿。

8. 统计资料的类型有＿＿＿＿、＿＿＿＿、＿＿＿＿。

9. 表示差异的指标有＿＿＿＿、＿＿＿＿和＿＿＿＿，其中最常用的是＿＿＿＿。标准差愈小，说明观察值的变异程度愈＿＿＿＿；反之，说明变异程度愈＿＿＿＿。

10. 医学统计工作的基本步骤是＿＿＿＿、＿＿＿＿、＿＿＿＿、＿＿＿＿。

三、判断题

1. 一般植物蛋白质消化率高于动物蛋白质。 （ ）

2. 脂肪的营养价值主要取决于脂肪中饱和脂肪酸的含量。 （ ）

3. 膳食中膳食纤维含量愈高，结肠炎、结肠癌发病率愈高。 （ ）

4. 凡是在尿中查出有毒物质就可诊断为毒物中毒。 （ ）

5. 接触石棉尘的工人可引起肺癌和胸膜间皮瘤。 （ ）

6. 高频听力损伤是噪声作业工人的早期听力改变。 （ ）

7. 计数资料和计量资料是不能互相转化的。 （ ）

8. t 检验是对两个样本均数的差别作显著性检验的方法之一。 （　　）

9. 统计数据经过显著性检验后，P 值大于 0.05，表示两样本的差别无统计学意义。 （　　）

10. 化验结果的阳性或阴性是属于计数资料。 （　　）

四、名词解释

1. 介水传染病

2. 一级预防

3. 医源性疾病

4. 健康教育

5. 突发公共卫生事件

五、问答题

1. 试述影响健康的主要因素。

2. 试述环境污染物对人群健康影响的特点。

3. 简述肥胖的营养防治原则。

4. 试述食物中毒的特点。

5. 试述中国关于慢性病的防治策略。

参考答案

一、选择题

1. E　2. D　3. C　4. A　5. C　6. A　7. E　8. E　9. A　10. B　11. D　12. B　13. D　14. B　15. A　16. B　17. D　18. C　19. B　20. B　21. D　22. A　23. C　24. D　25. E　26. A　27. C　28. C　29. A　30. B　31. E　32. E　33. D　34. A　35. D　36. B　37. A　38. C　39. C　40. D　41. B　42. C　43. E　44. D　45. B　46. B　47. D　48. E　49. B　50. C　51. D　52. E　53. D　54. A　55. B　56. D　57. E　58. D　59. C　60. C　61. E　62. D　63. C　64. C　65. B　66. B　67. A　68. C　69. D　70. B　71. B　72. D　73. D　74. E　75. C　76. C　77. B　78. E　79. A　80. C　81. A　82. C　83. ABDE　84. ABCE　85. ABDE　86. ABCD　87. ACDE　88. BCDE　89. ACDE　90. ABCE　91. ABD　92. ABD　93. ACDE　94. BCDE　95. ABCE　96. ACDE　97. ABCD　98. ABCE　99. ABCD　100. ABCDE　101. ABCDE　102. ABD　103. ABCD　104. ABCD　105. ABCE　106. ABCE　107. ABDE　108. ACDE　109. ABC　110. ACDE　111. ABCE　112. ABCD　113. ABCDE　114. ABCE　115. ACDE

二、填空题

1. 长期性　多样性　复杂性　广泛性

2. 人为因素来源污染　自然因素来源污染

3. 流行病学上安全　感观性状良好　化学性状良好　不含任何有害化学物质

4. 6-系亚油酸　ω-3系 α-亚麻酸

5. 氟骨症　氟斑牙

6. 脑衰弱综合征　震颤　口腔-牙龈炎

7. 肺水肿

8. 数值变量　分类变量　变量的转化

9. 标准差　变异系数　方差　标准差　小　大

10. 设计　收集资料　整理资料　分析资料

三、判断题

1. ×　2. ×　3. ×　4. ×　5. √　6. √　7. √　8. √　9. √　10. √

四、名词解释

1. 介水传染病：是指由于饮用或接触受病原体污染的水而引起的一类传染病。

2. 一级预防：又称病因预防，即采取各种措施以控制或消除健康危险因素，并对人群进行卫生宣传教育，采取各种增进健康的措施。

3. 医源性疾病：是由于医疗卫生工作者的诊断、治疗或预防措施不当而引起的影响人体身心健康的一类特殊疾病。这类疾病既影响到接受卫生服务的人（病人或健康人），也反过来影响到医疗卫生工作者本身。如医院获得性感染、药源性疾病、医疗因素所致营养不良、医务人员的职业病患等。

4. 健康教育：在社区健康人群中进行有计划、有组织、有系统的教育活动，促使人们提高卫生知识水平，消除或降低对健康有害的危险因素，提高自我保健的水平和能力，使居民参与维护有益于健康的社区环境。

5. 突发公共卫生事件：是指突然发生的可能造成公众健康严重损害的重大传染病疫情、群体性不明原因疾病、重大食品和职业中毒以及其他严重影响公众健康的事件，具有突发性、普遍性、严重性、复杂性等特点。

五、问答题

1. 影响健康的主要因素包括 4 个方面：

（1）社会经济环境：包括个人收入和社会地位，文化背景和社会支持网络，良好的教育，就业和工作条件等。

（2）物质环境：包括环境的物理、化学和生物因素，人类活动的人工建造环境等。

（3）个人因素：包括婴幼儿发育状态是否健康，个人卫生习惯，个人的能力和技能，性别、年龄等生物学特征及遗传因素。

（4）卫生服务：社会的卫生服务机构和服务网络是否健全。

2. 环境污染物对人群健康影响的特点：

（1）广泛性：即影响地区广、人口多、作用面大。

（2）长期性：即剂量往往较低，需长期作用才能造成危害。因此，对人群健康影响时间长，需要长期观察。

（3）复杂性：既有多种因素的影响，又可能有多种污染物的联合作用的影响。

（4）多样性：环境污染物对人体的危害既有局部作用，又可有全身作用；既有近期作用，又有远期作用。

3. 肥胖的营养防治原则包括：

（1）控制总能量和增加身体活动。要做到营养平衡，合理安排蛋白质、脂肪和碳水化合物的摄入量和摄入比例，保证矿物质和维生素的充足供应。蛋白质应占总能量的 15％～20％。不建议采用全素食饮食。

（2）限制脂肪摄入量。要控制每日烹调油用量在 10～20 g，还要控制含油脂过多的食物摄入量。使脂肪占总能量的 20％～25％。

（3）要适量供给碳水化合物。碳水化合物占总能量的 40％～55％。应以谷类食物为主要来源，每日应摄入 150～250 g。尽量不吃蔗糖、麦芽糖、果糖、蜜饯及甜点等。

（4）限制辛辣刺激性食物及调味品（如辣椒、芥末、咖啡等）的摄入量。这类食物可刺激胃酸分泌，提高食欲。

（5）膳食中必须有足够量的新鲜蔬菜，尤其是绿叶蔬菜和水果。

（6）多采用蒸、煮、炖、拌、氽、卤等方法，避免油煎、油炸和爆炒等方法。

（7）一日三餐要定时定量，早餐一定要吃好，晚餐一定要少吃。

4. 食物中毒的特点：

（1）突然暴发，潜伏期短，来势急剧，短时间内有许多病例同时出现，发病后很快形成高峰。

（2）发病者都有类似的临床症状和体征。

（3）易集体发病，一般无传染性。

（4）有食同一食物的历史，发病范围局限在摄食某种食物的范围内，停止食用，发病即停止。

5. 2017 年，国务院办公厅印发了《中国防治慢性病中长期规划（2017—2025 年）》，防治策略为：

（1）加强健康教育，提升全民健康素质，倡导健康文明的生活方式。

（2）实施早诊早治，开展个性化健康干预，降低高危人群发病风险。

（3）强化规范诊疗，落实分级诊疗制度，提高治疗效果。

（4）促进医防协同，构建慢性病防治结合工作机制，实现全流程健康管理。

（5）完善医保和救助政策，保障药品供应，切实减轻群众就医负担。

（6）控制危险因素，营造健康支持性环境，包括生产生活环境和政策环境等。

（7）统筹社会资源，创新驱动健康服务业发展。

（8）增强科技支撑，促进监测评价和研发创新。

§3

医学伦理学和医学心理学知识

医学伦理学是研究医学道德的科学。医学心理学主要是研究病人的心理状态、心理需求和心理治疗的方法。我们学习和研究医学伦理学和心理学，应当以马克思主义道德科学的基本原则为指导，以医德实践为主要内容调节医务工作者与病人和社会之间的关系，提高医疗、护理工作质量，促进医学科学发展。

　　随着医学模式由单纯的生物医学模式向生物-心理-社会医学模式的转变，医护工作者越来越重视将医学伦理学和心理学知识和实用技术运用于临床医疗、护理实践工作之中。针对病人及其家属进行心理治疗和护理以成为现代医学体系中不可缺少的一部分。

§3.1　医学伦理学和医学心理学基本知识问答

1. 简述医学伦理学的研究对象。

　　医学伦理学的主要研究对象是医疗卫生领域中的道德现象及其发展规律。在医疗卫生领域中存在且被人们感知的，并被评价有善恶、正邪、荣辱等意义的社会现象，统称为医学道德现象。

　　医疗卫生领域中的人际关系包括：①人与人之间的关系，如医患关系、医师之间关系、医护关系；②人与组织之间的关系，如医务人员与医疗机构及其科室之间的关系；③组织之间的关系，如医联体内部大医院和社区卫生服务中心之间的关系，医疗机构与卫生主管部门的关系；④人、医疗机构与社会之间的关系；⑤人与自然环境之间的关系。医学伦理学旨在通过一系列的道德规范来调解这些人际关系，规范医务人员的医疗服务行为。

2. 简述医学伦理学的研究内容。

　　医学伦理学研究的内容包括：①医学伦理学的基本理论；②基本的医学伦理原则、规范和范畴；③预防医学、临床医学、医学科研、医院管理、卫生经济与医疗保健政策等领域引发的伦理问题及分析框架；④医学道德实践以及医学道德教育、修养及评价监督、医学专业精神等。

3. 试述基本的医学伦理学原则。

　　在医学伦理学中有4个最基本的原则：尊重原则、不伤害原则、有利原则、公正原则。

　　（1）尊重原则：要求医务人员尊重病人。尊重病人的生命、人格尊严、隐私（个人的私密性信息不被泄露，身体不被随意观察）、自主权；处理好病人自主与医方做主的关系；履行帮助、劝导、限制病人及其亲属选择的责任。

　　（2）不伤害原则：要求医务人员在诊治过程中，应尽量避免对病人造成生理上和心理上的伤害，更不能人为有意地制造伤害。权衡医疗中的伤害和受益，对有危险或有伤害的医疗措施进行评价，只有相对于受益，危险或伤害能够接受，才符合该原则。

（3）有利原则：又称行善原则。要求医务人员的诊治行为应该保护病人的利益、促进其健康、增进其幸福。为病人提供最为准确的诊断和最为有效的治疗；提供最优化服务，对利害得失全面权衡，选择受益最大、伤害最小的医学决策；坚持公益原则。

（4）公正原则：要求医务人员合理分配和实现人们的医疗和健康利益。在基本医疗保健需求上保证人人应该同等享有基本健康权。公正原则要求医务人员公正地分配医疗卫生资源；态度上平等对待病人；公正地面对医患纠纷、医疗差错事故，坚持实事求是。

4. 试述医学伦理学与卫生法学的关系和异同。

卫生法学是以医学卫生中的法为主要研究对象的科学，主要研究卫生立法问题。医学伦理学和卫生法学都是社会主义社会上层建筑的组成部分，都以行为规范的形式调节医药卫生工作中的人际关系、人与社会以及人与自然的关系。然而，它们具有各自的性质，各自调整关系的手段、范围和约束方法。

卫生立法是由国家立法机关完成的，用强制手段保证其实施。医学道德则是依靠社会舆论、传统习惯和人们的信念来维持的。卫生立法要求人们服从，违反它就要以不同的惩罚方法制止一切损害人民健康的行为。医学道德的实现则是通过人们在接受某种道德观念和社会舆论以后，在内心信念的基础上，通过行为显示出来。

卫生法学和医学伦理道德的关系是相互渗透、相互补充，共同为调整人际关系、维护社会秩序和人民的健康服务的。

5. 简述医学道德规范的基本内容。

我国的医学道德规范基本内容如下：以人为本、救死扶伤；严谨求实、精益求精；平等交往、一视同仁；举止端庄、语言文明；廉洁行医、遵纪守法；诚实守信、保守医密；互尊互学、团结协作；乐于奉献、热心公益。

6. 医学道德评价方式有哪几种？

医学道德评价方式有：①社会舆论；②同行评价；③组织与政府评价；④良心。

7. 试述医学道德规范的含义和形式。

（1）医学道德规范的含义：医学道德规范是指依据一定的医学道德理论和原则制订的，用以调整医疗工作中各种利益关系、评价医学行为善恶的准则。医学道德规范不仅包括医疗、护理、药剂、检验等临床方面的规范，而且包括科研、预防等领域的规范。

（2）医学道德规范的形式：医学道德规范一般以强调医务人员的义务为主要内容，多采用简明扼要，易于记忆、理解和接受的"戒律""宣言""誓言""誓词""法典""守则"等形式，由国家和医疗行政管理部门颁布实行。

8. 试述临床诊断的伦理准则。

在临床诊疗中诊断要同时遵循及时准则和准确准则：

（1）及时准则：要求医务人员尽早、尽快地对疾病做出分析判断。早确诊才能早治疗。

（2）准确准则：要求医务人员积极充分地利用现实条件，严肃认真地做出符合病情实际的判断。①应从诊疗活动的总体上把握和理解准确准则，准确诊断是手段，而不是目的。正确的诊断思想以治疗服务为目的，而不是单纯地追求医学科研目的或其他目的。②从询问病史、物理检查等最基本的诊断方法入手，不可盲目地做"撒网式"检查，充分利用医疗适宜技术，应用循证医学的基本原则来提高诊断疾病的准确度。③严肃认真地做出判断。

9. 临床治疗最优化准则的内涵是什么？

最优化准则是指在选择和实施治疗方案时，医务人员尽可能用最小代价取得最大收益，使治疗达到最佳程度。包括以下两方面：

（1）治疗方法的最佳化。事实上就是选择一个相对最佳的治疗方法。医务人员要综合考虑病人所患疾病的性质、医院和医务人员的自身条件、病人的意愿、病人的经济状况和可利用的医疗卫生资源等因素来综合考虑，做出相对最佳选择。

（2）医疗服务的最优化。

10. 试述手术治疗中手术前的伦理要求。

手术前的伦理要求包括：

（1）确定手术治疗的充分性和必要性。只有当手术治疗效果最佳、代价相对最小，又是病人完全可以接受的，如此选择才符合伦理要求。

（2）保证病人的知情同意权。先知情，详尽分析说明病情、选择手术或非手术治疗的原因，介绍不同治疗方案的效果和代价，及各种治疗手段可能产生的后果；再征得同意，并充分尊重病人或其家属的选择；最后签订知情同意书。

（3）认真做好术前准备。医务人员应做好手术相关各项准备，还应帮助病人做好充分准备。

11. 脑死亡诊断标准是什么？简述其伦理价值。

（1）脑死亡的诊断标准：①对外部的刺激和身体内部的需求毫无知觉且完全没有反应；②自主的肌肉运动和自主呼吸消失；③反射，主要是诱导反射消失；④脑电波平直或等电位。凡符合以上 4 条标准，持续 24 小时内反复测试且多次检查结果一致，即可宣告死亡。

需排除 2 种例外情况：①体温过低（<32.2 ℃）；②刚服用过巴比妥类等中枢神经系统抑制药。

（2）脑死亡诊断标准的伦理价值和意义：①科学准确判断死亡。可避免把假死者视为真死，确保救护人的生命正确实施，同时，也为医师终止治疗、不实施无效抢救提供了科学依据。②利于维护逝者身后尊严。③利于节约社会资源。④利于减轻家庭负担。⑤利于实施器官移植。

12. 何谓安宁疗护？

安宁疗护提倡由社会各层面针对治愈性治疗无反应的疾病终末期病人及其家属，提供包括医疗、护理、心理、伦理和社会等全方位的积极性照护，以维护病人及其家属最佳的生命品质。主要通过疼痛控制，缓解病人身体不适症状；同时处理病人及其家属心理、社会和心灵上的问题。

世界卫生组织对安宁疗护的期许涵盖以下四层：①肯定生命的价值，并将死亡视为一个自然的过程；②不刻意加速，也不延迟死亡到来；③在控制疼痛以及身体症状之外，对病人的心理层面提供整体照顾；④强调来自周遭的支持，协助家属调适在亲人患病期间以及丧亲之后的心理反应。

13. 简述我国辅助生殖技术应用伦理准则。

我国目前辅助生殖技术应用伦理准则有：①有利于病人；②知情同意；③保护后代；④社会公益；⑤保守医密；⑥严防商业化；⑦伦理监督。

14. 医学科研学术不端行为有哪些？

当前医学科研领域最典型的学术不端行为包括伪造、篡改、剽窃和虚假同行评议。表现为：①研究选题与资源配置不合理；②主观因素造成数据收集、保护和共享出现重大偏倚；③学术成果署名与学术成果生产各环节不真实；④科研管理与同行评议不严肃、不公正及隐性抄袭。

学术不端行为不包括诚实的错误或者观点分歧。

15. 试述临床诊疗决策与医学伦理决策之间的关系？

临床诊疗决策（clinical decision-making）是指医师根据临床医学的专业理论、方法和经验，经过研究和科学思维提出疾病诊治的方案。

临床诊疗决策中，医学伦理决策和诊疗技术决策不可分割。医师在做临床医学技术决策，解决是与非、有没有能力做、可行不可行等问题的同时，还需要进行伦理决策，即解决善与恶、应当不应当做、值得不值得做等问题。临床诊疗必然考虑对病人有利或有害之效用，临床决策本身就是医学伦理决策。

16. 试述医学心理学的研究任务。

医学心理学的研究任务包括：①研究心理或行为的生物学和社会学基础及其在健康和疾病中的意义。②研究心身相互作用关系及其机制。③研究心理社会因素在疾病过程中的作用规律。④研究各种疾病过程中的心理和行为特征及变化规律。⑤研究医疗过程中医患关系的特征及增进医患关系的途径和方法。⑥研究如何将心理学原理及技术应用于人类的健康促进及疾病防治。

17. 简述人类需要的 5 个层次。

（1）生理需要：是指直接与人类个体生存相关的需要，包括饥、渴、性、排泄等需要。

（2）安全需要：是指确保个体生存安全、生活稳定、免遭危险与恐惧的环境与条件的需要。

（3）社交的需要：是指个体社会交往中获得爱和归属的需要。交往是人的一切活动的纽带，交往中人才可能产生友谊、爱、情感上的融洽等，才可能获得精神上的支持。

（4）尊重的需要：是指个体自尊和受到他人尊重的需要。

（5）自我实现的需要：是指促使个体的潜能得以实现的向往，这种向往可以说成是希望自己越来越成为所期望的人物，完成与自己能力相称的一切事情。

18. 试述心理健康的标准。

目前尚无有关心理健康的确切定义。我国心理健康的标准包括如下内容：①智力正常。②情绪良好。一旦有负性情绪，善于调整，具有情绪稳定性。③人际和谐。④适应环境。⑤人格完整。人格健全即人格各个结构要素不存在明显缺陷与偏差。

心理健康与不健康没有绝对界限，心理健康是一个动态、开放的过程。在特别恶劣的环境中，心理健康的人也会出现某些失常的行为。

19. 医学心理学如何看待疾病与健康？

医学心理学用生物-心理-社会医学模式来看待疾病和健康，坚持整体观和系统论。主要有如下4个方面：

（1）人是一个完整的系统。大脑通过神经系统将全身各系统、器官、组织、细胞、蛋白、分子、基因等部分统一起来。

（2）人的生理活动和心理活动同时存在并相互关联、相互作用。

（3）人与环境密切联系，人是自然人，同时也是社会人。社会环境和自然环境的细微变化都会影响人的身心健康。

（4）心理因素对人类调节和适应内外环境有一定的能动作用。

20. 试述心理评估的作用。

心理评估是指依据心理学的理论和方法对人的心理品质及水平做出鉴定，如情绪状态、记忆、智力、性格等。常用的有观察法、会谈法、调查法、心理测验及临床评定量表。

心理评估在临床心理学、护理心理学、心身疾病、健康心理学方面都有非常重要的作用。心理学的基本任务是临床心理评估和心理干预（如心理治疗或心理咨询等）。心理评估是心理干预的重要前提和依据，同时心理评估还可判定心理干预的效果。

21. 试述心身疾病的含义及诊断原则。

心身疾病又称心理生理疾病，是指这些疾病的发生、发展与转归受到心理社会因素的明显作用，而且具有明确的病理基础，器官出现了形态学改变或组织改变的躯体疾病。

心身疾病的诊断原则：①疾病的发生包括心理社会因素，其与躯体症状有明确的时间关系。②躯体症状有明确的器质性病理改变，或存在已知的病理生理学变化。③排除精神、心理障碍。

22. 试举 10 种心身疾病。

胃、十二指肠疾病、原发性高血压、过度换气综合征、荨麻疹、斑秃、糖尿病、肥胖症、偏头痛、类风湿关节炎、癌症等疾病与心身障碍有关。

23. 试述原发性高血压的心理社会干预。

心理社会干预是治疗高血压的基础，是保证原发性高血压持久稳定的重要因素，包括：

（1）松弛训练是治疗高血压较常用的基础治疗方法。通过长期反复训练，病人掌握了全身主动放松时的个体体验，并逐渐做到很容易地再呈现这种心身状态。

（2）运动疗法中，耐力性运动训练或有氧运动训练有中度降压作用。

（3）积极治疗病人持续存在的焦虑和抑郁。选择适当的抗抑郁药，辅以认知行为治疗。

（4）改变生活习惯，如减轻体重、限盐、戒烟和控制饮酒。

（5）生物反馈是内脏学习的过程，控制血压可成为一种能被病人"随意"操作的内脏行为。

24. 简述心理应激系统理论对医学的贡献。

心理应激系统理论认为：应激是有关因素相互作用的系统。病人对应激刺激做出不同的认知评价，从而趋向于采用不同的应对方式和利用不同的社会支持，最后出现不同的应激反应；反过来，应激反应也影响社会支持、应对方式、认知评价直至生活事件。其基本特征：①应激是多因素的系统；②各因素互相影响、互为因果；③各因素之间动态的平衡或失衡决定个体的健康或疾病；④认知因素在平衡和失衡中起关键作用；⑤人格因素起核心作用。

心理应激系统理论有助于认识心理社会因素在疾病发生发展过程中的作用规律（心理病因学），有利于维护个体心理社会因素的动态平衡（心理卫生与健康促进），降低应激产生的各种心理社会因素的负面影响（应激控制与管理）。

25. 何谓应激反应?

应激反应是个体在感受到威胁与挑战时机体发生的"搏斗或逃跑"反应。应激反应是一种"内置的"、对情绪刺激的先天反应，这种反应的自主成分可帮助机体做好搏斗或逃跑的积极准备。

26. 何谓健康危险行为?

健康危险行为是指与疾病发生、发展和康复关联的行为，包括疾病行为、疾病角色行为、损害健康的习惯和不良生活方式等。常见的健康危险行为有：①不良生活方式与习惯，如饮食过度，高脂、高糖、高钠（食盐）和低纤维素饮食等。②不良病感行为，如疑病行为、恐惧、讳疾忌医、不及时就诊、不遵从医嘱、迷信等。③日常损害健康行为，如吸烟、过度饮酒、吸食毒品、不安全的性行为。④致病性行为模式，如 A 型和 C 型行为。

27. 病人心理问题常用的干预方法有哪些?

对病人心理问题进行干预时，需针对病人的认知活动特点、情绪问题以及行为和个性改变，同时还要考虑不同疾病、不同年龄和性别病人的心理生理反应特点。主要采用以下几种方法：

（1）支持疗法：理解、尊重、关心、鼓励、帮助病人。

（2）认知治疗：常采用艾利斯（Ellis）理性情绪疗法和贝克（Beck）认知治疗技术，纠正病人的不良认知。

（3）行为治疗技术：放松训练、生物反馈疗法和系统脱敏疗法等。

（4）健康教育和咨询。

28. 从医学心理学角度看，常用的医患沟通技巧有哪些?

（1）尊重、接纳病人：表现在对病人的称呼、躯体距离、姿势、恰当的目光接触等。

（2）聆听与共情：认真并耐心聆听、恰当回应、表达理解、同感，并予以安慰。

（3）明确沟通目标：围绕沟通的目标获取有效信息，表达对病人的关怀和支持，达成诊疗上的共识。

（4）控制沟通中的信息：不要偏离目标或提供与目标无关的信息。

（5）把握沟通的语言、语调和语速。

（6）沟通时语言要简练、清晰、通俗易懂。

（7）确认彼此是否真诚信任。

29. 简述心理咨询和心理治疗的相同点和不同点。

心理咨询和心理治疗都是心理干预，两者的共同点包括：①由受过专业训练的咨询师或治疗师执行；②都需要应用心理学理论和技术；③需要与来访者/病人建立良好、密切的咨询关系。

两者之间有一定的差异：①心理咨询的对象主要是有现实问题或心理困扰的正常人，着重于处理一般的情绪不快、人际关系问题、职业选择和教育求学的问题、恋爱婚姻问题、子女教育方面的问题等；心理治疗主要针对有心理障碍的病人，如神经症、性变态、人格障碍、心身疾病及康复中的精神病人等。②心理咨询主要遵循发展与教育的模式，侧重于对来访者的支持、启发、指导，帮助其克服心理困扰，促进其成长；心理治疗遵循生物-心理-社会医疗模式，侧重分析与矫正，消除或缓解心身症状，重建人格。

§3.2 医学伦理学和医学心理学自测试题（附参考答案）

一、选择题

【A 型题】

1. 下列有关医学伦理学基本原则的描述，错误的是　　　　　　　（　　）

A. 不伤害　　B. 保护　　C. 尊重　　D. 公正　　E. 有利

2. 有关医德监督的方式，下列哪项是错误的　　　　　　　　　（　　）

A. 法律监督　　B. 舆论监督　　C. 群众监督　　D. 领导监督　　E. 自我监督

3. 诊治伤害现象的划分应不包括　　　　　　　　　　　　　　（　　）

A. 有意伤害　　B. 可知伤害　　C. 免责伤害　　D. 责任伤害　　E. 可控伤害

4. 影响和制约医疗水平的因素不包括　　　　　　　　　　　　（　　）

A. 科技发展水平　　B. 医务人员的道德水平　　C. 病人的合作程度　　D. 卫生政策和制度的合理性　　E. 医务人员的技术水平

5. 下列各项中不属于医师权利的是　　　　　　　　　　　　　（　　）

A. 诊治病人的疾病权　　B. 宣告病人的死亡权　　C. 对病人的隔离权　　D. 对病人实施"安乐死"的决定权　　E. 医师的干涉权

【X 型题】

6. 道德的特点包括　　　　　　　　　　　　　　　　　　　　（　　）

A. 稳定性　　B. 规范性　　C. 天赋性　　D. 社会性　　E. 层次性

7. 医学伦理学研究的对象包括　　　　　　　　　　　　　　　（　　）

A. 医务人员与病人及其家属的关系　　B. 医护人员相互之间的关系　　C. 病人与病人之间的关系　　D. 医务人员与社会的关系　　E. 病人与社会之间的关系

8. 病人的权利包括　　　　　　　　　　　　　　　　　　　　（　　）

A. 基本医疗权　　B. 保护隐私权　　C. 要求赔偿权　　D. 要求"安乐死"权　　E. 知情同意权

9. 根据移植用器官的供者和受者关系，器官移植可分为　　　　（　　）

A. 自体移植　　B. 同质移植　　C. 同种异植　　D. 人造器官移植　　E. 异种移植

10. 作为病人，他们的心理需求包括　　　　　　　　　　　　　（　　）

A. 需要尊重　　B. 需要接纳和关心　　C. 需要信心　　D. 需要安全　　E. 需要和谐环境、适度

活动与刺激

11. 在护患关系中护士扮演的角色包括 （　　）

A. 关怀和照顾的提供者角色　　B. 教师角色　　C. 咨询者角色　　D. 病人辩护人角色　　E. 变化促进者角色

12. 下列何者是抑郁病人的常见表现 （　　）

A. 兴趣减退甚至丧失　　B. 无助感　　C. 精神疲劳萎靡　　D. 易怒倾向　　E. 自责自罪

二、填空题

1. 医学伦理学的原则包括_____原则、_____原则、_____原则和_____原则。

2. 临终病人死亡前的心理过程，大致经历5个阶段，即_____、_____、_____、_____和_____。

3. 辅助生殖技术在目前阶段可包括_____、_____、_____和_____。

4. 对克隆人问题，中国政府态度是_____、_____、_____和_____。

5. 干细胞按其来源分类，可以有_____和_____。

6. 医疗工作的主体是_____。

7. 根据记忆保持时间，记忆可分为_____、_____和_____。

8. 人类的基本需要包括心理的需要、_____、_____、_____和自我实现的需要。

9. 临床心理评估的主要方法有_____、_____、_____和_____。

三、判断题

1. 医学伦理与医学道德是相同的概念，两词可以通用。 （　　）

2. 医学是没有阶级性的。 （　　）

3. 医学道德是永恒不变的。 （　　）

4. 性病病人有权要求医务人员为其保密。 （　　）

5. 我国医师法规定，医师进行试验性临床医疗，应经医院批准，但不需征得病人本人或家属的同意。 （　　）

6. 在特殊情况下，为了查清死者的死因，判断诊断治疗的谬误，有利于医学科学的发展，虽未征得死者生前同意或家属的首肯，经有关特定部门的批准，也可以进行尸体解剖。 （　　）

7. 生育控制的方法主要包括避孕、人工流产和绝育。 （　　）

8. 对确实患有严重遗传性疾病的人，可以强制实施绝育。 （　　）

9. 在双方自愿的条件下，为实施器官移植挽救病人生命，可以进行器官的买卖。 （　　）

10. 护理心理学的研究对象仅限于病人。 （　　）

四、名词解释

1. 健康

2. 病人

3. 人格

4. 创伤后应激障碍

5. 异常心理

五、问答题

1. 何谓非医疗过失纠纷？

2. 何谓患儿的分离性焦虑？

3. 试述病人抑郁心理的常见原因。

4. 试述老年人常见的心理问题。

参考答案

一、选择题

1. B 2. D 3. C 4. C 5. D 6. ABDE 7. ABD 8. ABCE 9. ABCE 10. ABCDE 11. ABCDE 12. ABCE

二、填空题

1. 尊重 有利 不伤害 公正

2. 否认阶段 愤怒阶段 协议阶段 抑郁阶段 接受阶段

3. 人工授精 体外受精 卵胞浆内单精子注射 克隆技术

4. 不赞成 不支持 不允许 不接受

5. 胚胎干细胞 组织干细胞

6. 医师

7. 感觉记忆 短时记忆 长时记忆

8. 安全的需要 社交的需要 尊重的需要

9. 观察 访谈 调查法 心理测验

三、判断题

1. √ 2. √ 3. × 4. √ 5. × 6. √ 7. √ 8. × 9. × 10. ×

四、名词解释

1. 健康：健康不仅是身体没有疾病或异常，而且要生理、心理以及社会适应各方面都保持好状态或最佳状态。要生理、心理、社会功能和道德方面都保持完好状态或最佳状态才称健康。

2. 病人：是指患有各种躯体疾病（包括生理功能障碍）、心理疾病或精神疾病的个体。

3. 人格：指一个人的整个精神面貌，是具有一定倾向性的、稳定的心理特征的总和。人格是一种心理特性，它使每个人在心理活动过程中表现出各自独特的风格。

4. 创伤后应激障碍：指个体受到异常威胁性或灾难性事件所引发的强烈的无助、恐惧、焦虑或厌恶等心理反应，通常延迟在事发1个月后，有些则在创伤后数月至数年延迟发作。主要症状包括持续的反复闯入性体验、持续的警觉性增高、对创伤事件持久的回避及对一般事物的麻木。

5. 异常心理：指个体出现的异常心理过程和心理特征改变，包括大脑结构或功能失调；或指人对客观现实反映的紊乱和歪曲。

五、问答题

1. 在医疗活动中，并非由于医务人员的过失行为而导致的医疗纠纷，称为非医疗过失纠纷。这一类医患纠纷大多由于医疗服务质量、服务态度等问题所致，一般虽不构成医疗事故，但是反映了医院的服务质量和医务人员的道德素养。这些医务人员对医疗技术的掌握和应用上并不存在问题，对病人的诊治也能认真尽责，但却有意无意地忽视了病人的感受和意见，有时，医务人员忽视了病人在医疗中的自主权、知情同意权等，使病人身心受到伤害，形成了医患纠纷。此外，少数病人提出一些不合理的需求，不能得到满足时，就对医院和医务人员产生不满情绪。以上情况发生的医患纠纷均属于非医疗过失纠纷。

2. 儿童从 6 个月起，开始建立起一种"母子联结"的关系，在这种以母爱为中心的关系上保持着对周围环境的安全感和信任感。一旦孩子离开妈妈，大都恐惧不安，经常哭闹、拒食及不服药，而母亲与孩子一起时，这些反应很快消失。

3. 病人抑郁心理的常见原因有：

（1）抑郁多见于重危病人或有严重丧失组织器官的病人（如器官摘除、截肢或预后不良的病人）。

（2）病情加重时常会产生忧郁。

（3）易感素质者更易产生忧郁。这些人常性格内向，易悲观，缺乏自主，表现孤独。

（4）病理生理因素，如分娩或绝经期的激素变化，某些疾病后感受性的增强（如流行性感冒、慢性疼痛等），均可能发生忧郁。

（5）有些疾病目前没有好的治疗方法，疗效不佳，病人长期受疾病折磨，渐渐对治疗丧失信心，回避或拒绝治疗，任病情继续发展。

4. 老年人常见的心理问题有：

（1）智力下降：主要表现为反应速度减慢，快速做出决定和解决问题的能力下降，容易健忘。

（2）情绪改变：有的老年人情感变得幼稚，不稳定，甚至像小孩一样，容易激动，有时因小事而兴高采烈，有时不顺心则不安、生气、哭泣。

（3）人格变化：较多的老年人表现为比较顽固，守旧，不易接受新事物和他人意见，猜疑心较强。有的则过多地感慨、伤感，沉湎于回忆往事之中。

（4）生活方式变化：孤独寂寞，社会活动减少使老年人选择更多的不良生活方式，如吸烟、嗜酒、缺乏运动等，不良的生活方式与心脑血管疾病、糖尿病等慢性疾病的发生和发展有着密切关系。此外，老年人睡眠时间短，易醒，白天爱打瞌睡，这种睡眠习惯的改变应与失眠进行区别。

§4

预防与控制医院感染知识

医院感染是指在医院内获得的一切感染，它与医院的建立相依并存，并随着现代医学的发展而日益突出，强调加强医院感染管理，在当前医院管理领域内更具有重大的现实和前瞻性意义。由于临床上抗生素的滥用及外环境变化的影响，致病性和条件致病性微生物正在发生变异，导致新发病种或复发性感染，已逐渐成为临床上的诊治难题，如果不在加强医院感染监控管理方面多做一些工作，我们就有可能陷入被动。

　　医院感染学是一门生机勃勃的新兴学科，它涉及的病因学、病原学、免疫学、临床疾病学、流行病学、预防医学、消毒学与管理学等，各具其特殊的规律。医院感染的研究也有其特点，需多学科相互渗透与合作。加强医院感染监控管理与研究工作需要我们培养一批集理论知识、实践技能与管理经验于一身的医院感染专业人员。

§4.1　预防与控制医院感染基本知识问答

一、医院感染概述

　　医院环境中，人员密集、病原体种类繁多且耐药性强，由于病人的免疫功能存在不同程度的下降或缺陷，增加了医院感染的机会。医院感染的发生严重影响病人和医护人员的安全，制约医疗护理质量的提升，所以应提高医务人员对医院感染的认识，健全医院感染管理机构和管理制度，加强对医院感染的控制和监测。2015 年上半年，由一例输入性中东呼吸综合征（MERS）病人在韩国引起了该病的流行，短短几个月内先后有 168 人发病，死亡 36 人，这些病人全部是在医院内感染，并导致 15 所医院临时关闭。这一严重教训应引起我们对预防与控制医院感染工作的高度重视。

1. 何谓医院感染？

　　医院感染（healthcare associated infection）指住院病人在医院内获得的感染，包括在住院期间发生的感染和在医院内获得出院后发生的感染，但不包括入院前已开始或入院时已存在的感染。医院工作人员在医院内获得的感染也属医院感染。

2. 根据病原体来源不同，医院感染可分为哪几类？

　　根据病人在医院中获得病原体的来源不同，医院感染可分为外源性和内源性感染两大类。

　　（1）外源性感染：病原体来自病人体外，即来自其他住院病人、医务人员、陪护家属和医院环境。感染可散发，也可暴发。通过加强消毒、灭菌、隔离措施和宣传教育可得到预防和控制。

　　（2）内源性感染：病原体来自病人自身储菌库（皮肤、口咽、泌尿生殖道、肠道）的正常菌群或外来的已定植菌。感染呈散发，就目前水平还难以有效预防和控制。

3. 目前医院感染研究的主要对象是哪部分人？

医院感染研究的主要对象是住院病人，其次是医务人员。

4. 分别阐述什么情况属医院感染？什么情况不属医院感染？

（1）下述情况属于医院感染：①无明确潜伏期的感染，规定入院 48 小时后发生的感染为医院感染；有明确潜伏期的感染，自入院时起超过平均潜伏期后发生的感染为医院感染。②本次感染直接与上次住院有关。③在原有感染基础上出现其他部位新的感染（除外脓毒血症迁延灶），或在原有感染已知病原体基础上又分离出新的病原体（排除污染和原来的混合感染）的感染。④新生儿在分娩过程中和产后获得的感染。⑤由于诊疗措施激活的潜在性感染，如疱疹病毒、结核分枝杆菌等的感染。⑥医务人员在医院工作期间获得的感染。

（2）下列情况不属于医院感染：①皮肤黏膜开放性伤口只有细菌定植而无炎症表现。②由于创伤或非生物性因子刺激而产生的炎症反应。③新生儿经胎盘获得（出生 48 小时内发病）的感染，如单纯疱疹、弓形体病、水痘等。④病人原有的慢性感染在医院内急性发作。

5. 列表说明医院感染与传染病的区别（表 4－1）。

表 4－1　医院感染与传染病的区别

区别项目	医院感染	传染病
病原体	90％为毒力弱、适应性强、具有多重耐药的条件致病菌，一种菌可引起多种感染，一种感染可由多种细菌引起	毒力强的致病菌 一种菌只引起一种感染
感染源	来源广泛，包括内源性、外源性	外源性
传播途径	以医源性为主，如侵入性操作、输入污染的液体或药物、医务人员污染的手	通过污染的食物、水和空气
易感者	病人，尤其以免疫功能低下者多见	缺乏某一抗体的健康人为主
传染性	小	大
流行方式	散发为主	人数多、波及面大
隔离	以切断传播途径为主，保护易感者	传染源隔离，保护健康人群
临床表现	复杂而不典型，常被原发病、慢性病干扰或掩盖，亦受病人反应性的影响，病原体与临床表现之间无一定规律，常可混合感染	典型
诊断	培养出细菌后需进一步鉴定以区别病原菌、污染菌或携带菌	培养即可确诊
治疗	病原菌为多重耐药株，用抗微生物制剂外，还需加用微生态制剂和其他综合治疗较易，常有特效的抗微生物制剂	

6. 试述医院感染监测的概念。

（1）定义：长期、系统、连续地收集、分析医院感染在一定人群中的发生、分布及其影响因素，并将监测结果报送和反馈给有关部门和科室，为医院感染的预防、控制和管理提供科学依据。

（2）监测的类型：①全院综合性监测。连续不断地对所有临床科室的全部住院病人和医务人员进行医院感染及其有关危险因素的监测。②目标性监测。针对高危人群、高发感染部位等开展的医院感染及其危险因素的监测，如重症监护病房医院感染监测、新生儿病房医院感染监测、手术部位感染监测、抗菌药临床应用与细菌耐药性监测等。

新建或未开展过医院感染监测的医院，应先开展全院综合性监测。监测时间应不少于2年。已经开展2年以上全院综合性监测的医院应开展目标性监测，目标性监测持续时间应连续6个月以上。

（3）监测目的：①提供医院感染本底感染率。②及时发现和鉴别医院感染暴发。③说服医务人员遵守医院感染控制规范和指南。④减少医院感染的危险因素。⑤评价感染控制措施的效果。⑥满足制定医院感染控制政策的需要。⑦为医院在医院感染方面受到的指控提供辩护依据。⑧比较医院内部或医院之间的医院感染率。

7. 试述医院感染发病率的监测和计算方法。

监测工作一般由专职人员实施，首先从医院微生物室、病室医师的报告和各病室病人的体温曲线、化验和影像学检查结果及抗生素处方中发现医院感染，并逐个登记。登记内容包括病人的一般资料、感染时间和诊断、危险因素、病原菌及药敏结果等。

医院感染（例次）发病率是指住院病人中新发生医院感染（例次）的频率，反映医院感染总体发病情况。医院感染新发病例是指观察期间发生的医院感染病例，即观察开始时没有发生医院感染，观察开始后直至结束时发生的医院感染病例，包括观察开始时已发生医院感染，在观察期间又发生新的医院感染的病例。

$$医院感染发病率（例次）=\frac{指定时间段内医院感染新发病例（例次）数}{同期住院病人数}\times100\%$$

医院感染病例漏报率是指应当报告而未报告的医院感染病例数占应报告医院感染病例数的比例，反映医疗机构对医院感染病例诊断、报告情况及医院感染监测、管理工作能力。

$$医院感染病例漏报率=\frac{指定时间段内实际发生医院感染病例数-同期报告的医院感染病例数}{同期实际发生医院感染病例总数}\times100\%$$

8. 试述医院感染管理委员会的职责。

（1）认真贯彻医院感染管理方面的法律法规及技术规范、标准，制定本医院预防和控制医院感染的规章制度、医院感染诊断标准并监督实施。

（2）根据预防医院感染和卫生学要求，对本医院的建筑设计、重点科室建设的基本标准、基本设施和工作流程进行审查并提出意见。

（3）研究并确定本医院的医院感染管理工作计划，并对计划的实施进行考核和评价。

（4）研究并确定本医院的医院感染重点部门、重点环节、重点流程、危险因素以及采取的干预措施，明确各有关部门、人员在预防和控制医院感染工作中的责任。

（5）研究并制定本医院发生医院感染暴发及出现不明原因传染性疾病或者特殊病原体感染病例等事件时的控制预案。

（6）建立会议制度，定期研究、协调和解决有关医院感染管理方面的问题。

（7）根据本医院病原体特点和耐药现状，配合药事管理委员会提出合理使用抗生素的指导意见。

（8）处理其他有关医院感染管理的重要事宜。

二、清洁、消毒、灭菌

清洁、消毒、灭菌是预防和控制医院内感染的重要环节，它包括医院病室内外环境的清洁、消毒，诊疗用具、器械、药物的消毒、灭菌，以及接触传染病病人的消毒隔离和终末消毒措施等。

1. 试述清洁、消毒和灭菌的概念。

清洁、消毒、灭菌是预防和控制医院内感染的重要环节，它包括医院病室内外环境的清洁、消毒，诊疗用具、器械、药物的消毒、灭菌，以及接触传染病病人的消毒隔离和终末消毒等措施。

（1）清洁：是指去除物体表面有机物、无机物和可见污染物的过程。其作用是去除和减少微生物，并非杀灭微生物。适用于医院地面、墙壁、家具、医疗护理用品等物体表面的处理，也是物品消毒、灭菌的前期步骤。

（2）消毒：是指清除或杀灭传播媒介上病原微生物，使其达到无害化的处理。消毒并不要求杀灭或去除污染物体的全部病原微生物，而是使其减少到不至于引起疾病的数量。若用消毒对象上污染的自然微生物的杀灭率来评定消毒效果，一般以杀灭或清除率达到90％为合格。

（3）灭菌：是指清除或杀灭传播媒介上的所有微生物（包括芽孢），使之达到无菌程度。灭菌的无菌保证水平应达到10^{-6}。即经灭菌处理后在100万件物品中最多只允许1件物品存在活微生物。灭菌处理适用于需进入人体内部，包括进入血液、组织、体腔的医用器材，如手术器械、注射用具等。

2. 试述各类微生物对消毒因子的敏感性。

微生物对消毒因子的敏感性从高到低的顺序：①亲脂病毒（有脂质膜的病毒），例如乙型肝炎病毒、流感病毒等。②细菌繁殖体。③真菌。④亲水病毒（没有脂质包膜的病毒），例如甲型肝炎病毒、脊髓灰质炎病毒等。⑤分枝杆菌，例如结核分枝杆菌、龟分枝杆菌等。⑥细菌芽孢，例如炭疽杆菌芽孢、枯草杆菌芽孢等。⑦朊粒（感染性蛋白质）。

3. 简述清洁法的操作和注意事项。

（1）操作方法：操作者戴防护用品，将器具或物品用清水冲洗，再用肥皂水或洗涤剂刷洗，去除物品上的污秽，最后用清水洗净擦干。清洁是消毒、灭菌的前奏，也是对具低度传染性的物品如天花板、病床、桌椅、地板、墙壁等物品的常用处理方法。

（2）注意事项：①最初洗刷时宜用冷水，因蛋白质类物质易被热或消毒剂凝固，不易清洗。②刷洗时保持刷子始终处于水面下，以防止形成气溶胶并播散。③刷子用毕须做去污处理并干燥。④特殊病原体污染器具在清洁处理之前先进行消毒或灭菌处理。

4. 列表简示消毒与灭菌的具体方法（表4－2）。

表4－2　消毒与灭菌方法

方法	物理法	化学法
消毒	煮沸法	浸泡法
	蒸汽法	擦拭法
	辐射法（日晒法、紫外线法）	熏蒸法
	臭氧法	喷雾法
	微波消毒法	
	超声波消毒法	
灭菌	燃烧法	过氧乙酸灭菌法
	干烤法	戊二醛灭菌法
	高压蒸汽灭菌法	含氯消毒剂灭菌法
		过氧化氢灭菌法
		环氧乙烷灭菌法

5. 简述紫外线消毒法的具体应用。

（1）设备：①紫外线灯管。常用的紫外线灯管有15、20、30和40 W 4种，主要用于空气消毒、表面消毒和液体消毒。②紫外线消毒器，包括紫外线空气消毒器、紫外线表面消毒器和紫外线消毒箱3种。

（2）消毒原理：①紫外线可杀灭病毒、真菌、细菌繁殖体和芽孢等，作用于微生物DNA，使之失去转换能力而死亡。②破坏菌体蛋白质中的氨基酸。③使空气中的氧电离产生具有极强杀菌作用的臭氧。

（3）消毒方法：①用于空气消毒，首选循环风紫外线空气消毒器，不仅消毒效果可靠，而且可在室内有人时使用；也可用紫外线灯管消毒法，每10 m² 安装30 W 紫外线灯管一支，有效距离不超过2 m，消毒时间为30～60分钟。②用于物品表面消毒，有效距离为25～60 cm，消毒时将物品摊开或挂起，使其充分暴露以受到直接照射，消毒时间为20～30分钟。③用于液体消毒，可采用水内照射法或水外照射法，水层厚度应小于2 cm。

（4）注意事项：①保持紫外线灯管清洁。②正确掌握消毒条件：消毒的适宜温度为20～40 ℃，适宜湿度为40％～60％。③正确记录消毒时间应从灯管开亮后5～7分钟开始计时。④使用超过1 000小时，需更换灯管。⑤加强防护：紫外线对人的眼睛和皮肤有伤害作用，照射时人应离开房间，必要时戴防护镜、穿防护衣。⑥定期检测灭菌效果。

6. 试述化学消毒灭菌剂的使用原则。

（1）根据物品的性能及病原体的特征，选择合适的消毒剂。

（2）严格掌握消毒剂的有效速度、消毒时间、使用方法和影响消毒效果的因素等。

（3）挥发剂应加盖并定期测定相对密度，及时调整浓度。

（4）消毒剂应定期更换，对浸泡容器应进行灭菌处理。

（5）使用时防止对皮肤、黏膜的损伤，防止有毒有害气体的泄漏。

（6）稳定性差的消毒剂应现配现用，对皮肤、黏膜有刺激的消毒剂配制时戴橡皮手套。

（7）按规定定期进行消毒灭菌效果监测。

7. 阐述灭菌和消毒常用方法。

（1）灭菌方法：杀灭一切微生物包括细菌芽孢，达到无菌保证水平的方法。达到灭菌水平常用的方法包括热力灭菌、辐射灭菌等物理灭菌方法，以及采用环氧乙烷、过氧化氢、甲醛、戊二醛、过氧乙酸等化学灭菌剂在规定条件下，以合适的浓度和有效的作用时间进行灭菌的方法。

（2）高水平消毒方法：杀灭一切细菌繁殖体包括分枝杆菌、病毒、真菌及其孢子和绝大多数细菌芽孢的方法。达到高水平消毒常用的方法包括采用含氯制剂、二氧化氯、邻苯二甲醛、过氧乙酸、过氧化氢、臭氧、碘酊等，以及能达到灭菌效果的化学消毒剂在规定的条件下，以合适的浓度和有效的作用时间进行消毒的方法。

（3）中水平消毒方法：杀灭除细菌芽孢以外的各种病原微生物包括分枝杆菌的方法。达到中水平消毒常用的方法包括采用碘类消毒剂（聚维酮碘、氯己定碘等）、醇类和氯己定的复方、醇类和季铵盐类化合物的复方、酚类等消毒剂，在规定条件下，以合适的浓度和有效的作用时间进行消毒的方法。

（4）低水平消毒方法：能杀灭细菌繁殖体（分枝杆菌除外）和亲脂病毒的化学消毒方法以及通风换气、冲洗等机械除菌法，如采用季铵盐类消毒剂（苯扎溴铵等）、双胍类消毒剂（氯己定）等，在规定的条件下，以合适的浓度和有效的作用时间进行消毒的方法。

8. 按照物品污染后造成危害的程度，将其分为哪几类？

按照物品污染后造成危害的程度可分为三类：

（1）高度危险性物品：进入人体无菌组织、器官、脉管系统，或有无菌体液从中流过的物品或接触破损皮肤、破损黏膜的物品，一旦被微生物污染，具有极高感染风险。如手术器械、穿刺针、腹腔镜、活检钳、心脏导管、植入物等。

（2）中度危险性物品：与完整黏膜相接触，而不进入人体无菌组织、器官和血流，也不接触破损皮肤、破损黏膜的物品。如胃肠道内镜、气管镜、喉镜、肛表、口表、呼吸机管道、麻醉机管道、压舌板、肛门直肠压力测量导管等。

（3）低度危险性物品：与完整皮肤接触而不与黏膜接触的器材。如听诊器、血压计袖带等，病床围栏、床面以及床头柜、被褥，墙面、地面，痰盂（杯）和便器等。

9. 根据物品污染后造成危害的程度，如何选择消毒、灭菌方法？

（1）高度危险性物品：必须选用灭菌方法处理。

（2）中度危险性物品：一般情况下达到消毒即可，可选用中水平或高水平消毒法。但中度危险性物品的消毒要求并不相同，有些要求严格，如内镜、体温表等必须达到高水平消毒，需采用高水平消毒法消毒。

（3）低度危险性物品：一般可用低水平消毒方法，或只做一般的清洁处理即可，仅在特殊情况下，才做特殊的消毒要求。例如，在有病原微生物污染时，必须针对所污染病原微生物的种类选用有效的消毒方法。

10. 根据消毒、灭菌物品的性质，如何选择消毒、灭菌方法？

选择消毒、灭菌方法时，一是要保护消毒物品不受损坏，二是要求消毒方法易于发挥作用。应遵循以下基本原则：

（1）耐高温、耐湿热的物品和器材，应首选压力蒸汽灭菌。耐高温的玻璃器材、油剂类和干粉类等可选用干热灭菌。

（2）不耐热、不耐湿的物品，以及贵重物品，可选用环氧乙烷或低温蒸汽甲醛气体消毒、灭菌。

（3）器械的浸泡灭菌，应选择对金属基本无腐蚀性的消毒剂。

（4）选择表面消毒方法时应考虑物体表面性质。光滑表面可选用紫外线消毒器近距离照射，或用液体消毒剂擦拭。多孔材料表面可采用浸泡或喷雾消毒法。

11. 按医疗机构《消毒管理办法》，医疗器械、器具的消毒工作应达到哪些要求？

（1）进入人体组织、无菌器官的医疗器械、器具和物品必须达到灭菌水平。

（2）接触皮肤、黏膜的医疗器械、器具和物品必须达到消毒水平。

（3）各种用于注射、穿刺、采血等有创操作的医疗器具必须一用一灭菌。

医疗机构使用的消毒药械、一次性医疗器械和器具应当符合国家有关规定。一次性使用的医疗器械、器具不得重复使用。

12. 试述消毒灭菌效果监测的主要方法。

医院必须对消毒、灭菌效果定期进行监测。灭菌合格率必须达到100％，不合格物品不得使用。灭菌效果的监测有以下3种方法。

（1）物理监测：根据安装在灭菌器上的量器（压力表、温度表、计时表）、图表、指示针、报警器等，指示灭菌设备工作正常与否。此法能迅速指出灭菌器的故障，但不能确定待灭菌物品是否达到灭菌要求。此法作为常规监测方法，每次灭菌均应进行。

（2）化学指示监测：利用化学指示剂在一定温度与作用时间条件下受热变色或变形的特点，以判断是否达到灭菌所需参数。常用的有自测测温管、压力灭菌指示胶带等。

（3）生物指示剂监测：利用耐热的非致病性细菌芽孢作指示菌，以测定热力灭菌的效果。可利用含细菌芽孢的纸条或生物培养等方法。

13. 试述对化学消毒剂的监测要求。

（1）生物监测：①消毒剂每季度监测1次，其细菌含量必须≤100 CFU/mL，不得检出致病性微生物。②灭菌剂每月监测1次，不得检出任何微生物。

（2）化学监测：应根据消毒、灭菌剂的性能定期监测，如含氯消毒剂、过氧乙酸等应每日监测，对戊二醛的监测应每周不少于1次。

（3）应同时对消毒、灭菌物品进行消毒、灭菌效果监测，消毒物品不得检出致病性微生物，灭菌物品不得检出任何微生物。

14. 试述压力蒸汽灭菌的监测频次及种类。

（1）物理监测：应每锅进行，并详细记录。

（2）化学监测：①每包均需监测，手术包尚需进行中心部位的化学监测。②预真空压力蒸汽灭菌器每日灭菌前进行B-D试验。

（3）生物监测：①应每周进行（小型灭菌器每月进行），新灭菌器使用前必须先进行生物监测，合格后才能使用。②拟采用的新包装容器、摆放方式、排气方式及特殊灭菌也必须先进行生物监测，合格后才能使用。

15. 试述紫外线消毒的监测内容及合格标准。

（1）日常监测：包括灯管应用时间、累计照射时间和使用人签名。

（2）辐射照度监测：对新的和使用中的紫外线灯管进行辐射照度监测。双管双端灯的初始紫外线辐射照度应不低于下表中规定值的 93%，使用中紫外线灯（30 W）的辐射照度值应≥70 $\mu W/cm^2$（表 4-3）。

表 4-3　双管双端灯的初始紫外线辐射照度规定值

标称功率（W）	紫外线辐射照度（μW/cm²）
4	11
6	17
8	22
13	35
15	50
18	62
30	100
36	135

（3）生物监测：必要时进行，经消毒后的物品或空气中的自然菌应减少 90% 以上，人工染菌杀灭率应达到 99.90%。

16. 简述医院选择消毒、灭菌方法的原则。

（1）根据医院用品的危险性选择消毒、灭菌的方法：①高度危险性物品，必须选用灭菌法以杀灭一切微生物。②中度危险性物品，一般情况下达到消毒水平即可。③低度危险性物品，一般可用低水平消毒法或只做一般的清洁处理即可。

（2）根据污染微生物的种类、危险性选择消毒、灭菌的方法：①对受到致病性芽孢、真菌孢子和抵抗力强、危险程度大的病毒污染的物品，选用灭菌法或高水平消毒法。②对受到致病性细菌、真菌、亲水病毒、螺旋体、支原体、衣原体污染的物品，选用中水平以上的消毒法。③对受到一般细菌和亲脂病毒污染的物品，可选用中水平或低水平消毒法。

（3）根据消毒物品的性质选择消毒、灭菌的方法：既要保护消毒物品不被破坏，又要使消毒剂易于发挥作用。①耐热、耐湿物品和器材，应首选压力蒸汽灭菌法；耐高温的玻璃器材、油剂类和干粉类可选用干热灭菌法。②怕热、忌湿和贵重物品，可选择甲醛或环氧乙烷气体消毒、灭菌。③金属器械的浸泡灭菌，应选择腐蚀性小的灭菌剂。

17. 何谓预防性消毒和疫源性消毒？

（1）预防性消毒：在未发现明确传染源的情况下，为预防感染的发生对可能被病原微生物污染的环境、物品、人体等进行消毒及对粪便和污染物的无害化处理。

（2）疫源性消毒：在有传染源或曾经存在病原微生物污染的情况下，为预防感染播散而进行的消毒，包括随时消毒和终末消毒。

18. 内镜及其附件的清洗、消毒或者灭菌必须遵照哪些原则？

（1）凡进入人体无菌组织、器官或者经外科切口进入人体无菌腔室的内镜及附件，如腹腔镜、关节镜、脑室镜、膀胱镜、宫腔镜等，必须灭菌。

（2）凡穿破黏膜或接触破损皮肤、破损黏膜的内镜及附件，如活检钳、高频电刀等，必须灭菌。

（3）凡进入人体消化道、呼吸道等与完整黏膜接触而不进入人体无菌组织、器官，也不接触破损皮肤、破损黏膜的内镜，如喉镜、气管镜、支气管镜、胃镜、肠镜、乙状结肠镜、直肠镜等，应当按照《消毒技术规范》的要求进行高水平消毒。

（4）内镜及附件用后应当立即清洗、消毒或者灭菌。

（5）医疗机构使用的消毒剂、消毒器械或者其他消毒设备，必须符合《消毒管理办法》的规定。

（6）内镜及附件的清洗、消毒或者灭菌的时间应当使用计时器控制。

（7）禁止使用非流动水对内镜进行清洗。

19. 列表说明各类环境中空气、物体表面、医护人员手细菌菌落总数的卫生标准（表 4-4）。

表 4-4　各类环境中空气、物体表面细菌菌落总数卫生标准

环境类别		空气平均菌落数[①]		物体表面平均菌落数（CFU/cm²）
		CFU（皿）	CFU（m³）	
Ⅰ类环境	洁净手术部	符合 GB 50333[②] 要求	≤150	≤5.0
	其他洁净场所	≤4.0（30 分钟）[③]		
Ⅱ类环境		≤4.0（15 分钟）	—	≤5.0
Ⅲ类环境		≤4.0（5 分钟）	—	≤10.0
Ⅳ类环境		≤4.0（5 分钟）	—	≤10.0

注：①CFU/皿为平板暴露法，CFU/m³ 为空气采样法；②《洁净手术部建筑技术规范》；③平板暴露法检测时的平板暴露时间。

卫生手消毒后医务人员手表面的菌落数应≤10 CFU/cm²；外科手消毒后医务人员手表面的菌落数应≤5 CFU/cm²。

三、手卫生

在临床实践中，各种诊疗、护理工作都离不开医务人员的双手，如不加强手卫生就会直接或间接地导致医院感染的发生。为保障病人安全，提高医疗质量，防止交叉感染，医院应加强医务人员的规范化管理，提高医务人员手卫生的依从性。

1. 何谓手卫生？

手卫生是医务人员洗手、卫生手消毒和外科手消毒的总称。

2. 何谓"洗手"？简述其临床意义。

洗手指医务人员用洗手液（肥皂）和流动水揉搓冲洗双手，去除手部皮肤污垢、碎屑和部分微生物的过程。

洗手是清除皮肤污垢和大部分暂住菌，切断通过手传播感染的途径。有效的洗手可清

除手上 99％以上的各种暂住菌，是防止医院感染传播最重要的措施之一。

3. 试述卫生手消毒与外科手消毒的区别。

（1）卫生手消毒：指医务人员用手消毒剂揉搓双手，以减少手部暂居菌的过程。

（2）外科手消毒：指外科手术前医务人员用洗手液和流动水揉搓冲洗双手、前臂至上臂下 1/3，再用手消毒剂清除或者杀灭手部、前臂至上臂下 1/3 暂住菌和减少常居菌的过程。使用的手消毒剂可具有持续抗菌活性。

4. 试述医务人员洗手的意义与注意事项。

医务人员的手经常直接或间接地与污染物品或病人接触，极易引起医院感染。洗手是防止医院感染传播最重要的措施之一。

（1）洗手技术：将双手涂满清洁剂并对其所有表面按序进行强有力的短时揉搓，然后用流水冲洗的过程称为洗手。有效的洗手可清除手上 99％以上的各种暂住菌，切断通过手传播感染的途径。

（2）注意事项：①洗手方法应正确，手的各个部位都需洗到、冲净。②注意调节合适的水温、水流，避免污染周围环境。③洗手后，手上不能检出致病性微生物。

5. 试述医务人员手消毒的目的、方法与注意事项。

医务人员接触污染物品或感染病人后，手常被大量细菌污染，一般洗手不能达到预防交叉感染的要求，必须在洗手后再进行手的消毒。

（1）目的：清除致病性微生物，预防感染与交叉感染，避免污染无菌物品和清洁物品。

（2）方法：手消毒的方法包括涂擦消毒法、浸泡消毒法和刷手消毒法。

（3）注意事项：①消毒前先洗手并保持手的干燥。②按操作规程进行消毒，消毒过程中不可污染干净的刷子、水龙头、洗手液或消毒液等，不可溅湿工作服。③消毒完毕，手离开消毒液时避免接触容器边缘。

6. 医务人员洗手和卫生手消毒的指征有哪些？

（1）下列情况医务人员应洗手和/或使用手消毒剂进行卫生手消毒：①接触病人前。②清洁、无菌操作前，包括进行侵入性操作前。③暴露病人体液风险后，包括接触病人黏膜、破损皮肤或伤口、血液、体液、分泌物、排泄物、伤口敷料等之后。④接触病人后。⑤接触病人周围环境后，包括接触病人周围的医疗相关器械、用具等物体表面后。

（2）下列情况应洗手：①当手部有血液或其他体液等肉眼可见的污染时。②可能接触艰难梭菌、肠道病毒等对速干手消毒剂不敏感的病原微生物时。

（3）手部没有肉眼可见污染时，宜使用手消毒剂进行卫生手消毒。

（4）下列情况下医务人员应先洗手，然后进行卫生手消毒：①接触传染病病人的血液、体液和分泌物以及被传染性病原微生物污染的物品后。②直接为传染病病人进行检查、治疗、护理或处理传染病病人污物之后。

（5）戴手套不能代替手卫生，摘手套后应进行手卫生。

7. 试述速干手消毒剂有哪些？

速干手消毒剂包括醇类和护肤成分的手消毒剂，如乙醇、异丙醇、氯己定、聚维酮碘等，剂型包括水剂、凝胶和泡沫型。手消毒剂应为符合国家有关规定的产品，医务人员有良好的接受性，宜使用一次性包装，并且无异味、无刺激性。

8. 试述医务人员手卫生管理的主要内容。

（1）医疗机构应明确医院感染管理、医疗管理、护理管理以及后勤保障等部门在手卫生管理工作中的职责，加强对手卫生行为的指导与管理，将手卫生纳入医疗质量考核，提高医务人员手卫生的依从性。

（2）医疗机构应制定并落实手卫生管理制度，配备有效、便捷、适宜的手卫生设施。

（3）医疗机构应定期开展手卫生的全员培训，医务人员应掌握手卫生知识和正确的手卫生方法。

（4）手消毒剂应符合国家有关规定和《手消毒剂通用要求》（GB 27950—2020）的要求，在有效期内使用。

（5）手卫生消毒效果应达到如下要求：①卫生手消毒，监测到的细菌菌落数应≤10 CFU/cm^2。②外科手消毒，监测到的细菌菌落数应≤5 CFU/cm^2。

四、无菌技术

无菌技术是预防医院感染的一项基本而重要的技术，其基本操作方法根据科学原则制订，任何一个环节都不能违反，每个医务人员都必须熟练掌握并严格遵守。

1. 何谓无菌技术？

无菌技术指在医疗、护理操作过程中，防止一切微生物侵入人体和防止无菌物品、无菌区域被污染的技术。

2. 何谓无菌区和非无菌区？

（1）无菌区：指经灭菌处理且未被污染的区域。

（2）非无菌区：指未经灭菌处理，或虽经灭菌处理但又被污染的区域。

3. 何谓无菌物品和非无菌物品？

（1）无菌物品：指通过灭菌处理后保持无菌状态的物品。

（2）非无菌物品：指未经灭菌处理，或虽经灭菌处理后又被污染的物品。

4. 试述无菌技术操作原则。

（1）操作环境清洁宽敞，定期消毒，无菌操作前半小时停止清扫，避免扬尘。

（2）操作人员应着装整洁、修剪指甲、洗手、戴口罩，必要时穿无菌衣、戴无菌手套。

（3）无菌物品存放环境温度应低于 24 ℃，相对湿度应小于 70％。

（4）无菌包或无菌容器外需标明物品名称、灭菌日期。

（5）无菌物品只能在存储有效期内使用。

（6）无菌物品一经取出，即使未用，也不可放回无菌容器内。

（7）如无菌物品疑有污染或已被污染，即不可使用，应予以更换。

5. 试述使用无菌持物钳的注意事项。

（1）取、放无菌持物钳时应闭合钳端，不可触及容器口边缘。

（2）使用过程中始终保持钳端向下，不可触及非无菌区。

（3）无菌持物钳一旦污染或可疑污染应重新灭菌。

（4）干罐储存无菌持物钳使用时间不应超过 4 小时。

6. 试述使用无菌容器的注意事项。

（1）严格遵循无菌操作原则。

（2）移动无菌容器时，应托住底部，手指不可触及无菌容器的内面及边缘。

（3）从无菌容器内取出的物品，即使未用，也不可再放回无菌容器中。

（4）无菌容器应定期消毒灭菌；一经打开，使用时间不超过 24 小时。

7. 试述使用无菌包的注意事项。

（1）严格遵循无菌操作原则。

（2）打开无菌包时手只能接触包布四角的外面，不可触及包布内面，不可跨越无菌区。

（3）包内物品未用完，应按原折痕包好，注明开包日期及时间，限 24 小时内使用。

（4）无菌包应定期消毒灭菌，有效期 7~14 日；如包内物品超过有效期、被污染或包布受潮，则需重新灭菌。

8. 试述倒取无菌溶液的方法及注意事项。

（1）操作方法：①查对。检查并核对药名名称、剂量、浓度和有效期；检查溶液有无沉淀、浑浊或变色。②开瓶。用启瓶器撬开瓶盖，消毒瓶塞，待干后打开瓶塞。③倒液。手持溶液瓶，瓶签朝向掌心，倒出少量溶液旋转冲洗瓶口，再由原处倒出溶液至无菌容器中。④盖塞。倒完溶液后立即塞好瓶塞。⑤记录。在瓶签上注明开瓶日期及时间并签名，放回原处。

（2）注意事项：①严格遵循无菌操作原则。②不可将物品伸入无菌溶液瓶内蘸取溶液，倾倒液体时不可直接接触无菌溶液瓶口。③已开启的无菌溶液瓶内的溶液，有效使用期为 24 小时。

五、隔离技术

隔离是指将传染源、高度易感人群安置在指定地点，暂时避免和周围人群接触。隔离的目的就是切断感染链中感染源、传播途径、易感人群之间的联系，防止病原微生物在病人、工作人员及媒介物中扩散。隔离是控制传染病流行和预防医院感染的重要措施，工作人员应自觉遵守隔离制度，熟悉掌握并善于应用有关的隔离技术，同时通过教育使出入医院的所有人员理解隔离的意义并能主动配合隔离工作。

1. 试述隔离的基本概念。

采用各种方法、技术、防止病原体从病人及携带者传播给他人的措施。

2. 简述隔离的分类。

（1）以切断传播途径作为制订措施依据的隔离系统：包括空气隔离、飞沫隔离、接触隔离、生物媒介隔离等。

（2）保护性隔离：以保护易感人群作为制订主要依据而采取的隔离称为保护性隔离，

又称反向隔离，适用于抵抗力低下或极易感染的病人，如严重烧伤、早产儿、白血病、脏器移植及免疫缺陷病人等。

3. 试述空气传播的定义及其隔离基本措施。

空气传播指由悬浮于空气中、能在空气中远距离传播（>1 m）并长时间保持感染性的飞沫核（≤5 μm）导致的传播。

接触经空气传播的疾病，如肺结核、水痘等，在标准预防的基础上，还应采用空气传播疾病的隔离与预防。①病人的隔离：无条件收治时，应尽快转送至有条件收治呼吸道传染病病人的医疗机构，并注意转运过程中医务人员的防护。具有传染性的肺结核病人，宜安置在负压隔离病室。当病人病情容许时，应戴外科口罩，定期更换，限制其活动范围。并应严格空气消毒。②医务人员的防护：应严格按照区域流程，在不同的区域穿戴不同的防护用品，离开时按要求摘脱，并正确处理使用后物品。进入确诊或可疑传染病病人房间时，应戴帽子、医用防护口罩；进行可能产生喷溅的诊疗操作时，应戴护目镜或防护面罩，穿防护服，当接触病人及其血液、体液、分泌物、排泄物等物质时应戴一次性使用医用橡胶检查手套。

4. 试述飞沫传播的定义及其隔离基本措施。

飞沫传播指带有病原体的飞沫核（>5 μm），在空气中短距离（1 m以内）移动到易感人群的口、鼻黏膜或眼结膜等导致的传播。接触经飞沫传播的疾病，如百日咳、白喉、流行性感冒、病毒性腮腺炎、流行性脑脊髓膜炎等，在标准预防的基础上，还应采用飞沫传播疾病的隔离预防。

（1）病人的隔离：应减少转运；当需要转运时，医务人员应注意防护。病人病情容许时，应戴外科口罩，并定期更换。宜限制病人的活动范围。病人之间、病人与探视者之间相隔距离在1 m以上，探视者应戴外科口罩。并应加强通风，或进行空气消毒。

（2）医务人员的防护：应严格按照区域流程，在不同的区域穿戴不同的防护用品，离开时按要求摘脱，并正确处理使用后物品。与病人近距离（1 m以内）接触，应戴帽子、医用防护口罩；进行可能产生喷溅的诊疗操作时，应戴护目镜或防护面罩，穿防护服；当接触病人及其血液、体液、分泌物、排泄物等物质时应戴手套。

5. 试述接触传播的定义及其隔离基本措施。

接触传播指病原体通过手、物体表面等媒介物直接或间接接触导致的传播。接触经接触传播疾病如肠道感染、多重耐药菌感染、皮肤感染等病人时，在标准预防的基础上，还应采用接触传播的隔离与预防。

（1）病人的隔离：宜单间隔离；无条件的医院可采取床单位隔离或将同种病原体感染者隔离于一室。宜限制病人的活动范围，减少转运。

（2）医务人员的防护：接触隔离病人的血液、体液、分泌物、排泄物等物质时，应戴一次性使用医用橡胶检查手套；离开隔离病室前，接触污染物品后应摘除手套，洗手和/或手消毒。手上有伤口时应戴双层手套。进入隔离病室，从事可能污染工作服的操作时，应穿隔离衣；离开病室前脱下隔离衣，按要求悬挂，每日更换清洗与消毒；或使用一次性隔离衣，用后按医疗废物管理要求进行处置。接触甲类及乙类按甲类管理的传染病应按要求穿脱医用一次性防护服，离开病室前脱去防护服，医用一次性防护服按医疗废物管理要求进行处置。

6. 试述保护性隔离的对象及隔离措施。

以保护易感人群作为制订措施的主要依据而采取的隔离则称为保护性隔离，又称反向隔离，适用于抵抗力低下或极易感染的病人，如严重烧伤、早产儿、白血病、器官移植及免疫缺陷病人等。其隔离措施包括以下 4 点。

（1）设专用隔离室：病人应住单间病室隔离，室外悬挂明显的隔离标志。病室内空气应保持正压通风，定时换气，地面、家具等均应严格消毒。

（2）进出隔离室要求：凡进入病室内的人员应穿戴灭菌后的隔离衣、帽子、口罩、手套及拖鞋；未经消毒处理的物品不可带入隔离区。接触病人前、后及护理另一位病人前均应洗手。

（3）污物处理：病人的引流物、排泄物、被其血液及体液污染的物品，应及时分装密闭，标记后送指定地点。

（4）探陪要求：凡患呼吸道疾病或咽部带菌者，包括工作人员均应避免接触病人。原则上不允许探视。

7. 试述呼吸道传染病病区的区域划分与隔离要求。

（1）清洁区：指进行呼吸道传染病诊治的病区中，不易受到病人血液、体液和病原微生物等物质污染及传染病病人不应进入的区域，包括医务人员的值班室、卫生间、男女更衣室、浴室以及储物间、配餐间等。

（2）潜在污染区：指进行呼吸道传染病诊治的病区中位于清洁区与污染区之间，有可能被病人血液、体液和病原微生物等物质污染的区域，包括医务人员的办公室、治疗室、护士站、病人用过的物品、医疗器械等的处理室、内走廊等。

（3）污染区：指进行呼吸道传染病诊治的病区中传染病病人和疑似传染病病人接受诊疗的区域，包括被其血液、体液、分泌物、排泄物污染物品暂存和处理的场所。包括病室、处置室、污物间以及病人入院、出院处理室等。

呼吸道传染病病区应设在医院相对独立的区域，分为清洁区、潜在污染区和污染区，并应设立两通道和三区之间的缓冲间。缓冲间两侧的门不应同时开启，以减少区域之间空气流通。经空气传播疾病的隔离病区，应设置负压病室，病室的气压宜为 -30 Pa，缓冲间的气压宜为 -15 Pa。

隔离要求：应严格服务流程和三区的管理。各区之间界线清楚，标识明显。病室内应有良好的通风设施。各区应安装适量的非手触式开关的流动水洗手池。不同种类传染病病人应分室安置，疑似病人应单独安置；受条件限制的医院，同种疾病病人可安置于一室，两病床之间距离不少于 1.1 m。

8. 试述感染性疾病区隔离单位的设置要求。

（1）感染性疾病区应设在相对独立的区域，并远离食堂、水源和其他公共场所，以防止空气对流传播。

（2）感染性疾病区应设工作人员与病人各自的进出门、梯道，应分区明确，标识清晰，并配置必要的卫生、消毒设备。

（3）感染性疾病区有单人隔离室和同室隔离两种。发生混合感染或具有强烈传染性的病人应尽可能住单人隔离室。同一病种的病人可安排在同一病室内，但病原体不同者，应分室收治。

（4）应用隔离室来控制感染的对象主要包括患有高度传染性疾病的病人、免疫状况较差的易感病人、细菌培养分离出感染有多重耐药菌的病人。

（5）应配备适量非手触式开关的流动水洗手设施。

9. 试述隔离病区一般消毒隔离的原则。

（1）明确清洁与污染的概念，病室门口和病床要悬挂隔离标志。

（2）进入隔离区按规定戴工作帽、口罩及穿隔离衣等防护用品。穿隔离衣后只能在规定范围内活动。

（3）病室每日需要进行环境的清洁与消毒。每日晨起后用消毒液擦拭病床及床旁桌椅。

（4）凡病人接触过的物品或落地的物品应视为污染，必须经过消毒后再用。

（5）在对病人严密隔离的同时，要给予心理上的支持，防止病人因隔离而出现恐惧、自卑、孤独。

10. 何谓负压隔离病区（病室）？

负压病区（病室）是用于隔离可通过空气传播的传染病病人或疑似病人的病区（病室）。通过机械通风方式，病区（病室）内的空气由清洁区向污染区流动，使病区（病室）内的空气静压低于周边相邻相通区域，以防止病原微生物向外扩散。

11. 试述终末消毒的概念和要求。

终末消毒处理是指对出院、转科或死亡病人及其所住病室、所用的物品及医疗器械等进行的消毒处理。

（1）病人的终末消毒：病人出院或转科前应沐浴，换上清洁衣服，个人用物须消毒后带出。如病人死亡，须用消毒液做尸体护理，并用浸透消毒液的棉球填塞口、鼻、耳、阴道、肛门等孔道，然后用一次性尸单包裹尸体。

（2）病室的终末处理：关闭病室门窗、打开床旁桌、摊开棉被、竖起床垫，用消毒液熏蒸或用紫外线照射；然后打开门窗，用消毒液擦拭家具、地面；体温计用消毒液浸泡，血压计及听诊器放熏蒸箱消毒；被服类消毒处理后再清洗；床垫、棉被和枕芯可用日光曝晒或用紫外线消毒。

12. 何谓标准预防？

标准预防是基于病人的体液（血液、组织液）、分泌物（不包括汗液）、排泄物、黏膜和非完整皮肤，均可能含有病原体的原因，针对医院病人和医务人员采取的一组预防感染措施。包括手卫生，根据预期可能的暴露选用手套、隔离衣、口罩、护目镜或防护面屏，以及安全注射；也包括穿戴合适的防护用品，处理病人环境中污染的物品与医疗器械。其基本特点为：①既要防止血源性疾病的传播，也要防止非血源性疾病的传播。②强调双向防护，既防止疾病从病人传至医务人员，又防止疾病从医务人员传至病人。③根据疾病的主要传播途径，采取相应的隔离措施，包括接触隔离、空气隔离和飞沫隔离。

13. 试述标准预防的措施。

（1）手卫生：①在诊疗、护理操作过程中，严格掌握手卫生指征。②选择合适的手卫生方法。

（2）呼吸道卫生/咳嗽礼仪：①应对医务人员、病人、探视者进行培训教育，并指导其实施。②打喷嚏、咳嗽时应用纸巾盖住口鼻并立即弃置用过的纸巾。③当病人病情允许、可以耐受时，需佩戴医用外科口罩。④接触呼吸道分泌物后实施手卫生。⑤宜使呼吸道感染病人在候诊区内相互间保持 1 m 以上的间距。⑥医务人员诊疗有呼吸道感染症状和体征的病人时应戴医用外科口罩，接诊疑似经空气传播疾病或不明原因传播疾病时应戴医用防护口罩。

（3）正确选择和穿戴个人防护用品：①进行有可能接触病人体液（血液、组织液等）、分泌物、排泄物等的诊疗、护理、清洁等工作时应戴手套。非无菌操作应戴一次性使用医用橡胶检查手套，无菌操作时应戴一次性使用灭菌橡胶外科手套，清洁工作可戴重复使用的橡胶手套，操作完毕，脱去手套后立即洗手/手消毒。②在诊疗、护理操作过程中，有可能发生体液（血液、组织液等）、分泌物等喷溅到面部时应戴医用外科口罩、面罩或护目镜；有可能发生体液（血液、组织液等）、分泌物等大面积喷溅或者有可能污染身体时，应穿隔离衣或防水围裙。③接触病人黏膜或破损的皮肤时应戴一次性使用灭菌橡胶外科手套。

（4）安全注射：①每次注射均使用一次性使用无菌注射器及针头。②宜使用单剂量包装的注射剂。③输液及给药装置只能用于一位病人，不应多位病人共用，每次使用后合理处置。④应严格遵守无菌操作规范；一次性使用无菌物品应一人一用一丢弃。

（5）锐器伤预防：①在进行侵袭性诊疗、护理操作过程中，宜使用具有防刺性能的安全注射装置。②保证光线充足。③不应用手直接接触使用过的锐器，不应双手回套针帽。④使用过的锐器应直接放入耐刺、防渗漏的专用锐器盒中。⑤重复使用的锐器，应放在防刺、防渗漏的容器内运输和处理。

（6）重复使用物品的清洗与消毒：①重复使用的医疗器械、器具和用品，用后应根据规定进行清洗、消毒或灭菌。②重复使用的餐饮具应清洗、消毒后使用。③清洗、消毒或灭菌时应做好工作人员防护，防止发生职业暴露及环境污染。

（7）医用织物的处理：①运输被体液（血液、组织液等）、分泌物、排泄物污染的被服、衣物时，应做好标识，密闭运送。②处理使用过的织物时，尽量减少抖动。③医用织物处理的管理及处理方法应遵循《医院医用织物洗涤消毒技术规范》（WS/T 508—2016）。

（8）环境、物体表面的清洁与消毒：①床栏、床头桌、椅、门把手、仪器设备等高频接触的物体表面、地面应定期清洁，保持干燥，遇污染时及时清洁、消毒。②具体清洁与消毒的要求和方法应遵循《医疗机构环境表面清洁与消毒管理规范》（WS/T 512—2016）。

（9）医疗废物的处置与管理：应遵循国家《医疗废物管理条例》及其配套文件的要求。

14. 医务人员发生艾滋病病毒职业暴露后，应当立即实施哪些局部处理措施?

（1）应立即清洗伤口或冲洗黏膜。

（2）伤口冲洗后，应使用消毒剂，如 75％乙醇或 0.5％聚维酮碘消毒。

（3）不应使用腐蚀性药品。

（4）不应挤压伤口。

15. 试述甲型 H5N1 禽流感的预防和隔离措施。

（1）普通人群的预防措施：①远离家禽的分泌物，尽量避免触摸活的鸡、鸭等家禽及鸟类，尤其是禽类的排泄物、分泌物。②保持室内空气流通，应每日开窗通风 2 次，每次至少 10 分钟。③多摄入富含维生素 C 等有助于提高免疫力的食物或药物，并适当地进行体育锻炼。

（2）经常与活禽密切接触者的预防措施：①穿特殊防护服，戴防护口罩。②工作前后彻底消毒、洗手。③及时接种流感疫苗。④多摄入一些富含维生素 C 等有助于提高免疫力的食物。⑤适当进行体育锻炼。

（3）一旦出现疑似流感或确诊为甲型 H5N1 流感病人，应立即捕杀有关禽类，并严密隔离病人。

16. 试述医务人员被乙型肝炎病毒（HBV）暴露后的处置及随访。

（1）未预防接种乙型肝炎疫苗的医务人员，暴露源明确为乙型肝炎病毒表面抗原阳性，应给予乙型肝炎免疫球蛋白并接种乙型肝炎疫苗；暴露源明确为乙型肝炎病毒表面抗原阴性或情况不明时，应接种乙型肝炎疫苗。

（2）预防接种乙型肝炎疫苗的医务人员，有保护性抗体者（乙型肝炎病毒表面抗体效价≥10 mU/mL），无须治疗；没有保护性抗体，暴露源明确为乙型肝炎病毒表面抗原阳性或情况不明者，应给予乙型肝炎免疫球蛋白并接种乙型肝炎疫苗；暴露源明确为乙型肝炎病毒表面抗原阴性者，无须治疗。

（3）接种乙型肝炎疫苗的医务人员，应在接种最后 1 剂疫苗的 1～2 个月后进行乙型肝炎病毒表面抗体检测，并进行追踪管理。

17. 如何预防血管导管相关性感染?

血管导管相关感染是指留置血管导管期间及拔除血管导管后 48 小时内发生的原发性、与其他部位感染无关的感染，包括血管导管相关局部感染和血流感染。感染预防要点如下：

（1）置管前预防措施：①严格掌握置管指征，减少不必要的置管。②对病人置管部位和全身状况进行评估，选择能够满足病情和诊疗需要的管腔最少、管径最小的导管。选择合适的留置部位，中心静脉置管成人建议首选锁骨下静脉，其次选颈内静脉，不建议选股静脉；连续肾脏替代治疗时建议首选颈内静脉。③置管使用的医疗器械、器具、各种敷料等医疗用品应当符合医疗器械管理相关规定的要求，必须无菌。④患疖肿、湿疹等皮肤病或呼吸道疾病（如感冒、流感等）的医务人员，在未治愈前不应进行置管操作。⑤如为血管条件较差的病人进行中心静脉置管或经外周静脉置入中心静脉导管（PICC）有困难时，有条件的医院可使用超声引导穿刺。

（2）置管中预防措施：①严格执行无菌技术操作规程。置入中心静脉导管、PICC、中线导管、全植入式血管通路（输液港）时，必须遵守最大无菌屏障要求，戴工作圆帽、医用外科口罩，按《医务人员手卫生规范》有关要求执行手卫生并戴无菌手套，穿无菌手术衣或无菌隔离衣，铺覆盖病人全身的大无菌单。置管过程中手套污染或破损时应立即更换。置管操作辅助人员应戴工作圆帽、医用外科口罩、执行手卫生。完全植入式导管（输液港）的植入与取出应在手术室进行。②采用符合国家相关规定的皮肤消毒剂消毒穿刺部位。建议采用含氯己定醇浓度＞0.5％的消毒液进行皮肤局部消毒。③中心静脉导管置管后，应当记录置管日期、时间、部位、置管长度、导管名称和类型、尖端位置等，并签名。

（3）置管后预防措施：①应当尽量使用无菌透明、透气性好的敷料覆盖穿刺点，对高热、出汗、穿刺点出血、渗出的病人可使用无菌纱布覆盖。②应当定期更换置管穿刺点覆盖的敷料。更换间隔时间为：无菌纱布至少2日更换1次，无菌透明敷料至少1周更换1次，敷料出现潮湿、松动、可见污染时应当及时更换。③医务人员接触置管穿刺点或更换敷料前，应当严格按照《医务人员手卫生规范》有关要求执行手卫生。④中心静脉导管及PICC，尽量减少三通管等附加装置的使用。保持导管连接端口的清洁，每次连接及注射药物前，应当用符合国家相关规定的消毒剂，按照消毒剂使用说明对端口周边进行消毒，待干后方可注射药物；如端口内有血迹等污染时，应当立即更换。⑤应当告知置管的病人在沐浴或擦身时注意保护导管，避免导管淋湿或浸入水中。⑥输液1日或者停止输液后，应当及时更换输液管路。输血时，应在完成每个单位输血后或每隔4小时更换给药装置和过滤器；单独输注静脉内脂肪剂时，应每隔12小时更换输液装置。外周及中心静脉置管后，应当用不含防腐剂的生理盐水或肝素盐水进行常规冲封管，预防导管堵塞。⑦严格保证输注液体的无菌。⑧紧急状态下的置管，若不能保证有效的无菌原则，应当在2日内尽快拔除导管，病情需要时更换穿刺部位重新置管。⑨应当每日观察病人导管穿刺点及全身有无感染征象。当病人穿刺部位出现局部炎症表现或全身感染表现，怀疑发生血管导管相关感染时，建议综合评估决定是否需要拔管。如怀疑发生中心静脉导管相关血流感染，拔管时建议进行导管尖端培养、经导管取血培养及经对侧静脉穿刺取血培养。⑩医务人员应当每日对保留导管的必要性进行评估，不需要时应当尽早拔除导管。⑪若无感染征象时，血管导管不宜常规更换，不应当为预防感染而定期更换中心静脉导管、肺动脉导管和脐带血管导管。成人外周静脉导管3～4日更换一次；儿童及婴幼儿评估导管功能正常且无感染时可不更换。外周动脉导管的压力转换器及系统内其他组件（包括管理系统、持续冲洗装置和冲洗溶液）应当每4日更换一次。不宜在血管导管局部使用抗菌软膏或乳剂。⑫长期置管病人多次发生血管导管相关血流感染时，可预防性使用抗菌药溶液封管。

18. 免疫功能低下者如何预防医院感染？

（1）避免扰乱宿主的防御系统：首先要保护皮肤黏膜的屏障作用，防止细菌侵入。

（2）避免扰乱宿主的正常菌群：正常菌群可通过细菌的生物拮抗作用防止病原微生物在皮肤黏膜上定植。如鼻腔正常菌群可抵制金黄色葡萄球菌定植，口腔菌群抵制链球菌定植，肠道菌群抵制肠杆菌定植等。抗生素可扰乱正常菌群组成。

（3）对潜在性感染进行治疗：凡接受细胞毒性药物或可能发生粒细胞减少症的病人均应先行全面检查有无感染灶，包括龋齿、鼻旁窦炎、复发性疖、肛门裂和无症状泌尿系感染等。还需检查金黄色葡萄球菌、沙门菌、肺炎球菌、粪类圆线虫、溶组织阿米巴的带菌状态以及有无巨细胞病毒、疱疹病毒、弓形体等潜在性感染。如有以上情况，在进行降低免疫功能治疗前应尽快治愈。

（4）采取保护性隔离措施：这是切断传播途径的一种方法，不仅要控制空气源的污染，还必须注意接触污染及食物污染等，力争做到全面隔离。病人可处于单独房间或空气层流室或塑料帐篷中。

（5）采取去污染措施：这是减少自身感染的方法，最常用的是选择性去污染，如对肠道进行去污染时，只消除肠道内的需氧革兰阴性菌和真菌，而使对病原菌定植有拮抗作用的厌氧菌不受影响。在选择去污染的药物时，应考虑其效果、适应证、药理特性、耐药程度、与细胞毒药物合用的毒性以及价格等因素。

19. 试述医用外科口罩与医用防护口罩的佩戴方法、注意事项及摘口罩方法。

医用外科口罩的佩戴方法：①检查口罩，区分上下内外，有鼻夹的一侧朝上，鼻夹明显的一侧朝外；将口罩罩住鼻、口及下巴，系带式口罩下方带系于颈后，上方带系于头顶中部，挂耳式口罩将两侧系带直接挂于耳后。②将双手指尖放在鼻夹上，从中间位置开始，用手指向内按压，并逐步向两侧移动，根据鼻梁形状塑形鼻夹。③调整系带的松紧度。

医用防护口罩的佩戴方法：①一手托住防护口罩，有鼻夹的一面背向外。②将防护口罩罩住鼻、口及下巴，鼻夹部位向上紧贴面部。③用另一只手将下方系带拉过头顶，放在颈后双耳下。④再将上方系带拉至头顶中部。⑤将双手指尖放在金属鼻夹上，从中间位置开始，用手指向内按鼻夹，并分别向两侧移动和按压，根据鼻梁的形状塑形鼻夹。

注意事项：①不应一只手捏鼻夹。②医用外科口罩只能一次性使用。③口罩潮湿后，受到病人血液、体液污染后，应及时更换。④每次佩戴医用防护口罩进入工作区域之前，应进行密合性检查。检查方法：将双手完全盖住防护口罩，快速地呼气，若鼻夹附近有漏气应按要求调整鼻夹，若漏气位于四周，应调整到不漏气为止。

摘医用外科口罩方法：①不要接触口罩前面（污染面）。②先解开下面的系带，再解开上面的系带。③用手仅捏住口罩的系带丢至医疗废物容器内。

摘医用防护口罩方法：①用手慢慢地将颈部的下头系带从脑后拉过头顶。②拉上头系带摘除口罩。③不应用手触及口罩的前面，仅捏住口罩系带放入医疗废物容器内。

20. 试述呼吸道疾病职业暴露后应急处理。

（1）应根据实际情况采取措施保护呼吸道（如规范实施手卫生后捂住口鼻或紧急外加一层口罩），按规定流程撤离污染区。

（2）应按要求正确脱卸防护用品。

（3）宜根据呼吸道疾病特点咨询专家是否预防用药。

一、选择题

【A 型题】

1. 发生医院内尿路感染最常见的诱因是 （　　）

A. 长期卧床　　B. 留置导尿管　　C. 膀胱冲洗　　D. 膀胱内注药　　E. 膀胱镜检查

2. 下列消毒剂中属中效消毒剂的是 （　　）

A. 戊二醛　　B. 过氧乙酸　　C. 氯己定　　D. 臭氧　　E. 聚维酮碘

3. 以 15% 过氧乙酸原液配制 0.3% 过氧乙酸 100 mL，下列方法中正确的是 （　　）

A. 原液稀释 200 倍　　B. 原液 30 mL 加水 70 mL　　C. 原液 20 mL 加水 80 mL　　D. 原液 15 mL 加水 85 mL　　E. 原液 2 mL 加水 98 mL

4. 关于锐器伤的预防，错误的是 （　　）

A. 应立即采取相应的保护措施，清创，对创面进行严格消毒处理　　B. 对发生锐器伤者进行血源性疾病的检查和随访　　C. 被 HBV 阳性病人血液、体液污染的锐器刺伤，应在 1 周内注射乙型肝炎高效价免疫球蛋白　　D. 被 HBV 阳性病人血液、体液污染的锐器刺伤，应进行血液乙型肝炎标志物检查　　E. 被 HBV 阳性病人血液、体液污染的锐器刺伤，血液乙型肝炎标志物阴性者按规定接种乙型肝炎疫苗

5. 传染性非典型肺炎的最主要传播途径是 （　　）

A. 经呼吸道飞沫传播　　B. 经消化道传播　　C. 经粪-口途径传播　　D. 接触传播　　E. 虫媒传播

6. 除灭菌速度快、灭菌效果好、经济、环境污染小的压力蒸气灭菌法外，目前最常用的低温灭菌方法是 （　　）

A. 环氧乙烷灭菌法　　B. 戊二醛浸泡灭菌法　　C. 辐射灭菌法　　D. 过氧乙酸浸泡灭菌法　　E. 微波灭菌法

7. 关于无菌器械保存液和消毒剂的描述，下列哪项是正确的 （　　）

A. 无菌器械保存液应该是无菌的，最多允许检出少量微球菌　　B. 使用中消毒剂细菌总数应≤200 CFU/mL，致病性微生物不得检出　　C. 无菌器械保存液细菌总数应≤5 CFU/mL，致病性微生物不得检出　　D. 使用中消毒剂细菌总数应≤10 CFU/mL，允许检出金黄色葡萄球菌　　E. 使用中消毒剂细菌总数应≤100 CFU/mL，致病性微生物不得检出

8. 医院感染主要发生在 （　　）

A. 门诊、急诊病人　　B. 探视者　　C. 医务人员　　D. 住院病人　　E. 陪护人员

9. 关于地面和拖洗工具的消毒，下列哪项是正确的 （　　）

A. 地面应经常用含氯消毒剂拖洗，既能消毒，又能增白　　B. 因为 2% 戊二醛是高水平消毒剂，有条件时最好用戊二醛拖地，消毒效果好　　C. 地面应湿式清扫，保持清洁，局部有血迹等污染时局部用消毒剂处理　　D. 拖洗工具使用后先洗净，再消毒，然后晾干　　E. 病房地面每日均需用消毒剂拖洗

10. 属于低水平消毒剂的是 （　　）

A. 戊二醛　　B. 过氧乙酸　　C. 聚维酮碘　　D. 洗必泰　　E. 异丙醇

【X 型题】

11. 医院污物的处理原则包括 （　　）

A. 防止污染扩散　　B. 分类收集　　C. 分别处理　　D. 少量医疗垃圾可与生活垃圾一同处理

E. 尽可能采用焚烧处理

12. 医务人员洗手的指征包括 （　　）

A. 接触病人前后　　B. 进行无菌技术操作前后　　C. 戴口罩和穿、脱隔离衣前后　　D. 接触血液、体液和被污染的物品前后　　E. 脱手套后

13. 下列哪些细菌是目前医院感染常见的细菌 （　　）

A. 葡萄球菌特别是金黄色葡萄球菌和凝固酶阴性葡萄球菌　　B. 大肠埃希菌　　C. 沙门菌　　D. 铜绿假单胞菌　　E. 肺炎克雷伯菌

14. 关于消毒因子对人体的危害，下述哪些是正确的 （　　）

A. 微波对人体无害　　B. 紫外线直接照射可伤害人体皮肤和角膜　　C. 液体消毒剂可以造成人体过敏　　D. 环氧乙烷泄漏不仅对人体直接有毒，还可以发生爆炸　　E. 吸入戊二醛气体对人体有害

15. 经血液、体液传播的病原体包括 （　　）

A. 乙型肝炎病毒　　B. 丙型肝炎病毒　　C. 人类免疫缺陷病毒　　D. 麻疹病毒　　E. 疟原虫

16. 有关医院感染预防与控制的概念，下述哪些是正确的 （　　）

A. 部分医院感染是可以预防的　　B. 洗手是预防医院感染的重要措施　　C. 医院感染一定是由于消毒隔离缺陷所致　　D. 内源性医院感染是医院感染的重要原因　　E. 滥用抗生素可致二重感染

17. 关于消毒灭菌方法的选择，下述哪些是正确的 （　　）

A. 耐热耐湿的物品首选压力蒸气灭菌法灭菌　　B. 手术器具与物品首选压力蒸气灭菌法灭菌　　C. 消毒应首选物理方法，不能用物理方法消毒时选择化学消毒方法消毒　　D. 不耐热的物品如各种导管、精密仪器、人工移植物可以选择化学灭菌方法，如环氧乙烷灭菌　　E. 化学灭菌剂浸泡灭菌方便实用，应加以推广

18. 有关护理工作的描述，下述哪些是正确的 （　　）

A. 各种治疗、护理、换药操作应按清洁伤口、感染伤口、隔离伤口依次进行　　B. 起封抽吸的各种溶媒超过 36 小时不得使用，最好采用大包装　　C. 无菌物品必须一人一用一灭菌　　D. 灭菌物品提倡使用小包装，无菌棉球或纱布罐一经打开，使用时间不得超过 24 小时　　E. 治疗室、处置室布局合理，清洁区、污染区分区明确

19. 输血可以引起的感染包括 （　　）

A. 梅毒　　B. 丙型病毒性肝炎　　C. 弓形虫病　　D. 艾滋病　　E. 巨细胞病毒感染

20. 属于高度危险性物品的有 （　　）

A. 手术器械　　B. 心导管　　C. 听诊器　　D. 体温计　　E. 压舌板

21. 医院应每季度对下列哪些科室进行空气净化与消毒质量监测 （　　）

A. 手术部（室）、导管室　　B. 层流洁净病房、骨髓移植病房、器官移植病房、重症监护病房　　C. 产房、新生儿室、母婴同室　　D. 血液透析中心（室）、烧伤病房　　E. 普通门诊

22. 有关外科手术切口感染的危险因素的描述，正确的是 （　　）

A. 术前住院时间长，感染危险性低　　B. 术前使用抗生素时间长，感染危险性高　　C. 侵入手术切口的细菌毒力强，感染危险性高　　D. 手术部位剃毛比剪毛的感染危险性低　　E. 术前使用抗生素时间短，感染危险性高

23. 下列消毒剂中哪些能达到灭菌水平 （　　）

A. 甲醛　　B. 戊二醛　　C. 含氯消毒剂　　D. 环氧乙烷　　E. 过氧化氢

24. 人体正常菌丛的作用有下列哪几项 （　　）

A. 抵制病原菌的入侵　　B. 提高机体免疫力　　C. 合成人体需要的部分维生素　　D. 引起自身感

染　　E. 合成抗生素

25. 标准预防的具体措施包括 （　　）

A. 视一切血液、体液均有传染性而采取相应措施　　B. 强调病人与医务人员间的双相防护

C. 接触隔离　　D. 空气隔离　　E. 飞沫隔离

二、填空题

1. 医院感染发生的主要身体部位为 _____ 、 _____ 、 _____ 、 _____ 、 _____ 、 _____ 。

2. 医院内泌尿道感染最常见的诱因为 _____ 。

3. 医院感染监测方法包括 _____ 和 _____ 。

4. 压力蒸气灭菌效果监测方法有 _____ 、 _____ 、 _____ 3 种。压力蒸气生物监测指示菌为 _____ 。

三、判断题

1. 少量的医疗废物可以丢弃在生活垃圾中与生活垃圾一起处理。 （　　）

2. 传染性非典型肺炎是我国法定管理的传染病，属乙类传染病。 （　　）

3. 医院感染就是交叉感染。 （　　）

4. 抽出的药液、开启的静脉输入用无菌液体须注明时间，超过 2 小时后不得使用；启封抽吸的各种溶媒超过 24 小时不得使用，最好采用小包装。 （　　）

5. 出院后 1 个月内的手术切口感染属医院感染。 （　　）

6. 医院使用的锐器（针头、穿刺针等）用后应放入防渗漏、耐刺的容器内，然后进行无害化处理。 （　　）

7. 对于有明确潜伏期的感染，病人自住院第 1 日算起，超过其平均潜伏期而发病者属于医院感染。 （　　）

8. 厌氧菌是消化道内最多的细菌，对机体有利，医疗过程中应注意保护。 （　　）

9. 在医院中出生的新生儿感染，均属医院感染。 （　　）

10. 重复使用的医疗器械，用完后应立即送中心供应室灭菌处理。 （　　）

四、名词解释

1. 医院感染

2. 医院感染监测

3. 高度危险性物品

4. 灭菌

5. 消毒

五、问答题

1. 试述乙醇的消毒作用。

2. 医院感染的感染链包括哪些部分？

3. 医疗垃圾对公众健康可能造成哪些危害？

4. 试述医院感染的危险因素。

5. 试述抗生素的使用原则。

参考答案

一、选择题

1. B 2. E 3. E 4. C 5. A 6. A 7. E 8. D 9. C 10. D 11. ABCE 12. ABCDE

13. ABDE 14. BCDE 15. ABCE 16. ABDE 17. ABCD 18. ACDE 19. ABCDE 20. AB

21. ABCD 22. BC 23. ABDE 24. ABCD 25. ABCDE

二、填空题

1. 呼吸道　泌尿道　胃肠道　手术部位　皮肤软组织　血液

2. 留置导尿管

3. 全院综合性监测　目标性监测

4. 物理监测　化学监测　生物监测　嗜热脂肪杆菌芽孢

三、判断题

1. × 2. √ 3. × 4. √ 5. × 6. √ 7. √ 8. √ 9. × 10. ×

四、名词解释

1. 医院感染：指住院病人在医院内获得的感染，包括在住院期间发生的感染和在医院内获得、出院后发病的感染；但不包括入院前已存在或入院时已处于潜伏期的感染。医院工作人员在医院内获得的感染也属医院感染。

2. 医院感染监测：是指长期、系统、连续地观察、收集和分析医院感染在一定人群中的发生、分布及其影响因素，并将监测结果报送和反馈给有关部门和科室，为医院感染的预防控制和管理提供科学依据。其监测内容包括：①综合性监测，是指对全院住院病人进行综合性医院感染及其相关因素的监测。②目标性监测，是指根据医院感染管理的重点，对选定目标开展的医院感染监测，如ICU病人的监测、外科术后病人的监测、新生儿的监测、抗感染药物耐药性的监测等。

3. 高度危险性物品：这类物品是穿过皮肤或黏膜而进入无菌的组织或器官内部的器材，或与破损的组织、皮肤黏膜密切接触的器材和用品，或血液流经其中的器材和用品，如手术器械和用品、穿刺针、输血器材、输液器材、注射的药物和液体、透析器、血液和血液制品、导尿管、膀胱镜、腹腔镜、组织器官移植物和活体组织检查钳等。

4. 灭菌：是指杀灭或去除外环境中媒介物携带的一切微生物的过程。

5. 消毒：是指杀灭或消除医院环境中和媒介物上污染的病原微生物的过程。

五、问答题

1. 乙醇的杀菌作用是使菌体细胞的蛋白质凝固、变性，干扰细菌的新陈代谢，从而杀灭之。乙醇浓度为75%（按容量计）或70%（按重量计）时杀菌力最强。乙醇属中效消毒剂。

2. 医院感染的感染链由3部分组成，即感染源、感染传播途径和易感者。

3. 医疗垃圾是指医疗卫生机构在医疗、预防、保健以及其他相关活动中产生的具有直接或者间接感染性、毒性以及其他危害性的废物，对公众健康可能造成危害，如传播艾滋病，传播乙型病毒性肝炎和丙型病毒性肝炎，传播胃肠道、呼吸道感染，造成血流感染、皮肤感染，甚至造成放射性损害或中毒。

4. 医院感染的危险因素如下：①介入性诊疗操作，破坏皮肤黏膜屏障，如外科手术、各种穿刺、各种插（留置）导管、气管切开等。②现代医疗新技术如器官移植、人工装置（人工瓣膜、人工关节、人工晶体等）。③损伤免疫功能的各种细胞毒物、免疫抑制药、放射治疗等的广泛使用，如抗肿瘤药、肾上腺皮质激素、环孢素、^{60}Co治疗等。④基础疾病致宿主免疫功能低下，如糖尿病、肝硬化、慢性肾炎、艾滋病、恶性肿瘤等。⑤使用能引起正常微生态失衡的抗生素，破坏机体正常微生态屏障。⑥其他原因，如医院消毒、灭菌工作存在缺陷，医疗场所过于简陋等。

5. 抗生素的使用原则：

（1）有效控制感染，争取最佳疗效。

（2）预防和减少抗生素的毒副作用。

（3）注意剂量、疗程和给药方法，避免产生耐药菌株。

（4）密切注意病人体内正常菌群失调。

（5）根据药敏结果严格选药和给药途径。

§5

诊　断　学
知　　　识

诊断学是运用医学基本理论、基本知识和基本技能对疾病进行诊断的一门学科，是所有临床医师的一门必修课。其主要内容包括问诊采集病史，全面系统地掌握病人的症状。通过视诊、触诊、叩诊和听诊进行全面体格检查，了解病人体征，并进行一些必要的实验室检查，如血液学检查、生物化学检查和病原学检查，以及器械检查如心电图、内镜、影像学、核医学等辅助检查，来提示或发现病人的整个临床表现，并依此作出初步诊断和写出书面病历。有关影像学、核医学、临床病理学等检查，由于内容很多，故另作专章叙述。

§5.1　病史采集（问诊）

【病史采集的重要性】

1. 问诊是病史采集的主要手段。解决病人诊断问题的大多数线索和依据就来源于病史采集。

2. 通过问诊所获取的资料对了解疾病的发生、发展，诊治经过，既往健康状况和曾患疾病的情况及对目前所患疾病的诊断具有极其重要的意义，也为随后对病人进行体格检查和安排各种诊断性检查提供了重要的资料。

3. 采集病史是医师诊治病人的第一步，其重要性还在于它是医患沟通、建立良好医患关系的最重要时机。正确的方法和良好的问诊技巧，使病人感到医师的亲切和可信，有信心与医师合作，这对诊治疾病也十分重要。

4. 问诊大致可分为全面系统的问诊和重点问诊。系统问诊是要求对住院病人进行全面系统的问诊。重点问诊则主要应用于急诊和门诊。前者的学习和掌握是后者的基础，初学者自然从学习全面系统的问诊开始。

【病史采集的内容】

以下是全面系统的病史采集即住院病历所要求的内容。

1. 一般项目：包括姓名、性别、年龄、籍贯、出生地、民族、婚姻、通信地址、电话号码、工作单位、职业、入院日期、记录日期、病史陈述者及可靠程度等。若病史陈述者不是本人，则应注明与病人的关系。

2. 主诉：为病人感受最主要的痛苦或最明显的症状和/或体征，也就是本次就诊最主要的原因及其持续时间。确切的主诉可初步反映病情轻重与缓急，并提供对某系统疾患的诊断线索。主诉应用一两句话加以概括，如"咽痛、高热2日""畏寒、发热、咳嗽3日，加重伴右胸痛2日""活动后心慌气短2年，加重伴双下肢水肿2周"。记录主诉要简明，应尽可能用病人自己描述的症状，而不是医师对病人的诊断用语，如"患糖尿病1年"或

"心脏病 2 年"，而应记录"多饮、多食、多尿、消瘦 1 年"或"心悸、气短 2 年"等。

3. 现病史：是病史中的主体部分，它记述病人患病后的全过程，即发生、发展、演变和诊治经过。可按以下的内容和程序询问。

（1）起病情况与患病的时间：每种疾病的起病或发作都有各自的特点，详细询问起病的情况对诊断疾病具有重要的鉴别作用。有的疾病起病急骤，如脑栓塞、心绞痛、动脉瘤破裂和急性胃肠穿孔等；有的疾病则起病缓慢，如肺结核、肿瘤、风湿性心瓣膜病等。患病时间是指从起病到就诊或入院的时间。如果先后出现几个症状则需追溯到首发症状的时间，并按时间顺序询问整个病史后分别记录，如"心悸 3 个月""反复夜间呼吸困难 2 周""双下肢水肿 4 日"。

（2）主要症状的特点：包括主要症状出现的部位、性质、持续时间和程度，缓解或加剧的因素。

（3）病因与诱因：尽可能了解与本次发病有关的病因（如外伤、中毒、感染等）和诱因（如气候变化、环境改变、情绪、起居饮食失调等），有助于明确诊断与拟定治疗措施。

（4）病情的发展与演变：包括患病过程中主要症状的变化或新症状的出现。如肺结核合并肺气肿的病人，在衰弱、乏力、轻度呼吸困难的基础上，突然感到剧烈的胸痛和严重的呼吸困难，应考虑自发性气胸的可能。

（5）伴随症状：在主要症状的基础上又同时出现的一系列其他症状。这些伴随症状常常是鉴别诊断的依据，或提示出现了并发症。如腹泻可能为多种病因的共同症状，单凭这一症状还不能诊断某病，如问明伴随的症状则诊断的方向会比较明朗。如腹泻伴呕吐，则可能为饮食不洁或误食毒物引起的急性胃肠炎；腹泻伴里急后重，结合季节和进餐情况更容易考虑到痢疾。又如急性上腹痛，病因可有很多，若病人同时伴有恶心、呕吐、发热，特别是又出现了黄疸和休克，就应该考虑到急性胰腺炎或急性胆道感染的可能。反之，按一般规律在某一疾病应该出现的伴随症状而实际上没有出现时，也应将其记述于现病史中以备进一步观察，或作为诊断和鉴别诊断的重要参考资料，这种阴性表现有时称为阴性症状。一份好的病史不应放过任何一个主要症状之外的细小伴随迹象，因为它们在明确诊断方面有时会起到很重要的作用。

（6）诊治经过：应询问已经接受过什么诊断措施及其结果，若已进行治疗则应问明使用过的药物名称、剂量、时间和疗效，为本次诊治疾病提供参考。

（7）病程中的一般情况：在现病史的最后应记述病人患病后的精神、体力状态，食欲及食量的改变，睡眠与大小便的情况等。这部分内容对全面评估病人病情的轻重和预后以及采取什么辅助治疗措施十分有用，有时也能为鉴别诊断提供重要的参考资料。

4. 既往史：包括病人既往的健康状况和过去曾经患过的疾病（包括各种传染病）、外伤手术、预防注射、过敏，特别是与目前所患疾病有密切关系的情况。

5. 系统回顾：系统回顾由很长的一系列直接提问组成，用以作为最后一遍收集病史资料，避免问诊过程中病人或医师所忽略或遗漏的内容。它可以帮助医师在短时间内扼要地了解病人除现在所患疾病以外的其他各系统是否发生目前尚存在或已痊愈的疾病，以及这些疾病与本次疾病之间是否存在着因果关系。

（1）呼吸系统：咳嗽的性质、程度、频率、与气候变化及体位改变的关系。咳痰的颜色、黏稠度和气味等。咯血的性状、颜色和量。呼吸困难的性质、程度和出现的时间。胸痛的部位、性质以及与呼吸、咳嗽、体位的关系，有无发冷、发热、盗汗、食欲不振等。

（2）循环系统：心悸发生的时间与诱因。心前区疼痛的性质、程度以及出现和持续的时间，有无放射、放射的部位，引起疼痛发作的诱因和缓解方法。呼吸困难出现的诱因和程度，发作时与体力活动和体位的关系。有无咳嗽、咯血等。水肿出现的部位和时间；尿量多少，昼夜间的改变。有无腹水、肝区疼痛、头痛、头晕、晕厥等。有无风湿热、心脏疾病、高血压病、动脉硬化等病史。女性病人应询问妊娠、分娩时有无高血压和心功能不全的情况。

（3）消化系统：有无腹痛、腹泻、食欲改变、嗳气、反酸、腹胀、口腔疾病，及其出现的缓急、程度、持续的时间及进展的情况。上述症状与食物种类、性质的关系及有无精神因素的影响。呕吐的诱因、次数，呕吐物的内容、量、颜色及气味。呕血的量及颜色。腹痛的部位、程度、性质和持续时间，有无规律性，是否向其他部位放射，与饮食、气候及精神因素的关系，按压时疼痛减轻或加重。排便次数，粪便颜色、性状、量和气味。排便时有无腹痛和里急后重，有无发热与皮肤黄染。体力、体重的改变。

（4）泌尿系统：有无尿痛、尿急、尿频和排尿困难；尿量和夜尿量多少，尿的颜色（洗肉水样或酱油色）、清浊度，有无尿潴留及尿失禁等。有无腹痛，疼痛的部位，有无放射痛。有无咽炎、高血压、水肿、出血等。

（5）造血系统：皮肤黏膜有无苍白、黄染、出血点、瘀斑、紫癜、血肿，及淋巴结、肝、脾大，骨骼痛等。有无乏力、头晕、眼花、耳鸣、记忆力减退、心悸、舌痛、吞咽困难、恶心。营养、消化和吸收情况。

（6）内分泌系统及代谢：有无怕热、多汗、乏力、畏寒、头痛、视力障碍、心悸、食欲异常、烦渴、多尿、水肿等。有无肌肉震颤及痉挛。性格、智力、体格、性器官的发育，骨骼、甲状腺、体重、皮肤、毛发的改变。有无产后大出血。

（7）神经精神系统：有无头痛、失眠、嗜睡、记忆力减退、意识障碍、晕厥、痉挛、瘫痪、视力障碍、感觉及运动异常、性格改变、感觉与定向障碍。如疑有精神状态改变，还应了解情绪状态、思维过程、智力、能力、自知力等。

（8）肌肉骨骼系统：有无肢体肌肉麻木、感觉异常、疼痛、痉挛、萎缩、瘫痪等。有无关节肿痛、运动障碍、外伤、骨折、关节脱位、先天畸形等。

6. 个人史：主要包括如下几个方面。

（1）社会经历：包括出生地、居住地区和居留时间（尤其是疫源地和地方病流行区）、受教育程度、经济生活和业余爱好等。

（2）职业及工作条件：包括工种、劳动环境、对工业毒物的接触情况及时间。

（3）习惯与嗜好：起居与卫生习惯、饮食的规律与质量。烟酒嗜好时间与摄入量，以及其他异嗜物和麻醉药品、毒品等。

（4）冶游史：有无不洁性交，是否患过淋病性尿道炎、尖锐湿疣、下疳等。

7. 婚姻史：未婚或已婚，结婚年龄，配偶健康状况，性生活情况，夫妻关系等。

8. 月经史和生育史：月经初潮的年龄、月经周期和经期天数，经血的量和颜色，经期症状，有无痛经与白带，末次月经日期，闭经日期，绝经年龄。记录格式如下：

$$初潮年龄 \frac{行经期（日）}{月经周期（日）} 末次月经时间（LMP）或绝经年龄$$

例：$14 \frac{3\sim4 日}{28\sim30 日} 1998 年 1 月 8 日（或 48 岁）。$

妊娠与生育次数，人工或自然流产的次数，有无死产、手术产、围产期感染及计划生育状况等。

9. 家族史：询问双亲与兄弟、姐妹及子女的健康与疾病情况，特别应询问是否有与病人同样的疾病，有无与遗传有关的疾病如血友病、白化病、糖尿病、精神病等。对已死亡的直系亲属要问明死因与年龄。某些遗传性疾病还涉及父母双方亲属，也应了解。

【病史采集注意事项】

1. 创造宽松、和谐的医疗环境，解除病人的不安心情，使病史采集能顺利进行。

2. 要充分、耐心地听取病人对病情的陈述，尊重病人的隐私，使病人对问诊感到温暖、亲切，对医师感到信任。

3. "现病史"是问诊的重点，应详细询问相关的各项内容。

4. 对某些情绪异常的病人，要充分应用问诊技巧，对病人表现充分的信任、同情和关怀，以取得病人最大程度的合作。

5. 少数病人可能隐瞒或夸大病情，医师应判断和理解这些情况，给予恰当的解释，避免记录下不可靠或不准确的病史资料。

6. 对极个别装病说谎的病人，不必进行批评或强行纠正，而应寻找客观根据证实病人说谎的事实，慎重进行判定。

7. 对于聋哑人、盲人、老年人、儿童和精神病病人等特殊人群，问诊应采取相应的办法获取资料。如对聋哑人、盲人、老年人问诊时应格外耐心，并可利用手势、表情等方法启发病人，还可利用其亲属、朋友等介绍病情；对儿童病人病史应由家长或老师等提供，5~6 岁以上的儿童可对病情进行补充；精神病病人往往缺乏自知力，其病史主要应从病人的家属和相关人员处获得。

§5.2 体格检查

§5.2.1 体格检查方法

临床常用基本检查方法有视诊、触诊、叩诊、听诊、嗅诊 5 种。

【视诊】

视诊是医师通过观察病人全身或局部表现的诊断方法。视诊可以了解病人全身状态及发现某些体征，如发育、营养、意识状态、面容、体位、步态、姿势，以及皮肤、黏膜、头颈、胸廓、腹形、四肢、肌肉、骨骼关节等外形改变，为诊断提供资料。

【触诊】

触诊是医师通过手接触被检查部位时的感觉来进行判断的诊断方法。触诊时，病人应取适当的体位。触诊可发现某些体征，如温度、震颤、波动、摩擦感、移动度、压痛等，还可触知肿块大小、位置、轮廓、表面性质、硬度等。常用的触诊方法有：①浅部触诊法。②深部滑行触诊法。③双手触诊法。④深压触诊法。⑤冲击触诊法等。

【叩诊】

叩诊是医师用手指叩击身体体表部位，使之产生音响，根据音响的特点判断被检查部位有无异常。

1. 叩诊方法：

（1）直接叩诊法：用并拢的右手中间3指掌面直接拍击被检查的部位，此法叩诊产生的音响弱，难于精确定位，适用于检查面积较广的病变，如胸腔积液、腹水检查。

（2）间接叩诊法：常用指指叩诊法，叩诊时以左手中指第2指节紧贴叩诊部位，其余手指稍微抬起，右手自然弯曲，以右手中指垂直叩击于左手中指第2指节上。叩诊时要以腕关节及掌指关节的活动为主，肩、肘关节不参加运动。叩击方向应与被叩部位垂直，叩打要灵活、短促、富于弹性，叩打后右手中指应立即抬起。为建立起听觉印象，同一部位应连续叩击2~3次，叩击力量应均匀适度，使产生的音响一致，便于判断。叩击力量大小应视检查部位情况决定，范围小、部位浅宜轻叩如心界叩诊，面积大、部位深的病灶可重叩。

2. 叩诊音：

（1）清音：是叩击正常含气肺组织产生的声音，其音响较强、音调低、振动持续时间较长的非乐性音。

（2）浊音：是叩击被少量含气组织覆盖的实质脏器时产生的声音。其音响较清音弱，音调较高，振动持续时间较短，如叩心、肝、肾与肺重叠处或肺部炎症含气量减少部位出现的声音。

（3）实音：又称重浊音或绝对浊音，其音调较浊音高、音响更弱、振动持续时间更短，如叩击实质脏器或大量胸腔积液、肺实变所产生的声音。

（4）鼓音：是和谐的乐音，音响比清音强，持续时间也较长，叩击大量含气的空腔器官例如气胸、气腹、肺内大空洞等时，即为鼓音。

（5）过清音：是音响强、调低、带有鼓音调的叩诊音，介于鼓音与清音之间，叩击含气量增多、弹性减弱的肺组织时产生过清音，如肺气肿。

【听诊】

听诊是医师根据身体各部位活动时发出来的声音判断其正常与否的一种诊断方法。听诊时环境要安静，室内要温暖，适当暴露检查部位，病人取舒适体位，以减少外来声音的干扰。

1. 直接听诊法：医师以耳直接贴附于听诊部位进行听诊，此法目前少用。

2. 间接听诊法：是医师用听诊器进行听诊，听诊器耳件要与医师的外耳相适应，听诊时要使弯曲管的凹面向前，听取隆隆样杂音等低调声音时宜用钟形胸件，听高调声音时应选用膜形胸件，如听吹风样杂音。

【嗅诊】

嗅诊是医师通过嗅觉辨别病人的异常气味，以提供诊断线索的诊断方法，如闻皮肤、黏膜、呼吸道、消化道以及呕吐物、排泄物、脓液或血液等发出的气味。

§5.2.2　体格检查内容

一、一般状态检查

一般状态检查包括全身状态、生命体征（体温、脉搏、呼吸、血压）、皮肤、淋巴结检查等。

【全身状态检查】

1. 年龄推断：以皮肤弹性、肌肉状态、毛发色泽及分布、牙齿状况、角膜老年环等来判断年龄与发育是否相称。

2. 性别及性征：见表5-1。

表5-1　男女性征比较表

性征	男性	女性
生殖器	阴茎及睾丸发育	外阴发育
阴毛分布	呈菱形	呈倒三角形
体毛	较多	较少
声音	调低音宏	调高音细
肌肉脂肪	肌肉发达	皮下脂肪丰满
乳房	平坦	发育

3. 发育及体型：以年龄、身高、体重、智力和第二性征发育状况之间的关系来判断发育情况。判断成年人发育的正常指标如下：

（1）胸围：约等于1/2身高。

（2）身高：约等于两手展开后，左右手指端之间的距离。

（3）坐高：约等于下肢长度。

（4）理想体重(kg)＝身高(cm)－105，或男性理想体重＝［身高(cm)－100］×0.95（女性×0.9）。

（5）正常体重：一般为理想体重±10%；超重为超过正常理想体重的10%～20%；肥胖为超过正常体重的20%。

（6）消瘦：低于正常的 10％～20％ 为消瘦。明显消瘦为低于正常体重 20％ 以上。

（7）体重指数（BMI）＝体重（kg）/身高（m）的平方。我国 BMI 的正常范围为 18.5～24 kg/m²。BMI＜18.5 kg/m² 为消瘦、≥28 kg/m² 为肥胖。

（8）成人体型：分为无力型（瘦长型）、超力型（矮胖型）、正力型（匀称型）。

4. 营养：按皮肤、毛发、皮下脂肪、皮褶厚度、体重及体重指数、肌肉状态等情况综合判断，分良好、中等及不良。

5. 面容表情：面容表情与疼痛和疾病有关，如急性面容、慢性病容、二尖瓣面容、肢端肥大症面容、苦笑面容等。

6. 体位：指病人在休息状态所采取的体位。常见体位有：①自动体位，活动自如。②被动体位，病人不能自己调整或变换体位。③强迫体位，为减轻疾病痛苦，被迫采取某种特殊的体位，如强迫坐位、强迫蹲位等。

7. 步态：病人因疾病痛苦，在走动时出现的特殊姿态，如醉酒步态、慌张步态、蹒跚步态、共济失调步态等。

8. 意识状态：意识障碍可表现为嗜睡、意识模糊、昏睡和昏迷。昏迷分浅昏迷、深昏迷及植物状态等。

【生命体征检查】

生命体征检查包括体温、脉搏、呼吸、血压。

（一）体温检查

体温测量方法及正常值如下。

1. 口测法：正常值 36.3～37.2 ℃，小儿及昏迷病人不能采用。

2. 肛测法：正常值 36.5～37.7 ℃，肛门疾患病人不能采用。

3. 腋测法：正常值 36～37 ℃，多为门诊病人采用，幼儿及神志不清病人不能用。

（二）脉搏检查

1. 检查部位：检查脉搏一般常用桡动脉，亦可选用颞动脉、耳前动脉、颈动脉、肱动脉、股动脉、足背动脉。

2. 检查手法：

（1）触诊：以示指、中指和无名指的指尖互相并拢，平放于桡动脉近腕处触诊。先对比两侧桡动脉的脉搏大小是否相等，若差异不大，则选择一侧桡动脉进行仔细触诊。

（2）听诊：用听诊器在脉搏检查部位或病变部位进行听诊，有助于某些疾病的诊断。

3. 检查内容：

（1）脉率、节律：正常成人脉率在安静、清醒的情况下为 60～100 次/min。节律整齐，或有少量期外收缩（5 次/min 以内）。

（2）强弱或大小：强而大的脉搏称为洪脉，弱而小的脉搏称为细脉或丝脉。

（3）紧张度：用手指按压桡动脉，阻断血流时，所施的压力大小，称为脉搏的紧张度。

（4）动脉壁状态：以近心端的手指按压桡动脉近端，以阻断血流，然后以远心端的手指触摸远端动脉管壁的状态。正常人管壁光滑、柔软，且常不能触及。动脉硬化者可触及明显变硬的管壁或管壁纡曲呈条索状。

（5）波形：可用脉波计精确地描记出曲线，但临床常用触诊法粗略估计其波形。①水冲脉：医师用右手握住病人的手腕掌面，然后再将病人前臂高举过头，感受病人脉搏起落情况。如能明显感到病人的脉搏骤起骤落，即为水冲脉，见于脉压增大时。②交替脉：节律正常而脉搏交替出现一强一弱，表示心肌严重受损。③奇脉：吸气时脉搏明显减弱或消失，见于心包疾患。④脉搏消失：见于严重休克或多发性大动脉炎等。

（6）血管杂音：①静脉杂音：杂音多不明显，呈嗡鸣音，较有临床意义的可见于颈静脉、腹壁静脉处。②动脉杂音：即凡血管丰富的肿块、动脉瘤、动脉狭窄、动静脉瘘所在处可听到的杂音。临床上较常见的动脉杂音有：甲状腺功能亢进时的颈部血管杂音；多发性大动脉炎时，由于累及部位不同，可在两侧锁骨上、颈外侧区或背部听到收缩期杂音；肾动脉狭窄时，可在上腹部及腰背部听到收缩期杂音；周围动静脉瘘时，可在病变部位听到连续性杂音；肺内动静脉瘘时，可在胸部相应部位听到连续性杂音。

（7）周围血管征：常见的周围血管征检查包括以下几种。①枪击音：将听诊器胸件置于肱动脉或股动脉处可听到"嗒、嗒"声；见于脉压增大时，如主动脉瓣关闭不全等。②杜氏（Duroziez）双重杂音：将听诊器胸件置于股动脉处，稍加压力，可听到收缩期及舒张期双重杂音，呈吹风样，不连续；见于脉压增大时，如主动脉瓣关闭不全等。③毛细血管搏动征：让病人手指稍屈曲，医师用手指轻压病人指甲床末端，或以玻片轻压其唇黏膜，如见到红、白交替的节律性微血管搏动即为毛细血管搏动征；见于脉压增大时，如主动脉瓣关闭不全等。

（三）呼吸检查

观察呼吸的频率、节律、深度及有无呼吸困难或矛盾呼吸等。正常成人静息状态下，呼吸为 16～18 次/min。

（四）血压检查

1. 血压计：测量动脉血压（简称血压），一般采用血压计间接测量法。临床上常用的有汞柱式、弹簧式血压计及电子血压计。成年人用的血压计袖带宽度为 12～13 cm，儿童用的为 7～8 cm。

2. 血压测量方法：

（1）听诊法：测压前病人应安静休息至少 5 分钟，脱去上衣袖，将手臂及血压计置于右心房水平位，即坐位时相当于第 4 肋软骨水平，卧位时相当于腋中线水平。手臂外展约 45°，将袖带展平，气囊中部对着肱动脉，缚于上臂，松紧适度，袖带下缘应距肘窝 2～3 cm。测量时先用一手触肱动脉（或桡动脉），另一手握橡皮球向袖带内打气，待肱动脉（或桡动脉）搏动消失后，继续打气，使汞柱再升高 20～30 mm，然后将听诊器胸件放在肘部肱动脉上进行听诊。缓慢放气，使汞柱徐徐下降（约 2 mm/s），当袖带放气时首次听到"啪、啪"音时，压力表上所显示的压力值即为收缩压。继续放气，直至声音突然转变为低沉，并很快消失，取动脉音消失时的压力值为舒张压，继续放气直到汞柱水银面下降到零点为止。重复测量至少 2 次，间隔 1～2 分钟，取其最低值作为测得的血压数值。

在某些情况下，需测量下肢血压作为对比，测下肢血压时，病人取俯卧位，袖带缚于大腿上，下缘距腘窝3～4 cm，用听诊法测量腘动脉压力，作为下肢血压。

（2）触诊法：按听诊法捆缚袖带及打气。放气时，用手触桡动脉，至脉搏重现时，压力表上显示的压力值即为收缩压。此法无法测量舒张压，且测得的收缩压偏低，只用于动脉音太弱的休克病人，当听诊不清时，用以粗略估计血压的水平。

3. 血压测量注意事项：

（1）测血压前检查血压计的袖带宽度是否符合标准，以及汞柱水银面是否处于刻度的零点上。过窄的袖带需施以较大的压力才能阻断动脉血流，测得的血压偏高，过宽则偏低。

（2）捆缚袖带前必须把袖带内的空气完全放出，捆缚松紧应适宜。袖带内空气未全部排出或捆缚太松，测得血压偏高，反之将使测得的血压偏低。

（3）测压时，血压计的水银表应保持直立。

（4）某些动脉硬化高血压病人，在收缩压与舒张压之间，可能存在"无音地带"。为避免"无音期"造成的测压错误，打气时必须边打气边摸脉搏，直至脉搏消失后再上升20～30 mmHg，放气时汞柱应下降到零点为止。

4. 血压正常值：根据《中国高血压防治指南》（2023年）对于血压水平的分类标准，理想血压为收缩压<130 mmHg，舒张压<80 mmHg。正常血压的高值为（130～139）/（85～89）mmHg。收缩压≥140 mmHg、舒张压≥90 mmHg 则为高血压。血压低于90/60 mmHg为低血压。脉压（收缩压－舒张压）正常为30～40 mmHg。正常人右上肢血压较左上肢高，可相差5～10 mmHg。下肢血压较上肢高，相差20～40 mmHg。小儿血压可按下列公式计算：收缩压(mmHg)＝年龄×2＋80。舒张压(mmHg)＝收缩压(mmHg)÷3。

【皮肤检查】

1. 颜色：注意有无苍白、黄疸及发绀等。

2. 色素沉着：注意暴露与非暴露部位，关节伸、屈面，摩擦部位，口腔黏膜及乳晕等。

3. 弹性：常检查手背及上臂内侧部位。用示指与拇指将皮肤捏起，正常人于松手后皱褶的皮肤立即平复。

4. 蜘蛛痣：为皮肤小动脉末端呈分支样扩张，形似蜘蛛。检查时用大头针针头或火柴梗压迫蜘蛛痣的中心，其辐射状小血管即褪色，松压后又复现，常见于面颈部、胸部及上肢。

5. 水肿：检查骨骼隆起部位如前额、胫前及踝部等处，分轻度、中度及重度水肿。

6. 皮疹：斑疹不突出皮肤表面。丘疹呈局限性隆起于皮肤表面。荨麻疹隆起于皮肤，呈苍白或片状发红的改变。

7. 出血点及瘀斑：为皮肤及黏膜下出血，不突出皮肤表面，压之不褪色。皮下出血直径3～5 mm为紫癜，5 mm以上者为瘀斑。

8. 湿度及出汗。

9. 瘢痕。

10. 毛发。

【淋巴结检查】

1. 检查部位：耳前、耳后、乳突区、枕骨下区、颌下区、颏下区、颈前三角、颈后三角、锁骨上窝、腋窝、滑车上、腹股沟等处。

2. 检查内容：淋巴结的部位、大小、数目、硬度、压痛、活动度、粘连融合情况，局部皮肤有无红肿、瘢痕及溃疡或瘘管等。

3. 检查方法：

（1）颈部淋巴结：站在病人背后或前面，手指指腹紧贴被检查部位，由浅入深滑动触摸。触诊时病人头稍低或偏向检查侧，使肌肉松弛，便于触摸。

（2）锁骨上淋巴结：病人取坐位或卧位，头部稍向前屈耸肩，医师用左手触病人右侧，右手触病人左侧，由浅入深逐渐触摸锁骨后深部。

（3）腋窝淋巴结：面对病人，医师手扶病人前臂稍外展，以右手检查病人左侧，以左手检查右侧，触诊腋窝顶内前后外侧壁。

（4）滑车淋巴结：以左手托扶病人左前臂，以右手向滑车上进行触摸。检查右侧时，则以右手托扶病人右前臂，以左手触摸。

二、头部检查

【头颅检查】

1. 视诊：头颅大小、形状及是否对称，有无畸形、伤痕、静脉充盈及肿块，有无耳鼻脑脊液漏，头部是否处于特殊的位置或运动异常等。

2. 触诊：头颅有无压痛，有无颅骨缺损或颅缝分离。小儿应检查囟门大小及张力。

3. 叩诊：当小儿患脑积水及颅内压增高引起颅缝分离时，可叩出鼓音或破缸音。

4. 听诊：将钟形听诊器置于乳突后方额、颞或顶部等血管经过处，若有颅内动脉瘤、动脉瘘等，可听到杂音。

【眼部检查】

1. 眉毛：注意有无脱落。

2. 眼球：外形、大小是否对称，有无眼球突出、下陷或偏斜，眼球运动情况等。触诊眶缘有无突起、凹陷、触痛或肿块。

3. 眼睑：皮肤有无病灶，运动是否正常，有无水肿、睑内翻或外翻、眼睑下垂。

4. 结膜：观察睑结膜、穹隆结膜及球结膜三部分有无充血水肿、出血点，有无乳头、滤泡、瘢痕、溃疡，有无翼状胬肉、肿瘤等。

5. 角膜：观察透明度，有无云翳、白斑、软化、溃疡、色素沉着及新生血管等。

6. 瞳孔：观察瞳孔大小、形状和位置，双侧是否对称。正常瞳孔直径 2～3 mm，近圆形，位于中央。同时应检查：

（1）瞳孔对光反射：瞳孔对光反射包括直接和间接对光反射。①直接对光反射：用手电筒直接照射眼部，瞳孔立即缩小，移开光源后迅速复原。②间接对光反射：用手隔开两眼，观察两侧瞳孔反应的情况，正常时一侧受光刺激，两侧瞳孔同时立即缩小。

（2）调节反射及辐辏反射：嘱病人注视 1 m 以外的目标，然后迅速将目标移近距眼球约 20 cm 处，此时正常人瞳孔逐渐缩小，称为调节反射。如同时双侧眼球向内聚合，称为辐辏反射（集合反射）。动眼神经功能损害时，调节及辐辏反射均消失。

7. 虹膜：正常虹膜呈放射状排列。虹膜形态异常见于粘连、外伤或先天性缺损。虹膜纹理模糊或消失见于炎症、水肿。

8. 眼压检查：可先以手指法测量，必要时用眼压计测量。

9. 视力、色觉及眼底检查。

【耳部检查】

1. 耳郭：有无耳前瘘管，耳郭有无畸形、结节、瘢痕等。

2. 外耳道：牵拉耳郭时有无疼痛，有无外耳道溢脓、狭窄等。

3. 鼓膜：将耳郭拉向上后，再插入耳镜观察。正常鼓膜呈灰白色，薄而半透明，具光泽。注意有无鼓膜内陷、外凸、颜色改变及穿孔溢脓等。

4. 乳突：有无瘘管、瘢痕及局部压痛。

5. 听力：粗测采用机械表或捻指法，听力正常时一般约在 1 m 处可听到。精测法则采用音叉或电测听设备检查。

【鼻部检查】

1. 鼻部外形：包括鼻形及皮肤颜色。蛙状鼻见于鼻息肉，鞍鼻见于梅毒或鼻骨破坏。

2. 鼻翼扇动：见于高热、支气管哮喘等呼吸困难病人。

3. 鼻中隔：观察有无偏斜、穿孔等。

4. 鼻出血：见于外伤、感染、出血性疾病、肿瘤等。

5. 鼻腔黏膜及分泌物。

6. 鼻窦：注意有无鼻塞、流涕及鼻窦压痛。

【口咽部检查】

1. 嘴唇：正常人红润光泽。注意有无苍白、发绀、疱疹、唇裂、肿胀、溃疡等。

2. 口腔黏膜：注意色泽，观察有无出血点、麻疹黏膜斑（又称科氏斑，Koplik spot）及溃疡等。

3. 舌：注意有无舌体肿大，观察舌苔、色泽变化、溃疡及舌的运动等。

4. 牙齿：观察有无龋齿、缺牙、残根、义齿、阻生牙等。

5. 牙龈：有无水肿、出血、齿槽溢脓及色素沉着等。

6. 咽部及扁桃体：

（1）鼻咽：注意有无腺状体（增殖体）过度肥大及血性分泌物等。

（2）口咽：注意有无充血、红肿、分泌物等。

（3）喉咽：需通过直接与间接喉镜检查，并应注意声嘶或失音等改变。

（4）扁桃体：注意其大小，观察有无红肿、隐窝溢脓及分泌物等。

7. 口腔气味：有无口臭或特殊气味，如肝臭见于肝性脑病，尿臭见于尿毒症，大蒜臭见于有机磷农药中毒等。

8. 腮腺检查：腮腺位于耳屏、下颌角、颧弓所构成的三角区内。正常时摸不出腮腺的轮廓。检查时注意有无肿大或肿瘤，并注意颊黏膜腮腺导管开口处有无分泌物。

三、颈部检查

【颈部一般检查】

1. 颈部姿势：有无斜颈，有无抬头不起。

2. 颈部运动有无受限。

3. 颈部软硬度，有无颈强直。

4. 颈部皮肤状况及有无肿块。

【气管检查】

病人取坐位或仰卧位，医师将示指与无名指分别置于其两侧胸锁关节上，再将中指置于气管中心，然后观察中指与示指和无名指之间的距离是否相等。也可用两指分别置于气管旁间隙，观察气管有无移位。

【颈部血管检查】

1. 颈静脉充盈度：

（1）正常人立位或坐位时，颈外静脉常不显露，平卧时可稍充盈，其水平仅限于锁骨上缘至下颌角距的下 2/3 处。

（2）颈静脉异常充盈：卧位时颈静脉充盈超过正常水平，可见于右心功能不全、缩窄性心包炎、心包积液及上腔静脉受压综合征。

2. 颈动脉与颈静脉搏动：颈动脉搏动比较强劲，为膨胀性，搏动感明显。颈静脉搏动较柔和，为弥散性，触诊指尖无搏动感。

3. 颈部血管杂音：颈部大血管听到杂音应考虑颈动脉或椎动脉狭窄，杂音强度不一，一般在收缩期明显，多为大动脉硬化所致。锁骨上窝处听到杂音，可能为锁骨下动脉狭窄，见于颈肋压迫。若在右锁骨上窝听到连续性"嗡鸣"样静脉音，用手指压迫颈静脉后可消失，示为生理性杂音，是颈静脉血流入口径较宽的上腔静脉球部所产生。

【甲状腺检查】

1. 视诊：正常人甲状腺外观不突出，女性在青春期可略增大。嘱病人做吞咽动作，可见肿大的甲状腺随吞咽上下运动。注意其大小、形状及对称性。

2. 触诊：医师立于病人背后，双手拇指放在颈后，用其他手指从甲状软骨向两侧触摸；也可站在病人前面触诊，一手拇指施压于同侧甲状腺软骨将气管推向对侧，另一手示指、中指在对侧胸锁乳突肌后缘向前推挤甲状腺侧叶，拇指在胸锁乳突肌前缘触诊，配合吞咽动作，拇指可触及肿大的甲状腺。用同样的方法检查另一侧甲状腺。

甲状腺肿大可分三度：不能看出肿大但能触及者为Ⅰ度。能看到肿大又能触及，但在胸锁乳突肌以内者为Ⅱ度。肿大的甲状腺超过胸锁乳突肌外缘者为Ⅲ度。

注意甲状腺肿大程度、对称性、硬度、表面情况（光滑或有结节感）、压痛及有无震颤等。

3. 听诊：注意有无血管杂音。

四、胸部检查

【胸壁检查】

1. 静脉：正常无明显静脉可见。上、下腔静脉梗阻时，可见胸壁静脉充盈或曲张。

2. 皮下气肿：气体积存于胸部皮下，用手按压时，气体在皮下组织中移位形成捻发感或握雪感。

3. 胸壁压痛：正常无压痛。

【胸廓检查】

1. 胸廓形态：正常人胸廓类似圆柱形，前后径：横径＝1：1.5。病理胸廓常见有桶状胸、佝偻病胸、扁平胸，此外胸廓尚可有单侧或局限性变形。

2. 腹上角及肋脊角改变：腹腔压力增大时腹上角增大。肺气肿时肋脊角增大。

【乳房检查】

检查是否对称，皮肤有无溃破及色素、瘢痕。触诊时检查者手指和手掌必须平置在乳房上，轻施压力，由左乳房外侧上部开始，沿顺时针方向由浅入深触摸全部乳房，最后触乳头。以同样方法逆时针方向检查右乳房。注意有无肿块，以及肿块的部位、数目、大小、质地、边界、触痛、移动度和肿块与皮肤的关系。

【肺和胸膜检查】

1. 视诊：注意呼吸运动类型、深度、频率、节律以及呼吸运动有无受限或吸气性呼吸困难等。正常人呼吸运动均匀，两侧对称，深度适中，16～20 次/min。男性以腹式呼吸运动为主，女性以胸式呼吸运动为主。

2. 触诊：

(1) 胸廓扩张度检查：检查者面对病人，两手手指撒开，分别置于病人胸廓前下部两侧对称部位，拇指在前正中线相遇。嘱病人做深呼吸运动，比较两侧胸廓运动是否对称。

(2) 语音震颤检查：检查者用两手掌掌面或手掌尺侧缘，轻轻平贴于胸壁对称部位，嘱病人重复说"一、二、三"或拉长声音说"一"，比较两侧语音震的动感是否对称。

(3) 胸膜摩擦感检查：以手掌紧贴前胸壁下部或胸侧壁下部，嘱病人做深呼吸运动。当纤维素性胸膜炎时，有皮革相互摩擦的感觉。

3. 叩诊：肺部叩诊包括肺定界叩诊，肺部两侧比较叩诊以及下界移动度叩诊。

(1) 肺定界叩诊：肺定界叩诊包括肺上界叩诊和肺下界叩诊。①肺上界叩诊：指叩肺尖宽度及 Kronig（克勒尼希）峡。②肺下界叩诊：一般沿锁骨中线、腋中线、肩胛线进行，正常人肺下界分别于第6、第8、第10肋骨水平。

(2) 比较叩诊：叩诊部位应自上而下，由前面、侧面到后面，做左右两侧对称部比较叩诊，同时注意音响的变化。叩前胸和侧胸时，板指平贴肋间隙，与肋骨平行。叩肩胛间区时，板指与脊柱平行。叩肩胛下区时，板指与肋间隙平行。

（3）肺下界移动度叩诊：正常人上下移动 6~8 cm。

4. 听诊：包括听诊呼吸音、啰音、胸膜摩擦音及支气管语音。听诊时室内应安静、温暖，病人可取坐位或卧位，嘱病人微张口做较深而均匀的呼吸，但不发声。按顺序由上到下、由前到后，左右按对称部位对比进行检查。

（1）呼吸音：现将肺泡呼吸音、支气管呼吸音、支气管肺泡呼吸音的特点与分布见表 5-2。

表 5-2　各类呼吸音的特点与分布

呼吸音	特点	正常分布
肺泡呼吸音	①类似用口向内吸气时发出的"夫"音 ②吸气期长于呼气期 ③吸气期较呼气期调高且强	降支气管呼吸音及混合性呼吸音分布区，均为肺泡呼吸音
支气管呼吸音	①类似舌头抬高用口呼气时发出的"哈"音 ②吸气期较呼气期短 ③吸气期较呼气期调低且弱	喉部、胸骨上窝、背部第6、第7颈椎及第1、第2胸椎附近
支气管肺泡呼吸音	具有上述两种呼吸音的特点	胸骨角和肩胛间区的第3、第4胸椎水平及右锁骨上、下窝

（2）啰音：是呼吸音以外的附加音，可分为干啰音（分为鼾音及哨笛音）和湿啰音（即水泡音，分为大、中、小3种）。

（3）听觉语音检查：嘱病人按平时说话的声音说"一、二、三"，检查者用听诊器在病人胸壁上可听到柔和、模糊的声音即为听觉语音。若听到响亮、字音清楚的声音，则称为支气管语音。

（4）胸膜摩擦音：正常人无摩擦音。当胸膜有炎症，胸膜表面粗糙，呼吸时可听到壁层与脏层胸膜摩擦音。在吸气末或呼气开始时较易听到，屏止呼吸时消失，深呼吸及听诊器加压时，声音常更清楚。

【心脏检查】

1. 视诊：

（1）心前区隆起：主要见于先天性心脏病、风心病伴右室增大及心包积液病人。

（2）心尖冲动：观察其位置、强弱、范围、节律及频率有无异常。正常人心尖搏动位于左第5肋间隙锁骨中线内侧 0.5~1 cm 处，搏动范围为 2~2.5 cm。部分正常人见不到心尖冲动。

（3）心前区及其他部位的搏动：胸骨左缘第2、第3、第4肋间搏动，见于右心室肥大。剑突下搏动见于肺气肿或肺气肿伴右心室肥大，亦可由腹主动脉搏动引起。鉴别方法：嘱病人行深呼吸，在深吸气时如搏动增强为右室搏动，搏动减弱则为腹主动脉搏动。

2. 触诊：

（1）心尖冲动及心前区搏动：用触诊进一步证实望诊所见。注意有无抬举性心尖冲动。

（2）震颤：用手掌或手掌尺侧小鱼际肌平贴于心前区各个部位，以触知有无微细的震动感，又称猫喘。如有震颤，应注意其部位及时期（收缩期、舒张期或连续性）。

（3）心包摩擦感：心包炎时，两层粗糙的心包膜互相摩擦产生振动，在心前区即胸骨左缘第4肋间处（心脏裸区）可触到一种连续性摩擦感。病人取坐位及深呼气末易于触及，收缩期明显。

3．叩诊：主要是叩诊心界。病人取坐位或卧位，平静呼吸，在安静环境下，采用指指叩诊法。通常先叩左界，后叩右界。叩诊时应采用轻叩法，所得结果接近实际界线。板指一定要置于肋间隙，其他四指不应接触胸壁，以免影响胸壁的振动。被检查者取坐位时，板指与肋间垂直，卧位时板指与肋间平行。

（1）右界叩诊：先叩肝浊音界，于肝浊音界上一肋间开始，由外向内、由下向上，逐一叩诊各肋间，当由清音变为浊音时，即为心脏右侧相对浊音界。

（2）左界叩诊：先触摸心尖冲动的位置，在心尖搏动外2～3 cm处，由外向内、由下向上逐一叩诊各肋间，叩至清音变为浊音即为心脏左侧相对浊音界。

（3）用尺测量每一肋间心脏左右界与前正中线的距离，把叩诊各点相连即为心界。

（4）测量前正中线至锁骨中线的距离。

（5）根据叩诊结果做出心脏大小是否正常的结论。

4．听诊：

（1）听诊顺序：一般由二尖瓣区开始，依次为肺动脉瓣区、主动脉瓣区、第二主动脉瓣区、三尖瓣区，必要时听颈部、腋下、背部等。

（2）听诊内容：包括心率、心律、心音、杂音及心包摩擦音。

1）心率：成人正常为60～100次/min，3岁以下小儿常超过100次/min。

2）心律：正常成人心跳的节律是规整的，但在健康青年及儿童可有窦性心律不齐，表现为吸气时心率增快，呼气时减慢。常见的心律失常有期前收缩和心房颤动。

3）心音：正常心音分为第一、第二、第三、第四心音，通常听到的是第一、第二心音。在儿童及青少年时期，有时可听到第三心音，第四心音一般听不到。首先应区别第一、第二心音，然后注意其强度、性质改变，有无分裂及附加音，以及呼吸对其影响。

4）杂音：注意杂音的部位、时期、性质、强度及传导。收缩期杂音的强度分为以下六级。①Ⅰ级：杂音很微弱，所占时间很短，须仔细听诊才能听到。②Ⅱ级：是较易听到的弱杂音。③Ⅲ级：是中等响亮的杂音。④Ⅳ级：是较响亮的杂音，常伴有震颤。⑤Ⅴ级：很响亮的杂音，震耳，但听诊器稍离开胸壁即听不到。⑥Ⅵ级：极响亮的杂音，听诊器稍离开胸壁仍能听到。

（3）心脏瓣膜听诊部位：①二尖瓣区，位于心尖区。②三尖瓣区，位于胸骨体下端近剑突，稍偏右或稍偏左处。③肺动脉瓣区，位于胸骨左缘第2肋间处。④主动脉瓣区，位于胸骨右缘第2肋间处。⑤第二主动脉瓣区，位于胸骨左缘第3、第4肋间处。

五、腹部检查

腹部检查的顺序与其他系统检查略有不同，由于触诊可导致肠鸣音的改变，故有学者提出按视、听、叩、触的顺序进行。

【视诊】

1. 腹部形态及轮廓：正常人腹部平坦对称。弥漫性全腹膨隆见于腹水、胃肠胀气或巨大囊肿等。局部膨隆见于肿块或增大的脏器等。腹部凹陷如舟状见于恶病质及严重脱水。局限性凹陷多见于手术后瘢痕收缩。

2. 腹部呼吸运动：正常人呼吸运动自如。呼吸运动受限或消失见于急性弥漫性腹膜炎、腹水及膈肌麻痹。

3. 腹壁静脉：注意检查静脉有无怒张及血流方向。腹壁静脉怒张见于肝硬化及上、下腔静脉梗阻。

4. 腹壁皮肤：注意皮疹、色素沉着、腹纹、瘢痕、疝、皮肤弹性、水肿、脐及体毛分布等。

5. 胃型、肠型或蠕动波：正常人一般看不到胃肠蠕动波。幽门梗阻病人于上腹部可见胃型或蠕动波。肠梗阻病人可见梯形肠型，蠕动方向不一致。

6. 上腹部搏动：病理情况见于右心室肥大、腹主动脉瘤及三尖瓣关闭不全。

【听诊】

1. 肠鸣音：要求持续听诊 3～5 分钟，注意肠鸣音的频率、音调及强度。正常频率为 4～5 次/min，超过 10 次/min 为频率增多。肠鸣音(0～1)次/(3～5)min 称为肠鸣音减少，见于麻痹性肠梗阻。肠鸣音高亢呈金属声见于机械性肠梗阻。持续听诊 3～5 分钟未听到肠鸣音为肠鸣音消失。

2. 振水音：医师用微弯的手指，在病人上腹部进行连续冲击 2～3 次，同时将耳部接近上腹或用听诊器听取胃内气体与液体碰撞的声音，称为振水音。振水音见于幽门梗阻或胃潴留的病人。

3. 心血管音：腹主动脉瘤可听到收缩期杂音。肾动脉狭窄可在脐左右处听到收缩期吹风性杂音。肝癌肿块压迫肝动脉或腹主动脉时，可听到收缩期吹风性杂音。肝硬化门脉高压腹壁静脉怒张，可听到静脉嗡鸣音。

4. 摩擦音：肝、脾周围炎时，在相应部位深呼吸时可听到摩擦音。

【叩诊】

1. 肝叩诊：

(1) 肝上界叩诊：沿右锁骨中线各肋间从上至下叩诊，叩诊音由清音转为浊音即肝上界。正常人肝上界位于第 5 肋间。当肝下缘触及时，应叩肝上界以确定肝脏是否真正肿大。正常肝浊音区（右锁骨中线）为 9～11 cm。

(2) 肝下界叩诊：肝下界与结肠、胃等腹腔脏器重叠，故叩诊准确性差。

(3) 肝区叩击痛：以左手掌平放病人肝区，右手握拳用轻至中度的力量叩击左手背，出现疼痛者称肝叩击痛，见于肝脓肿、肝炎等。

2. 胃泡鼓音区叩诊：位于左前胸下部，呈半圆形的鼓音区，为胃内含气所致。

3. 脾叩诊：正常在左腋中线第 9～11 肋间为脾浊音区，前缘不超过腋前线，宽度为4～

7 cm。

4. 肾叩诊：将左手平放于病人肋脊角，右手握拳用轻到中度的力量叩击左手背。正常人无肾叩痛。

5. 膀胱叩诊：一般从脐下叩至耻骨联合上方，用以了解膀胱充盈度。

6. 移动性浊音叩诊：主要用于检查有无腹水存在。病人取平卧位，从脐部向两侧叩诊。如有腹水，由于肠曲浮动在脐部或腹中部故为鼓音，而叩腹侧壁时则为浊音。然后将病人转向对侧位，腹水亦转移至对侧下部，则上部原叩诊浊音区变为鼓音区，这种随体位转换而改变的浊音称移动性浊音。一般腹腔内游离腹腔积液在 1 000 mL 以上才能清楚叩出。

【触诊】

1. 触诊方法：被检查者仰卧，两腿屈起并稍分开，使腹肌松弛。

（1）浅触诊法：用手掌轻放腹壁上，利用掌指关节的轻巧力量进行滑行触摸，以检查腹壁的紧张度及有无压痛、肿块或搏动感。

（2）深部滑行触诊法：要求病人腹肌松弛，做缓慢的腹式呼吸运动，医师用手掌及腕关节的力量，逐渐加压以触摸腹腔脏器或肿块。

触诊肝、脾下缘时，检查者右手指并拢，自下腹部开始，配合呼吸运动，自下而上向季肋缘移动触诊，呼气时手指端压向深部，吸气时施压指端保持于原位，以触知肝、脾的下缘。

（3）双手触诊法：医师左手置于病人的腰部，并向前顶推所检查的脏器，使被检查的脏器置于双手合诊的位置。当右手（配合呼吸运动）向下触摸时，较易触及肾下界。此法主要用于肾脏的触诊，亦可用于脾的触诊。

（4）深压触诊法：以手指深压腹部的一定位置，明确有无压痛。在深压痛的基础上突然松开手指，如疼痛明显加剧即为反跳痛。

（5）冲击触诊法：检查者将右手 2～4 指并拢，取与腹壁垂直的角度，做快速及连续 2～3 次的冲击动作，将脏器或肿块表面的腹水冲开，而肿大的脏器或肿块随之浮起，指端即可触及脏器的大小及表面的情况。该法适用于病人有腹水时检查腹腔内肿大的脏器或肿块。

（6）钩指触诊法：本法适用于腹壁薄软者和儿童。检查者将右手指弯成钩状，右手掌放在病人右前胸下部，嘱病人做腹式呼吸，检查者随吸气而利用钩状指尖，以迎触下移的肝脏边缘。

2. 触诊内容：

（1）腹壁紧张度：正常腹壁柔软。腹壁紧张度增加见于腹腔炎症、血性腹水、大量腹水等。

（2）压痛及反跳痛：正常无压痛及反跳痛。当腹腔脏器的炎症未累及壁层腹膜时仅有压痛，若累及壁层腹膜时即可引起反跳痛。腹膜刺激三联征包括腹肌紧张度增加、压痛及反跳痛。需鉴别压痛是否起源于腹壁或皮肤，当将痛区腹壁抓起，若疼痛加剧，则起源于腹壁或皮肤。

（3）肝脏：正常成人肋下缘不能扪及，仅少数人可触及肝下缘，但不超过肋下 1 cm。剑突下可扪及肝下缘，但应小于 3 cm，质软光滑无压痛。肝长径 9～11 cm。当肝下缘扪及时，应叩肝上界，以确认肝是否肿大。肝大可见于肝炎、肝肿瘤、肝脓肿及肝淤血等。检查时应注意肝脏大小、质地、压痛、表面状态、边缘、搏动及摩擦感。

（4）胆囊：正常人胆囊不能触及，如在右肋下腹直肌外缘触及一梨形或卵圆形张力较高的包块，并随呼吸上下移动，即为肿大的胆囊，见于胆囊炎、癌及结石。壶腹癌引起的胆囊肿大无压痛，仅有囊性感。

胆囊触痛法的检查：医师以左手掌平放于病人的右肋缘部，将左手大拇指放在腹直肌外缘与肋弓交界处（即胆囊点），嘱病人深吸气，如有触痛则提示墨菲（Murphy）征阳性。

（5）脾脏：正常人脾脏不能触及。脾脏肿大分轻、中、高度。轻度肿大时，脾下界于左肋下 3 cm 以内，中度肿大为 3 cm 至平脐，高度肿大超过脐以下。

脾大可用三线进行测量，即测左锁骨中线与左肋缘交点至脾下缘距离（Ⅰ线）；肿大明显时，则测此交点至脾最远点的距离（Ⅱ线）；或测前正中线与脾右缘的距离（Ⅲ线）。若脾超过正中线以"＋"表示，未超过前正中线则以"－"表示。

（6）肾脏：采用双手合诊触诊法。正常人的肾脏一般不能触及。小儿或消瘦者可能触及右肾下极。应注意其大小、形状、硬度、压痛、表面状态和移动度。

肾及尿路炎症或结石病变时，上述各点可有压痛。①季肋点：第 10 肋骨前端。②上输尿管点：脐水平腹直肌外缘。③中输尿管点：两髂前上棘连线与通过耻骨结节垂直线的相交点，约相当于输尿管进入骨盆腔之处。④肋脊点：第 12 肋骨与脊柱夹角的顶点。⑤肋腰点：第 12 肋骨与腰肌外缘的夹角。

（7）膀胱：充盈的膀胱可在耻骨上方扪及，呈半球形囊样感，排空后消失。

（8）胰腺：正常不能触及。

（9）腹部肿块：多由肿瘤、囊肿、炎性组织或肿大的脏器所形成。检查时应注意其位置、大小、形态、硬度、压痛、搏动、移动度及与邻近脏器的关系。

（10）液波震颤：病人平卧，医师用一手的掌面轻贴于病人腹部之一侧，另一手指端叩击对侧腹部，如有大量游离腹水，则可有液波感或液波震颤。为排除腹壁本身震动传至对侧，可让另一人将手掌尺缘压在脐部腹正中线上。

3. 正常腹部可能触到的脏器：包括肝（肋下小于 1 cm）、右肾下极、腹主动脉搏动、腰椎椎体、乙状结肠、盲肠及横结肠。

六、生殖器、肛门及直肠检查

【男性生殖器检查】

1. 阴茎：

（1）包皮：有无包皮过长或包茎。包茎可由于先天性包皮口狭窄或炎症后粘连所致。

（2）检查阴茎有无炎症、硬结、溃疡及分泌物等。

（3）阴茎发育：正常成人阴茎 7～10 cm，过小见于性腺功能减退。儿童外生殖器呈成人型见于肾上腺皮质肿瘤的病人。

2. 阴囊：注意有无水肿及皮肤变化。检查精索有无压痛，有无串珠样肿胀或硬结，有无精索静脉曲张。检查睾丸有无发育不全、肿大、压痛、结节等。附睾位于睾丸的后外侧，检查有无触痛、结节、硬块等。

3. 前列腺：为附属性腺，包绕在尿道根部，大小如粟，腺体的排管开口于尿道内，通过肛门指检可扪及。正常前列腺质韧有弹性，两叶之间可触及正中沟。前列腺炎时正中沟可消失并有触痛。前列腺癌时腺体肿大坚硬，表面可呈结节状。

直肠指诊时可做前列腺按摩，采取前列腺液标本。但急性前列腺炎时则禁忌按摩。前列腺按摩法：病人取膝胸位，检查者通过肛门指检扪及前列腺，在左、右侧叶上各按摩 3～4 次，将外尿道口流出前列腺液滴在玻片上送检。

【女性生殖器检查】

女性生殖器分为外生殖器及内生殖器两部分。

1. 外生殖器：包括阴阜、阴毛、大阴唇、小阴唇、阴道口及前庭。

2. 内生殖器：包括阴道、子宫、输卵管及卵巢。必要时由专科检查。

【肛门与直肠检查】

1. 视诊：有无肛门闭锁、狭窄、外伤、感染、肛门裂、肛门瘘、直肠脱垂及痔疮。

2. 触诊：检查肛门口、直肠四壁有无肿块、波动感以及前列腺大小等。

【直肠指检法】

1. 适应证：便血、便频、肛门坠胀、盆腔肿块及炎症（如盆腔脓肿）、前列腺肥大、前列腺炎、直肠肿瘤和产前可做此项检查。

2. 禁忌证：新鲜肛门裂。

3. 检查前准备：

（1）嘱病人排空大便。

（2）备液状石蜡及指套。

4. 操作方法与步骤：

（1）检查体位：

1）左侧卧位：左下肢略屈，右下肢屈曲贴近腹部。此体位适用于身体衰弱病人。

2）膝胸位：病人跪于检查床，头及前胸紧贴床，臀部抬高，两大腿略分开，此体位内脏上移，盆腔空虚，肛管下垂，肛门显露清楚，示指进入直肠较深，检查易成功。

3）截石位：适于双合诊及三合诊检查。病人仰卧，屈髋屈膝，两腿外展。检查者左手做腹部扪诊，右手配合行肛门指检，即为双合诊。必要时，可将另一指进入阴道做三合诊，以了解肿块位置、范围及活动度。

4）蹲位：病人蹲下做排便姿势，排便样用力，适用于指检前检查内痔、外痔、脱肛以及直肠息肉脱出等。

（2）按病人情况选择、摆放体位后，注意肛门附近有无脓血、粪便、黏液、瘘口或肿块等。检查是否有肛门裂，以排除禁忌证。

（3）检查者右手示指戴上涂有液状石蜡的指套，以示指纵向按压肛门口，使括约肌放松，然后将示指逐渐深入肛门。注意肛管括约肌的松紧度及肛管直肠壁及其周围有无触痛、肿块或波动感。了解肛管直肠有无狭窄以及狭窄程度与范围。如扪及肿块，应注意其大小、形态、硬度、活动度以及占据直肠或肛管范围。直肠外肿块直肠黏膜是光滑的。直肠前壁外的前列腺或子宫颈可以扪及，不应误为病理性肿块，必要时可用双合诊了解肿块与盆腔内脏关系。退出后观察指套上有无脓血和黏液。

七、脊柱及四肢检查

【脊柱检查】

1. 脊柱弯曲度：正常人脊柱有四个生理性弯曲，颈段稍向前凸，腰段有明显的前凸，胸段稍向后凸，骶椎则有较大的后凸。直立时正常脊柱无侧弯，病理时可出现后凸、前凸及侧凸。

2. 脊柱活动度：颈、腰段活动度较大，胸椎的活动度极小，骶椎几乎不活动。正常时颈段可前屈、后伸各45°，左右侧屈45°，旋转60°。腰段在臀部固定的条件下可前屈45°，后伸35°，左右侧屈30°，旋转45°。活动受限见于软组织损伤、骨质增生、骨质破坏、骨折、关节脱位及椎间盘脱出。

3. 脊柱压痛与叩击痛：

（1）直接叩击法：用手或叩诊锤叩击检查部位有无疼痛。

（2）间接叩击法：嘱病人端坐，医师用左手掌面置于病人头顶，以右手半握拳叩击左手背，观察病人有无疼痛。正常人脊柱无叩击痛。

【四肢检查】

1. 关节及四肢形态：关节检查应注意形状改变及有无红肿痛热或结节等。常见的畸形有膝内、外翻畸形，足内、外翻畸形，肢端肥大，杵状指，匙状指（又称反甲，表现为指甲中部凹陷，边缘翘起，表面粗糙有条纹，多见于缺铁性贫血）。骨折及关节脱位时可显示骨、关节畸形。

2. 其他方面：应检查肢体有无水肿，有无静脉曲张，有无色素沉着或溃疡，同时还应注意肢体温度及运动功能是否正常。

八、神经系统检查

神经系统检查包括12对脑神经检查、意识障碍检查、感觉功能检查、运动功能检查、神经反射检查及自主神经功能检查等。限于篇幅仅就神经反射检查叙述如下，是临床各科医师进行体格检查中必须掌握的项目。

【浅反射】

1. 角膜反射（Ⅴ脑神经、Ⅶ脑神经）：以细棉条束轻触眼外侧角膜，正常可见双眼睑敏捷闭合。刺激时同侧闭眼为直接角膜反射，刺激时对侧闭眼为间接角膜反射。如同侧直接角膜反射消失，对侧间接角膜反射存在，提示同侧面神经病变。如双侧直接与间接角膜反射均消失，则提示三叉神经病变。深昏迷时角膜反射消失。

2. 腹壁反射（上节段T7～8、中节段T9～10、下节段T11～12）：病人仰卧屈曲双膝，以竹签或叩诊锤柄由外侧向内侧在腹壁上轻轻划过时，正常可见该处腹壁肌收缩。按左右两侧和上、中、下分别检查。一侧腹壁反射消失见于同侧锥体束病变，某一部分腹壁反射消失反映相应脊髓节段的病变，昏迷、急腹症腹壁反射全部消失。正常人亦可反应微弱，特别是腹肌松弛的经产妇。

3. 提睾反射（L1～2）：以竹签或叩诊锤柄自下向上轻划大腿内侧上段的皮肤时，同侧提睾肌收缩，睾丸上提。双侧反射消失提示腰椎1～2节段病变，一侧消失或减弱提示锥体束损害。

【深反射】

1. 二头肌反射（C5～6）：使病人一侧肘关节稍屈曲并稍内旋前臂，检查者拇指置于病人的肱二头肌肌腱上，用叩诊锤叩击检查者拇指，正常反应为前臂快速屈曲。

2. 三头肌反射（C7～8）：检查者托住病人前臂及肘关节，使其上肢肘部屈曲，用叩诊锤叩打尺骨鹰嘴上方1.5～2 cm处，正常反应为三头肌收缩，表现为前臂伸展。

3. 桡骨膜反射（C5～8）：使病人肘关节半屈曲，前臂略外旋，检查者左手握住病人放松的双手，以叩诊锤轻叩桡骨茎突上方。正常反应为前臂旋前及屈肘。

4. 膝反射（L2～4）：病人取坐位、小腿自然垂下，或取卧位，检查者用左手在腘窝部托起下肢使稍屈曲，叩击髌骨下股四头肌肌腱，正常反应为小腿伸展运动。

5. 踝反射（L5，S1～2）：又称跟腱反射。病人仰卧膝半屈，下肢外展外旋，检查者左手轻托其足底，使足背稍屈，轻叩跟腱，正常反应为腓肠肌收缩，足向跖面屈曲。

【病理反射】

1. 锥体束征：

（1）巴宾斯基征（Babinski sign）：以竹签或叩诊锤柄沿足底外侧从后向前轻划，至小趾跟部再转向拇趾侧，正常反应为拇趾及其他四趾跖屈，称为正常跖反射。如拇趾背屈，余四趾呈扇形展开则为巴宾斯基征阳性。

（2）奥本海姆征（Oppenheim sign）：检查者用拇指及示指沿病人的胫骨前侧用力由上向下推动，出现拇趾背屈，余四趾扇形展开者为阳性。

（3）戈登征（Gordon sign）：握挤腓肠肌，有拇趾背屈，余四趾扇形展开者为阳性。

（4）夏达克征（Chaddock sign）：以竹签由后向前上方向轻划外踝关节下方皮肤，有拇趾背屈，余四趾扇形展开者为阳性。

（5）霍夫曼征（Hoffmann sign）：左手托住病人的腕部，以右手示指和中指夹住病人的中指，并稍向上提，使腕部处于轻度过伸位。用拇指向下弹拨病人中指指甲，如有拇指和其他手指掌屈，即为阳性反应，提示上肢锥体束损害。

（6）阵挛（clonus）：

1）髌阵挛：嘱病人伸直下肢，医师用示指及拇指持髌骨上端，并用力向远端快速连续推动数次，且保持一定的推力。阳性反应为髌骨呈自发性的节律性上下运动。

2）踝阵挛：检查者一手握住病人的小腿，另一手突然将病人足底推向背屈，并持续加压力，如踝关节部有自发的节律性伸屈性运动，为踝阵挛阳性。阵挛均为肌张力增加的结果，见于锥体束损害。

2. 脑膜刺激征：

（1）颈强直：如无全身肌张力增高，颈部被动前屈时有明显抵抗者称为颈强直。

（2）凯尔尼格征（Kernig sign）：病人仰卧，下肢髋关节向前屈曲呈直角，再用手抬高小腿，正常人可将膝关节伸达135°以上。阳性表现为伸膝受限，并伴有疼痛与屈肌痉挛。

（3）布鲁津斯基征（Brudzinski sign）：病人仰卧，两下肢自然伸直，然后被动向前屈颈，两侧大腿及小腿出现自发性屈曲运动者为阳性。

§5.3　病历书写

病历是指医务人员在诊疗工作中形成的文字、符号、图表、影像、切片等资料的总和。它是医务人员通过问诊、查体、实验室及器械检查、诊断与鉴别诊断、治疗、护理等全部医疗活动收集的资料，进行逻辑思维整理形成的全部医疗工作的真实记录。它反映了病人发病、病情演变、转归和诊断、治疗情况的全过程，是临床医师进行正确诊断、抉择治疗和制订预防措施的科学依据。病历既是医院管理、医疗质量和业务水平的反映，也是临床教学、科研和信息管理的基础资料；同时也是医务人员医德考核、医疗服务质量和医院工作绩效评价、医疗保险赔偿的主要依据。病历是具有法律效力的医疗文件，是涉及医疗纠纷和诉讼的重要依据。近年，我国卫生行政管理部门已对病历书写作出严格规范与要求，严禁涂改、伪造、隐匿、销毁或抢夺病历资料。病人及其代理人有权复印或复制门诊病历、住院病历、体温单、医嘱单、检验报告、医学影像资料、特殊检查同意书、手术同意书、手术及麻醉记录单、病理资料、护理记录等。因此，各级各类执业医师都必须以极端负责的精神和实事求是的态度，严格按照规定认真地书写病历。

§5.3.1　病历书写的意义与要求

【病历书写的重要性】

1. 病历是正确诊断疾病和决定治疗方案所不可缺乏的重要依据，也是临床医师必须掌握的基本功。

2. 病历是医院医疗管理信息和医护工作质量的客观凭证，是衡量医疗水平的重要资料。

3. 病历是进行临床科研和临床医学教育的重要资料。

4. 病历是病人的健康档案，也是预防保健事业的原始资料。

5. 病历是处理医疗纠纷、鉴定伤残等的重要法律依据。

【病历书写基本要求】

1. 病历书写必须具备三性：①真实性。②系统性。③完整性。

2. 必须按时按质完成各项病历书写。

3. 病历书写应符合统一规格。

4. 文笔精练，术语准确，字迹整洁。

5. 病历需经上级医师用红笔审阅修改并签名，以明确责任。修改过多，应重新抄写，切忌剪贴或涂擦。

§5.3.2 病历书写的种类、格式与内容

病历的种类包括门诊病历、急诊病历和住院期间病历。

住院期间病历包括完整病历和入院记录、病程记录、会诊记录、转科记录、转院记录、再入院记录、出院记录、死亡记录、手术记录等，以及病人或家属签署的各类告知同意文件。

【门诊病历要求】

1. 封面应填写姓名、性别、年龄、籍贯、职业等项。

2. 初诊病历应写明科别和就诊时间（年、月、日）。

3. 主诉及简要的现病史为一段。

4. 有关过去史、个人史、家族史等可另立一段，但不另写标题。

5. 体格检查主要记录阳性体征及有意义的阴性体征。体格检查内容应较全面。

6. 实验室检查结果。

7. 诊断或初步印象，或拟诊。

8. 处理意见及医师签全名。

【急诊病历要求】

1. 病历封面填写同门诊病历。

2. 由接诊护士或挂号处加盖"急诊专用章"和分科首诊挂号。

3. 时间记录要具体到年、月、日、时、分。

4. 记录生命体征，病史、体查等均同门诊病历，力求突出重点，简明扼要。如病情变化随时补充。

5. 诊断、处理及签名均同门诊病历。

【完全住院病历内容及格式】

1. 一般资料：包括姓名、性别、年龄、婚姻、职业、籍贯、民族、住址（或工作单位）、入院日期、记录日期等。

2. 病史：

（1）主诉：指病人就诊的最主要症状（或体征）及其持续的时间。

（2）现病史：围绕主诉记录从起病到就诊时疾病的发生、发展经过和诊治情况，主要包括：①起病日期及形式，可能病因或诱因。②主要症状的系统描述，包括症状发生的部位、性质、持续时间、程度、缓解方式或加重因素，以及伴随症状等。③病情的发展及演变。④诊疗经过与效果。⑤与现症有关的病史及有意义的阴性病史。⑥饮食、睡眠、大小便、体重变化，体力及精神状况等。

（3）既往史：①既往一般健康状态。②传染病史及其接触史。③预防接种史。④外伤手术史。⑤局灶病史。⑥药物过敏史及长期用药史。⑦输血史及冶游史、性病史。

（4）系统回顾：包括呼吸、循环、消化、内分泌、血液、泌尿等系统，以及运动系统、神经系统等各系统状况的全面、系统回顾。详见"5.1 病史采集（问诊）"相关内容。

（5）个人史：①出生地点、迁居地点及居住的时间。②生活、饮食习惯，有无烟酒嗜好及其用量和持续的时间。③职业、劳动条件及有无毒物接触史。④有无重大精神创伤史。

（6）月经史：初潮年龄，月经周期，经量多少，有无痛经或白带。闭经年龄或末次月经日期。

（7）婚姻生育史：结婚年龄，初孕年龄，妊娠及生产次数，有无流产、早产、手术产、死产、产褥热等病史。计划生育措施。

（8）家庭史：家庭成员的健康状况。如已死亡，说明死因和时间。家族有无类似疾病及遗传病史。病史由何人叙述，是否可靠。

（9）体格检查。

（10）实验室及特殊检查结果。

（11）诊断。

（12）医师签名。

【入院记录内容及格式】

1. 一般资料及主诉；入院年、月、日及具体时间；抬送或步行入院。

2. 现病史：与完全病历同。

3. 既往史要求简单扼要。

4. 个人史、月经史、婚姻生育史。

5. 家庭史。

6. 病史采集对象及可靠性。

7. 体格检查：除体温、脉搏、呼吸及血压另行排列外，余均按体格检查结果摘要写成一段。

8. 专科情况：各专科的入院记录中应写一段"专科情况"，记录病人该专科病史及检查结果等情况，如"骨科情况""呼吸内科情况""眼科情况"等。

9. 实验室及特殊检查：

（1）检查申请单书写要求：①一般化验检查，按要求写明病人姓名、性别、年龄、病室、床号及住院号即可。②特殊检查应写明诊断，检查目的，申请检查的脏器、部位及范围，并根据检查需要提供有关病史、体格检查及实验室资料。复查者应附上既往的检查号。

③申请人签全名。

（2）各种检查化验单的粘贴：①各种化验结果，依日期先后自上而下整齐粘贴。各化验单均应在化验单上端用蓝笔标明检查日期及项目。异常者应用红笔标记，以便查找。②特殊检查回报单亦按日期顺序排列或自上而下粘贴。

10. 病历分型：病例分型是将病人分为若干型，便于临床医疗质量控制，并应记录首次病志和病历首页中。

A 型：即一般住院病人。凡病种单纯，病情较稳定的病人，均为一般住院病例。

B 型：即一般急诊病人。凡需紧急处理，但病种单纯的病例。

C 型：即疑难住院病人。凡病种或病情复杂，或有复杂的合并症，病情较重的急、慢性病，诊断治疗均有很大难度，预后又较差的病人。

D 型：即危重症病人。凡病情危重，随时有生命危险，有循环、呼吸、肝、肾、中枢等功能衰竭病变之一者。

11. 诊断（C、D 型病历需有诊断依据和鉴别诊断）。

12. 诊疗计划。

13. 医师签名。

【专科病历书写特点】

专科入院记录除按一般入院记录要求书写的内容外，还应根据专科特点和病人的实际情况进行重点描述，以下简要介绍部分专科的病历书写特点。

1. 内科病历特点：

（1）内科病人中慢性病、并发症、合并症都较多，致使病历书写难度大，因此必须紧扣主要症状和体征，根据疾病代偿与失代偿，发作期与缓解期，以及有无并发症等进行阶段性的叙述，使层次清楚。

（2）避免烦琐，正确取舍临床资料，不必过多罗列无意义的阴性病史。

（3）正确书写诊断。如心脏病需有病因、解剖、功能诊断以及并发症等。病因待查和拟诊不宜过多，住院病例的拟诊一般不应超过两个。

2. 外科病历特点：

（1）除按一般病历书写要求外，需写"外科情况"，即外科疾患所在部位及其附近组织器官的检查结果。在病历书写中，应将外科情况另列一段进行描述，以突出重点。

（2）外伤体查时应注意有无复合伤，如颅脑损伤合并胸部伤、腹部伤合并骨折、脾破裂伴肾挫伤等。

（3）应注意病人或伤员有无失水、高热、休克、急性出血、呼吸困难等需紧急处理的情况。

（4）术前讨论、手术记录均需按规范书写，上级医师应及时修改补充。

3. 妇产科病历特点：

（1）婚育史及月经史需重点询问及描记。

（2）系统询问妇科疾病以下 4 种症状。①阴道出血或月经失调：重点询问阴道出血与月经的关系，有无排出物及月经失调的可能诱因，有无并发症状。②白带异常：应注意白带的量、气味及性状，有无血性，并记录发病时间。③腹部肿块：注意肿块发生的时间、部位、大小、硬度、活动度、压痛及其他伴随症状。④急性下腹痛：注意部位、性质、程度、发作与持续时间，与月经关系等。

（3）询问病史时，要注意青年女性怕羞的特点，耐心引导，掌握病人求治的主要目的。

4. 儿科病历特点：

（1）医师问病史必须耐心引导，帮助回忆，才能获得较为可靠的病史。

（2）不同年龄期的病史特点如下：①新生儿期，易患败血症、脐炎、溶血症、窒息、颅内出血、低钙抽搐等。②婴儿期，易患呼吸道感染、急性传染病（如麻疹、水痘）、营养缺乏性疾病等。③幼儿期，易患急性呼吸道疾病、肠蛔虫病、急性胃肠炎、细菌性痢疾等。④学龄前及学龄期，易患急性扁桃体炎、风湿热、急性胃肠炎、流行性脑脊髓膜炎、结核病等。

（3）儿科特殊病史：每份病历必须记载生产史、喂养史、生长发育史、预防接种史以及生活史，3岁以下则应重点记录。

5. 传染科病历特点：

（1）传染病潜伏期的询问，对诊断和防止传染病的流行以及检疫时间的确定有重要意义。

（2）仔细询问流行病学史是诊断传染病的重要条件之一。

（3）皮疹是传染病诊断的重要体征之一。

（4）注意询问各种病因的治疗，包括药名、用量、疗程及反应等，均宜扼要记录。

【住院期间各类记录】

1. 病程记录（病志）：

（1）首次病志应由住院医师或值班医师记录，其内容包括：病情摘要、体格检查及实验室重要结果，入院诊断和处理，以及初步诊疗计划。临床病例分型应记入首次病志。

（2）病志记录频率：一般每2～3日记录1次。危重症病人及病情突变者，应每日或随时记录。

（3）病人自觉症状、体征变化及心理状态均应予记录。

（4）各种实验室检查结果记录及其临床意义分析。

（5）各种诊治操作经过，使用的主要药物名称、剂量及使用方法，治疗效果及副作用，重要医嘱的更改及理由。

（6）如实记录上级医师查房意见，并应写出上级医师的姓名、职称，以便查询。

（7）新诊断的确定或原诊断的修改，均需说明依据及理由。

（8）大会诊意见；各科会诊及有关领导、家属等人的意见。

（9）住院时间较长的病人，每1～2个月应写阶段病历小结，亦可将资料整理为图表。

2. 交班记录：

（1）记录病人入院后至交班前的病情，已确诊的疾病及诊断依据，尚未确定的诊断及其原因。

（2）治疗情况及疗效。

（3）尚需进行的检查项目及治疗，包括上级医师及本人计划进行或尚未完成的项目均应逐条列出。

（4）由实习医师、进修医师或住院医师在交班前写出，但不另立专页。

3. 接班记录：接班记录应在病程记录上紧接交班记录。在写接班记录前应温习病历、交班记录、诊疗情况等，并记录接班时病人的体查以及接班后应进行的诊疗项目，与交班记录大致相同，但需简明扼要。

4. 转院病历：住院病人因病情需转他院治疗时，必须书写转院记录，交病人或其家属携带。转院记录内容如下。

（1）一般项目姓名、性别、年龄、婚姻、籍贯、民族、职业、现住址（电话）、主诉、入院时间、转院时所在的科室或病区等。

（2）入院时主要病史、主要的阳性体征、有意义的实验室检查结果。住院过程中的病情演变及治疗经过。入院时诊断、病理诊断，包括主要诊断及次要诊断。

（3）转院原因及必要的说明。

（4）病人或其家属意见。

（5）最后诊断。

（6）主管医师签名。

（7）科主任签名。

5. 出院记录：另立专页记录，包括以下内容。

（1）入院、出院日期及住院日数。

（2）入院诊断。

（3）病历摘要。

（4）入院后病情变化、诊疗经过及出院时病情，包括症状、体征、后遗症等。

（5）出院诊断。

（6）出院医嘱：包括注意事项、劳动鉴定和带出院的药物名称、数量及用法。

（7）上述内容应简要地写在门诊病历上（包括住院号），以备门诊医师参考。

【再入院记录内容和格式】

1. 再次住入本院者，需写再入院记录，并注明住院次数。

2. 同病复发再次入院者，其现病史需将过去住院诊疗经过摘要写出，并详细记录上次出院后到本次入院前的病情变化。既往史、个人史及家族史可从略，如有新情况，特别与此次发病有关者，应予补充。

3. 如因新发病再次入院，须按第一次住院病历要求书写，并将过去的住院诊断列入过去病史。

【死亡记录】

1. 入院 24 小时内死亡记录：病人入院不足 24 小时死亡的应书写 24 小时内入院死亡记

录，由当班医师于病人死亡后立即记录。内容包括病人姓名、性别、年龄、职业、入院时间、死亡时间、主诉、入院情况、入院诊断、诊疗经过（抢救经过）、死亡原因、死亡诊断、医师签名等。已做病理解剖者，结果回报应将结果补记于病历中，并注明补记日期。

2. 入院24小时后死亡记录：另立专页，内容除一般同出院记录外，尚应包括抢救经过，死亡时间，死亡的主要原因和死亡诊断。死亡病人的门诊病历应一并存入住院病历中。

§5.4　实验诊断

临床实验诊断是现代医学的重要组成部分，按传统习惯可分为临床检验基础、临床血液学检验、临床生物化学检验、临床微生物学检验、临床免疫学检验及临床寄生虫学检验等多项内容。分子生物学技术临床应用使医学检验技术的质量提高到一个新的水平。临床实验诊断是一门综合性的应用学科，它通过感官的、物理的或化学的方法，采用手工或仪器检验各种标本，向临床各科提供实验数据或资料，以协助疾病的预防、诊断、治疗和监测。

§5.4.1　实验诊断概述

【实验诊断与检验医学】

"实验诊断"与"检验医学"这两个词在不少读者中存在着模糊的认识，过去在很多医院中都将实验诊断的科室称为检验科，根据现代医学分科内容，实验诊断学与检验医学是两个不同的学科，简要说明如下：实验诊断学与检验医学的研究和教学的目的各有侧重，实验诊断学是以检验的临床应用为目的，而检验医学则是以方法的研究和改进为目的。

【实验诊断的工作范畴】

实验诊断包括实验室前、实验室和实验室后3个部分。

1. 实验室前：包括医师对病人的分析、检验项目的选择、检验申请、原始样品的采集，并运到实验室。

2. 实验室：以预防、诊断、治疗人体疾病或以评估人体健康信息为目的，对取自人体的材料进行生物学、微生物学、免疫学、化学、血液学、生理学、细胞学、病理学或气体检验学的检测分析，并提供检查范围内的咨询性服务，包括结果解释和为进一步的检查提供咨询性服务。

3. 实验室后：板块系统性的审核，规范格式和解释，结果的报告与传递和检验样品的储存。

【实验诊断主要内容】

1. 血液学检查：包括红细胞、白细胞和血小板的数量、生成动力学、形态学和细胞化学等的检验；止血功能、血栓栓塞、抗凝和纤溶功能的检验；溶血的检验；血型鉴定和交叉配血试验等。

2. 体液与排泄物检查：对尿、粪和各种体液以及胃液、脑脊液、胆汁等排泄物、分泌液的常规检验。

3. 生物化学检查：对组成机体的生理成分、代谢功能、重要脏器的生化功能、毒物分析及药物浓度监测等的临床生物化学检验。包括糖类、脂肪、蛋白质及其代谢产物和衍生物的检验；血液和体液中电解质和微量元素的检验；血气和酸碱平衡的检验；临床酶学检验；激素和内分泌功能的检验；以及药物和毒物浓度检测等。

4. 免疫学检查：免疫功能检查、临床血清学检查、肿瘤标志物等的临床免疫学检验。

5. 病原体检查：感染性疾病的常见病原体检查、医院感染的常见病原体检查、性传播性疾病的病原体检查，以及细菌耐药性检查等。

【实验诊断应用范围】

1. 为临床医疗工作服务：为疾病的诊断和治疗计划的制订、分析病情、观察疗效、判断预后等提供科学依据。

2. 为开展预防工作提供依据：例如进行防病调查，能早期发现传染性疾病的传染源和相关的各种致病因素，为制订预防措施、控制疾病传播提供重要资料。

3. 进行社会普查：通过实验诊断可了解社会群体的卫生状况和健康水平，及时发现潜在性疾病、遗传性疾病等，为制订卫生条例、提高防病治病的主动性、保护环境卫生、规划保健机构设置等提供依据。

4. 开展健康咨询：通过临床基础检验，为社会群体提供健康咨询，以保证健康，减少疾病的发生。

【实验诊断的影响因素】

1. 影响检测结果的因素：

（1）分析前的影响因素：生理因素与生活状态、标本的采集与处理、项目的选择与医嘱等，包括人种、民族、性别、年龄、月经周期和妊娠、精神状态、采血时间等生理因素，以及运动、体位、进食、吸烟、饮酒和咖啡等生活因素的影响。还可受到居住条件、居住地区和海拔高度等环境因素的影响。另外药物的体内作用对检验结果也有影响。

（2）分析中的影响因素：标本的质量与处理、仪器与试剂、人员的技能与学识、操作技术与方法、质控物与标准品、安全性与成本等。

（3）分析后的影响因素：检测记录、结果书写、计算机的输入与临床的沟通等。

2. 质量保证体系：采用各种科学的措施保证检测结果的准确性，为临床提供可靠的信息。全面管理措施有：

（1）室内质量控制：按40份样测一次正常和异常对照血浆（质控品）进行核对，或采用临床化学室内质控中的 Levey-Jenning 质控图。

（2）室间质量控制：各实验室必须参加地区性、全国性或世界性的室间质控活动，以便及时了解本实验室检测结果的准确性。

（3）全面质量管理：其目标是对实验过程和实验服务进行连续的和全方位的管理，最终符合临床要求。

【实验诊断发展趋势】

1. 实验诊断学科建立：近年来，医学基础学科和边缘学科基础理论和技术的飞速发展，与临床检验之间的联系更为广泛密切，相互交叉渗透日益深入，实验手段和内容不断丰富，形成了一门现代医学中新兴、独立的科学——实验诊断学科。

2. 自动化设备迅速发展：自动化仪器设备部分或完全代替过去烦琐的手工操作。常用的自动化仪器有自动血细胞计数仪、尿液生化自动分析仪、血液生化自动分析仪、钾钠自动分析仪、血气分析仪、酶标分析仪、血凝测定仪、核酸扩增仪等，这些仪器大大节省了人力、时间和试剂，提高了工作效率，同时也提高了检验的准确度和精密度。

3. 新技术广泛应用：目前广泛使用的有各种标记技术、各种电泳技术及聚合酶链反应（PCR）等。各种技术的广泛应用，也促进了临床检验工作准确性和灵敏度的进一步提高。特别是 PCR，由于其极高的检测灵敏度和特异性，大大提高了医学检验对疾病诊断的快速性和准确性。

4. 实验诊断技术不断更新：目前已有上千种实验诊断项目进行了更新或改进，应用于不同的临床实验室，促进了临床医学的更新和发展，提高了临床诊断水平。

5. 质量控制广泛开展：目前我国医学临床实验诊断已广泛开展了质量控制工作，全国和各省市相继建立了临床检验中心，并将医院质量控制工作纳入行业管理，从而保证了实验诊断质量的不断提高。

§5.4.2　实验诊断知识问答

一、实验诊断一般知识

1. 试述实验诊断项目的分类。

目前开展的实验诊断项目很多，就其临床意义而言，可大致分为两类：

（1）特异性实验诊断项目：临床微生物学检验、寄生虫学检验及可做肯定性诊断的骨髓检查等属于这类检验。例如，从疑为伤寒病人的血中或骨髓中培养出伤寒沙门菌，从发热病人血中找到疟原虫，即可确诊为伤寒或疟疾。

（2）非特异性实验诊断项目：临床生物化学检验、血液学检验及免疫学检验中大多数属于此类项目。此项目又可分为：①针对性强的检验项目。如血清甲胎蛋白对肝癌的早期诊断具有较强的针对性，但阴性结果并不能排除肝癌的诊断。②常规检验项目。这类检验项目虽不具特异性，但针对性强，且已成为医疗常规。如病人入院或手术前必须进行某些常规的实验室检查，贫血病人在诊断和治疗过程中必须检验和观察血红蛋白和红细胞数等的变化，疑为肝炎者必须检验肝功能和进行病原学及免疫学检查等。

2. 试述某些实验诊断项目的生理性变化。

某些实验诊断项目，特别是血常规检验项目的生理性变化很大，分析检验报告时应注意。例如，血红蛋白和红细胞计数，在新生儿期均明显增高；高山居民和精神因素如激动、兴奋、恐惧、冷刺激等，两者均暂时增高。白细胞计数还与年龄有关，新生儿较高，一般在 $15\times10^9/L$ 左右，生后 3～4 日才降至 $10\times10^9/L$；运动、疼痛和情绪影响均可使白细胞计数轻度增加；白细胞计数存在明显的昼夜改变，一般清晨时较低，一日内白细胞计数最高值与最低值可相差一倍；因此机体正常情况下白细胞计数波动于 50% 以内，在临床上无诊断意义，必须定时复查。

3. 试述影响实验诊断结果的客观因素。

（1）**药物影响**：如在服用了抗生素的情况下做病原微生物的检查或培养，即便是阴性结果，其临床意义也是有限的。目前已知有上百种药物可影响尿常规检验结果，如右旋糖酐、造影剂可引起尿相对密度增高；苯妥英钠、维生素 B_2 等可改变尿液颜色，数十种药物可使尿蛋白检验出现假阳性等。

（2）**饮食影响**：由于进餐后血液中很多化学成分发生变化，因此测定临床化学指标的正常参考值一般均采用空腹血，特别是进餐后对血糖、血脂影响更明显。另外食用高蛋白饮食或高核酸食物，可分别使血中尿素或尿酸增高。检查粪便隐血应于实验前 3 日禁食动物血、肉类、肝脏及富含血红素的食物，否则可能导致假阳性结果。

（3）**标本质量影响**：要保证检验质量，标本质量至关重要。标本质量差，即使用最准确的方法、最标准的操作、最优良的试剂，也不能获得最佳结果。例如，做血气分析的血标本不能有气泡，亦不能凝固。标本溶血对很多测定是不适宜的，特别是很多酶类检验如天冬氨酸转氨酶（AST）、酸性磷酸酶和血清钾测定等，因红细胞内含这类酶和钾甚多，一旦溶血，即可干扰结果。其他如红细胞沉降率测定、血细胞比容测定、血清胆红素测定，均应避免溶血。很多试验要求新鲜标本，特别是酶学检查和血糖测定。红细胞沉降率测定要求采取标本后 3 小时以内进行。有的标本不能冷藏，如做血清冷凝集素试验即如此。

（4）**标本采集时间的影响**：要寻找间日疟原虫或三日疟原虫，最好在症状发作后数小时至十余小时采血，因为此时期血中疟原虫形态易于鉴别，因此检出率较高；而检查恶性疟原虫则应在发作后 20 小时左右采血。找微丝蚴，采血时间应在晚上 9～12 时，在病人静卧片刻后采取。蛲虫则应在病人晚上熟睡后或清晨从肛门周围去找。通常血液生化检查应在清晨空腹采血，但有些情况却属意外，如心肌梗死的血清酶学检查，应及时抽血化验，才能获得更有意义的检验结果。

（5）**检测方法的影响**：使用不同的检测方法会得到不同的结果，这一点在分析检验结果时应予注意。

4. 简述实验诊断报告如何正确使用法定计量单位。

国务院于 1984 年发布了《关于在我国统一实行法定计量单位的命令》，此命令与医学关系最为密切的是临床实验诊断检查项目。临床实验诊断的各种结果由惯用单位转变为国际单位（法定单位）有一定规律，兹分述如下。

（1）凡一价元素（如 K^+、Na^+、Cl^-）原来以 mEq/L 报告者，改为 mmol/L，其值不变。如多价者，即"mEq/L÷价数＝mmol/L"。

（2）除蛋白质（包括血红蛋白）及酶以外，所有临床化学项目，均以"mol/L"（因数值不一，可用"mmol/L"或"μmol/L"）报告。其换算方法是：

SI 制单位＝惯用单位×换算系数

惯用单位＝SI 制单位÷换算系数

$$换算系数＝\frac{1}{相对分子质量}×10$$

如葡萄糖相对分子质量为 180，则：

$$葡萄糖换算系数为\frac{1}{180}×10≈0.055\,5$$

（3）蛋白质类使用"g/L"或"mg/L"报告方式。酶活性单位很不统一，国际单位制规定用 Kat 表示，国际计量委员会尚未批准这个建议，故暂用原来单位。

（4）凡使用"％"者改为"0.××"，如白细胞分类计数中"N 60％"改为"N 0.60"。其他如 PSP 试验、蛋白电泳均改为"0.××"。

（5）血细胞和体液细胞计数过去报告为××/mm³，现改为 1 L（升）中细胞数，分子以"×10^n"表示，如：

WBC　5 600/mm³　改为 5.6×10⁹/L

RBC　520 万/mm³　改为 5.20×10¹²/L

血小板　20.5 万/mm³　改为 205×10⁹/L

二、血液一般检查

1. 简述红细胞和血红蛋白的正常值和影响检查结果的因素。

正常成人红细胞数（RBC）：成年男性$(4.0\sim5.5)\times10^{12}$/L，成年女性$(3.5\sim5.0)\times10^{12}$/L；正常成人血红蛋白量（Hb）：成年男性 120～160 g/L，成年女性 110～150 g/L。

可影响检查结果的因素：

（1）病人全身血液总量改变，如大失血早期检查结果难以反映是否存在贫血。

（2）全身血浆容量的改变，如失水或水钠潴留时血液可浓缩或稀释。

（3）病人的年龄、性别。

（4）病人居住地的海拔高度等。

2. 简述红细胞（RBC）和血红蛋白（Hb）增多和减少的临床意义。

（1）相对增多：多由于水分丧失、血液浓缩致 RBC 容量相对增加。见于严重吐泻、大量出汗、大面积烧伤、尿崩症、糖尿病酮症酸中毒等。

（2）绝对增多：即临床所称由多种原因所致的 RBC 增多症，可见于发绀型先天性心脏病、阻塞性肺气肿、肺心病、新生儿或胎儿居高原者，以及肝细胞癌、卵巢癌、子宫肌瘤、多囊肾或肾盂积水等。

（3）RBC 和 Hb 减少：通称贫血，指单位容积循环血液中 RBC、Hb 量及 RBC 比积低于正常参考值下限，临床上一般依 Hb 减少的程度将贫血分为轻度、中度、重度和极重度 4 度：轻度 Hb 90 g/L 及以上；中度 Hb 60～89 g/L；重度 Hb 30～59 g/L；极重度 Hb＜30 g/L。

RBC 和 Hb 减少常见于：①生理性减少，又称生理性贫血。常见于婴儿从出生到 15 岁以前的儿童，孕妇妊娠中、后期，老年人因造血功能低下可发生贫血。②病理性减少，见于各种原因所致的贫血。

3. 试根据病因和发病机制将贫血做一分类。

（1）红细胞生成减少：

1）骨髓造血功能障碍：①造血组织容量减少，见于再生障碍性贫血。②骨髓浸润，见于白血病、骨髓瘤、骨髓纤维化等伴发的贫血。③原因未明，如慢性系统性疾病（慢性感染、恶性肿瘤、尿毒症、肝病、风湿性和内分泌疾病等）伴发的贫血。

2）造血物质缺乏和失利用：①铁缺乏，见于缺铁性贫血。②铁失利用，见于铁粒幼细胞性贫血。③DNA 合成障碍，见于叶酸及维生素 B_{12} 缺乏所致的各种巨幼细胞贫血。

（2）红细胞破坏过多：

1）红细胞内在缺陷（遗传性）：见于遗传性球形红细胞增多症、红细胞酶缺乏所致溶血性贫血、珠蛋白生成障碍性贫血（地中海贫血）、异常血红蛋白病、阵发性睡眠性血红蛋白尿。

2）红细胞外来因素（获得性）：见于免疫性溶血性贫血、机械性溶血性贫血和物理、化学、生物因素引起的溶血性贫血等。

（3）失血：见于急、慢性失血所致的急、慢性失血性贫血，如创伤、钩虫病等。

4. 简要说明白细胞（WBC）计数和白细胞分类的正常参考值。

（1）WBC 计数的正常参考值：

成人$(3.5\sim9.5)\times10^9/L$

新生儿$(15\sim20)\times10^9/L$

6 个月至 2 岁$(11\sim12)\times10^9/L$

儿童$(5\sim12)\times10^9/L$

（2）WBC 分类的正常参考值（表 5－3）：

表 5－3　白细胞分类比值及计数

细胞类型	比值	绝对值（$\times10^9/L$）
中性粒细胞（N）	0.5～0.70	2～7
杆状核	0～0.05	0～0.5
分叶核	0.40～0.75	1.8～6.3
嗜酸粒细胞（E）	0.004～0.08	0.02～0.52
嗜碱粒细胞（B）	0～0.01	0～0.06
淋巴细胞（L）	0.20～0.50	1.1～3.2
单核细胞（M）	0.03～0.10	0.1～0.6

5. 试述中性粒细胞增多和减少的临床意义。

（1）生理性中性粒细胞增多：①胎儿及新生儿。②妊娠及分娩时，可达 $2\times10^9/L$，1 周后恢复正常。③剧烈运动或劳动后。④严寒、酷热、下午白细胞增高。

（2）病理性中性粒细胞增多：①急性感染，如各种化脓性球菌感染。②急性出血或溶血，如脾破裂出血、急性溶血性贫血。③严重组织损伤，如心肌梗死后 1 周内、大手术 1 日左右。④急性中毒，如安眠药、代谢性中毒如糖尿病酮症酸中毒。⑤恶性肿瘤。

（3）病理性中性粒细胞减少：①某些传染病，如伤寒、流感等。②理化因素损伤，放疗或化疗后、重金属中毒等。③血液病，如再生障碍性贫血、粒细胞缺乏症等。④脾功能亢进症。⑤自身免疫性疾病，如系统性红斑狼疮（SLE）等。

6. 简述嗜酸性粒细胞改变的常见原因。

（1）病理性增多：①变态反应性疾病，如支气管哮喘、药物或食物过敏、荨麻疹或血清病等。②寄生虫病，如钩虫病、丝虫病、血吸虫病、肺吸虫病等。③皮肤病，如湿疹、天疱疮、剥脱性皮炎、银屑病等。④某些血液病，如慢性粒细胞性白血病、恶性淋巴瘤等。⑤其他，如猩红热急性期等。

（2）病理性减少：见于伤寒的极期、长期或大量使用糖皮质激素后等。

7. 试说明淋巴细胞数量改变的临床意义。

（1）生理性淋巴细胞增多：婴幼儿期淋巴细胞可达 50% 以上，4～6 岁趋于正常成人水平。

（2）病理性淋巴细胞增多：①血液病，如淋巴细胞性白血病、淋巴瘤等。②感染性疾病，主要是病毒感染，如风疹、水痘、麻疹、病毒性肝炎等；也见于结核分枝杆菌、百日咳杆菌、布鲁氏菌感染等。③急性传染病的恢复期及组织移植后的排斥反应也有淋巴细胞增多。再生障碍性贫血、粒细胞减少或缺乏症病人淋巴细胞比例相对增高，但绝对值并不增高。

（3）淋巴细胞减少：主要见于放疗、化疗后或长期应用糖皮质激素、免疫缺陷疾病、丙种球蛋白缺乏症等病人。

三、尿常规检查

1. 简述尿常规检查的内容。

尿常规检查包括尿液的一般性状检查、尿化学检查和显微镜检查。

（1）一般性状检查：包括尿量、外观、气味、尿液的酸碱度和尿液相对密度（比重）测定。

（2）尿化学检查：包括尿蛋白检查、尿糖检查等。

（3）显微镜检查：包括尿液中细胞、管型、结晶及其他有形成分的检查。

2. 简述尿量改变的临床意义。

正常成人每昼夜尿量常为 1 000～2 000 mL，尿量的多少与饮水量和其他途径所排出的液体量有关，尿量波动还与肾小管浓缩功能、水分摄入量等有关，同时还受肾小管排出的电解质、尿素含量及血中抗利尿激素的调节。尿量改变常见如下：

（1）多尿：每昼夜尿量经常超过 2 500 mL 时称为多尿。多尿又可分为：①暂时性多尿，见于饮水过多和慢性心力衰竭、慢性肾炎等水肿病人应用利尿药后，或静脉输注生理盐水、葡萄糖液过多及某些药物如咖啡因等。②病理性多尿，可见于内分泌功能障碍，如尿崩症、糖尿病时；肾脏疾病，如慢性肾盂肾炎及慢性肾炎后期、急性肾衰竭少尿期出现多尿；其他疾病，如高血压肾病、慢性肾衰竭、失钾性肾病、高血钙性肾病等均可出现多尿。③精神性多尿，常伴排尿次数增加。

(2) 少尿和无尿：24 小时尿量少于 400 mL 或每小时少于 17 mL 称为少尿，24 小时尿量少于 100 mL 称为无尿。按其原因分为肾前性、肾性和肾后性。①肾前性：见于各种原因所致的休克、严重脱水、心力衰竭、肾动脉栓塞或肿瘤压迫等。②肾性：见于急性肾小球肾炎、慢性肾炎急性发作、急性肾衰竭少尿期及各种慢性疾病所致肾衰竭等。③肾后性：见于各种原因所致的尿路梗阻和输尿管结石等。

3. 试述尿液外观产生下述变化的临床意义。

(1) 血尿：见于肾结石、肾肿瘤、肾或泌尿道结石、急性肾小球肾炎、肾盂肾炎、膀胱炎等；也可见于血性疾病，如血小板减少性紫癜、过敏性紫癜、血友病等。膀胱或尿道内出血较多时，尿内还可出现血凝块。

(2) 血红蛋白尿：见于蚕豆病、阵发性睡眠性血红蛋白尿、恶性疟疾或血型不合时的输血反应等。

(3) 胆红素尿：见于阻塞性黄疸或肝细胞性黄疸。

(4) 乳糜尿：见于丝虫病或结核、肿瘤等其他原因引起的肾周围淋巴管引流受阻。

(5) 脓尿或菌尿：见于肾盂肾炎、膀胱炎等泌尿系感染。

4. 简述尿液相对密度（比重）测定的意义。

正常成人尿相对密度波动在 1.015～1.025，婴幼儿的尿相对密度偏低，其临床意义如下：

(1) 相对密度增高：心功能不全、急性肾小球肾炎、高热、失水和周围循环功能不全时，尿量少而相对密度高。糖尿病病人因尿中含有大量葡萄糖，其尿量多而相对密度高，可高达 1.040 以上。

(2) 相对密度减低：见于慢性肾功能不全、尿崩症等。在肾实质破坏而失去浓缩功能时，尿相对密度固定在 1.010 ± 0.003，即相对密度低而固定的等渗尿。

5. 试述尿蛋白的常见类型及其临床意义。

一般尿蛋白定性试验呈阴性反应，定量仅 0～80 mg/L。临床意义如下：

(1) 生理性蛋白尿：见于剧烈运动、发热、寒冷刺激及体位影响等，但尿蛋白定性一般不超过（＋），定量不超过 0.15 g/24 h。

(2) 病理性蛋白尿：尿蛋白定性超过（＋＋）或定量检查持续超过 0.15 g/24 h，应考虑肾脏疾病的存在。

6. 试述尿液显微镜检查的内容。

尿液显微镜检查的内容主要是查看尿液中是否存在细胞（红细胞、白细胞、脓细胞及上皮细胞）、管型〔细胞管型（红细胞管型、白细胞管型）、透明管型、脂肪管型、蜡样管型、肾衰竭管型、颗粒管型〕、结晶及其他有形成分。

四、大便常规检查

1. 简要说明大便检查的目的。

（1）了解消化道及消化器官的消化功能及有无疾病。

（2）判断胰腺的外分泌功能。

（3）筛选诊断消化道恶性肿瘤。

（4）检查大便中的致病菌，用于肠道传染病的防治。

2. 简述大便色泽与性状改变的临床意义。

正常成人大便为黄褐色，质软呈圆柱状，病变情况下可有如下改变：

（1）稀糊样或稀汁样便：多由肠蠕动亢进或分泌增多所致。见于各种感染或非感染性腹泻，尤其是急性肠炎时；伪膜性肠炎多见大量黄绿色稀汁样便，内混有膜状物。

（2）米泔样便：呈白色淘米水样，量多，便次频，内含黏液片块，见于霍乱、副霍乱病人。

（3）黏液便：正常大便混杂少量黏液不易检出，肉眼可见时即量已较多。单纯的黏液无色透明、稍黏稠；黏液脓性便则呈黄白色不透明。小肠炎症时黏液混杂于粪便中，大肠病变的黏液附着于粪便表面。

（4）冻状便：肠易激综合征常于腹部绞痛后排出冻状、膜状或纽带状物。坚硬粪团表现黏附少量黏冻为痉挛性便秘的特点。

（5）脓性及脓血便：多说明下段肠道有病变，如疾病、溃疡性结肠炎、局限性肠炎、结肠直肠癌。阿米巴疾病时大便呈巧克力或暗红色稀果酱样；细菌性痢疾时则以黏液及脓为主。

（6）鲜血便：多为下消化道出血，见于痔疮或肛裂出血。血滴落于排便后者为痔疮，附着于硬结大便表面者为肛裂。

（7）柏油样便：多为上消化道出血，出血量在 50 mL 以上即可见，系红细胞被胃肠液消化破坏后变为正铁血红素、卟啉及黑色的硫化铁，后者刺激小肠分泌过多黏液使大便呈柏油样，表面有光泽，隐血试验呈阳性。服用活性炭、铋剂或铁剂后也可有黑便，但表面无光泽，服用活性炭、铋剂者隐血试验阴性。

（8）白陶土样便：见于各种原因所致的阻塞性黄疸，使胆汁减少或缺如，粪胆素相应减少。

（9）细条状便：经常排细条状或扁条状粪便，说明有直肠狭窄，多见于直肠癌。

3. 简述大便隐血试验的临床意义。

（1）常作为上消化道出血的重要诊断指标之一，特别对少量出血有重要价值。

（2）常作为消化道恶性肿瘤的诊断筛选指标。消化性溃疡隐血试验呈间断阳性，消化道癌症早期呈持续阳性，晚期阳性率达 95％。

（3）有助于早期诊断流行性出血热、钩虫病等。

五、血液生化检查

1. 试述低钾血症的诊断要点。

低钾血症的诊断要点：①病史。②临床表现：肌无力，腱反射减退或消失，恶心、呕吐和腹胀。严重时可有心律失常、血压下降、淡漠、嗜睡或神志不清。③血钾浓度低于 3.5 mmol/L。④心电图改变：早期出现 T 波降低、变宽、双相或倒置，随后出现 ST 段降低和 U 波出现。

2. 试述高钾血症的诊断要点。

高钾血症的诊断要点：①有致高钾血症的病因。②有不能用原发病解释的症状，如神志淡漠、感觉异常和四肢软弱等。③突然出现的微循环障碍，如皮肤苍白、发绀和低血压等。④心跳缓慢或心律失常。⑤血钾＞5.5 mmol/L。⑥心电图改变：早期 T 波高尖，QT 间期延长，随后出现 QRS 增宽，PR 间期延长。

3. 试述代谢性酸中毒的诊断要点。

代谢性酸中毒的诊断要点：①病史。②呼吸深而快。③CO_2CP 或 HCO_3^- ＜22 mmol/L。④血气分析：失代偿时 pH 和〔HCO_3^-〕明显下降，PCO_2正常。⑤常伴缺水、尿少，尿酸性。

4. 试述呼吸性酸中毒的诊断要点。

（1）有呼吸功能受影响的病史。

（2）有呼吸困难、换气不足、气促、发绀、胸闷、头痛等临床表现。

（3）血 CO_2CP 下降。

（4）血气分析：急性呼吸性酸中毒显示 pH 下降，PCO_2上升，血浆〔HCO_3^-〕正常；慢性呼吸性酸中毒，pH 轻度下降，PCO_2升高，血浆〔HCO_3^-〕升高。

5. 试述血清钠降低的临床意义。

正常参考值：135～145 mmol/L，无年龄和性别差异。

血清钠降低：①钠盐摄入不足。过度饥饿和营养不良、长期低盐饮食、输液不当可致低钠。②钠丢失过多。见于严重呕吐、腹泻，大量应用排钠利尿药，大面积烧伤及慢性肾功能不全、糖尿病酮症酸中毒、大量放腹水或出汗过多等。

6. 试述血清钾测定的临床意义。

正常参考值：成人 3.5～5.5 mmol/L；儿童 3.4～4.7 mmol/L。

（1）血清钾降低：①钾盐摄入不足，见于长期低钾饮食、禁食和厌食等。②钾丢失过多，常见于严重呕吐、腹泻和胃肠减压，大量应用排钾利尿药（如有机汞或氯噻嗪类）及肾上腺皮质激素，肾上腺皮质功能亢进症或醛固酮增多症，某些慢性消耗性疾病（如恶性肿瘤等），代谢性碱中毒时肾排钾增多，大量出汗可经皮肤大量失钾使血清钾降低。③钾分布异常，见于心力衰竭、肾性水肿或大量输入无钾盐液体，细胞外液被稀释，大量应用胰岛素促使葡萄糖被利用或形成糖原时，急性碱中毒时或家族性周期性麻痹，细胞外液钾转入细胞内，从而发生低钾。④棉籽油低钾麻痹症，可能与食用粗制生棉籽油有关。

（2）血清钾增高：①急性肾衰竭、重度肾功能不全或肾上腺皮质功能不全。②严重溶血、组织损伤和大量输注库存血。③急性酸中毒或组织缺氧。④摄入或输注大量钾盐。⑤醛固酮缺乏或长期应用抗醛固酮利尿药。⑥家族性高血钾性周期性麻痹等。

7. 试述糖尿病的诊断标准。

2022 年中华医学会糖尿病分会推荐的糖尿病诊断标准：①糖尿病症状＋任意时间血浆葡萄糖水平$\geq$11.1 mmol/L；或②空腹血浆葡萄糖（FPG）水平$\geq$7.0 mmol/L；或③口服葡萄糖耐量试验（OGTT）中，2 小时血糖（PG）水平$\geq$11.1 mmol/L；或④糖化血红蛋白（HbA1c）$\geq$6.5%。

8. 试述血脂测定的内容及正常参考值。

血清脂质的主要成分为胆固醇（游离型及脂化型）、甘油三酯及游离脂肪酸。目前临床上多采用的是血清胆固醇测定、甘油三酯测定及血清脂蛋白测定。

（1）血清胆固醇测定：正常参考值（成人）为 2.82～5.95 mmol/L。

（2）血清甘油三酯测定：甘油三酯是机体能量的一种储存形式。血清甘油三酯升高是冠状动脉粥样硬化发生的重要原因之一。其正常参考值为 0.22～1.21 mmol/L。

（3）血清脂蛋白测定：目前临床常和检测指标是高密度脂蛋白（HDL）和低密度脂蛋白（LDL）。高密度脂蛋白的参考值为 1.03～2.07 mmol/L，低密度脂蛋白的参考值为$\leq$3.12 mmol/L。

9. 试述高密度脂蛋白与低密度脂蛋白的正常参考值及其临床意义。

（1）高密度脂蛋白正常参考值为 1.03～2.07 mmol/L。它运载周围组织中的胆固醇，再转化为胆汁酸或直接通过胆汁从肠道排出，动脉造影证明高密度脂蛋白胆固醇含量与动脉管腔狭窄程度呈显著的负相关。所以高密度脂蛋白是一种抗动脉粥样硬化的血浆脂蛋白，是冠心病的保护因子，俗称"血管清道夫"。

（2）低密度脂蛋白正常参考值为$\leq$3.12 mmol/L。它是富含胆固醇的脂蛋白，主要作用是将胆固醇运送到外周血液。它是动脉粥样硬化的危险因素之一，被认为是致动脉粥样硬化的因子。

六、免疫学检查

1. 列表叙述乙型病毒性肝炎（HBV）血清标志物测定的临床意义（表 5－4）。

表 5－4　HBV 血清标志物测定的临床意义

序号	检查名称及结果						临床意义
	HBsAg	抗-HBs	HBeAg	抗-HBe	抗-HBc	HBV-DNA	
1	+	−	+	−	+	+	病毒复制
2	+	−	−	+	+	+	病毒复制、变异
3	+	−	−	+	+	−	非活动性感染
4	−	−	−	+	+	−	感染恢复期

续表

序号	检查名称及结果						临床意义
	HBsAg	抗-HBs	HBeAg	抗-HBe	抗-HBc	HBV-DNA	
5	−	+	−	−/+	+	−	感染后恢复，已产生免疫力
6	−	+	−	−	−	−	乙肝疫苗注射后已产生免疫力
7	−	−	−	−	+	−	旧感染、新感染、变异

注：HBsAg 为乙型肝炎病毒表面抗原，HBeAg 为乙型肝炎病毒 e 抗原，HBV-DNA 为乙型肝炎病毒 DNA。

2. 试述免疫球蛋白 G(IgG)的正常参考值及其临床意义。

（1）正常参考值：单相免疫扩散法 7.6～16.6 g/L。

（2）临床意义：

1）血清 IgG 增高：见于系统性红斑狼疮、萎缩性门静脉性肝硬化、慢性活动性肝炎、类风湿关节炎、亚急性细菌性心内膜炎、IgG 型骨髓瘤、某些感染性疾病、IgG 型单克隆丙种球蛋白病等。

2）血清 IgG 减少：见于抗体缺乏症、免疫缺陷综合征、非 IgG 型多发性骨髓瘤、重链病、轻链病、肾病综合征、某些白血病、烧伤、变应性湿疹、天疱疮、肌紧张性营养不良等。

3. 试述免疫球蛋白 M(IgM)的正常参考值及其临床意义。

（1）正常参考值：相免疫扩散法 700～2 000 mg/L。

（2）临床意义：

1）增高：多见于巨球蛋白血症、类风湿关节炎、多发性骨髓瘤、肝脏疾病、膀胱纤维化、海洛因成瘾者、冷凝集综合征、疟疾、放线菌病、支原体肺炎等。

2）减少：多见于原发性丙种球蛋白血症、蛋白丢失胃肠病、烧伤、联合免疫缺陷病等。

4. 试述何谓癌胚抗原及其临床意义。

癌胚抗原（CEA）为肿瘤的辅助诊断指标。其正常值为 1～5 ng/mL。

CEA 最初发现于结肠癌和胎儿肠组织中，故名癌胚抗原。CEA 升高常见于大肠癌、胰腺癌、胃癌、肺癌、乳腺癌、甲状腺癌等，吸烟、妊娠期和心血管疾病、糖尿病、结肠炎等人群中，部分也会出现 CEA 升高，因此，CEA 不是恶性肿瘤的特异性标志，只是恶性肿瘤的辅助诊断指标。

七、脑脊液检查

1. 略述脑脊液检查的适应证和禁忌证。

（1）适应证：①脑膜刺激症状如脑、脊髓的炎症性病变。②疑有颅内出血如脑、脊髓的血管性病变。③疑有脑膜白血病。④有剧烈头痛、昏迷、抽搐或瘫痪等症状和体征疑为神经系统疾病。

（2）禁忌证：①颅内占位性病变，尤其是颅后窝占位性病变。②颅内压显著增高、脑疝或疑有脑疝。③腰椎穿刺处局部感染或脊柱结核。④有视盘水肿者也应慎重。

2. 列表说明常见中枢神经系统疾病脑脊液检查特点及其鉴别（表5-5）。

表5-5　常见中枢神经系统疾病的脑脊液检查特点

分类	压力(kPa)	外观	蛋白质 定性	蛋白质 定量(g/L)	葡萄糖(mmol/L)	氯化物(mmol/L)	细胞计数及分类(×10⁶/L)	细菌
正常人	0.69~1.76	透明	（一）	0.2~0.4	2.5~4.5	119~129	（0~8），多为淋巴细胞	无
化脓性脑膜炎	显著增高	混浊，脓性可有凝块	（＋＋）以上	显著增加	明显减少或消失	稍低	显著增加，数千，以N↑为主	可发现致病菌
结核性脑膜炎	增高	微混，毛玻璃样静置后薄膜形成	（＋）~（＋＋＋）	增加	减少	明显减少	增加，数十或数百，早期N↑以后L↑	抗酸染色可找到结核分枝杆菌
病毒性脑膜炎	稍增高	清晰或微混	（＋）~（＋＋）	轻度增加	正常或稍高	正常	增加，数十或数百，以L↑为主	无
流行性乙脑	稍增高	多清晰或微混	（＋）	增加	正常或稍高	正常	增加，数十或数百，早期N↑，以后L↑	无
脑肿瘤	增高	无色或黄色	（±）~（＋）	轻度增加	正常	常	正常或稍增加以L↑为主	无
脑室及蛛网膜下腔出血	稍增高	血性	（＋）~（＋＋）	轻度增加	多增高	正常	增加，以RBC为主	无

§5.4.3 临床实验诊断检验正常参考值

一、血液检验

（一）血液一般检验

血红蛋白（Hb）　男性 120～160 g/L

女性 110～150 g/L

新生儿 170～200 g/L

红细胞（RBC）　男性$(4.0～5.5)×10^{12}$/L

女性$(3.5～5.0)×10^{12}$/L

新生儿$(6.0～7.0)×10^{12}$/L

白细胞（WBC）　成人$(3.5～9.5)×10^9$/L

新生儿$(15.0～20.0)×10^9$/L

6 月龄至 2 岁$(11.0～12.0)×10^9$/L

儿童 $(5.0～12.0)×10^9$/L

白细胞分类计数

百分率　中性杆状核粒细胞 0.01～0.05（1%～5%）

中性分叶核粒细胞 0.40～0.75（40%～75%）

嗜酸性粒细胞 0.004～0.08（0.4%～8%）

嗜碱性粒细胞 0～0.01（0%～1%）

淋巴细胞 0.20～0.50（20%～50%）

单核细胞 0.03～0.10（3%～10%）

（二）红细胞的其他检验

红细胞沉降率（ESR）Westergren 法　男性　0～15 mm/1 h 末

女性　0～20 mm/1 h 末

平均红细胞体积（MCV）　　　手工法　82～92 fL

血细胞分析仪法　80～100 fL

平均红细胞血红蛋白含量（MCH）　　手工法　27～31 pg

血细胞分析仪法　26～34 pg

红细胞半衰期（$t_{1/2}$）　25～32 日

（三）血栓与止血的检验

出血时间（BT）Duke 法 1～3 分钟，超过 4 分钟为异常

Lvy 法 2～6 分钟，超过 7 分钟为异常

血小板计数　（100～300）$×10^9$/L

凝血时间（CT）　普通试管法　6～12 分钟

239

　　　　　硅管法　　　　15～32 分钟

（四）血液生化检验

血清总蛋白（TP）　　65～85 g/L

血清白蛋白（A）　　40～55 g/L

血清球蛋白（G）　　20～40 g/L

白蛋白/球蛋白比值（A/G）（1.2～2.4）：1

血糖（空腹）　　全血（Folin 吴法）　　　　4.4～6.7 mmol/L

　　　　　　　　血清或血浆（邻甲苯胺法）　3.9～6.4 mmol/L

口服葡萄糖耐量试验（OGTT）　　空腹血糖＜6.72 mmol/L

　　　　　　　　　　　　　　　服糖后 0.5～1 小时

　　　　　　　　　　　　　　　升至高峰　7.84～8.96 mmol/L

　　　　　　　　　　　　　　　服糖后 2 小时　　　　血糖恢复至空腹水平

　　　　　　　　　　　　　　　尿糖均为阴性

血清总脂　　成人　4～7 g/L

　　　　　　儿童　3～6 g/L

血清总胆固醇　成人　2.86～5.98 mmol/L

　　　　　　　儿童　3.12～5.2 mmol/L

血清甘油三酯（TG）　　0.56～1.7 mmol/L

高密度脂蛋白（HDL）　　0.30～0.40（30％～40％）

低密度脂蛋白（LDL）　　0.50～0.60（50％～60％）

极低密度脂蛋白（VLDL）　0.13～0.25（13％～25％）

血清钾　3.5～5.3 mmol/L

血清钠　137～147 mmol/L

血清氯（以氯化钠计）　99～110 mmol/L

血清钙　总钙（比色法）2.11～2.52 mmol/L

　　　　离子钙（离子选择电极法）1.10～1.34 mmol/L

血清锌　7.65～22.95 μmol/L

血清甲胎蛋白（AFP）　定性　阴性

血清总胆红素（STB）　成人　3.4～17.1 μmol/L

尿素氮　成人　3.2～7.1 mmol/L

　　　　儿童　1.8～6.5 mmol/L

肌酐　全血　88.4～176 μmol/L

　　　血清或血浆　男性　53～106 μmol/L

　　　　　　　　　女性　44～97 μmol/L

尿酸　磷钨酸盐法　男性　268～488 μmol/L

　　　　　　　　　女性　178～387 μmol/L

尿酸酶法　　男性　208～428 μmol/L

女性　155～357 μmol/L

儿童　119～327 μmol/L

二、血清学与免疫学检测

乙型肝炎病毒表面抗原（HBsAg）　　ELISA 法，RIA 法　　阴性

反向间接血凝法　　阴性（滴度<1∶8）

乙型肝炎病毒表面抗体（HBsAb）　　ELISA 法，RIA 法　　阴性

乙型肝炎病毒 e 抗原（HBeAg）　　ELISA 法，RIA 法　　阴性

乙型肝炎病毒 e 抗体（HBeAb）　　ELISA 法，RIA 法　　阴性

乙型肝炎病毒核心抗原（HBcAg）　　ELISA 法，RIA 法　　阴性

乙型肝炎病毒核心抗体（抗 HBc）　　ELISA 法，RIA 法　　阴性

甲胎蛋白（AFP，αFP）　对流免疫电泳法　阴性

RIA 或 ELISA 法<20 μg/L

癌胚抗原（CEA）　　ELISA 法和 RIA 法　15 μg/L

癌抗原 125（CA125）　男性及 50 岁以上女性<2.5 万 U/L（RIA 法或 ELISA 法）

20～40 岁女性<4.0 万 U/L（RIA 法）

三、骨髓检验

有核细胞计数　　(40～180)×10^9/L

增生程度　　增生活跃（即成熟红细胞与有核细胞之比约为 20∶1）

粒/红（G/E）　　(2.76±0.87)∶1

粒系细胞总数　　占 0.50～0.60（50％～60％）

红系细胞总数　　占 0.15～0.25（15％～25％）

四、排泄物、分泌液及体液检验

（一）尿液检查

尿量　1 000～2 000 mL/24 h

外观　透明，淡黄色

酸碱反应　弱酸性，pH 约 6.5

相对密度（比重）　成人：随机尿 1.003～1.030；晨尿>1.020；新生儿：1.002～1.004

蛋白质　定性　阴性

定量　20～130 mL/24 h（平均 40 mL/24 h）

Tamm-Horsfall 蛋白（THP）　29.8～43.9 mg/24 h

葡萄糖　定性　阴性

定量　0.56～5.0 mmol/24 h（100～900 mg/24 h）

酮体 定性 阴性
　　　　定量 （以丙酮计） 0.34～0.85 mmol/24 h（20～50 mg/24 h）

尿胆原 定性 阴性或弱阳性（尿稀释 20 倍为阴性）
　　　　定量 0.84～4.2 μmol/24 h

尿胆素定性试验 阴性

胆红素 定性 阴性
　　　　定量 ≤2 mg/L

乳糜尿试验 阴性

尿沉渣检查 白细胞<5 个/HP
　　　　　　红细胞<3 个/HP
　　　　　　扁平或大圆上皮细胞少许/HP
　　　　　　透明管型偶见/HP

12 小时尿沉渣计数 红细胞<50 万个
　　　　　　　　　白细胞<100 万个
　　　　　　　　　透明管型<5 000 个

中段尿细菌培养计数 <10^6菌落/L（10^3菌落/mL）

（二）大便检验

量 100～300 g/24 h

颜色 黄褐色

胆红素 阴性

隐血试验 阴性

（三）脑脊液检验

性状 无色，清晰透明

压力（侧卧） 0.69～1.76 kPa（70～180 mmH$_2$O）

蛋白 定性试验［潘迪（Pándy）试验］ 阴性
　　　定量 儿童（腰椎穿刺）0.20～0.40 g/L
　　　　　　成人（腰椎穿刺）0.20～0.45 g/L
　　　　　　小脑延髓池穿刺 0.10～0.25 g/L
　　　　　　脑室穿刺 0.05～0.15 g/L

白蛋白 0.1～0.3 g/L

葡萄糖 成人 2.5～4.5 mmol/L
　　　　儿童 2.8～4.5 mmol/L

氯化物（以氯化钠计）120～130 mmol/L

细胞数 成人 （0～8）×10^6/L
　　　　儿童 （0～15）×10^6/L

五、内分泌激素检测

血甲状腺素（T_4）放免法　65～155 nmol/L

血三碘甲状腺原氨酸（T_3）放免法　1.6～3.0 nmol/L

甲状腺摄[131]I率　3 小时　0.057～0.245（5.7%～24.5%）

　　　　　　　　24 小时　0.151～0.471（15.1%～47.1%）

基础代谢率（BMR）　－0.10～＋0.10（－10%～＋10%）

六、血液气体分析检测

动脉血氧分压（PaO_2）　12.6～13.3 kPa（95～100 mmHg）

动脉血二氧化碳分压（$PaCO_2$）　4.7～6.0 kPa（35～45 mmHg）

混合静脉血氧分压（PvO_2）　4.7～6.0 kPa（35～45 mmHg）

动脉血氧饱和度（SaO_2）　0.95～0.98（95%～98%）

静脉血氧饱和度　0.64～0.88（64%～88%）

动脉血氧含量（CaO_2）　8.55～9.45 mmol/L

静脉血氧含量（CvO_2）　4.5～7.2 mmol/L

血液酸碱度（pH）　7.35～7.45（平均 7.40）

动脉血浆二氧化碳含量（TCO_2）　25.2 mmol/L

二氧化碳结合力（CO_2CP）　22～31 mmol/L

全血缓冲碱（BB）　45～55 mmol/L（平均 50 mmol/L）

碱剩余（BE）　成人　±2.3 mmol/L

　　　　　　儿童　－4～＋2 mmol/L

§5.5　疾病诊断步骤和临床思维方法

§5.5.1　概　述

临床思维方法指对疾病现象进行调查研究、分析综合、判断推理等过程中的一系列思维活动，由此认识疾病、判断鉴别，做出决策的一种逻辑方法。

临床思维方法在过去教科书中很少提及，课堂上也很少讨论，学生常常是经过多年实践后逐渐领悟其意义。这样势必事倍功半，"觉悟"恨晚。为了使学生从一开始就意识到其重要性，在实践活动中注意其基本训练，本书列出专节讨论，旨在使初学者在临床学习之初就认识到它的重要性，能够在每次实践活动中注重临床思维方法的基本训练并遵循基本原则，这样，无疑将事半功倍，受益终身。

§5.5.2 疾病诊断步骤和临床思维方法基本知识问答

1. 试述诊断疾病的步骤。

（1）收集资料：包括详尽、完整、真实可靠的病史，全面系统而又重点深入的体格检查，以及含三大常规在内的各项实验室和特殊检查。

（2）分析综合资料，形成印象：对上述资料进行综合归纳，分析比较，去粗取精，去伪存真，由表及里总结病人的主要问题，将可能性较大的问题罗列出来，形成假设、印象，也就是初步诊断。

（3）验证或修正诊断：初步诊断经过临床实践的验证，并进一步研究、分析病情，对初步诊断进行验证或修正，以明确诊断。一时难以确诊的病例，进行实验性治疗也是一项公认可行的准则，但需十分慎重。

2. 选择各种化验和特殊检查时应考虑哪些问题？

（1）哪种项目最合适，正常范围如何。

（2）检查的敏感性、特异性、准确性如何。

（3）各种疾病中检查结果的频率分布。

（4）确定诊断的概率是多少。

（5）检查对病人的利弊及安全性如何。

（6）成本-效果（cost-effectiveness）分析。

3. 试述临床思维的两大要素。

（1）临床实践：即床旁接触病人，观察病情变化，实施诊疗操作，分析问题，解决问题。

（2）科学思维：这是将疾病的一般规律运用于判断特定个体所患疾病的思维过程，是对疾病资料整理、分析的过程，是对临床问题综合比较、分析推理的过程，并在此基础上建立疾病的诊断。

4. 临床思维方法可概括为哪 10 个步骤？

（1）从解剖的观点，有何结构异常。

（2）从生理的观点，有何功能改变。

（3）从病理生理的观点，提出病理变化和发病机制的可能性。

（4）考虑几个可能的致病原因。

（5）考虑病情的轻重，勿放过严重情况。

（6）提出 1~2 个特殊的假说。

（7）检验该假说的真伪，权衡支持与不支持的症状体征。

（8）寻找特殊的症状体征组合，进行鉴别诊断。

（9）缩小诊断范围，考虑诊断的最大可能性。

（10）提出进一步检查及处理措施。

5. 试述临床思维的基本原则。

（1）实事求是原则：掌握第一手资料，尊重事实，全面分析，避免主观性和片面性。

（2）首先考虑常见病、多发病：这种选择原则符合概率分布的基本原理，有其数学逻辑学依据，在临床上可以大大减少诊断失误的机会。

（3）首先考虑器质性疾病的存在，然后考虑功能性疾病：以免延误治疗，甚至给病人带来不可弥补的损失。

（4）首先考虑可治性疾病的诊断：以便早期及时对疾病予以恰当处理。

（5）应考虑当地流行和发生的传染病与地方病：考虑到疾病谱随年代、地域而变化。

（6）尽可能以一种疾病去解释多种临床表现：若病人的临床表现确实不能用一种疾病解释时，可再考虑有其他疾病的可能性。

（7）以病人为整体的原则：以病人为整体，要抓准重点、关键的临床现象。疾病症状的有无、轻重除受病因、病理生理等生物学方面的因素外，还受性别、年龄、生活环境、工作情况、文化程度、心理状态等方面的影响。应充分考虑生物-心理-社会的因素，要避免"见病不见人"现象。

6. 常见的误诊、漏诊的原因有哪些？

（1）病史资料不完整、不确切，未能反映疾病进程和动态，以及个体的特征，因而难以作为诊断的依据。亦可能由于资料失实，分析取舍不当，导致误诊、漏诊。

（2）观察不细致或检验结果误差。临床观察和检查中遗漏关键征象，不加分析地依赖检验结果，是误诊的重要因素。

（3）医学知识不足，缺乏临床经验，对一些病情复杂、临床罕见疾病造成误诊，是误诊的常见原因。

（4）先入为主，主观臆断，妨碍了客观而全面地搜集和分析资料。

7. 为达到确诊的目的，临床上常用哪些诊断方法？

（1）直接诊断：病情简单、直观，根据病史或体征，无须化验和特殊检查即能做出诊断。如荨麻疹、外伤性血肿、急性扁桃体炎、急性胃肠炎等。

（2）排除诊断：临床症状、体征不具有特异性，有多种疾病可能性，经深入检查，稍加分析，容易发现不符之点，予以摒除，留下1～2个可能的诊断进一步证实。

（3）鉴别诊断：主要症状体征有多种可能性，一时无法确定诊断，需不断收集多种资料予以鉴别。若新的资料不支持原有的诊断，应将原有的可能性剔除，或提出新的诊断。

8. 综合的临床诊断应包括哪些内容？

（1）病因诊断：根据临床的典型表现，明确提出致病原因和本质，如风湿性心瓣膜病、结核性脑膜炎、血友病等。

（2）病理解剖诊断：对病变部位、性质、细微结构变化的判断。

（3）病理生理诊断：是疾病引起机体功能变化，如心功能不全、肝肾功能障碍等，它不仅是机体和脏器功能判断所必需的，而且也可由此作出预后判断和劳动力鉴定。

（4）疾病的分型与分期：不少疾病有不同的型别与程期，其治疗及预后意义各不相同，诊断中亦应予以明确。

（5）并发症的诊断：是指原发疾病的发展，导致机体、脏器的进一步损害，虽然与主要疾病性质不同，但在发病机制上有密切关系。如慢性肺部疾病并发肺性脑病、风湿性心瓣膜病并发亚急性感染性心内膜炎等。

（6）伴发疾病诊断：是指同时存在的，与主要诊断的疾病不相关的疾病，其对机体和主要疾病可能产生影响，如龋齿、肠蛔虫病等。

（7）症状或体征原因待诊。

9. 何谓循证医学？

循证医学（evidence based medicine，EBM）是遵循科学证据的临床医学。它提倡将临床医师个人的临床实践和经验与客观的科学研究证据结合起来，将最正确的诊断、最安全有效的治疗和最精确的预后估计服务于每位具体病人。

循证医学不同于传统医学。传统医学是以经验医学为主，即根据非实验性的临床经验、临床资料和对疾病基础知识的理解来诊治病人。循证医学并非要取代临床技能、临床经验、临床资料和医学专业知识，它只是强调任何医疗决策应建立在最佳科学研究证据的基础上。

10. 试述循证医学的基本特征。

（1）循证医学的核心思想是临床证据、医师经验与病人意愿三者相结合来制订医疗决策，包括诊断方法和治疗方案。①寻找和收集最佳临床证据，旨在得到更敏感和更可靠的诊断方法，更有效和更安全的治疗方案。②医师的临床经验用于识别和决定采用哪些最好的证据。③根据病人的具体情况，对疾病的担心程度、对治疗的期望程度，为病人着想并尊重病人的选择。

（2）重视当前可得的最佳临床证据，这和传统医学截然不同。循证医学强调按质量对临床证据进行分级，优先参照当前可得（最新）的最高级别证据进行诊治决策，次之按证据级别顺次考虑低级别证据。传统医学处理病人最主要的依据是个人或他人的经验。

§5.6 诊断学自测试题（附参考答案）

§5.6.1 诊断学自测试题一（问诊、体格检查、病历书写）

一、选择题

【A 型题】

1. 主诉的含义下述哪项不正确 （ ）

　A. 指病人的主要症状或体征及其看病的时间　　B. 指病人的主要症状或体征及其起病的时间

C. 指病人的主要症状或体征及持续的时间（病程）　　D. 指病人的主要症状或体征及其发作的频率

E. 指病人的主要症状或体征及其严重的程度

2. 下列有关病历书写的叙述，哪项是不正确的 （ ）

A. 入院记录需在 24 小时内完成　　B. 出院记录应转抄在门诊病历中　　C. 接收记录由接受科室医师书写　　D. 转科记录由原住院科室医师书写　　E. 手术记录凡参加手术者均可书写

3. 下述问诊语言正确的是 （ ）

A. 你心前区痛反射到左肩吗　　B. 你右上腹痛反射到右肩痛吗　　C. 解大便有里急后重吗

D. 你觉得主要是哪里不适　　E. 腰痛时反射到大腿内侧痛吗

4. 各项记录完成的时限，下列哪项有误 （ ）

A. 门（急）诊就诊时及时完成　　B. 首志应在病人入院后 6 小时完成　　C. 入院记录、再次（多次）入院记录应于病人入院后 24 小时内完成　　D. 接班记录由接班医师接班 24 小时内完成　　E. 转院记录应有主治医师及科主任的签名

5. 病情危重，随时有生命危险，有循环、呼吸、肝、肾、中枢等功能衰竭病变之一者，按病例分型病例属 （ ）

A. A 型病例　　B. B 型病例　　C. C 型病例　　D. D 型病例　　E. E 型病例

6. 需紧急处理，但病种单纯的病例，按病例分型病例属 （ ）

A. A 型病例　　B. B 型病例　　C. C 型病例　　D. D 型病例　　E. E 型病例

7. 作为年龄推断的指标，下列哪项不正确 （ ）

A. 皮肤弹性随年龄增长而减低　　B. 牙齿脱落大多数老年人均有　　C. 头发变白肯定已属老年

D. 角膜老年环见于 60 岁以上的老人　　E. 老年人大多肌肉萎缩松弛

8. 有关第二性征的区别，下列哪项不正确 （ ）

A. 体毛和阴毛分布的特征　　B. 乳房发育及皮下脂肪　　C. 肌肉发达程度　　D. 皮肤色素分布

E. 声音强弱和音调

9. 肺和胸膜触诊，下列哪项不正确 （ ）

A. 呼吸运动度检查病人应做深呼吸　　B. 应在胸部对称部位做比较检查　　C. 以手掌或掌尺侧缘做语震检查　　D. 应注意病人是胸式呼吸还是腹式呼吸　　E. 胸膜摩擦感以胸侧壁下部较易触及

10. 肺部比较叩诊，下列不正确的是 （ ）

A. 叩诊顺序，由上至下，由前至后，左右对称比较叩诊　　B. 叩诊时应注意音响变化　　C. 叩前胸与侧壁时板指与肋间平行　　D. 叩肩胛间区板指与脊柱平行　　E. 叩肩胛下区时板指可任意放置

11. 区别腹部肿块来自腹腔或腹壁最简易的检查方法是 （ ）

A. 超声波检查　　B. 胃肠钡餐检查　　C. 腹部体格检查　　D. 腹部 X 线平片　　E. 同位素扫描

12. 鉴别右心衰竭与肝硬化的要点是 （ ）

A. 有无腹水　　B. 有无下肢水肿　　C. 肝脏是否肿大　　D. 颈静脉是否充盈　　E. 有无脾大

13. 心脏杂音听诊，下列哪项不正确 （ ）

A. 杂音的部位　　B. 杂音的时期　　C. 杂音的性质　　D. 杂音强度均应分级

E. 杂音传导的方向

14. 腹部检查下列哪项错误 （ ）

A. 振水声见于幽门梗阻　　B. 肋下扪及肝脏提示肝大　　C. 脾脏正常时不能扪及　　D. 肠鸣音消失见于肠麻痹　　E. 腹主动脉搏动正常人可触到

15. 检查发现病人胸廓的前后径等于横径，肋间隙增宽，应考虑为 （ ）

A. 扁平胸　　B. 鸡胸　　C. 正常胸廓　　D. 漏斗胸　　E. 桶状胸

16. 风湿性心脏病二尖瓣狭窄最重要的临床特征是 （ ）

A. 声音嘶哑　　B. X线检查右房增大　　C. 第一心音亢进　　D. 皮下小结　　E. 心尖区舒张期杂音

17. 抬举性心尖冲动最常见于 （ ）

A. 肺心病　　B. 心肌炎　　C. 右室肥大　　D. 高血压心脏病　　E. 心包积液

18. 神经系统病理反射的出现是由于 （ ）

A. 脊髓反射弧的损害　　B. 神经系统兴奋性增高　　C. 脑干网状结构损害　　D. 锥体束受损　　E. 基底节受损

19. 鉴别颈动脉搏动与颈静脉搏动最关键的是 （ ）

A. 搏动的位置　　B. 搏动的范围　　C. 搏动部位是否伴有血管杂音　　D. 触诊指尖的搏动感，动脉搏动感较强　　E. 搏动是否伴随缺氧表现

20. 某病人右中肺听诊发现呼吸音柔软，呈吹风样"夫"音性质，吸气期较呼气期声音强，音调高，但吸气时间较呼气持续时间长，应诊断为 （ ）

A. 支气管呼吸音　　B. 肺泡呼吸音　　C. 支气管肺泡呼吸音　　D. 减弱的支气管呼吸音　　E. 增强的支气管呼吸音

21. 测血压时，袖带过窄将使测得的血压 （ ）

A. 增高　　B. 降低　　C. 舒张压降低，脉压增大　　D. 脉压变小　　E. 不受影响

22. 大叶性肺炎听诊呈 （ ）

A. 过清音　　B. 鼓音　　C. 实音　　D. 水泡音　　E. 哮鸣音

【X型题】

23. 有关病志书写的要求，下述哪些是正确的 （ ）

A. 首志由经管的住院医师书写　　B. 病志一般可2～3日记一次　　C. 危重症病人需每日或随时记录　　D. 会诊意见应记在病志中　　E. 应记录各项检查结果及分析意见

24. 有关门（急）诊病历书写的叙述，下列哪些是正确的 （ ）

A. 急诊病历由接诊医师及时书写，时间具体到分钟　　B. 凡急诊死亡病人，病历一律由急诊科保留，不得流失和外借　　C. 留观病人最后的归转，应有记录　　D. 门诊初诊病历应注明科别和日期（年、月、日），病历记录含主诉、病史、体征，初步处理，诊断意见及签名　　E. 留观出院者带药及休息可达7日

25. 儿科特殊病史应包括 （ ）

A. 生产史　　B. 喂养史　　C. 生长发育史　　D. 预防接种史　　E. 生活史

26. 过去病史包括下列哪几项 （ ）

A. 传染病史及接触史　　B. 手术外伤史　　C. 家族遗传史　　D. 局灶病史　　E. 预防接种史及药物过敏史

27. 三叉神经的功能包括 （ ）

A. 面部感觉　　B. 咀嚼运动　　C. 下颌反射　　D. 角膜反射　　E. 面部表情肌运动

28. 扪查乳房的方法哪些是正确的 （ ）

A. 扪查乳房内半侧时，嘱病人举臂　　B. 扪查乳房外半侧时，嘱病人垂臂　　C. 应用手指掌面循序轻轻触按乳房　　D. 乳房下部肿块，采取平卧位举臂触诊　　E. 抓捏乳房以利鉴别良恶性肿块

29. 下列哪些体征属于脑膜刺激征 （ ）

A. Kernig 征　　B. Lasegue 征　　C. Brudzinski 征　　D. Babinski 征　　E. Gordon 征

30. 呼吸三凹征是指吸气时下列哪些部位内陷 （ ）

A. 胸骨上窝　　B. 锁骨上窝　　C. 肋间肌　　D. 腹上角　　E. 肋间隙

二、填空题

1. 现病史内容应包括_____、_____、_____、_____、_____。

2. 正常人体温，口表为_____，肛表比口表高_____。

3. 正常人心尖搏动位于_____。

4. 肺部检查望诊呼吸应注意呼吸的类型、_____、_____、_____、_____。

5. 腹膜刺激三联征是指_____、_____、_____。

三、判断题

1. 手术记录应由手术医师书写或第一助手记录，并由手术医师审阅后签名，另立专页。 （ ）

2. 新病人的入院记录应在入院后 24 小时完成。 （ ）

3. 皮肤弹性检查，常检查手背及前臂内侧部位的皮肤。 （ ）

4. 左锁骨上窝淋巴结发现转移性癌症时，原发病灶一定来自胃肠道。 （ ）

5. 正常人常见的胸廓横径与前后径之比是 1.5：1。 （ ）

四、名词解释

1. 症状

2. 体征

3. 主诉

4. 间接听诊法

5. 蜘蛛痣

五、问答题

1. 试述学习诊断学的基本要求。

2. 何谓疾病诊断中的"一元论"原则？

3. 试述实验诊断学的主要内容。

4. 试述大数据理论在医学中的应用前景。

5. 简述常见的典型异常步态。

参考答案

一、选择题

1. C　2. E　3. D　4. B　5. D　6. B　7. C　8. D　9. D　10. E　11. C　12. D　13. D　14. B
15. E　16. E　17. D　18. D　19. D　20. B　21. A　22. C　23. BCDE　24. ABCD　25. ABCDE
26. ABDE　27. ABCD　28. ABCD　29. AC　30. ABE

二、填空题

1. 起病时间及可能诱因　主要症状的系统描述　病情发展和演变诊疗过程　与本次病有关的有意义的阴性病史　一般情况

2. 36.3～37.2 ℃　0.3～0.5 ℃

3. 左第 5 肋间隙锁骨中线内侧 0.5～1 cm

4. 深度　频率　节律　运动受限

5. 腹部压痛　反跳痛　肌紧张度增强

三、判断题

1. √　2. √　3. √　4. ×　5. √

四、名词解释

1. 症状：是病人病后对机体生理功能异常的自身体验和感觉。如瘙痒、疼痛、胀闷、恶心和眩晕等。症状是病史的重要组成部分，研究症状的发生、发展及演变，对做出初步诊断或印象，可发挥重要的作用。

2. 体征：是病人的体表或内部结构发生可察觉的改变，如皮肤黄染、肝脾大、心脏杂音等。体征对临床诊断的建立可发挥主导的作用。

3. 主诉：是指病人就诊最主要的原因，包括症状、体征及持续时间。主诉多于一项则按发生的先后次序列出，并记录每个症状的持续时间。主诉要简明精练，不超过 1～2 句，20 字左右。在一些特殊情况下，疾病已明确诊断，住院目的是为进行某项特殊治疗（手术、化疗）者可用病名，如白血病入院定期化疗。

4. 间接听诊法：是医师用听诊器进行听诊，听诊器耳件要与医师的外耳相适应，听诊时要使弯曲管的凹面向前，听取隆隆样杂音等低调声音时宜用钟形胸件，听高调声音时应选用膜形胸件如听吹风样杂音。

5. 蜘蛛痣：皮肤小动脉末端分支性扩张所形成的血管痣，形似蜘蛛，称为蜘蛛痣，多出现于上腔静脉分布的区域内，如面、颈、手背、上臂、前胸和肩部等处。其大小不一，直径可由帽针头大到数厘米以上。检查时用棉签或火柴杆压迫蜘蛛痣的中心，其辐射状小血管网立即消失，去除压力后又复出现。一般认为蜘蛛痣的出现常见于急、慢性肝炎或肝硬化。

五、问答题

1. 学习诊断学的基本要求如下：

（1）能独立进行系统且有针对性的问诊，能较熟练掌握主诉、症状、体征间的内在联系和临床意义。

（2）能以规范化手法进行系统、全面、重点、有序的体格检查。

（3）熟悉血、尿、大便等常规项目实验室检查的操作技术及常用临床检验项目的目的和临床意义。熟悉现代化自动生化分析仪器的操作程序及原理，了解实验结果对疾病的诊断意义。

（4）掌握心电图机的操作程序，熟悉正常心电图及异常心电图的图像分析。能辨认心肌供血不足、心肌梗死、房室肥大、期前收缩、心房及心室颤动和传导阻滞等常见的心电图改变。

（5）能将问诊和体格检查资料进行系统的整理，写出格式正确，文字通顺，表达清晰，字体规范，符合要求的完整病历和本教材所推荐的表格病历。

（6）能根据病史、体格检查、实验室检查和辅助检查所提供的资料，进行分析提出诊断印象和初步诊断。

2. 疾病诊断思维中的"一元论"原则，就是尽量用一个疾病去解释多种临床表现的原则。因为在临床实际中，同时存在多种关联性不大的疾病的概率是很少的。

3. 实验诊断学的主要内容有：

（1）血液学检验：包括红细胞、白细胞和血小板的数量、生成动力学、形态学和细胞化学等的检验；止血功能、血栓栓塞、抗凝和纤溶功能的检验；溶血的检验；以及血型鉴定和交叉配血试验等。

（2）体液与排泄物检查：对尿、大便和各种体液以及胃液、脑积液、胆汁等排泄物、分泌液的常规检验。

（3）生化学检查：对组成机体的生理成分、代谢功能、重要脏器的生化功能、毒物分析及药物浓度监测等的临床生物化学检验。包括糖类、脂肪、蛋白质及其代谢产物和衍生物的检验；血液和体液中电解质和微量元素的检验；血气分析和酸碱平衡的检验；临床酶学检验；激素和内分泌功能的检验；以及药物和毒物浓度检测等。

（4）免疫学检查：包括免疫功能检查、临床血清学检查、肿瘤标志物等的临床免疫学检测检验。

（5）病原体检查：包括感染性疾病的常见病原体检查、医院感染的常见病原体检查、性传播性疾病的病原体检查，以及细菌耐药性检查等。

4. 随着大数据理论与实践的迅速发展，其在医学界的应用也日益广泛。目前正在以下几方面进行深入探索：

（1）生命科学的基础研究：大规模基因组数据的分析和管理正在成为推动生命科学创新的源泉。

（2）新药开发：如基因治疗药物、抗癌药物的研发，药物临床疗效分析等。

（3）临床医学中的应用：包括肿瘤的病因、病理和流行病学研究，遗传性疾病的研究等方面，大数据理论都将发挥重要的作用。

（4）在健康管理、移动医疗和远程医疗以及个性化的健康服务等方面均有广阔的发展前景。

5. 步态指走动时所表现的姿态。当患某些疾病时可导致步态发生显著改变，并具有一定的特征性，有助于疾病的诊断。常见的典型异常步态有：

（1）蹒跚步态：走路时身体左右摇摆似鸭行。见于佝偻病、大骨节病、先天性双侧髋关节脱位等。

（2）醉酒步态：行走时躯干重心不稳，步态紊乱不准确如醉酒状。见于小脑疾病、酒精及巴比妥中毒。

（3）共济失调步态：起步时一脚高抬，骤然垂落，且双目向下注视，两脚间距很宽，以防身体倾斜，闭目时则不能保持平衡。见于脊髓痨病人。

（4）慌张步态：起步后小步急速趋行，身体前倾，有难以止步之势。见于震颤麻痹病人。

（5）剪刀步态：由于双下肢肌张力增高，尤以伸肌和内收肌张力增高明显，移步时下肢内收过度，两腿交叉呈剪刀状。见于脑性瘫痪与截瘫病人。

§5.6.2 诊断学自测试题二（实验诊断）

一、选择题

【A 型题】

1. 尿中所含有不使尿相对密度增高的物质是 （ ）

A. 右旋糖酐　　B. 放射造影剂　　C. 尿素　　D. 高蛋白质　　E. 高葡萄糖

2. 化学法粪便隐血试验，除愈创木脂法外，前 3 日不必禁食 （ ）

A. 动物血　　B. 肉食　　C. 猪肝　　D. 含叶绿素食物　　E. 果酱

3. 与梅毒血清学试验无关的检验是 （ ）

A. USR　　B. ESR　　C. RPR　　D. VDRL　　E. TPHA

4. 心肌梗死病人血清 CK 值在发病几小时即开始增高 （ ）

A. 2～4　　B. 6～12　　C. 3～10　　D. 4～8　　E. 12～24

5. 周围血片中出现幼红细胞最可能是 （　）

A. 缺铁性贫血　　B. 溶血性贫血　　C. 再生障碍性贫血　　D. 淋巴瘤　　E. 脾功能亢进

6. 下列情况红细胞增多，哪项不是由于血液浓缩 （　）

A. 连续呕吐　　B. 高山居民　　C. 反复腹泻　　D. 出汗过多　　E. 大面积烧伤

7. 新鲜尿液外观混浊，加热后混浊消失，可能为 （　）

A. 磷酸盐　　B. 草酸盐　　C. 尿酸盐　　D. 碳酸盐　　E. 脓尿

8. 尿微量清蛋白，以下说法哪项是错误的 （　）

A. 用常规方法不能测出　　B. 超过尿蛋白正常范围的上限而定性方法又不能测出　　C. 可在隐匿型肾炎及肾炎恢复期尿中出现　　D. 是比较灵敏的早期发现肾损伤的指标　　E. 是指低分子量的蛋白

9. 尿中有可能发现 （　）

A. 蛲虫雌虫　　B. 阿米巴包囊　　C. 蛔虫卵　　D. 肝吸虫卵　　E. 血吸虫尾蚴

10. 可作为消化道恶性肠道肿瘤筛选检查的是 （　）

A. 粪便隐血试验　　B. 粪便中找癌细胞　　C. 粪便中有红细胞　　D. 肠纤维镜检查　　E. 粪胆原试验

11. 正常成人脑脊液中不可能出现 （　）

A. Pandy 试验弱阳性　　B. 蛋白质 150 mg/L　　C. 葡萄糖 3 mmol/L　　D. 氯化物 120 mmol/L　　E. 白细胞 $8×10^9$/L

12. 做尿液妊娠试验，灵敏度最低，且已被淘汰的方法是 （　）

A. 单克隆酶免疫法　　B. 雄蟾蜍试验　　C. 胶乳凝集抑制试验　　D. 放射免疫法　　E. 红细胞凝集抑制试验

13. 尿干化学分析仪检查蛋白质，主要检查 （　）

A. 球蛋白　　B. 清蛋白　　C. 球蛋白＋清蛋白　　D. 球蛋白＋微量清蛋白　　E. 清蛋白＋微量清蛋白

14. 尿干化学分析仪检查白细胞，主要是检测 （　）

A. 中性粒细胞　　B. 中性粒细胞＋淋巴细胞　　C. 中性粒细胞＋单核细胞　　D. 全部白细胞　　E. 全部粒细胞

15. 尿干化学分析仪检查白细胞和红细胞与显微镜检查白细胞和红细胞的关系 （　）

A. 都有对应关系　　B. 都无对应关系　　C. 只白细胞有对应关系　　D. 只红细胞有对应关系　　E. 尿液混浊时才有对应关系

【X型题】

16. 下列哪些标本在排除外界污染的情况下，培养出细菌即有确诊意义 （　）

A. 血　　B. 粪便　　C. 脑脊液　　D. 咽拭子　　E. 痰

17. 可使血小板数升高的因素有 （　）

A. 运动　　B. 新生儿　　C. 饱餐　　D. 妇女月经前　　E. 脾功能亢进

18. 脑脊髓液中淋巴细胞增高可见于 （　）

A. 中枢神经系统病毒感染　　B. 中枢神经系统真菌感染　　C. 结核性脑膜炎　　D. 急性脑膜白血病　　E. 化脓性脑膜炎

19. 诊断急性心肌梗死常用的血清酶有 （　）

A. 肌酸激酶　　B. 肌酸激酶同工酶　　C. 乳酸脱氢酶　　D. 淀粉酶　　E. 碱性磷酸酶

20. 能使尿中 HCG（绒毛膜促性腺激素）增高的因素有 （ ）

A. 恶性葡萄胎　　B. 绒毛膜上皮癌　　C. 妊娠　　D. 睾丸畸胎瘤　　E. 异位妊娠

二、填空题

1. 心肌梗死病人血液中肌酸激酶，发病后_____小时即开始增高。

2. 饮食中含高核酸时，可使血中_____增加。

3. 溶血标本可使红细胞沉降率数值_____。

4. 找蛲虫应是在_____周围，而且是病人_____或_____。

5. 交叉配血试验的病人血样品应是输血前_____日以内的血样。

6. 由于生理因素，血白细胞计数，1 日最高值与最低值可相差_____。

7. 甲胎蛋白是_____血清标志物之一。

8. WBC 正常参考值是(4～10)×_____/L。

9. 黄疸指数测定已被淘汰，其取代项目是_____。

10. USR 是梅毒血清学检验的_____试验。

三、判断题

1. 1 周内服用过阿司匹林，对计数血小板有影响。 （ ）

2. 服用维生素 C 后，用试带法检验尿葡萄糖，可出现假阳性。 （ ）

3. 应在病人发热期从血中找回归热螺旋体。 （ ）

4. 血中 HBsAg 阳性即可诊断被检者为乙型病毒性肝炎。 （ ）

5. 60 岁以上高龄老人，常见 ESR 增快。 （ ）

6. 做血清冷凝集素试验的血标本不能冷藏。 （ ）

7. 甲胎蛋白对原发性肝癌有特异性的诊断价值。 （ ）

8. 尿糖定量测定可用甲醛防腐。 （ ）

9. 血红蛋白报告惯用单位为 g/dL，改为法定单位制应为 g/L。 （ ）

10. 伤寒病人血中未培养出伤寒沙门菌即不能确诊伤寒。 （ ）

四、名词解释

1. 尿渗透量

2. 尿管型

3. 漏出液

4. 渗出液

5. 室内质量控制

五、问答题

1. 临床检验各项报告如何将惯用单位改为国际单位（SI）制？

2. 何谓出血时间？简述出血时间的测定方法及临床意义。

3. 简述白细胞计数增减的临床意义。

4. 什么情况可引起淋巴细胞增减？

5. 嗜酸性粒细胞在什么病理情况下增多或减少？嗜酸性粒细胞计数可动态观察哪些疾病？

6. 嗜碱性粒细胞增多有何临床意义？

7. 试述红细胞沉降率测定的临床意义。

8. 尿比重测定有何临床意义？

9. 简述常见的各种蛋白尿的形成原因。

10. 简述尿胆原、尿胆红素在黄疸中的鉴别意义。

11. 尿液"妊娠试验"阳性是否即为妊娠？目前常用哪些方法做妊娠试验？

12. 何谓镜下血尿和肉眼血尿？

13. 试述血浆蛋白的生理功能。

14. 诊断胰腺疾病的主要血清酶有哪些？

15. 糖尿病性糖耐量降低有哪些表现？

参考答案

一、选择题

1. C　2. E　3. B　4. A　5. B　6. B　7. C　8. E　9. A　10. A　11. E　12. B　13. B　14. A

15. B　16. AC　17. AC　18. ABC　19. ABC　20. ABCDE

二、填空题

1. 2～4

2. 尿酸

3. 增高

4. 肛门　睡熟后　清晨

5. 3

6. 1 倍

7. 原发性肝癌

8. 10^9

9. 血清总胆红素测定

10. 筛选

三、判断题

1. √　2. ×　3. √　4. ×　5. √　6. √　7. ×　8. ×　9. √　10. ×

四、名词解释

1. 尿渗透量：简称尿渗量，是指尿中具有渗透活性的全部溶质微粒的总数量，反映溶质和水的相对排泄速度。电解质和尿素是起决定作用的溶质。测定尿渗量比测定尿比密更能确切地反映肾脏浓缩能力，是反映肾脏浓缩功能的重要指标。

2. 尿管型：管型（casts）为尿沉渣中有重要意义的成分，它的出现往往提示有肾实质性损害。它是尿液中的蛋白质、细胞及其崩解产物在肾小管、集合管内凝固而形成的蛋白凝聚圆柱状物，故又称圆柱体。

3. 漏出液：血管内的水分伴同营养物，通过毛细血管而滤出，这种在组织间隙或体腔内积聚的非炎症性组织液称为滤出液或漏出液。其形成常见的原因为：①血管内胶体渗透压下降。②毛细血管流体静脉压升高。③淋巴回流受阻。④水、钠潴留引起细胞外液增多。

4. 渗出液：由于炎症病灶内血管中的液体成分和细胞成分通过血管壁渗出，而进入组织或体腔的炎性积液称为渗出液。这是由于炎症时病原微生物的毒素、缺氧以及炎症介质作用使血管内皮细胞受损，血

254

管通透性增加，致使血管内大分子物质如清蛋白甚至球蛋白和纤维蛋白原都能通过血管壁而渗出。

5. 室内质量控制：系各实验室为了监测和评价本室工作质量，以决定常规检验报告能否发出所采取的一系列检查、控制手段，旨在检测和控制本室常规工作的精密度，并检测其准确度的改变，以提高本室常规工作中批间和日间标本检测的一致性。

五、问答题

1. 临床检验结果为惯用单位改为国际单位，一般有下面几种变换方法：

（1）凡一价元素（如 K^+、N^+、Cl^-）原来以 mEq/L 报告者，改为 mmol/L，其值不变。如多价者，即"mEq/L÷价数＝mmol/L"。

（2）除蛋白质（包括血红蛋白）及酶以外，所有临床化学项目，均以"mol/L"（因数值不一，可用"mmol/L"或"μmol/L"）报告。其换算方法是：

SI 制单位＝惯用单位×换算系数*

惯用单位＝SI 制单位÷换算系数*

换算系数*＝1/相对分子质量×10

如葡萄糖相对分子质量为 180，则葡萄糖换算系数为：

1/180×10≈0.0555

（3）蛋白质类使用"g/L"或"mg/L"报告方式。

（4）凡使用"％"者改为"0.××"。如白细胞分类中"N 60％"改为"N 0.60"。其他如蛋白电泳等均改为"0.××"。

（5）血细胞和体液细胞计数过去报告为××/mm³（或 μL），现改为 1 L（1 升）中细胞数，分子以× 10^x 表示，如：

WBC 5 600/mm³ 改为 $5.6×10^9$/L

RBC 520 万/mm³ 改为 $5.2×10^{12}$/L

血小板 20.5 万/mm³ 改为 $205×10^9$/L

2. 将皮肤毛细血管刺破后，血液自然流出到自然停止所需的时间称为出血时间（bleeding time，BT）。BT 的长短主要受血小板数量和功能以及血管壁的通透性和脆性的影响，而血浆凝血因子影响较小。

BT 测定，以前用的 Duke 法，因其虽操作简单，但穿刺深度、宽度难以标准化，且受穿刺部位毛细血管分布及血管收缩程度的影响，致使实验的敏感性很差，已停止使用。Ivy 法虽较 Duke 法敏感，但操作烦琐，皮肤切口大，不仅难以标准化，且创伤性大，影响因素也较多，因而难以推广。若临床怀疑血管异常所致出血性疾病（如血管性血友病、单纯性紫癜、过敏性紫癜等），应使用模板式刀片法（template bleeding time，TBT）测定出血时间。模板式刀片法参考值为（6.9±2.1）分钟。

BT 延长见于：①血小板明显减少，如原发性或继发性血小板减少性紫癜。②血小板功能异常，如血小板无力症和巨大血小板综合征。③严重缺乏血浆某些凝血因子所致疾病，如 vWD、DIC。④血管异常，如遗传性出血性毛细血管扩张症。⑤药物干扰，如服用阿司匹林、双嘧达莫等。

3.（1）白细胞增多的临床意义：大部分化脓性细菌尤其是各种球菌所引起的感染，均可使白细胞升高；其次如中毒（尿毒症、糖尿病酮症酸中毒、汞中毒、铅中毒）、急性出血、急性溶血、手术后、恶性肿瘤、粒细胞性白血病等，白细胞亦可增加。

（2）白细胞减少的临床意义：某些传染病包括病毒感染及某些血液病如再生障碍性贫血、少部分急性白血病、粒细胞缺乏症、化学药品及放射损害，以及脾功能亢进等，白细胞数均可减少。

4.（1）致淋巴细胞增多的因素：可见于某些病毒或细菌所致的急性传染病、某些慢性感染、急性淋巴细胞性白血病及淋巴细胞性淋巴肉瘤、再生障碍性贫血及粒细胞缺乏症（淋巴细胞相对增多）、组织移植术后（排异前期）。

（2）致淋巴细胞减少的因素：主要见于接触放射线及应用肾上腺皮质激素或促肾上腺皮质激素者，亦可见于严重化脓性感染病人。由于中性粒细胞显著增多，淋巴细胞百分率减低，但绝对值仍在正常范围。

5.（1）嗜酸性粒细胞增多：嗜酸性粒细胞绝对值＞$0.5×10^9$/L 为增多或减少。在变态反应、某些皮肤病、寄生虫病及血液病等时增多，其他如猩红热、X 线照射、脾切除及传染病恢复期等因素亦可使之增多。

（2）嗜酸性粒细胞减少：嗜酸性粒细胞少于 $0.05×10^9$/L 为减少，主要见于传染病急性感染期、严重组织损伤时及应用肾上腺皮质激素、垂体或肾上腺功能亢进等。

计算嗜酸性粒细胞还可用于观察急性传染病和估计手术及烧伤病人的预后，以及测定肾上腺皮质功能。

6. 嗜碱性粒细胞增多的临床意义：外周血嗜碱性粒细胞＞$0.1×10^9$/L 为增多，可见于过敏性反应及某些炎症和感染性疾病。如溃疡性结肠炎、荨麻疹、结核病、骨髓增殖性疾病，嗜碱性粒细胞白血病及糖尿病等内分泌疾病，亦可见于重金属中毒及放射线照射等。

7. 红细胞沉降率测定的临床意义如下：

（1）生理性增高：妇女月经期和妊娠 3 个月以上至产后 1 个月，以及 60 岁以上老人，红细胞沉降率增高，此为生理性的。

（2）病理性增高可见于：①各种炎症。②恶性肿瘤。③高胆固醇血症。④组织损伤及坏死，如较大手术创伤和心肌梗死。⑤各种原因导致的高球蛋白血症，如亚急性感染性心内膜炎、系统性红斑狼疮等。⑥贫血。贫血病人红细胞数减少，下沉时受到摩擦阻力减少，致红细胞沉降率增高。

（3）红细胞沉降率减慢：意义较小，可因红细胞数明显增多或纤维蛋白原严重减低，见于各种原因所致的脱水血浓缩、真性红细胞增多症和弥散性血管内凝血等。

8.（1）比重增高的临床意义：见于脱水、蛋白尿、糖尿、惊厥、肾脂肪变性、急性肾小球肾炎、心力衰竭、高热、周围循环衰竭、使用造影剂等。

（2）比重减低的临床意义：见于慢性肾炎、急性肾炎多尿期、尿毒症多尿期、胶原疾患、使用利尿药等。

尿比重易受生理、病理、药物甚至混浊度影响，故用于对肾功能估计时连续测定比一次测定更有意义。测定尿比重还对鉴别糖尿病与尿崩症有意义。

9. 各种蛋白尿形成的原因如下：

（1）生理性蛋白尿或无症状性蛋白尿：指由于各种体内外环境因素对机体影响而导致的尿蛋白增多。①功能性蛋白尿：多见于青少年期，尿蛋白一般不超过（＋），定量＜0.5 g/24 h。②体位性蛋白尿：尿定性可达（＋＋）～（＋＋＋），卧床时则为阴性。③偶然性蛋白尿：又称假性蛋白尿。由于尿中混入生殖系统排泄物，如精液、月经以及血液、脓汁等，导致尿蛋白定性试验阳性，肾脏本身并无损害。

（2）肾小球性蛋白尿：因肾小球滤过膜受到炎症、免疫、代谢等损害引起，尿蛋白常＞2 g/24 h，为常见的一种蛋白尿。根据滤过膜损伤程度及尿蛋白的组分，可分为选择性蛋白尿和非选择性蛋白尿。

（3）肾小管性蛋白尿：因炎症或中毒引起近曲小管对相对低分子质量蛋白质的重吸收能力减退而出现以相对低分子质量蛋白质为主的蛋白尿，常见于肾小管损害疾病。尿蛋白含量较低，通常为（＋）～（＋＋），一般＜(1～2)g/24 h。

（4）混合性蛋白尿：肾脏病变同时或相继累及肾小球及肾小管，相对低分子质量的 $β_2$M 及中分子质量白蛋白同时增多，大分子质量的蛋白质较少。

（5）溢出性蛋白尿：肾小球滤过和肾小管重吸收均正常，主要指血液循环中出现大量相对低分子质量蛋白质或阳性电荷蛋白，如本周蛋白、肌红蛋白等，超过肾小管重吸收的极限，以致出现于尿中。溢出性蛋白尿常见于多发性骨髓瘤，尿蛋白定性为（＋）～（＋＋）。

（6）组织性蛋白尿：主要由泌尿道炎症或药物刺激泌尿系统分泌引起，以 T-H 糖蛋白为主，尿蛋白定性（±）～（＋），定量(0.5～1.0) g/24 h。

10. 正常人及不同类型黄疸病人尿中尿胆原及胆红素反应情况列表比较如下（表 5-6）。

表 5-6　正常人及不同类型黄疸病人尿中"三胆"比较表

人群	尿颜色	尿胆原	尿胆素	尿胆红素
正常人	浅黄	阴性（1：20）	阴性	阴性
溶血性黄疸病人	加深	强阳性	阳性	阴性
肝细胞性黄疸病人	加深	阳性	阳性	阳性
阻塞性黄疸病人	加深	阴性	阴性	阳性

11. 尿液"妊娠试验"的方法及准确性如下：目前的尿液"妊娠试验"实际上是检查尿中绒毛膜促性腺激素（HCG）。妊娠时，胎盘绒毛膜产生大量 HCG，释放入血液，致使血中 HCG 浓度增高，由于其相对分子质量小，能通过肾小球的滤过屏障从尿中排出，以此诊断妊娠。但恶性葡萄胎、绒毛膜上皮癌及男性睾丸畸胎瘤等病人尿中 HCG 含量亦很高，故对这些疾病，亦可用检测尿中 HCG 协助诊断。此外，肺癌、胃癌、肝癌、子宫颈癌等的血液和尿中 HCG 亦可增高，因此解释阳性结果时，应结合临床分析。

检查尿中 HCG，曾经用生物学方法，如雄蟾蜍或雄青蛙做试验，此法已被淘汰。目前用免疫学方法，如胶乳凝集抑制试验、血凝抑制试验、电化学发光法、放射免疫试验、酶联免疫吸附试验、放射受体试验、β-HCG 试验及单克隆抗体胶体金纸片法等。单克隆抗体胶体金纸片法操作简便，灵敏度高，特异性强，是较理想的早早孕诊断法。

12. 随机尿不经离心沉淀，镜下难以见到红细胞。离心浓缩后，高倍视野可偶见。如每个高倍视野可见 1～2 个，即红细胞增多。如每个高倍视野>3 个，而尿不显红色，称为镜下血尿。如 1 L 尿中有 1 mL 以上的血量，且肉眼可见到尿呈红色，称为肉眼血尿。

13. 血浆蛋白的生理功能如下：

（1）维持正常的胶体渗透压：正常人血浆的渗透压由电解质、葡萄糖、脲等小分子物质所形成的晶体渗透压及血浆蛋白大分子所形成的胶体渗透压两部分来维持。

（2）运输体内物质：体内许多物质与血浆蛋白结合在血流中运转，这是血浆蛋白的一种重要生理功能。

（3）调节体内某些物质：血浆蛋白与一些物质结合后能调节被结合物质的生理作用。如激素与蛋白结合后不具活性，从而起到调节激素的作用，许多药物也都有类似情况。有些毒性物质，如游离铁具有较大的毒性，与血浆运铁蛋白结合后即失去毒性。

（4）缓冲作用：血浆蛋白的等电点在 pH 4.0～7.3。正常情况下血液的 pH 为 7.35～7.45，大于蛋白质的等电点。故在生理 pH 下，血浆蛋白带负电，为弱酸性，一部分以酸的形式存在，一部分则形成弱酸盐，能接受氢离子或释放氢离子而起缓冲作用。

14. 诊断胰腺疾病的血清酶主要有 α-淀粉酶和脂肪酶。α-淀粉酶是诊断急性胰腺炎最常用的指标，一般在发病后 2～12 小时血清 α-淀粉酶活力开始上升，12～72 小时达高峰，4 日左右恢复正常。血清 α-淀粉酶升高常伴有尿淀粉酶增高，而且尿淀粉酶阳性率和升高程度都可高于血清淀粉酶，维持时间也较长。急性胰腺炎时，血清脂肪酶活力升高，其增高程度可大于淀粉酶，可高于正常上限 10 倍以上，且持续时间较长，特异性较高。

15. 糖尿病性糖耐量降低的表现有：①空腹葡萄糖浓度＞8.0 mmol/L。②葡萄糖峰值＞10.0 mmol/L 并出现糖尿。③延迟（2 小时后）才回复到空腹水平。

✎ §5.6.3　诊断学自测试题三（诊断步骤和临床思维）

一、选择题

【A 型题】

1. 某病人长期发热，皮肤、关节、心、肝、肾各方面都有病态表现时，下列哪种诊断可能性最大 （　　）

　A. 风湿　　B. 结核　　C. 肝炎　　D. 系统性红斑狼疮　　E. 肾脏疾病

2. 下述哪项不属诊断思维的注意问题 （　　）

　A. 现象与本质　　B. 主要与次要　　C. 临床表现与主诉　　D. 局部与整体　　E. 典型与不典型

3. 某咯血病人，胸片示右上肺阴影，首先应考虑的诊断是 （　　）

　A. 肺癌　　B. 肺炎　　C. 肺不张　　D. 肺结核　　E. 肺脓肿

4. 下述哪项不属常见诊断失误的原因 （　　）

　A. 病史资料不完整、不准确　　B. 体查不细致、不全面　　C. 医学知识不足　　D. 主观臆断
E. 病人欠合作

【X 型题】

5. 常见的误诊、漏诊的原因包括下面哪几种 （　　）

　A. 病史资料不完整、不确切　　B. 观察不细致或检验结果误差　　C. 先入为主、主观臆断
D. 医学知识不足、缺乏临床经验　　E. 疾病的临床表现不同

6. 临床思维的基本原则有 （　　）

　A. 实事求是的原则，"一元论"原则　　B. 用发病率和疾病谱观点选择诊断的原则　　C. 首先考虑器质性疾病的诊断，然后考虑功能性疾病的原则　　D. 首先考虑可治的疾病的原则，简化思维程序的原则　　E. 见病见人的原则

7. 综合的临床诊断应包括 （　　）

　A. 病因诊断　　B. 病理解剖诊断　　C. 病理生理诊断　　D. 疾病的分型与分期　　E. 并发症及伴发疾病诊断

8. 以下哪些项目是循证医学的应用范围 （　　）

　A. 医疗管理　　B. 制定卫生政策　　C. 卫生技术评价　　D. 指导临床实践　　E. 药物研究与应用

9. 造成临床表现不典型的因素有 （　　）

　A. 年老体弱　　B. 治疗的干扰　　C. 医师的认识水平　　D. 主诉不清楚　　E. 器官移位

10. 诊断失误包括 （　　）

　A. 漏诊　　B. 误诊　　C. 病因判断错误　　D. 疾病性质判断错误　　E. 延误诊断

二、填空题

1. 临床思维的两大要素是_____、_____。

2. 常用的诊断方法有_____、_____、_____。

3. 循证医学所要求的临床证据有以下 3 个主要来源，即_____、_____、_____。

4. 正确诊断疾病的必备条件包括_____、_____、_____。

5. 在疾病诊断过程中应首先考虑_____病与_____病。

三、判断题

1. 临床思维方法是指对疾病现象进行调查研究、分析综合、判断推理等过程中的一系列思维活动，由此认识疾病、判断鉴别，做出决策的一种逻辑方法。 （ ）

2. 诊断疾病的步骤包括收集资料、分析综合资料及形成印象、验证或修正诊断3个步骤。 （ ）

3. 疾病诊断过程中，临床思维时应坚持"多元论"原则。 （ ）

4. 疾病诊断过程中应尽可能以一种疾病去解释多种临床表现。 （ ）

5. 在器质性疾病与功能性疾病鉴别有困难时，首先应考虑功能性疾病的诊断。 （ ）

四、名词解释

1. 循证医学

2. 荟萃分析

3. 临床思维方法

4. 待诊

5. 个体化诊断

五、问答题

1. 试述诊断疾病的步骤。

2. 常见的误诊、漏诊的原因有哪些？

3. 试述临床上疾病常用的诊断方法。

4. 试述循证医学的主要应用。

5. 试述循证医学的基本特征。

参考答案

一、选择题

1. D　2. C　3. D　4. E　5. ABCD　6. ABCDE　7. ABCDE　8. ABCDE　9. ABCE　10. ABCDE

二、填空题

1. 临床实践　科学思维

2. 直接诊断　排除诊断　鉴别诊断

3. 大样本的随机对照临床试验　系统性评价　荟萃分析或称为汇总分析

4. 广博的医学知识　正确的临床思维　准确的逻辑分析

5. 常见　多发

三、判断题

1. √　2. √　3. ×　4. √　5. ×

四、名词解释

1. 循证医学：是20世纪90年代以来在临床医学领域内迅速发展起来的一门新兴学科，也是一门遵循科学证据的医学，其核心思想是"任何医疗卫生方案、决策的确定都应遵循客观的临床科学研究产生的最佳证据"，从而制定出科学的预防对策和措施，达到预防疾病、促进健康和提高生命质量的目的。

2. 荟萃分析（meta-analysis）：又称汇总分析。这是一种将收集到的已完成临床研究的结果，进行系统、定量和定性的综合性统计分析的方法。

3. 临床思维方法：是指对疾病现象进行调查研究、分析综合、判断推理等过程中的一系列思维活动，由此认识疾病、判断鉴别，做出决策的一种逻辑方法。

4. 待诊：有些疾病一时难以明确诊断，临床上常常用主要症状或体征的原因待诊作为临时诊断，如发热原因待诊、腹泻原因待诊、黄疸原因待诊、血尿原因待诊等。

5. 个体化诊断：将被检个体的基因背景及病理生理状态的综合分析的结果应用于该个体的预防、诊断和治疗上，这种诊断称为个体化诊断。

五、问答题

1. 诊断疾病的步骤如下：

（1）收集资料：包括详尽、完整、真实可靠的病史，全面系统而又重点深入的体格检查，以及含血、尿、大便常规在内的各项实验室和特殊检查。

（2）分析综合资料，形成印象：对上述资料进行综合归纳，分析比较，去粗取精，去伪存真，由表及里总结病人的主要问题，将可能性较大的问题罗列出来，形成假设、印象，也就是初步诊断。

（3）验证或修正诊断：初步诊断经过临床实践的验证，并进一步研究、分析病情，对初步诊断进行验证或修正，以明确诊断。一时难以确诊的病例，进行实验性治疗也是一项公认可行的准则，但需十分慎重。

2. 常见的误诊、漏诊原因有：

（1）病史资料不完整、不确切，未能反映疾病进程和动态以及个体的特征，因而难以作为诊断的依据。亦可能由于资料失实，分析取舍不当，导致误诊、漏诊。

（2）观察不细致或检验结果误差。临床观察和检查中遗漏关键征象，不加分析地依赖检验结果，是误诊的重要因素。

（3）先入为主，主观臆断，妨碍了客观而全面地收集和分析资料。

（4）医学知识不足，缺乏临床经验，对一些病情复杂、临床罕见疾病造成的误诊，是误诊的常见原因。

3. 临床上常用的诊断方法有：

（1）直接诊断：病情简单、直观，根据病史或体征，无须化验和特殊检查即能做出诊断。如荨麻疹、外伤性血肿、急性扁桃体炎、急性胃肠炎等。

（2）排除诊断：临床症状、体征不具有特异性，有多种疾病可能性，经深入检查，稍加分析，容易发现不符之点，予以排除，留下 1～2 个可能的诊断进一步证实。

（3）鉴别诊断：主要症状体征有多种可能性，一时无法确定诊断，需不断搜集多种资料予以鉴别。若新的资料不支持原有的诊断，应将原有的可能性剔除或提出新的诊断。

4. 循证医学的主要应用如下：

（1）循证医学管理医疗：对同类病人的诊断、治疗方法进行规范化管理称为管理医疗（managed care）。管理医疗的实施将有效地提高医疗工作效率和减少医疗开支，而管理医疗就是根据循证医学的原则制定的。

（2）卫生政策：美国、加拿大、澳大利亚等国均利用循证医学的系统评价结果，制定了癌症和一些其他疾病的治疗指南。

（3）卫生技术评价：用系统评价的方法对卫生技术的有效性、安全性、经济性和社会影响进行综合分析评价，为卫生行政部门决策提供依据。

（4）循证医学通过对资料的临床系统评价，按照特定的病种和疗法找出可靠的结论，指导临床实践。例如，丹麦根据系统评价结果，取消了对孕妇进行常规超声波检查的规定，有些国家还取消了术前常规进行胸透的规定，从而节约了大量的人、财、物。

（5）药物研究与应用：近年来，许多药厂和医院通过循证医学的方法了解药物研究的趋势，确定药物的临床疗效及科学使用方法，收到良好效果。

5. 循证医学的基本特征如下：

（1）将最佳临床证据、熟练的临床经验和病人的具体情况这三大要素紧密结合在一起，寻找和收集最佳临床证据，旨在得到更敏感和更可靠的诊断方法，以及更有效和更安全的治疗方案，力争使病人获得最佳治疗结果。掌握熟练的临床经验旨在能够识别和采用那些最好的证据，能够迅速对病人状况做出准确和恰当的分析与评价。

（2）重视确凿的临床证据，这是和传统医学截然不同的。传统医学主要根据个人的临床经验，遵从上级或高年资医师的意见，参考来自教科书和医学刊物的资料等为病人制订治疗方案。显然，传统医学处理病人的最主要的依据是个人或他人的实践经验。

§6

常用诊疗器械检查

器械检查是辅助诊断的重要方法。随着医疗科技的不断进步，新的器械检查方法层出不穷，在医疗工作中发挥着越来越大的作用。

　　本节着重介绍了临床常用的心电图检查、肺功能检查、生物电检查和纤维内镜检查。对于肌电图、脑电图、诱发电位检查仅做简要介绍。

§6.1　心电图检查

　　心电图检查的临床应用十分广泛，不仅用于各种心脏病的诊断和疗效评估等，还可作为心脏功能的监测手段，心电图床旁监测和动态监测已广泛应用于临床。

　　【临床应用范围】

　　心电图检查是广泛应用于临床的器械检查方法之一，它对某些疾病特别是心血管疾病的诊断具有重要的意义。为了更好地发挥心电图检查的作用，应该充分了解其应用范围与限度。心电图检查的应用范围如下：

　　1. 对心律失常和传导障碍的诊断具有肯定的价值。

　　2. 对心肌梗死的诊断有很高的准确性，它不仅能确定有无心肌梗死，而且还可确定梗死的病期、部位、范围以及演变过程。

　　3. 对房室肥大、心肌炎、心肌病、冠状动脉供血不足和心包炎的诊断有较大的帮助。

　　4. 能够帮助了解某些药物（如洋地黄、奎尼丁等）和电解质紊乱对心肌的作用。

　　5. 心电图作为一种电信息的时间标志，常和心音图、超声心动图、阻抗血流图等心功能测定以及其他心脏电生理研究同步描记，以利于确定时间。

　　6. 心电监护已广泛应用于手术麻醉、用药观察、航天、体育等的心电监测以及危重病人的抢救。

　　心电图只是心脏激动的电学活动的记录，受互相拮抗和个体变异等多种因素的影响。有些心脏病，特别是在早期阶段，心电图可以正常，而心电图异常如偶发的期前收缩未必一定有心脏病；病因不同的心脏病可以引起同一种心电图图形的改变；加之心电图不能直接反映出心瓣膜活动、心音变化及心脏功能状态，因此心电图检查必须密切结合临床，绝不能代替详细的问诊、全面的体格检查以及其他必要的实验室检查。

　　【操作准备】

　　1. 心电图机：必须用校检合格（包括阻尼、走纸速度、电压等参数）、性能良好的心电图机进行检查。为了避免交流电和外来电的干扰，心电图机附近不宜有大型的带电设备，如电风扇、X线机、电疗机等。心电图机使用时必须连接地线。

2. 受检者准备：

（1）挽起左、右边裤腿，暴露皮肤（10～15 cm）。

（2）挽起双手衣袖，暴露皮肤（10～15 cm）。

（3）做好胸部安置导联的准备。

（4）睡在检查床上，全身放松，平卧不动。

【检查程序】

（一）心电图的导联体系

在人体体表选择两点安放电极板，并用导线与心电图机电流计的正负极相连，可描出两点之间的电位差（即电压）。这种心电图机的连接方式与放置电极板的方法称为导联。根据电极板放置的位置不同，可组合多种不同导联。目前，国际广泛通用的导联体系包括肢体导联和胸导联，称为常规 12 导联。

（二）常规导联的连接

常规导联应包括Ⅰ、Ⅱ、Ⅲ、aVR、aVL、aVF、V_1、V_2、V_3、V_4、V_5、V_6共 12 个导联。

1. 肢体导联：肢体导联反映心电活动额面向量环在不同肢体导联轴上的投影情况。肢体导联包括标准肢体导联Ⅰ、Ⅱ、Ⅲ和加压肢体导联 aVR、aVL、aVF。导联电极放置在左臂（L）、右臂（R）和左腿（F），并由此构成三角，称为 Einthoven 三角。

（1）标准肢体导联连接方法：①Ⅰ导联，左上肢（正极）与右上肢（负极）相连。②Ⅱ导联，左下肢（正极）与右上肢（负极）相连。③Ⅲ导联，左下肢（正极）与左上肢（负极）相连（图 6-1）。

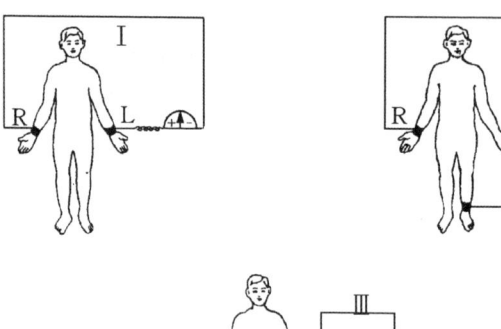

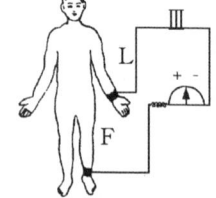

图 6-1 标准肢体导联连接方式

（2）加压肢体导联连接方法：①aVR 导联，是加压右上肢导联，探查电极置于右上肢。②aVL 导联，是加压左上肢体导联，探查电极置于左上肢。③aVF 导联，是加压左下肢体导联，探查电极置于左下肢（图 6-2）。

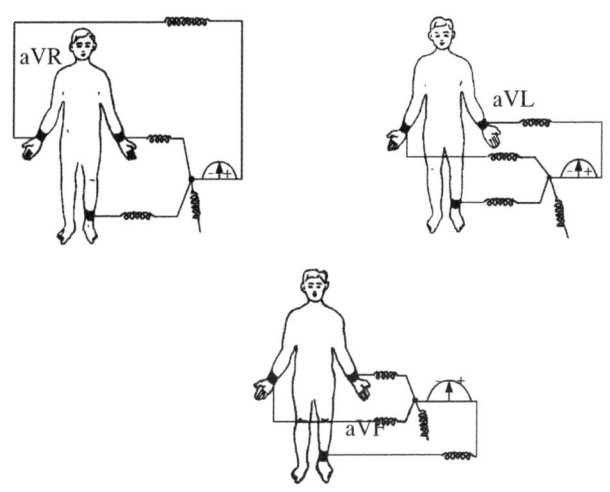

图 6-2 加压肢体导联连接方式

2. 胸导联：胸导联反映心电活动横面向量环在不同胸导联上投影的情况，常用导联 $V_1 \sim V_6$ 连接方法（图 6-3）。

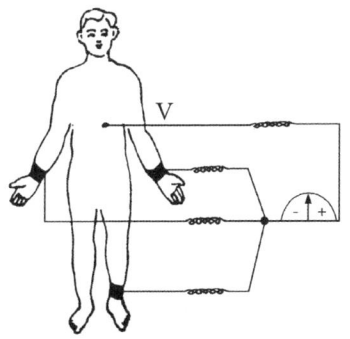

图 6-3 胸导联的连接方式

胸导联探查电极安放位置如下：①V_1，在胸骨右缘第 4 肋间。②V_2，在胸骨左缘第 4 肋间。③V_3，在 $V_2 \sim V_4$ 导联连线中点。④V_4，在左锁骨中线上第 5 肋间。⑤V_5，在与 V_4 导联同一水平左腋前线。⑥V_6，在与 V_4 导联同一水平左腋中线上（图 6-4）。

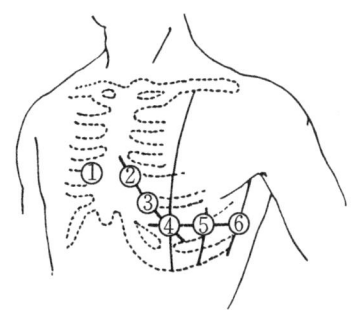

图 6-4 胸导联探查电极安放位置

（三）开机描图

启动心电图机，描制心电图。

【心电图分析】

（一）心电图各波段及其测量

一个心动周期的心电图由 P-QRS-T-U 波所组成，P 波与 QRS 波群之间的等电位线称 PR 段，QRS 波群与 T 波之间的等电位线为 ST 段。

心电图记录纸上的横线代表电压，二横线间之距离为 1 mm。常规输入 1 mV 的电压即定准电压，使记录笔偏动 10 mm，则 1 mm 等于 0.1 mV。纵线代表时间，二纵线之间距离为 1 mm，一般纸速为 25 mm/s，故 1 mm 等于 0.04 秒。

间期和电压的测量：间期的测量应自波形起点的内缘起测至波形终点的内缘。正向波的电压，从基线上缘垂直量至波峰；负向波的电压，则从基线下缘量至波谷（图 6-5）。

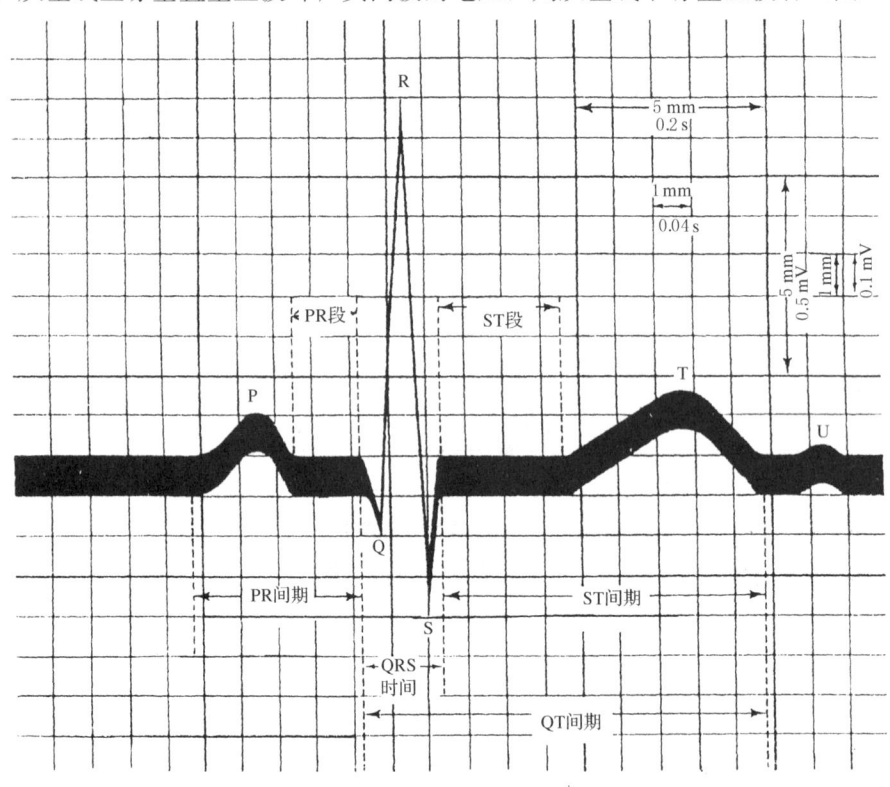

图 6-5 典型心电图

（二）分析心电图的要点

1. 检阅各导联标记有无错误，定准电压是否正确。

2. 分析 P 波与 QRS 波群的关系，确定基本节律，并计算心率。

3. 分析各导联的 P 波、QRS 波群及 T 波的形态、电压及时间。

4. 测量 PR 间期、QRS 波群及 QT 间期，测定 QRS 波群的电轴。

5. 注意 ST 段有无形态改变、有无移位以及移位的程度。

6. 结合临床资料作出心电图诊断。心电图复查者，应与过去心电图比较。

（三）心电图分析的内容

1. 心律：

（1）基本心律：分析心电图的首要步骤是确定该图的基本心律。为达此目的，首先要观察有无 P 波、P 波的形态和规律性以及与 QRS 波群的关系，从而确定主导心律是窦性心律还是异位（房性、交界性、室性）心律。

（2）附加心律：在规整的基本心律中可以出现提早发生的搏动，如期前收缩、并行心律、心室夺获或反复搏动，及延迟发生的搏动如逸搏。

（3）有无传导障碍：包括不同部位不同程度的传导阻滞和传导途径异常（预激）。

2. 心率：测量 PP 或 RR 间期以计算心率。

（1）每分钟心率＝60 s/PP 或 RR 间距（s）。

（2）计算心电图上 3 秒内的 QRS 波群数，乘以 20，即得每分钟心率。如房率与室率不一致时应分别计算心房率与心室率；心房颤动应计算 6 秒内 f 波及 R 波的数目，再将其乘 10 以求其平均心房率和心室率，计算心率时，如有期前收缩亦应包括在内。

3. P 波：为心房除极波。重点分析 Ⅱ、aVF 及 V_1 导联。

（1）形态：正常圆钝；双峰见于左房大及房内阻滞等；高尖见于右心房扩大。

（2）电压：正常＜0.25 mV，增高见于右心房扩大。

（3）时间：正常＜0.11 秒，延长见于左心房扩大、房内阻滞等。

（4）$PtfV_1$：正常＞－0.02 毫秒，负值增大见于左心房扩大、左心房负荷过重、左心功能不全、左心房阻滞等。

此外还应注意 P 波的方向以及与 QRS 波群的关系，此涉及心律失常问题。

4. PR 段：为激动通过房室交接区的时间。正常为 0.02～0.12 秒，延长见于一度房室传导阻滞。

5. PR 间期：代表心房除极以及激动通过房室连接区至心室开始除极所需要的时间。正常为 0.12～0.20 秒；延长见于房内阻滞、一度房室传导阻滞，缩短见于预激综合征。

6. QRS 波群：为心室除极波。

（1）QRS 间期：代表心室除极所需时间。正常＜0.10 秒，延长见于室内阻滞、室性异位搏动等。

（2）QRS 电压：

低电压：Ⅰ、Ⅱ、Ⅲ导联电压绝对值均小于 0.5 mV，可见于肺气肿、心肌损害、心力衰竭、心包炎、胸腔积液、肥胖等。

高电压：主要分析 V_1、V_5。①右心室面高电压：RV_1＞1 mV，sV_5＞0.7 mV，RV_1＋sV_5＞1.05 mV，见于右心室肥大等。②左心室面高电压：RV_5＞2.5 mV，sV_1＞2 mV，RV_5＋sV_1＞4 mV（成人男性），RV_5＋sV_1＞3.5 mV（成人女性），主要见于左心室肥大。

（3）Q 波：正常时振幅＜同导联 1/4R 波，宽＜0.04 秒；异常的 Q 波可见于心肌梗死、心肌病等。

7. ST 段：代表心室早期缓慢复极的一段过程。分析 R 波占优势的导联为主。

（1）时间：正常为 0.05～0.15 秒，延长见于低钙或心肌损害。

（2）移位：以 J 点后 0.04 秒为准。

抬高：正常 V_1～V_3<3 mm，其余导联<1 mm。弓背向上形抬高，见于急性心肌梗死；弓背向下形抬高见于急性心包炎。

压低：正常各导联均应<0.5 mm。水平形压低，为缺血表现；鱼钩形压低，见于洋地黄作用；弓背形压低，见于心肌劳损。

8. T 波：为晚期快速复极波。主要分析 R 波占优势的导联。正常时在 R 波占优势的导联 T 波直立，振幅>R/10，顶为圆钝形，升支较平，降支较陡。异常的 T 波可表现为低平、平坦、双向或倒置。形态改变：有拱桥形、双峰形或帐篷形。冠状 T 波（特点是 T 波倒置、双支对称、波谷尖）见于冠状动脉供血不足；高尖 T 波见于高钾等。

9. QT 间期：代表心室除极和复极所需的时间。QT 间期的长短与心率的快慢有关，因此其正常值应根据相应的心率加以校正；延长见于心肌病变、奎尼丁或胺碘酮中毒以及电解质紊乱等。

10. U 波：一般认为是后电位的影响所致。

（1）振幅：正常时 V_3<3 mm，其他导联<0.5 mm；U 波增高见于低钾。

（2）方向：正常在 R 波占优势的导联，U 波与 T 波方向相同，是直立的，倒置可见于心肌劳损。

11. 平均心电轴：代表心室除极的综合向量。正常为 0°～90°；电轴右偏 90°～180°，见于右室肥大、左后分支阻滞；电轴左偏 0°～－90°，主要见于左前分支阻滞。

【心电图的诊断与报告】

综合以上各项的分析结果，便可做出心电图诊断，填写心电图报告。

（一）心电图诊断注意点

1. 为了不致遗漏，诊断时至少要考虑以下 4 个问题：①心律问题。②传导问题。③房室肥大问题。④心肌方面的问题。

2. 看诊断是否与临床有明显不符合的地方，并提出适当的解释。

3. 分析中有时可有两种或两种以上的解释，原则上能用一种道理解释的不要设想过多的可能性，应首先考虑多见的。

4. 应从临床角度出发，诊断要顾及病人的治疗和安全。

（二）心电图诊断内容

1. 心律的类别。

2. 心电图是否正常。此项可分 4 类：①正常心电图。②大致正常心电图，如个别导联 QRS 波群出现切迹，ST 段轻微下移，T 波轻度降低等。③可疑心电图，多个导联有轻度异常表现，如Ⅰ-Ⅲ、aVF、aVL 低平，可疑右束支传导阻滞，可疑右心室肥大，P 波略增宽带有切迹等。④不正常心电图：心电图有肯定异常，此时应直接写出心电图诊断。急性心肌梗死、左心室肥大、左束支传导阻滞或室性阵发性心动过速等具有病理意义；而偶发期前收缩、室上性阵速、窦性心动过缓、低电压、非特异性 ST-T 改变等未必有心脏器质改变，但可供医师结合临床表现判断是否有病理意义。

3. 是否符合临床诊断：综合心电图改变能与临床诊断相符合者应加以说明，但必须慎重。

4. 结合临床诊断：心电图诊断必须密切结合临床资料，尤其是那些不具特异性的心电图改变。如心电图诊断左后支传导阻滞，必须排除右心室肥大和引起右心室肥大的疾病，如有左心室肥大或有引起左心室肥大的疾病，则诊断可以成立。疑有心肌梗死者需结合心肌梗死的表现和酶学检查。药物及电解质紊乱对心肌的损害更需要结合临床资料才能加以判断。

5. 追踪观察心电图：如临床有持续胸痛，心电图有明显 ST-T 改变可疑心肌梗死时，必须追踪观察心电图是否出现 Q 波以及 ST-T 的演变过程。因此心电图报告中应注明定期复查。

【常见病理心电图的诊断要点】

（一）窦性心律失常

正常窦性心律的心电图表现：①存在窦性 P，即 P_{II} 直立，P_{aVR} 倒置。②PR 间期正常。③PP 间距差＜0.12 秒。④频率：60～100 次/min（图 6-6）。

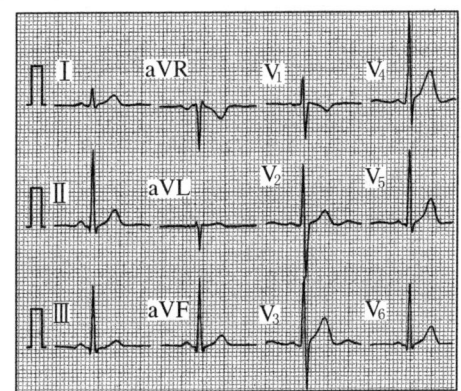

图 6-6　正常窦性心律

1. 窦性心动过速诊断要点：窦性心律的频率为 100～150 次/min（图 6-7）。

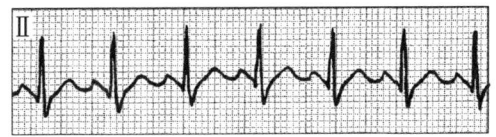

图 6-7　窦性心动过速

RR 间期规整，PR 间期 0.13 秒，心房率 125 次/min。

2. 窦性心动过缓诊断要点：窦性心律的频率＜60 次/min（图 6-8）。

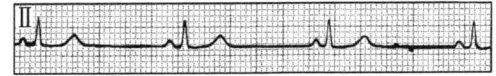

图 6-8　窦性心动过缓

RR 间期基本规整，PR 间期 0.16 秒，心房率 50 次/min。

3. 窦性心律不齐诊断要点：窦性心率的 PP 间距差＞0.12 秒（图 6 - 9）。

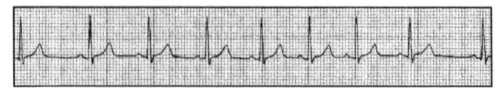

图 6 - 9　窦性心律不齐

RR 间期不规整，0.64～0.96 秒；PR 间期 0.15 秒。

（二）期前收缩

为提早出现的异位搏动。按起搏点的部位分房性、交界性及室性期前收缩。其诊断要点如下。

1. 房性期前收缩：有提早出现的异常 P′波，P′R 间期≥0.12 秒，QRS 波群正常或有室内差传（后者少见），代偿间歇不完全（图 6 - 10）。

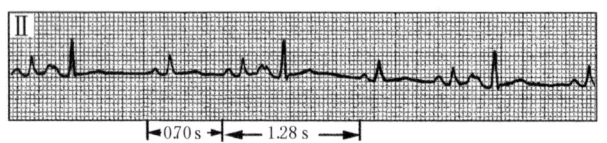

图 6 - 10　房性期前收缩（代偿间歇不完全）

2. 交界性期前收缩：无 P′波或在 QRS 波群前面或后面有倒置 P′，如有 P′，则 P′R 间期＜0.12 秒、RP′间期＜0.20 秒，心室波形态正常或有差传，代偿间歇常完全。

3. 室性期前收缩：QRS 前无 P′波，QRS 波群宽大畸形，QRS 间期＞0.12 秒，T 波与 QRS 波群主波方向相反，代偿间歇完全（图 6 - 11）。

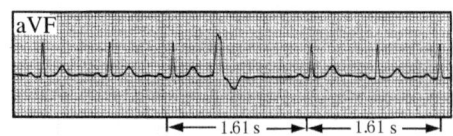

图 6 - 11　室性期前收缩（代偿间歇完全）

（三）阵发性心动过速

临床上最常见的阵速为期前收缩性阵速，故与期前收缩一样，阵速可分为房性、交界性、室性 3 种。如房性与交界性阵速心电图难以区分时，可统称为室上性阵速，其诊断要点如下。

1. 房性阵速：3 个或 3 个以上连续而频速的 P′波，频率 160～250 次/min，P′P′间距均等，P′R 间期＞0.12 秒，QRS 间期在 0.10 秒以内，如连续产生室内差传和伴有室内束支阻滞时，QRS 波群可出现宽大畸形，与室性阵速难以鉴别，需借助其他方法（图 6 - 12）。

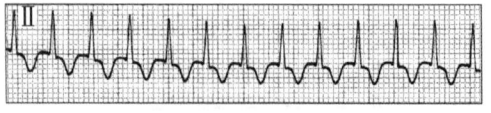

图 6 - 12　阵发性室上性心动过速

RR 间期规整，频率 187 次/min，QRS 波群完全一致，时限 0.06 秒。ST 段水平型压低 0.10 mV，T 波倒置 0.4 mV。

2. 交界性阵速：3 个或 3 个以上的连续而迅速的 QRS 波群，室率为 160～250 次/min；RR 间期均等；QRS 时间在 0.10 秒以内，发生室内差传时，QRS 则宽大畸形；没有 P′波或有逆行 P′波，P′R 间期<0.12 秒或 RP′间期<0.20 秒。

3. 室性阵速：3 个或 3 个以上的迅速而连续的 QRS 波群，QRS 时间>0.12 秒，T 波和 QRS 主波方向相反，室率 130～180 次/min，>180 次/min 者少见。RR 间期大致相等，室律略有不齐。常无 P 波，如有 P 波则 P 波的频率比 QRS 的频率慢，PR 间期不固定，形成房室脱节。可见心室夺获和室性融合波，此颇有利于室性阵速的诊断（图 6-13）。

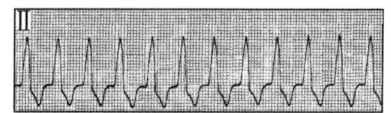

图 6-13　阵发性室性心动过速

QRS 波群宽大畸形，时限 0.12 秒，RR 间期规整，频率 136 次/min，有继发性 T 波改变。

（四）心房扑动诊断要点

P 波消失，代之以规则的 F 波，频率为 250～350 次/min，以 300 次/min 多见。QRS 波群呈正常型，房室传导以 2∶1 多见，亦可见 3∶1、4∶1 或 5∶1，如房室传导保持固定，其心室律规则，否则心室律不规则（图 6-14）。

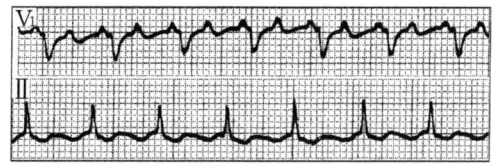

图 6-14　心房扑动（房室传导比例 2∶1）

V₁ 导联 RR 间期规整，心室率 125 次/min，P 波消失，以规律的 F 波代之，FF 频率 250 次/min。Ⅱ导联中 R 以外的波既不像 P 波，又不像 T 波，为规律的 F 波所致。

（五）心房颤动诊断要点

P 波消失，代之以一系列大小不等、形态各异、间隔极不均匀的 f 波，频率 350～600 次/min，以 500 次/min 多见。RR 间隔不等，一般 QRS 正常（图 6-15）。

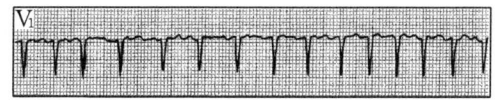

图 6-15　快速性心房颤动

RR 间期绝对不规整，QRS 波群时限 0.06 秒，P 波消失，f 波代替，心室率约 146 次/min，心房率 375 次/min。

（六）心室颤动诊断要点

无 QRS-T，代之以形态各异、振幅大小不一致、极不规整的颤动波。频率 200～500 次/min（图 6-16）。

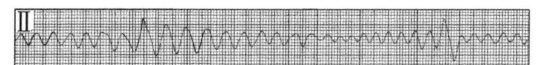

图 6-16　心室颤动由粗颤转向细颤（临终前）

273

（七）全心停搏

在心电图上出现一个长时间的等电位（无 P-QRS-T）称为全心停搏，又称死亡心电图。其心电图特点为心室颤动的波形愈来愈纤细，直至记录为一条平线（图 6-17）。

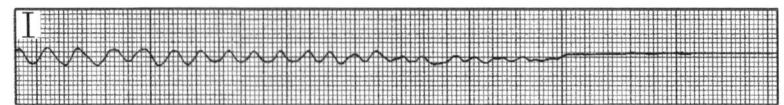

图 6-17　心室细颤至心脏停搏

（八）房室传导阻滞诊断要点

一度房室传导阻滞 PR 间期＞0.20 秒（图 6-18）。二度 Ⅰ 型房室传导阻滞 PR 间期逐渐延长，有 QRS 脱漏（图 6-19）。二度 Ⅱ 型房室传导阻滞 PR 间期等长，有 QRS 脱漏（图 6-20）。三度房室传导阻滞完全性房室脱节，即 P 与 QRS 无关，无真正的 PR 间期，可见逸搏心律（交界性或室性）。

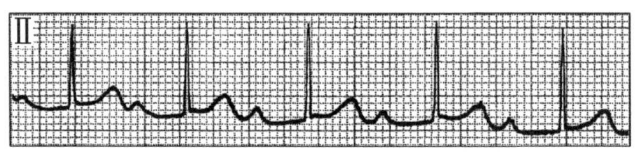

图 6-18　一度房室传导阻滞

PR 间期 0.34 秒，心房率 88 次/min。

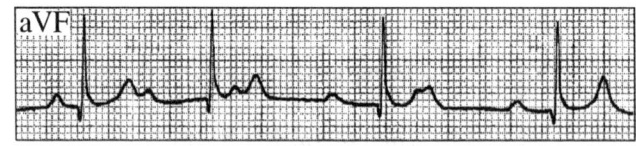

图 6-19　二度 Ⅰ 型房室传导阻滞

PR 间期逐次延长直至脱落，心房率 94 次/min。

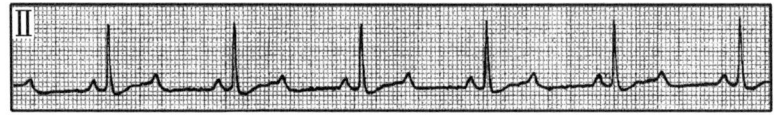

图 6-20　二度 Ⅱ 型房室传导阻滞（传导比例 2∶1）

心房率 102 次/min，心室率 51 次/min，为窦性心动过速。

（九）心肌缺血

冠状动脉流量下降 50%～70% 时，可以引起冠状动脉供血不足。最常见的病因是冠状动脉粥样硬化。以下为心肌缺血的心电图改变。

（1）心内膜下心肌缺血：在心电图上出现与 QRS 波群主波方向一致的宽大直立的 T 波（图 6-21A），例如下壁心内膜下心肌缺血时，Ⅱ、Ⅲ、aVF 导联上出现宽大直立的 T 波。

（2）心外膜下心肌缺血：在心电图上出现与 QRS 波群主波方向相反的 T 波（图 6-21B）。如下壁心外膜下心肌缺血时，Ⅱ、Ⅲ、aVF 导联上出现较深而倒置的 T 波。前壁心外膜下心肌缺血，胸导联（V_3～V_5）出现倒置的 T 波。

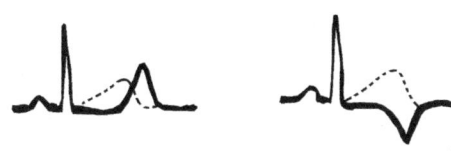

A. T 波直立　　　　B. T 波倒置

图 6-21　缺血型 ST-T 改变

典型心绞痛发作时，缺血型的 ST 段改变呈水平型或下斜型压低≥0.1 mV，可伴有 T 波倒置（图 6-22）。心肌缺血时 ST 段呈水平型或下斜型压低≥0.05 mV（图 6-23），在临床才有诊断价值。目前认为 ST 段水平形或下斜形压低对心肌缺血意义更大。

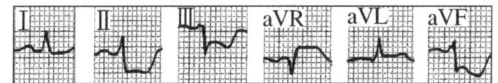

图 6-22　变异型心绞痛发作

Ⅱ、Ⅲ、aVF 导联 ST 段下斜形压低 0.3 mV，aVR 导联 ST 段向上抬高 0.2 mV。

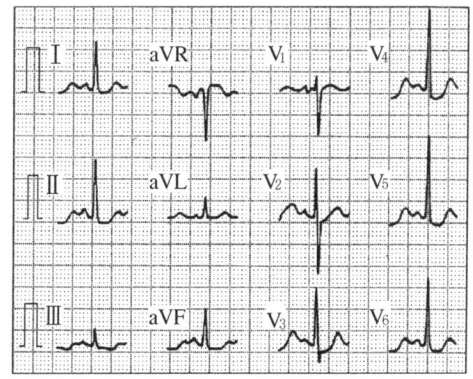

图 6-23　前壁及下壁心肌缺血

Ⅰ、Ⅱ、Ⅲ、aVF 及 V₄～V₆导联 ST 段水平型压低 0.1～0.2 mV，T 波在Ⅱ、Ⅲ、aVF 导联平，Ⅰ、V₅、V₆导联低值。

（十）急性心肌梗死诊断要点

1. 急性心肌梗死的特征性心电图改变：相邻导联出现病理性 Q 波或 Qs 波，由心肌坏死引起。ST 段呈弓背向上形抬高，由心肌损伤引起；T 波倒置，由心肌缺血引起（图 6-24）。

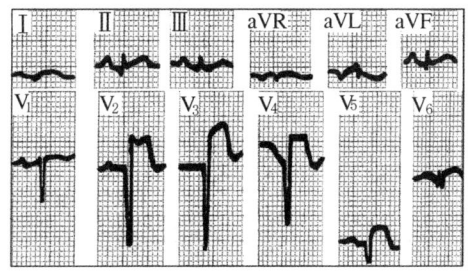

图 6-24　急性前侧壁心肌梗死

Ⅰ、aVL 及 V₂～V₆导联呈 QS 型，伴 ST 段弓背型抬高 0.5～0.7 mV，与直立的 T 波形成单向曲线。Ⅱ、Ⅲ、aVF 导联 P 波较高尖，P＞1/2R。

2. 心肌梗死的定位：根据心电图特征性改变出现在什么导联来决定，其中以 Q 波或 Qs 波为主。①前间壁梗死 V_1，V_2，V_3。②前壁梗死 V_3，V_4，V_5。③高侧壁梗死 Ⅰ，aVL，V_5。④下壁梗死 Ⅱ，Ⅲ，aVF。①＋②为广泛前壁梗死，②＋③为前侧壁梗死，③＋④为下侧壁心梗，①＋④为下间壁心梗（图 6 - 25）。

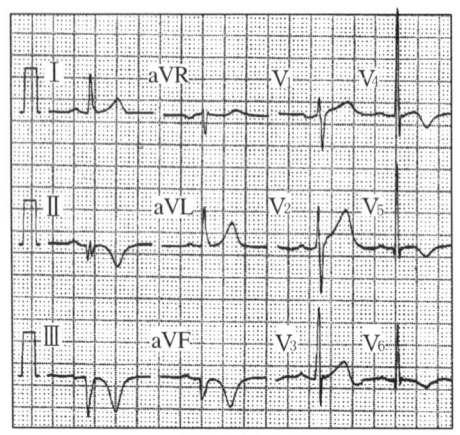

图 6 - 25　下壁心肌梗死伴前壁心肌缺血

Ⅲ、aVF 导联 QRS 波群呈 QS 型，Ⅱ导联呈 QrS 型，伴 T 波倒置 0.5～0.7 mV，V_4～V_6 导联 T 波倒置。

（十一）高血钾心电图特点

细胞外血钾浓度＞5.5 mmol/L，称为高血钾。其心电图特点为：

1. T 波高尖，双肢对称，呈帐篷型改变。

2. QRS 波群时限逐渐增宽，R 波降低，S 波加深，ST 段压低。

3. P 波增宽，幅度降低，PR 间期延长，心率减慢，P 波逐渐消失。

4. 严重高血钾时，可出现多种心律失常，如室性心动过速、心室扑动、心室颤动，甚至全心停搏（图 6 - 26）。

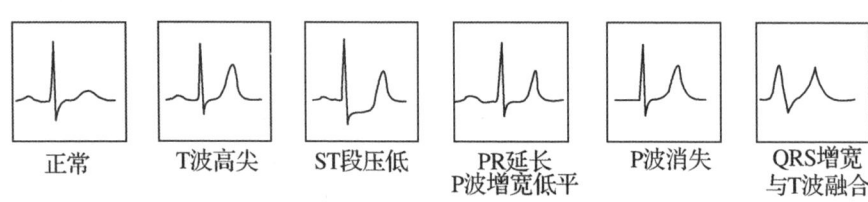

| 正常 | T波高尖 | ST段压低 | PR延长
P波增宽低平 | P波消失 | QRS增宽
与T波融合 |

图 6 - 26　高血钾引起的心电图改变示意图

（十二）低血钾心电图特点

细胞外血钾浓度＜3.5 mmol/L，称为低血钾，是电解质紊乱中最常见的一种，其心电图特点为：

1. T 波幅度降低，甚至倒置，有时形成拱桥型 T 波。

2. U 波明显（特别是 V_3 导联），U 波≥1/2T 波是诊断低血钾依据之一。

3. ST 段压低＞0.05 mV，QT 间期延长，实质上是 TU 融合，形成 QU 间期所致。

4. 严重低血钾时，可导致多种心律失常，最常见的是室性期前收缩，甚至发生室性心动过速、心室扑动、心室颤动等（图6-27）。

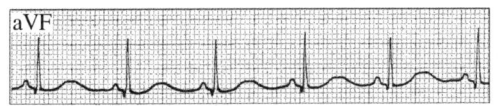

图6-27　低血钾引起拱桥形T波

TU融合，呈拱桥形，QT间期0.48秒。

（十三）洋地黄中毒的心电图特点

洋地黄能加强心肌收缩力，影响心肌的电生理特性，临床上用于治疗心力衰竭。但使用不当时，可导致洋地黄中毒。洋地黄中毒的心电图特点为：

1. 洋地黄效应（洋地黄作用）的心电图特点：ST段呈斜型压低，T波双向或倒置，并呈现鱼钩形，QT间期缩短，这些改变应视为洋地黄效应，而不诊断为洋地黄中毒（图6-28）。

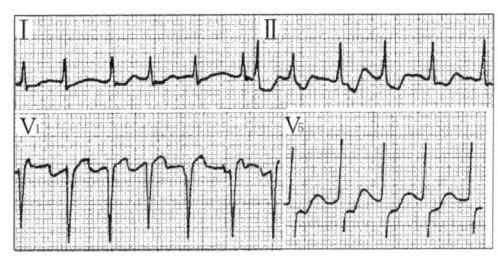

图6-28　快速性心房颤动，洋地黄效应

心率150次/min，绝对不齐，心尖区有双期杂音。服用洋地黄后，Ⅲ、V$_5$导联ST段压低0.32 mV，T$_Ⅲ$出现鱼钩形改变。

2. 洋地黄中毒的心电图特点：最常见的是室性心律失常。可出现频发室性期前收缩呈联律，有时呈多源性或尖端扭转型室性心动过速，还可见房性心动过速伴房室阻滞、双向性及双重性阵发性心动过速、短暂性心房扑动、心房颤动（图6-29）。

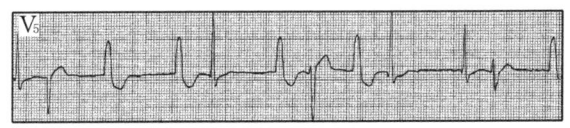

图6-29　心房颤动伴多形性室内差异性传导，有时呈二联律

§6.2　肺功能检查

肺的呼吸功能（简称肺功能）是从外环境摄取氧气，排出体内的二氧化碳。其测定项目众多，有通气功能检查（包括肺容积、通气功能）、换气功能检查（包括气体分布、通气/血流比值和弥散功能测定）、小气道功能检查（包括闭合容量、最大呼气流量容积曲线、频率依赖性肺顺应性）和血液气体分析以及酸碱测定等检查。随着呼吸生理研究的深入和电子技术的发展，其测定项目、范围和方法在不断增加。本节仅简单介绍肺通气功能检查及小气道功能检查。

【应用范围】

1. 了解呼吸功能的基本状态，明确肺功能障碍的程度和类型。

2. 观察肺功能损害的可复性。通过支气管激发或舒张试验等确定支气管哮喘之诊断。

3. 判断疾病的预后，进行劳动鉴定或胸、腹部手术前准备。

4. 判定药物治疗效果。

5. 识别非器质性呼吸困难，如神经症引起者。

6. 区别心源性和肺源性病变。

7. 区别原发性和继发性红细胞增多症。

8. 劳动条件及大气污染监测。

9. 高空、潜水等呼吸生理研究。

【缺点】

1. 不能做出病因诊断。

2. 不能区别病灶部位。

3. 由于肺功能代偿能力很强，不能表达小的肺部病变。

4. 没有一个指标可反映肺功能的全貌。

5. 不同年龄、性别、职业的肺功能标准不同。

6. 不能代替病史、体检和其他检查。

【禁忌证】

1. 高热、耗氧量大的病人。

2. 剧咳病人。

3. 2 周内有咯血者暂缓检查。

4. 严重缺氧，有发绀者。

【检查内容与临床意义】

（一）肺容积

1. 检查方法：用肺量计。可测出潮气容积（VT）、深吸气量（IC）、补呼气容积（ERV）、肺活量（VC）、功能残气量及残气容积、肺总量等。测定方法：受检者测定前须安静休息 15～20 分钟。向受检者说明测定目的和方法，以求合作。可取立位、坐位和仰卧位，但须注明，以便复查时取相同体位。嘱受检者口含肺量计的接口，上鼻夹，防止漏气，平静呼吸 5 次后测定。肺量计最初以低速运转，有时受检者需几分钟后才能适应，待潮气曲线稳定，呼气末基线成为一直线时，即可进行测定。测得值须以体温、大气压、饱和水蒸气压进行校正。

（1）潮气容积：一次平静呼吸进出肺内的气量，为潮气容积，正常人约 500 mL。

（2）深吸气量：平静呼气后，再做最大吸气所能吸入的最大气量，正常男性为（2 716±548）mL，女性为（1 970±381）mL。

（3）补呼气容积：恢复平静呼吸后，在平静呼气后做最大呼气，是为补呼气容积，正

278

常男性为（1 603±492）mL，女性为（1 126±338）mL。

（4）肺活量：测定方法有一期肺活量（一次法）和分期肺活量两种。一次法为，恢复平静呼吸，最大吸气后做最大呼气，呼出气量称为一次慢呼气肺活量；最大呼气后做最大吸气，称为一次慢吸气肺活量。若将相隔若干次测得的深吸气量和补呼气容积相加即为分期肺活量，正常男性为（4 217±690）mL，女性为（3 105±452）mL，实测值/预计值>80%。

（5）功能残气量（FRC）和残气容积（RV）：分别是平静呼气后和最大呼气后仍残留在肺内的气量。不能用肺量计测得，需用气体分析法间接测得。

（6）肺总量（TLC）：是深吸气后肺内所含的全部气量，TLC＝VC＋RV。

2. 临床意义：呼吸肌功能不全时潮气容积、补呼气容积和深吸气量减少，深吸气量减少还可由肺活动度受限和气道阻塞引起。肺活量：实测值/预计值<80%为异常，60%～79%为轻度降低，40%～59%为中度降低，<40%为重度降低。肺活量在限制性通气障碍性疾病（脊柱与胸廓畸形，广泛胸膜增厚，大量胸腔积液、积气，肺炎，肺不张，弥漫性间质性肺纤维化，肺水肿和大量腹水，腹腔内巨大肿瘤等致腹内压增高时）和呼气肌功能障碍时减低，高度肥胖者有所减少，气道阻塞时可轻度降低。残气增多提示肺内充气过度，见于阻塞性肺疾病；减少见于弥漫性肺疾病和成人呼吸窘迫综合征（ARDS）。肺总量减少见于限制性肺疾病，增多主要见于阻塞性肺气肿。

（二）通气功能

1. 检查方法：用肺量计测定。

（1）每分钟静息通气量（VE）：等于潮气容积×呼吸频率/分钟（min）。正常男性为（6 663±200）mL，女性为（4 217±160）mL。

（2）最大通气量（MVV）：平静呼吸 4～5 次后，以最快的速度和幅度呼吸 15 秒，以 15 秒的吸气量和呼气量乘 4 即得，也可呼吸 12 秒乘 5。正常男性为（104±2.71）L，女性为（82.5±2.17）L。还可以计算通气储量百分比。

（3）用力肺活量（FVC）：恢复平静呼吸，最深吸气后用力以最快速度把气呼出，即为用力肺活量，又称时间肺活量。

2. 临床意义：

（1）静息通气量：单项无多大意义，常与最大通气量相比，计算通气储量百分比。

$$通气储量\% = \frac{最大通气量 - 静息通气量}{最大通气量} \times 100\%$$

通气储量百分比>95%为正常，<86%提示通气功能储备不佳，60%～70%为气急，<70%属于胸科手术禁忌。

（2）最大通气量：实测值占预计值>80%属基本正常，降低见于气道阻塞或肺组织弹性降低，呼吸肌力降低，胸廓、胸膜疾病和弥漫性肺间质疾病及大面积肺实变，<50%胸外手术应慎重考虑或列为禁忌。还可计算气速指数，对鉴别通气障碍类型有一定价值。

$$气速指数 = \frac{最大通气量的实测值/预计值\%}{肺活量实测值} \times 100\%$$

正常气速指数为 1.0，<1.0 为阻塞性通气障碍，>1.0 为限制性通气障碍。

（3）用力肺活量：是当前较佳测定项目，是慢性阻塞性肺疾病辅助诊断及疗效考核的良好指标，$FEV_1/FVC < 70\%$ 提示有气道阻塞。吸入支气管扩张剂前后测 FVC 还可以了解呼吸道阻塞或狭窄的可复性。限制性通气障碍时，FEV_1/FVC 增加。

（4）最大呼气中段流速：一般认为识别呼吸道阻塞较肺活量、用力肺活量等敏感，尚能反映小呼吸道的通气功能。

（5）肺功能不全分级：见表 6-1。

表 6-1　肺功能不全分级

肺功能	VC 或 MVV 实/预%	$FEV_1/FVC\%$	VC 或 MVV 实/预%	$FEV_1/FVC\%$
基本正常	＞80	＞70	严重减退 50～21	≤40
轻度减退	80～71	70～61	呼吸衰竭≤20	
显著减退	70～51	60～41		

（6）通气功能障碍分型：阻塞性通气功能障碍以流速（如 $FEV_1/FVC\%$）减低为主，限制性通气障碍则以肺容量（如 VC）减少为主。通气功能障碍分型见表 6-2。

表 6-2　通气功能障碍分型

分型	阻塞性	限制性	混合性
第 1 秒用力呼气量（$FEV_1/FVC\%$）	↓↓	正常或↑	↓
最大通气量（MVV）	↓↓	↓或正常	↓
肺活量（VC）	正常或↓	↓↓	↓
气速指数	＜1.0	＞1.0	＝1.0

（7）支气管舒张试验（呼吸道阻塞的可逆性判定）：当肺功能测定有 $FEV_1/FVC\%$ 降低示呼吸道阻塞表现时，可再给病人吸入沙丁胺醇 0.2 mg，15～20 分钟后，重测 FEV_1 与 $FEV_1/FVC\%$，以判定呼吸道阻塞的可逆性。

$$通气改善率 = \frac{用药后测得值 - 用药前测得值}{用药前测得值} \times 100\%$$

支气管哮喘病人改善率至少应达 15%，慢性阻塞性肺疾病病人改善率则不明显。

（8）最大呼气流量（呼气流量峰值，PEF）：昼夜波动率或日内变异率。用微型峰流速仪于每日清晨及下午（或黄昏）测 PEF，连续测 1 周后计算：

$$PEF 昼夜波动率 = \frac{日内最高 PEF - 日内最低 PEF}{\frac{1}{2}(同日内最高 PEF + 最低 PEF)} \times 100\%$$

≥20% 对支气管哮喘诊断有意义。

（9）支气管激发试验：常用组胺或醋甲胆碱，用生理盐水配成不同浓度。受试前 24 小时病人停用支气管舒张药物。先测 FEV_1 值，尔后雾化吸入生理盐水 2 分钟，再测 FEV_1，如无明显降低，则从最低浓度开始，顺次吸入药液，用潮气法呼吸，每一浓度呼吸 2 分钟后复测 FEV_1，直至 FEV_1 较基础值降低≥20% 时终止。判断：以使 FEV_1 降低 20% 所需药物累积量（$PD_{20} FEV_1$）为指标，组胺 $PD_{20} FEV_1 < 7.8\ \mu mol$、醋甲胆碱 $PD_{20} FEV_1 <$

12.8 μmol，为气道反应性增高，称为激发试验阳性，支气管哮喘诊断常可确定。

（三）小气道通气功能测定

小气道系指在吸气状态下内径<2 mm的细支气管，由终末细支气管到呼吸性细支气管组成。其管壁薄、无软骨、易于阻塞，是阻塞性肺疾病好发和早期病变部位。其功能测定有：最大呼气流量-容积曲线（maximum expiratory flow volume curve，MEFV）、闭合容积（closing volume，CV）、频率依赖性肺顺应性等，下面介绍最大呼气流量-容积曲线法。

1. 测定方法：用流速-容量仪（X-Y函数记录仪，X轴为容量，Y轴为流速）。受检者取立位或坐位，加鼻夹，含口嘴，平静呼吸2~3分钟，缓慢最大吸气后行最快、最大用力呼气，即描得流速-容积曲线图（V-V曲线）。

2. 临床意义：小气道阻力只占呼吸道总阻力约20%，故常规肺功能测定不能检出其功能异常。在曲线下降段肺活量50%（V_{50}）和25%（V_{25}）时与用力无关，故常以此作为小气道阻塞性疾病的早期诊断，其实测值/预计值<70%示小气道功能障碍，可用于观察吸烟和大气污染对小气道的损害、戒烟后小气道功能的改善、早期肺尘埃沉着病的肺功能改变、药物疗效，还可通过V-V曲线的形态及呼气V_{50}/吸气V_{50}比值发现上呼吸道梗阻等。

【肺功能检查正常值】

潮气量（TC）　成人　500 mL

深吸气量（IC）　男性　2 600 mL

　　　　　　　　女性　1 900 mL

补呼气容积（ERV）　男性　910 mL

　　　　　　　　　　女性　560 mL

肺活量（VC）　男性　3 470 mL

　　　　　　　　女性　2 440 mL

功能残气量（FRC）　男性　2 270±809 mL

　　　　　　　　　　女性　1 858±552 mL

残气容积（RV）　男性　1 380±631 mL

　　　　　　　　　女性　1 301±486 mL

静息通气量（VE）　男性　6 663±200 mL

　　　　　　　　　　女性　4 217±160 mL

最大通气量（MVV）　男性　104±2.71 mL

　　　　　　　　　　女性　82.5±2.17 mL

肺泡通气量（VA）　4 L/min

肺血流量　5 L/min

§6.3 生物电检查

生物电检查是利用疾病发生时各种生物电变化来协助诊断的基本无创的检查技术，可在一定程度上反映组织器官的功能性变化。目前临床上应用较广泛的有脑电图检查、肌电图检查及诱发电位检查。

一、脑电图检查

脑电图（EEG）检查是通过记录分析脑自发生物电活动、反映脑功能的检查方法。

【适应证】

1. 脑器质性与功能性疾病的鉴别：如抽搐、心理障碍、聋、盲、痴呆等的鉴别。

2. 各种脑部疾病的诊断、鉴别及定位：如癫痫、脑外伤、颅内占位、脑炎、脑血管病及其他原因导致的脑功能损害疾病。

3. 了解脑部疾病的变化，进行疗效观察。了解脑部发育、衰老状况，鉴定脑死亡。

【禁忌证】

1. 头皮严重外伤，广泛或开放性颅脑外伤，无法安放电极或可能造成严重感染的病人。

2. 极度躁动不安、无法使其镇静配合检查的病人。

二、肌电图检查

肌电图（EMG）检查是以神经肌肉解剖为依据，通过研究不同状态下的生物电活动来判断其所处功能状态，为临床提供神经、肌肉疾病诊断依据的电生理诊断技术。适用于各种原因导致的周围神经与肌肉疾病，包括面神经、三叉神经、副神经运动核及以下部位病损疾病脊髓前角及以下各环节受累疾病。具有定位、定量诊断与鉴别价值，对发现亚临床病灶与深部病变、判断病程、观察疗效、指导手术、预后评估具有重要作用。目前影像、超声、病理、基因测序等检测无法替代。检测内容包括针电极肌电图、神经传导速度检测、神经电图三部分。

（一）针电极肌电图

用同心圆针电极记录肌肉在静止与收缩状态下的各种生物电，并对其进行研究分析。包括针电极插入肌肉时引起的电位变化的分析，肌肉放松状态下自发电位的观察，轻收缩状态下运动单位电位的定量分析，大力收缩时募集相型的分析。有出血倾向的病人扎针前应进行评估。

（二）神经传导速度

神经传导速度检测（NCS）是判断周围感觉、运动神经传导功能的重要指标。包括运动传导速度测定、感觉传导速度测定。观察指标主要有潜伏期、速度、波幅、时程、波形离散度及传导阻滞。常见的影响因素有刺激强度、测量方法、年龄、皮温等。植入心脏起搏器、除颤器的病人做 NCS 前应进行评估。

（三）神经电图

神经电图包括 F 波、H 反射、重复神经刺激（RNS）、瞬目反射（BR）、皮肤交感反应（SSR）等。

1. 重复神经刺激技术是目前评价神经肌肉接头传递功能的特征性检测手段。以不同频率的电脉冲重复刺激神经干，对肌肉复合动作电位的波幅变化进行分析。正常情况下波幅可有轻微波动。低频（$\leqslant 5$ Hz）刺激时波幅衰减 $\geqslant 10\%$ 为可疑异常；$\geqslant 15\%$ 或者高频（$\geqslant 10$ Hz）刺激时波幅衰减 $\geqslant 30\%$ 为异常，常见于重症肌无力；高频刺激波幅递增 $\geqslant 60\%$ 为可疑异常，$\geqslant 100\%$ 为异常，常见于肌无力综合征、肉毒毒素中毒。

2. F 波是超强电刺激神经干后冲动逆向传递导致 1‰～5‰ 运动神经元兴奋产生的电活动，可反映运动神经近端的传导功能。肌紧张、镇静药可抑制 F 波出现。

3. 皮肤交感反应主要检测小纤维神经，特别是 C 类无髓小纤维神经，是一种客观评价交感神经与副交感神经功能的无创检查方法。

三、诱发电位检查

诱发电位（EP）是中枢神经系统感受体外特定刺激时所产生的生物电活动，通过分析可以了解特种感觉从外周感觉器官至中枢神经传导系统的功能。目前常用的有视觉诱发电位、脑干听觉诱发电位、体感诱发电位 3 种检查。

1. 视觉诱发电位（VEP）：反映视神经节细胞至视皮质通路的功能。用于视网膜、视神经、视交叉和视皮质等部位受累疾病的辅助诊断与鉴别，如视网膜脱落、视神经病损、多发性硬化、青光眼、颅内占位、伪盲等疾病。

2. 脑干听觉诱发电位（BAEP）：反映听觉通路的功能。用于颅后窝肿瘤、脱髓鞘疾病、脑干出血、脑梗死和神经性耳聋等疾病的辅助诊断与鉴别，以及脑死亡的判定。

3. 体感诱发电位（SEP）：反映深感觉通路的传导功能。可用于周围神经病损、神经根病损、脊髓病损、脑部疾病的诊断与鉴别，以及脑死亡的判定。

另外，随着经颅磁刺激技术的发展，出现了一项针对运动神经系统功能的电生理学检测手段，即运动诱发电位（MEP）。通过磁刺激运动皮质区，在对侧靶肌记录复合动作电位，来判断运动神经系统功能的完整性。目前已应用于术中监护、运动神经系统受累疾病的诊断鉴别与预后判断。

§6.4　内镜检查

内镜可以直接观察病变部位，并可摄彩照和录像，同时通过内镜还可对某些疾病进行治疗。近年来新型内镜相继问世，如电子内镜、放大胃镜、超声胃镜等，新型胃镜有的可将胃黏膜的细微结构放大数十倍，并可对胃壁进行断层扫描并观察到深层病变。本节就常用的几种内镜予以介绍。内镜检查是一种特殊的检查方法，对病人有一定痛苦。各种胃镜有其适应证和禁忌证，应严格掌握，不应滥用。要做好对病人的解释工作，争取病人合作。操作和观察均应规范化，尽量减少病人痛苦，以达正确诊断和治疗。内镜的价格均较昂贵，应注意做好日常维护和保养，由于内镜均为重复使用，每次使用后应做好清洗和消毒工作，以防交叉感染。

一、电子胃镜检查

【适应证与禁忌证】

1. 适应证：①凡有上消化道症状，怀疑食管、胃及十二指肠炎症、溃疡、肿瘤的病人。②其他影像学检查怀疑上消化道病变，无法明确病变性质。③上消化道肿瘤高危人群或有癌前病变及癌前病变普查或复查者。④上消化道出血病因及部位未明者。⑤观察临床治疗疗效者。⑥治疗胃镜，包括夹取异物、电凝止血、切除息肉及导入激光治疗贲门和食管恶性肿瘤，硬化剂注射治疗食管静脉曲张破裂出血及食管静脉曲张套扎术。⑦已确诊的上消化道病变需随访复查或进行治疗者，上消化道手术后仍有症状需确诊者。

2. 绝对禁忌证：①严重心肺疾病，无法耐受内镜检查者。②怀疑有休克、消化道穿孔等危重症病人。③患有精神疾病，不能配合内镜检查者。④消化道急性炎症，尤其腐蚀性炎症病人。⑤明显胸腹主动脉瘤及脑卒中病人。

相对禁忌证：①心肺功能不全。②消化道出血病人，血压波动较大或偏低。③严重高血压病人，需要偏高。④严重出血倾向，血红蛋白低于 50 g/L 或 PT 延长 1.5 秒以上。⑤高度脊柱畸形或巨大消化道憩室。

【操作准备】

1. 仪器准备：插镜前检查器械是否完整，有无故障。为了插入顺利，胃镜头端弯曲部分可涂以润滑油。

2. 病人准备：

(1) 病人于检查前禁食 8～12 小时。有幽门梗阻、胃潴留的病人应在睡前洗胃，次晨抽尽胃液再进行检查。病人于检查前应行乙型肝炎表面抗原检查。

(2) 复习病史，阅读有关 X 线片，以便了解病情及上消化道大致情况，掌握适应证。

(3) 钡餐检查后，须过 3 日才能做胃镜检查，以免钡剂潴留，影响观察。

(4) 术前口服局部黏膜麻醉药及除泡剂。咽喉部良好的麻醉是插镜成功的关键。

(5) 术前 15 分钟可给予阿托品 0.5 mg 及地西泮 10 mg 肌内注射。

【操作步骤】

1. 检查时病人取左侧卧位，两腿微曲，松开领口及裤带，取下活动义齿及眼镜，头部略向后仰，使咽喉部与食管成一直线。嘱病人不要紧张，咬好口垫，保护电子胃镜。

2. 循一侧梨状窝穿插管，并嘱病人做吞咽动作配合插入。循腔进镜，直至十二指肠球部，然后循序退镜观察球部、幽门口、胃窦、胃角、胃体、胃底、贲门及食管。必要时可充气以协助检查。观察内容包括：①黏膜色泽、有无溃疡、糜烂、出血及肿块，以及是否透见黏膜下血管。②黏膜皱襞有无肥大、萎缩及充血、水肿等。③管腔形态、胃壁蠕动有无僵硬感。④分泌物色泽及胆汁反流情况等。

3. 根据病变情况决定是否需要进行病理活检和/或脱落细胞检查。

4. 对慢性胃炎及溃疡病等病人进行幽门螺杆菌检查，作为临床治疗中药物选择的根据。

5. 其他：如 pH 测定等。

【操作须知】

1. 操作要轻柔，通过贲门、幽门时宜缓慢，应在其开放时准确插入，切忌盲目、粗暴地通过、插入。检查过程中可适量注气。当镜面被黏液污染而影响观察时可给水，将镜面冲洗干净。

2. 胃内各部分的观察：

（1）幽门及胃窦部：正常幽门收缩时呈星芒状，开放时为一圆形开口，经幽门腔可看到十二指肠的部分黏膜，甚至可观察到球部溃疡或糜烂。胃窦部尤其是胃窦小弯侧是胃癌的好发区域，胃镜检查中应在俯视全貌后做近镜仔细观察，注意有无溃疡、糜烂、结节、局部褪色、僵直变形等病灶。发现胃癌病灶后应仔细观察幽门管开放是否正常、对称，以了解胃癌是否已累及幽门管。一般而言，早期胃癌极少累及幽门管。

（2）胃角切迹：由胃小管黏膜转折而成，侧面像为拱桥样，纤维胃镜居高直视下为脊背状，胃角及其附近两侧是早期胃癌最常见的部位，必须重点观察。

（3）胃体：胃体腔范围较大，从胃角部观看胃体部近乎垂直，大弯侧黏膜皱襞则呈脑回状。胃体部的观察一般采用 U 形倒镜以及倒镜与退镜观察相结合的方法，发现可疑病变时将镜头贴近病变部位做重点观察。部分病例的病变位于胃体大部大弯侧偏后壁或小弯侧偏后壁，需退镜观察并左右转动角度钮方可发现。

（4）贲门及胃底部：此部位可采用高位或中位 U 形反转法观察。如需全面观察贲门及胃底部，检查手法的关键是多方位转动镜身及提拉电子胃镜，这种检查手法也是当前提高早期贲门癌诊断水平中最重要的内镜操作环节。

3. 照相和录像：通过电子胃镜对病灶进行不同角度的摄影，对胃部疾病的诊断、治疗、随访及复查都很有好处。胃内照相应注意以下事项：

（1）为使图像清晰，照相应在活检取材之前进行。

（2）调整好自动控制曝光及曝光指数，调节好焦距，应在电子胃镜中视野最清楚、病灶暴露最充分时照相。

（3）一般情况下照相应摄入病灶的位置标记物，如幽门、胃角等。

（4）照相应采取远距离的全貌相和近距离的重点相相结合的方法。

4. 胃黏膜活体组织检查：内镜直视网下胃黏膜活体组织检查是早期胃癌诊断中最重要的一环，活检必须力争正确无误。

（1）活检部位：发现病灶后首先调节好电子胃镜的方向，使病灶置于视网野正中部位，电子胃镜的头端离病灶的距离适中（3～5 cm）。隆起病灶应取其顶部（易于发现糜烂、恶变等）及其基底部的组织。糜烂、微凹或黏膜粗糙、色泽改变等平坦性病灶，应在病灶周围黏膜皱襞中断处及中央处取材。胃癌时以溃疡凹陷性病灶最常见，应在溃疡隆起边缘上特别是在结节性隆起及溃疡边缘内侧交界处下钳，因为胃癌的组织坏死处取材阳性率较低。

（2）活检数量：早期胃癌的活体组织检查次数与阳性率成正比，在多块活体组织检查标本中只有1块甚至只有1块中的小部分为胃癌组织的情况并不少见。发现病灶后不要急于下钳，应仔细观察病灶与周围黏膜的"地形"。第1块活体组织检查应努力选择阳性率可能最高的部位下钳，因为活体组织检查后引起的出血势必会影响以后几块活体组织检查的准确性。除非病灶较小，一般活体组织检查为4～8块。不同部位的活体组织检查标本应分装在不同的试管中，标本应注意浸入甲醛（福尔马林）固定液中。

【并发症】

胃镜检查可能发生的并发症有：①吸入性肺炎。②出血。③穿孔。④心血管意外。⑤药物不良反应。⑥非穿透性气腹。⑦腮腺、颌下腺肿胀。⑧下颌关节脱臼。⑨胃镜嵌顿。⑩菌血症、感染或败血症。

二、电子结肠镜检查

【适应证与禁忌证】

1. 适应证：①原因不明的腹泻、腹痛、便血、黑便、大便隐血阳性、大便习惯改变、腹部包块、消瘦、贫血及怀疑有结肠、直肠、末段回肠病。②钡灌肠发现有肠腔狭窄、溃疡、息肉、癌肿、憩室等病变，须取活检进一步明确病变性质者。③原因不明的低位肠梗阻。④转移性腺癌，寻找原发病灶者。⑤溃疡性结肠炎、克罗恩病等疾病的诊断与随访。⑥需要行内镜下治疗者。⑦大肠癌高危人群普查。⑧大肠癌及大肠息肉术后复查等。

2. 禁忌证：①各种严重结肠急性炎症，重度放射性肠炎。②严重心、肺功能不全，严重高血压、脑血管病变、精神异常及昏迷病人，不能耐受检查者。腹腔及盆腔术后有广泛粘连者需慎用。③疑有肠穿孔或急性腹膜炎者。④癌症晚期有腹腔内广泛转移者，严重腹水病人。⑤妊娠及月经：妊娠期电子结肠镜检查可致流产和早产。

【操作准备】

1. 一般准备：

（1）询问病史，做腹部检查，阅读相关临床资料。

（2）术前向病人做好解释和说明，消除病人的紧张情绪。必要时签署手术同意书。

（3）电切息肉术前应做血常规、血型及出、凝血时间检查。

2. 病人准备：

（1）饮食准备：检查前1～3日吃低脂、细软、少渣流质或半流质饮食，避免进食蔬菜、水果等富含纤维素的食物，当日早餐禁食。

（2）肠内清洁：

1）聚乙二醇电解质散（PEG）：是国内外目前最推荐的倡导清洁剂。在内镜检查前4～6小时，服用2～3 L PEG等渗溶液，每10分钟服用250 mL，2小时内服完，直至排出清水样便。如排便形状达不到上述要求，可加服 PEG 溶液。对于无法耐受一次性大剂量 PEG 清肠的病人，可考虑分次服用方法。

2）磷酸钠盐口服液：具有饮水量少、病人依从性好等特点。方法：分 2 次服用，每次间隔 12 小时。可在内镜检查前一日 18 时和内镜检查当日早晨 6 时各服一次，每次标准剂量 45 mL，用 750 mL 水稀释。其可能出现的不良反应是低血容量、电解质紊乱、磷酸盐相关肾病等。

3）甘露醇：检查前 2 小时饮 20％甘露醇 250 mL，稍停后再饮 1 000 mL。高频电凝电切治疗前禁用此法。

4）硫酸镁：具有饮用水少、依从性好、价格便宜的优点。用法：在内镜检查前 4～6 小时，用硫酸镁 50 g 稀释后一次性服用，同时饮水量约 2 000 mL。其浓度过高有导致脱水、高镁血症的风险。

5）中草药：国内常用制剂为番泻叶或蓖麻油。方法：检查前晚用番泻叶 20 g 加 400 mL 开水浸泡 30 分钟饮服；也可加番泻叶 20 倍水量，80 ℃水温浸泡 3 小时。蓖麻油一般于检查前 6～8 小时服用，一般在服用后 0.5～1 小时开始腹泻，持续 2～3 小时。

6）其他肠道清洁剂。

（3）术前用药：对焦虑不安的病人，可给予地西泮 5～10 mg 肌内注射。高度肠痉挛或过多肠蠕动时，给予阿托品 0.5 mg 肌内注射。

【操作步骤】

1. 病人体位：病人常取左侧卧位，臀部与肛门尽量靠近检查台边缘，大腿与背弯成 90°。插镜困难时通常至脾曲后改成仰卧位。过脾曲或过肝曲困难时，可改成右侧卧位或膝胸卧位。通常以左侧卧位、仰卧位最多用。

2. 将内镜涂以润滑剂后从肛门缓慢插入，循腔进镜，采用变换角度、退镜找腔、适当注气、变换体位及钩拉等方法进镜，插至回盲部，然后退镜观察。

3. 观察黏膜色泽、光滑度，有无溃疡、糜烂、出血，血管纹理、管腔大小，有无狭窄、憩室或肿块等。

【操作须知】

1. 判断结肠镜插入部位：

肠腔内标志：①直肠黏膜呈淡红色，黏膜皱襞 3～5 条，黏膜下血管纹理较模糊。直肠和乙状结肠交界处肠管可能发现弯曲。②乙状结肠黏膜呈橙黄色，肠腔呈圆形，黏膜下血管纹理清晰。乙状结肠和降结肠交界处可出现肠腔弯曲。③降结肠脾曲处黏膜可见圆形发蓝的黏膜，黏膜下可见血管网，脾曲可见盲袋，进入横结肠处可为一个门状皱襞，肠腔弯曲。④横结肠黏膜呈灰色，黏膜皱襞大而规则，呈三角形。血管纹理清晰，部分病例横结肠中部下垂到骨盆呈 V 形的锐角。⑤结肠肝曲黏膜呈灰蓝色，肝曲呈盲袋状，可见凹面向后的弧形皱襞，黏膜下血管呈淡红色，肝曲有好几处弯曲。⑥升结肠黏膜呈橘红色，直端肠腔较大，有典型的皱襞和直而短的斜行皱襞，回盲瓣和阑尾开口为定位标志。

2. 腹壁透光和结肠解剖位置的关系：见表 6-3。

表 6-3 腹壁透光和解剖位置的关系

部　位	腹壁透光
直肠	（一）
乙状结肠	左下腹为主，不固定
乙状结肠、降结肠移行部	左髂窝部，固定
降结肠	（一）
脾曲	左季肋区，固定
横结肠	上下腹部为主，不固定
肝曲	右季肋区，固定
升结肠	（一）
盲肠	右下腹，固定

3. 活体组织检查：

（1）准备工作：①术前了解有无出血性疾病，必要时测定出、凝血时间。②将活检钳浸于 75% 乙醇中消毒，并检查活检钳性能，开启、闭合是否自如。③活体组织检查前准备好固定液，一般是 10% 甲醛溶液。④剪长条形小滤纸片备用。

（2）不同病变的取材方法：①弥散性病变可分散钳取数块。②凹陷性病变在边缘部取材。③隆起病变在顶部或基底部取材为佳。④黏膜下肿物应深压钳瓣，或采用 2 次活体组织检查的方法。

（3）注意事项：①有出血倾向或疑为血管病变者，除高度怀疑诊断者应避免活体组织检查，如要进行，应做好止血准备。②常退镜时进行，但对于一些细小病变，估计退镜时难以再次发现，应在进镜时。③黏膜凹陷性病变，先抽气使肠管收缩增厚以保安全。④活体组织检查时局部持续出血，应局部喷洒 0.1% 去甲肾上腺素或凝血酶、血凝酶（立止血）溶液，亦可用高频电凝器止血。⑤疑有出血或穿孔者必须留院观察。

4. 术后处理：对有下列情况者应做适当处理。

（1）活体组织检查多处，渗血较多，为防止出血应肌内注射或口服止血药，并观察 1～2 小时后方可回家。

（2）腹胀、腹痛剧烈或术后便血，应立即进行相应检查，如腹平片检查等，排除肠穿孔，并禁食、补液留观。

（3）术后肠内积气较多、一时不能排出者，2～3 小时内少活动。活体组织检查及电凝术后病人 1～2 日内应进流质或半流质饮食。

（4）术中发现炎症严重者，应给予抗生素口服。

5. 并发症：①肠壁穿孔。②出血。③心血管并发症。④腹绞痛。⑤中毒性巨结肠。⑥透壁电灼伤综合征。

三、支气管镜检查

【适应证与禁忌证】

1. 适应证：

（1）原因不明的咯血或慢性咳嗽。

（2）有支气管阻塞表现，如局限性哮鸣音、局限性肺气肿、阻塞性肺炎或任何肺不张等。

（3）恶性病变：包括气管、支气管镜恶性肿瘤的诊断，支气管恶性肿瘤分期，恶性肿瘤治疗后再分期，痰液细胞学检查异常（痰中发现癌细胞），肺内肿块活检，纵隔肿物或纵隔肺门淋巴结活检。

（4）原因不明的喉返神经或纵隔神经麻痹。

（5）疑有支气管异物，支气管结石。

（6）感染，包括复发或难治性肺炎，免疫功能不全患者的肺部异常浸润、空洞病变。

（7）肺部弥漫性病变，如间质性肺病。

（8）胸部外伤，用于确定挫裂伤或是穿透伤，评估化学性损伤及烧烫伤程度。

（9）肺移植患者术后评估。

（10）气管插管，用于确认气管插管位置，评估气管插管相关损伤。

（11）气管切开后长期留置气管套管的病人，了解其气管支气管有无黏膜损伤及坏死。支气管肺泡灌洗抽痰，支气管内给药。

（12）瘘管，明确有无支气管-胸膜瘘，气管及支气管-食管瘘，以及评价瘘口性质、大小、部位等。

（13）难治性气胸，明确胸膜损伤部位。

（14）CT 发现气管或者支气管狭窄。

（15）某些少见、罕见疾病、职业病的治疗，如肺泡蛋白沉着症全肺灌洗治疗，煤工尘肺的全肺灌洗治疗。

2. 禁忌证

（1）一般情况差，体质衰弱，高龄，严重营养不良不能耐受支气管镜检查者。

（2）病人不合作。必要时请麻醉医师协助全身麻醉下进行。

（3）正在大咯血者。

（4）严重心血管疾病，如不稳定型心绞痛，新发的心肌梗死，严重心律失常，心功能不全，严重恶性高血压（血压超过 170/100 mmHg，应待血压降至 140/90 mmHg 以下再做检查），严重肺动脉高压，或疑似主动脉瘤有破裂危险等。

（5）有呼吸系统疾病伴严重呼吸功能不全，低氧血症，高碳酸血症，若需要检查时，可在供氧和机械通气下进行。

（6）不能矫正的出血倾向，血小板减少症或凝血功能障碍者。

【操作准备】

1. 与病人解释气管镜检查的必要性及风险，获得此检查的知情同意书。

2. 术前全面体检及必要的辅助检查。胸部 CT（必要时需做肺部增强 CT）或者胸部 X 线片，血常规，凝血功能检查，心电图。肺功能不全者，需做肺通气功能检查及血气分析。

3. 术前禁食 4～6 小时。

4. 术前进行口腔护理。

5. 在使用术前处理药物之前，移除并安全保管好病人的义齿、眼镜（或角膜接触镜）。

6. 建立静脉输液通道，鼻导管吸氧，监护仪监测心率、血压、呼吸及指脉氧。

7. 除麻醉药之外，术前可酌情使用以下药物。①镇静药：对高度紧张者，可给予地西泮 5～10 mg 或者苯巴比妥 100 mg。②镇咳药：剧烈咳嗽者可给予可待因止咳。③阿托品已不常规应用。特别是有青光眼或前列腺肥大者慎用。

8. 麻醉方法的选择。目前我国很多医院都能开展无痛支气管镜操作，所用麻醉技术及麻醉药各有不同，可根据具体情况选择。

【操作步骤】

1. 麻醉：良好的麻醉是支气管镜检查能否成功的关键，目前常用 2％利多卡因。一般情况下，成人应用利多卡因总量不应超过 0.2 g。

（1）雾化吸入法：利用氧气筒内氧气压力作为喷雾动力，通过雾化器将麻醉药喷入支气管内进行麻醉。此法较简单，但麻醉时间较长。

（2）环甲膜穿刺麻醉：先用喉喷雾器喷雾咽喉部 2～3 次，然后行环甲膜穿刺，注入麻醉药。此法准确，麻醉效果较好。

2. 体位：病人体位大多取卧位，少数可取坐位。

3. 插管方法：支气管镜检查一般有 3 种插管途径，即经鼻腔插入、经口直接插入、经气管套管插入。

（1）经鼻腔插入法：先行鼻腔及后鼻道局部麻醉，然后滴入 1％麻黄碱 2～3 滴。在喉及气管麻醉后，术者左手握持镜体，徐徐经鼻道进入，沿鼻腔底滑入鼻咽腔。一般进入 10～20 cm 即可看见会厌、咽后壁及声门。让病人平静吸气或嘱病人发"啊"的声音，使两侧声带张开，将镜体迅速通过声门进入气管。经鼻腔插入法比较简单，病人痛苦不大，支气管镜也不会被病人咬坏。

（2）经口插入法：经口插入支气管镜时弯曲较少，更易调节支气管镜的方向和角度，但若牙垫固定不好，支气管镜有被咬坏的可能。

（3）经气管套管插入法：局部麻醉后，先用咽喉镜挑起会厌，看到声门后插入气管导管，固定好牙垫及气管套管。再将支气管镜徐徐沿导管内腔插入气管内。此法的优点是便于支气管镜反复拔出和插入，对咯血和分泌多的病人便于抽吸，但操作时病人的痛苦较大。

4. 检查完毕，缓慢拔出支气管镜，将其用清水、肥皂水清洗后，以氯己定（洗必泰）、乙醇等消毒备用。

【操作须知】

1. 气管、支气管的进入和辨认：支气管镜通过声门后，要随时调节旋钮，使镜体尖端保持在气管的中间位，要边观察边推进，随时注意气管的形态、黏膜的色泽、软骨环的清晰度等。成人气管长度约为 11.8 cm。

支气管镜到达隆突后继续推进，即可分别观察左、右支气管及其分支。进行支气管镜检查时，一般先检查健侧，然后再检查患侧。检查时既要全面观察，又要照顾重点，注意发现与临床相关的病变。

2. 标本采取：

（1）活体组织检查：选定要活体组织检查的病变后，一般保持镜体远端离病变 1 cm 左右。徐徐推进活检钳，待钳子贴近病变部位，即可咬取组织，一般采取 3～5 块。如果病变表面有脓液附着，咬取前应予以清除。活体组织检查时，尽力争取在第 1 次咬取时就能取到满意的病变组织，因为活体组织检查后均有不同程度的出血，往往使视野不清而影响以后的取材。标本取出后应立即放入甲醛溶液内固定，并送病理学检查。

（2）刷检：刷检的范围较大，阳性率也较高，而且相对安全易行。一般刷检应放在活体组织检查后进行。刷检完毕后，将细胞刷连同支气管镜一起拔出，使刷检到的标本不易丢失和污染。若用带鞘细胞刷，可多次进行刷检。刷检的阳性率高低取决于是否刷到病灶。

【术后处理】

1. 术后观察半小时，向病人说明术后可能出现的反应，如鼻、咽、喉不适，活体组织检查后出现痰中带血等，一般无须处理。

2. 禁食 2～3 小时。

3. 口服抗生素 2～3 日。

4. 肺活体组织检查术后立即做胸部透视，6 小时及 24 小时后再各做胸部透视 1 次，了解有无气胸。

【并发症】

支气管镜检查的并发症有：①麻醉药物过敏。②出血。③喉头水肿、支气管痉挛。④呼吸困难、低氧血症。⑤心血管意外。⑥气胸。⑦发热。

四、胆道镜检查

【适应证与禁忌证】

1. 适应证：①胆道疾病，术前诊断不明。②胆道残余结石或术中疑有胆石遗漏者，以及术后残余胆石梗阻所致的高热、黄疸。③胆道内取异物。④胆道出血定位或止血。⑤胆道畸形和狭窄行胆道内瘘术，晚期胆道肿瘤行胆道镜内瘘术或确诊。⑥选择性肝内胆管造影。⑦胆总管末端狭窄，行胆道镜下肝胰壶腹（Oddi）括约肌切开术等。

2. 禁忌证：①明显出、凝血功能异常者应先行治疗，纠正后再做胆道镜检查和治疗。②有严重心力衰竭者应慎用。③胆道以外原因所致高热者暂缓检查。

【操作准备】

1. 术中胆道镜检查术前准备同常规胆道手术。

2. 术后胆道镜检查时间为术后 3 周。术后胆道镜取石术时间为术后 5～6 周，应先常规做经 T 管胆道造影。

【操作步骤】

1. 术中胆道镜检查：胆道镜的插入可通过胆囊管残端和切开胆总管两种方法。若有胆总管结石时，可将胆总管切开后轻轻取出结石，不要损伤胆管黏膜，然后插入胆道镜。根据病情可先观察胆管下端或上端。上端先观察左肝管，再观察右肝管。采用"边观察、边注水"的办法，一般以观察10～20分钟为宜。若同时取石，最长亦不宜超过1小时。

2. 术后胆道镜检查：一般在T管引流后第2～3周检查。其方法如下：

（1）检查前行造影剂过敏试验，检查当日晨禁食。

（2）经T管注入造影剂，摄片了解胆道病变后拔出T管。

（3）将胆道镜从瘘口拔出，"边注入，边观察"。

（4）发现结石时，可用附属设备取石。

（5）检查后要将T管再插入胆总管内，如有困难可改用聚乙烯管或橡皮管。

（6）必要时每隔1周左右再进行下次检查与取石。

【操作须知】

1. 术中胆道镜检查按手术无菌操作要求，经胆总管切口进镜，直视下行胆道检查或取石。

2. 术后胆道镜检查应在无菌条件下拔T管，常规消毒、铺巾，经T管瘘管放入胆道镜。

3. 检查顺序为先肝内胆管，后胆总管下端。

4. 检查过程中，通过灌注系统间断向胆道内滴注0.9％氯化钠注射液，以保持视野清晰。

5. 发现可疑病变应进行活体组织检查，发现异物或结石可用取石网取出。

6. 为便于术后胆道镜取石，术中所置T管应先用20F～24F号，长臂应与胆总管纵轴垂直，于右肋缘下锁骨中线处穿出，使窦道短、粗、直。

7. 术后胆道镜检查取石结束后，重新置入同型号T管。

【术后处理】

①常规开放T管引流24小时，若发热应适当延长开放时间。②无须用抗生素及特殊处理。③5～7日后可重复取石。

【并发症】

术中胆道镜检查较为安全，其并发症多发生在经皮经肝胆道镜（PTCS）取石时，最多见的是引流口感染，其次为穿孔。穿孔主要发生在窦道和十二指肠。窦道穿孔是由于窦道过于扭曲、狭窄，而十二指肠穿孔多因胆总管下端和十二指肠局部水肿、炎症过重之故，粘连过多者在扩张胆道口时也可造成十二指肠裂伤穿孔。少数病人可因损伤胆管壁而发生出血，但出血病人多有出、凝血机制障碍。

五、膀胱镜检查

【适应证与禁忌证】

1. 适应证：①反复尿路感染，或难治性尿路感染，治疗效果不佳。②不明原因的血尿。③尿液中发现不寻常的细胞。④尿痛，慢性盆腔疼痛。⑤排尿困难、尿道阻塞。⑥尿路结石、前列腺增生、膀胱肿瘤。⑦尿液失控（尿失禁）或膀胱过度活动症。⑧膀胱镜下治疗。⑨超声波检查、X线检查、静脉尿路造影检查不能很好显示和诊断尿路病变时。⑩术后复查。

2. 禁忌证：①泌尿系感染的急性炎症期。②膀胱容量太小（如挛缩膀胱）。③包茎尿道狭窄。④某些骨关节畸形的病人不可行膀胱镜检查。

【操作准备】

1. 检查前医师应认真复习病史，并阅读各项检查资料。需做逆行尿路造影者，应阅读排泄性尿路造影片，确认需做逆行造影片。

2. 病人准备：

（1）如需用全身麻醉或骶管、鞍区麻醉，应进行麻醉前常规准备。

（2）检查前应清洁会阴部、剃毛、洗澡、排空膀胱。

（3）精神比较紧张的病人，检查前或当日早上给予适量镇静药。

（4）膀胱镜检查后需进行上尿路逆行造影者，应洗肠。

（5）若尿路有感染，检查前两日应先给予适当抗感染治疗。

（6）检查前饮水 400 mL 左右，以便检查时注射靛胭脂后可正确观察双肾排出靛胭脂的情况。

（7）临检查前清洁会阴部，先行排尿清空膀胱，以便镜检正确地测定膀胱残余尿量。

【操作步骤】

1. 病人取膀胱截石位。会阴部常规消毒铺巾。一般采用地卡因尿道黏膜麻醉，不合作者可用骶麻，小儿用全麻。

2. 置镜：女病人比较容易放入。男病人应先提起阴茎，放入膀胱镜，待插至球部尿道时，将阴茎及膀胱镜轻向下倒，使镜体滑入膀胱。

3. 取出闭孔器，收集残余尿，冲洗膀胱。用蒸馏水灌洗膀胱，使膀胱适度充盈，以便于观察。

4. 观察膀胱：按一定顺序观察，一般有前后移动法、旋转移动法、自由摆动法 3 种方式，可视具体情况尽量减少视野盲区。

5. 插输尿管导管：使物镜尽量贴近输尿管口，插管多可成功。若有困难，可利用调节器改变导管方向，即可插入输尿管内。一般成人插入 25～27 cm 即达肾盂，此时可分别收集两侧肾脏尿液进行常规化验或培养。

6. 取出镜体：先将膀胱放空，并放回闭孔器，轻轻向外退镜。若已进行输尿管插管，则应一边向外退镜，一边向膀胱内推送输尿管导管，以免退镜时将导管带出。

7. 填写好膀胱镜检查记录单。

【操作须知】

1. 防止向膀胱内注入过多的空气：①冲水管道内的空气须事先排空。②膀胱镜末端稍抬高，则镜体通道内有些空气也可在冲水过程中排出而不致进入膀胱。当看到膀胱黏膜皱褶变平时即可停止冲水，以防止注水过多引起不适。

2. 插入观察镜后如看不到膀胱内的情况，应考虑到几种可能性：①纤维膀胱尿道镜未接光源或未打开光源的开关。②接物镜紧贴黏膜。③观察镜装错方向，镜面未朝向膀胱镜。

【并发症及其防治】

（1）心脑血管意外及麻醉意外：一旦出现，立即终止检查，并组织抢救。

（2）血尿：膀胱镜检后尿内可以带血，但一般都不严重，有时仅为镜下血尿，无须特殊处理，多饮水则很快可自愈。

（3）发热：膀胱镜检查后出现发热应视为较重的反应，应予以高度重视。其发生原因有两种。①尿路原有感染，检查前未用抗生素控制，致使检查后感染加重，故出现发热，特别是上尿路有较严重的积水征时，插管可导致感染加重或在积水的基础上又有新的感染，此时常伴有患侧腰痛，应立即给予抗生素治疗；如发热仍不退，宜急诊行经皮肾穿刺置管引流，很快即可退热。②尿道镜插放困难时偶可引起尿道热，此类病人可迅速出现高热、寒战，应及时给予抗生素治疗。经上述处理发热多可控制，但病程也需经历5～7日体温才能恢复正常。

（4）腰痛：多发生在膀胱镜下经输尿管插管时。有时伴有发热时，可给予输液等对症治疗。

（5）尿道损伤：多发生在尿道有梗阻病变的病人，如患有前列腺增生或尿道狭窄者，特别是检查前未被认识，操作时未能重视，视为正常尿道而插入，插镜过程遇到阻力则企图靠强力通过，从而导致镜端穿破尿道而进入直肠。

（6）膀胱损伤：膀胱损伤不多见，多发生于膀胱容量明显缩小时，如膀胱挛缩等。如检查前未曾考虑到此病变的存在，按常规插入膀胱镜，尚未冲水即可发生穿孔。根据穿孔部位的不同，内镜可穿至腹腔外或腹腔内。如发现膀胱损伤，及时通过尿道置管引流多可自愈。如未能及时发现，致使尿液外渗至膀胱周围或腹腔内，则需手术治疗。

六、阴道镜检查

【适应证与禁忌证】

1. 适应证：①液基薄层细胞学检查（TCT）示非典型鳞状细胞不能明确意义（ASCUS）。②肉眼观察发现可疑癌变。③可疑病变处指导性活检。④人乳头瘤病毒（HPV）阳性。⑤宫颈锥切术前确定病变范围。⑥慢性宫颈炎长期治疗无效。⑦阴道病变。

2. 禁忌证：①子宫颈局部激光、电凝、冷冻或药物治疗后，尚处于坏死脱落阶段。②生殖道急性炎症，急性外阴、阴道、宫颈炎症未作治疗者。③月经期。④检查前1日禁止妇科检查、性生活及阴道冲洗上药。

【操作准备】

1. 在检查前24小时内禁房事，避免阴道检查、冲洗和上药。

2. 有急性或亚急性生殖道炎症先做适当治疗。

3. 检查前禁止各种宫颈手术及治疗（激光、波姆、微波、冷冻等）。

4. 绝经后女性及上皮萎缩性改变的女性，检查前2～3周局部用雌激素。

【操作步骤】

1. 病人取膀胱截石位，臀部略抬高，使阴道位置与检查者坐位时两眼水平一致。

2. 以阴道窥器暴露子宫颈阴道部，注意勿用润滑剂，勿创伤子宫颈。如需同时做宫颈刮片时，可轻轻刮取子宫颈表面分泌物涂片。

3. 接通光源，使子宫颈位于光源中心，调好焦距，使接物镜距外阴约 20 cm，距子宫颈约 30 cm。

4. 用干棉球或 0.9％氯化钠注射液棉球轻轻拭净宫颈分泌物，由低倍至高倍，按顺时针或逆时针方向循序观察子宫颈全貌，应特别注意观察血管的分布和形态。

5. 涂 3％～5％乙酸溶液于子宫颈表面，使宫颈黏液凝固，便于擦掉；使炎症血管消失而低能的癌性血管显露；使白色上皮变白和柱状上皮水肿呈葡萄状。乙酸试验后，进一步循序观察子宫颈表面的颜色、形态、腺口及血管大小、口径、走向和间距及阴道穹隆；观察血管时可加用绿色滤光镜。放大倍数宜取 16～20 倍。最后用子宫颈扩张钳暴露子宫颈管，观察子宫颈管内情况。

6. 遇典型图像，可随时照相，留作资料。

7. 以复方碘溶液涂布子宫颈，寻找异常碘不着色区。

8. 在阴道镜观察下，于不同异常图像区取组织 1～3 块，分瓶固定，送病理检查。

【操作须知】

1. 在进行阴道镜检查时，需从以下 5 个方面进行观察：①阴道黏膜的颜色及透明度。②病变的境界大小。③终末血管的形态。④毛细血管间的距离。⑤阴道和子宫颈的表面轮廓。

2. 活体组织病理学检查：凡属以下情况需做活体组织病理学检查，以便证实或否定阴道宫颈细胞涂片或阴道镜所见的不正常现象。①细胞涂片重复多次不正常而阴道镜所见是正常的。②细胞涂片重复多次不正常，而宫颈阴道段及宫颈口均正常，应进行宫颈内管的诊刮。③细胞涂片不正常而阴道镜所见的病变深入宫颈内管的，应进行宫颈内管的诊刮。④凡阴道镜检查出有不正常组织的部位，均应做活体组织检查，在钳取或刮取活体组织时，应针对有病变的部位，要包括上皮全程。⑤病变范围较大、细胞涂片高度不正常，但阴道镜检查未能证实时，应进行锥形切除术并做连续切片检查，以免遗漏病变而误诊。

3. 注意事项：

(1) 临床症状、体征可疑，但阴道镜检查未发现可疑病变时，可取子宫颈 3、6、9、12 点 4 处组织，分装在 4 个瓶中，注明取材部位后送病理学检查。

(2) 宫颈刮片找到癌细胞而阴道镜检查正常，应行分段诊断性刮宫，并进一步检查子宫颈或宫腔内有无异常。

(3) 宫颈鳞-柱上皮交界处和移行带区是宫颈癌的好发部位，宫颈刮片、阴道镜检查及取活体组织送检均应对该部位特别重视。

(4) 阴道镜常附有照相装置，可保存阴道镜图像进行对比。

(5) 阴道镜为较精密仪器，应遵守操作规程、妥善保管及维护。

§6.5 常用诊疗器械检查自测试题（附参考答案）

一、选择题

【A 型题】

1. 关于胃镜检查的适应证，下列哪项不正确 　　　　　　　　　　　　（　　）

A. 上腹痛原因未明　　B. 呕血原因未明　　C. 胃溃疡性质未明　　D. 咯血查因　　E. 锁骨上淋巴结肿大查因

2. 关于胃镜检查的禁忌证，下列哪项不正确 　　　　　　　　　　　　（　　）

A. 严重心力衰竭　　B. 精神病不合作者　　C. 溃疡病急性穿孔者　　D. 吞腐蚀剂急性期　　E. 食管癌有吞咽梗阻者

3. 下列哪项不宜做纤维支气管镜检查 　　　　　　　　　　　　　　　（　　）

A. 原因不明的咯血　　B. 原因不明的咳嗽　　C. 原因不明的喉返神经麻痹　　D. 痰检结核分枝杆菌阳性，X 线胸片肺无病灶　　E. 肺心病并肺门肿大，原因未明，PaO_2 40 mmHg

4. 有关纤维支气管镜检，下列哪项不正确 　　　　　　　　　　　　　（　　）

A. 术前应禁食 4～6 小时　　B. 术前应做 X 线胸片检查　　C. 术前均应做肺通气功能检查及血气分析　　D. 术前半小时注射阿托品及苯巴比妥　　E. 术后应禁食 2 小时

5. 下列哪项不宜通过纤维支气管镜检进行治疗 　　　　　　　　　　　（　　）

A. 取气管、支气管内异物　　B. 肿瘤的电凝、电切或激光治疗　　C. 病灶局部药物注射　　D. 止血治疗　　E. 气胸时经支气管抽气治疗

6. 有关纤维支气管镜检查，下列哪项不正确 　　　　　　　　　　　　（　　）

A. 可直接窥视 1～4 级支气管内肿块　　B. 可发现叶、段支气管腔阻塞　　C. 可进行选择性支气管造影　　D. 可直接窥视肺野浸润性病灶　　E. 可进行肺浸润性病灶或肺外周肿块的活检

7. 关于肺功能检查应用范围下列哪项是错的 　　　　　　　　　　　　（　　）

A. 确定肺功能障碍的程度　　B. 判定肺功能障碍的类型　　C. 可以发现肺部较小的病变　　D. 可用以判断某些药物的疗效　　E. 可以区别心源性呼吸困难和肺源性呼吸困难

8. 诊断心房颤动最重要的心电图证据是 　　　　　　　　　　　　　　（　　）

A. 出现异常的 P 波　　B. P 波消失　　C. QR 间期不规则　　D. QRS 波群形态不一致　　E. 心室率快

9. 诊断急性心肌梗死最重要的心电图表现是 　　　　　　　　　　　　（　　）

A. 病理性 Q 波或 QS 波　　B. ST 段弓背向上型抬高　　C. T 波倒置　　D. 对应导联 ST 段压低　　E. 多发室性期前收缩

10. 脑电图出现下述哪种波即可肯定病人处于轻睡期 　　　　　　　　　（　　）

A. 高波幅 δ 节律　　B. 无 α 节律　　C. 额部 θ 活动较多　　D. 阵发性短程 12～16 波/s　　E. 颞部尖波

11. 脑电图检查每一病人应至少记录 　　　　　　　　　　　　　　　　（　　）

A. 10 分钟　　B. 20～30 分钟　　C. 1 小时　　D. 2 小时　　E. 24 小时

12. 精神运动性发作的脑电波异常波为 　　　　　　　　　　　　　　　（　　）

A. 额叶棘波　　B. 双侧对称同步 3 波/s 棘慢综合　　C. 高幅失律　　D. 颞叶放电　　E. 各导多棘慢波综合

13. 同心针电极时肌电图能探测 （　　）

A. 针极周围 1 mm 左右范围内的电活动　　B. 整块肌肉的电活动　　C. 一个完整的运动单位范围的电活动　　D. 一根神经纤维支配肌肉范围的电活动　　E. 一根肌纤维的电活动

14. 束颤电位代表 （　　）

A. 肌纤维兴奋性增高　　B. 肌束兴奋性增高　　C. 运动单位兴奋性增高　　D. 肌束兴奋性降低　　E. 运动单位兴奋性降低

【X 型题】

15. 可以利用消化道内镜进行治疗的疾病有 （　　）

A. 电凝电切息肉　　B. 胆道取石　　C. 肝癌切除　　D. 食管曲张静脉套扎　　E. 食管曲张静脉碘化剂治疗

16. 纤维支气管镜检查的并发症有 （　　）

A. 出血　　B. 并发感染　　C. 心搏骤停　　D. 喉返神经麻痹　　E. 气胸

17. 心室率缓慢的心电图可见于 （　　）

A. 房性期前收缩二联律下传受阻　　B. 窦性心动过缓　　C. 房颤伴Ⅲ度 AVB 交界区自转性心律　　D. 室性自转性心律　　E. 非阵速室性自转性心律

18. 做脑电图前应要求受检者做好下列哪些准备 （　　）

A. 检查前 1 日用肥皂水洗头　　B. 检查前应禁食　　C. 检查前 1 日应停服镇静、安眠药　　D. 检查前停用抗癫痫药 1～3 日　　E. 穿衣质量不受限制

19. 以下哪些疾病可通过膀胱镜检查及尿路逆行造影明确诊断 （　　）

A. 输尿管肿瘤　　B. 输尿管透 X 线结石　　C. 输尿管狭窄　　D. 先天性巨输尿管症　　E. 肾囊肿

20. 以下哪些情况属于膀胱镜检查禁忌证 （　　）

A. 前列腺肥大症　　B. 尿道狭窄　　C. 急性膀胱炎及急性尿道炎　　D. 膀胱肿瘤　　E. 结核性挛缩膀胱

二、填空题

1. 早期胃癌是指癌细胞浸润至胃壁的_____，中晚期胃癌浸润至_____、_____等。

2. 纤维胃镜检查的并发症有_____、_____、_____、_____等。

3. 胆道镜检查主要的并发症有_____、_____、_____、_____、_____。

4. 膀胱镜检查的禁忌证有_____、_____、_____、_____等。

5. 选择性支气管造影是通过向某一肺叶或肺段注入_____。

6. 结肠镜检查的禁忌证有_____、_____、_____、_____。

7. 测定肺功能之前受检者必须_____。

8. 心电图 ST 段抬高可见于_____、_____、_____、_____。

9. 诊断二度房室传导阻滞心电图最重要的依据是_____。

10. 做脑电图头皮电阻要求在_____以下，最后_____以下，如过高应_____。

11. 脑电图在癫痫诊断中的价值有_____、_____、_____。

12. 确定异常神经支配的检查方法是_____。

13. 癫痫性放电包括_____、_____、_____、_____等波。

14. 脑电波按频率可分为_____、_____、_____、_____四种波。

15. 正常成人脑电图基本节律 α 波波幅为_____～_____；儿童为_____～_____。

三、判断题

1. 纤维支气管镜检查能直视气管及各级支气管。　　　　　　　　　（　　）
2. 纤维胃镜目视诊断为胃癌而活检未发现癌细胞可排除胃癌。　　　（　　）
3. 萎缩性胃炎活检发现中度不典型增生时，应于3～6个月后追踪观察以发现早期胃癌。（　　）
4. 阴道镜检是宫颈癌辅助诊断的重要方法。　　　　　　　　　　　（　　）
5. 通过膀胱镜可测定分侧肾功能及向肾盂内灌注药物。　　　　　　（　　）
6. 结肠纤维镜是目前发现大肠癌的最可靠的诊断方法。　　　　　　（　　）
7. 用肺活量计可以测定小呼吸道的通气功能。　　　　　　　　　　（　　）
8. 脑电图不仅可帮助癫痫的诊断，也可帮助脑瘤的病因诊断。　　　（　　）
9. 12岁儿童枕部脑电频率不应低于6次/s。　　　　　　　　　　　（　　）
10. 肌电位纤颤电位和正峰波，只有在失神经支配的肌肉才能发现。　（　　）

四、名词解释

1. 动态心电图
2. 肺功能检查
3. 生物电检查
4. 诱发电位测定
5. 肌电图检查

五、问答题

1. 试述心电图的临床意义。
2. 试述心电图运动试验的适应证和禁忌证。
3. 试述心电图检查的临床应用。
4. 试述胃镜检查的适应证与禁忌证。
5. 试述脑电图检查的适应证。

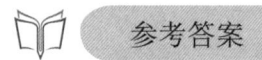
参考答案

一、选择题

1. D　2. E　3. E　4. C　5. E　6. D　7. C　8. B　9. A　10. D　11. B　12. D　13. A　14. C
15. ABDE　16. ABCE　17. ABCD　18. ACD　19. ABCD　20. BCE

二、填空题

1. 黏膜下层　肌层　浆膜层
2. 食管损伤　胃穿孔　吸入性肺炎　心绞痛　喉头痉挛
3. 发热　窦道穿孔　胆道出血胆管撕裂　迷走神经反射性休克　腹泻或急性胰腺炎　导管脱出
4. 泌尿系有急性感染　月经期　尿道狭窄　骨关节畸形不能置截石位者
5. 对比剂
6. 结肠各种急性炎症　严重心肺功能不全　腹腔盆腔术后广泛粘连　疑有肠穿孔　严重高血压者　妊娠及月经
7. 休息15分钟或20分钟

298

8. 急性心肌梗死　变异型心绞痛　急性心包炎　过早复极综合征

9. 有 QRS 波群的脱漏

10. 20 kΩ 以下　5 kΩ 以下　重新清洗头皮去脂

11. 帮助确诊　帮助分型　帮助确定原发性或继发性　疗效判断指导治疗

12. 运动神经传导检查

13. 棘波　尖波　棘慢综合波　多棘慢综合波　尖慢综合波　阵发性高波幅慢波

14. α　β　θ　δ

15. 10　100 μV　10　150 μV

三、判断题

1. ×　2. ×　3. √　4. √　5. √　6. √　7. ×　8. ×　9. √　10. ×

四、名词解释

1. 动态心电图（ambulatory electrocardiogram，AECG）：是指连续记录 24 小时或更长时间的心电图。该项检查首先由美国学者 Holter 于 20 世纪 60 年代初期应用于临床，故又称 Holter 监测。动态心电图可提供受检查 24 小时动态心电活动信息，已成为临床上广泛使用的无创性心血管病诊断手段之一。

2. 肺功能检查：内容包括肺容积、通气、换气、血流和呼吸动力等项目。通过肺功能检查可对受检查者呼吸生理功能的基本状况做出质和量的评价，明确肺功能障碍的程度和类型。肺功能检查对研究疾病的发病机制、病理生理、明确诊断、指导治疗、判断疗效和疾病的康复、劳动力的鉴定以及评估胸腹部大手术的耐受性等都有重要意义。

3. 生物电检查：利用疾病发生时各种生物电变化而协助诊断的检查技术已广泛应用于临床，与活体组织检查及内镜检查不同的是，这些检查基本上是无创性的，并在一定程度上可以反映病变组织器官的功能性变化，因此对临床诊疗有着重要意义。目前在临床上应用较广泛的有脑电图检查、肌电图检查及诱发电位检查。

4. 诱发电位测定：诱发电位（EP）是中枢神经系统在感受体内外各种特异性刺激时所产生的生物电活动，可以了解各种感觉从外周感觉器官至中枢神经的传导系统的功能。目前常用的有视觉诱发电位、脑干听觉诱发电位、体感诱发电位检查 3 种。此外还有运动诱发电位检查，通过刺激脑的运动中枢引起相应的肌肉动作电位反映运动传导系统功能；还有事件相关电位检查，通过长潜伏时电位反应脑的认知功能。

5. 肌电图检查：肌电图（EMG）是记录神经和肌肉的生物电活动，用以判定神经、肌肉功能的一种检查方法。肌电图检查可用于肌萎缩、感觉障碍伴无力、运动功能障碍、脊髓前角病变、周围神经受累及肌肉病变等。

五、问答题

1. 心电图主要反映心脏激动的电学活动，因此对各种心律失常和传导障碍的诊断分析具有肯定价值。特征性的心电图改变和演变是诊断心肌梗死可靠而实用的方法。房室肥大、心肌受损和心肌缺血、药物和电解质紊乱都可引起一定的心电图变化，有助诊断。对于瓣膜活动、心音变化、心肌功能状态等，心电图不能提供直接判断，但作为心动周期的时相标记，又是其他检查的重要辅助手段。

除了循环系统疾病之外，心电图已广泛应用于各种危重症病人的抢救、手术麻醉、用药观察、航天、登山运动的心电监测等。

2.（1）适应证：①对不典型胸痛或可疑冠心病病人进行鉴别诊断。②评估冠心病病人的心脏负荷能力。③评价冠心病的药物或介入手术治疗效果。④进行冠心病易患人群流行病学调查筛选试验。

（2）禁忌证：①急性心肌梗死或心肌梗死合并室壁瘤。②不稳定型心绞痛。③心力衰竭。④中、重度瓣膜病或先天性心脏病。⑤急性或严重慢性疾病。⑥严重高血压病人。⑦急性心包炎或心肌炎。⑧肺栓塞。⑨严重主动脉瓣狭窄。⑩严重残疾不能运动者。

3. （1）对心律失常和传导障碍的诊断具有肯定的价值。

（2）对心肌梗死的诊断有很高的准确性，它不仅能确定有无心肌梗死，而且还可确定梗死的病期、部位、范围以及演变过程。

（3）对房室肥大、心肌炎、心肌病、冠状动脉供血不足和心包炎的诊断有较大的帮助。

（4）能够帮助了解某些药物（如洋地黄、奎尼丁等）和电解质紊乱对心肌的作用。

（5）心电图作为一种电信息的时间标志，常和心音图、超声心动图、阻抗血流图等心功能测定以及其他心脏电生理研究同步描记，以利于确定时间。

（6）心电监护已广泛应用于手术麻醉、用药观察、航天、体育等的心电监测以及危重症病人的抢救。

4. （1）适应证：①凡有上消化道症状，经钡餐、B超等检查不能确诊者。②良性、恶性溃疡的鉴别。③疑为早期胃癌需确诊者。④上消化道出血病因未明者。⑤观察临床治疗疗效者。⑥治疗，包括夹取异物、电凝止血、切除息肉及导入激光治疗贲门和食管恶性肿瘤、硬化剂注射治疗食管静脉曲张破裂出血及食管曲张静脉的套扎术等。⑦已确诊的上消化道病变需随访复查或进行治疗者，上消化道手术后仍有症状需确诊者。

（2）禁忌证：①严重心脏疾病或极度衰竭不能耐受检查者。②严重脊柱成角畸形或纵隔疾患如胸主动脉瘤等。③疑有溃疡急性穿孔或吞腐蚀剂的急性期。④精神病或严重智力障碍不能合作者。⑤严重高血压病人。

5. （1）鉴别脑器质性疾病和功能性疾病，如抽搐、心理障碍、聋、盲等器质性或功能性疾病。

（2）各种脑部疾病辅助诊断、鉴别诊断及定位：常用于癫痫、脑瘤、脑外伤、颅内血肿、脑炎、脑寄生虫病、脑脓肿、脑血管病及其他各种脑病和昏迷病人。

（3）了解全身疾病疑有脑损害者是否脑受累，如癌是否有颅内转移，感染、中毒、肝或肾性疾病等是否造成脑功能损害。

（4）随访了解脑部疾病的变化，疗效，脑发育状况，帮助了解脑衰老及脑死亡。

§7

临床特殊
检　　查

本章所介绍的内容包括医学影像学、核医学及病理学检查。医学影像学介绍了普通 X 线成像、数字 X 线成像、数字减影 X 线成像检查，以及计算机体层成像、磁共振成像、超声成像和介入放射学等内容；核医学介绍了核素显像、核素体外分析和核素治疗等内容。

§7.1　医学影像学

自 1895 年伦琴发现 X 线后，开创了放射诊断学新纪元，并且奠定了现代医学影像学的基础。20 世纪 50 年代以来，相继出现了数字减影血管造影（DSA）、电子计算机体层成像（CT）、磁共振成像（MRI）、正电子发射计算机断层显像（PET-CT）等新一代成像技术。尽管这些成像技术的应用原理和方法不同，其临床价值和适应范围各异，但都是使人体内部结构成像，以观察其解剖形态、生理功能和病理变化，达到诊断疾病的目的。这样便形成了以影像诊断为主体的现代医学影像学体系，不仅扩大了检查范围，提高了诊断质量，而且还推进了介入放射学的发展，使影像诊断与治疗更加紧密地结合。

学习医学影像学的主要目的，在于了解这些成像技术和介入技术的基本原理、优缺点及临床应用价值和限度，以达到优选和合理使用的目的。现将常用的影像技术和介入技术方法介绍如下。

§7.1.1　医学影像学知识

§7.1.1.1　X 线成像

一、普通 X 线成像

【X 线的产生和特性】

1. X 线的产生：X 线是真空管内高速行进的电子流轰击钨靶时产生的。为此，X 线发生装置主要包括 X 线管、变压器和操作台。

2. X 线的特性：X 线属于电磁波。波长范围为 0.000 6～50 nm。用于 X 线成像的波长为 0.031～0.008 nm（相当于 40～150 kV 时）。在电磁辐射谱中，居 γ 射线与紫外线之间，比可见光的波长短，肉眼看不见。此外，X 线还具有以下几方面与 X 线成像和 X 线检查相关的特性：

（1）穿透性：X线波长短，具有强穿透力，能穿透可见光不能穿透的物体，在穿透过程中有一定程度的吸收即衰减。X线穿透物体的程度与物体的密度和厚度相关。密度高、厚度大的物体吸收的多，通过的少。X线穿透性是X线成像的基础。

（2）荧光效应：X线能激发荧光物质，如硫化锌镉及钨酸钙等，使波长短的X线转换成波长长的可见荧光，这种转换称为荧光效应。荧光效应是进行透视检查的基础。

（3）感光效应：涂有溴化银的胶片，经X线照射后感光而产生潜影，经显影、定影处理，感光的溴化银中的银离子（Ag$^+$）被还原成金属银（Ag），并沉积于胶片的胶膜内。此金属银的微粒，在胶片上呈黑色。而未感光的溴化银，在定影过程中，从X线胶片上被清除，因而显出胶片片基的透明本色。依金属银沉积的多少，便产生了从黑至白不同灰度的影像。所以，感光效应是X线摄影的基础。

（4）电离效应：X线通过任何物质都可产生电离效应。X线射入人体，也产生电离效应，可引起生物学方面的改变，即生物效应，是放射治疗的基础，也是进行X线检查时需要注意防护的原因。

【X线成像的基本原理】

X线图像的形成基于以下3个基本条件：

1. X线具有一定的穿透力，能穿透人体的组织结构。

2. 被穿透的组织结构，存在着密度和厚度的差异，X线在穿透过程中被吸收的量不同，以致剩余下来的X线量有差别。

3. 剩余X线是不可见的，经过X线片显像过程，就能获得具有黑白对比、层次差异的X线图像。

【X线成像设备】

X线机包括X线管及支架、变压器、操作台以及检查床等基本部件。影像增强电视系统已成为现代X线机主要部件之一。为了保证X线摄影质量，X线机多已实现计算机化、数字化、自动化。为适应影像检查的需要，除通用型X线机外，还有适用于心血管、胃肠道、泌尿系统、乳腺及介入技术、儿科、手术室等专用的X线机。

【X线图像特点】

X线图像由从黑到白不同灰度的影像所组成，是灰阶图像。这些不同灰度的影像是以光学密度反映人体组织结构的解剖及病理状态。

在工作中，通常用密度的高与低表述影像的白与黑。例如用高密度、中等密度和低密度分别表述白影、灰影和黑影，并表示物质密度的高低。人体组织密度发生改变时，则用密度增高或密度减低来表述影像的白影与黑影。

【X线检查技术】

（一）普通X线检查

1. X线荧光透视：简称透视。采用影像增强电视系统，影像亮度强，效果好。透视可转动病人体位，改变方向进行观察；可了解器官的动态变化，如心脏、大血管搏动、膈运动及胃肠蠕动等；操作方便；费用低；可立即得出结论。现多用于胃肠道钡剂检查。

2. X线摄影：对比度及清晰度均较好；不难使密度、厚度较大的部位或密度差别较小的病变显像。常需作互相垂直的两个方位摄影，例如正位及侧位。

（二）特殊X线检查

特殊X线检查有软线摄影、体层摄影、放大摄影和荧光摄影等。自应用CT等现代成像技术以来，只有软线摄影还在使用。

软线摄影：采用能发射软X线的钼靶X线球管，常用电压为22~35 kV，用以检查软组织，主要是乳腺。为了提高图像的分辨力，以便查出微小癌，软线摄影装备及技术有很多改进，包括乳腺钼靶体层摄影、数字乳腺摄影、乳腺数字减影血管造影并开展立体定位和立体定位针刺活检等。

（三）X线造影检查

对缺乏自然对比的结构或器官，可将密度高于或低于该结构或器官的物质引入器官内或其周围间隙，使之产生对比图像并显影，此即X线造影检查。引入的物质称为对比剂，又称造影剂。

1. 对比剂：按影像密度高低分为高密度对比剂和低密度对比剂两类。高密度对比剂为原子序数高、密度大的物质，有钡剂和碘剂。低密度对比剂为气体，已少用。

（1）钡剂：为医用硫酸钡粉末。主要用于食管及胃肠造影。

（2）碘剂：将有机碘对比剂直接注入动脉或静脉可显示血管，可用于血管造影和血管内介入技术；造影剂经肾排出，可显示肾盂及尿路；此外，还可做CT增强检查等。

2. 造影方法：

（1）直接引入：包括口服，如食管及胃肠钡餐检查；灌注，如钡剂灌肠、逆行尿路造影及子宫输卵管造影等；穿刺注入或经导管直接注入器官或组织内，如心血管造影和脊髓造影等。

（2）间接引入：经静脉注入后，对比剂经肾排入泌尿道内，而行尿路造影。

3. 检查前准备：各种造影检查都有相应的检查前准备和注意事项，必须认真准备，以保证检查满意和病人的安全。应备好抢救药品和器械，以备急需。

4. 造影反应：在对比剂中，钡剂较安全。造影反应中，以碘对比剂过敏较为常见，偶尔较严重。用碘对比剂时，要注意：

（1）了解病人有无碘剂禁忌证，如严重心、肾疾病，甲亢和过敏体质等。

（2）做好解释工作，争取病人合作。

（3）碘剂过敏试验阳性者，不宜造影检查。但应指出，过敏试验阴性者也可发生反应。因此，应有抢救过敏反应的准备与能力。

（4）严重反应包括周围循环衰竭和心脏停搏、惊厥、喉头水肿和哮喘发作等，应立即终止造影并进行抗休克、抗过敏和对症治疗。呼吸困难应给氧，周围循环衰竭应注射去甲肾上腺素，心脏停搏则需立即进行胸外心脏按压。

（四）X线检查方法的选用原则

应该在了解各种X线检查方法的适应证、禁忌证和优缺点的基础上，根据临床初步诊断和诊断需要来决定。应当选择安全、简便而又经济的方法，因此，应首先用普通检查，再考虑造影检查，但也非绝对，例如胃肠检查首先要选用钡剂造影。有时两三种检查方法都是必需的。对于可能发生反应和有一定危险的检查方法，选择时更应严格掌握适应证，不可滥用，以免给病人带来损失。

【X线诊断的临床应用】

X线诊断用于临床已超过百年。尽管现代影像技术，例如CT和MRI等对疾病诊断显示出很大的优越性，但并不能取代X线检查。一些部位，例如胃肠道，仍主要使用X线检查。骨肌系统和胸部也多是首先应用X线检查。脑与脊髓、肝、胆、胰等的检查则主要靠现代影像学检查，而X线检查作用小。由于X线具有成像清晰、经济、简便等优点，因此，X线诊断仍是影像诊断中使用最多和最基本的方法。

【X线检查中的防护】

X线照射人体将产生一定的生物效应，甚至放射损害。因此，应该重视X线检查中病人和工作人员的防护问题。尤其应重视对孕妇、小儿和长期接触放射线的工作人员，特别是介入放射学工作者的防护。

放射防护的方法和措施有以下几个方面：

1. 技术方面：可以采取屏蔽防护和距离防护原则。前者使用原子序数较高的物质，可用铅或含铅的物质作为屏障，以吸收掉不必要的X线，如通常采用的X线管壳、遮光筒和光圈、滤过板、荧屏后的铅玻璃、铅屏、铅橡皮围裙、铅橡皮手套以及墙壁等。后者利用X线量与距离平方成反比这一原理，通过增加X线源与人体间距离以减少辐射量，是最简易有效的防护措施。

2. 病人方面：应选择恰当的X线检查方法，每次检查的照射次数不宜过多，除诊治需要外也不宜在短期内做多次重复检查。在投照时，应当注意照射范围及照射条件。对照射野相邻的性腺，应用铅橡皮加以遮盖。

3. 放射工作者方面：应遵照国家有关放射防护卫生标准的规定制定必要的防护措施，正确进行X线检查的操作，认真执行保健条例，定期监测放射线工作者所接受的剂量。直接透视时要戴铅橡皮围裙和铅橡皮手套，并利用距离防护原则，加强自我防护。在行介入放射技术操作中，应避免不必要的X线透视与摄影，应采用数字减影血管造影设备、超声和CT等进行监视。

二、数字X线成像

数字X线成像（digital radiography，DR）是将普通X线摄影装置或透视装置同电子计算机相结合，使X线信息由模拟信息转换为数字信息而得到数字图像的成像技术。DR依其结构上的差别可分为计算机X线成像（CR）、数字X线荧光成像（DF）和平板探测器（flat panel detectors）数字X线成像。

DF与CR都是先将X线转换成可见光，再转成电信号，故称为间接数字X线成像（IDR）。平板探测器数字X线成像是将X线直接转换成电信号，故称为直接数字X线成像

（DDR）。

【基本原理】

1. 计算机 X 成像（CR）原理：CR 属 IDR，其原理是以影像板（IP）代替 X 线胶片作为介质。IP 上的影像信息要经过读取、图像处理和显示等步骤，才能显示出数字图像。

2. 数字 X 线荧光成像（DF）原理：DF 也属 IDR，其原理是用影像增强电视系统（IITV）代替 X 线胶片或 CR 的 IP 作为介质。DF 光电转换快，成像时间短，图像较好，有透视功能，最早应用于 DSA 和 DR 胃肠机。

3. 平板探测器数字 X 线成像原理：平板探测器数字 X 线成像属 DDR，其原理是用平板探测器（flat panel detectors）将 X 线信息转换成电信号，再行数字化，整个转换过程都在夹板探测器内完成。不像 DF 或 CR，没有经摄像管或激光扫描的过程，所以 X 线信息损失少，噪声小，图像质量好。更因成像时间短，可用于透视和实行时间减影的 DSA，扩大了 X 线检查的范围。平板探测器数字 X 线成像图像质量好、成像快，是今后发展的方向。

【临床应用】

普通 X 线能投照的部位也都可以行数字成像，对图像的解读和诊断与传统的 X 线图像相同。只不过数字图像是由一定数目的像素所组成，而普通 X 线图像是由银颗粒所组成。数字成像对骨结构及软组织的显示优于普通 X 线成像，还可行矿物盐含量的定量分析。对肺结节性病变的检出率也高于普通 X 线成像。数字胃肠双对比造影在显示胃小区、微小病变及肠黏膜皱襞方面也优于普通的 X 线造影。

从图像质量、成像速度、投照条件的宽容度和照射剂量等方面对 CR、DF 及 DDR 进行比较：CR 图像质量差，成像时间长，工作效率低，不能做透视；DF 成像时间短，可行透视，多用于血管造影、DSA 和胃肠造影，其缺点是 DF 设备不能与普通的 X 线装置兼容；而 DDR 则有明显的优势，只是目前其价格较为昂贵。

三、数字减影血管造影

根据将对比剂注入动脉或静脉而将数字减影血管造影（DSA）分为动脉 DSA（IADSA）和静脉 DSA（IVDSA）。由于 IADSA 血管成像清楚，对比剂用量少，所以现在都用 IADSA。

【基本原理】

DSA 是计算机与血管造影相结合的新型血管成像技术，20 世纪 70 年代末开始应用于临床。DSA 采取时间减影法，即将血管造影前摄取的照片（蒙片）与造影后摄取的照片（造影片）通过计算机进行数字减法处理，保留并突出了血管影像，提高了血管显像的灵敏度。经静脉内注射对比剂后，根据血液循环速度对感兴趣区摄取一系列 DSA 照片，以显示心脏和大血管的局部解剖细节及血流动力学变化，从而得出正确的诊断结论。动脉 DSA 法是经动脉插管至感兴趣区，直接经导管内注射对比剂使血管显影的方法，由于使用对比剂的浓度降低，剂量减少，其毒副作用相应降低，靶血管显影的清晰度进一步提高。

【检查技术】

动脉 DSA 的操作是将导管插入动脉后，向导管内注入肝素以防止导管凝血。将导管尖插入动脉开口，导管尾端接压力注射器，注入对比剂。注入对比剂前将影屏对准检查部位。于造影前及整个造影过程中，根据需要以每秒1帧或更多的帧频，摄照7～10秒。经操作台处理即可得动脉 DSA 图像。图像储存在磁盘或磁带上，可随时提取进行观察分析。

【DSA 的临床应用】

DSA 由于没有与软组织影的重叠，使血管及其病变显示更为清楚，已代替了一般的血管造影。用选择性或超选择性插管，可很好显示直径在 $200 \mu m$ 以下的血管及小病变。可实现观察血流的动态图像，成为功能检查手段。DSA 可用低浓度的对比剂，用量也可减少。

DSA 适用于心脏大血管的检查。对心内解剖结构异常、主动脉夹层、主动脉瘤、主动脉缩窄和分支狭窄以及主动脉发育异常等显示清楚。对冠状动脉也是最好的显示方法。显示颈段和颅内动脉清楚，用于诊断颈段动脉狭窄或闭塞、颅内动脉瘤、动脉闭塞和血管发育异常，以及颅内肿瘤供血动脉的观察等。对腹主动脉及其分支以及肢体大血管的检查，DSA 也同样有效。

DSA 设备与技术已相当成熟，快速三维旋转实时成像，实时的减影功能，可动态地从不同方位对血管及其病变进行形态和血流动力学的观察。对介入技术，特别是血管内介入技术，DSA 更是不可缺少的。

§7.1.1.2　计算机体层成像

【原理】

计算机体层成像（CT）是应用 X 线对人体进行扫描，将所获取的信息经计算机处理并重建图像。其成像过程是：X 线对人体选定部位的一定厚度层面进行扫描，由探测器接收该层面的 X 线衰减值，经光电管转化为电流，再经模拟/数字转换器转变成数字，输入计算机进行处理，排列成数字矩阵，储存于磁盘内。然后，再经过数字/模拟转换器将数字矩阵转换成不同灰度的像素矩阵，通过电视屏显示及照相机摄制成 CT 图像。螺旋 CT 容积扫描技术的开发应用，不仅提高了扫描速度和图像质量，减少了伪影和病变遗漏，提高了诊断准确性，而且还可行多种形式的三维图像重建、CT 灌注成像（CT perfusion）、CT 血管成像（CTA）和 CT 仿真内镜（CTVE）等后处理技术。

【优缺点】

CT 图像清晰逼真，横断体层面显示解剖关系清楚，密度分辨率高，能够区分常规 X 线检查不能分辨的各种软组织结构，并能进行密度测量，以 CT 值（Hu）表示之，因而极大地提高了病变的检出率和诊断的准确性，进一步扩大了 X 线检查的应用范围。其缺点是受密度分辨率的限制，与周围组织密度近似的病变，CT 扫描可能遗漏；由于体位移动和金属异物所形成的伪影也会影响图像的质量。此外，活动器官如心脏和胃肠道检查受到一定的限制。

【适应范围】

1. 神经系统：适用于脑外伤、肿瘤、炎症、出血、梗死、变性和先天性畸形等疾病的诊断。椎管内肿瘤需配合造影检查。对脑血管病变和肿瘤供血则需补充脑血管造影或 CTA 观察。

2. 五官：对眼眶内占位病变、鼻旁窦肿瘤、喉癌、中耳胆脂瘤、听小骨脱位、内耳迷路病变以及鼻咽癌的周围侵犯和蔓延情况等有较大的诊断作用。

3. 胸部：适用于早期肺癌、转移瘤、胸膜病变、纵隔肿瘤、心包和主动脉疾病的诊断，但需要在胸部平片观察的基础上进行。

4. 腹部和盆腔：适用于肝、胆、胰、脾、肾、肾上腺、腹膜后和盆腔病变的诊断，需与 B 超结合使用。

5. 其他：可诊断椎间盘突出、椎管狭窄、骨关节和肌肉系统疾病等。

【注意事项】

1. CT 检查费用较高，常规 X 线检查不能诊断时才可选用。诊断已经明确者无须再做 CT 检查。

2. 对神志不清、烦躁不安和不合作的病人，应予以镇静，以保证 CT 扫描的图像质量。

3. 为了提高病变的检出率，或确定病变的性质，有时候需做静脉注射含碘对比剂以增强显影效果，因此扫描前应询问过敏史，做好造影剂反应处理措施等准备。

4. 腹部 CT 扫描前宜禁食 3～4 小时，并口服清水 300～500 mL 以充盈显示肠曲。盆腔扫描需使膀胱充胀。

5. 提供病人以往的影像检查资料，以供扫描定位及诊断时参考。

§7.1.1.3　磁共振成像

【原理】

磁共振成像（MRI）是利用生物磁的自旋原理，收集磁共振信号来重建图像的成像技术，和 CT 扫描应用 X 线成像原理有本质上的差别。人体内含单数质子的原子核如氢核是一个小磁体，具有自旋运动并产生磁矩。静止时小磁体自旋轴的排列无序；若置于一个外加磁场内，小磁体的自旋轴就按照磁场的磁感应线方向排列。此时，若使用一定频率的射频脉冲进行激发，小磁体即能吸收能量而产生共振运动，此即磁共振现象。当射频脉冲停止后，被激发的小磁体逐渐地释放出所吸收的能量，并恢复到以前的排列状态，这个恢复过程所需的时间，称为弛豫时间。

弛豫时间有两种：一种是自旋-晶格时间即 T_1 弛豫，是自旋核把吸收的能量传给周围晶格所需的时间；另一种是自旋-自旋时间即 T_2 弛豫，反映高能量级自旋核将能量传递给低能量核所需的时间。人体不同组织和病变的 T_1 和 T_2 值各不相同，这便是 MRI 成像的基础。获取选定层面各组织和病变的 T_1 和 T_2 值，就可重建该层面的 MRI 图像。

除 MRI 常规扫描技术外，尚有快速扫描、增强扫描、脂肪抑制、液体抑制反转恢复（fluid attenuated inversion recovery，FLAIR）、MR 血管成像（magnetic resonance angiography，MRA）、MR 水成像、灌注加权成像（perfusion weighted imaging，PWI）、弥散加

权成像（diffusion weighted imaging，DWI）、弥散张量成像（diffusion tensor imaging，DTI）、磁敏感加权成像（susceptibility weighted imaging，SWI）、血氧水平依赖脑功能成像（blood oxygen level dependent functional MRI，BOLD-fMRI）以及磁共振波谱（magnetic resonance spectroscopy，MRS）等新技术。

【优缺点】

1. 优点：与 CT 扫描相比，MRI 的优点如下。①多参数成像，除显示解剖形态外，尚可提供病理和生化的信息。②可获取任何方位包括横断、冠状、矢状和不同倾斜层面的 MRI 图像，因此其定位和定性诊断比 CT 扫描更准确。③血管内血液的"流动效应"，可使血管直接显影。④无骨骼伪影的干扰。⑤无 X 线辐射损伤和碘剂过敏反应之虞。⑥MRI 新技术，如 PWI、DWI、MRS、BOLD-fMRI 等可在疾病尚未出现形态变化之前，利用功能变化形成图像，以进行疾病的早期诊断或研究某一脑病结构的功能。

2. 缺点：①成像速度较慢，设备的成本和维持费用高。②骨骼和钙化病变的显像欠佳。③检查时病人可出现幽闭恐怖症状。

【适应范围】

1. 中枢神经：对鞍区和颅后窝病变的探测优于 CT 扫描，特别是对多发性硬化、脑白质营养不良、脑血管病变、脑发育畸形等疾病有较大的诊断作用。对脊髓疾病的诊断直观，优于其他任何影像技术方法。

2. 心血管：因可直接显示心脏和大血管的内腔，对心脏、大血管的形态学变化和动力学研究，可在无创伤条件下进行。

3. 骨骼：对骨髓腔、关节软骨损伤、韧带损伤、关节积液和肌肉系统病变的显像明显地优于 CT 扫描。

4. 其他：对纵隔、腹腔和盆腔疾病有一定的诊断价值，但对肺部和胃肠道病变的诊断作用有限。此外，MRS 可对组织的生化、代谢、血流等进行研究。

【注意事项】

1. MRI 设备昂贵，检查费用高，对某些器官和疾病的诊断作用有限，故应当严格地掌握其适应证。

2. 病人如果安装义肢、心脏起搏器或体内有金属异物等，不宜行此项检查；同时，MRI 也不适用于急症危重病人的检查。

3. 增强 MRI 能进一步提高诊断的敏感性和特异性，常用对比剂使用二乙三胺五醋酸钆（Gd-DTPA）。

§7.1.1.4 超声成像

超声（ultrasound）是指振动频率每秒在 20 000 次（Hz，赫兹）以上，超过人耳听觉阈值上限的声波。超声检查是利用超声波的物理特性和人体器官组织声学特性相互作用后产生的信息，将其接收、放大和信息处理后形成图形、曲线或其他数据，借此进行疾病诊断的检查方法。

在过去的半个世纪中，超声诊断进展非常迅速。随着医学理论和计算机技术的发展，超声诊断从早期的 A 型、M 型一维超声成像，B 超二维成像，演进到动态实时三维成像和四维成像；由黑白灰阶超声成像发展到彩色血流显像、谐波成像、组织多普勒成像、超微血流成像、弹性成像等新型成像技术和各项新的超声检查技术（如腔内超声检查、器官声学造影检查、介入超声、肌骨超声、AI 等）逐渐应用于临床。

【超声波的物理特性】

1. 束射性或指向性：超声波频率极高，而波长很短，在介质中呈直线传播，具有良好的束射性或指向性，此即可用超声对人体器官进行定向探测的基础。

2. 反射、折射和散射：超声在介质中传播与介质的声阻抗密切相关。超声束在具有同声阻抗比较均匀的介质中呈直线传播。超声束传播途中遇到大于波长且具有不同声阻抗的界面时，部分声束发生折射，部分声束发生反射。如超声束波长遇到远远小于声波波长且声阻抗不同的界面（如红细胞）时则会发生散射，借此可以评价人体组织器官组织学特性和功能状态。

3. 吸收与衰减：超声在介质中传播时除了声束的远场扩散，界面反射和散射使其声能衰减外，还有介质吸收导致的衰减，不同生物组织对入射超声的吸收衰减程度不一。

4. 多普勒效应：超声束遇到运动的反射界面时，其反射波的频率将发生改变，此即超声波的多普勒效应。这一物理特性已广泛应用于心脏血管等活动脏器的检测。

5. 非线性传播成像：接收和利用由超声波非线性传播所产生的二次谐波信号进行超声成像的技术又称二次谐波成像。

【超声图像特点】

超声图像是根据探头扫查的部位构成的断层图像，它是以解剖形态学为基础，依据各种组织结构间的声阻抗差的大小以明（白）暗（黑）之间不同的灰度来反映回声之有无和强弱，从而分辨解剖结构的层次，显示脏器和病变的形态、轮廓和大小以及某结构的物理性质。

1. 人体组织器官声学分型：根据组织内部声阻抗及声阻抗差的大小，将人体组织器官分为 4 种类型，见表 7-1。

表 7-1　人体组织器官声学类型

反射类型	组织器官	二维超声图像表现
无反射型	血液尿液、胆汁、胸（腹）水等液性物质	液性暗区
少反射型	心肌、肝、脾等实质脏器	低亮度、低回声区
多反射型	心瓣膜、肝包膜等	高亮度、高回声区
全反射型	肺气、肠气、骨等	极高亮度、强回声区，后伴声影

2. 多普勒成像特点：二维灰阶图像上叠加二维彩色血流图的彩色多普勒血流显像，可

形象直观地显示血流的方向、速度及血流性质，多普勒频谱曲线可检测有关血流动力学参数以及反映器官组织的血流灌注，其功能可接近于"无创性血管造影"。

3. 病理成像：除需了解超声信息意义，还要对常见图像特征有所认识，才能对病变进行准确的判断。现以扫查中的线阵或扇扫图像为例，列表比较囊性与实性病变（表7-2）、良性与恶性病变的回声特点（表7-3）。

表7-2 囊性病变与实性病变超声图像比较表

图像表现	囊性	实性
边缘回声	光滑	光滑或否
肿块形态	圆或椭圆	规则或否
边缘折射效应	有	无
内部回声	无	有
后方回声	增强	不明显或减低
周围组织	受压	反应性

表7-3 良性肿块与恶性肿块图像超声比较表

图像表现	良性	恶性
边缘回声	光滑	不光滑
肿块形态	较规则	常不规则
内部回声	中等均匀或否	低弱，可部分增强不均匀，分布不规则
后方回声	可一般衰减	可衰减明显
周围组织	反应性	浸润性

【超声检查技术】

（一）普通超声检查

常规超声检查应包括二维超声检查、频谱型多普勒超声检查和彩色多普勒血流显像检查。

1. 二维超声检查：该技术能清晰、直观地实时显示各脏器的形态结构、空间位置、连续关系等，为超声检查的基础。

2. 频谱型多普勒超声检查：包括脉冲波多普勒超声和连续波多普勒超声两种检查技术。脉冲多普勒超声能对心血管内某一点处的血流方向、速度及性质进行细致的定量分析。

连续波多普勒血流检查能对心血管内声束一条线上的血流方向、速度及性质进行细致的定量分析。

3. 彩色多普勒血流显像：该技术能显示心血管内某一断面的血流信号，属于实时二维血流成像技术，可与二维图像相互结合同时显示。彩色多普勒的优点是血流图像实时二维显示，直观形象，一目了然，检查快速，漏误较少。

在进行超声显像检查时，为了取得清晰的图像，达到满意的诊断效果，必须做好检查前准备工作。一般腹部的检查应在空腹时进行，经腹妇产科和盆腔部位的检查应适度充盈膀胱，以避免气体干扰。超声探测时常规采取卧位，也可根据需要取侧卧位或俯卧位、半卧位或站立位。露出皮肤，涂布耦合剂，探头紧贴皮肤进行扫查。

（二）超声检查新技术

1. 组织多普勒成像：组织多普勒成像主要用于定量观察和分析心肌局部运动情况。

2. 彩色多普勒能量图：该技术是依据血管腔内红细胞等运动散射体的多普勒频移信号的强度或能量为成像参数进行二维彩色成像的一种检查方法。该技术可单独使用，但常和声学造影技术合用，主要用于观察脏器的血流灌注情况。

3. 超微血管成像技术：是一项无创伤检测微血管血流的技术。它不需要对比剂，就可显示病灶内的微血管及低速血流。

4. 腔内超声检查：包括经食管超声心动图、心腔内超声、血管内超声、经胃十二指肠超声、经直肠超声和经阴道超声。前三者主要用于诊断心血管疾病。经胃十二指肠超声和经直肠超声分别用于胃、十二指肠和直肠及周围毗邻脏器疾病的观察和诊断。经阴道超声主要用于诊断妇产科疾病。

5. 声学造影检查：是将含有微小气泡的对比剂经血管注入体内，使相应的心腔大血管和靶器官显影，为临床疾病诊断提供重要依据，包括右心系统声学造影、左心系统声学造影和心肌及实质脏器灌注声学造影等。

6. 三维超声成像：由于计算机技术的进步，三维超声成像逐渐由三维超声重建向实时三维超声成像发展。新的实时三维超声成像能实时三维显示脏器的活动情况、心脏瓣膜开放等，对疾病的诊断将发挥巨大的作用。

7. 四维超声成像：四维超声技术就是运用三维超声图像和时间维度参数，得到一些时间段的三维图像，即动态三维图像，能看到人体某些器官的运动状态和在那段时间的立体结构。四维超声成像的特点表现为以下几个方面：

（1）四维超声不仅具有二维超声的优点，同时还可表现组织结构的立体形态、内部结构、外表的特点、空间距离关系等，可以从多个角度，多方位地观察某些人体组织结构。

（2）四维彩超能够筛查部分胎儿畸形，可以为胎儿发育初期先天性身体表面畸形和先天性心脏病提供更丰富的诊断信息。

（3）四维彩超可以为还没有出生的宝宝拍照写真。

8. 超声弹性成像（ultrasonic elastography imaging）：是利用生物组织的弹性信息，帮助诊断疾病的一种超声新技术；能检测出组织弹性这一基本的力学属性，从而间接或直接定性、定量组织内部的弹性模量等力学属性。其可分为应变弹性成像及剪切波弹性成像两大类。常见的临床应用范围包括但不限于：①肝脏纤维化超声弹性成像，可以定量肝脏硬度从而评估肝脏纤维化的程度。②血管超声弹性成像，可以定量评估动脉血管壁的硬度。③组织弹性成像，可有效鉴别实质性肿瘤的良、恶性，一般来说恶性肿瘤硬度坚硬（质地硬），良性肿瘤硬度中等（质地软）。

9. 影像组学：是新兴的医学影像领域定量分析技术，是融合影像、基因、临床等信息的辅助诊断、分析和预测的新兴技术。其将医学影像（包括 MRI、CT、PET、超声等）转化为数据，利用人工智能（AI）等技术提取影像中的特征量化信息，筛选后结合临床信息建立模型，从而辅助临床对组织病变进行诊治。临床应用的主要领域是对肿瘤的诊断、疗效评估、预测结局及随访等。

【临床应用】

1. 临床诊断：超声显像诊断属无创性检查，病人无痛苦，且可反复或追踪检查诊疗效果，对许多临床上难以发现和不能确诊的疾病，可以早期发现、早期确诊。现将其主要应用范围分述如下。

（1）颅脑：颅内囊肿或脓肿、新生儿颅内出血、脑积水以及颅内肿瘤等。

（2）眼部：视网膜脱离、视网膜母细胞瘤、玻璃体积血、白内障、眼内异物、眼眶肿瘤等。

（3）甲状腺：甲状腺肿大、甲亢、结节性甲状腺肿、单纯性甲状腺肿、甲状腺炎、甲状腺腺瘤、甲状腺囊肿、甲状腺癌等。

（4）乳腺：乳腺炎、乳腺囊性增生、乳腺脓肿、乳腺囊肿、乳腺纤维腺瘤、乳腺癌等。

（5）心脏：二尖瓣疾病、主动脉瓣疾病、三尖瓣疾病、扩张（充血）型心肌病、肥厚型心肌病、房间隔缺损、室间隔缺损、动脉导管未闭、法洛四联症、心包积液、心房肿瘤、冠心病等。

（6）肝脏：肝囊肿、多囊肝、肝包虫病、肝脓肿、肝癌、肝良性肿瘤、肝硬化、脂肪肝、肝淤血等。

（7）胆道：胆系结石、胆囊炎、胆系肿瘤、胆道蛔虫、先天性胆总管囊肿、阻塞性黄疸的鉴别诊断等。

（8）胰腺：胰腺囊肿、急性胰腺炎、慢性胰腺炎、胰腺癌、肝胰壶腹癌、胰岛细胞瘤等。

（9）脾：弥漫性脾大、脾肿瘤、脾囊肿、脾破裂等。

（10）腹膜后间隙：腹膜后淋巴结肿大、腹膜后肿瘤、腹膜后囊性肿物、腹膜后大血管疾病等。

（11）胃肠：胃肿瘤、胃憩室、胃石症、幽门梗阻、肠道肿瘤、肠梗阻、急性阑尾炎等。

（12）泌尿系：肾发育及位置异常、肾外伤、肾及肾周脓肿、肾盂积水、肾结石、肾炎及肾病综合征、肾结核、肾囊肿、多囊肾、肾肿瘤、移植肾、先天性巨输尿管、输尿管囊肿、输尿管结石、输尿管肿瘤、肾上腺肿瘤、前列腺炎、前列腺肥大、前列腺癌、膀胱畸形、膀胱异物、膀胱结石、膀胱肿瘤、睾丸肿瘤、鞘膜积液、隐睾等。

（13）妇科：宫内避孕环、子宫发育异常、子宫肌瘤、子宫体癌、卵巢实质性肿瘤、卵巢赘生性肿瘤、卵巢非赘生性囊肿等。

（14）产科：早孕诊断、中晚期妊娠检测、双胎、胎儿宫内发育迟缓、前置胎盘、胎盘早期剥离、羊水过多、羊水过少、胎儿畸形、死胎、流产、异位妊娠、葡萄胎等。

（15）骨骼及关节：原发性骨肿瘤、转移性骨肿瘤、骨肿瘤样变、四肢软组织肿瘤及瘤样病变、骨折、骨髓炎、软组织异物存留等。

（16）血管：颈部大血管病变、四肢大动脉闭塞、四肢深静脉栓塞、动脉瘤、动静脉瘘等。

（17）肌骨神经疾病：创伤、代谢性疾病（痛风等）、风湿免疫性疾病、血管源性周围神经病。

2. 介入超声：超声引导介入技术即介入性超声诊断与治疗技术，进一步提高诊断与治疗水平。

§7.1.1.5 介入放射学

介入放射学是在医学影像学发展基础上产生的，1976 年由 Wallace 倡导，其核心是将医学影像诊断与治疗有机地结合起来，应用非手术方式为病人解除疾苦。介入放射学分为血管性和非血管性介入治疗两大类。

1. 血管性介入治疗：

（1）血管内栓塞以控制大出血：治疗动-静脉瘘、血管畸形、动脉瘤以及内科性脾、肾切除等。

（2）经皮腔内血管成形术（PTA）：经皮穿刺球囊扩张和血管内支架置入技术，用以治疗动脉粥样硬化、纤维肌发育不良、大动脉炎、布-加综合征、血管栓塞、血管手术或移植术后吻合口狭窄等。

（3）血管内药物灌注：例如灌注血管收缩药以控制食管静脉曲张、胃及十二指肠溃疡及结肠憩室炎的大出血；灌注抗癌药治疗恶性肿瘤等。

（4）经颈静脉肝内门体静脉分流术（TIPS）：是治疗门静脉高压的新方法，在肝静脉与门静脉间建立通道，放置支撑器，以分流门静脉血流入体静脉。

（5）心脏介入性治疗：例如应用球囊导管扩张二尖瓣和肺动脉瓣狭窄，经导管内修补间隔缺损和栓塞未闭动脉导管等。

2. 非血管性介入治疗：

（1）穿刺活检：适用于胸腔、腹腔、骨骼、眼眶、甲状腺和乳腺等。

（2）抽吸引流：用于胆道和尿路阻塞、囊肿、血肿和脓肿的引流，并经引流管或造瘘口内灌注药物治疗。

（3）体内碎石：作为胆道和尿路结石的溶石、碎石和取石处理。

（4）椎间盘突出症经皮髓核切吸术。

（5）影像学导引下的立体定位和 γ 刀治疗。

近年来由于器械的改进和创新，新技术的发展特别是支架（stent）技术的出现，使某些疾病的介入治疗效果更加可靠，治疗的范围不断扩大。介入放射学以其微创和疗效显著而广受欢迎，已成为与内科治疗、外科手术并列的第三大临床治疗方法。

§7.1.2　医学影像学基本知识问答

1. 何谓医学影像学？

医学影像学是在放射诊断学基础上发展起来的，除传统 X 线检查法外，尚包括 CT、MRI、DSA、ECT、B 超和核医学等成像技术。这些成像的应用原理和方法虽不相同，但以影像诊断疾病是共同的。这些成像技术的关系非常密切，结合在一起可以取长补短、互相补充，进一步扩大了检查范围，提高了诊断质量，并且逐步形成了现代医学影像学体系。在医学影像学的推动下，还促进了介入性放射学的发展，使医学影像学和治疗学更加紧密地结合，扩大了影像学科的临床应用领域。

2. X 线是怎样发生的？临床应用的 X 线有哪些特性？

高速运行的电子群突然受阻，便发生 X 线。X 线发生装置主要有 X 线管、变压器和操纵台。X 线管阴极灯丝通电后产生电子群，变压器向 X 线管两端提供高电压，驱使电子群向阳极高速度运行，并撞击在阳极靶面上，其动能转换为 99.8% 的热能和 0.2% 的 X 线。临床应用的 X 线特性如下。

（1）穿透性：和 X 线管电压有关，管电压愈高，产生的 X 线波长愈短，穿透性愈强，穿透性是 X 线成像的基础。

（2）荧光效应：X 线可激发荧光物质，产生肉眼可见的荧光，这是 X 线透视的基础。

（3）感光效应：X 线可使胶片感光，形成潜影，经显影、定影处理后产生影像，这是 X 线摄影的基础。

（4）电离效应：X 线对人体电离的程度与吸收的 X 线量成正比，这是 X 线防护和放射治疗的基础。

（5）生物效应：生物细胞特别是增殖性细胞经一定量的 X 线照射后可能产生抑制、损伤，甚至坏死；X 线治疗就是利用生物效应的特性。

3. 透视和摄片各有何优缺点？

（1）透视的优点：①可任意转动病人进行多轴透视观察。②可观察活动器官的运动功能。③操作简单、费用低廉。④立即可得检查结果。⑤可在透视监护下进行介入性操作。

（2）透视的缺点：①细微病变和厚实部位不易被透视观察清楚。②不能留下永久性记录。

（3）摄片的优点：①影像清晰，对比度较好。②适于细微病变和厚密部位观察。③留有永久性记录，供复查对比、会诊讨论之用。

（4）摄片的缺点：①不便于观察活动器官的运动功能。②技术复杂，费用较高。③出结果时间较长。

由上可知，透视的优点是摄片不足之处，而摄片的优点正是透视的缺点。两者只有取长补短，配合使用，才能充分发挥其诊断作用。

4. 造影检查的常用对比剂有哪些类型？主要适于何种造影检查？

对比剂分为两大类：高密度对比剂有钡剂和碘剂；低密度对比剂为气体，现已少用。

（1）钡剂：为医用纯硫酸钡粉末，配制成不同浓度的混悬液，可口服或灌肠，主要应用于食管和胃肠道造影检查。

（2）碘剂：①无机碘剂：刺激性较大，现基本不用。②有机碘剂：品种繁多，分为离子型（如泛影葡胺等）和非离子型（如碘海醇、碘普胺、碘帕醇等）。离子型对比剂具有高渗性，可引起毒副作用，已少用。非离子型对比剂具有相对低渗性、低黏度、低毒性等优点，减少了毒副作用，适用于血管造影和 CT 增强扫描静脉、尿路造影。③碘油：碘化油用于子宫输卵管造影和肝癌介入治疗。

（3）气体：为空气、氧气和二氧化碳，由于影像新技术的出现，这种对比剂现已少用。

5. 碘剂过敏反应有哪些表现？如何防治？

碘剂过敏反应分为轻度反应和重度反应。

（1）轻度反应：可有荨麻疹、面潮红、流涎、喷嚏、流泪、胸闷、气急、腹痛、恶心、呕吐和头昏头痛等症状。轻度反应多在短时间内自行缓解，无须特殊治疗处理。

（2）重度反应：①喉头和支气管痉挛，引起气喘和呼吸困难。②神经血管性水肿，可见大片皮疹，皮肤、黏膜出血及肺水肿等。③过敏性休克、昏迷、抽搐等。④心脏停搏。

重度反应需紧急治疗，对神经血管性水肿者可肌内注射异丙嗪 25～50 mg。喉头或支气管痉挛者，皮下注射或肌内注射 0.1％肾上腺素 0.5～1.0 mL，或氨茶碱 0.5～1.5 g 或二羟丙苯碱 1～2 g 加入生理盐水或葡萄糖注射液 2 000～4 000 mL 中静脉滴注。静脉滴注氢化可的松 100～400 mg 或肌内注射地塞米松 5～10 mg，以抑制机体的过敏反应。除此以外，根据情况予以输氧、气管插管、人工呼吸、胸外心脏按压、抗癫痫和抗休克治疗。

（3）碘剂过敏的预防措施：①仔细询问过敏病史和药物过敏史，做好碘过敏试验。②经静脉注射碘剂造影时，先注入 1 mL 造影剂，观察 1～2 分钟，无不良反应再继续注射。③用药量根据病人体重、年龄和体质情况而定，不可随意加大造影剂用量。④造影检查前口服泼尼松或氯苯那敏，造影前 1 小时再次肌内注射苯海拉明 50 mg，可减少大剂量和快速注射造影剂的危险性。⑤对高危人群宜使用非离子型造影剂。

6. 影像诊断原则与诊断步骤有哪些？

影像诊断十六字原则：全面观察、具体分析、结合临床、综合诊断。

（1）全面观察：应用解剖、生理和各种影像方法成像基础知识辨认出异常，并防止遗漏微小病变。

（2）具体分析：病变的位置与分布，边缘及形态，数目及大小，密度信号和结构，周围情况，功能变化，发展情况。

（3）结合临床：现病史和既往史，年龄和性别，居住地区，职业史，临床体征，其他检查，疗效观察。

（4）综合诊断：影像诊断有 3 种。①肯定诊断：影像诊断在资料齐全、疾病本质有特异征象时，可以确诊。②怀疑诊断：通过对获得的影像信息的分析，不能明确病变的性质，而是提出几种病变的可能。③现象诊断：因前两种属尚未确诊，故应提出进一步检查意见及其他建议。

影像诊断步骤：①了解病史及检查资料；②了解技术条件及检查方法；③明确所分析的图像是正常还是异常；④回答异常或病变的位置；⑤对异常或病变的定性诊断。

7. 如何做好 X 线检查时的防护？

（1）工作人员的防护：①充分利用各种防护器材，例如铅围裙、手套和防护眼镜等。②控制原发射线，例如选择适当的曝光条件，缩小照射野，透视前暗适应，间断透视缩短曝光时间等。③减少散射线，例如加强 X 线管的消散措施，按标准设计机房，扩大散射线的分散面并削弱其强度。④定期健康检查。

（2）受检病人的防护：①皮肤至焦点距离不得少于 35 cm。②非投照野用铅橡皮遮盖，尤其是生殖腺和胎儿，避免对怀孕妇女进行腹部照射。③缩小检查野，减少照射次数，避免短期内多部位重复检查。

8. 何谓骨龄？有何临床意义？

骨骼生长发育过程中，骺软骨出现二次骨化中心和骨骺线消失的时间称为骨龄。测量骨龄可了解骨骼的生长发育状况。与正常标准骨龄相比较，可提示骨骼生长发育过程的过速或迟缓。骨龄迟缓常见于克汀病、侏儒症、佝偻病、慢性营养不良等。骨龄提前见于肾上腺皮质增生或肿瘤、生殖细胞瘤和血友病等。正常骨龄因种族、地区和性别而有所差异，故正常标准有一定的范围，应用时应充分考虑这些因素。

9. 关节的基本解剖结构包括哪几个部分？试说明在 X 线上所见到的关节间隙包括哪些结构？

关节的基本解剖结构包括关节骨端、关节囊和关节腔。在 X 线上所见到的关节间隙包括：①关节软骨。②关节盘。③潜在的关节腔及少量滑液。

10. 试述骨骼常见的几种基本病变。

骨骼常见的基本病变有：①骨质疏松。②骨质软化。③骨质破坏。④骨质增生硬化。⑤骨膜反应。⑥软骨钙化。⑦骨质坏死。⑧骨骼变形。⑨骨内矿物质沉积。

11. 长骨囊状膨胀性病变有哪些可能性？

（1）良性肿瘤：如巨细胞瘤、内生软骨瘤、非骨化性纤维瘤、软骨黏液样纤维瘤和血管瘤等。

（2）恶性肿瘤：软骨肉瘤、浆细胞瘤、网织细胞肉瘤和转移瘤等。

（3）其他：骨囊肿、动脉瘤样骨囊肿、嗜酸性肉芽肿和骨结核等。

12. 长骨骨折移位如何判断？分析骨折应注意些什么？

（1）长骨骨折移位判断：长骨骨折移位是以骨折近端为准，来确定骨折远端的移位方向，包括：①横行移位，指向前、后、内、外的平行移位。②纵行移位，指沿纵轴方向的重叠和分离移位。③成角移位，指骨折端纵轴线相交成角，角尖指示成角的方向。④旋转移位，指骨折端沿纵轴旋转，可根据解剖标志判断旋转方向和程度。

（2）骨折分析注意事项：①骨折的部位和类型。②骨折移位情况，是否累及关节。

③骨折的性质是外伤性、疲劳性或病理性。④新鲜或陈旧骨折。陈旧骨折应注意有无骨痂形成，有无骨折愈合不良、不愈合或畸形愈合，有无合并骨坏死或感染等。

13. 何谓颈椎病？X线表现如何？

颈椎病系指颈椎退行性变。由于椎间盘、小关节软骨退行性变，引起骨质增生和韧带钙化，压迫和刺激脊神经根、脊髓和椎动脉，产生相应的临床症候群。

颈椎病的X线表现：以第5颈椎和第6颈椎为明显，椎体缘及小关节突骨质增生，椎间孔变小、变形，椎间隙变窄，椎管狭窄，颈韧带钙化，颈椎生理曲度变直或后突。

14. 急性化脓性骨髓炎的X线表现如何？

急性化脓性骨髓炎发病10～14日，X线表现正常，或有轻微的骨质疏松、骨膜反应和软组织肿胀。此后，在干骺端出现斑点状骨质破坏区，伴有薄层状骨膜反应。病变进展时骨质破坏区融合扩大，广泛累及骨松质和骨皮质。由于骺板阻隔，骨骺很少受累。骨质破坏区有时可见小片死骨。骨膜增生反应明显，呈葱皮或花边状，少数呈垂直状或"袖口征"，骨质破坏区周围有骨质增生反应。

15. 试述关节结核的X线、CT表现。

关节结核分为滑膜型和骨型两种。

（1）滑膜型：较常见，多累及大关节。早期表现为关节肿胀，病变发展时关节面边缘出现虫蚀状骨质破坏，上下关节面同时受累。进而整个关节面破坏，关节间隙变窄，可发生关节半脱位，邻近骨骼骨质疏松明显，肌肉萎缩。除非继发化脓感染，一般无骨质增生。晚期病变愈合后，多遗留纤维性关节强直。

（2）骨型：继发于骨骺或干骺端结核，故早期即有明显的骨质破坏和关节肿胀。以后可见关节间隙不对称性狭窄，关节面骨质破坏。

16. 列表比较良性和恶性骨肿瘤的区别（表7-4）。

表7-4　良性和恶性骨肿瘤鉴别

鉴别要点	良性肿瘤	恶性肿瘤
生长速度	缓慢	迅速
骨质破坏	膨胀性，边界清楚	浸润性，边界不清
骨皮质改变	变薄、连续	破坏、中断
骨膜反应	一般无	常有
软组织受累	正常或受推移	侵犯，形成肿块
血行转移	无	有

17. 类风湿关节炎X线表现如何？

类风湿关节炎常累及四肢小关节，一般为双侧对称性多关节受累，主要X线表现如下。

（1）关节周围软组织梭形肿胀。

（2）关节间隙早期稍增宽（积液），关节软骨破坏后变窄。

（3）关节面骨质侵蚀变模糊，且不规整。

（4）关节软骨下骨质吸收、囊变。

（5）关节邻近骨质疏松，可有层状骨膜增生。

（6）晚期四肢肌肉萎缩，纤维性关节强直、半脱位或全脱位。

18. 何谓退行性骨关节病？

退行性骨关节病又称骨性关节炎、增生性或肥大性骨关节炎，是关节软骨退行性变所引起的慢性骨关节病，分为原发性和继发性两类。原发性的原因未明，多见于 40 岁以上病人；继发性继发于炎症和损伤等。主要 X 线改变为关节间隙变窄，关节面硬化，边缘骨质增生，关节软骨下骨质小囊样变。此外，还可出现关节内游离体、关节半脱位等改变，但不造成关节强直。

19. 肺门与肺纹理是怎样形成的？其 X 线表现如何？

肺门和肺纹理都是由肺血管、支气管及淋巴组织等构成的复合影像，而以肺动脉和肺静脉为主要成分。

（1）肺门：由肺动脉、肺叶动脉、肺段动脉、伴行支气管及肺静脉构成。在正位上位于肺野内带第 2～4 前肋端之间，左侧比右侧略高 1～2 cm。右门上部主要是由右上肺静脉投影形成，下部由右下肺动脉形成，其宽度正常成人不超过 15 mm。上下两部以钝角相交，称为肺门角。左肺门主要由左肺动脉弯曲成弓形，称为左肺动脉弓，与其上方的主动脉弓相对应。侧位上两侧肺门重叠，位于气管分叉的前上方，呈边界清楚或不清楚的结节影。

（2）肺纹理：由肺动脉、肺静脉组成，主要是肺动脉分支、支气管、淋巴管及少量肺间质。是肺门向周围肺野放射分布的树枝状影，在向外延伸过程中，逐渐分支变细，至肺野外带肺纹理逐渐消失。通常下肺野肺纹理比上肺粗，右下肺纹理比左下肺多。

20. 如何诊断肺门增大和肺纹理增多？

（1）正常肺门：大小变异较大，且无统一的诊断标准。肺门异常可出现如下表现：①肺门增大可通过测量或自身对比法确定。②肺门结构异常，如右下肺动脉干增粗、肺门角变浅、肺门区结节影等。③肺门影模糊，密度增高。

（2）肺门增大：常见原因有原发或转移性淋巴结肿大、良性或恶性肿瘤、动脉或静脉血管扩张等。正常肺纹理亦缺乏客观判断的标准，肺纹理增粗 X 线表现是：①肺纹理不伴随向外周延伸而逐渐变细。②肺野外带肺纹理增多。③肺纹理分布不均匀，走行不规则，边缘模糊，管壁增厚呈"车轨征"。

（3）肺纹理增多：常见于慢性支气管疾病，肺循环异常，肺纤维化，间质性肺病和淋巴管炎。

21. 肺叶和肺野有何不同？

（1）肺叶：肺叶由叶间裂所分隔，右肺有两个叶间裂，斜裂在侧位上由第 4 胸椎体下缘向前下斜行，止于前肋膈角后方 2～3 cm 处；水平裂起自斜裂中部，水平向前稍向下倾斜直达前胸壁。斜裂前和水平裂上方为右上肺叶；水平裂下方为右中肺叶；斜裂后下方为右下肺叶。左肺只有斜裂，斜裂前上方为左上肺叶，后下方为左下肺叶，左上肺叶的舌段相当于右中肺叶。

（2）肺野：肺野与上述肺叶的划分法不同，是从第 2 和第 4 前肋端下缘各画一条水平线，将左右两肺人为地分为上、中、下肺野，以便描述病变的所在部位。右中肺野病变，可能位于右上、中或下肺叶，需要根据侧位胸片上的解剖关系定位。

22. 肺部基本病变有哪些？简述其病理基础和 X 线表现。

（1）渗出病变：为急性炎症反应，肺泡内液体渗出所致肺实变。X 线表现为大小、数目不一的斑片状模糊影，可融合发展成大叶实变，并见支气管充气征。病变消散吸收快且完全。

（2）增殖病变：为慢性肉芽肿性炎症。X 线上呈密度增高的斑点状阴影，排列为腺泡或梅花瓣状，边界清楚，无融合趋势。

（3）纤维病变：为炎症修复期表现。X 线上呈索条状影，排列不规则。广泛肺纤维化呈大片不均匀高密度影，弥漫间质性肺纤维化两肺广泛分布纤维索条、网织状或蜂窝状阴影。

（4）钙化病变：在组织坏死变性基础上有钙盐沉积。X 线上呈边缘锐利的致密影，大小形状不一，呈斑点、片状、结节、大块或弧形影。

（5）肿块病变：由肿瘤组织或炎性肉芽肿所致。X 线上良性肿块的边缘光滑，生长缓慢。恶性肿瘤边缘不规则，有分叶、毛刺征，生长快。转移瘤呈多发大小不一的结节影。

（6）空洞与空腔：肺部病变坏死液化后，经支气管引流排出，便形成空洞。肺内腔隙病理性扩张，称为空腔。空洞和空腔 X 线上均表现为大小和形状不一的透亮区，可分为无壁、薄壁和厚壁空洞，后者壁厚 3 mm 以上。空腔壁菲薄。空洞或空腔内如有液体潴留，可见液平面。

23. 肺结核分哪几型？各型 X 线表现如何？

（1）原发性肺结核（Ⅰ型）：系初感性肺结核，X 线上有两个亚型。①原发综合征：由原发灶、淋巴管炎和淋巴结炎三者构成哑铃状或双极征。②胸内淋巴结核：表现为肺门肿块或肺门增大模糊，或合并纵隔淋巴结肿大。

（2）血行播散型肺结核（Ⅱ型）：根据结核杆菌播散入血液循环的数量和速度不同分为两个亚型。①急性粟粒型结核：早期肺野呈磨砂玻璃样，随后两肺弥漫分布 1～2 mm 大小、形状一致的小结节影。②亚急性及慢性血行播散型肺结核：肺部病变呈分布不均、大小和形状不一的结节影，新老病变混杂。

（3）继发性肺结核（Ⅲ型）：为成年结核最常见的类型，包括浸润病变、干酪病变、增殖病变、空洞、结核球以及纤维、钙化等多种不同性质的病变。常见的有浸润型肺结核和慢性纤维空洞型肺结核。①浸润型肺结核：X 线表现为锁骨下浸润、结核性肺炎、空洞性结核和结核球。浸润型肺结核的 3 个显著特征是：两上肺发病、多形性病变和慢性病程经过。②慢性纤维空洞型肺结核：为晚期肺结核改变。X 线表现特点包括纤维厚壁空洞，大量肺纤维化，反复支气管播散和并发症改变如胸膜肥厚、肺气肿、支气管扩张和肺性心脏病等。

（4）胸膜结核（Ⅳ型）：①干性胸膜炎。②渗出性胸膜炎。③结核性脓胸等。

（5）肺外结核：如骨关节结核、结核性脑膜炎、肾结核、肠结核等。

24. 支气管肺癌有何 X 线表现和转移征象？

（1）支气管肺癌起源于支气管和肺泡上皮及腺体，组织学分为鳞癌、小细胞癌、腺癌和大细胞癌。影像学上常按肺癌的发生部位将肺癌分为 3 型。①中央型肺癌：发生于肺段支气管的近端，早期局限在支气管内，可无异常 X 线征象；肿瘤阻塞支气管，出现阻塞性肺气肿、肺不张或肺炎的间接 X 线征；肿瘤若向支气管外生长，则见肺门增大和肿块；晚期肺不张和肿块同时存在，产生典型的横"S"征。②周围型肺癌：发生于肺段以下支气管，早期呈边界不清的结节或片状影，以后出现典型分叶状肿块，边缘毛刺形成，中心部坏死形成癌空洞。发生于肺尖部的周围型肺癌称为肺上沟（pan coast）瘤或肺尖癌。③弥散型肺癌：发生于细支气管或肺泡。X 线表现为两肺广泛分布的细小结节，多不对称，有融合倾向。融合病灶肿块状，甚至整个肺叶实变。

（2）肺癌转移征象包括：

1）淋巴转移：表现为肺门和/或纵隔淋巴结肿大，或癌性淋巴管炎。

2）胸膜转移：表现为胸膜结节和/或癌性胸腔积液。

3）肺内转移：呈单个（母子灶）或多发性转移灶。

4）骨骼转移：侵犯骨骼引起溶骨性破坏和病理骨折。

5）远处转移：经血行转移至脑、肝、肾上腺等部位。

25. 试述心脏大血管在 3 个标准心脏照片位上的正常投影。

（1）后前位：心影 2/3 位于中线左侧，1/3 位于右侧。右心缘上段代表上腔静脉，较平直；下段为右心房，呈弧形突出。左心缘上段为主动脉结；中段为肺动脉段，低平或略突；下段为左室，明显向左突出。

（2）右前斜位：心前缘自上而下分别是升主动脉前缘、主肺动脉干、右心室漏斗部和左室下部。心前缘与前胸壁之间尖端朝下的三角形透明区为心前间隙。心后缘上部为左房，下部为右房。心后缘和脊柱之间的透明区为心后间隙，食管在其中通过，左房食管压迹浅。

（3）左前斜位：心前缘上段为右房，下段为右室。心后缘上段为左房，下段为左室。在此位置上，胸主动脉各部均清楚显示。

26. 简述心脏各房室增大的 X 线表现。

（1）左室增大：后前位上左室段延长，心尖左下移位，相反搏动点上移。左前斜位上心后缘下段向后下膨隆重叠于脊椎，室间沟前下移。

（2）右室增大：后前位上肺动脉段突出，心尖圆隆上翘，相反搏动点下移。右前斜位上心前缘向前隆起，心前间隙缩小。左前斜位上心前缘下段向前膨隆，室间沟后上移位。

（3）左房增大：后前位上右心缘出现双房或双边影，左心缘肺动脉段与左室段之间产生第三弓突出。右前斜位上食管受压后移。左前斜位上心后缘上段隆起，左主支气管受压抬高。

（4）右房增大：后前位上右心缘下段向右膨隆并向上延长，右心房/心高比值＞0.5。右前斜位上心后下缘向后膨隆，但无食管受压移位。左前斜位上心前上缘膨隆延长。

27. 如何从 X 线平片上分析先天性心脏病？

先天性心脏病的种类繁多，根据肺血流量情况和有无发绀，首先将其分为 5 类：①肺血流量增加非发绀类，常见有房、室间隔缺损和动脉导管未闭症。②肺血流量增加发绀类，常见于艾森门格综合征、完全性肺静脉异位引流、大血管转位等。③肺血流量减少非发绀类，常见于肺动脉狭窄、三尖瓣低位等。④肺血流量减少发绀类，如法洛四联症。⑤肺血流量正常类，如主动脉缩窄。

其次，仔细分析心脏的大小形态，各房室增大情况，主动脉弓的位置和形状，肺动脉段突出或凹陷，透视下心脏和大血管的搏动等，并结合临床听诊杂音性质、心电图和超声心动图等资料，进行综合性分析判断。

28. 如何检查食管阴性异物？

食管阴性异物是指 X 线不能直接显示的异物，例如果仁、小鱼刺和其他透 X 线异物。这类异物需行钡剂造影才能诊断，其造影检查方法如下：

（1）较大异物吞服钡剂透视下可见钡剂流至异物处受阻，并呈分流或偏流绕过异物下行。

（2）细小异物可于钡剂中加入棉絮，透视下若见钡絮钩挂，虽经吞咽或饮水后仍不下行，即指示为异物所在位置。

（3）若异物位于主动脉弓附近，勿大口服钡絮且不可强行吞咽，以防止异物刺破血管引起大出血。

29. 试述食管静脉曲张的影像表现。

食管吞钡早期表现为食管下段纵行黏膜皱襞局限性增粗或稍迂曲，管壁边缘不光整，有多发性小凹陷或结节，管壁柔软略呈锯齿状；随静脉曲张加重，食管黏膜皱襞明显增粗、迂曲，呈串珠状或蚯蚓状充盈缺损，管壁呈锯齿状改变，可波及食管中段，但管壁仍柔软，无局部狭窄或阻塞，是与食管癌的重要鉴别点。

30. 试述食管癌的 X 线表现。

（1）早期：①食管黏膜增粗、迂曲或中断。②增粗黏膜面上出现小溃疡，大小 2~4 mm。③边缘不齐整的小充盈缺损。④局部管壁僵硬，扩张度减弱。⑤病变区钡剂流动缓慢。

（2）中晚期：①局限性管腔不规则狭窄，管腔内充填缺损。②黏膜增粗、中断或破坏。③管壁僵硬，扩张度差，蠕动减弱或消失。④钡剂通过受阻，阻塞上端食管扩张。⑤食管外软组织块影。

31. 列表比较良、恶性胃溃疡的 X 线检查表现（表 7-5）。

表 7-5　良、恶性胃溃疡的 X 线鉴别

鉴别要点	良性胃溃疡	恶性胃溃疡
龛影口部	光滑齐整，可有项圈征、狭颈征、口部黏膜线征	不规则，可有指压征，裂隙征和息肉样充填缺损
龛影位置	突出于胃轮廓外	部分或全部位于胃腔内
龛影环堤	无	有

鉴别要点	良性胃溃疡	恶性胃溃疡
龛影周围黏膜情况	均匀性纠集集中，愈近口部愈细	中断或不规则纠集，近口部呈结节状增生

32. 结肠癌可分为哪几型？各型的 X 线改变如何？

（1）增生型：X 线表现为充填缺损，偏于肠管一侧。病变区肠管僵硬，黏膜破坏或不规则增粗，有时见浅表性溃疡。

（2）浸润型：局部管壁增厚、僵硬，并出现不规则环形狭窄，黏膜破坏或肥厚增粗。

（3）溃疡型：肠腔内不规则龛影，有环堤征、指压征、屋檐征，病变和正常区分界明显。

（4）混合型：上述各型混合存在，是结肠癌的晚期表现。

33. 为什么说没有游离气腹征象并不能排除胃肠道穿孔？

（1）小肠和阑尾，正常时一般无气体，穿孔后很少有游离气腹征象。

（2）胃后壁溃疡穿孔，胃内气体可进入小网膜囊，如网膜孔不通畅，气体则局限在网膜囊内，并不进入大腹腔。

（3）腹膜间位空腔器官或腹膜后空腔器官向腹膜后间隙穿孔，出现腹膜后间隙充气征象，而腹腔内并无游离气体。

34. 试述肾癌的影像学表现。

肾癌以腺癌多见，又称肾透明细胞癌，其 X 线表现如下：

（1）腹部平片上可见肾影增大，边缘隆起或分叶，肾上、下极多见，可有钙化。

（2）静脉尿路造影可见局部肾盂肾盏受压变窄、伸长，呈蜘蛛足样。侵入肾盂者可见充盈缺损，侵犯输尿管引起肾盂积水。

（3）肾动脉造影可见肾动脉扩张，肿瘤血管和肿瘤染色。

（4）肾脏 CT 扫描可见肾脏增大，轮廓不规则，肾实质内见边界不清之肿块，可突出于肾轮廓外。侵犯肾静脉可见瘤栓，增强 CT 显示清楚。

35. 试述肾结核的 X 线表现。

（1）早期病变位于肾皮质，形成结核结节，继而中心部干酪坏死形成脓腔，此时因未与肾盏相通，造影上无异常改变。

（2）皮质脓肿侵犯邻近肾盏，引起该肾盏轻度扩大，杯口模糊，显影浅淡，如与肾盏穿通，则见不规则脓腔充盈显影。

（3）病变如涉及大部分肾盏，则可见多发大小不等的脓腔显影，称为结核性脓肾。输尿管可呈串珠状改变，膀胱挛缩缩小。

（4）晚期肾萎缩并钙化，肾功能丧失，是为肾自截。

36. 如何利用 X 线检查判断避孕环位置异常？

子宫颈管避孕环：①环中心位于耻骨联合上缘 10 mm 以内和中线旁 3 cm 范围内。②立位和卧位环影位置无上下移动变化。③环影变形呈长圆形或"8"字形。

37. 眼部外伤后可能出现哪些病变？

眼部外伤可能同时伴有以下病变：①眶骨骨折。②异物存留。③软组织挫裂伤，眼球损伤如晶状体、玻璃体挫伤，晶状体脱位，视网膜脱离等。④血肿。⑤气肿。⑥合并症，如脑脊液漏、脑膜脑膨出、泪囊瘘管、颈动脉海绵窦瘘、眶内感染等。

38. 格雷夫斯（Graves）眼病有哪些影像学表现？

格雷夫斯眼病可见以下影像表现：①多为双眼受累。②眼球突出。③眼外肌肥大，多为双眼多肌受累，单肌受累时以下直肌最常见。增粗的眼外肌呈梭形，仅肌腹增粗，肌止点和起始点均不增粗。④视神经增粗。⑤多无眼环增厚和增强。

39. 简述慢性中耳乳突炎的分类及其影像学表现。

（1）单纯型：鼓膜增厚、穿孔、内陷。鼓室鼓窦黏膜增厚，或鼓室鼓窦内积液。乳突气房密度增高，骨间隔增厚。

（2）肉芽肿型：又称坏死型、骨疡型。除黏膜炎症外，尚有不同程度的鼓室、鼓窦、听小骨骨质破坏，骨壁边缘模糊，骨质增生轻微。鼓室鼓窦内肉芽肿形成呈片网状、条索状。增强后软组织影不同程度的强化。

（3）胆脂瘤型：扩大的鼓室鼓窦内出现软组织块影，增强后块影无强化。听小骨移位、破坏。软组织块影周围有时见低密度圈，相邻骨壁骨质吸收凹陷，边缘骨质硬化较明显。鼓窦入口扩大。

40. 简述鼻咽癌的影像学表现。

（1）鼻咽腔形态异常：常见于鼻咽顶后壁，其次为侧壁，咽隐窝变浅、消失。

（2）鼻咽部软组织改变：鼻咽部黏膜增厚或形成软组织肿块，CT 呈软组织密度，MRI 呈长 T_1 长 T_2 信号，增强后有强化。

（3）其他改变：黏膜下和咽旁间隙软组织浸润，邻近受侵犯部位骨质破坏，颈淋巴结转移。

41. 颞颌关节紊乱综合征有哪些 X 线表现？

（1）功能紊乱期：张、闭口位许氏位片见髁状突运动异常。

（2）结构紊乱期：髁状突运动异常，关节间隙增宽或变窄。

（3）器质性改变期：髁状突运动受限，关节间隙变窄，骨质增生、硬化、破坏。

42. 简述牙根周病的 X 线表现。

牙根周病系指牙髓炎侵入齿根，引起根尖周围组织炎症的疾病。

（1）牙根周炎：可见根周间隙增宽、模糊、不连续或中断。

（2）牙根周脓肿：根周牙槽骨质破坏，形成边缘模糊的透亮区。

（3）牙根周肉芽肿：根周可见圆形或卵圆形边界清楚的小透亮区，无硬化带。

（4）牙根周囊肿：根周可见边缘光滑锐利的透亮区，可有硬化圈，伴残根牙、龋洞或齿根骨质吸收。

（5）牙根周致密骨炎：根尖周围骨质增生，密度增高，小梁增粗，牙髓腔狭窄或闭塞。

43. 颅脑病变如何选择影像检查方法？

（1）X 线照片：主要观察颅骨病变如骨折、肿瘤，也可显示颅内钙化。

（2）CT：用于颅内病变和颅骨病变，与 MRI 相比，它对出血、钙化、骨质改变敏感。

（3）MRI：显示颅内病变优于 CT，还可进行脑功能定位和显示脑组织代谢改变，但对急性出血、钙化、骨密质不敏感。

（4）DSA：显示颅内血管性病变和肿瘤的富血管程度，其准确度优于 CTA（CT 血管造影）和 MRA（磁共振血管造影）。

（5）正电子发射计算机断层显像（PET）或磁共振波谱（MRS）：观察脑组织代谢改变。

（6）脑血管造影：主要用于诊断动脉瘤和血管闭塞疾病，并了解脑肿瘤的供血情况。

44. 试述颅骨骨折常见的类型及其 X 线特征。

颅骨骨折以顶骨和颞骨常见，骨折类型有：

（1）线形骨折：表现为锐利的线形透亮影，行走不定，粗细长短不一。骨折线若横过血管沟，应考虑合并颅内血肿的可能。

（2）凹陷骨折：骨折块向颅内凹入，切线位骨折块向颅内凹入的深度超过 1 cm，应行手术复位。

（3）粉碎骨折：骨折自一个中心点伸向四周，并有碎骨分离、重叠或陷入颅内。

（4）穿通骨折：火器或锐器伤引起，可见颅骨缺损、颅内碎骨片或气颅，并发颅内损伤出血和感染机会多。

45. 简述诊断颅底骨折的要点及其 X 线诊断要点。

颅底骨折不少是颅顶骨折线向颅底延伸所致，单纯颅底骨折的诊断较困难，宜注意颅底骨折的间接征象。

（1）鼻旁窦混浊或积液：额窦和筛窦混浊积液提示前颅底骨折，蝶窦混浊积液提示颅中窝底骨折，乳突气房混浊提示岩骨骨折。

（2）颅内积气和脑脊液漏：提示颅底鼻旁窦和乳突部位骨折伴有局部脑膜撕裂损伤。

（3）鼻咽腔顶部软组织肿胀增厚：提示颅中窝底骨折。

但需注意，上述征象缺乏时，并不能排除颅底骨折的可能性。

46. 简述椎间盘突出的分型特点及影像学表现。

椎间盘突出的影像学表现包括：①椎间隙变窄或前后、左右不对称。②椎间盘局限突出于椎体后缘，边缘光滑，突出缘与纤维环后缘呈钝角相交。③邻近结构：硬膜囊、神经根、脂肪等受压变形、移位，椎管、侧隐窝狭窄。

椎间盘突出分下列 5 型，影像特点如下：①正中型，向后正中突出。②旁正中型，向侧后方突出，侧隐窝变窄，相应神经根鞘受压后移。③椎间孔型：椎间盘突向椎间孔致椎间孔变窄。④外侧型：突向椎体外侧，可压迫出椎间孔后的神经根。⑤游离型：椎间盘突出椎管内的髓核形成游离碎片，游离碎片密度较高，可位于相应椎间盘上或下几个层面的椎管内。

47. 何谓乳腺小叶增生？简述其 X 线表现。

乳腺小叶增生是指腺泡和腺管末端上皮的增生过度，与内分泌功能紊乱有关，多发于卵巢功能不全、未婚、生育未哺乳及绝经前期妇女。主要症状是乳痛和硬块，故称乳痛症。乳痛在月经前加剧，月经后减轻或消失。X线表现：呈大小和数目不一、边界不清的结节影，广泛者整个乳腺受累。乳腺密度增加，腺体结构不清。伴有导管扩张时，可见自乳头向四周放射分布索条状影。乳腺导管造影可明确导管扩张的范围和程度。

48. 乳腺癌可见哪些X线改变？

（1）肿块：呈结节、团块或不规则形影，边缘模糊，伴长短毛刺，代表癌浸润，内部密度不均匀。X线上所见肿块比临床触诊为小，因触诊肿块包含了肿块周围水肿和癌周浸润在内。

（2）钙化：针尖大小钙化呈沙粒状是导管癌的早期诊断特征，此时肿块可不很明显。

（3）血管改变：乳腺静脉数目增多，管径增粗。

（4）乳头和皮肤改变：皮肤增厚，乳头下陷，肿块和下陷乳头间有条带状影相连。

49. 试述超声检查的发展概况。

超声（ultrasound）是指振动频率每秒在20 000次（Hz，赫兹）以上，超过人耳听觉阈值上限的声波。超声检查是利用超声波的物理特性和人体器官组织声学特性相互作用后产生的信息，并将其接收、放大和信息处理后形成图形、曲线或其他数据，借此进行疾病诊断的检查方法。

在过去的半个世纪中，超声诊断进展非常迅速。随着医学理论和计算机技术的发展，超声诊断从早期的A型、M型一维超声成像，B超二维成像，演进到动态实时三维成像；由黑白灰阶超声成像发展到彩色血流显像。谐波成像、组织多普勒成像等新型成像技术和各项新的超声检查技术（如腔内超声检查、器官声学造影检查、介入超声）逐渐应用于临床。

50. 超声波在人体内传播的主要物理特性。

（1）束射性或指向性：超声波频率极高，而波长很短，在介质中呈直线传播，具有良好的束射性或指向性，这便是可用超声对人体器官进行定向探测的基础。

（2）反射、折射和散射：超声在介质中传播与介质的声阻抗密切相关。两种不同声阻抗物体的接触面，称为界面。超声束在具有同一声阻抗比较均匀的介质中呈直线传播。超声束传播途中遇到大于波长且具有不同声阻抗的界面时，部分声束发生折射，部分声束发生反射。如超声束波长遇到远小于声波波长且声阻抗不同的界面（如红细胞）时则会发生折射，借此可以评价人体组织器官组织学特性和功能状态。

（3）吸收与衰减：超声在介质中传播时除了声束的远场扩散，界面反射和散射使其声能衰减外，还有介质吸收导致的衰减，不同生物组织对入射超声的吸收衰减程度不一。

（4）多普勒效应：超声束遇到运动的反射界面时，其反射波的频率将发生改变，此即超声波的多普勒效应。这一物理特性已广泛应用于心脏血管等活动脏器的检测。

（5）非线性传播：接收和利用由超声波非线性传播所产生的二次谐波信号进行超声成像的技术称为二次谐波成像。

51. 试述超声成像基本原理。

一般超声仪器均含有换能器、信号处理系统和显示器。含有压电晶体的换能器发射一定频率的超声波，在人体组织中传播时，常可穿透多层界面，在每一层界面上均可发生不同程度的反射和/或散射，这些反射或散射声波含有超声波传播途中所经过的不同组织的声学信息，被换能器接收并经过仪器的信号处理系统的一系列处理，在显示器上以不同的形式显示为波形或图像。

52. 简述超声图像的特点。

超声图像是根据探头扫查的部位构成的断层图像，它是以解剖形态学为基础，依据各种组织结构间的声阻抗差的大小以明（白）暗（黑）之间不同的灰度来反映回声之有无和强弱，从而分辨解剖结构的层次，显示脏器和病变的形态、轮廓和大小以及某结构的物理性质。

§7.1.3 医学影像学自测试题（附参考答案）

一、选择题

【A 型题】

1. 口服胆囊造影宜选择下述哪种对比剂   （   ）
A. 碘化油   B. 碘番酸   C. 碘苯酯   D. 碘卡明   E. 碘化钠

2. CT 扫描与体层摄影相比较，其最大的优点是   （   ）
A. 密度分辨率高   B. 空间分辨率高   C. 对比度增高   D. 操作方法简单   E. 病人无痛苦

3. 枕骨骨折的最佳摄片位置是   （   ）
A. 颅骨前后位   B. 颅骨后前位   C. 水平侧位   D. 汤氏位   E. 颅底位

4. 左、右倾后斜位支气管体层摄影的目的是显示   （   ）
A. 气管分叉部   B. 左、右主支气管   C. 中叶或舌段支气管   D. 上叶支气管   E. 下叶支气管

5. 正常静脉肾盂造影、肾盂肾盏显影最浓的时间是静脉内注射对比剂后   （   ）
A. 1～2 分钟   B. 3～5 分钟   C. 6～10 分钟   D. 15～30 分钟   E. 60～120 分钟

6. 正常胆总管的宽度不超过   （   ）
A. 0.5 cm   B. 1.0 cm   C. 1.5 cm   D. 2.0 cm   E. 3.0 cm

7. 肺癌空洞常见于   （   ）
A. 鳞癌   B. 腺癌   C. 大细胞未分化癌   D. 小细胞未分化癌   E. 细支气管-肺泡癌

8. 左侧位心脏照片上，心后缘与食管前间隙消失，提示   （   ）
A. 右房增大   B. 右室增大   C. 左房增大   D. 左室增大   E. 肺动脉主干扩张

9. 左房增大最早出现的 X 线征象是   （   ）
A. 左心缘第三弓突出   B. 右心缘双边阴影   C. 右心缘双房影   D. 右前斜位食管吞钡左房压迹增加   E. 左前斜位左主支气管变窄、抬高

10. 成人颅内压增高最常见的 X 线征象是   （   ）
A. 头颅扩大   B. 囟门增宽   C. 颅缝分离   D. 脑回压迹增多   E. 鞍背疏松脱钙

11. 脑膜瘤血管造影的特征表现是 （　　）

A. 肿瘤染色　　B. 静脉早显　　C. 颈外动脉供血　　D. 肿瘤血管栅栏状排列　　E. 血管弧形包绕移位

12. 下列哪种组织对超声传播阻碍最小 （　　）

A. 肌肉　　B. 脂肪　　C. 肝　　D. 血液　　E. 脾

13. 随着年龄增大，胰腺回声显示为 （　　）

A. 形状增大，回声强度降低　　B. 形状缩小，回声增强　　C. 形状增大，回声无变化　　D. 形状增大，回声增强　　E. 均无变化

【X 型题】

14. 非离子型碘制剂是 （　　）

A. 泛影葡胺　　B. 胆影葡胺　　C. 磁显葡胺　　D. 欧乃派克　　E. 优维显

15. MRI 成像与 CT 扫描相比较，具有的优点是 （　　）

A. 多参数成像　　B. 可获取任何方位图像　　C. "流空效应"使血管直接显影　　D. 钙化病变显示清楚　　E. 成像速度快

16. 金属异物严禁进入 MRI 扫描区，是为了避免 （　　）

A. 磁场对人体的损伤　　B. 磁场强度减低　　C. 磁场均匀度破坏　　D. 磁共振信号过于增强　　E. 幽闭恐怖症

17. 典型的胆囊结石 B 超图像表现包括 （　　）

A. 胆囊内出现强光团　　B. 强光团后方有声影　　C. 未粘连或嵌顿者强光团可随体位改变位置　　D. 探头下存在压痛　　E. 增厚的胆囊壁内出现小的囊泡状暗区

18. 二尖瓣狭窄的二维超声图像特征包括 （　　）

A. 瓣叶增厚　　B. 开放受限呈"弓形"　　C. 左房右室扩大　　D. 二尖瓣前叶舒张期呈现城墙样改变　　E. 瓣口狭小，有时可见左房附壁血栓

19. 气胸的 X 线征象是 （　　）

A. 气胸部位高度透亮，其中无肺纹理　　B. 被压缩的肺表面的脏层胸膜，显示为一层纤细的边缘　　C. 肺组织被压缩向肺门，透亮度减低　　D. 纵隔向患侧移位，膈肌位置上升　　E. 纵隔向健侧移位，膈肌位置下降

20. 胆道系统超声检查，正确的是 （　　）

A. 检查前须禁食 8～12 小时　　B. USG 是首选的诊断方法　　C. 正常时，普通超声可观察到肝内三级以上的胆管　　D. 胆总管位于门静脉的后方　　E. 胆总管下段位于腔静脉前方

二、填空题

1. 影像诊断技术除传统 X 线检查方法例如透视、摄片、体层摄影和造影检查外，尚包括_____、_____、_____、_____和_____等现代成像技术在内。

2. 介入放射学是将_____与_____有机地结合，采用非手术治疗方式，为病人解除疾苦。

3. 非血管性介入治疗包括_____、_____、_____、_____和立体定位及 γ 刀治疗。

4. X 线通过人体后，在胶片上产生潜影，经过_____、_____和_____等手续后，在胶片上形成不同灰度的黑白影像，称为 X 线摄影。

5. 颅骨病变应首选_____检查，而颅内病变则以_____为首选检查方法。

6. 增强 CT 扫描有助于发现病变，确定病变的_____、_____和_____情况。

7. 胸片上正常成人的心胸比值不应大于_____，右下肺动脉干宽度不大于_____。

8. 剑突相当于 _____ 椎体平面，脐上 2 cm 相当于 _____ 椎体水平。

9. B 超诊断甲状腺肿瘤的依据除内部回声光点均匀外，还具备 _____ 。

10. 早期妊娠的超声表现为子宫体积 _____ ，并可见 _____ 。

三、判断题

1. 碘过敏试验阴性者，在造影检查过程中仍有出现严重反应的可能。 （　　）

2. 根据 CT 值测量可以分辨体层层面不同软组织结构及病变。 （　　）

3. 螺旋 CT 容积扫描是三维立体图像重建、CT 血管成像、CT 仿真内镜等技术的基础。 （　　）

4. 由于 X 线通过左侧或者右侧胸腔的行程相同，所以左、右侧位胸片上的影像都一样。 （　　）

5. 关节结核好发于四肢小关节，双侧对称性受累。 （　　）

6. CT 扫描上的密度高低与 MRI 成像的信号强弱，本质是一样的。 （　　）

7. 腹部脏器疾病以 CT 扫描为首选检查方法，胃肠道疾病则以钡剂造影为主。 （　　）

8. 未成熟儿颅内侧脑室前角出现回声是颅内出血的表现。 （　　）

9. 超声探测肝脏时，常利用显示出的肝中静脉而将肝脏分为右肝前叶和后叶。 （　　）

10. 二维 B 超发现心脏左室明显扩大，其他房室腔亦大，室间隔及左室后壁普遍性运动减弱，二尖瓣开放幅度小等，常提示为扩张型心肌病。 （　　）

四、名词解释

1. DSA

2. MRCP

3. CTA

4. 超级影像

5. 多普勒效应

五、问答题

1. 何谓医学影像学？

2. 如何做好 X 线检查时的防护？

3. 简述磁共振成像（MRI）及其临床应用价值。

4. 何谓介入放射学？包含哪些内容？

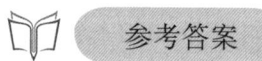

参考答案

一、选择题

1. B　2. A　3. D　4. C　5. D　6. B　7. A　8. D　9. D　10. E　11. C　12. D　13. B　14. DE　15. ABC　16. AC　17. ABC　18. ABCD　19. ABCE　20. ABE

二、填空题

1. CR　DR　CT　MRI　DSA

2. 影像诊断　介入治疗

3. 穿刺活检　抽吸引流　结石处理　髓核切吸

4. 显影　定影　冲洗

5. 颅骨平片　CT 扫描

6. 性质　范围　供血

7. 0.52　15 mm

8. 第 11 胸椎　第 3 腰椎

9. 完整的纤维包膜

10. 增大　孕囊

三、判断题

1. √　2. ×　3. √　4. ×　5. ×　6. ×　7. √　8. √　9. ×　10. √

四、名词解释

1. DSA（digital subtraction angiography）：即数字减影血管造影，是应用计算机处理数字化影像信息技术，以消除骨骼和软组织影像，突出显示血管影像。它分为动脉法和静脉法两种。前者血管显影较清晰，对比剂用量减少，但需行动脉内导管术，病人有一定的痛苦。

2. MRCP（MR cholangiopancreatography）：是磁共振胰胆管成像的简称，它采用重 T_2WI 水成像原理，不需注射对比剂，无创性地显示胆道和胰管的成像技术，用以诊断梗阻性黄疸的部位和病因。

3. CTA（CT angiography）：即 CT 血管成像，是经静脉内注射对比剂，当含对比剂的血流通过靶器官时，行螺旋 CT 容积扫描并三维重建该器官的血管图像，是一种微创性血管成像方法。

4. 超级影像：又称过度显像，是指全身骨骼影像浓而清晰，软组织放射性很低，双肾及膀胱显影不明显，是弥漫性骨转移的一种表现，亦可见于甲状旁腺功能亢进。

5. 多普勒效应：由于声源和接收体之间的相对运动，引起超声波回声频率发生改变，这种频移现象就称为多普勒效应。

五、问答题

1. 医学影像学是在放射诊断学基础上发展起来的，除传统 X 线检查法外，尚包括 CT、MRI、DSA、ECT、B 超和热像图等成像技术。这些成像的应用原理和方法虽不相同，但以影像诊断疾病是共同的，这些成像技术的关系非常密切，结合在一起可以取长补短、互相补充，进一步扩大了检查范围，提高了诊断质量，并且逐步形成了现代医学影像学体系。在医学影像学的推动下，还促进了介入性放射学的发展，使医学影像学和治疗学更加紧密地结合，扩大了影像学科的临床应用领域。

2. X 线检查时的防护要点如下：

（1）工作人员的防护：①充分利用各种防护器材，例如铅围裙、手套和防护眼镜等。②控制原发射线，例如选择适当的曝光条件，缩小照射野，透视前暗适应，间断透视缩短曝光时间等。③减少散射线：例如加强 X 线管的消散措施，按标准设计机房，扩大散射线的分散面并削弱其强度。④定期健康检查。

（2）受检病人的防护：①皮肤至焦点距离不得少于 35 cm。②非投照野用铅橡皮遮盖，尤其是生殖腺和胎儿，避免对妊娠妇女进行腹部照射。③缩小检查野，减少照射次数，避免短期内多部位重复检查。

3. 磁共振成像（MRI）是利用原子核在磁场内所产生的信号经计算机重建图像的新一代成像技术，可使某些 CT 扫描不能显示的病变成像显影，当前 MRI 的临床应用日益广泛，其主要用途如下。

（1）颅内疾病特别是鞍区、颅后窝和脊髓病变的显像明显优于 CT。

（2）直接显示心脏大血管内腔，观察其形态学变化，可在无创伤条件下进行。

（3）骨关节和肌肉系统疾病的显像比 CT 清楚。

（4）对纵隔、腹部和盆腔疾病有一定的诊断价值，但对肺部和胃肠道疾病的诊断作用有限。

（5）增强 MRI 能进一步提高其敏感性，造影剂可采用 Gd-DTPA。

4. 介入放射学是在医学影像学基础上发展起来的新学科，由 Wallace 在 1976 年所倡导，其核心是将影像诊断和治疗有机地结合起来，应用非手术方式为病人解除疾苦。介入放射学分为血管介入法和非血管介入法两大类。

（1）血管介入法：①经导管栓塞术，用以控制大出血、动静脉瘘、动脉瘤、血管畸形的治疗以及内科性脾、肾切除等。②经皮腔内血管形成术（PTA），用以治疗动脉硬化、纤维肌发育不良、大动脉炎和肾移植术后动脉吻合口狭窄等。③血管内药物灌注，例如灌注血管收缩剂控制食管静脉曲张、胃及十二指肠溃疡以及结肠憩室炎的出血，灌注抗癌药物治疗恶性肿瘤。④心脏介入性治疗，如球囊导管扩张二尖瓣狭窄和肺动脉瓣狭窄，经导管栓塞动脉导管未闭和修补房间隔缺损等。⑤其他，例如经颈静脉肝内门体静脉分流术（TIPS），就是治疗门静脉高压的一种新方法，即在肝静脉与门静脉之间，放置支撑器，分流门静脉血流入体静脉。

（2）非血管性介入法：①穿刺活检，用于胸腔、腹腔、骨骼、眼眶、甲状腺和乳腺等的活检。②抽吸引流，用于胆道和尿路阻塞、囊肿、脓肿和血肿引流，并可经引流管或造瘘口灌注药物治疗。③结石处理，胆道和尿路结石的溶石、碎石和取石。④椎间盘突出症，经皮髓核切吸术。⑤立体定位γ刀治疗等。

§7.2 临床核医学

§7.2.1 临床核医学概述

核医学是将核技术应用于医学领域的学科，是用放射性核素诊断、治疗疾病和进行医学研究的医学学科。核医学分为实验核医学和临床核医学两大部分，本章主要介绍临床核医学的相关内容。

【临床核医学定义】

临床核医学（clinical nuclear medicine）是一门利用核素及其标记化合物诊断和治疗疾病及进行疾病研究的学科，包括诊断核医学和治疗核医学两大部分。

1. 诊断核医学：主要包括体外诊断如放射免疫分析、发光免疫分析等，以及体内诊断如核素脏器显像、脏器功能测定（非显像检查）。

2. 治疗核医学：主要包括放射性核素内照射治疗和敷贴治疗等。有关医用加速器外照射治疗的内容，参见本书"放射治疗学"内容。

【核医学常用仪器】

（一）闪烁探测器

闪烁探测器有多种类型，最常用的是γ闪烁探测器，它实际上是一种能量转换器，其作用是将探测到的射线能量转换成可以记录的电脉冲信号。临床常用的γ井型探测器主要用于血、组织液等各类组织样品及体外分析标本的放射性测量，探测器可以自动完成测量、记录和数据处理，直接显示计数和各种运算结果。

（二）显像仪器

显像仪器基本工作原理同γ闪烁探测器，用于从人体外探测体内的放射性特性，经位置电路、显示系统和成像装置等处理描绘出放射性分布图像。

1. γ照相机：是核医学最基本的显像仪器，由探头、显像床、电子线路及显示记录系统组成。γ照相机探测到的 γ 光子经计算机采集、处理后，以不同灰度或色阶显示二维脏器显影或放射性分布状况。γ照相机可以完成各种脏器的静态显像，又可以进行快速连续的动态显像，附有特殊装置时还可进行全身显像。

2. SPECT（单光子发射计算机体层显像仪）：SPECT 是在高性能的 γ 相机上增加了探头旋转的图像重建软件。探头围绕受检对象或部位呈 180°或 360°旋转，从多角度、多方位采集一系列平面投影像，经计算机图像处理系统重建获得横断层面、冠状面和矢状面影像。SPECT 可以用于各种脏器的动、静态断层显像及全身显像，是目前应用最广泛的显像仪器。

3. PET（正电子发射体层成像）：PET 主要由探测系统、计算机数据处理系统、图像显示和检查床等组成。PET 显像使湮灭辐射放出 γ 光子，通过放射性核素发射正电子的核素，引入活体内的核素及其标记化合物发射的 β^+ 粒子经采集和计算机处理，就可重建出这些标记化合物的体内的 3 个断面的断层影像。一次断层采集可以获得几个甚至几十个断层面图像，高精度地显示活体内代谢及生化活动，并提供功能代谢影像和各种定量生理参数，有较高的灵敏度，能用于精确的定量分析。PET 可进行静、动态断层显像，并能进行定量分析，是肿瘤、神经和心血管疾病诊断和医学研究应用的重要设备。

4. PET/CT（正电子发射计算机体层显像仪）：PET/CT 将 PET 与 CT 完美融为一体，由 PET 提供病灶详尽的功能与代谢等分子信息，由 CT 提供病灶的精确解剖定位，一次显像可获得全身各方位的断层图像，具有灵敏、准确、特异及定位精确等特点，可一目了然地了解全身功能代谢，达到早期发现病灶和诊断疾病的目的。PET/CT 的出现是医学影像学的又一次革命，PET/CT 将 PET 扫描仪与螺旋 CT 一体化完美融合，临床主要应用于肿瘤、脑和心脏等领域重大疾病的早期发现和诊断。

（三）功能测定仪

功能测定仪由一个或多个探头、电子线路、计算机和记录显示装置组成的非显像仪器。其对射线的探测原理见上述 γ 闪烁探测器。在功能测定仪中，用一个或多个探测器置于体表对准受检脏器进行放射性计数测定，探测并获得受检脏器的计数率或时间-活性曲线以及有关功能参数，借以分析和判断脏器的功能和血流量。常用的有甲状腺功能测定仪、肾图仪等。

1. 甲状腺功能测定仪：采用带张角型准直器的 γ 闪烁探头和定标器组合的装置，主要用于甲状腺摄碘功能测定。

2. 肾图仪：由带铅屏蔽壳和准直器的闪烁探头，以及计数率仪的微机组成。检查时获得的肾图曲线相应计数率和参数结果可记录并打印在报告纸上。主要应用于对上尿路通畅情况和肾功能作出判断。

（四）污染监测仪和剂量监测仪

主要用于放射防护。

1. 污染监测仪：用于对工作人员体表、衣物表面和工作场所有无放射性沾染的检测。

2. 剂量监测仪：用于测量工作场所的照射剂量和放射性工作人员的吸收剂量。

【放射性药物】

放射性药物是临床核医学发展的重要基石，其中用于放射性核素显像和治疗的种类繁多。放射性药物是由放射性核素本身（如 ^{99m}Tc、^{131}I）及其标记化合物（如 ^{99m}Tc-ECD、^{131}I-MIBG）组成。核医学利用放射性药物在体内特定的定位机制和射线的探测的有机结合，从生理、生化水平上显像观察脏器功能是否改变，或达到有效的治疗目的，具有强大的生命力。

1. 诊断用放射性药物：诊断用放射性药物通过一定途径引入体内获得靶器官或组织的影像或功能参数，又称显像剂或示踪剂。核射线中 γ 光子穿透力强，引入体内后容易被核医学探测仪器在体外探测到，从而适用于显像；同时 γ 光子在组织内电离密度较低，从而机体所受电离辐射损伤较小，故诊断用放射性药物多采用发射 γ 光子的核素及其标记物。^{99m}Tc是显像检查中最常用的放射性核素，目前全世界应用的显像药物中，^{99m}Tc 及其标记的化合物占 80% 以上，广泛用于心、脑、肾、骨、肺、甲状腺等多种脏器疾病的检查，并且大多已有配套试剂盒供应。此外，^{131}I、^{201}Tl、^{67}Ca、^{123}I 等放射性核素及其标记物也有较多应用，在临床中发挥着各自的特性和作用。

2. 治疗用放射性药物：治疗用放射性药物利用半衰期（$T_{1/2}$）较长且发射电离能力较强的射线（如 β 射线、俄歇电子、α 射线等）的放射性核素或其标记化合物高度选择性浓集在病变组织而产生电离辐射生物效应，从而抑制或破坏病变组织起到治疗作用。

治疗用放射性药物种类很多，^{131}I 是治疗甲状腺疾病最常用的放射性药物，^{188}Re-HEDP 已用于治疗恶性肿瘤骨转移骨痛，^{188}Re-碘油介入治疗肝癌等。

【临床应用】

放射性核素的主要临床应用包括核素显像诊断、放射性核素分析技术和放射性核素治疗，以下将分列专节予以介绍。

§7.2.1.1　放射性核素显像技术

放射性核素显像是以脏器内、外或脏器与病变之间的放射性浓度差异为基础的脏器或病变显像方法，用于显像的放射性核素或标记物称为显像剂。放射性核素显像诊断的特点如下。

【显像原理】

放射性核素显像诊断是以放射性核素在体内分布为基础的体内脏器或病变的显示方法，脏器或病变部位的放射性分布差异与显像剂的浓聚量有关，而显像剂聚集量的多少直接反映了脏器、病变部位的血流量、细胞功能、代谢状况和排泄引流等情况，所以核素显像不仅可显示脏器和病变的位置、大小、形态等解剖结构，更重要的是提供了脏器组织生理、生化和代谢的变化，它是一种功能性显像。由于病变过程中功能改变常常早于形态结构的变化，故核素显像诊断能对某些疾病做出早期诊断和定位，有利于及时而准确的治疗。

【显像方式】

核素显像可以进行静态或动态显像，亦可进行局部或全身显像，还可进行平面或断层显像，以及延迟显像、早期显像等。综合利用上述不同的显像方式，不仅可观察到静态解剖结构的图形变化，还能动态定量地显示出各脏器功能参数和连续运动的图像，因此能对某些脏器功能、病因进行深入研究和探讨。

【临床应用】

（一）神经系统显像诊断

1. 核素脑显像：包括核素脑血管显像、脑静态显像和脑血流灌注显像、脑代谢显像等。

（1）核素脑血管显像：主要反映颈动脉及大脑中动脉、前动脉的供血情况，判断有无血管狭窄、梗死、畸形、脑动脉瘤以及脑死亡。

（2）脑受体显像：利用脑受体配体与脑受体结合的特性，测定神经受体分布与密度，可用于帕金森病、痴呆、癫痫、抑郁症等神经精神疾病早期诊断及认知功能研究。

（3）脑血流灌注显像：对偏头痛、震颤麻痹、癫痫、痴呆、缺血性脑血管疾病和脑梗死的定位判断有较好的临床价值。对脑瘤诊断，脑显像与 X-CT 比较效果几乎相近。而脑血管疾病总的倾向是出血性者 X-CT 优于核素脑显像，缺血性者核素脑显像则优于X-CT。局部脑血流断层显像诊断脑梗死和短暂性脑缺血发作（TIA）比 X-CT、磁共振诊断能更早期发现病灶，且发现病灶的范围也大些，前者比后者阳性符合率高，约达 100%。对癫痫病灶定位诊断阳性率（$60\%\sim80\%$）也高于 X-CT（$30\%\sim50\%$）和 MRI（$50\%\sim70\%$）。

（4）脑代谢显像：静脉注入常用^{18}F-氟代脱氧葡萄糖（^{18}F-FDG），其可滞留于脑细胞，通过 PET 显像，计算脑组织葡萄糖代谢率，获得糖代谢的各种速率常数。可用于脑肿瘤、癫痫定位、痴呆、帕金森病及脑缺血、脑卒中等的诊断。

2. 脑脊液间隙显像：将放射性显像剂注入蛛网膜下隙或脑室，通过 γ 照相机跟踪，显示其随脑脊液分布的空间，可以得到脊髓蛛网膜下隙、脑池、脑室的形态影像。临床主要应用于交通性脑积水的诊断、脑脊液漏（鼻、耳漏）的定位诊断和脊髓蛛网膜下隙阻塞的判断等。

（二）内分泌系统显像诊断

1. 甲状腺显像：碘-131（^{131}I）能被甲状腺选择性地摄取和浓聚，通过 γ 照相机可显示甲状腺组织的影像，临床上对异位甲状腺的定位判断有独特的价值，对寻找甲状腺肿瘤转移灶具有较高临床意义，是判定甲状腺结节功能状况尤其是诊断自主功能性甲状腺肿瘤的重要手段。此外，对鉴别颈部肿块与甲状腺的关系，了解甲状腺大小和质量，以及手术后剩余甲状腺组织修复状况等也有一定诊断价值。此外还可进行甲状腺血流显像辅助诊断甲亢，了解甲状腺结节的血运情况，对鉴别结节的良恶性质也有一定的意义。

2. 甲状旁腺显像：目前多用锝-99m-甲氧基异丁基异腈（^{99m}Tc-MIBI）进行早期和延迟显像法，通过比较或通过计算机减影技术，诊断功能亢进的甲状旁腺病灶。

3. 肾上腺皮质、髓质显像：肾上腺皮质显像常用的显像剂是碘-131-6-碘代胆固醇，主要用于肾上腺皮质增生、肾皮质腺瘤的诊断和鉴别。肾上腺髓质显像常用的显像剂是^{131}I-间位碘代苄胍（^{131}I-MIBG）。主要用于嗜铬细胞瘤的定位诊断；恶性嗜铬细胞瘤转移病灶范围探测及治疗随访观察等。

（三）心血管系统显像诊断

放射性核素在心血管疾病诊断中的应用发展十分迅速，具有重要的应用价值。它包括放射性核素心血池显像及心功能测定、心肌显像等。

1. 心血池显像及心功能测定：

（1）心血池动态显像：主要用于先天性心脏病的诊断、腔静脉梗阻综合征的定位，还可观察主动脉瓣、二尖瓣疾病及肺心病等疾病的形态和血流动力学变化。

（2）心血池静态显像：用于主动脉瘤与纵隔或腹腔肿瘤的鉴别，心包积液与心脏扩大的鉴别，心室室壁瘤、心内占位病变的判定。

（3）门控心血池动态显像和心室功能测定可诊断冠心病心肌缺血、室壁瘤，观察心室功能及室壁运动情况，对心肌病进行鉴别，对心血管病手术或药物疗效进行评价。此外，对于左右束支传导阻滞的诊断、预激综合征的诊断等也有较好价值。

2. 心肌显像（myocardial imaging）：可分为心肌灌注显像、心肌梗死灶阳性显像及心肌代谢显像等，其中以心肌灌注显像应用最为广泛。

（1）心肌灌注显像：临床应用于心肌缺血、心肌梗死的定位诊断、心肌细胞活力判断、心肌病鉴别，还可用于评价冠状动脉旁路手术效果等。常用的显像剂为 ^{99m}TC-MIBI 或 ^{201}TlCl。心肌灌注显像可进行平面、断层或门控心肌断层显像等几种检查方法。

（2）心肌梗死灶阳性显像：又称心肌"热"区显像，主要是用于诊断急性心肌梗死。病人发病 12～72 小时内，病灶即可显示很明显的局限性浓聚放射性的"热"区。对诊断和病情预后估计很有帮助。应用的显像剂是 ^{99m}Tc-PYP 及 ^{111}In 或 ^{99m}TC-抗肌凝蛋白单克隆抗体等。

（3）心肌葡萄糖代谢、脂肪酸代谢显像：是评价心肌细胞活性的重要方法，临床主要应用于心肌梗死区存活心肌的检测，心肌缺血的诊断和心肌病的评价，如 ^{18}F-FDG 的 PET 显像。^{99m}Tc-红细胞或 ^{99m}TcO$_4^-$ 等显像剂，应用 SPECT 或 γ 照相机行动态显像和延迟静态显像，可获得静脉回流的全过程的影像，用以确定有无静脉血栓形成或梗阻。

（四）呼吸系统显像诊断

呼吸系统显像主要包括肺灌注显像、肺通气显像。

1. 肺灌注显像：可反映局部肺组织血流灌注量的多少，用以判断肺血流受阻情况。临床主要用于肺动脉栓塞、慢性阻塞性肺疾病（COPD）的早期诊断。

2. 肺通气显像：包括放射性气体（氙-133、氪-81）通气显像和气溶胶（经充分雾化的 ^{99m}Tc-DTPA）通气显像，临床主要应用于慢性阻塞性肺疾病的早期诊断及观察治疗效果，与肺灌注显像配合诊断和鉴别诊断肺栓塞。

（五）消化系统显像诊断

放射性核素检查在消化系统主要用于以下几方面：

1. 肝胶体显像：可用于肝内占位病变的诊断，肝穿刺引流前定位、鉴别腹部肿块与肝脏关系，以及肝外肿瘤有无肝内转移等。肝胶体与肝血池显像联合诊断肝内海绵血管瘤有较高的应用价值，比 X-CT 和超声优越。

2. 肝脏阳性显像：主要应用于原发性肝癌、肝癌转移灶的定位诊断。

3. 肝胆动态显像：静脉注入 ^{99m}Tc-EHIDA 等显像剂，了解其在肝胆及肠道内通过的动态变化过程，判断肝胆功能及胆系的通畅情况。临床用于鉴别肝内胆汁淤积和肝外胆道梗阻，观察胆道术后效果，对先天性胆道畸形进行判定。急、慢性胆囊炎的诊断都有较好的临床价值；对慢性胆囊炎的诊断符合率可达 95％左右，是诊断慢性胆囊炎的首选方法。

4. 胃肠道出血的定位诊断：能探测出血率低达 0.1 mL/min 的消化道出血，灵敏度可达 85％～90％，比内镜和选择性血管造影简便、准确。

5. 唾液腺显像诊断：对淋巴乳头状囊腺瘤［沃辛（Warthin）瘤］有很高的特异性。

6. 其他胃肠道显像：用于食管通过时间测定、胃食管反流显像、十二指肠胃反流显像、胃排空显像、胃肠道肿瘤的放射免疫显像等，对多种胃肠道疾病的诊断均有一定应用价值。

7. 异位胃黏膜显像：是诊断梅克尔（Meckel）憩室最简单有效的方法。

（六）泌尿系统显像诊断

1. 肾图检查：静脉注入碘-131-邻碘马尿酸钠（^{131}I-OIH），在体外双肾区由肾图仪分别描绘出双肾清除 ^{131}I-OIH 的时间-放射性曲线，用以反映肾脏功能状态和上尿路通畅情况。临床意义在于判定尿路梗阻，了解肾血供实质功能，并可进行移植肾术后的监测和手术或药物治疗后的疗效观察。

2. 肾脏显像：包括动态和静态显像、膀胱输尿管反流显像等。这些检查临床主要应用于尿路梗阻的诊断和追踪观察，移植肾的监测，膀胱输尿管尿液反流的诊断，肾血管性高血压的诊断，肾内占位性病变位置、大小和形态的观察，以及先天性畸形的判定等。此外，在进行肾图、肾脏动态显像时介入利尿药或降压药（卡托普利）试验，可以鉴别尿路梗阻的性质（机械性或非梗阻性扩张），判断肾血管性高血压等。

3. 有效肾血浆流量和肾小球滤过率的测定：能更有效地评价肾脏功能。

（七）骨、关节系统显像诊断

全身骨显像对恶性肿瘤骨转移病灶的早期发现很有价值，比 X 线照片检查可提早 3～6 个月发现病灶，现已成为恶性骨肿瘤手术前常规检查项目之一。骨、关节显像对原发性骨肿瘤、外伤性骨折、骨关节炎症和骨代谢性疾病的早期诊断也有较好的作用，能早期发现病变、早期诊断；对判断移植骨是否存活有特殊价值。骨动态显像对恶性与良性骨肿瘤的判别、急性骨髓炎与蜂窝织炎早期鉴别、股骨头缺血性坏死的诊断均有良好效果。

【优、缺点】

1. 优点：核素显像是一种安全、非创伤性、简便的方法，如脑缺血性疾病、心血管疾病等核素显像诊断比脑血管造影、气脑以及心导管检查安全，且病人无痛苦。核素显像技术中要将一定量的核素引入机体，但它对机体的辐射危害比 X-CT、X 线照片等小得多，例如肾图检查时机体所遭受的辐射量仅为肾盂造影的 1％～2％。

2. 缺点：核素显像图像的清晰度及显示细胞结构方面的能力不如 X-CT、磁共振成像和超声检查，这是其不足之处。目前已采用图像融合技术克服这一不足，如 SPECT、PET/CT 技术。

§7.2.1.2　放射性核素体外分析技术

体外分析技术主要是利用放射分析方法或其派生的相关技术在体外进行机体内物质种类和含量的分析测定。主要用来测定病人血清或其他体液样品内的激素、其他生物活性物质和药物浓度等。

【原理】

放射性核素体外分析技术是利用放射性核素标记的示踪剂在体外测定从人体内采取的血、尿、组织液等样品内微量生物活性物质含量的方法。代表性的基本方法是放射免疫分析（RIA），RIA 利用放射性核素示踪技术的高灵敏度，不直接探测待测物，而探测待测物上的标记信号，利用标记物的放大作用，提高方法的灵敏性，可以准确定量人体内含量极微的激素、酶、神经递质、配体、受体、药物以及核酸、蛋白质等生物活性物质。RIA 现已广泛应用于临床。

这一原理近年来已被应用于建立许多非放射性配体结合分析技术，如酶标技术、发光免疫分析技术等，发展迅速。

【临床应用】

RIA 用于在内分泌学中测定胰岛素、生长激素、甲状旁腺激素、血管紧张素、催乳素、黄体激素、促卵泡成熟激素、前列腺素等，以鉴别、诊断、研究激素的生理和药理作用，目前较多用于研究激素与受体结合的机制。在传染病学方面广泛用于乙型肝炎抗原的亚型分类测定。在临床免疫学上测定免疫球蛋白 G、免疫球蛋白 E 及抗脱氧核糖核酸抗体；进一步的应用包括甲状腺球蛋白抗体、类风湿因子、补体及抗食物抗原抗体的测定。在肿瘤学方面用于测定癌胚抗原、血纤维蛋白溶酶原、叶酸、维生素 B_{12} 以及血纤维蛋白原和血纤维蛋白降解产物。根据已建立的人绒毛膜促性腺激素、癌胚抗原和甲胎蛋白的 RIA 结果，为有效地初筛和在手术后追踪释放这些蛋白质的肿瘤提供了参考依据。在药理学方面可测定吗啡、氯丙嗪、苯妥英钠、庆大霉素、地高辛、茶碱等的血药浓度，是检测药物中毒和药物代谢的一个比较迅速和简便的方法（RIA 各项检测的正常值见本书"实验诊断"一章）。

【优、缺点】

1. 优点：RIA 法的优点是灵敏、特异、简便易行、用样量少等，常可测至皮摩尔。本法虽然也用放射性物质，但一般都是在测试样品时再加入标记的同位素示踪物，此示踪物的放射性强度极低，一般不会对实验者引起辐射损伤。

2. 缺点：RIA 法的缺点是有时会出现交叉反应、假阳性反应，组织样品处理不够迅速，不能灭活降解酶和盐及 pH 有时会影响结果等。

【非放射性标记免疫分析技术】

近年来非放射性标记免疫分析技术快速发展，应用不同标记物，根据不同原理、不同技术建立起来的检测方法不断出现，主要的非放射性标记物有荧光标记、化学发光标记和酶标记等。据此发展起来的荧光抗体技术、荧光免疫分析技术、酶免疫分析技术及化学发光酶免疫分析等，均可极大地提高检测灵敏度，增大检测范围，具有良好的发展前景。

§7.2.1.3　放射性核素治疗

【治疗原理】

将开放型放射性药物（放射性核素或其标记物）引入体内，在病变组织或特定部位选择性浓集与分布，利用核素的电离辐射生物效应，抑制或破坏病变组织，达到内照射治疗的目的。

【照射方式】

1. 体外远距离照射：简称外照射。放射源位于体外一定距离，集中照射人体某一部分。

2. 近距离照射：将放射源密封直接放入被治疗的组织内或放入体腔内。它包括组织间照射、腔内照射、术中残腔置管后照射等。实际上此方式类同于外照射。

3. 内照射：将某种放射性核素通过口服或静脉注入人体内，利用人体某种器官对该种放射性核素的选择性吸收进行治疗。例如用^{131}I治疗甲状腺疾病。

【放射性药物】

1. 放射性核素发射射线发挥治疗作用。

2. 被标记的物质包括化合物、胶体、微球、多聚体、栓塞混合物、抗体、配体等作为放射性核素的靶向载体。例如^{153}Sm-EDTMP、^{131}I-抗AFP单抗、^{90}Y-玻璃微球、^{131}I-MIBG。

【给药方法】

1. 口服：^{131}I治疗甲状腺功能亢进。

2. 静脉注射：^{89}Sr或^{153}Sm治疗骨转移癌、放射免疫治疗。

3. 腔内注入：放射胶体治疗恶性胸、腹腔积液、骨关节疾病。

4. 组织间置入：^{103}Pd、^{125}I粒子治疗恶性肿瘤。

5. 术中置管注入：核素玻璃微球治疗恶性肿瘤、核素防治PTCA术后再狭窄。

6. 敷贴：β射线源敷贴治疗毛细血管瘤。

【临床应用】

（一）放射性核素内照射治疗

放射性核素内照射治疗的原理：有些病变能高度选择性浓聚某些放射性核素或其标记物，这些核素或标记物能发射出短射程的β粒子或α粒子，对病变进行集中照射，在病变局部产生足够的电离辐射生物效应，达到抑制或破坏病变组织的治疗目的，而对邻近正常组织和全身辐射吸收剂量很小。如核素碘-131（^{131}I）治疗甲亢、锶-89（^{89}Sr）或钐-153（^{153}Sm）治疗骨转移癌等均有很好疗效，且方法简便、不良反应小，有较高的实用价值。

1. ^{131}I治疗甲状腺功能亢进症：为成年人甲亢的首选治疗方法，亦适用于对抗甲状腺药物效果差、药物过敏或不能继续服药的青少年病人，以及不宜或不愿手术者及手术后复发者及甲亢性心脏病病人，治疗效果满意，总有效率在 90% 以上，1 个疗程的治愈率约为 80%，复发率仅 1%～4%。^{131}I 治疗甲亢具有疗效满意、安全、经济、可重复治疗等优点。^{131}I 治疗甲亢的禁忌证为妊娠、哺乳。

2. ^{131}I 治疗分化型甲状腺癌转移灶、功能自主性甲状腺瘤，^{131}I -MIBG 治疗恶性嗜铬细胞转移灶等，亦有较肯定的疗效。

3. 骨转移性肿瘤的治疗：许多晚期恶性肿瘤如乳腺癌、前列腺癌和肺癌等常伴发骨转移，其中 50% 以上病人有日益加重的骨痛。静脉注射趋骨性放射性药物如 ^{153}Sm-EDTMP、^{89}SrCl 等，用其发射出的 β 射线对骨转移肿瘤进行照射，达到止痛及抑制病灶增长，修复转移肿瘤病灶的目的。经治疗后病人疼痛减轻，病情好转，骨转移瘤灶缩小或部分消退，生活质量明显提高，其有效率＞80%，镇痛作用可持续 1～11 个月。若疼痛复发还可再次治疗，一般间隔 3 个月。

4. 放射性药物介入治疗：可对胸腹腔恶性肿瘤病变和癌性积液、颅咽管囊肿、颌骨囊肿进行介入治疗。

5. 放射性粒子植入治疗：又称放射性粒子近距离治疗，这是近年来快速发展的医疗新技术。该技术采用新型、低能、安全易防护的金属密封放射性核素 ^{125}I 和 ^{103}Pd 等制成放射性粒子，通过手术中插入，或者在超声和 CT 的引导下插入放射性粒子到恶性肿瘤组织的边缘和中心区域，这些放射性粒子（即微型放射源）持续发射低能量的 γ 射线，使肿瘤组织遭受最大程度的毁灭性杀伤，而正常组织几乎不受损伤或仅有微小的损伤。放射性粒子近距离治疗的主要适应证包括：

（1）未经治疗的原发实体肿瘤，譬如前列腺癌；或者无法手术的原发病例，如胰腺癌、鼻咽癌、巨块型肝癌。

（2）需要保留重要功能性组织或手术将累及重要脏器的肿瘤，如脑深部肿瘤。

（3）病人不接受根治手术的病例，譬如转移性的甲状腺癌、子宫内膜癌、宫颈癌等。

（4）预防肿瘤局部扩散或区域性扩散，增强根治性效果，即预防性植入，如腹膜后肿瘤。

（5）转移性肿瘤病灶或术后孤立性肿瘤转移灶而失去手术价值但需要缓解病情者，如肺的多发性转移瘤、纵隔肿瘤等。

（6）其他一些实体肿瘤。

（二）放射性核素外照射治疗

β 射线敷贴治疗皮肤病：利用能发射 β 射线的磷-32（^{32}P）或锶-90（^{90}Sr）核素，对皮肤表浅病变照射，可导致局部微血管萎缩、闭塞等退行性改变，增生病变细胞分裂速度减慢抑制，或局部血管通透性改变，白细胞增加、吞噬作用加强，而使病变得以治愈或好转。β 射线敷贴可治疗的皮肤病有局限性慢性神经性皮炎、毛细血管瘤、瘢痕疙瘩、慢性湿疹等。对口腔黏膜和女阴白斑、角膜和结膜非特异性炎症、溃疡、翼状胬肉、角膜新生血管等，均有肯定的疗效。

§7.2.2 临床核医学基本知识问答

1. 何谓放射性和放射性核素？

（1）放射性：不稳定性核素的核内结构或能级的调整称为核衰变，核衰变的同时，将释放出一种或一种以上的射线，这种性质称为放射性。

（2）放射性核素：不稳定核素（即具有放射性的核素）又称放射性核素，它能自发地进行放射性核衰变，放出射线并衰变成另一种核素。

2. 何谓人工放射性核素？

人工放射性核素主要利用裂变反应堆和粒子加速器制备。在目前所知的大约 2 000 种核素中，绝大多数是人工放射性核素。它们在科学研究和生产实践中起着重要作用，例如核燃料^{239}Pu 和常用的 γ 放射源^{60}Co。

3. 何谓物理半衰期、生物半衰期和有效半衰期？

（1）物理半衰期：即在单一的放射性衰变过程中，放射性活度降至其原有值一半所需要的时间，简称半衰期（$T_{1/2}$）。

（2）生物半衰期（T_b）：指当某生物系统中，某种指定的化学元素的排速率近似地按指数规律减少时，由于生物过程致使该元素在此系统中的量减少一半所需的时间。

（3）有效半衰期（T_e）：指当某种生物系统中，某种指定的放射性核素的量，由于放射性衰变和生物排出的综合作用，而近似地按指数规律减少时，该核素的数量减少一半所需的时间。

物理半衰期、生物半衰期和有效半衰期三者的关系为：

$$T_e = T_{1/2} \times T_b / T_{1/2} + T_b$$

4. 试述放射性药物的基本概念。

放射性药物是临床核医学发展的重要基石，其中用于放射性核素显像和治疗的种类繁多，发展也非常迅速。放射性药物是由放射性核素本身（如^{99m}Tc、^{131}I 等）及其标记化合物（如^{99m}Tc-ECD、^{131}I-MIBG）组成，放射性核素显像和治疗时利用核射线可被探测及其辐射作用，同时利用被标记化合物的生物学性能决定其在体内分布而达到靶向作用，能选择性积聚在病变组织。因此，核医学利用放射性药物在体内特定的定位机制和射线探测的有机结合，可从生理、生化水平上显像观察脏器功能是否改变，或达到有效的治疗目的。

5. 何谓 PET？PET 比 SPECT 有何优越之处？

PET 是专门为探测体内湮没辐射并进行断层显像的设备。

PET 与 SPECT 相比，PET 具有灵敏度高和能用于较精确定量分析的优点，而且所用放射性核素多为人体组织天然元素的同位素，能进行真正的示踪研究，故 PET 已成为当前最为理想的定量代谢显像技术。

6. 何谓 PET/CT？

PET/CT 的全称是正电子发射计算机体层显像，PET/CT 将 PET 与 CT 完美融为一体，由 PET 提供病灶详尽的功能与代谢等分子信息，由 CT 提供病灶的精确解剖定位，一次显像可获得全身各方位的断层图像，具有灵敏、准确、特异及定位精确等特点，可一目了然地了解全身整体状况，达到早期发现病灶和诊断疾病的目的。PET/CT 的出现是医学影像学的又一次革命，受到了医学界的公认和广泛关注。PET/CT 是最高档 PET 扫描仪和先进螺旋 CT 设备功能的一体化完美融合，临床主要应用于肿瘤、脑和心脏等领域重大疾病的早期发现和诊断。

7. 简述 PET/CT 的临床应用。

PET/CT 提供的预测和治疗处理信息比单独 PET 和 CT 多得多，它超越了单独 PET 和单独 CT 的现有领域，既能完成超高档 CT 的所有功能，又能完成 PET 的功能——20 分钟能完成全身 CT 扫描，比单纯 PET 的效率提高了 60% 以上，还能提供比 CT 更为准确、快速的心肌和脑血流灌注功能图像。PET/CT 融合图像能很好地描述疾病对生物化学过程的作用，鉴别生理和病理性摄取，能在疾病得到解剖证据前检测出早期发病征兆，甚至能探测到小于 2 mm 的亚临床型的肿瘤，为临床正确确定放疗的计划靶区（临床靶区与生物靶区相结合）、检测治疗过程中药物和放疗效果提供最佳的治疗方案和筛选最有效治疗药物。PET/CT 临床主要应用于肿瘤、脑和心脏等领域重大疾病的早期发现和诊断，目前已较为广泛地应用于以下几方面：

（1）癫痫定位：对脑癫痫病灶准确定位，为外科手术或伽马刀切除癫痫病灶提供依据。

（2）脑肿瘤定性和复发判断：脑肿瘤的良恶性定性、恶性胶质瘤边界的确定、肿瘤治疗后放射性坏死与复发的鉴别、肿瘤活检部位的选择等。

（3）痴呆早期诊断：早老性痴呆的早期诊断、分期并与其他类型痴呆如血管性痴呆进行鉴别。

（4）脑受体研究：帕金森病的脑受体分析，进行疾病的诊断和指导治疗。

（5）脑血管疾病：PET/CT 可以敏感地捕捉到脑缺血发作引起的脑代谢变化，因此可以对一过性脑缺血发作（TIA）和脑梗死进行早期诊断和定位，并进行疗效评估和预后判断。

（6）药物研究：进行神经精神药物的药理学评价和指导用药，观察强迫症等患者脑葡萄糖代谢的变化情况，为立体定向手术治疗提供术前的依据和术后疗效随访等。

（7）高级健康体检：早期肿瘤是可以得到治愈的，但大部分肿瘤发现时已经是中晚期了，故肿瘤的常规筛查不可忽视，PET/CT 简便、安全、全面、准确，是人群健康体检的最佳手段。

（8）肺癌检查：70% 肺癌确诊时已到中晚期，中晚期肺癌过了最佳治疗期，能够在早期发现肺癌病灶的最先进的影像学仪器显然是 PET/CT。PET/CT 的超高灵敏度，使得探测人体功能代谢变成可能，不仅提高了病灶的清晰度和特异性，更大大提高了微小病灶的检出能力和确诊率，使定位更加准确。

8. 试述对体内诊断用放射性药物的特殊要求。

用于体内诊断的放射性药物应具备的性能如下：

（1）理想的物理性能：

1）γ射线的特点：γ射线具有较强的穿透力，能在体表探测到，电离密度低，在体内引起的电离损伤较小。

2）γ射线的能量：SPE/CT 要求能量为 $100 \sim 300$ keV，如 ^{99m}Tc。湮没辐射产生的 γ 光子能量为 511 keV，适用于 PET 显像或带有超高能准直器和符合电路的高档 SPE-CT 显像。

3）物理半衰期：以几小时为宜，如 ^{99m}Tc。当别无选择时，^{131}I 也可使用。发射正电子的核素半衰期非常短，要求回旋加速器装置。

（2）理想的生物学性能：

1）定位性能：进入靶器官快，靶器官/非靶器官的放射性比值高，从靶器官中清除的速度适当。

2）生物半衰期：除血池显像剂等少数例外，一般要求放射性药物在体内滞留时间越短越好，但要保证检查的顺利完成。非靶器官为肝、胆、肾时，应尽快排出体外，以减少对靶器官（或组织）影像的干扰。

9. 神经系统显像主要包括哪些内容？

神经系统显像主要包括脑血流灌注显像、脑池显像、脑代谢显像及神经受体显像等。随着断层显像技术的不断发展，不仅增进了对脑形态学观察水平，更重要的是使得诸如脑的葡萄糖代谢、蛋白质代谢、局部血流量、受体密度等与中枢神经系统功能密切相关的重要课题都可以用放射性核素显像进行研究，并应用于很多神经系统疾病的早期诊断。

10. 试述血清甲状腺素（T_3、T_4）测定的主要临床意义。

血清甲状腺素（T_3、T_4）测定的意义如下：

甲状腺功能亢进者，血清总 T_3、T_4 浓度明显升高，均值较正常值高 $2 \sim 3$ 倍，诊断符合率可高达 95%，对早期及治愈后复发的甲亢也是较灵敏的诊断指标。此外，T_3、T_4 还可用于甲亢治疗期间判断其功能状态，观察疗效及调整用药量等。

甲状腺功能减低症者，血清 T_3、T_4 浓度大多低于正常值的下限，少数与正常有交叉，对指导甲状腺功能减低病人替代疗法的调节用药量很有价值。T_3、T_4 与促甲状腺激素（TSH）检测联合应用诊断新生儿甲状腺功能减退症是国内外优生学的主要手段。

11. 简述四类甲状腺结节的影像特征。

四类甲状腺结节的影响特征：根据甲状腺内放射性分布与邻近正常甲状腺组织比较，放射性浓度增高为"热结节"，放射性水平相近为"温结节"，放射性密度减低为"凉结节"，放射性分布缺损为"冷结节"。

12. 试述心肌"热区"显像及其临床意义。

在心肌显像图上梗死灶呈"热区"，这类显像称为心肌"热区"显像，其临床意义如下。

（1）急性心肌梗死发病后 $10 \sim 12$ 小时内，病灶即可显示为明显的局灶性"热区"，据此可以直观心肌梗死的大小、部位和范围，对病情和预后估计极有帮助。

（2）本法能鉴别急性和陈旧性心肌梗死，对发现在陈旧性心肌梗死基础上的再梗死极有价值。

13. 癌胚抗原（CEA）的浓度与癌肿的分期、组织类型、大小和转移之间有何关系？

癌胚抗原（CEA）浓度检测的意义如下：

（1）CEA 浓度与癌症早、中、晚期有关，越到晚期 CEA 越升高。

（2）CEA 浓度与肿瘤体积的大小有关，随其体积增大而升高。

（3）CEA 浓度与肿瘤转移有关，癌转移后其浓度也升高。

（4）CEA 浓度与癌组织类型有关，腺癌的 CEA 测定最灵敏，其次是鳞癌和低分化癌。

14. 简述肾图检查的基本原理。

马尿酸是机体内由肝脏合成后，经肾小管上皮细胞迅速分泌随尿排出的代谢产物。用[131]I 标记的马尿酸钠静脉注射后，随血流进入肾脏，由肾小管上皮细胞吸收后分泌到肾小管腔内，再随尿液汇集到肾盂，经输尿管排入膀胱。

肾图以时间-放射性曲线形式记录这一过程，可用以了解两侧肾脏功能状态和上尿路的通畅情况。

15. 简述骨显像的临床价值。

（1）早期发现骨转移癌：常在仅有功能代谢改变的早期，即可发现骨质的异常，一般早于 X 线检查 3~6 个月发现。

（2）诊断原发性骨肿瘤：用骨动态和静态显像，病变区出现放射性异常浓聚的、边界不规则的影像，其诊断亦早于 X 线检查。

（3）移植骨存活的监测：一般于骨移植后 1~2 个月即可做骨显像，以判断其成活情况。

（4）外伤性骨折的早期诊断：无论是趾骨等细小骨或股骨头、股骨颈等长骨骨折，骨显像比 X 线检查灵敏。

（5）早期诊断骨骼炎症：X 线检查一般在急性炎症 2 周后才出现异常，而骨显像可于发病后 2 日即显示阳性改变。

（6）早期诊断骨关节病：骨显像比 X 线检查能更早期发现异常。

16. 试述[131]I 治疗甲亢的适应证和禁忌证。

（1）[131]I 治疗甲亢的适应证：①成年 Graves 甲亢病人首选[131]I 治疗。②对抗甲状腺药疗效不佳或药物过敏，以及甲亢术后复发的青少年病人。③Graves 甲亢伴房颤的病人。④拒绝手术或有手术禁忌证的 Graves 甲亢。⑤Graves 甲亢合并慢性淋巴细胞性甲状腺炎摄[131]I 率增高的病人。⑥伴白细胞或血小板减少的病人。

（2）[131]I 治疗甲亢的禁忌证：①妊娠或哺乳者。②甲状腺功能亢进症伴有急性心肌梗死者。③严重肾功能障碍的病人。

17. 试述放射性核素体外检查法的诊断原理及应用概况。

放射性核素体外检查法的原理：主要是体外放射配体结合分析，利用放射性标记的配体为示踪剂，以竞争结合反应为基础，核素不引入体内而是在试管内完成的微量生物活性物质检测技术。最有代表性且应用最广泛的是放射免疫分析，此法有较高的灵敏度和特异性，已广泛用于临床诊断和医学研究。这一原理近年来已被应用于建立许多非放射性配体结合分析技术，如酶标技术、发光免疫分析技术等，发展迅速。

18. 试述放射性核素治疗原理及应用概况。

放射性核素内照射治疗的原理：有些病变能高度选择性浓聚某些放射性核素或其标记物，这些核素或标记物能发射出短射程的 β 粒子或 α 粒子，对病变进行集中照射，在病变局部产生足够的电离辐射生物效应，达到抑制或破坏病变组织的治疗目的，而对邻近正常组织和全身辐射吸收剂量很小，如核素碘-131（^{131}I）治疗甲亢、锶-89（^{89}Sr）或钐-153（^{153}Sm）治疗骨转移癌等均有很好疗效，且方法简便、不良反应小，有较高的实用价值。

放射性药物介入治疗可对胸腹腔恶性肿瘤病变和癌性积液、颅咽管囊肿、颌骨囊肿进行介入治疗。对实体瘤可行放射性粒子植入治疗。

19. 简述核医学临床应用的注意事项。

进行核医学检查或治疗时，病人须做好某些准备，以期获得满意的检查结果。例如：甲状腺疾病病人做核医学诊治前均须停服含碘类和抗甲状腺类药若干时日。心血管病者检查前两日停服扩冠药、β 受体阻滞药及维拉帕米等钙拮抗药，检查当日应空腹。泌尿系检查前一日须停服利尿药和磺胺类药物。有些项目有时间要求，如急性心肌梗死病人发病后12～72 小时内进行检查，阳性检出率最高，1 周后下降；肌红蛋白检测在 2～12 小时、肌钙蛋白在 6～24 小时内采血测定，诊断意义最好。监测地高辛血药浓度时，要待服药 6～8 小时药物浓度达到平衡后取血检测，结果才有诊断意义。

20. 何谓放射性核素发生器？

放射性核素发生器是指装有某种放射性母体核素，可从中分离得到该母体核素衰变生成的高纯放射性子体核素的装置。实用的放射性核素发生器中，子体核素的半衰期短，而母体核素的半衰期适当地长。放射性核素发生器以其母子体核素或直接以子体核素来命名，例如母体为 ^{99}Mo、子体为 ^{99m}Tc 的装置就叫 ^{99}Mo-^{99m}Tc 发生器或 ^{99m}Tc 发生器。放射性核素发生器在其有效期内，每隔一段合适的时间间隔就可从中分离一次子体核素，好像从母牛身上挤奶一样，所以放射性核素发生器又称"母牛"。例如 ^{99}Mo-^{99m}Tc 发生器又称 ^{99}Mo-^{99m}Tc母牛。放射性核素发生器的问世，为需要应用短半衰期核素的单位提供了方便；为那些远离产地、在通常情况下难于应用短半衰期核素的单位，解决了长期不好解决的一部分困难。

✏ §7.2.3 临床核医学自测试题（附参考答案）

一、选择题

【A 型题】

1. 脑梗死、短暂性脑缺血发作（TIA）的早期诊断，应首选以下哪种诊断手段 （　）

A. 局部脑血流断层核素显像　　B. X-CT 脑扫描　　C. 磁共振脑部检查　　D. X 线脑血管造影
E. B 超诊断

2. 核素治疗原理主要是利用哪种射线对病变进行局部照射而达到治疗目的　　　　　（　　）

A. γ射线　　B. β射线　　C. X线　　D. 中子　　E. 质子

3. 甲状腺显像诊断最有独特价值的适应证是　　　　　（　　）

A. 甲亢的诊断　　B. 甲状腺炎的鉴别　　C. 甲状腺癌的判定　　D. 甲状腺瘤的判别　　E. 异位甲状腺的定位判断

4. 肝胆系统核素显像诊断对下述哪种疾病最有价值　　　　　（　　）

A. 黄疸性肝炎　　B. 肝硬化　　C. 胆石症　　D. 慢性肝炎　　E. 急性胆囊炎

5. 核医学诊断的原理是　　　　　（　　）

A. 放射性核素标记原理　　B. 放射化学原理　　C. 放射性示踪原理　　D. 摄像原理　　E. 生理生化原理

6. 放射性工作人员剂量限制，全身均匀照射年剂量当量不应超过　　　　　（　　）

A. 100 mSv　　B. 50 mSv　　C. 20 mSv　　D. 10 mSv　　E. 5 mSv

7. 核素显像技术的优势是　　　　　（　　）

A. 影像分辨率高　　B. 价格便宜　　C. 可显示脏器功能　　D. 无辐射损害　　E. 可断层显像

8. 在泌尿系统梗阻情况下，判断肾功能有无恢复可能主要依据肾图的哪项分析指标　　　　　（　　）

A. 肾脏指数　　B. 半排时间　　C. 分浓缩率　　D. 15分钟残留率　　E. 峰值差

9. 核素肺灌注显像主要诊断的疾病是　　　　　（　　）

A. 急性肺栓塞　　B. 慢性支气管炎　　C. 肺结核　　D. 肺内占位性病变　　E. 呼吸道阻塞

【X型题】

10. 核医学检查的特点是　　　　　（　　）

A. 一种功能性显像，对疾病可进行早期诊断　　B. 一种特异性显像方法　　C. 既可显示解剖结构改变，又能进行动态功能的观察　　D. 安全非创伤性检查　　E. 主要缺点是价格昂贵

11. 放射性核素动态显像，其图像分析的要点是　　　　　（　　）

A. 掌握受检脏器显像的顺序　　B. 观察显像图像上放射性浓聚程度　　C. 注意时相变化　　D. 观察脏器的位置、大小和形态　　E. 观察病变与周围组织对比情况

12. 骨骼核素显像的适应证有　　　　　（　　）

A. 寻找恶性肿瘤的早期转移病灶　　B. 判断骨肿瘤的部位、范围　　C. 诊断外伤性骨折　　D. 早期骨髓炎与蜂窝织炎鉴别诊断　　E. 对关节疾病、代谢性骨病等早期判断

13. 放射免疫分析的必备条件是　　　　　（　　）

A. 放射性核素标记的抗原　　B. 标准品　　C. 特异抗体　　D. B与F分离技术　　E. 放射性测量仪器

14. ^{131}I 治疗甲亢的依据包括　　　　　（　　）

A. 甲状腺能选择性摄取^{131}I　　B. ^{131}I放射出γ射线，在组织内射程短，进行局部照射达到治疗目的　　C. ^{131}I治疗时甲状旁腺和周围组织受累不大　　D. ^{131}I在甲状腺组织内停留时间较长　　E. ^{131}I治疗甲亢安全且无并发症

15. 外照射的防护方法包括　　　　　（　　）

A. 屏蔽防护　　B. 增大照射距离　　C. 大量服用维生素E　　D. 使用免疫调节药物　　E. 适当缩短照射时间

二、填空题

1. 临床核医学包括_____及_____两大部分。

2. 诊断用的放射性核素以放射_____射线、短半衰期者为宜。

3. 治疗用的放射性核素主要用半衰期较长的，并发射出_____粒子的核素。

4. 泌尿系功能测定（肾图）主要应用意义在于了解_____和_____情况。

5. 急性心肌梗死做核医学显像检查，检出率最高的时间是在发病后_____小时。

三、判断题

1. 放射性核素显像，不是单纯形态结构的显像，而是一种独特的功能性显像。　　　（　　）

2. 放射性核素显像诊断的优越性在于图像清晰、显示组织结构比 X-CT 和磁共振的图像要好。（　　）

3. 放射性核素显像和放射免疫分析检测，是核医学的两项重要内容，它们都是利用核射线在体外进行检查的诊断方法。　　　（　　）

4. 心血池动态、心肌灌注平面和断层显像对心肌缺血、心肌梗死均有较好的临床价值。　（　　）

5. 凡进行核医学检查的病人，无须做任何准备，这是核医学检测的最大优点。　　　（　　）

四、名词解释

1. 核医学

2. 核素

3. 同位素

4. 外照射

5. 放射性核素显像

五、问答题

1. 何谓 SPE/CT？它有哪些优点？

2. 试述甲状腺吸^{131}I率测定的基本原理。

3. 简述心肌灌注显像的临床意义。

4. 试述骨髓显像的适应证。

5. 试述β射线敷贴治疗皮肤病的原理及适应证。

参考答案

一、选择题

1. A　2. B　3. E　4. E　5. C　6. B　7. C　8. C　9. A　10. ABCD　11. AC　12. ABCDE

13. ABCDE　14. ACD　15. ABE

二、填空题

1. 诊断核医学　治疗核医学

2. 纯 γ

3. β

4. 分肾功能　上尿路通畅

5. 12～72

三、判断题

1. √　2. ×　3. ×　4. √　5. ×

四、名词解释

1. 核医学：是研究核技术在医学中的应用及其理论的科学。

2. 核素：是具有相同质量数、原子序数和核能态的一类原子的总称。

3. 同位素：具有相同原子序数，但质量数不同的核素称为同位素。

4. 外照射：辐射源处于体外对人体产生的辐射作用，如天然辐射源中的宇宙射线、地壳中放射性核素的γ光子、人工电离辐射源中各种辐射装置、封闭的放射性核素源、放射性污染、体内存在放射性核素的病人等，均可起到外照射的作用。

5. 放射性核素显像：是以脏器内外或脏器与病变之间的放射性浓度差异为基础的脏器或病变显像方法，用于显像的放射性核素或标记物称为显像剂。

五、问答题

1. SPE/CT 能从不同的方向摄取体内放射性核素的分布图，经计算机综合处理，绘出核素在体内各截面的分布及立体重建图。其主要优点如下：①其图像不仅是解剖的，而且是生理、生化及病理过程的图像，是从体外测定器官或组织生理、病理变化的定量仪器。②其为断层图像，每张图像代表一层组织内的放射性分布，故将图像连起来，即可得到一个立体图像。③灵敏度高，统计涨落相对小。④成像快。⑤断层不受深度、脏器大小和厚度的影响，一些深层部位的病变也能探测到。⑥可进行静态和动态的全身平面显像。

2. 甲状腺吸^{131}I率测定的原理如下：

(1) 碘是甲状腺合成甲状腺激素的主要原料，故^{131}I能被甲状腺摄取和浓聚。甲状腺摄取^{131}I的量和速率与甲状腺的功能有关。

(2)^{131}I能发出γ射线，用甲状腺功能测定仪可于甲状腺部位测量服^{131}I后不同时间甲状腺的摄^{131}I率，即可得知甲状腺的功能状态。

3. 心肌灌注显像主要用于缺血性心脏病的鉴别诊断。

(1) 冠心病的诊断：心肌灌注显像可以提供心肌局部血流分布的资料，特别是通过介入试验和静息（再分布）两种显像资料的对比分析，对于判断心肌缺血、缺血程度与心肌梗死有较大的价值。

(2) 心肌梗死的定位诊断及范围大小判断。

(3) 评价心肌细胞的活力：鉴别心肌梗死与虽有严重缺血但仍然存活的心肌，对指导临床治疗及判断预后有意义。心肌代谢显像在这方面有更大的优势。

(4) 评价冠心病治疗效果。

(5) 室壁瘤和心肌病的辅助诊断。

4. 骨髓显像的适应证如下：

(1) 帮助选择骨髓穿刺及活组织检查的位置。

(2) 评价白血病病人全身骨髓的分布和活性，观察化疗后骨髓缓解过程和外周骨髓有无残余病灶。

(3) 骨髓梗死、多发性骨髓瘤和骨髓肿瘤转移灶的定位诊断。

(4) 各种慢性溶血性疾病的鉴别诊断。

(5) 其他造血功能障碍疾病的诊断。

(6) 提供淋巴瘤病人分期的参考。

(7) 有助于对放射治疗及化疗反应提出警告。

(8) 真红细胞增多症的辅助诊断和疗效观察。

5. (1) β射线敷贴治疗皮肤病的原理：利用能发射β射线的磷-32（^{32}P）或锶-90（^{90}Sr）核素，对皮肤表浅病变照射，可导致局部微血管萎缩、闭塞等退行性改变，增生病变细胞分裂速度减慢抑制，或局部血管通透性改变，白细胞增加、吞噬作用加强，而使病变得以治愈或好转。

(2) β射线敷治疗的皮肤病的适应证：局限性慢性神经性皮炎、毛细血管瘤、瘢痕疙瘩、慢性湿疹等。

对口腔黏膜和女阴白斑、角膜和结膜非特异性炎症、溃疡、翼状胬肉、角膜新生血管等均有肯定的疗效。

§7.3 临床病理学

§7.3.1 临床病理学概述

病理学作为一门医学基础学科，一方面研究疾病的病因、发生机制，为人类认识和掌握疾病发生发展规律，为防治疾病提供了重要的理论基础；另一方面，病理学从创建以来就在临床医学的实践中担负了重要的使命，即同临床医师一起对各种疾病做出诊断，因此病理学也是一门重要的临床学科。此外，临床病理学在法医鉴定中也广泛应用。

【临床病理学的任务】

1. 确定疾病的诊断。

2. 为临床选择治疗方案提供依据。

3. 提供有关病人预后的信息。

4. 了解疾病的发展及判断疗效。

5. 为医学科学研究积累资料。

6. 为提高临床诊断水平服务。

【病理诊断的种类】

1. 细胞学病理诊断：主要是通过对人体病变部位脱落、刮取及穿刺抽取的细胞形态和性质的观察，对某些疾病进行诊断，当前主要用于肿瘤的诊断。其特点是损伤小，操作简单，经济、快速、安全，且常有较高的阳性率。其不足之处是可出现假阳性和假阴性，往往只能区别病变的良恶性，进一步分类有困难。此外，一些主要依赖组织结构区别良恶性的病变（如小细胞性淋巴瘤与淋巴结反应性增生、内分泌肿瘤的良恶性）诊断有困难。因此，对细胞学阳性的病人，在施行重大治疗措施前要做组织学诊断证实并进行分型。

2. 组织学病理诊断：是病理诊断中最重要的部分，常常是最后的诊断。其依赖于对活检组织或手术标本的肉眼及光学显微镜观察，通过对病变组织及细胞形态的分析和识别，对各种疾病进行诊断。常规的病理检查通常经甲醛固定、石蜡包埋、切片苏木素-伊红染色（HE染色）即可进行观察。大多数病例通过该方法可得到确诊，但疑难病例的诊断则需要通过免疫组织化学、特殊染色、电镜或分子生物学等方法进一步检查才得以完成。

3. 手术中病理诊断：包括手术中的冷冻切片，快速石蜡切片和细胞学诊断。手术中的病理诊断主要适用于：①确定病变性质。②了解恶性肿瘤浸润及扩散的情况。③确定所取的标本是否含有足够做出诊断的组织。由于手术中病理诊断取材有限、组织图像不如常规切片好、做出诊断的时间短等原因，其准确率不如常规病理诊断。其准确率在 $90\%\sim98\%$，有 $2\%\sim3\%$ 的延迟诊断（即不能立即做出诊断，需等常规切片）。

【病理与临床】

获得完整而准确且较为迅速的病理诊断，除了需病理医师对疾病的临床和病理形态的了解及正确的判断外，同时也取决于临床医师对病理诊断的全面了解和积极参与。临床医师应注意做好以下几方面的工作：①尽量争取活检标本具有代表性。取材要取最可疑的病灶，且有一定的深度，避开坏死和明显继发感染区，避免挤压和烧灼。很大的标本宜标明解剖部位，淋巴结活检宜完整切除送检等。②填写好病理检查申请单。清楚填写病人姓名、性别、年龄、病房、床号、住院号或门诊号、临床病史、有关的影像学和实验室检查结果、手术所见、取材部位和临床诊断等，这些内容对病理诊断均有重要意义。如病人曾经做过病理检查，还需注明以往的病理号以备查。③病理标本及时固定与送检。④熟悉各种病理诊断方法、适用范围及其局限性。

【病理诊断】

并非所有的送检标本均可得到确切的病理诊断，其原因是所送检的材料无代表性、病变处于早期阶段其特征性尚未完全表现出来，或有些疾病在形态学上特征不突出等。病理医师只能实事求是，根据病理材料客观地做出诊断，既不能诊断过头，也不能诊断不足。根据病理材料对病理诊断的支持程度一般采用以下几种不同层次的诊断：

（1）病变具有明确的形态特征，直接做出诊断，如喉高-中分化鳞癌、肠中分化腺癌。

（2）病变的特征虽指向某种疾病，但尚无十足的把握，则在诊断病名前冠以"考虑"或"可能"。如支气管镜下活检组织中见到很多深染挤压的细胞条索，但异型性明显的小细胞很少，则诊断"考虑为小细胞未分化癌"。病变性质能肯定但分型尚无把握时，也常如此，如"肺癌，腺癌可能性大"。

（3）病变虽有一定的特征，但可供诊断的组织太少、难以完全肯定诊断时，常在诊断病名前加上"疑为"或"高度疑为"字样。这种情况在各种内镜检查和针吸活检标本中较多，若经深切组织蜡块后仍不能肯定诊断，则需重新取材才能进一步肯定诊断。

（4）送检组织无诊断特异性或某些疾病本身在活检诊断中无特征性，而其组织形态与临床诊断相符，则常在病名冠以"符合"。

（5）送检材料的材料中仅见某疾病的部分特征，诊断依据尚不足，既不能肯定，也不能否定临床诊断时，则可写明"不能排除"或仅作镜下描述，以供参考。例如增生的淋巴组织，不能排除恶性淋巴瘤。对非明确的诊断，一般需进一步确诊。

（6）特殊情况或必要时，在病理诊断书中可另加附注说明，包括对病变的进一步解释，对临床提出某些要求和建议等。例如（颈）淋巴结转移性乳头状腺癌，建议临床检查甲状腺、腮腺等部位。

【尸体解剖】

尸体解剖是对尸体进行病理诊断，观察病变所在部位和性质，查找死亡原因。它有利于积累经验和提高医疗水平，是病理学的基本研究方法之一。尸体解剖可较全面地观察疾病过程中各器官的病理改变，结合死者生前一系列临床表现得出正确的诊断，并查明死亡原因，从而验证活检诊断或临床诊断是否正确。

通过尸检还能及时发现和确诊某些传染病、地方病、流行病，并为防治措施提供依据。通过对常见病、多发病以及其他疾病的尸检，可为深入研究这些疾病提供大量人体病理材料，是研究疾病的极其重要的方法和手段。一个国家尸检率的高低往往可以反映其文明进步的程度，世界上不少国家尸检率达到90％以上，有的国家在法律中对尸检做了明文规定。我国医院分级管理标准要求三级医院的尸检率≥15％，二级医院≥10％，因此临床医师应关心和支持尸检工作，同时应做好舆论宣传，对死亡的病人应尽量争取能做尸检，特别对比较少见、疑难、死因不明的病例，更应积极争取，不要轻易放弃尸检机会。

（一）申请尸检注意事项

1. 填写好尸检申请单，包括：姓名、年龄、性别、死亡时间、详细病史、临终前表现、临床诊断、疾病诊断及死因诊断，各项重要检查结果如 B 超、X 线、血常规、血压等。

2. 尸检申请单上一定要有直系亲属或组织单位签名，否则病理科医师不能做尸检。

3. 尸检申请单填好后，及时送病理科，通知病理科做解剖，以免尸体腐败。

4. 对准备做尸体解剖，但手续尚未办好，或要等待1～2日者，可先通知病理科，将尸体放入尸体冷藏室，以防尸体腐败、自溶，影响诊断。

（二）解剖报告书

尸解后，做好大体解剖记录。全身内脏器官均按常规取材、固定，进行切片组织学检查，然后进行综合分析，向临床医师发出最后尸体解剖报告书。尸检报告书主要内容有如下。

1. 主要病症：即直接引起死亡的主要疾病。

2. 死亡原因：是指致死的直接原因，如心力衰竭、呼吸衰竭、肾衰竭或休克等。

3. 解剖诊断：包括所有全身各脏器大体及显微组织学诊断。主要脏器病变写在前面，次要病变写在后面，以报告书的形式报告。

4. 对复杂病例，必要时可加以讨论，包括对疾病发生、发展及死因的分析。

5. 对疑难病例、死因不明病例、少见病例或临床误诊病例，均可举行临床病理讨论会，以便临床医师和病理医师对疾病、死因进行更深入分析，从中取得经验，以利于医疗水平的提高。

§7.3.2 临床病理学基本知识问答

1. 何谓萎缩？病理性萎缩有哪些常见类型？请各举一例说明。

萎缩是指已正常发育的实质细胞、组织或器官的体积缩小。组织与器官的萎缩除了其自身实质细胞体积缩小外，也可伴发实质细胞的数量减少。常见的病理性萎缩有：

（1）营养不良性萎缩，如脑动脉硬化时大脑萎缩。

（2）压迫性萎缩，如肾盂积水。

（3）失用性萎缩，如骨折后长期固定后肌肉萎缩。

（4）去神经性萎缩，如脊髓灰质炎下肢肌萎缩。

（5）内分泌性萎缩，如垂体功能减退症（西蒙病）。

2. 何谓细胞水肿？常见于哪些器官？原因如何？

细胞水肿又称细胞水变性，表现为细胞肿大，细胞质内有许多细微淡红色蛋白颗粒，肉眼观察时可见脏器肿大，失去光泽，苍白混浊。常见于心、肝、肾等器官的实质细胞，多由于感染、中毒、缺氧等原因引起。

3. 何谓坏死？坏死分为哪几种？

坏死是指机体（活体）局部组织或细胞死亡。常见坏死的类型有凝固性坏死、液化性坏死、纤维素样坏死、干酪样坏死、脂肪坏死和坏疽。

4. 何谓凋亡？凋亡细胞的形态和生化特征有哪些？

凋亡是由体内外某些因素触发细胞内预存的死亡程序而导致的细胞主动性死亡方式，在形态和生化特征上都有别于坏死。

其形态学特征是细胞皱缩，胞质致密，核染色质边集，而后胞核裂解，胞质出现芽突并脱落，形成含核碎片和/或细胞器成分的膜包小体（称为凋亡小体），由吞噬细胞吞噬、降解。其生化特征是内切核酸酶和需钙蛋白酶活化，早期出现 $180\sim200$ bp 的 DNA 降解片段，在电泳中呈特征性的梯带状，以及半胱氨酸-天冬氨酸蛋白酶和凋亡蛋白酶活性增高。

5. 何谓肉芽组织？它有哪些功能？

肉芽组织是由新生毛细血管、成纤维细胞、多少不等的炎症细胞所构成的新生结缔组织，其呈鲜红色、质软似鲜嫩肉芽，故称肉芽组织。其主要功能包括：

（1）抗感染及保护创面。

（2）机化包裹血凝块、坏死组织及其他异物。

（3）填补伤口及其他缺损。

6. 试述"一期愈合"的含义及条件。

"一期愈合"指较短时间内，创口（切口）完全愈合，仅留下一条线状瘢痕。其条件是：组织缺损少，创缘整齐，无感染，经黏合或缝合后能使创面对合严密。一般无菌手术伤口应该属"一期愈合"。

7. "二期愈合"的伤口有何特点？

二期愈合有如下特点：

（1）组织坏死多，或由于感染，继续引起明显的局部组织变性、坏死及炎症反应，只有等到感染被控制，坏死组织基本被消除后，组织再生才能开始。

（2）伤口大，只有从伤口底部及边缘长出大量的肉芽组织才能将伤口填平。

（3）愈合时间长，形成瘢痕大。

8. 何谓淤血？引起淤血的原因有哪几种？各举例说明。

淤血是由于静脉血回流受阻，血液淤积于小静脉和毛细血管内，使受影响的局部器官或组织内血液含量异常增多的现象。常见淤血的原因有：

（1）静脉血管受压：如肠套叠、妊娠子宫压迫髂静脉。

（2）静脉血管阻塞：如静脉内血栓形成，栓子栓塞。

（3）心力衰竭：如左心衰竭致肺淤血，右心衰竭致肝淤血。

9. 淤血有哪些后果？举例说明。

淤血可引起器官或组织的萎缩、变性、坏死、硬化、水肿、出血等，如肝淤血形成槟榔肝甚至淤血性肝硬化，肺淤血引起肺水肿及肺褐色硬变。

10. 何谓血栓？其形成条件如何？

在活体心脏或血管内血液凝固或血流中某些成分凝集形成的固体质块称为血栓。其形成条件为：心血管内皮细胞损伤，血流状态改变和血液凝固性增加。

11. 常见血栓有哪几种？常发生于哪些部位？

（1）白色血栓：主要见于静脉血栓起始部、心脏和动脉内血栓。

（2）混合血栓：主要见于静脉及心房附壁血栓、动脉瘤内血栓。

（3）红色血栓：见于静脉血栓尾部。

（4）透明血栓：见于微循环小血管内的微血栓。

12. 何谓梗死？引起梗死的原因有哪些？

器官或局部组织由于血管阻塞、血流停止导致缺氧而发生的组织坏死称为梗死。常见梗死的原因有：血栓形成，动脉栓塞，动脉痉挛和血管受压闭塞。

13. 简述血栓形成对机体的影响。

血栓形成对机体起着有利和不利两个方面的影响。

（1）血栓形成是机体自动止血的防御措施，如外伤、胃及十二指肠溃疡出血，形成血栓，堵塞破口，起止血作用。

（2）血栓形成对机体主要的危害是引起局部甚至全身性血液循环障碍，如阻塞血管、引起栓塞、导致心瓣膜变形和广泛出血。危害的严重程度与阻塞管腔的程度、阻塞血管的大小、阻塞器官的部位、阻塞发生的速度以及侧支循环建立的状况等有关。

14. 血栓本身的结局有哪些？

其结局有：①血栓软化、溶解、吸收。②机化及再通。③血栓钙化。

15. 炎症的局部基本病理变化是什么？

炎症的局部基本病理变化通常包括局部组织的变质、渗出和增生。

（1）变质：炎症局部组织发生变性和坏死。

（2）渗出：炎症局部组织血管内的液体、蛋白质和白细胞等通过血管壁进入间质或浆膜腔或体表、黏膜表面的过程。

（3）增生：包括炎症局部实质细胞和间质细胞增生。

16. 何谓急性炎症和慢性炎症？各有何病变特征？

炎症通常可依其病程经过分为两大类：急性炎症和慢性炎症。急性炎症起病急骤，持续时间短，多为几日到1个月，以液体和血浆蛋白质的渗出及中性粒细胞游出为其病变特征。对各种不同的致炎因子，急性炎症反应的表现比较一致。慢性炎症持续时间较长，常达数月到数年，以巨噬细胞和淋巴细胞、浆细胞的浸润为主，伴有小血管和结缔组织增生为其特征。

17. 试述急性炎症的结局。

（1）痊愈，大多数急性炎症能够痊愈。在炎症过程中，病因被清除，炎性渗出物和坏死组织被吸收，周围健康的细胞再生修复，如损伤组织原来的结构和功能完全恢复，为痊愈；如炎症灶坏死范围较广，则由肉芽组织修复，留下瘢痕，不能完全恢复组织原有的结构和功能。

（2）迁延不愈，转为慢性。

（3）蔓延扩散。在病人抵抗力低下或病原微生物毒力强、数量多的情况下，病原微生物可通过局部蔓延、淋巴管和血行蔓延，血行蔓延可导致毒血症、菌血症、败血症和脓毒败血症。

18. 何谓浆液性炎症？有何临床表现？试举例说明。

浆液性炎症以血浆渗出为其特征，含有 $3\%\sim5\%$ 的蛋白质，其中主要为白蛋白。同时混有少量白细胞和纤维素。浆液性炎症常发生于疏松结缔组织、浆膜和黏膜等处。浆液性渗出物弥漫地浸润于组织内，局部出现明显的炎性水肿，如毒蛇咬伤、皮肤Ⅱ度烧伤时，在表皮内形成水疱；体腔的浆液性炎症造成炎性积液，如结核性胸膜炎、风湿性关节炎等。黏膜的浆液性炎症又称浆液性卡他，如感冒初期的鼻炎。

19. 何谓纤维素性炎症？临床上哪些疾病属于纤维素性炎症？

纤维素性炎症以纤维蛋白原渗出为主，继而形成纤维蛋白，即纤维素。HE 切片中可见大量红染的纤维素交织成网状，间隙中有中性粒细胞及坏死细胞的碎片。大片纤维素在镜下表现为片状、红染、质地均匀的物质。病变常发生于黏膜、浆膜和肺。发生在黏膜的纤维素性炎症有白喉、细菌性痢疾等。渗出的纤维素、白细胞和坏死的黏膜上皮常混合在一起，形成灰白色的膜状物称为假膜，又称假膜性炎。发生在浆膜的纤维素性炎症有纤维素性胸膜炎、纤维素性心包炎等；发生在肺的纤维素性炎症有大叶性肺炎等。

20. 何谓肿瘤？肉眼应从哪些方面观察肿瘤？

肿瘤是机体的细胞异常增殖形成的新生物，常表现为局部肿块。这种异常增殖一般是克隆性的。肿瘤的形成是在各种致瘤因素作用下，细胞生长调控发生严重紊乱的结果。肉眼上应从下面几个方面观察肿瘤：肿瘤的数目和大小，肿瘤的形状，生长方式，有无包膜，肿瘤的颜色和肿瘤的质地等。

21. 何谓肿瘤的异型性？它与分化程度有什么关系？

肿瘤组织无论在细胞形态和组织结构上，都与其发源的正常组织有不同程度的差异，这种差异称为异型性（atypia）。肿瘤组织的异型性反映肿瘤组织的成熟程度，即分化程度。异型性小者，说明它和正常组织相似，肿瘤组织成熟，肿瘤组织分化程度高。相反，异型性越明显，表示肿瘤组织分化程度越低。区别这种异型性是区别肿瘤良、恶性的主要组织学依据。

22. 恶性肿瘤细胞的异型性表现在哪些方面？

良性肿瘤细胞的异型性小，一般与其发源的正常细胞相似。恶性肿瘤细胞具有高度的异型性，表现为以下特点。

（1）恶性肿瘤细胞一般比正常细胞大。

（2）瘤细胞呈多形性。瘤细胞的大小和形态很不一致，有时出现瘤巨细胞。

（3）肿瘤细胞核体积增大，胞核与细胞质的比例（核质比）增高。

（4）核的大小、形状和染色差别大（核的多形性），细胞核体积增大，核大小形状不一，并可出现巨核、双核、多核或奇异形核。

（5）核仁明显，体积大，数目增多。

（6）核分裂象增多，出现病理性核分裂象。

23. 肿瘤的生长方式有哪几种？

肿瘤的生长方式有下列 3 种。

（1）膨胀性生长：这是大多数良性肿瘤的生长方式，瘤细胞生长缓慢，不侵袭周围正常组织，随着肿瘤体积的逐渐增大，将四周组织推开或挤压。这样生长的肿瘤往往呈结节状，周围常有完整的包膜，与周围组织分界清楚。

（2）浸润性生长：为大多数恶性肿瘤的生长方式，瘤细胞侵入周围组织间隙、淋巴管或血管内，像树根长入泥土一样，浸润并破坏周围组织，因而肿瘤没有包膜，与临近组织无明显界限。

（3）外生性生长：发生在体表、体腔表面或管道器官表面的肿瘤常向表面生长，形成突起的乳头状、息肉状、蕈状或菜花状肿物。

24. 肿瘤的扩散有哪些途径？

（1）局部浸润和直接蔓延：随着肿瘤的不断长大，瘤细胞常常连续不断地沿着组织间隙、淋巴管、血管或神经束侵入并破坏邻近正常器官或组织继续生长，称为直接蔓延。

（2）转移：瘤细胞从原发部位侵入淋巴管、血管或体腔，被带到其他部位而继续生长，形成与原发瘤同样类型的肿瘤，此过程称为转移。常见的转移途径有淋巴管转移、血行转移、种植转移。

25. 试述肿瘤的分化和分化程度。

肿瘤组织在形态和功能上均可表现出与其来源的正常组织有相似之处，这种相似性称为肿瘤的分化，相似的程度称为肿瘤的分化程度。如果肿瘤的形态和功能比较接近正常组织，则为分化程度就高或分化好；如果相似性较小，则说明其分化程度低或分化差；如果肿瘤完全缺乏与正常组织的相似之处，则称为未分化肿瘤。

26. 列表说明常见肿瘤的免疫组织化学标记（表 7 - 6）。

表 7 - 6　常见肿瘤的免疫组织化学标记

肿瘤	Keratin（角蛋白）	EMA（上皮膜抗原）	HMB45（黑色素抗原）	S-100（S-100 蛋白）	Desmin（结蛋白）	LCA（白细胞共同抗原）
癌	+	+	—	—	—	—
肉瘤	-/+	-/+	-/+	-/+	+/-	—
淋巴瘤	—	—	—	—	—	+

肿瘤	Keratin（角蛋白）	EMA（上皮膜抗原）	HMB45（黑色素抗原）	S-100（S-100蛋白）	Desmin（结蛋白）	LCA（白细胞共同抗原）
黑色素瘤	−	−	+	+	−	−

27. 列表比较良性肿瘤与恶性肿瘤的区别（表7-7）。

表7-7　良性肿瘤与恶性肿瘤的区别

区别要点	良性肿瘤	恶性肿瘤
组织分化程度	分化好，异型性小，与原组织形态相似	分化不好，异型性大，与原组织形态差别大
核分裂	无或稀少，不见病理核分裂象	多见，并可见病理核分裂象
生长速度	缓慢	较快
继发改变	很少发生坏死、出血	常发生出血、坏死、溃疡等
生长方式	膨胀性和外生性生长	浸润性和外生性生长
转移	不转移	可有转移
复发	很少复发	较多复发
对机体影响	小，主要为压迫和阻塞作用	较大，除压迫、阻塞外可以破坏组织引起出血、合并感染，造成恶病质

28. 举例说明肿瘤的命名原则。

肿瘤命名的一般原则是良性肿瘤在其来源组织名称后加一"瘤"字，如平滑肌的良性肿瘤称为平滑肌瘤，腺上皮的良性肿瘤称为腺瘤。上皮组织的恶性肿瘤统称为"癌"，如鳞状细胞癌。间叶组织的恶性肿瘤统称为肉瘤，如纤维肉瘤、横纹肌肉瘤等。

少数恶性肿瘤不按上述原则命名，如有些在来源组织名称后加"母细胞瘤"，如神经母细胞瘤。有些在肿瘤的名称前加"恶性"两字，如恶性黑色素瘤等。有些恶性肿瘤以人名命名，如尤因肉瘤、霍奇金淋巴瘤等。有些则采用习惯名称，如乳头状瘤等。

29. 何谓原位癌？何谓上皮内瘤变？

（1）原位癌是指癌变仅见于黏膜上皮层内或皮肤表皮层内，常波及上皮的全层，但基底膜完整，无间质浸润的癌。原位癌是一种最早期癌，如能及时发现和治疗可防止其发展为浸润性癌。

（2）上皮内瘤变（intraepithelial neoplasia）是指上皮从非典型增生到原位癌这一连续过程。可分为低级别上皮内瘤变和高级别上皮内瘤变。在不同组织有一定差异，胃肠道的低级别上皮内瘤变包括轻度和中度异型增生，高级别上皮内瘤变包括重度异型增生及原位癌；子宫颈的低级别上皮内瘤变即轻度异型增生宫颈上皮内瘤变（CIN）Ⅰ级，高级别上皮内瘤变包括中度CINⅡ级和重度异型增生CINⅢ级、原位癌。

30. 列表比较癌与肉瘤的区别（表7-8）。

表7-8　癌与肉瘤的区别

区别要点	癌	肉瘤
组织来源	上皮组织	间叶组织

区别要点	癌	肉瘤
发病率	较常见，约为肉瘤的9倍，多见于40岁以后成人	较少见，大多见于青少年
大体特点	质较硬，色灰白，较干燥，颗粒状，脆而无光泽	质软，色灰红，湿润细嫩，均质，鱼肉状
组织学特点	形成癌巢，实质与间质分界清楚，纤维组织每有增生	细胞弥漫分布，实质间质分界不清，间质内血管丰富，结缔组织少
网状纤维	单个癌细胞间多无网状纤维	肉瘤细胞间多有网状纤维
转移	早期多经淋巴管转移	早期多经血行转移

31. 高血压病最常累及哪些脏器？其主要病理特点如何？

高血压病最常累及的是心脏、肾脏、脑和视网膜。心脏主要病理表现为：早期向心性肥大，心室腔不扩张，心肌肥厚；晚期形成离心性肥大。肾脏表现为原发性颗粒性固缩肾，为双侧对称性、弥漫性病变。脑表现为脑内细小动脉硬化或破裂，出现脑萎缩、脑软化、脑出血等。视网膜病变表现为细动脉硬化、血管迂曲、严重者视盘水肿、视网膜出血、视力减退。

32. 动脉粥样硬化斑块常见的继发变化有哪些？

常见的有斑块内出血、斑块破裂、血栓形成、钙化、动脉瘤形成、血管管腔狭窄等。

33. 冠状动脉粥样硬化常累及哪些动脉段？冠状动脉粥样硬化对心脏的影响如何？

冠状动脉粥样硬化以左冠状动脉前降支发病最多，其余依次为右冠状动脉主干、左冠状动脉主干或左旋支、后降支等。冠状动脉粥样硬化对心脏的影响取决于动脉管腔狭窄的程度、管腔阻塞的速度和侧支循环建立等状况，可出现心绞痛、心肌梗死等。

34. 心肌梗死常见的合并症有哪些？

心肌梗死常见的合并症有心力衰竭、心脏破裂、室壁瘤、附壁血栓形成、心源性休克、急性心包炎和心律失常等。

35. 何谓肺气肿？有哪些基本类型？

肺气肿是末梢肺组织因含气量过多伴肺泡间隔破坏，肺组织弹性减弱，导致肺体积膨大、功能降低的一种疾病状态，是支气管和肺部疾病最常见的合并症。根据病变部位、范围和性质不同将其分为：

（1）肺泡性肺气肿：病变发生在肺腺泡内，常合并小呼吸道阻塞，又称阻塞性肺气肿。该型又可进一步分为腺泡中央型肺气肿，腺泡周围型肺气肿和全腺泡型肺气肿。

（2）间质性肺气肿：肋骨骨折，胸壁穿透伤或剧烈咳嗽引起肺内压急剧增高导致细支气管或肺泡间隔破裂，空气进入肺间质形成间质性肺气肿。

（3）其他类型肺气肿：包括瘢痕旁肺气肿、代偿性肺气肿和老年性肺气肿等。

36. 肺癌常见的组织学类型有哪些？

肺癌常见的镜下组织学类型有鳞状细胞癌，多由近肺门处大支气管黏膜、上皮经鳞状化生癌变而成，以低分化鳞癌居多。其次为腺癌、腺鳞癌、小细胞癌、大细胞癌和肉瘤样癌等。

37. 鼻咽癌的好发部位及组织学类型如何？

鼻咽癌最常发生于鼻咽顶部，其次为外侧壁及咽隐窝，发生于前壁者最少。原发癌占据两个部位者（如顶部和侧壁）颇多见。常见的组织学类型有分化型鳞状细胞癌（包括角化型鳞癌和非角化型鳞癌）、未分化性鳞状细胞癌（包括泡状核细胞癌和未分化鳞癌）和腺癌。以非角化型鳞癌常见。

38. 慢性胃溃疡病主要镜下特点如何？常见合并症有哪些？

胃溃疡底部镜下大致由4层组织组成：渗出层、坏死层、肉芽组织层和瘢痕层。常见合并症包括幽门狭窄、穿孔、出血和癌变。

39. 病毒性肝炎常见临床病理类型有哪些？

根据病变的轻重，病毒性肝炎可分为普通型及重型两大类。普通型又分为急性及慢性两类：急性分为急性无黄疸型及黄疸型；慢性又分为轻度、中度和重度三型。重型可分为急性及亚急性两种。

40. 何谓早期胃癌？其肉眼形态有哪几种？

癌组织浸润仅限于黏膜层及黏膜下层而未侵及肌层者，无论是否有胃周淋巴结转移均属早期胃癌。其肉眼形态可分为隆起型、表浅型和凹陷型3种。

41. 原发性肝癌的肉眼类型有哪些？它们与肝硬化有何关系？

（1）巨块型：常不合并或仅合并轻度肝硬化。

（2）多结节型：最常见，通常合并肝硬化。

（3）弥漫型：常发生于肝硬化基础上。

（4）小肝癌型：单个癌结节最大直径小于3 cm或两个癌结节合计最大直径小于3 cm。

42. 何谓脑积水？其发病机制如何？

脑室系统内脑脊液量异常增多伴脑室持续性扩张状态称为脑积水，其发生与下列两种因素有关：①脑脊液循环通道发生阻塞。②脑脊液产生过多或吸收障碍。

43. 何谓冷脓肿？其特点如何？

骨关节结核累及周围软组织，形成大量的干酪坏死和结核性肉芽组织，坏死物液化后在骨旁形成结核性"脓肿"。由于局部无红、肿、热、痛，故又称"冷脓肿"。

44. 类风湿关节炎的基本病理变化有哪些？

类风湿关节炎最常累及小关节及关节以外组织或器官的结缔组织，属于结缔组织疾病，其主要病变有以下3种：

（1）弥漫性或灶性淋巴细胞和浆细胞浸润，可伴淋巴滤泡形成。

（2）血管炎：血管内皮细胞增生，管腔狭窄和阻塞，血管壁纤维素样变性或纤维素样坏死，血管周围淋巴细胞及浆细胞浸润。

（3）类风湿肉芽肿：具有一定的特征性，中央为大片的纤维素样坏死，周围有呈栅状或放射状排列的增生的组织细胞包绕，再外围为增生的毛细血管及成纤维细胞。

45. 甲状腺癌有哪些组织学类型？

甲状腺癌主要有以下4种类型：乳头状癌、滤泡癌、髓样癌和未分化癌。

46. 乳腺癌有哪些类型？

乳腺癌形态结构十分复杂，类型很多。一般根据组织发生和形态结构将乳腺癌分为三大类型：

（1）导管癌：来源于乳腺导管系统，特别是末梢导管，包括导管内癌和浸润性导管癌。

（2）小叶癌：发生于小叶，包括小叶原位癌和浸润性小叶癌。

（3）特殊类型癌：如典型髓样癌、炎性乳癌、分泌性癌、小管癌、黏液癌、梭形细胞鳞癌等。

47. 试述葡萄胎的病变特点。

（1）肉眼观：病变局限于宫腔内，不侵入肌层。大部或全部纤细分支的绒毛水肿，形成大量成串的半透明水泡，状似葡萄。水泡大小不一，小者肉眼勉强可见，大者直径可达1 cm以上。

（2）镜下观：葡萄胎有如下3个特点。①绒毛因间质高度水肿而增大。②绒毛间质内血管消失，或仅见少量无功能的毛细血管。③滋养层细胞不同程度增生，并有轻度异型性。

48. 何谓子宫颈上皮非典型增生？如何分级？

子宫颈上皮非典型增生表现为在上皮层内出现分化程度较低的细胞，细胞核大深染，染色质增粗，大小不一，形态不规则，巨核、多核，核质比增大，核分裂象增多，病理性核分裂，细胞极性紊乱以致消失。一般根据非典型增生范围而将其分为三级：①Ⅰ级（轻度）：上述非典型增生细胞局限于上皮层下部1/3。②Ⅱ级（中度）：非典型增生占上皮层下部1/3至2/3范围。③Ⅲ级（重度）：非典型增生超过全层2/3范围。当非典型增生累及黏膜上皮全层时，但未突破基底膜，即为子宫颈原位癌。

49. 何谓猝死？常见于哪些疾病？

猝死又称急死，是指平常似乎健康的人，由于潜在性疾病或功能障碍而突然出现意外的非暴力死亡。引起猝死常见的疾病有冠心病、心肌病、心瓣膜病、动脉瘤、羊水栓塞、脑出血、脑血管畸形破裂出血、蛛网膜下腔出血、急性出血性胰腺炎、异位妊娠内出血等。

50. 风湿性心脏病二尖瓣狭窄时，可以引起哪些器官的淤血性改变？

（1）心脏：左心房扩大，严重时右室、右房也扩大。

（2）肺脏：淤血、水肿及漏出性出血，长期慢性肺淤血可引起肺褐色硬化。

（3）大循环淤血：各脏器淤血水肿，肝脏淤血肿大。长期慢性肝淤血，可引起槟榔肝。

 §7.3.3 临床病理学自测试题（附参考答案）

一、选择题

【A型题】

1. 死亡细胞变为嗜酸性，细胞核的细微结构消失，但细胞和组织结构的轮廓仍存在，这种改变称为

（   ）

A. 坏疽性坏死　　B. 液化性坏死　　C. 干酪性坏死　　D. 脂肪坏死　　E. 凝固性坏死

2. 关于股静脉内血栓脱落引起栓塞，下列哪一项是不正确的 ( )

A. 大多数栓塞于肺　　B. 都发生出血性梗死　　C. 如栓塞于肺动脉主干常引起猝死　　D. 伴有心力衰竭时一定发生相应部位的梗死　　E. 如有心间隔缺损亦可栓塞于脑

3. 除了哪一项外，下列均为胃溃疡的肉眼病变特点 ( )

A. 溃疡通常只有一个　　B. 溃疡呈圆形或椭圆形　　C. 溃疡直径一般大于 2 cm　　D. 溃疡底部干净、光滑、边缘整齐　　E. 溃疡深达肌层或浆膜层

4. 肺转移性肝癌指的是 ( )

A. 肺癌转移至肝　　B. 肝癌转移至肺　　C. 肝癌和肺癌同时转移至他处　　D. 他处的癌转移至肝和肺　　E. 肝癌和肺癌互相转移

5. 乳房出现肿块，质硬，推不动，其可能的诊断是 ( )

A. 乳腺癌　　B. 纤维腺瘤　　C. 乳腺小叶增生　　D. 纤维囊性乳腺病　　E. 脂肪瘤

6. 下列哪项不是阴茎癌的特点 ( )

A. 常发生于 40 岁以上的男性　　B. 病人大多有包皮过长　　C. 肉眼常呈菜花状或溃疡状　　D. 组织学上以低分化鳞状细胞癌最多见　　E. 转移发生较早，远处转移少见

7. 绿色瘤是 ( )

A. 胆管上皮癌因淤胆所致　　B. 原发性肝细胞癌转移到皮下，分泌胆汁所致　　C. 原始粒细胞在骨组织、骨膜下或软组织中浸润，聚集成肿块　　D. 绒毛膜癌阴道转移性结节　　E. 血管肉瘤出血，产生胆绿蛋白所致

【X 型题】

8. 慢性支气管炎可导致 ( )

A. 支气管扩张症　　B. 肺水肿　　C. 支气管腔狭窄　　D. 肺癌　　E. 肺出血性梗死

9. 慢性萎缩性胃炎的病变特点是 ( )

A. 腺体减少并有囊性扩张　　B. 肠上皮化生　　C. 黏膜固有层内淋巴细胞、浆细胞浸润　　D. 胃穿孔　　E. 并发幽门瘢痕形成

10. 鼻咽癌的特点是 ( )

A. 早期鼻咽部就有明显肿块　　B. 组织学类型以低分化鳞癌多见　　C. 往往早期发生淋巴管转移　　D. 涕血　　E. 头痛、耳鸣

二、填空题

1. 机体的适应性改变有 ＿＿＿＿、＿＿＿＿、＿＿＿＿、＿＿＿＿ 4 种类型。

2. 在不同的炎症灶中，巨噬细胞可转化为 ＿＿＿＿、＿＿＿＿、＿＿＿＿、＿＿＿＿、＿＿＿＿、＿＿＿＿ 等。

3. 急性肾炎综合征包括 ＿＿＿＿、＿＿＿＿、＿＿＿＿、＿＿＿＿、＿＿＿＿、＿＿＿＿ 等临床表现。

4. 根据病变特点，急性肾小球肾炎是 ＿＿＿＿ 炎症，肾盂肾炎是 ＿＿＿＿ 炎症，乙型脑炎是 ＿＿＿＿ 炎症，脓肿是 ＿＿＿＿ 炎症，风湿病是 ＿＿＿＿ 炎症，伤寒是 ＿＿＿＿ 炎症，阿米巴是 ＿＿＿＿ 炎症，杆菌性痢疾是 ＿＿＿＿ 炎症，病毒性肝炎是 ＿＿＿＿ 炎症。

5. 动脉粥样硬化的四期病变是 ＿＿＿＿、＿＿＿＿、＿＿＿＿、＿＿＿＿。

三、判断题

1. 原发性肝癌仅指肝细胞发生的恶性肿瘤。 ( )

2. 宫颈原位癌累及腺体仍属于原位癌。 ( )

3. 良性胶质瘤有包膜，恶性胶质瘤呈浸润性生长。 （　　）

4. 恶性淋巴瘤与淋巴细胞白血病存在重叠，组成一个连续的谱系。 （　　）

5. 成年人肺结核主要通过支气管播散。 （　　）

四、名词解释

1. 原位癌

2. 癌肉瘤

3. 冷脓肿

4. 结核球

5. 猝死

五、问答题

1. 何谓栓子？常见的栓子有哪些？

2. 何谓炎症？炎症的主要临床表现是什么？

3. 何谓化脓性炎症？化脓性炎症有哪些类型？

4. 何谓癌前病变？常见的癌前病变有哪些？

5. 风湿性心内膜炎的主要病理改变如何？

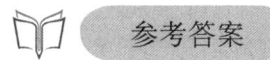

参考答案

一、选择题

1. E　2. B　3. C　4. B　5. A　6. D　7. C　8. ABC　9. ABC　10. BCDE

二、填空题

1. 萎缩　肥大　增生　化生

2. 上皮样细胞　风湿细胞　郎罕巨细胞　伤寒细胞　麻风细胞　心衰细胞

3. 血尿　蛋白尿　水肿　高血压　肾小球滤过率降低　水钠潴留

4. 增生性　化脓性　变质性　化脓性　变态反应性　增生性　变质性　纤维素性　变质性

5. 脂纹期　纤维斑块期　粥样斑块期　复合病变期

三、判断题

1. ×　2. √　3. ×　4. √　5. √

四、名词解释

1. 原位癌：是指癌变仅见于黏膜上皮层内或皮肤表皮层内，常波及上皮的全层，但基底膜完整，无间质浸润的癌。原位癌是一种最早期癌，如能及时发现和治疗可防止其发展为浸润性癌。

2. 癌肉瘤：同一肿瘤中既有癌又有肉瘤成分者称为癌肉瘤。癌的成分可为鳞状细胞、移行细胞癌、腺癌、分化差的癌等；肉瘤成分可为纤维肉瘤、平滑肌肉瘤、骨肉瘤等。癌和肉瘤的成分可按不同比例混合。

3. 冷脓肿：骨关节结核累及周围软组织，形成大量的干酪坏死和结核性肉芽组织，坏死物液化后在骨旁形成结核性"脓肿"，由于局部无红、肿、热、痛，故又称为"冷脓肿"。

4. 结核球：又称结核瘤，是一种孤立的有纤维包裹、境界分明的球形干酪样坏死灶，直径为2～5 cm，多为1个，有时多个，常位于肺上叶。结核球可由浸润型肺结核转向痊愈时，干酪样坏死灶发生纤维包裹而形成；亦可由于结核空洞的引流支气管被阻塞后，空洞由干酪样坏死物质填满而成；或由多个结核病灶融合而成。

5. 猝死：又称急死，是指平常似乎健康的人，由于潜在性疾病或功能障碍而突然出现意外的非暴力死亡。引起猝死常见的疾病有冠心病、心肌病、心瓣膜病、动脉瘤、羊水栓塞、脑出血、脑血管畸形破裂出血、蛛网膜下腔出血、急性出血性胰腺炎、异位妊娠内出血等。

五、问答题

1. 引起血管栓塞的异常物质称为栓子。常见栓子有：血栓栓子、脂肪栓子、空气栓子、细胞栓子、细菌栓子和羊水栓子等。

2. 炎症是具有血管系统的活体组织对损伤因子所发生的防御反应。炎症局部主要临床表现为红、肿、热、痛和局部功能障碍。在损伤因子刺激较为强烈、组织损伤较为严重的情况下，常出现不同程度的全身反应，如发热和白细胞增多等。

3. 化脓性炎症是以中性粒细胞大量渗出为特征的炎症，常伴有不同程度的组织坏死和脓液形成，多由化脓菌引起。根据化脓性炎症发生的原因和部位的不同，可将其分为以下 3 类。

（1）表面化脓和积脓：表面化脓是指浆膜或黏膜组织的化脓性炎症，当发生在浆膜或胆囊、输卵管的黏膜时，脓液则在腔内蓄积，称为积脓。

（2）蜂窝织炎：疏松组织中大量中性粒细胞弥漫性浸润称为蜂窝织炎。主要由溶血性链球菌引起。

（3）脓肿：为局限性化脓性炎症，主要特征为组织发生坏死溶解，形成充满脓液的腔，称为脓肿。

4. 癌前病变是指某些本身不是恶性肿瘤，但具有发展成为恶性肿瘤潜在可能性的病变。常见的癌前病变有以下几种：大肠腺瘤、黏膜白斑、子宫颈糜烂、纤维囊性乳腺病、慢性萎缩性胃炎伴肠上皮化生、溃疡性结肠炎、皮肤慢性溃疡等。

5. 风湿性心脏病的主要病理改变：风湿性心内膜炎主要累及心瓣膜，其中以二尖瓣最常受累（约50%），二尖瓣和主动脉瓣共同受累次之，三尖瓣受累者少，肺动脉瓣病变则极罕见。典型者在内膜闭锁缘上形成单行排列的细小赘生物。赘生物直径为 1~2 mm，灰白色，半透明状，附着比较牢，一般不易脱落。赘生物系由血小板和纤维素形成的小血栓，由于小血栓呈疣状突起，故又有疣状心内膜炎之称。

外 科 学

外科疾病大致可分为5类，即损伤、感染、肿瘤、畸形和其他性质的疾病，它们分别在普腹外科、神经外科、心胸外科、泌尿外科、骨科和烧伤科中予以介绍。但是，除此之外，尚有一些涉及上述各专科的共同外科问题，例如无菌术、外科病人的体液失调及麻醉等。20世纪90年代以前将这一类外科问题归纳为"外科总论"，新编的全国高等医学院校统编教材已未再沿用"外科总论"这一概念。本书根据编写体例的需要仍设了"外科总论"一章，其内容包括无菌术，外科病人的水、电解质紊乱和酸碱失调，输血，休克，麻醉，疼痛治疗，重症监测治疗与复苏，围手术期处理，外科病人的代谢和营养治疗，外科感染，创伤、烧伤、冻伤、蛇咬伤、大咬伤、虫蜇伤，肿瘤，器官、组织和细胞移植；外科微创技术，等等。特此说明。

§8.1　外科总论基本知识

§8.1.1　外科总论基本知识问答

一、无菌术

1. 何谓无菌术？

无菌术（asepsis）是临床医学的一个基本操作规范。在人体和周围环境中，普遍存在各种微生物。在手术、穿刺、插管、注射及换药等过程中，必须采取一系列严格措施，防止微生物通过接触、空气或飞沫进入伤口或组织，否则就可能引起感染。无菌术就是针对微生物及其感染途径所采取的一系列操作规范。

2. 灭菌和消毒有何区别？

灭菌（sterilization）是指杀灭一切活的微生物，包括芽孢。消毒（disinfection）则是指杀灭病原微生物和其他有害微生物，但并不要求清除或杀灭所有微生物。从临床角度看，无论灭菌或消毒，都必须杀灭所有致病微生物，达到临床无菌术的要求。通常对应用于手术区域或伤口的物品按灭菌要求处理，即预先用物理或化学方法把相关物品上所有的微生物彻底消灭掉；病人的皮肤、手术人员手臂、某些特殊手术器械、手术室的空气等按消毒的标准进行处理，去除有害微生物。

3. 灭菌法包括哪些方法？

高压蒸汽灭菌法、化学气体灭菌法、煮沸法、药液浸泡法、干热灭菌法、电离辐射法。

4. 高压蒸汽消毒法有哪些注意事项？

高压蒸汽消毒法适用于大多数医用物品，包括手术器械、消毒衣巾及布类敷料等的灭菌。为保证高压灭菌的效果，对其使用过程有严格的规定：①灭菌包裹体积的上限为长40 cm、宽30 cm、高30 cm。②包扎不能过紧，不用绳扎。③灭菌室内不宜排得过密。下排气式蒸汽灭菌器的装载量为柜室容积的10%～80%，预真空式蒸汽灭菌器的装载量为柜室容积的5%～90%，以免妨碍蒸气透入，影响灭菌效果。④预置专用的包内及包外灭菌指示纸带，当压力及温度均达到灭菌要求时，特殊包内卡由无色变为黑色，包外指示带即出现黑色条纹。⑤已灭菌的物品应注明有效日期，通常为2周。

5. 病人手术区皮肤消毒液选取和消毒规范有哪些？

常用皮肤消毒液是用2%～3%碘酊涂擦手术区，待其干燥后以75%医用乙醇涂擦2～3遍；或使用0.5%～1%聚维酮碘直接涂擦手术区至少2遍。

消毒规范：①涂擦消毒液时，应由手术区中心部向四周涂擦。如为感染部位手术，或为肛门区手术，则应从手术区外周涂向感染处或会阴肛门处。已经接触污染部位的药液纱布，不应再返擦清洁处。②手术区皮肤消毒范围要包括手术切口周围15 cm的区域。如切口有延长的可能，应相应扩大皮肤消毒范围。不同手术部位的皮肤消毒范围有所不同。

6. 手术进行中应遵循的无菌原则有哪些？

（1）手术人员穿无菌手术衣和戴无菌手套之后，个人的无菌空间为肩部以下、腰部以上的身前区（至腋中线）、双侧手臂。在操作过程中手不能接触背部、腰部以下和肩部以上部位，也不要接触手术台边缘以下的布单。如发生意外污染，需要立即更换或重新消毒。

（2）不可在手术人员的背后传递手术器械或物品。坠落到无菌巾或手术台以外的器械物品，按污染处理。

（3）手术中如果手套破损或接触到有菌处，应更换无菌手套。如果前臂或肘部触碰到有菌处，应更换无菌手术衣或加套无菌袖套。如果无菌巾、布单等已被浸湿，其无菌隔离作用已不再完整，应加盖干的无菌布单。

（4）手术开始前要清点器械、敷料。手术结束时，检查胸、腹等体腔，待核对器械、敷料数无误后，才能关闭切口，以免异物遗留腔内，产生严重后果。

（5）做皮肤切口及缝合皮肤之前，须用70%乙醇再涂擦消毒皮肤一次。

（6）切口边缘应以无菌大纱布垫遮盖。或开腹后将切口保护器置入腹腔，其无菌薄膜外翻后即可覆盖整个切口，对切口有良好的保护作用。

（7）切开空腔脏器之前，要先用纱布垫保护周围组织，以防止或减少污染。

（8）在手术过程中，同侧手术人员如需调换位置，一人应先退一步，背对背地转身到达另一位置，以防触及对方背部非无菌区。

（9）参观手术的人员不能太多，应与手术人员和无菌器械台保持30 cm以上的距离，尽量减少在手术间的走动。

（10）手术进行时不应开窗通风或用电扇，室内空调机风口不能吹向手术台。

（11）所有参加手术人员必须严格遵守无菌制度，人人应对无菌原则保持高度的责任感。对于可疑被污染的物品，一概按污染处理。

二、外科病人的水、电解质紊乱和酸碱失调

1. 何谓功能性细胞外液和非功能性细胞外液？

（1）功能性细胞外液：指能迅速和血管内液体或细胞内液进行交换并取得平衡，在维持机体的水和电解质平衡上起重要作用的组织间液。

（2）非功能性细胞外液：指仅有缓慢地交换和取得平衡的能力，维持体液平衡作用甚小，而且有各自生理功能的组织间液。它们仅占组织间液的10%左右，主要为结缔组织液和透细胞液（脑脊液、关节液、消化液等）。

2. 人体怎样维持体液平衡？

人体主要通过神经-内分泌系统共同作用于肾脏来维持体液的平衡。一般先通过下丘脑-神经垂体-抗利尿激素（ADH）系统维持体液的正常渗透压，然后通过肾素-醛固酮系统维持血容量。主要调节机制是：

（1）体内水分丧失时，细胞外液渗透压增高，产生口渴，增加饮水，ADH分泌增加，远曲肾小管和集合管上皮细胞再吸收水增多，尿量减少，细胞外液渗透压降低，保留水分于体内。

（2）体内水分增多时，其调节机制与上述相反，ADH分泌减少，尿量增加。

（3）血容量减少时，血管内压力下降，肾脏入球微动脉的血压下降，肾小球旁细胞分泌肾素增加，催化血管紧张素原转变为血管紧张素，使小动脉收缩和肾上腺皮质分泌醛固酮增加，钠和水再吸收增加，从而使细胞外液量增加。

3. 试述等渗性缺水的主要病因和诊断要点。

主要病因：①消化液的急性丧失。②体液丧失在感染区或软组织内，如腹腔内或腹膜后感染、肠梗阻、烧伤等。

诊断要点：①病史。②临床表现为尿少、乏力、舌干、眼球下陷、皮肤干燥松弛，但不口渴。③短期内丧失体液达体重5%时，出现脉搏细数，血压不稳或下降等血容量不足的症状，达6%~7%时出现明显休克。④常伴有代谢性酸中毒。⑤血液浓缩，血 Na^+ 和 Cl^- 一般正常，尿相对密度增高。

4. 试述等渗性缺水的防治原则、补液方法及注意事项。

（1）防治原则：①针对病因治疗。②应用平衡盐溶液或等渗盐水尽快补充血容量。③注意低钾血症发生，尿量达 40 mL/h 后补充氯化钾。

（2）补液方法：①脉搏细数和血压下降等症状常表示细胞外液丧失量已达体重的5%，可先从静脉快速滴注3 000 mL液体（按体重60 kg计算），以恢复血容量。如无血容量不足的表现，则可先补上述量的 1/2~2/3。②公式法：补等渗盐水量（L）＝血细胞比容上升值/血细胞比容正常值×体重（kg）×0.25。③还应补给日需要量水2 000 mL和氯化钠4.5 g。

（3）注意事项：①肾功能不好时，输大量等渗盐水，应注意防止高氯性酸中毒。②多用平衡盐溶液。③先用盐水，后用糖水。④及早纠正酸中毒。⑤纠正缺水后，注意低钾血

症的发生并及时补钾。

5. 试述低渗性缺水的主要病因和诊断要点。

(1) 常见病因：①胃肠道消化液持续性丧失，如慢性肠梗阻。②大创面慢性渗液。③肾脏排出水和钠过多。

(2) 诊断要点：①病史。②临床表现为疲乏，手足麻木，直立性晕倒，尿量少而不口渴。中度缺钠即可出现休克，重度时出现神志不清，甚至昏迷。腱反射减弱或消失。③血清钠低于 135 mmol/L，血液浓缩，尿 Na^+、Cl^- 含量明显减少，尿相对密度低于 1.010。

6. 低渗性缺水临床怎样分度？

低渗性缺水根据缺钠程度，按血钠水平分为三度。

(1) 轻度：血清钠在 130～135 mmol/L。有头晕、疲乏、手足麻木等症状，口渴不明显。尿 Na^+ 减少，每千克体重缺氯化钠 0.5 g。

(2) 中度：血清钠在 120～130 mmol/L。除上述症状外，尚有恶心呕吐、脉搏细数、血压下降、站立性晕倒。尿少，每千克体重缺氯化钠 0.5～0.75 g。

(3) 重度：血清钠在 120 mmol/L 以下。病人多已处于昏睡或昏迷状态，肌肉抽搐，腱反射减弱或消失。血压明显下降或休克（缺钠性休克）。此时，每千克体重缺氯化钠 0.75～1.25 g。

7. 试述低渗性缺水的治疗原则、补液方法及注意事项。

(1) 治疗原则：①针对病因治疗。②输给含盐溶液或高渗盐水，以纠正低渗状态和补充血容量。

(2) 补液方法：①按临床缺钠程度估计需补给的液体量，即按轻中重度缺钠计算出总缺钠量。②补钠公式：需补充的钠盐量(mmol)＝(血钠的正常值－血钠测得值)(mmol/L)×体重(kg)×0.6(女性×0.5)。③以上两种方法计算出的量，当日只补给一半。

(3) 注意事项：①休克者，晶体液与胶体液同时并用，以补足血容量。②重度缺钠者，补钠量中 2/3 宜用 5％氯化钠溶液，其余量以等渗盐水补给。③注意纠正酸中毒。④尿量达 40 mL/h 后，应补钾。⑤测血清 Na^+、K^+、Cl^- 和做血气分析，作为进一步治疗的参考。

8. 试述高渗性缺水的诊断要点。

高渗性缺水的诊断要点：①病史。②临床表现为口渴，乏力，唇舌干燥，皮肤弹性差，眼窝凹陷，尿少。③丧失体液超过 6％，可出现休克及狂躁、谵妄、昏迷等脑功能障碍。④血液浓缩，血钠＞150 mmol/L，尿相对密度＞1.030。

9. 高渗性缺水临床上怎样分度？

高渗性缺水按临床表现轻重分为三度。

(1) 轻度缺水：口渴。缺水量为体重的 2％～4％。

(2) 中度缺水：极度口渴，尿少，尿相对密度增高，乏力，唇舌干燥，皮肤弹性差，眼窝凹陷，烦躁，缺水量为体重的 4％～6％。

(3) 重度缺水：除上述症状外，可出现狂躁、幻觉、谵妄和昏迷，血压下降甚至休克。缺水量超过体重的 6％。

10. 试述高渗性缺水的治疗原则、补液方法和注意事项。

（1）治疗原则：①尽早除去病因。②以0.45%氯化钠液或5%葡萄糖液补充之。

（2）补液方法：①按临床分度计算已丧失的液体量，即按轻中重度估计丧失体重的百分比。②按公式计算：补水量(mL)＝(血钠测得值－血钠正常值)(mmol/L)×体重(kg)×4。

（3）注意事项：①补低渗盐溶液。②血钠虽高，但因缺水，血液浓缩，体内总钠量仍有减少，故同时应适当补钠。③当日仅补计算量的一半及正常日需要量，以免发生水中毒。④注意纠正酸中毒。⑤如有缺钾，应待尿量达到40 mL/h后再予补钾。

11. 试述低钾血症的诊断要点。

低钾血症的诊断要点：①病史。②临床表现为肌无力，腱反射减退或消失，恶心、呕吐和腹胀。严重时可有心律失常、血压下降、淡漠、嗜睡或神志不清。③血钾浓度低于3.5 mmol/L。④心电图改变：早期出现T波降低、变宽、双相或倒置，随后出现ST段降低和U波出现。

12. 试述低钾血症的治疗原则、补钾方法和注意事项。

（1）治疗原则：①治疗原发病。②用氯化钾补钾，能口服者尽量口服，不能口服者静脉滴注补充。③不要求1～2日内完全纠正低钾状况。

（2）补钾方法：氯化钾生理需要量为3～4 g/d。一般轻度低钾者每日应给钾4～5 g，重度低钾者每日补给钾6～8 g（含生理需要量）。

（3）注意事项：①严禁静脉推注补钾。②一日总补钾量不超过8 g。③补钾浓度应＜0.3 g/100 mL。④补钾速度应低于80滴/min。⑤补钾应在尿量＞40 mL/h后进行，并注意观察尿量。⑥追踪复查血钾浓度达正常为止。⑦酸中毒及肝功能损害者可用谷氨酸钾。

13. 试述高钾血症的诊断要点。

高钾血症的诊断要点：①有致高钾血症的病因。②有不能用原发病解释的症状，如神志淡漠、感觉异常和四肢软弱等。③突然出现的微循环障碍，如皮肤苍白、发绀和低血压等。④心跳缓慢或心律失常。⑤血钾＞5.5 mmol/L。⑥心电图改变：早期T波高尖，QT间期延长，随后出现QRS增宽，PR间期延长。

14. 试述高钾血症的治疗原则、方法和注意事项。

（1）治疗原则：①立即停止摄入钾。②积极防治心律失常。③迅速降低血钾。④及时处理原发病和恢复肾功能。⑤促进多余钾排出体外。

（2）降低血钾浓度的措施：①静脉推注5%碳酸氢钠溶液60～100 mL，再静脉滴注5%碳酸氢钠溶液100～200 mL。②25%葡萄糖注射液100～200 mL＋胰岛素8～12 U静脉滴注。③肾功能不全不能输液过多者可用25%葡萄糖注射液400 mL＋10%葡萄糖酸钙100 mL＋11.2%乳酸钠50 mL＋胰岛素30 U静脉滴注，6滴/min。④利尿药的使用。⑤应用阳离子交换树脂。⑥透析疗法，包括腹膜透析或血液透析。

（3）对抗心律失常：钙与钾有对抗作用，故静脉注射10%葡萄糖酸钙20 mL，可重复使用。也可用30～40 mL葡萄糖酸钙加入静脉补液内滴注。

（4）注意事项：①注意补充血容量，纠正水和其他电解质失衡。②纠正酸中毒。③促进利尿，改善肾功能。

15. 简述低钙血症的诊断要点和处理方法。

（1）诊断要点：①多发生在急性重症胰腺炎、胰和小肠瘘、肾衰竭、甲状旁腺功能受损的病人。②临床表现：主要为神经肌肉的兴奋性增强，如易激动，口周和指（趾）尖麻木及针刺感，手足抽搐，肌肉痛，腹部绞痛，腱反射亢进等。③辅助检查：Chvostek 征阳性和 Trousseau 征阳性。④血清钙低于 2 mmol/L。

（2）处理方法：①治疗原发疾病。②静脉补钙：静脉推注 10％葡萄糖酸钙 20 mL 或 5％氯化钙 10 mL，必要时重复给药。③长期治疗者可服乳酸钙和维生素 D。④纠正碱中毒。

16. 试述代谢性酸中毒的诊断要点。

代谢性酸中毒的诊断要点：①病史。②呼吸深而快。③$CO_2 CP$ 或 $HCO_3^- < 22$ mmol/L。④血气分析：失代偿时 pH 和 $[HCO_3^-]$ 明显下降，PCO_2 正常。⑤常伴缺水、尿少，尿酸性。

17. 试述代谢性酸中毒治疗原则、方法和注意事项。

（1）治疗原则：①针对病因治疗。②纠正缺水和电解质失衡。③血浆 HCO_3^- 低于 16 mmol/L，应用碱剂治疗，可用 4％～5％碳酸氢钠溶液。

（2）补碱公式：

1）5％ $NaHCO_3$(mL)＝[$CO_2 CP$(HCO_3^-)正常值－测得值](mmol/L)×体重(kg)×0.6。

2）4％ $NaHCO_3$(mL)＝[$CO_2 CP$(HCO_3^-)正常值－测得值](mmol/L)×体重(kg)×0.8。

3）所需[HCO_3^-]的量(mmol)＝[HCO_3^- 正常值－测得值](mmol/L)×体重(kg)×0.4。

（3）注意事项：①首日头 2～4 小时补给计算量之 1/2，余 1/2 再酌情输入。②防止缺钙性抽搐。③纠正酸中毒同时注意防治低钾血症。④碳酸氢钠宜单独输入。⑤复查$CO_2 CP$，或 HCO_3^-。

18. 试述代谢性碱中毒的主要原因和诊断要点。

（1）主要原因：①酸性胃液丧失过多，如幽门梗阻等。②碱性物质摄入过多，如长期服用碱性药物。③缺钾。④应用呋塞米等所致低氯性碱中毒。

（2）诊断要点：①病史。②临床表现：呼吸浅而慢，谵妄，精神错乱，嗜睡甚至昏迷，四肢抽搐。③常伴低渗性缺水。④$CO_2 CP$ 升高。⑤血气分析：pH 和$[HCO_3^-]$升高，PCO_2 正常。

19. 试述代谢性碱中毒治疗原则和方法。

（1）治疗原则：①针对病因治疗。②纠正低钾可加速碱中毒的纠正。③严重碱中毒可用 0.1 mol 盐酸溶液经中心静脉导管缓慢滴入而纠正。④一般碱中毒输注等渗盐水和补钾盐即可纠正。

（2）补酸公式：

1）需补酸量(mmol)＝(测得 HCO_3^- －希望达到的 HCO_3^-)(mmol/L)×体重(kg)×0.4。

2）补 0.1 mol 盐酸量(mL)＝(Cl^- 正常值－测得值)(mmol/L)×总体液量(体重的

$60\%) \times 0.2$。

（3）注意事项：①纠正碱中毒不宜过快，一般不要求完全纠正。②前24小时仅补给计算量的一半。③复查血CO_2CP和血尿氯含量。

20. 试述呼吸性酸中毒的诊断要点和处理原则。

（1）诊断要点：①有呼吸功能受影响的病史。②有呼吸困难、换气不足、气促、发绀、胸闷、头痛等临床表现。③血CO_2CP下降。④血气分析：急性呼吸性酸中毒显示pH下降，PCO_2上升，血浆$[HCO_3^-]$正常；慢性呼吸性酸中毒，pH轻度下降，PCO_2升高，血浆$[HCO_3^-]$升高。

（2）处理原则：①尽快治疗原发疾病。②改善病人的通气功能。③必要时，做气管插管或气管切开，使用呼吸机，以改善通气和换气。④控制感染，扩张小支气管，促进排痰。

21. 简述呼吸性碱中毒诊断要点和处理原则。

（1）诊断要点：①病史。②临床表现：呼吸浅而快，四肢麻木或抽搐。③血CO_2CP增高。④血气分析：pH增高，PCO_2和$[HCO_3^-]$下降。

（2）处理原则：①积极治疗原发病因。②增加呼吸道无效腔，减少CO_2的呼出，以提高PCO_2。③可吸入含5% CO_2的氧气。④纠正低钙血症，消除手足抽搐。

22. 如何维持禁食病人水和电解质的生理需要量？

成人每日需要水$2\,000 \sim 2\,500$ mL，氯化钠$4 \sim 5$ g，氯化钾$3 \sim 4$ g，葡萄糖$100 \sim 150$ g。一般可每日静脉滴注$5\% \sim 10\%$葡萄糖注射液$1\,500 \sim 2\,000$ mL，5%葡萄糖氯化钠注射液500 mL，10%氯化钾注射液$30 \sim 40$ mL。

23. 怎样正确做出水、电解质代谢和酸碱平衡失调的诊断？

正确的诊断，必须明确以下几个问题。

（1）判定有无缺水：据病史和临床表现来判断，并了解每日出入水量。

（2）判定缺水的性质：据病史、临床表现和水钠丢失的比例及血钠浓度，判别缺水为高渗性、低渗性或等渗性，以决定补液的性质。

（3）判定缺水程度：据临床表现和血钠浓度，判别缺水和缺钠的程度，以决定补液量。

（4）判定低钾或高钾：据病史，血钾浓度和心电图检查进行诊断。

（5）判定有无酸碱平衡失调：据病史、临床表现、HCO_3^-浓度和血气分析来判断。

24. 试述水、电解质代谢和酸碱平衡失调的治疗原则和补液方法。

（1）治疗原则：①除去病因。②迅速补充血容量。③纠正酸碱平衡失调。④补充电解质。⑤纠正缺水。

（2）补液方法：补液量由三部分组成。①当日生理需要量。②前1日的额外丧失量，失多少、补多少。③以往的丧失量，据缺水类型和程度计算。前24小时先补$1/2 \sim 2/3$，余量次日酌情补给。

（3）输液原则：先盐后糖，先浓后淡，先快后慢，见尿补钾。

25. 简述输液的常见并发症和注意事项。

（1）常见并发症：①输液过多（水中毒）。②输盐过多（钠过多），致细胞外液明显增加，出现右心衰竭表现。③输液过快，严重时可导致肺水肿和急性左心衰竭。④输液反应。⑤补液内容和电解质先后次序安排不当，加重原有的水盐代谢和酸碱失衡。⑥静脉炎。

（2）注意事项：①据病情合理安排补液内容。②随时注意调节输液速度。③严格执行无菌操作。④灵活掌握各种输液公式。

26. 输液反应的诊断标准有哪些？应如何处理？

输液反应的诊断标准如下：在输液后 15 分钟至 1 小时内，发生冷感、寒战，发热 38 ℃以上，于停止输液后数小时内体温恢复正常，可伴有恶心、呕吐、头痛，腰部及四肢关节剧痛，皮肤苍白、湿冷、血压下降，休克甚至死亡。

处理：表现有心慌、胸闷、皮肤潮红、瘙痒、皮疹等，严重的输液反应可出现过敏性休克、肺水肿。一旦病人出现输液反应，应当立即停用该药物，可给予维生素 C、葡萄糖酸钙和抗过敏药、地塞米松等急救治疗，有条件的可给予吸氧，同时应当密切监测病人各项生命体征。建议可以多补液，促进药物代谢，观察病人病情有无缓解。

三、输　血

1. 输血的适应证是什么？

输血作为一种替代性治疗，可以补充血容量、改善循环、增加携氧能力，提高血浆蛋白和改善凝血功能。输血的适应证是：①大量失血；②贫血或低蛋白血症；③重症感染；④凝血异常。

2. 输血的不良反应有哪些？

输血的不良反应有：①发热反应；②过敏反应；③溶血反应；④细菌污染反应；⑤循环超负荷；⑥输血相关的急性肺损伤；⑦输血相关性移植物抗宿主病；⑧疾病传播；⑨免疫抑制；⑩大量输血后的影响。

3. 血浆代用品有哪些？

血浆代用品（plasma substitute）又称血浆增量剂（plasma volume expander），是经天然加工或合成的高分子物质制成的胶体溶液，可以代替血浆以扩充血容量。其分子量和胶体渗透压近似血浆蛋白，能较长时间在循环中保持适当浓度，一般不在体内蓄积，也极少导致红细胞聚集、凝血障碍及切口出血等不良反应。产品无抗原性和致敏性，对身体无害。临床常用的包括右旋糖酐、羟乙基淀粉和明胶制剂。

四、休　克

1. 试述休克的病因分类。

现在采用较多的是将休克分为低血容量性休克、感染性休克、心源性休克、神经源性休克和过敏性休克 5 类。

2. 外科常见的休克是哪两种？

外科常见的休克是低血容量性休克和感染性休克。失血性休克和创伤性休克均属于低血容量性休克。

3. 何谓有效循环血量?

有效循环血量是指单位时间内通过心血管系统进行循环的血量,但不包括储存于肝、脾和淋巴血窦中或停滞于毛细血管中的血量。

4. 有效循环血量的维持主要依赖哪三大因素?

维持有效循环血量主要依赖充足的血容量、有效的心输出量和良好的周围血管张力。其中任何一个因素的改变超出人体代偿限度时,均可导致有效循环血量的急剧减少,而发生休克。

5. 休克时的病理生理变化主要有哪几个方面?

休克时的病理生理变化主要为微循环的变化、代谢改变、炎症介质释放和缺血再灌注损伤及内脏器官的继发性损害。

6. 为什么休克时血糖增高?

机体处于应激状态时,交感神经-肾上腺髓质系统和下丘脑-垂体-肾上腺皮质轴兴奋,使儿茶酚胺和肾上腺皮质激素明显升高,从而抑制蛋白合成、促进蛋白分解,以便为机体提供能量和合成急性期蛋白(acute phase protein,APP)的原料。上述激素水平的变化还可促进糖异生、抑制糖降解,导致血糖水平升高。

在应激状态下,蛋白质作为底物被消耗,当具有特殊功能的酶类蛋白质被消耗后,则不能完成复杂的生理过程,进而导致多器官功能障碍综合征。应激时脂肪分解代谢明显增强,成为危重症病人机体获取能量的主要来源。

7. 简要说明"休克肺"即急性呼吸窘迫综合征的发病机制。

休克时肺循环障碍,肺血管渗透性增加,肺内含液增多,肺间质水肿,肺泡功能降低,表面活性物质分泌减少,肺泡萎缩和肺不张,透明膜形成,肺硬变而顺应性降低,通气与灌流比例失调,无效腔通气以及肺内动静脉短路开放所致的肺内右→左分流增加等,引起进行性低氧血症和极度呼吸困难,吸氧亦难以纠正。临床上称为急性呼吸窘迫综合征。

8. 休克的分期有哪些?分别有什么临床表现?

按照休克的发病过程,可分为休克代偿期和失代偿期,又称休克早期和休克期。

(1)休克代偿期:精神紧张、兴奋或烦躁不安、皮肤苍白、四肢厥冷、心率加快、脉压小、呼吸加快、尿量减少等。此时如处理及时、得当,休克可较快得到纠正。否则,病情继续发展,将进入休克失代偿期。

(2)休克失代偿期:神情淡漠、反应迟钝,甚至可出现意识模糊或昏迷;出冷汗、口唇肢端发绀;脉搏细速、血压进行性下降。严重时,全身皮肤、黏膜明显发绀,四肢厥冷,脉搏摸不清、血压测不出,尿少甚至无尿。若皮肤、黏膜出现瘀斑或消化道出血,提示病情已发展至弥散性血管内凝血阶段。若出现进行性呼吸困难、脉速、烦躁、发绀,一般吸氧不能改善呼吸状态,应考虑并发急性呼吸窘迫综合征。

9. 休克时引起心脏功能障碍的原因有哪些?

(1)血压降低,特别是舒张压降低,使冠状动脉灌流量减少,心肌缺氧受损。

(2)因组织灌注减少所致的代谢性酸中毒可能抑制心肌收缩力(如 pH 下降至 7.0,心输出量可降低 50%）。

（3）高钾血症可使心肌收缩减弱。

（4）胰腺细胞缺血、缺氧可产生心肌抑制因子，使心肌收缩无力。

（5）心肌微循环内血栓可引起心肌局灶性坏死。

（6）内毒素可引起中毒性心肌炎，使心肌收缩无力。

10. 何谓低血容量性休克？试述其主要特点。

低血容量性休克（hypovolemic shock）常因大量出血或体液丢失，或液体积存于第三间隙，导致有效循环量降低引起。包括大血管破裂或脏器出血引起的失血性休克及各种损伤，或大手术引起血液、体液丢失引起的创伤性休克。

低血容量性休克的主要表现为中心静脉压（CVP）降低、回心血量减少、心输出量下降造成的低血压；经神经内分泌机制引起的外周血管收缩、血管阻力增加和心率加快；以及由微循环障碍造成的组织损害和器官功能不全。及时补充血容量、治疗其病因和制止其继续失血、失液是治疗此型休克的关键。

11. 对休克病人进行监测的目的是什么？应做哪些监测？

通过监测，既可进一步确定诊断，又可较好地判断病情和指导治疗。通常做下列监测：

（1）一般监测：

1）精神状态：是脑组织血液灌流和全身循环状况的反映。

2）皮肤温度、色泽：是体表灌流情况的标志。

3）血压：通常认为收缩压<90 mmHg、脉压<20 mmHg 是休克存在的表现；血压回升、脉压增大则是休克好转的征象。维持稳定的组织灌注压在休克治疗中十分重要。但是，血压并不是反映休克程度的唯一指标，还应兼顾其他参数进行综合分析。

4）脉率：是休克监测中的又一重要生理指标。

5）尿量：是反映肾血液灌注情况的重要指标。尿少通常是休克早期和休克未完全纠正的表现。

（2）特殊监测：包括以下多种血流动力学监测（hemodynamic monitoring）项目：

1）CVP：中心静脉压代表了右心房或者胸腔段腔静脉内压力的变化，可反映全身血容量与右心功能之间的关系。

2）动脉血气分析：监测动脉血气的动态变化有助于了解休克时酸碱平衡的情况。碱缺失（BD）可反映酸中毒情况，反映休克的严重程度和复苏状况。

3）动脉血乳酸盐测定：组织灌注不足可引起无氧代谢和高乳酸血症，监测乳酸盐水平有助于评估休克及复苏的变化趋势。

4）弥散性血管内凝血（DIC）的检测：包括①血小板计数低于 $80\times10^9/L$；②凝血酶原时间比对照组延长 3 秒以上；③血浆纤维蛋白原低于 1.5 g/L 或呈进行性降低；④3P 试验（血浆鱼精蛋白副凝试验）阳性；⑤血涂片中破碎红细胞超过 2% 等。该 5 项检查结果中出现 3 项以上异常，结合临床上有休克、微血管栓塞症状和出血倾向时，便可诊断 DIC。

5）应用 Swan-Ganz 漂浮导管可测得心输出量（CO）：可反映肺静脉、左心房和左心室

374

的功能状态。

12. 试述休克的治疗原则。

休克的治疗应当针对引起休克的原因和休克不同发展阶段的重要生理紊乱，来采取相应的治疗。其中重点是恢复灌注和为组织提供足够的氧，目的是防止多器官功能不全综合征的发生。

13. 处理休克的紧急措施有哪些？

紧急治疗包括积极处理引起休克的原发伤病，采取头和躯干抬高 $20°\sim30°$、下肢抬高 $15°\sim20°$ 体位，以增加回心血量。及早建立静脉通路，并用药维持血压。早期予以鼻管或面罩吸氧。注意保温。在对重症或创伤病人的处理中，应掌握以下原则：①保证呼吸道通畅；②及时控制活动性出血；③手术控制出血的同时给予血制品及一定量的晶体液扩容。争取时间做进一步处理。

14. 休克治疗中纠正酸碱平衡失调的原因是什么？

休克时酸性内环境对心肌、血管平滑肌和肾功能均有抑制作用。在休克早期，又可能因过度换气引起低碳酸血症、呼吸性碱中毒。按照血红蛋白氧合解离曲线的规律，碱中毒使血红蛋白氧离曲线左移，氧不易从血红蛋白释出，可使组织缺氧加重；故不主张早期使用碱性药物。而酸性环境有利于氧与血红蛋白解离，从而增加组织供氧。目前对酸碱平衡的处理多主张"宁酸毋碱"。根本措施是改善组织灌注，并适时、适量地给予碱性药物。另外，适当使用碱性药物须首先保证呼吸功能完整，否则会导致 CO_2 潴留和继发呼吸性酸中毒。

15. 根据休克的病程演变，休克可分为哪两个阶段？各有何临床表现？

（1）休克代偿期（休克前期）：当丧失血容量未超过 20% 时，由于机体的代偿作用，中枢神经系统兴奋性增高，交感神经活动增加。表现为精神紧张或烦躁、面色苍白、手足湿冷、心率加快、过度换气等。血压正常或稍高，舒张压升高，故脉压缩小。尿量正常或减少。

（2）休克抑制期（休克期）：表现为神志淡漠、反应迟钝、神志不清或昏迷、口唇肢端发绀、出冷汗、脉搏细数、血压下降、脉压更小。严重时，全身皮肤、黏膜明显发绀，四肢冰冷，脉搏扪不清，血压测不出，无尿。可出现代谢性酸中毒。病情发展可出现 DIC 或急性呼吸窘迫综合征等表现。

16. 休克病人使用皮质类固醇的原因是什么？

皮质类固醇可用于感染性休克和其他较严重的休克，其作用主要有：①阻断 α 受体兴奋作用，使血管扩张，降低外周血管阻力，改善微循环；②保护细胞内溶酶体，防止溶酶体破裂；③增强心肌收缩力，增加心输出量；④增进线粒体功能和防止白细胞凝集；⑤促进糖异生，使乳酸转化为葡萄糖，减轻酸中毒。一般主张应用大剂量静脉滴注，一次滴完。为了防止多次使用皮质类固醇后可能产生的副作用，一般只用 $1\sim2$ 次。

17. 休克病人使用血管活性药物的目的是什么？应根据什么来选择血管活性药物？

在容量复苏的同时应用血管活性药物可以迅速升高血压和改善循环，尤其是对感染性休克的病人。理想的血管活性药物应能迅速提高血压，改善心脏和脑血流灌注，又能改善肾和肠道等内脏器官血流灌注。

休克时血管活性药物的选择应结合当时的主要病情，如休克早期主要病情与毛细血管前微血管痉挛有关；后期则与微静脉和小静脉痉挛有关。因此，应采用血管扩张药配合扩容治疗。在扩容尚未完成时，如果有必要，也可适量使用血管收缩药，但剂量不宜太大、时间不能太长，应抓紧时间扩容。

感染性休克时，经补充血容量、纠正酸中毒而休克未见好转时，应采用血管扩张药治疗，还可与以兴奋α受体为主、兼有轻度兴奋β受体的血管收缩药和兼有兴奋β受体作用的α受体阻滞剂联合应用，以抵消血管收缩作用，保持、增强β受体兴奋作用，而又不致使心率过于增速。例如山莨菪碱、多巴胺等或者合用间羟胺、去甲肾上腺素，或去甲肾上腺素和酚妥拉明的联合应用。感染性休克时心功能常受损，改善心功能可给予强心苷（毛花苷丙）、β受体激动剂多巴酚丁胺。

18. 休克复苏过程除了观察生命体征外，还要注意什么？

休克复苏过程中除了观察生命体征指标外，近年来越来越重视其他指标的监测，包括乳酸、碱剩余、心输出量、氧转运及氧耗，组织 pH、氧含量、二氧化碳含量、细胞膜电位，这些指标与组织细胞的灌注和代谢相关。一般认为乳酸和碱剩余是评估缺氧状态、组织酸中毒、代谢程度较好的间接指标，对评估预后也有重要作用。

19. 列表说明中心静脉压与补液的关系（表 8-1）。

表 8-1 中心静脉压与补液的关系

中心静脉压	血压	原因	处理原则
低	低	血容量严重不足	充分补液
低	正常	血容量不足	适当补液
高	低	心功能不全或血容量相对过多	给强心药、纠正酸中毒、舒张血管
高	正常	容量血管过度收缩	舒张血管
正常	低	心功能不全或血容量不足	补液试验*

* 补液试验：取等渗盐水 250 mL，于 5～10 分钟内经静脉注入。如血压升高而中心静脉压不变，提示血容量不足；如血压不变而中心静脉压升高 3～5 cmH_2O（0.29～0.49 kPa），则提示心功能不全。

20. 损伤性休克的病理生理变化是什么？

严重损伤时发生休克主要与下列因素有关：①剧烈疼痛。②血浆渗出或全血丧失可使循环血量减少。③组织破坏分解产物的释放和吸收，如组胺、蛋白酶等。它们可引起微血管扩张和管壁通透性增加，使有效循环血量进一步减少。④损伤继发感染时，细菌毒素更使休克恶化。

21. 治疗损伤性休克的主要措施有哪些？

（1）急救措施：镇痛，骨折固定，受伤部位填塞、加压包扎或用止血带暂时止血以及严重的开放性气胸或张力性气胸、连枷胸的紧急处理等。

（2）补充血容量：损伤性休克的主要矛盾为失血，应及时加以补充，有时需要比估计失血量大得多的液体量才能纠正休克。

（3）纠正酸碱平衡失调：损伤后早期常出现碱中毒。在休克造成组织缺氧或继发感染时，则主要为代谢性酸中毒。

（4）手术疗法：非紧急手术可待休克纠正后进行。紧急手术（如肝、脾破裂等）应一方面纠正休克，另一方面同时进行手术。

（5）药物：不用血管收缩药，必要时可用血管扩张药。用大量抗生素预防感染。

（6）密切注意并积极预防急性肾衰竭。

22. 全身炎症反应综合征（SIRS）的诊断标准是什么？

全身炎症反应综合征（systemic inflammatory response syndrome，SIRS）最终导致微循环障碍、代谢紊乱及器官功能不全。SIRS 的诊断标准是：①体温＞38 ℃或＜36 ℃；②心率＞90 次/min；③呼吸急促＞20 次/min 或过度通气 $PaCO_2$＜4.3 kPa；④白细胞计数＞12×10^9/L 或＜4×10^9/L，或未成熟白细胞＞10％。

23. 感染性休克的病因有哪些？分类有哪两种？

感染性休克是以下 3 种情况同时存在：①SIRS；②细菌学感染的证据（可以是细菌培养阳性和/或临床感染证据）；③休克的临床表现，如体温上升或下降，面色苍白、烦躁不安、脉搏细数、脉压变小。

感染性休克常见于急性腹膜炎、胆道感染、绞窄性肠梗阻及泌尿系感染等。感染性休克的血流动力学有高动力型和低动力型两种。前者外周血管扩张、阻力降低，心输出量正常或增高（又称高排低阻型），有血流分布异常和动静脉短路开放增加，细胞代谢障碍和能量生成不足，病人皮肤比较温暖干燥，又称暖休克。低动力型（又称低排高阻型）外周血管收缩，微循环淤滞，大量毛细血管渗出致血容量和心输出量减少，病人皮肤湿冷，又称冷休克。

24. 目前对感染性休克、脓毒血症集束化治疗的建议是什么？

（1）发病 3 小时内应完成：①检测血清乳酸水平。②应用抗生素前行血培养。③给予广谱抗生素治疗。④低血压或乳酸≥4 mmol/L 时，予补充晶体液（30 mL/kg）。

（2）发病 6 小时内应完成：

1）若在前一阶段初始补液扩容后，低血压未能缓解，应用血管加压药维持平均动脉压（MAP）≥65 mmHg。

2）若初始补液后持续性低血压（MAP＜65 mmHg）或初始乳酸≥4 mmol/L 时，选择以下任一项，重新评估血容量状态：①初始补液后，重新测量生命体征、心肺功能、毛细血管充盈度、心率、皮肤状态等。②测量以下其中 2 项：平均 CVP，平均 $ScvO_2$，床边心血管超声，抬高下肢或补液试验，动态评估病人反应。

3）若初始乳酸水平升高，则再次检测评估。

25. 感染性休克时糖皮质激素治疗的原则是什么？

糖皮质激素能抑制多种炎症介质的释放和稳定溶酶体膜，缓解 SIRS，但应用限于早期，用量宜大，可达正常用量的 10～20 倍，维持不宜超过 48 小时。否则，有发生急性胃黏膜损害和免疫抑制等严重并发症的危险。

五、麻　醉

1. 为什么要进行麻醉前评估？

麻醉药及其使用方法可能影响病人生理稳定性，手术创伤和出血使病人处于应激状态，外科疾病及合并的内科疾病可能会给手术麻醉带来诸多困难，为提高手术和麻醉安全性，术前应对病人全身状况和手术风险进行系统评估，对可逆因素进行及时的纠正。麻醉前评估是保障手术病人的围手术期安全，增强其对手术和麻醉的耐受力，避免或减少围手术期并发症的重要前提。

2. 麻醉前用药的注意事项有哪些？

（1）一般状况欠佳者术前用药剂量应酌减。年轻、体壮者剂量应酌增。

（2）小儿对吗啡的耐受量小，应少用或不用。

（3）心动过速者或甲亢病人，高热、暑天或炎热地区应不用或少用抗胆碱药，必需者以用东莨菪碱为宜。

（4）施行硫喷妥钠静脉麻醉或椎管内麻醉，或氟烷麻醉时，阿托品剂量应增加。

（5）小儿腺体分泌旺盛，抗胆碱药物的剂量应略大。

（6）麻醉前多种药复合应用时，剂量应减少。

3. 局部麻醉药有哪些不良反应？

（1）毒性反应：又可分为逾量毒性反应和高敏反应。逾量毒性反应是指因用药超过病人所能耐受的剂量而引起；高敏反应则是指用药并未超过限量，但病人对局部麻醉药的耐受力过低，因而发生毒性反应。

（2）过敏反应：轻者不适或荨麻疹，重者可发生咽喉水肿，支气管痉挛，低血压以及血管神经性水肿，过敏性休克，甚至死亡。

4. 简述体格状态评估分级。

体格状态评估分级（ASA 分级）指综合分析麻醉前访视所得信息，可对病人全身情况和麻醉耐受力做出较全面的评估。一般认为，Ⅰ～Ⅱ级病人对麻醉和手术的耐受性良好，风险性较小；Ⅱ级病人的器官功能虽在代偿范围内，但对麻醉和手术的耐受能力减弱，风险性较大，如术前准备充分，尚能耐受麻醉；Ⅳ级病人因器官功能代偿不全，麻醉和手术的风险性很大，即使术前准备充分，围手术期的死亡率仍很高；Ⅴ级者为濒死病人，麻醉和手术都非常危险，不宜行择期手术。围手术期的死亡率与 ASA 分级的关系密切。对围手术期心搏骤停和 ASA 分级的分析表明，大多数围手术期心搏骤停病例发生在Ⅲ～Ⅳ级病人，其复苏后存活率为 48%；发生于Ⅰ～Ⅱ级者约占心搏骤停总数的 25%，复苏后存活率为 70%。这说明病情越重，发生心搏骤停的可能性越大，死亡率也越高。

5. 何谓静脉麻醉？有何优缺点？

静脉麻醉是将镇痛、镇静药注入静脉而作用于中枢神经系统，产生全身麻醉的方法。

静脉全身麻醉具有对呼吸道无刺激性，诱导迅速，苏醒较快，病人舒适，不燃烧爆炸和操作比较简单等优点。但静脉麻醉药镇痛不强，注入后无法用人工法排除，一旦过量，只能依靠机体缓慢解毒，为其缺点。

常用的静脉麻醉药有：硫喷妥钠、依托咪酯、普鲁泊福（丙泊酚）、普鲁卡因、羟丁酸钠、氯胺酮、芬太尼、吗啡、氟芬合剂等。

6. 如何在手术麻醉前改善或纠正病理生理状态？

术前应改善营养不良状态，要求血红蛋白≥80 g/L，血浆白蛋白≥30 g/L，并纠正脱水、电解质紊乱和酸碱平衡失调。手术病人合并内科疾病，尤其是冠心病、糖尿病、高血压病等，应充分认识其病理生理改变，对其严重程度做出正确评价。合并心脏病者，应重视改善心脏功能。长期服用受体阻滞剂治疗心绞痛、心律失常和高血压者，围手术期应继续用药到手术当天。合并高血压者，应经过内科系统治疗以维持血压稳定，收缩压低于180 mmHg、舒张压低于100 mmHg 较为安全。在选择抗高血压药时，应免用中枢性降压药或酶抑制剂，以免麻醉期间发生顽固性低血压和心动过缓。其他降压药可持续使用到手术当天，避免因停药而发生血压剧烈波动。合并呼吸系统疾病者，建议术前检查肺功能、行动脉血气分析或肺 X 线平片；吸烟者最好停止吸烟至少 2 周，并进行呼吸功能训练，行雾化吸入和胸部物理治疗以促进排痰；有急、慢性肺部感染者应用有效抗生素治疗以控制感染。合并糖尿病者，择期手术前应控制空腹血糖不高于 8.3 mmol/L，尿糖低于（＋＋）且尿酮体阴性。急诊伴酮症酸中毒者，应静脉滴注胰岛素以消除酮体、纠正酸中毒后再行手术；如需立即手术者，虽然可在手术过程中补充胰岛素、输液并纠正酸中毒，但麻醉的风险性明显增加。

7. 硫喷妥钠静脉麻醉的常见并发症有哪些？

（1）呼吸抑制或停止：常因注药过快而引起。

（2）喉痉挛：常因麻醉较浅、手术刺激较大而引起。

（3）循环抑制：多系药量过大过快所致。

8. 全身麻醉的并发症有哪些？

①消化道内容物反流与误吸。②呼吸道梗阻。③通气量不足。④低氧血症。⑤麻醉期间收缩压下降幅度超过基础值的 30％或绝对值低于 80 mmHg。⑥麻醉期间收缩压高于160 mmHg 或升高幅度超过基础值的 30％。⑦心律失常。⑧高热、抽搐和惊厥。

9. 气管插管麻醉有哪些优点？

（1）能在任何手术体位下保持呼吸道通畅。

（2）可以防止异物进入呼吸道，同时便于清除气管和支气管内的分泌物。

（3）便于进行呼吸管理和进行辅助呼吸及控制呼吸，保证给氧，对于开胸手术尤为重要。同时便于吸入麻醉药的应用。

（4）麻醉医师可远离手术区，而不影响麻醉和手术的进行。颅脑、颌面、五官和颈部手术尤为适用。

10. 试述麻醉下产生高血压的原因。

麻醉下产生高血压的原因有：①二氧化碳积蓄。②呼吸道梗阻、轻度缺氧。③输血、输液过量。④升压药的使用。⑤嗜铬细胞瘤等并存疾病。⑥大量输液引起膀胱胀满时。

⑦浅麻醉下外科手术刺激等。

11. 麻醉时对循环系统的观察应注意哪些基本变化?

主要观察血压、脉搏及脉压的变化。收缩压升高超过麻醉前30%者称为高血压。收缩压下降超过麻醉前30%者称为低血压。脉压减小提示心输出量减小。

脉搏的观察以桡动脉、颞动脉和足背动脉为最常用。除了注意脉搏的频率外,更应注意节律及强弱。

12. 硬膜外阻滞有哪些严重并发症?

(1)全脊椎麻醉:全部或绝大部分脊神经被阻滞,称为全脊椎麻醉。硬膜外阻滞所用的麻醉药全部或绝大部分注入蛛网膜下隙,即可导致全脊椎麻醉。

(2)神经损伤:穿刺针刺入蛛网膜下隙,不仅可损伤脊神经根,亦可损伤脊髓。

(3)硬膜外血肿:硬膜外腔有丰富的静脉丛,穿刺和插管时难免损伤血管,有凝血机制障碍的病人,可能形成血肿。

(4)硬膜外腔感染和脓肿:无菌操作不严所致,其后果十分严重。

(5)脊髓前动脉综合征:脊髓前动脉如长时间供血不足,可引起脊髓缺血性改变,甚至坏死(局部麻醉药中加入肾上腺素浓度过高是主要原因之一)。

13. 硬膜外阻滞失败的原因有哪些?

硬膜外阻滞失败的原因大概有3种情况。

(1)阻滞范围达不到手术要求:常见原因为穿刺点离手术部位太远,内脏神经阻滞不全,牵拉内脏时出现疼痛,曾多次硬膜外阻滞致硬膜外间隙出现粘连,局部麻醉药扩散受阻等。

(2)阻滞不完全:病人有痛感,肌肉不松弛。其原因为局部麻醉药的浓度和容量不足或硬膜外导管进入椎间孔,致阻滞范围受局限。

(3)完全无效:其原因有导管脱出或误入静脉;导管扭折或被血块堵塞,无法注入局部麻醉药;硬膜外穿刺失败等。

14. 影响局部麻醉药在硬膜外隙扩散的因素有哪些?

(1)浓度和容量:局部麻醉药的容量越大,浓度愈高其扩散的范围越广。

(2)给药速度:局部麻醉药注射的速度越快,其阻滞的范围越宽。

(3)体位:重力能促使局部麻醉药向下行扩散,故体位也是影响扩散的因素之一。

(4)身材:高身材的病人,硬膜外间隙容积与硬膜囊相对较大,局部麻醉药相对要加量。

(5)年龄:小儿的椎间孔相对较大,脊神经细,疏松结缔组织的通透性较大,局部麻醉药逸出至椎旁的量较多,因此局部麻醉药的容积需相对增大。老年人椎间孔相对变窄,局部麻醉药容积相对减小。

15. 蛛网膜下隙阻滞(腰麻)后头痛的特点和原因有哪些?如何预防?

腰麻后头痛多发生在麻醉后1~3日。当病人企图起床时突然感到头晕头痛,头痛以枕部或顶部居多。其特点是坐起、站立时加重,卧倒后减轻。头痛的发生与所用麻醉药的品种无关，但与穿刺针的粗细和穿刺技术有明显关系。

反复刺破硬脊膜者发生率高于一次成功者。脑脊液从穿刺孔漏入硬脊膜外腔可能是产生头痛的主要原因，当脑脊液的漏失超过它的生成速度时，脑脊液压力降低，脑组织失去支撑而下沉，造成对脑膜、脑神经和脑血管的牵拉，因而产生头痛。预防的方法是采用细针穿刺，同时避免多次穿刺损伤硬脊膜，术中、术后注意补液，防止脱水。

16. 试述麻醉的分期。

（1）浅麻醉剂期：呼吸不规律，呛咳，气道阻力增加，喉痉挛，血压和心率上升，睫毛反射（一），眼睑反射（＋），眼球运动（＋），流泪，吞咽反射（＋），出汗，分泌物增加，刺激时有自体活动。

（2）手术麻醉期：呼吸规律，气道阻力下降，血压稍低但稳定，手术刺激无改变，眼睑反射（一），眼球固定中央，刺激时无自体活动，黏液分泌物消失。

（3）深麻醉期：呼吸主要为膈肌呼吸，呼吸增加，血压下降，对光反射（一），瞳孔散大。

17. 影响硬膜外阻滞平面的因素有哪些？

硬膜外阻滞的麻醉平面呈节段性。影响平面的主要因素有如下几点。①局麻药容积：硬膜外间隙药液的扩散与容积有关，注入容积越大，扩散越广，麻醉范围越宽。②穿刺间隙：麻醉上、下平面的高低取决于穿刺间隙的高低。③导管方向：导管向头端置入，药液易向胸、颈段扩散；向尾端置管，则易向腰、低段扩散。④注药方式：药量相同，如一次集中注入则麻醉范围较广，分次注入则范围缩小。⑤病人情况：老年、动脉硬化、妊娠、脱水、恶病质等病人，注药后麻醉范围较一般人为广。此外，还有药液浓度、注药速度和病人体位等也可产生一定影响。

18. 术后发生心律失常的原因有什么？

发生术后心律失常的常见原因有缺氧、高碳酸血症、疼痛、电解质失衡（尤其是低钾血症）、心肌缺血、药物和酸碱失衡等。

六、疼痛治疗

1. 简述疼痛的临床分类。

（1）按疼痛程度分类：可分为轻微疼痛、中度疼痛和剧烈疼痛。

（2）按起病缓急分类：可分为急性疼痛和慢性疼痛（如慢性腰腿痛、晚期癌症痛等）。

（3）按疼痛部位分类：可分为浅表痛和深部痛，亦可按解剖部位分为头痛、上肢痛、胸痛等。

2. 疼痛程度的常用评估方法有哪两种？

（1）视觉模拟评分法（visual analogue scales，VAS）是临床上最常用的量化疼痛程度的方法。即在一个 10 cm 长的标尺上，两端分别标明"0"和"10"的字样。"0"代表无痛，"10"代表最剧烈的疼痛。让病人根据自己以往的经验对当前所感受疼痛的程度，在标尺上标出相应位置，起点（0 点）至记号点的距离（以 cm 表示），即为评分值。

（2）数字评价量表（numerical rating scale，NRS）是用0～10这11个数字表示疼痛程度。0表示无痛，10表示剧痛。被测者根据个人疼痛感受选择一个数字表示疼痛程度。

3. 何谓慢性疼痛？

慢性疼痛是指疼痛持续超过某种急性疾病的一般病程或超过损伤愈合所需的一般时间，或疼痛复发持续超过1个月。

4. 简述常用的慢性疼痛治疗方法。

（1）药物止痛：包括解热消炎镇痛药、麻醉性镇痛药、镇静催眠药、抗癫痫药和抗抑郁药等。

（2）神经阻滞：一般选用常效局部麻醉药，对癌症疼痛、三叉神经痛等进行治疗。常用的神经阻滞法还有星状神经节阻滞和腰交感神经阻滞。

（3）椎管内注药：椎管内可注入糖皮质激素、鸦片类药物和局部麻醉药等。此法常用于治疗癌症疼痛、椎间盘突出症和颈椎病等。

（4）痛点注射：常用于治疗腱鞘炎、肩周炎、肱骨外上髁炎、腰肌劳损等。药物可用1％利多卡因1～4 mL，加泼尼松龙混悬液0.5 mL，每周1～2次，3～5次为1个疗程。

（5）其他治疗方法：慢性疼痛还可选用针灸疗法、推拿疗法、护理疗法和心理疗法等进行治疗。

5. 癌痛三阶梯疗法的基本原则是什么？

三阶梯疗法的基本原则是：①根据疼痛程度选择镇痛药；②口服给药，一般以口服药为主；③按时服药，根据药理特性有规律地按时用药；④个体化用药，应根据病人具体情况和疗效用药。

第一阶梯：轻度疼痛时，选用非阿片类镇痛药，如阿司匹林；也可选用胃肠道反应较轻的布洛芬和对乙酰氨基酚等。第二阶梯：在轻、中度疼痛时，单用非阿片类镇痛药不能控制疼痛，应加用弱阿片类药物以提高镇痛效果，代表药物为可待因。第三阶梯：选用强阿片类药物，如吗啡。应根据疼痛的强度（如中、重度癌痛者）而不是根据癌症的预后或生命时限选择用药物，常用缓释或控释剂型。见图8-1。

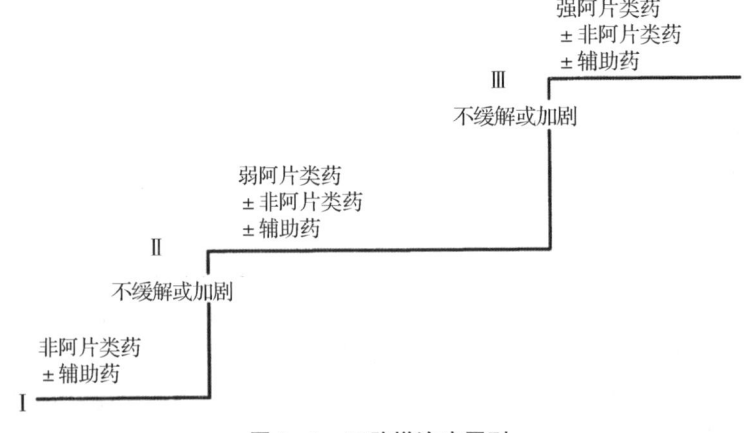

图8-1　三阶梯治疗原则

6. 试述传统的术后镇痛方法有何缺点。

传统的术后镇痛方法有口服药物，肌内、皮下、静脉注射和直肠给药等。这些方法的缺点为：①不能及时止痛。②血药浓度波动大，有效镇痛时间有限，镇痛效果往往不够满意。③不能个体化用药。④重复肌内注射造成注射部位疼痛，对病人产生不良的心理影响。

7. 试述目前临床上常用的手术后镇痛方法。

目前较常用的手术镇痛方法为硬膜外镇痛和病人自控镇痛。

（1）硬膜外镇痛：通过术后流置的硬膜外导管给药。常用药物为吗啡，成人剂量为 $2\sim 3$ mg/次，用 0.9% 氯化钠注射液稀释至 10 mL 注入，药物有效时间 $6\sim 24$ 小时。不良反应有恶心、呕吐及呼吸抑制等。

（2）病人自控镇痛（PCA）：术后病人感到疼痛时，可自行控制 PCA 的微电脑装置，即可按设定的剂量给药。病人自控镇痛可分为病人自控静脉镇痛（PCIA）和病人自控硬膜外镇痛（PCEA）。PCIA 主要以麻醉性镇痛药物为主，常用吗啡、芬太尼或者曲马多等。PCEA 则以局部麻醉药和麻醉性镇痛药复合应用，常用 $0.1\%\sim 0.2\%$ 布比卡因＋小量的芬太尼或吗啡。应用病人自控镇痛给药时应防止用药过量。

七、重症监测治疗与复苏

1. ICU 的主要工作内容有哪些？

ICU 工作的主要内容，是应用先进的监测与生命支持技术，对病人的生理功能进行连续、动态的定性和/或定量监测，对其病理生理状态、病情严重性和治疗迫切性进行评估，提供规范的、高质量的生命支持，提高救治成功率。

2. 完整的复苏过程有哪些阶段？

心肺复苏（cardiopulmonary resuscitation，CPR）是指针对心搏骤停（sudden cardiac arrest，SCA）所采取的紧急医疗措施，以人工呼吸替代病人的自主呼吸，以心脏按压形成暂时的人工循环。高质量的心肺复苏能维持重要脏器的灌注，特别是充足的冠状动脉灌注是心脏恢复搏动的前提。成功的心肺复苏不但要恢复自主呼吸和心跳，还要恢复中枢神经系统功能。从心搏骤停到细胞坏死的时间以脑细胞最短，如果在心搏骤停期间脑组织没有得到足够的血液灌流和保护，那么即使心脏自主搏动恢复，也可能出现严重的脑损伤甚至脑死亡。因此，"心肺复苏"应扩展为"心肺脑复苏"（cardiopulmonary cerebral resuscitation，CPCR）。完整的复苏过程分为三个阶段：基础生命支持、高级生命支持和复苏后治疗。

3. 试述基础生命支持的含义和措施。

基础生命支持（basic life support，BLS）又称初期复苏或心肺复苏，是心搏骤停后第一时间开始挽救病人生命的基本急救措施，关键操作是胸外心脏按压和早期除颤。成年病人 BLS 的主要内容有：

（1）尽早识别心搏骤停和启动紧急医疗服务系统（emergency medical services

systems，EMSs)：对心搏骤停的快速识别十分重要，但也很困难。一旦犹豫不定，就有可能失去宝贵的抢救时间。

（2）尽早开始CPR：CPR是基础生命支持的关键，启动EMS的同时立即开始CPR。胸外心脏按压是CPR的首要措施，在心脏恢复自主搏动之前，全身的组织灌注主要依赖胸外心脏按压。成人CPR的顺序由传统的A－B－C（Airway-Breathing-Compressions，开放气道-人工呼吸-胸外心脏按压）改为C－A－B，即在现场复苏时，首先胸外心脏按压30次，然后再开放气道进行通气。

（3）尽早电除颤（defibrillation）。

（4）药物治疗。

4. 试述高级生命支持的含义和措施。

高级生命支持（advanced life support，ALS）是基础生命支持的延续，是以高质量的复苏技术、复苏设备和药物治疗为依托，争取最佳疗效和预后的复苏阶段，是生命链中的重要环节，其内容包括：①呼吸支持。②恢复和维持自主循环。③CPR期间的监测。

5. 如何保证CPR的质量？

①用力：按压深度至少为5 cm并快速（100～120次/min）按压，并使胸廓完全回弹。②尽量减少胸外按压过程中断。③避免过度通气。④每2分钟轮换一次按压人员，如感觉疲劳可提前轮换。⑤如果没有高级气道，应采用30：2的按压-通气比率。⑥二氧化碳波形图定量分析：如果$PET CO_2$偏低或下降，则重新评估CPR质量。

6. 复苏后治疗的意义和内容有哪些？

通过心肺复苏成功恢复自主循环（ROSC）后，病人还可能面临全身各组织器官缺血缺氧造成的心、脑、肝、肾等多器官功能损失衰竭等问题。系统的复苏后治疗（post-cardiac arrest care，PCAC）不仅可以提高病人的存活率，还能改善病人的生存质量。因此，一旦自主循环恢复，应立即转运到有重症监测治疗室（ICU）的医疗单位进行复苏后治疗。通过维持呼吸循环功能稳定、改善重要脏器灌注、促进神经功能恢复等手段，多学科综合治疗，达到提高病人存活出院率和无神经功能障碍存活出院率的目的。包括：①优化通气和氧合。②维持血流动力学稳定。③脑复苏。

7. 初期心肺复苏的主要措施有哪些？

初期复苏多为现场急救，应迅速有效地恢复生命器官的血液灌注和供氧。

（1）心脏按压：脑细胞完全性缺氧4～6分钟，即可产生不可逆损伤，因此应尽快地建立人工循环。徒手胸外心脏按压时，病人平卧，背部垫一木板，施救者双手掌重叠置于胸骨上2/3与下1/3交接处，两臂伸直，凭自身重力垂直压向胸骨，使胸骨下陷4～5 cm。如此反复操作，按压时心脏泵血，松开时心脏再充盈，形成人工循环。按压频率以>100次/min为佳。复苏时，心脏按压30次进行口对口呼2次（30：2），如此反复进行，直至抢救成功。

（2）人工呼吸：有条件最好是气管内插置进行纯氧通气。但在现场最适用的方法是口对口人工呼吸。方法是：将病人的头后仰，托起下颌使呼吸道通畅，捏闭病人的鼻孔，然后施救者深吸一口气，横对病人口用力吹入。吹气时见病人的胸廓抬起，表示有效，否则要进一步清理呼吸道异物或分泌物。

8. 脑复苏中为什么要强调低温疗法？

低温疗法可明显降低脑组织耗氧量，减轻脑水肿，提高脑细胞对缺氧的耐受力，并能有效地降低颅内压，改善脑细胞的通透性，控制脑缺血及缺氧后引起的中枢性高热反应，减缓和中止脑细胞病变的发展。降温时，应迅速将体温降到 35～33 ℃（重点在头部）维持到病人意识开始恢复或好转为止。

9. 何谓急性肾衰竭？

急性肾衰竭（acute renal failure，ARF）是指由各种原因引起的肾脏功能损害，在短时间（几小时至几日）内出现血中氮质代谢产物积聚，水、电解质和酸碱平衡失调及全身并发症，是一种严重的临床综合征。肾功能受损的突出临床表现是尿量明显减少，病人 24 小时尿量常少于 400 mL（少尿），甚至无尿（＜100 mL/d）。

10. 简述急性肾衰竭的临床分型。

临床上急性肾衰竭分为少尿型 ARF 和非少尿型 ARF。少尿型 ARF 的临床病程分为 2 个不同的时期，即少尿（或无尿）期和多尿期，与 ARF 在病理上有肾小管坏死和修复两个阶段相关。非少尿型急性肾衰竭 24 小时尿量在 800 mL 以上，临床表现轻，进程缓慢，预后较好。

11. 试述少尿型急性肾衰竭少尿期的临床表现。

此期是整个病程的主要阶段，一般为 7～14 日，最长可达 1 个月以上。少尿期越长，病程越重。

（1）水、电解质和酸碱平衡失调：主要表现为水中毒、高钾血症、高镁血症、高磷血症、低钠血症、低氯血症和酸中毒。

（2）蛋白质代谢产物积聚：蛋白质的代谢产物不能经肾排泄，含氮物质积聚于血中，称为氮质血症。发生氮质血症时，血内其他毒性物质亦增加，最终引起尿毒症。临床表现为恶心、呕吐、头痛、烦躁、倦怠无力、意识模糊，甚至昏迷。

（3）全身并发症：由 ARF 所致的一系列病理生理改变以及尿毒症毒素在体内的蓄积，可以引起全身各系统的中毒症状，可导致高血压、心力衰竭、肺水肿、脑水肿、心律失常、心肌病变、尿毒症肺炎及脑病，以及 DIC 等并发症。

12. 简述腹膜透析的适应证和禁忌证。

（1）适应证：腹膜透析适用于非高分解代谢型的 ARF，以及心血管功能异常、建立血管通路有困难、全身肝素化有禁忌和老年病人。

（2）禁忌证：近期有腹部手术史、腹腔有广泛粘连、肺功能不全和置管有困难者不适合腹膜透析。

13. 何谓急性呼吸窘迫综合征？

急性呼吸窘迫综合征（acute respiratory distress syndrome，ARDS）是指因肺实质发生急性弥漫性损伤而导致的急性缺氧性呼吸衰竭，临床表现以进行性呼吸困难和顽固性低氧血症为特征。这种临床症候群曾命名为"成人呼吸窘迫综合征"，以同新生儿呼吸窘综合征相区别。1994 年召开的欧美危重症医学和胸科联席会议认为，各年龄段都可发生 ARDS，并以"急性"取代"成人"，命名为"急性呼吸窘迫综合征"。同时认为，急性肺损伤（acute lung injury，ALI）和 ARDS 是这种综合征的两个发展阶段，早期表现为 ALI，而 ARDS 是为最严重的阶段。

14. 试述急性肺损伤（ALI）和急性呼吸窘迫综合征（ARDS）的诊断标准。

（1）ALI 的诊断标准：①急性起病。②氧合指数（动脉血氧分压/吸入氧浓度，PaO_2/O_2）$\leqslant$40 kPa（300 mmHg）[无论 $PaCO_2$ 是否正常或是否应用呼气末正压通气（PEEP）]。肺部 X 线片显示有双肺弥漫性浸润。④肺毛细管楔压（PCWP）$\leqslant$18 mmHg 或无心源性肺水肿的临床证据。⑤存在诱发 ARDS 的危险因素。

（2）ARDS 的诊断标准：在以上 ALI 的诊断基础上，只要 $PaO_2/FiO_2 \leqslant 26.7$ kPa（20 mmHg）（无论 $PaCO_2$ 是否正常或是否应用 PEEP）即可诊断为 ARDS，反映肺损伤的程度更重。

15. 何为应激性溃疡？

应激性溃疡是继发于创伤、烧伤、休克和其他严重的全身病变（如心肌梗死等）的一种胃、十二指肠黏膜病变，病变过程可出现黏膜急性炎症、糜烂或溃疡，主要表现为消化道大出血或穿孔。此病可单独发生，也可作为多器官功能障碍综合征（MODS）中的一种病变。

16. 简述应激性溃疡的临床表现。

本病无明显胃肠道症状，重症病人出现呕血或排柏油样大便，即应考虑为应激性溃疡。反复、大量出血可导致休克、贫血。如溃疡发生穿孔，可有腹膜炎表现。由于本病常继发于危重症或大手术后，易被原发病掩盖症状而被忽视。胃镜检查可见散在出血点或溃疡。

17. 试述急性肝衰竭的发病基础。

急性肝衰竭可在急慢性肝病、肝肿瘤、肝外伤、肝脏大手术后，以及中毒症和其他系统器官衰竭等疾病的过程中发生，如不及时救治，愈合较差。本病发病基础如下：

（1）病毒性肝炎：各型肝炎均可发生急性肝衰竭，我国以乙型病毒性肝炎最常见。急性发病时，肝细胞可大量坏死，肝功能严重受损。

（2）化学物质中毒：常见的是药物的毒性损害。肝毒性物质如四氯化碳、黄磷，或误食毒菌等均可造成急性肝衰竭。

（3）外科疾病：肝巨大恶性肿瘤、严重肝外伤、大型肝脏手术等，均可能导致急性肝衰竭。

（4）其他：脓毒症、妊娠期急性脂肪肝等也可引起急性肝衰竭。

八、围手术期处理

1. 试述围手术期处理分期。

围手术期是指从决定手术治疗时起，到与本次手术有关的治疗基本结束为止的一段时间，包括术前、术中和术后三个阶段。围手术期处理目的是为病人手术顺利康复做充分而细致的工作，包括术前准备、术中保障和术后处理三大部分，这与近年来提倡的加速康复外科（enhanced recovery after surgery，ERAS）理念完全一致。

2. 外科手术分类有哪些?

病人的术前准备与疾病的轻重缓急、手术范围的大小有密切关系。按照手术的时限性，外科手术可分为三种：①急症手术（emergency operation）：如外伤性肠破裂，在最短时间内进行必要的准备后立即手术。又如在胸腹腔内大血管破裂等十分急迫的情况下，为抢救生命，必须争分夺秒地进行紧急手术。②限期手术（confine operation）：如各种恶性肿瘤根治术，手术时间虽可选择，但不宜延迟过久，应在尽可能短的时间内做好术前准备。③择期手术（selective operation）：如胆囊结石胆囊切除术、甲状腺腺瘤切除术及腹股沟疝修补术等，可在充分的术前准备后选择合适的时机进行。

3. 胃肠道手术应做哪些术前准备?

术前 1～2 日开始进流质饮食，术前 12 小时禁食，术前 4 小时禁止饮水。结肠或直肠手术前应口服肠道抗生素和泻剂，术前清理肠道。术前一晚清洁灌肠，排空肠道，减少肠腔内细菌的数量，预防术后感染。

4. 心脏病病人术前准备应注意哪些问题?

（1）长期使用低盐和利尿药的病人，术前应注意纠正水和电解质失调。

（2）贫血病人的氧合能力差，对心肌供氧有影响，术前应少量多次输血纠正。

（3）心律失常病人，应根据不同原因区别对待。对偶发的室性期外收缩，一般无须特殊处理。心房纤颤，如伴有心室率增快，每分钟在 100 次以上者，用毛花苷丙 0.4 mg 加入 25％葡萄糖注射液 20 mL 中缓慢静脉推注，或口服普萘洛尔 10 mg、每日 3 次，将心率控制在正常范围内。冠心病病人如出现心动过缓，心室率每分钟在 50 次以下者，术前可皮下注射阿托品 0.5～1 mg，以增快心率。

（4）对有心力衰竭病史、心脏扩大、心电图显示心肌劳损的病人，术前可考虑使用洋地黄类药物，一般口服地高辛 0.25 mg，每日 1～2 次。

5. 呼吸功能障碍的病人，术前准备应注意什么?

（1）停止吸烟 2 周，鼓励多练习深呼吸和咳嗽，以增加肺通气量和改善引流。

（2）应用麻黄碱、氨茶碱等支气管扩张药及异丙肾上腺素雾化吸入等，对阻塞性肺功能不全有较好作用，可增加肺活量。痰液稠厚的病人，采用蒸气吸入，口服氯化铵或碘化钾，使痰液稀薄。经常咳脓痰者，术前 3～5 日应使用抗生素，并做体位引流，促使脓性分泌物排出。

（3）经常发作哮喘的病人，可予口服地塞米松 0.75 mg，每日 3 次，以减轻支气管黏膜水肿。

（4）麻醉前给药量要少，以免呼吸抑制和咳痰困难。使用哌替啶比吗啡好，因其具有支气管解痉作用。阿托品要适量，以免增加痰的黏稠度。

6. 试述肝脏病病人术前注意事项及采取的措施。

术前应做各项肝功能检查。肝功能损害者，手术耐受力削弱，须经较长时间严格准备，方可施行择期手术。肝功能有严重损害，表现有明显营养不良、腹水、黄疸者，一般不宜施行任何手术。急性肝炎病人，除急症抢救外，多不宜施行手术。

对肝病病人，术前应通过各种途径改善全身情况，增加肝糖原储备。少量多次输新鲜血液纠正贫血及增加凝血因素。给予多种维生素，如维生素B、维生素C、维生素K等。

7. 试述腹部手术后病人的饮食护理。

一般术后禁食1～2日。肛门排气后，可进少量流质饮食，逐渐增加到全量流质，第5～6日进半流质，一般在第7～9日可恢复普通饮食。腹部手术后病人的饮食护理的注意事项如下：①禁食期间，应用静脉输液来供给水、电解质和营养。大手术后，如禁食时间长，还需静脉提供高价营养液。②开始进食时，水分和热量往往不够，仍应从静脉途径做适当补充。

8. 试述手术切口缝线拆除的时间和切口分类及愈合分级。

（1）拆线时间：拆线时间应根据切口部位、局部血液供应情况、病人年龄以及有无感染等来确定。一般头、面、颈部切口在术后4～5日拆线；下腹、会阴部6～7日；胸、上腹、背、臀部7～9日；四肢10～12日；近关节处可延长一些，减张缝线14日。有时可采用间隔拆线。青少年可适当缩短拆线时间，年老或营养不良者可延迟些。

（2）手术切口分类：切口愈合记录只限于初期完全缝合的切口，初期完全缝合的切口分三类。

1）清洁切口：用"Ⅰ"代表，指缝合的无菌切口，如甲状腺部分切除术。

2）可能污染切口：用"Ⅱ"代表，指手术时可能带有污染的缝合切口，如胃大部切除术。皮肤不易彻底灭菌部位，6小时内的伤口经清创缝合，新缝合的切口再度切开者，都属此类。

3）污染切口：用"Ⅲ"代表，指邻近感染区或组织直接暴露于感染物的切口，如阑尾穿孔的切除术。

（3）手术切口愈合分级：

1）甲级愈合：用"甲"字代表，指愈合优良，无不良反应的初期愈合。

2）乙级愈合：用"乙"字代表，指愈合欠佳，愈合处有炎症反应，如红、肿、硬结、血肿、积液，但未化脓。

3）丙级愈合：用"丙"字代表，指切口化脓需切开引流。

（4）手术切口愈合记录：如甲状腺部分切除术后愈合优良，则记以"Ⅰ/甲"，胃大部分切除术后切口发生血肿，则记以"Ⅱ/乙"，余类推。

9. 试述腹部手术切口裂开的原因和预防处理。

伤口裂开系指手术切口的任何一层或全层裂开。腹壁全层裂开常有腹腔内脏膨出。切口裂开可以发生在全身各处，但多见于腹部及肢体邻近关节的部位，主要原因有：①营养不良，组织愈合能力差。②切口缝合技术有缺陷，如缝线打结不紧，组织对合不全等；③腹腔内压力突然增高的动作所致，如剧烈咳嗽，或严重腹胀。切口裂开常发生于术后1周之内。往往在病人一次腹部突然用力时，自觉切口疼痛和突然松开，有淡红色液体自切口溢出。除皮肤缝线完整而未裂开外，深层组织全部裂开，称为部分裂开；切口全层裂开，有肠或网膜脱出者，称为完全裂开。

预防处理：缝线距伤口缘 2～3 cm，针距 1 cm，消灭无效腔，引流物勿通过切口。除根据其原因采取适当措施外，对很可能发生此并发症的病人，可使用以下预防方法：①在依层缝合腹壁切口的基础上，加用全层腹壁减张缝线。②应在良好麻醉、腹壁松弛条件下缝合切口，避免强行缝合造成腹膜等组织撕裂。③及时处理腹胀。④病人咳嗽时，最好平卧，以减轻咳嗽时横膈突然大幅度下降，骤然增加的腹内压力。⑤适当的腹部加压包扎，也有一定的预防作用。

切口完全裂开时，要立刻用无菌敷料覆盖切口，在良好的麻醉条件下重新缝合，同时加用减张缝线。切口完全裂开再缝合后常有肠麻痹，术后应放置胃肠减压。切口部分裂开的处理，按具体情况而定。

10. 预防术后肺不张的措施有哪些？

①术前练习深呼吸。腹部手术前须练习胸式深呼吸，胸部手术前练习腹式深呼吸，以增进吸气功能。②减少肺泡和支气管内的分泌液。如有吸烟习惯，术前 2 周应停止吸烟，并注意口腔卫生。③术后避免限制呼吸的固定或绑扎。④协助排出支气管内分泌物，如鼓励咳嗽，体位引流等。⑤防止术后呕吐物的吸入。

11. 简述术后主要并发症。

术后主要并发症有：①术后出血。②术后发热与低体温。③呼吸系统并发症。④术后感染。⑤切口并发症。⑥泌尿系统并发症。

九、外科病人的代谢和营养治疗

1. 试述创伤应激状态下的机体代谢变化。

外科感染、手术创伤等应激情况下，机体会发生一系列代谢改变，其特征为静息能量消耗增高、高血糖及蛋白质分解增强。

应激状态时碳水化合物代谢改变主要表现为内源性葡萄糖异生作用明显增加，组织、器官葡萄糖的氧化利用下降以及外周组织对胰岛素抵抗，从而引起高血糖。

创伤后蛋白质代谢变化是蛋白质分解增加、负氮平衡，其程度和持续时间与创伤应激程度、创伤前营养状况、病人年龄及应激后营养摄入有关，并在很大程度上受体内激素反应水平的制约。

脂肪是应激病人的重要能源，创伤应激时机体脂肪分解增强，其分解产物将作为糖异生作用的前体物质，从而减少蛋白质分解，保存机体蛋白质。

2. 什么是营养评价？营养风险及营养风险筛查工具有哪些？

营养评价是通过临床检查、人体测量、生化检查、人体组成测定及多项综合营养评价等手段，判定机体营养状况，确定营养不良的类型和程度，预测营养不良所致的风险，并监测营养支持的疗效。

营养风险是指现存或者潜在的与营养因素相关的导致病人出现不利临床结局的风险。

营养风险与生存率、病死率、并发症发生率、住院时间、住院费用、成本-效果比及生活质量等临床结局密切相关。营养风险筛查 NRS-2002 评分量表是目前住院病人营养风险筛查首选工具，应用相对简单、易用。其包括三方面内容：①营养状况受损评分（0～3 分）；②疾病的严重程度评分（0～3 分）；③年龄评分（年龄≥70 岁者加 1 分）。NRS 总分为 0～7 分，NRS 评分≥3 分表明存在营养风险，<3 分则无营养风险。

3. 肠外营养概念和适应证。

肠外营养（parenteral nutrition，PN）是指通过胃肠道以外途径（即静脉途径）提供营养的方式。肠外营养是肠功能障碍病人必不可少的治疗措施，挽救了大量危重症病人的生命，疗效确切。凡是需要营养支持，但又不能或不宜接受肠内营养（enteral nutrition，EN）者均为肠外营养的适应证，具体为：①1 周以上不能进食或因胃肠道功能障碍或不能耐受肠内营养者；②通过肠内营养无法达到机体需要的目标量时应补充肠外营养。肠外营养由碳水化合物、脂肪乳剂、氨基酸、水、维生素、电解质及微量元素等基本营养素组成，以提供病人每日所需的能量及各种营养物质，维持机体正常代谢。

4. 试述肥胖症的手术治疗适应证和禁忌证。

在明确病人的肥胖原因、肥胖程度和代谢病状况，经非手术减肥治疗失败后，才考虑手术减肥。手术治疗没有年龄限制，但 18～55 岁病人效果好、康复快、代谢病及相关疾病缓解率高。

（1）手术适应证：①BMI≥35 kg/m^2，伴或不伴代谢病及相关疾病；②BMI 27.5～34.9 kg/m^2 且伴有经改变生活方式和药物治疗血糖控制不佳的 2 型糖尿病，或伴有 2 种以上其他代谢病及相关疾病。

（2）手术禁忌证：没有绝对禁忌证。相对禁忌证包括：①滥用药物或酒精成瘾者；②智力障碍或严重精神疾病者；③不能配合术后饮食及生活习惯改变者；④全身状况差，主要器官功能严重障碍，难以耐受全身麻醉或手术者；⑤癌症、肝硬化门脉高压、腹壁巨大疝和严重腹腔粘连者。

十、外科感染

1. 试述外科感染的特点。

①多为混合感染。②局部症状明显。③受累组织或器官愈合后形成瘢痕组织，影响功能。

2. 何谓特异性感染？

特异性感染是指某些特殊致病菌如结核分枝杆菌、破伤风梭菌、梭状芽孢杆菌等引起的感染。

3. 何谓非特异性感染？其特点如何？

外科常见化脓性致病菌所引起的化脓性感染为非特异性感染，如疖、痈、丹毒、急性乳腺炎、急性阑尾炎等。其特点为：①同一种致病菌可引起几种不同的化脓性感染，如金黄色葡萄球菌可引起疖、痈、脓肿、伤口感染等。②不同的致病菌可以引起同一种病，如金黄色葡萄球菌、链球菌、大肠埃希菌都可引起急性蜂窝织炎、软组织脓肿等。

4. 试述各种细菌感染的脓液特点。

（1）金黄色葡萄球菌感染：脓液稠厚、黄色、不臭，常发生转移性脓肿。

（2）链球菌感染：脓液稀薄、淡红色、量多，易引起败血症，但一般不发生转移性脓肿。

（3）大肠埃希菌感染：脓液稠厚、有粪臭。

（4）铜绿假单胞菌感染：脓液淡绿色，有特殊的甜腥臭。

（5）变形杆菌感染：脓液具有特殊的恶臭。

5. 简述浅部组织常见的化脓性感染。

（1）疖：是单个毛囊及其周围组织的急性化脓性感染，病菌以金黄葡萄球菌为主。临床可见局部皮肤有红肿痛的小硬节，中心处可形成脓栓。早期应给予促使炎症消退的治疗，化脓后应及早揭脓，必要时给予抗生素治疗。

（2）痈：是邻近的多个毛囊及其周围组织的急性化脓性感染，好发于皮肤较厚的颈背部。病人常有程度不等的全身感染。病变局部可出现多个脓点，周围组织反应严重。治疗应早期使用足量有效的抗生素。局部可用50%硫酸镁湿敷等，如治疗无效则应及时切开引流。在静脉麻醉下做"＋"或"＋＋"形切口引流，切口线应超出病变边缘皮肤，清除已化脓或尚未成脓、但已失活的组织，然后填塞0.9%氯化钠注射液纱条。术后24小时更换敷料。以后每日更换敷料，促进创面收缩愈合。较大的创面在肉芽组织长出后，可行植皮术以加快修复。

（3）丹毒：是皮肤淋巴管网的急性炎症感染，为乙型溶血性链球菌侵袭所致。好发部位是下肢与面部。临床起病急，有畏寒、发热、头痛、全身不适等。病变多见于下肢，表现为片状皮肤红疹、微隆起、色鲜红、中间稍淡、境界较清楚。下肢丹毒反复发作导致淋巴水肿，甚至发展成"象皮肿"。治疗应卧床休息，抬高患肢。局部可以50%硫酸镁溶液湿热敷。全身应用抗生素，如青霉素静脉滴注等。

（4）浅部急性淋巴管炎和淋巴结炎：是病菌从皮肤、黏膜破损处或其他感染病灶侵入淋巴流，导致淋巴管与淋巴结的急性炎症。浅部急性淋巴管炎沿淋巴管蔓延。浅部淋巴结炎好发部位多在颈部、腋窝和腹股沟，致病菌有乙型溶血性链球菌、金黄色葡萄球菌等，可来源于口咽炎症、足癣、皮肤损伤以及各种皮肤、皮下化脓性感染。急性淋巴管炎多有全身反应，如发热、畏寒、头痛、不适等。急性淋巴结炎表现为局部淋巴结肿大，有疼痛或剧痛，少数可形成脓肿。治疗时应注意对原发病灶的治疗，需要时可给予抗生素，脓肿形成后应予以引流。

（5）手部急性化脓性感染：手的解剖和功能均十分复杂，手部急性化脓性感染属常见疾病，甲沟炎、脓性指头炎、手掌侧化脓性腱鞘炎、滑囊炎和掌隙间感染等，临床上均为常见。致病菌主要是金黄色葡萄球菌。感染大多由外伤引起，针刺、剪指甲等轻微外伤也可导致严重感染。症状因感染部位而不同，治疗需及时，常需早期、大量给予抗生素，化脓后需充分引流，必要时应请专科医师协助处理。

6. 试述脓毒症的概念。

脓毒症（sepsis）常继发于严重的外科感染，是机体对感染的反应失调而导致的危及生命的器官功能障碍。现定义尤为强调"危及生命的器官功能障碍"。当脓毒症合并出现严重的循环障碍和细胞代谢紊乱时，称为脓毒症休克（septic shock），其死亡风险与单纯脓毒症相比显著升高。临床上常使用菌血症（bacteremia）的概念描述血培养阳性者，应注意与脓毒症的概念相区别。

7. 脓毒症的病因有哪些?

导致脓毒症的原因包括致病菌数量多、毒力强和机体免疫力低下。它常继发于严重创伤后的感染和各种化脓性感染，如大面积烧伤创面感染、开放性骨折合并感染、急性弥漫性腹膜炎、急性梗阻性化脓性胆管炎等。机体免疫力低下者，如糖尿病、尿毒症、长期或大量应用皮质激素或抗癌药的病人，一旦发生化脓性感染，也较易引发脓毒症。另外，尚有一些潜在的感染途径需要注意，如静脉导管感染、肠源性感染。脓毒症的常见致病菌包括：①革兰阴性菌，如大肠埃希菌、铜绿假单胞菌、变形杆菌、克雷伯菌、肠杆菌等。②革兰阳性菌，如金黄色葡萄球菌、表皮葡萄球菌、肠球菌（粪链球菌、尿肠球菌）、化脓性链球菌等。③厌氧菌，如脆弱拟杆菌、梭状杆菌、厌氧葡萄球菌、厌氧链球菌等。④真菌，如白假丝酵母菌、曲霉菌、毛霉菌、新型隐球菌等。

8. 外科使用抗菌药物的原则有哪些?

（1）尽早确认致病菌：对明确或怀疑外科感染者，应尽早查明致病菌并进行药敏试验，有针对性地选用抗菌药。危重症病人在未获知致病菌及药敏结果前，应在临床诊断的基础上预测最有可能的致病菌种，并结合当地细菌耐药情况，选择适当的药物进行治疗；获知致病菌与药敏试验结果后，应结合之前的治疗效果对用药方案做出调整。

（2）选择最佳的抗菌药：各种抗菌药均有特定的抗菌谱与适应证，不同的致病菌对药物的敏感性也不同，要根据临床诊断、细菌学检查、药物的效应及药代动力学特点（吸收、分布、代谢和排泄过程），选择疗效高、毒性小、应用方便、价廉易得的药物。

（3）制订用药方案时应考虑以下因素：给药途径、给药剂量、给药次数、疗程、联合用药。

9. 试述破伤风的病理生理改变。

破伤风是由破伤风梭菌所产生的外毒素所致的毒血症。外毒素包括痉挛毒素和溶血毒素两种。

（1）痉挛毒素：进入血液后与血清球蛋白结合，达脊髓前角灰质，引起全身横纹肌紧张性收缩，产生阵发性痉挛，最初出现是嚼肌痉挛，以后顺序为面肌、颈项肌、背腹肌肌群、四肢肌群、膈肌、肋间肌等收缩痉挛。

（2）溶血毒素：可引起局部组织坏死和心肌损害。

10. 破伤风的预防措施有哪些?

（1）主动免疫：注射破伤风类毒素。①基础注射：3 次。第 1 次 0.5 mL，以后 2 次各为 1 mL。两次之间，间隔 4~6 周。②强化注射：第 2 年再注射 1 mL，以后每 5~10 年再重复强化注射 1 次。

（2）被动免疫：伤员过去若未曾做过主动免疫，应予被动免疫。注射破伤风抗毒素（TAT）1 500 U，或注射人体破伤风免疫球蛋白 250～500 U。

11. 试述破伤风的治疗原则。

（1）消除毒素来源：彻底清创，清除坏死组织和异物，敞开伤口引流，并用 3% 过氧化氢溶液冲洗伤口。

（2）中和游离毒素：TAT 2 万～5 万 U，加入 5% 葡萄糖注射液 500～1 000 mL 中静脉滴注，每日 1 次，共 3～5 日。

（3）控制和解除痉挛。

（4）保持呼吸道通畅：如抽搐频繁，应早期做气管切开。

（5）防治并发症：补充水和电解质。

（6）应用青霉素可抑制破伤风梭菌，预防肺部并发症。

12. 试述气性坏疽的临床表现及诊断要点。

（1）临床表现：①患肢胀痛剧烈。②局部肿胀明显，压痛剧烈。③病情进一步发展，局部肌肉坏死，流出稀薄恶臭的浆液性血性分泌物。④伤口周围皮肤有捻发音。⑤全身中毒症状明显，如高热、脉搏快速。⑥进行性贫血。

（2）诊断要点：①典型临床表现。②伤口分泌物涂片检查有大量革兰阳性杆菌。③白细胞计数减少。④X 线照片显示病肢肌群间有气体。⑤细菌培养出产气荚膜杆菌可确诊。

13. 试述气性坏疽的治疗原则。

（1）彻底清创：切除所有坏死组织和无生活力的肌肉，彻底敞开伤口引流。

（2）高压氧治疗：可提高组织含氧量，抑制气性坏疽杆菌的生长繁殖，疗效显著。

（3）大剂量有效抗生素的使用：如青霉素 1 000 万 U/d，甲硝唑 2 g/d。

（4）支持疗法：输血，纠正水、电解质代谢失调，给予高蛋白、高热量饮食。

14. 试述联合使用抗菌药的指针。

联合用药的指征有：①病因未明的严重感染，包括免疫缺陷者的严重感染；②单一抗菌药不能控制的混合感染或严重感染，如腹膜炎、盆腔炎、感染性心内膜炎、脓毒症等；③需长时间用药，病原菌易产生耐药性的感染，如结核病、尿路感染等；④减少个别药物剂量，降低毒性反应，如两性霉素 B 与氟胞嘧啶联用治疗深部真菌病。

15. 试述围手术期预防使用抗菌药的原则。

（1）清洁手术手术野无污染，通常不需预防用抗菌药，仅在下列情况中考虑预防用药：①手术范围大、时间长、污染机会增加；②手术涉及重要脏器，一旦发生污染将造成严重后果者，如头颅手术、心脏手术、眼内手术等；③异物植入手术；④病人为高龄或免疫缺陷者等高危人群。

（2）清洁-污染手术，如呼吸道、消化道、泌尿道和女性生殖道手术，或经以上器官的手术，由于手术部位存在大量人体寄生菌群，手术时可能污染手术野造成感染，因此需预防应用抗生素。

（3）污染手术如由于胃肠道、尿路、胆道体液大量溢出或开放性创伤等已造成手术野严重污染的手术，需预防应用抗生素。

十一、创　伤

1. 试述创伤评分和意义。

创伤评分是一种相对量化的分类方法，是以计分的形式估计创伤的严重程度。一般用量化和权重处理的方法，选择生命体征、解剖部位的损伤严重度和其他指标（如年龄、既往疾病、生化指标等）作为参数，经数学计算而得，并以分值大小反映伤员伤情的轻重。创伤评分的方法较多，可分为院前评分和院内评分两类，分别用于自受伤到医院确定性诊断前和医院内伤员伤情严重程度的判断。常用的主要有院前指数（prehospital index，PHI）、创伤指数（trauma index，TI）、简明损伤定级（abbreviated injury scale，AIS）和损伤严重度评分（injury severity score，ISS）等。

2. 试述创伤的临床分类。

创伤分类是为了尽快对伤员做出正确的诊断，以便使伤员得到及时有效的救治，提高救治工作的有效性和时效性，同时也有利于日后的资料分析、经验总结和科学研究。常用的分类方法有以下几种：

（1）按致伤因子分类：可分为跌打伤、烧伤、蛇咬伤等。两种以上不同性质的致伤因子作用于同一人体所造成的损伤为复合伤，如烧伤合并骨折等。

（2）按受伤部位或受伤组织器官分类：可分为颅脑、胸（腹）部伤，肝（脾）破裂，骨折等。多个器官或部位同时受伤者为多发性创伤。

（3）按创伤的严重程度分类：可分为轻、中、重、特重等级别。如烧伤可按其面积、深度和部位分级，其他创伤可按全身反应、局部症状及是否为多发性或复合性伤等分类。

（4）按受伤部位的皮肤或体表黏膜是否完整分类：可分为闭合性创伤和开放性创伤。

3. 试述闭合性创伤与开放性创伤的主要区别。

闭合性创伤的受伤部位皮肤或体表黏膜仍保持完整；开放性创伤则相反，常为体腔或骨与伤口相通，如开放性气胸、开放性骨折等。开放性创伤时，由于受伤部位的皮肤或黏膜丧失其屏障功能，故易受污染而致感染。对开放性创伤应争取早期施行清创和一期缝合伤口。

4. 试述创伤后的主要局部病理变化。

人体受伤后，由于组织结构破坏，或细胞变性坏死、微循环障碍，或病原微生物入侵及异物存留等常导致局部病理变化的产生。主要表现为局部炎症反应，其基本病理过程与一般炎症相同。局部反应的轻重与致伤因素的种类、作用时间、组织损害程度和性质，以及污染轻重和是否有异物存留等有关。严重创伤时，由于局部组织细胞损伤较重，多存在组织结构破坏及邻近组织细胞严重变性坏死，加之伤口常有污染、异物存留、局部微循环障碍及各种化学物质生成而造成的继发性损伤，从而使局部炎症反应更为严重，血管通透性及渗出更加明显，局部炎症细胞浸润更为显著，炎症持续时间可能更长，对全身的影响将更大。创伤性炎症反应是非特异性的防御反应，有利于清除坏死组织、杀灭细菌及组织修复。

5. 试述创伤后的全身反应。

全身反应是致伤因素作用于人体后引起的一系列神经内分泌活动增强并由此引发的各种功能和代谢改变的过程，是一种非特异性应激反应。表现为综合性的复杂过程，不仅包括神经内分泌系统和物质能量代谢，还涉及凝血系统、免疫系统、重要的生命器官和一些炎症介质及细胞因子等。神经内分泌系统通过下丘脑-垂体-肾上腺皮质轴和交感神经-肾上腺髓质轴产生大量的儿茶酚胺、肾上腺皮质激素、抗利尿激素、生长激素和胰高血糖素；同时，肾素-血管紧张素-醛固酮系统也被激活。上述 3 个系统相互协调，共同调节全身各器官功能和代谢，动员机体的代偿能力，以对抗致伤因素的损害作用。由于神经内分泌系统的作用，伤后机体总体上处于一种分解代谢的状态，表现为基础代谢率增高，能量消耗增加，糖、蛋白质、脂肪分解加速，糖异生增加。因此伤后常出现高血糖、高乳酸血症，血中游离脂肪酸和酮体增加，尿素氮排出增加，从而出现负氮平衡状态。水、电解质代谢紊乱可导致水钠潴留，钾排出增多及钙、磷代谢异常等。

6. 试述组织修复的基本过程？

组织修复的基本过程大致可分为 3 个既相互区分又相互联系的阶段。

（1）局部炎症反应阶段：在创伤后立即发生，常可持续 3～5 日。主要是血管和细胞反应、免疫应答、血液凝固和纤维蛋白的溶解，目的在于清除损伤或坏死的组织，为组织再生和修复奠定基础。

（2）细胞增殖分化和肉芽组织生成阶段：局部炎症开始不久，即可有新生细胞出现。成纤维细胞、内皮细胞等增殖、分化、迁移，分别合成、分泌组织基质（主要为胶原）和形成新生毛细血管，并共同构成肉芽组织。浅表的损伤一般通过上皮细胞的增殖、迁移，可覆盖创面而修复。但大多数软组织损伤则需要通过肉芽组织生成的形式来完成。

（3）组织塑形阶段：经过细胞增殖和基质沉积，伤处组织可达到初步修复，但新生组织如纤维组织，在数量和质量方面并不一定能达到结构和功能的要求，故需进一步改构和重建。主要包括胶原纤维交联增加、强度增加；多余的胶原纤维被胶原蛋白酶降解；过度丰富的毛细血管网消退和伤口的黏蛋白及水分减少等。

7. 创伤愈合的类型有哪些？

创伤愈合的类型可分为两种。①一期愈合：组织修复以原来的细胞为主，仅含少量纤维组织，局部无感染、血肿或坏死组织，再生修复过程迅速，结构和功能修复良好。多见于损伤程度轻、范围小、无感染的伤口或创面。②二期愈合：以纤维组织修复为主，不同程度地影响结构和功能恢复，多见于损伤程度重、范围大、坏死组织多，且常伴有感染而未经合理的早期外科处理的伤口。因此，在创伤治疗时，应采取合理的措施，创造条件，争取达到一期愈合。

8. 影响创伤愈合的因素有哪些？

影响创伤愈合的因素主要有局部和全身两个方面。①局部因素中伤口感染是最常见的原因。细菌感染可损害细胞和基质，导致局部炎症持久不易消退，甚至形成化脓性病灶等，不利于组织修复及创伤愈合。损伤范围大、坏死组织多，或有异物存留的伤口，伤缘往往不能直接对合，且被新生细胞和基质连接阻隔，必然影响修复。局部血液循环障碍使组织缺血缺氧，或由于采取的措施不当（如局部制动不足，包扎或缝合过紧等）造成组织继发性损伤也不利于愈合。②全身因素主要有营养不良（蛋白质，维生素，铁、铜、锌等微量元素缺乏或代谢异常）、大量使用细胞增生抑制剂（如皮质激素等）、免疫功能低下及全身性严重并发症（如多器官功能不全）等。因此，在创伤处理时，应重视影响创伤愈合的因素，并积极采取相应的措施予以纠正。

9. 创伤后的主要并发症有哪些?

严重创伤后，由于组织或器官损伤，局部及全身器官功能和代谢紊乱，易发生较多的并发症，可影响伤员的伤情及病程的发展和预后。故对创伤并发症应有足够的警惕性，要密切观察、早期诊断、积极采取措施预防和处理。常见的并发症有以下几种：①感染；②休克；③脂肪栓塞综合征；④应激性溃疡；⑤凝血功能障碍；⑥器官功能障碍；⑦创伤后应激障碍。

10. 创伤如何诊断?

诊断创伤主要是明确损伤的部位、性质、程度、全身性变化及并发症，特别是原发损伤部位相邻或远处内脏器官是否损伤及其程度。因此，需要详细地了解受伤史，仔细地全身检查，并借助辅助诊断措施等得出全面、正确的诊断。创伤的评估和诊断通常包括现场急救中的初次评估和院内救治的二次评估，必要时还需要进行多次评估，以确保不忽视新出现的症状体征，并查看先前发现的症状体征是否恶化，以防止漏诊。

11. 创伤检查的注意事项有哪些?

及时准确的创伤诊断对后续治疗具有重要的意义，但创伤病情危重者，诊断和救治的程序上有时会出现矛盾。此时，应注意以下事项：①发现危重情况如窒息、大出血、心搏骤停等，必须立即抢救，不能单纯为了检查而耽误抢救时机。②检查步骤尽量简洁，询问病史和体格检查可同时进行。检查动作必须谨慎轻巧，切勿因检查而加重损伤。③重视症状明显的部位，同时应仔细寻找比较隐蔽的损伤。例如左下胸部伤有肋骨骨折和脾破裂，肋骨骨折疼痛显著，而脾破裂早期症状可能被掩盖，但其后果更加严重。④接收批量伤员时，不可忽视异常安静的病人，因为有窒息、深度休克或昏迷者已不可能呼唤呻吟。⑤一时难以诊断清楚的损伤，应在对症处理过程中密切观察，争取尽早确诊。⑥对于严重创伤伤员，只有当伤员生命体征相对平稳时，才能进行 CT 等影像学检查，以防伤员在检查时发生生命危险。

12. 急救的目的是什么?

急救的目的是挽救生命和稳定伤情。处理复杂伤情时，应优先解除危及伤员生命的情况，然后再进行后续处理以稳定伤情，为转送和后续确定性治疗创造条件。必须优先抢救的急症主要包括心跳、呼吸骤停，及窒息、大出血、张力性气胸和休克等。常用的急救技术主要有复苏、通气、止血、包扎、固定和搬运等。

13. 创伤中造成气道阻塞的原因有哪些？

造成气道阻塞的原因主要有：①颌面、颈部损伤后，血液、血凝块、骨碎片、软组织块、呕出物和分泌物及异物阻塞气道；颈部血管伤形成血肿压迫，或气道直接受损等；②重型颅脑伤致伤员深度昏迷，下颌及舌根后坠，口腔分泌物和呕吐物吸入或堵塞气道；③吸入性损伤时，喉及气道黏膜水肿；④肺部爆震伤造成的肺出血或气道损伤。根据受伤史和受伤部位，伤员面色及口唇因缺氧而发绀、呼吸困难、有痰鸣音、呼吸急促等，可做出气道阻塞的判断。

14. 伤员送至医疗机构后为什么要进行伤情判断？如何分类？

伤员经现场急救被送到救治机构后，即应对其伤情进行判断、分类，然后方便采取有针对性的措施进行救治。可根据前述创伤分类方法及指标进行伤情判断和分类，以便把需做紧急手术和心肺监护的伤员与一般伤员区分开来。常可简单地分为3类：①第一类为致命性创伤，如危及生命的大出血、窒息、开放性或张力性气胸。对这类伤员，只能做短时的紧急复苏，就应手术治疗。②第二类为生命体征尚属平稳的伤员，如不会立即影响生命的刺伤、火器伤或胸腹部伤，可观察或复苏1～2小时，争取时间做好交叉配血及必要的检查，并同时做好手术准备。③第三类为潜在性创伤，性质尚未明确，有可能需要手术治疗，应继续密切观察，并做进一步检查。

15. 急救程序的原则是什么？有哪些步骤？

急救程序基本原则是先救命，后治伤。可分为5个步骤进行：①把握呼吸、血压、心率、意识和瞳孔等生命体征，检查伤部，迅速评估伤情；②对生命体征的重要改变迅速做出反应，如心肺复苏、抗休克及外出血的紧急止血等；③重点询问受伤史，分析受伤情况，仔细体格检查；④实施各种诊断性穿刺或安排必要的辅助检查；⑤进行确定性治疗，如各种手术等。

16. 进行批量伤员的救治时如何对伤员进行验伤分类？

批量伤员处理的优先顺序一般分为四类。

（1）危重症病人（第一优先）：有危及生命的严重创伤，但经及时治疗能够获救，应给予红色标记，优先给予护理及转运。现场先简单处理致命伤、控制大出血、支持呼吸等，并尽快送院。如气道阻塞、活动性大出血及休克、开放性胸腹部创伤、进行性昏迷、颈椎损伤、超过50％的Ⅰ～Ⅱ度烧烫伤等。

（2）重症病人（第二优先）：有严重损伤，但经急救处理后生命体征或伤情暂时稳定，可在现场短暂等候而不危及生命或导致肢体残缺，应给予黄色标记和次优先转运。如不伴意识障碍的头部创伤、不伴呼吸衰竭的胸部外伤、除颈椎外的脊柱损伤等。

（3）轻症病人（第三优先）：可自行行走、无严重损伤，其损伤可适当延迟转运和治疗，给予绿色标记，将伤者先引导到轻伤接收站。如软组织挫伤、轻度烧伤等。

（4）死亡或濒死者（第四优先）：已死亡或无法挽救的致命性创伤造成的濒死状态。如呼吸、心跳已停止，且超过12分钟未给予心肺复苏救治，或因头、胸、腹严重外伤而无法实施心肺复苏救治者，给予黑色标记，停放在特定区域，等待相应后续处理。

17. 损伤控制外科策略是什么?

对于损伤严重处于生理极限的伤员需要采用损伤控制外科(damage control surgery, DCS)策略,其是针对严重创伤病人处于生理极限时采用的早期简化手术、等待病人生理紊乱得到适当纠正、全身情况改善后再行确定性手术的救治策略。目前,一般认为需要实施损伤控制外科策略的指征包括:①严重脏器损伤伴大血管损伤;②严重多发伤;③大量失血;④出现低体温、酸中毒和凝血功能障碍;⑤在上述指标处于临界值而预计手术时间超过≥90分钟时。

18. 清创术的目的和步骤是什么?

清创术的目的是将污染伤口变成清洁伤口,为组织愈合创造良好条件。清创时间越早越好,伤后6~8小时内清创一般都可达到一期愈合。

清创步骤:①先用无菌敷料覆盖伤口,用无菌刷和肥皂液清洗周围皮肤;②去除伤口敷料后可取出明显可见的异物、血块及脱落的组织碎片,用生理盐水反复冲洗;③常规消毒铺巾;④沿原伤口切除创缘皮肤1~2 mm,必要时可扩大伤口,但肢体部位应沿纵轴切开,经关节的切口应做S形切开;⑤由浅至深,切除失活的组织,清除血肿、凝血块和异物,对损伤的肌腱和神经可酌情进行修复或仅用周围组织掩盖;⑥彻底止血;⑦再次用温生理盐水反复冲洗伤腔;⑧彻底清创后,伤后时间短和污染轻的伤口可予缝合,但不宜过密、过紧,以伤口边缘对合为度。缝合后消毒皮肤,外加包扎,必要时固定制动。

如果伤口污染较重或处理时间已超过伤后8~12小时,但尚未发生明显的感染,则皮肤的缝线暂不结扎,伤口内留置盐水纱条引流。24~48小时后伤口仍无明显感染者,可将缝线结扎使创缘对合。如果伤口已感染,则取下缝线按感染伤口处理。

19. 如何判断伤口肉芽生长良好?

肉芽生长较好时,脓液较少,表面呈粉红色、颗粒状突起,擦之可渗血;同时创缘皮肤有新生,伤口可渐收缩。

20. 战伤救治要注意什么?

战伤的救治由于受到野战环境和战区卫生资源及设备等条件的限制,不可能如一般创伤那样在一个救治机构完成所有的治疗,而是采用分级救治(又称阶梯治疗)的组织形式,由梯次配置于战区和后方的各级救治机构分工负责,在保持继承性和连续性的前提下共同完成。伤员在受伤地及其附近由靠近前线的救治人员或机构进行急救,主要是挽救生命和稳定伤情,然后使用不同的后送工具(如担架、机动车辆、船只和飞机等)逐级或越级后送到远离战场的救治机构进行确定性治疗。

战伤救治技术方面,强调火线急救,挽救生命,包括保持呼吸道通畅、止血、包扎、固定和搬运、后送等。在检伤分类的基础上,积极抗休克,维持呼吸、循环稳定。伤口的处理原则是尽早清创,除头、面、手和外阴部外,一般禁止初期缝合。此外,还应注意止痛、抗感染及后送途中伤员的治疗等问题。

十二、烧伤、冻伤、蛇咬伤、犬咬伤、虫蜇伤

1. 如何判定烧伤深度？

一般采用"三度四分法"，即将烧伤深度分为Ⅰ度、浅Ⅱ度、深Ⅱ度、Ⅲ度。一般将Ⅰ度和浅Ⅱ度烧伤称为浅度烧伤，深Ⅱ度和Ⅲ度烧伤称为深度烧伤。

Ⅰ度烧伤：仅伤及表皮浅层，生发层健在。表面红斑状、干燥，烧灼感。再生能力强，3～7日脱屑痊愈，短期内可有色素沉着。

浅Ⅱ度烧伤：伤及表皮的生发层和真皮乳头层。局部红肿明显，有大小不一的水疱形成，内含淡黄色澄清液体；水疱皮如剥脱，则创面红润、潮湿、疼痛明显。创面靠残存的表皮生发层和皮肤附件（汗腺、毛囊）的上皮再生修复，如无感染，创面可于1～2周内愈合，一般不留瘢痕，但可有色素沉着。

深Ⅱ度烧伤：伤及真皮乳头层以下，但仍残留部分网状层，深浅不尽一致，也可有水疱，但去疱皮后，创面微湿，红白相间，痛觉较迟钝。由于真皮层内有残存的皮肤附件，创面修复可依赖其上皮增殖形成上皮小岛，如无感染，可通过上皮小岛扩展融合修复，需时3～4周。但常有瘢痕增生。

Ⅲ度烧伤：又称焦痂型烧伤。全层皮肤烧伤，可深达肌肉甚至骨骼、内脏器官等。创面蜡白或焦黄，甚至炭化，硬如皮革，干燥，无渗液，发凉，针刺和拔毛无痛觉。可见粗大栓塞的树枝状血管网（真皮下血管丛栓塞）。由于皮肤及其附件全部被毁，3～4周后焦痂脱落形成肉芽创面，创面修复有赖于植皮，较小创面也可由创缘健康皮肤上皮生长修复。愈合后多形成瘢痕，且常造成畸形。

2. 试述烧伤严重程度分度。

轻度烧伤：Ⅱ度烧伤面积10％以下。

中度烧伤：Ⅱ度烧伤面积11％～30％，或有Ⅲ度烧伤但面积不足10％。

重度烧伤：烧伤总面积31％～50％；或Ⅲ度烧伤面积11％～20％；或Ⅱ度、Ⅲ度烧伤面积虽不到上述百分比，但已发生休克、合并较重的吸入性损伤和复合伤等。

3. 烧伤的治疗原则是什么？

小面积浅度烧伤按外科原则，及时给予清创、保护创面，大多能自行愈合；大面积深度烧伤的全身反应重、并发症多、死亡率和伤残率高。治疗原则为：①早期及时补液，迅速纠正休克，维持呼吸道通畅；②使用有效抗生素，及时有效地防治全身性感染；③尽早切除深度烧伤组织，用自体/异体皮移植覆盖，促进创面修复，减少感染来源；④积极治疗严重吸入性损伤，采取有效措施防治器官功能障碍；⑤实施早期救治与功能恢复重建一体化理念，早期重视心理、外观和功能的康复。

3. 烧伤现场急救措施有哪些？

现场抢救应尽快去除致伤原因，脱离现场和对危及生命的情况采取救治措施。

（1）迅速去除致伤原因，如尽快扑灭火焰、脱去着火或沸液浸渍的衣服。劝止伤员衣服着火时站立或奔跑呼叫，以防增加头面部烧伤或吸入性损伤；迅速离开密闭和通风不良

的现场；及时冷疗能防止热力继续作用于创面使其加深，并可减轻疼痛、减少渗出和水肿，越早效果越好。

（2）注意有无心跳及呼吸停止、复合伤，对大出血、窒息、开放性气胸、骨折、严重中毒等危及病人生命的情况应先施行相应的急救处理。

（3）妥善保护创面在现场附近，创面只求不再污染、不再损伤。

（4）保持呼吸道通畅，合并 CO 中毒者应移至通风处，有条件者应吸入氧气。

（5）其他救治措施：①严重口渴、烦躁不安者常提示休克严重，应迅速建立静脉通道加快输液，现场不具备输液条件者，可口服含盐饮料，以防单纯大量饮水发生水中毒。转送路程较远者，应留置导尿管，观察尿量。②安慰和鼓励病人，使其情绪稳定。疼痛剧烈可酌情使用地西泮、派替啶等。已休克者，需经静脉用药，但应注意避免抑制呼吸中枢。

（6）严重大面积烧伤病人早期应避免长途转送，烧伤面积较大者，如不能在伤后 1～2 小时内送到附近医院，应在原单位积极抗休克治疗或加做气管切开，待休克被控制后再转送。必须转送者应建立静脉输液通道，途中继续输液，保证呼吸道通畅，途中最好有医护人员陪同。

4. 试述烧伤休克的病理生理过程。

烧伤休克的发生和发展，主要由体液渗出所致，是一个渐进累积的过程，一般需 6～12 小时达高潮，持续 36～48 小时，血流动力指标才趋于平稳。体液渗出主要因毛细血管通透性增加所致。烧伤后释放的多种血管活性物质，如组胺、5-HT、激肽、前列腺素类、儿茶酚胺、氧自由基、内皮素、肿瘤坏死因子、血小板活化因子、白三烯、溶酶体酶等都可引起烧伤后微循环变化并使毛细血管通透性增加。此外，近年来发现，严重烧伤早期可迅即发生心肌损害，也是休克发生和发展的重要因素之一。较大面积烧伤病人，防治休克是此期的关键。

5. 烧伤的临床发展分为哪 4 期？

烧伤发生后的临床发展过程分为 4 期：体液渗出期、急性感染期、创面修复期、康复期。

6. 烧伤休克监测时要观察的指标有哪些？

由于病人伤情和个体的差异，抗休克治疗时应严密观察，根据病人对治疗的反应随时调整输液的速度和成分。常用的几项观察指标是：①每小时尿量不低于 1 mL/（kg·h）。②病人安静，无烦躁不安。③无明显口渴。④脉搏、心跳有力，脉率在 120 次/min 以下。⑤收缩压维持在 90 mmHg 以上、脉压维持在 20 mmHg 以上。⑥呼吸平稳。⑦有条件者可检测中心静脉压、血气、血乳酸等。如出现血压低、尿量少、烦躁不安等现象，则应加快输液速度。同时，应特别注意保持呼吸道通畅。

7. 烧伤感染有哪些原因？

感染是烧伤救治中的突出问题。感染如未能控制，其结果是内脏并发症增多，病人终因脓毒性休克、多器官功能衰竭而死亡。

烧伤感染的原因主要有：①创面大量坏死组织和渗出成为微生物良好的培养基。②严重烧伤虽伤在体表，而肠黏膜屏障有明显的应激性损害，肠道微生物、内毒素等均可移位，肠道可成为内源性感染的重要来源。③吸入性损伤后，继发肺部感染的概率高。④长时间静脉输液，静脉导管感染也很常见。

8. 植皮术的皮片有哪些？

（1）刃厚皮片含表皮和部分真皮乳头层，是最薄的一种皮片，移植容易存活，但存活后易收缩，耐磨性差。

（2）中厚皮片包括表皮和真皮的 1/3～1/2，在成人厚度为 0.3～0.6 mm，弹性与耐磨性均较刃厚皮片为佳，适用于关节、手背等功能部位。

（3）全厚皮片包括皮肤的全层，存活后色泽、弹性、功能接近正常皮肤且耐磨性好，适用于手掌、足底与面颈部的创面修复。

游离皮片的存活有赖于皮片与创面建立血液循环，所以移植的皮片需紧贴创面。开始时借渗出的血浆物质黏附并提供营养，6～12 小时后皮片和创底的毛细血管芽开始生长，24 小时受区的毛细血管芽可长入皮片，48 小时逐步建立血液循环，一周左右建立较好的循环。因此，游离植皮时，应保证创底无坏死组织、无积血，并均匀加压包扎，不留无效腔。术后注意局部制动，如果无感染和皮片下积血，启视时间刃厚皮片需 2～3 日，中厚与全厚皮片延长至 7～14 日。

9. 电烧伤的临床表现有什么？

（1）全身性损害（电损伤）轻者有恶心、心悸、头晕或短暂的意识障碍；重者昏迷、呼吸、心搏骤停，但如及时抢救多可恢复。电休克恢复后，病人在短期内尚可遗留头晕、心悸、耳鸣、眼花、听觉或视力障碍等，但多能自行恢复。少数病人以后可发生白内障，多见于电流通过头部者。

（2）局部损害（电烧伤）电流通过人体有"入口"和"出口"，入口处较出口处重。入口处常炭化，形成裂口或洞穴，烧伤常深达肌肉、肌腱、骨骼，损伤范围常外小内大；没有明显的坏死层面；局部渗出较一般烧伤重，包括筋膜腔内水肿；由于邻近血管的损害，经常出现进行性坏死，伤后坏死范围可扩大数倍。

10. 冻结性冻伤的分度是什么？

（1）Ⅰ度（红斑性冻伤）损伤在表皮层。受冻皮肤红肿、充血，自觉热、痒或灼痛。症状多在数日后消失。愈合后除表皮脱落外，不留瘢痕。

（2）Ⅱ度（水疱性冻伤）损伤达真皮层。除上述症状外，红肿更显著，伴有水疱，疱内为血清样液，有时可为血性。局部疼痛较剧，但感觉迟钝，对针刺、冷、热感觉消失。1～2 日后疱内液体吸收，形成痂皮。如无感染，2～3 周后脱痂痊愈，一般少有瘢痕。

（3）Ⅲ度（焦痂性冻伤）损伤达全皮层，严重者可深至皮下组织、肌肉、骨骼，甚至使整个肢体坏死。开始复温后，可表现为Ⅱ度冻伤，但水疱为血性，随后皮肤逐渐变褐、变黑，以致坏死。有的一开始皮肤即变白，逐渐坏死。一般多为干性坏死，但如有广泛血栓形成、水肿和感染时，也可为湿性坏死。

（4）Ⅳ度冻伤（坏疽性冻伤）损伤深达肌肉、骨骼，甚至肢体坏死，表面呈死灰色、无水疱；坏死组织与健康组织的分界在 20 日左右明显，通常呈干性坏死，也可并发感染而成湿性坏疽。局部表现类似Ⅱ度冻伤，治愈后多留有功能障碍或致残。

全身冻伤开始时有寒战、苍白、发绀、疲乏、无力、打呵欠等表现，继而出现肢体僵硬、幻觉或意识模糊甚至昏迷、心律失常、呼吸抑制、呼吸心跳骤停。病人如能得到抢救，其心跳呼吸虽可恢复，但常有心室纤颤、低血压、休克等，呼吸道分泌物多或发生肺水肿，尿量少或发生急性肾衰竭，其他器官也可发生功能障碍。

11. 蛇咬伤的急救处理是什么？

遭遇蛇咬伤时急救是关键，使毒液迅速排出，阻止毒液吸收和扩散。蛇咬伤后应当避免奔跑，现场立即以布带等物绑扎伤肢的近心端，松紧度掌握在能够使被绑扎的下部肢体动脉搏动稍微减弱为宜。绑扎后每隔 30 分钟左右松解一次，每次 1～2 分钟，以免影响血液循环造成组织坏死；然后用手挤压伤口周围，将毒液排出。用 0.05％高锰酸钾溶液或 3％过氧化氢溶液冲洗伤口，拔出残留的毒蛇牙，伤口较深者切开真皮层少许，或在肿胀处以三棱针平刺皮肤层，接着用拔罐法或吸乳器抽吸，促使部分毒液排出。如果是血液毒类毒蛇（如五步蛇、竹叶青）咬伤后，可短期内造成凝血功能严重受损，局部切开伤口可引起出血不止，甚至造成严重后果，若发现牙痕伤口出血不止，则忌切开伤口。

蛋白酶有直接解蛇毒作用，可取 2 000～6 000 U 加入 0.05％普鲁卡因或注射用水 10～20 mL，封闭伤口外周或近侧，必要时 12～24 小时后再用一次。

12. 狂犬病的临床表现有哪些？

被患狂犬病的动物咬伤后，患病动物唾液中携带的致病病毒，可以引发狂犬病。全世界每年有近 3 万人死于狂犬病，犬咬伤是主要原因。自狂犬咬伤后到发病可有 10 日到数月的潜伏期，一般为 30～60 日。发病初期时伤口周围麻木、疼痛，渐渐扩散到整个肢体；继之出现发热、烦躁、易兴奋、乏力、吞咽困难、恐水以及咽喉痉挛，伴流涎、多汗、心率快；最后出现肌瘫痪、昏迷，循环衰竭而死亡。密切观察伤人的犬兽，并加以隔离，若动物存活 10 日以上，可以排除狂犬病。受疯犬、疯猫伤害的病人应当接受免疫治疗。

13. 如何注射狂犬疫苗？

受疯犬、疯猫伤害的病人，伤后应以狂犬病免疫球蛋白（RIG，20 U/kg）做伤口周围浸润注射。使用动物源性 RIG，用药前应做过敏试验；如试验阳性，应在注射肾上腺素后再给予 RIG。人源制剂的 RIG，则不必使用抗过敏药。采用狂犬病疫苗主动免疫，分别于伤后当日和伤后第 3、7、14、28 日各注射 1 剂，共 5 剂。如曾经接受过全程主动免疫，则咬伤后无须被动免疫治疗，仅需在伤后当日与第 3 日强化主动免疫各一次。狂犬病预后差、死亡率高，应当加强预防。婴儿可以接种含针对狂犬病的联合疫苗，对犬类应严加管理并施行免疫注射。

十三、肿　瘤

1. 肿瘤外科手术的分类有哪些？

肿瘤外科（surgical oncology）是用手术方法将肿瘤切除，对大多数早期和较早期实体肿瘤来说，手术仍然是首选的治疗方法。良性肿瘤经完整切除后，可获得治愈。即使是恶性实体瘤，只要癌细胞尚未扩散，手术治疗仍有较大的治愈机会。

肿瘤外科按其应用目的可以分为预防性手术、诊断性手术、根治性手术、姑息性手术和减瘤手术等。

2. 试述肿瘤外科治疗的原则。

实施肿瘤外科手术除遵循外科学一般原则外，还应遵循肿瘤外科的基本原则。这些原则自 1894 年 Halsted 发明经典的乳腺癌根治术以来就已奠定，以后又有人提出了"无瘤技术"的概念，使这些原则不断得到发展和完善。其基本思想是防止术中肿瘤细胞的脱落种植和血行转移。

（1）不切割原则：手术中不直接切割肿瘤组织，由四周向中央解剖，一切操作均应在远离肿瘤的正常组织中进行。

（2）整块切除原则（en-bloc resection）：将原发病灶和所属区域淋巴结做连续性的整块切除，而不应将其分别切除。

（3）无瘤技术原则（no-touch）：无瘤技术的目的是防止手术过程中肿瘤的种植和转移。其主要内容为手术中的任何操作均不接触肿瘤本身，包括局部的转移病灶。

3. 肿瘤外科手术可以分为几类？

肿瘤外科按其应用目的可以分为预防性手术、诊断性手术、根治性手术、姑息性手术和减瘤手术等。

4. 试述肿瘤的分期方法。

对恶性肿瘤的分期有助于合理制定治疗方案，正确地评价疗效，判断预后。国际抗癌联盟提出的 TNM 分期法是目前被广泛采用的分期法。T 是指原发性肿瘤（tumor）、N 为淋巴结（lymph node）、M 为远处转移（metastasis）。再根据病灶大小及浸润深度等在字母后标以 0～4 的数字，表示肿瘤发展程度，1 代表小、4 代表大、0 为无。以此三项决定其分期，不同 TNM 的组合，诊断为不同的期别。在临床无法判断肿瘤体积时则以 T_x 表示。肿瘤分期有临床分期（CTNM）及术后的临床病理分期（PTNM）。各种肿瘤的 TNM 分类具体标准，是由各专业会议协定的，如乳腺癌分期如下：0 期为 $T_{is}N_0M_0$；Ⅰ期为 $T_1N_0M_0$；Ⅱ期为 $T_{0\sim1}N_1M_0$，$T_2N_{0\sim1}M_0$，$T_3N_0M_0$；Ⅲ期为 $T_{0\sim2}N_2M_0$，$T_3N_{1\sim2}M_0$，T_4 任何 NM_0，任何 TN_3M_0；Ⅳ期为包括 M_1 的任何 TN 组合。

5. 肿瘤化学治疗（简称化疗）的适应证是什么？

根据化疗疗效的不同，其临床应用范围有下述几种。

（1）首选化疗的恶性肿瘤：目前一些肿瘤单独应用化疗已可能治愈，这些肿瘤包括恶性滋养细胞肿瘤（绒毛膜癌、恶性葡萄胎）、睾丸精原细胞瘤、伯基特（Burkitt）淋巴瘤、大细胞淋巴瘤、中枢神经系统淋巴瘤、小细胞肺癌、急性淋巴细胞白血病、胚胎性横纹肌肉瘤等。

（2）可获长期缓解的肿瘤：应用化疗可使一些肿瘤缓解或使肿瘤缩小，或可使手术范围缩小以尽可能多地保留器官功能，如颗粒细胞白血病、部分霍奇金淋巴瘤、肾母细胞瘤、乳腺癌、肛管癌、膀胱癌、喉癌、骨肉瘤及软组织肉瘤等。

（3）化疗配合其他治疗有一定作用的肿瘤：一些肿瘤在手术或放疗后应用化疗可进一步提高疗效，如胃肠道癌、鼻咽癌、宫颈癌、前列腺癌、非小细胞肺癌等。

6. 化疗的毒副作用有哪些？

由于化疗药物对正常细胞也有一定的影响，尤其是处于增殖状态的正常细胞，所以用药后可能出现各种不良反应。常见的有：①骨髓抑制，如白细胞、血小板减少；②消化道反应，如恶心、呕吐、腹泻、口腔溃疡等；③毛发脱落；④血尿；⑤免疫功能降低，容易并发细菌或真菌感染。

7. 放射治疗（简称放疗）的适应证有哪些？

（1）适合放疗的肿瘤：①对射线高度敏感的淋巴造血系统肿瘤、性腺肿瘤、多发性骨髓瘤、肾母细胞瘤等低分化肿瘤。②中度敏感的表浅肿瘤和位于生理管道的肿瘤，如鼻咽癌、口腔癌（包括舌、唇、牙龈、硬腭、扁桃体等）、皮肤癌（面部和手部）、上颌窦癌、外耳癌、喉内型喉癌、宫颈癌、膀胱癌、肛管癌等，这些肿瘤有些虽也适合手术治疗，但放疗以功能损害小为其优点。③肿瘤位置使手术难以根治的恶性肿瘤，如颈段食管癌、中耳癌等。

（2）适合放疗与手术综合治疗的肿瘤：主要有乳腺癌、淋巴结转移癌、食管癌、支气管肺癌、卵巢癌、恶性腮腺混合瘤、脑肿瘤（包括垂体肿瘤）、宫颈癌、外阴癌、阴茎癌、肢体及躯干部皮肤癌等。此类肿瘤常行术前或术后放疗以减少局部的术后复发率。另外，术中放疗也被试用于临床，术中肿瘤切除后在肿瘤瘤床和周围淋巴结引流区做一次大剂量的放疗。放疗与手术均为局部治疗，它们的综合治疗常对肿瘤的局部控制有较好作用，但对减少恶性肿瘤的远处转移作用不大。

（3）放疗价值有限，仅能缓解症状的肿瘤：喉外型喉癌、下咽癌、甲状腺肿瘤、恶性唾液腺肿瘤、尿道癌、阴道癌等。

（4）放疗价值不大的肿瘤：成骨肉瘤、纤维肉瘤、一般的横纹肌肉瘤、脂肪肉瘤、恶性黑色素瘤、胃肠道高分化癌、胆囊癌、肾上腺癌、肝转移癌等。

8. 放疗的副作用有哪些？

放疗的副作用主要为骨髓抑制（白细胞减少、血小板减少）、皮肤黏膜改变及胃肠道反应等。治疗中必须常规监测白细胞和血小板，发现白细胞降至 $3 \times 10^9/L$、血小板降至 $80 \times 10^9/L$ 时须暂停治疗。放疗反应还包括各种局部反应。

9. 何谓恶性肿瘤的三级预防？

恶性肿瘤是由环境、营养、饮食、遗传、病毒感染和生活方式等多种不同的因素相互作用而引起的，所以目前尚无可利用的单一预防措施。国际抗癌联盟认为 1/3 的癌症是可以预防的，1/3 的癌症如能早期诊断是可以治愈的，1/3 的癌症病人可以减轻痛苦、延长寿命。并据此提出了恶性肿瘤的三级预防概念：一级预防是消除或减少可能致癌的因素，防止癌症的发生；二级预防是指癌症一旦发生，如何在早期阶段发现并及时治疗；三级预防是治疗后的康复，旨在提高生存质量、减轻痛苦，延长生命。

10. PD-1 和 PD-L1 的区别有哪些？

细胞程序性死亡分子 1（PD-1）作为一种检查点蛋白，有助于防止 T 细胞攻击体内细胞。当它连接到正常和/或肿瘤细胞上的蛋白质细胞程序性死亡配体 1（PD-L1）时，T 细胞就不会攻击这些正常和/或肿瘤细胞。靶向 PD-1 或 PD-L1 的单克隆抗体可以阻断这种结合并增强针对肿瘤细胞的免疫应答。目前的研究还发现 PD-1 和 PD-L1 抑制剂的肿瘤治疗效果和肿瘤内部的较高抗原负荷密切相关。而肿瘤错配修复基因（MMR）的突变或失活常伴有较高的抗原负荷。

11. 何谓转化化疗？

转化化疗（conversion chemotherapy）是针对临床判断无法切除或仅勉强可切除但会带来较严重器官毁损的实体瘤，试图通过术前治疗争取使肿瘤退缩以能达到根治切除或尽可能保留较多人体器官组织的疗法。转化治疗要求达到肿瘤降期，其方案常选用诱导化疗中肿瘤反应率最高的方案，以试图在较短的疗程中获得较高的转化切除率。除化疗外，放疗也被应用于转化治疗。化疗药物的用法一般是静脉滴注或注射、口服、肌内注射，均属全身性用药。为了提高药物在肿瘤局部的浓度，可将有效药物做腔内注射、动脉内注入、动脉隔离灌注或者门静脉灌注。

12. 简述常见的皮肤癌及其特点。

常见皮肤癌为基底细胞癌与鳞状细胞癌，多见于头面部及下肢。

（1）基底细胞癌：来源于皮肤或附件基底细胞，发展缓慢，呈浸润生长，很少发生转移。亦可同时伴色素增多，呈黑色，称为色素性基底细胞癌，临床上易误诊为影性黑色素瘤，好发于头面部，如鼻梁旁、眼睑等处。可行放疗，早期也可手术切除。

（2）鳞状细胞癌：早期即可呈溃疡，常继发于慢性溃疡或慢性窦道开口，或瘢痕部的溃疡经久不愈而癌变。表面呈菜花状，边缘隆起不规则，易出血，常伴恶臭。可局部浸润及淋巴结转移。手术治疗为主，对放疗亦敏感。

13. 试述黑色素瘤的特点与治疗。

黑色素瘤为高度恶性肿瘤，发展迅速，妊娠时发展更快。若受外伤，例如做不彻底切除或切取活检，可迅即出现卫星结节及转移，故应做广泛切除治疗。手术治疗为局部扩大切除，如截趾（指）或小截肢，4～6 周后行区域淋巴结清扫。对较晚期或估计切除难达根治者，可进行免疫治疗或冷冻治疗，争取局部控制后再做手术治疗。免疫治疗为卡介苗或白介素及干扰素治疗。

14. 何谓脂肪瘤？简述其特点。

脂肪瘤为正常脂肪样组织的瘤状物，好发于四肢、躯干，境界清楚，呈分叶状，质软可有假囊性感、无痛。生长缓慢，但可达巨大体积。深部者可恶变，应及时切除。多发者瘤体常较小，常呈对称性，有家族史，可伴疼痛（称为痛性肥胖病）。

15. 试述血管瘤的分类及其特点。

血管瘤按其结构分为三类，临床过程和预后各不相同。

（1）毛细血管瘤：多见于婴儿，大多数是女性。出生时或生后早期见皮肤有红点或小红斑，逐渐增大、红色加深并可隆起。瘤体境界分明，压之可稍褪色，大多数 1 年内可停止生长或消退。多数无须特别治疗。

（2）海绵状血管瘤：一般由小静脉和脂肪组织构成。多数生长在皮下组织内，也可在肌肉，少数可在骨或内脏等部位。皮下海绵状血管瘤可使局部轻微隆起。皮肤正常，或有毛细血管扩张，或呈青紫色。肿块质地软，有的稍有压缩性。治疗应及早施行血管瘤切除术，辅助治疗可在局部注射血管硬化剂（如 5％鱼肝油酸钠或 40％尿素等）。

（3）蔓状血管瘤：由较粗的迂曲血管构成，大多数为静脉，也可有动脉或动静脉瘤除了发生在皮下和肌肉，还常侵入骨组织，范围较大，甚至可超过一个肢体。血管瘤外观常见蜿蜒的血管，有明显的压缩性和膨胀性。或可听到血管杂音，或可触到硬结。治疗应争取手术切除。

16. 试述常见的皮下囊性肿瘤及囊肿。

（1）皮样囊肿：为囊性畸胎瘤，浅表者好发于眉梢或颅骨骨缝处，可与颅内交通呈哑铃状。手术摘除前应有充分估计和准备。

（2）皮脂囊肿：非真性肿瘤，为皮脂腺排泄受阻所致潴留性囊肿。多见于皮脂腺分布密集部位如头面及背部。表面可见皮脂腺开口的小黑点。囊内为皮脂与囊肿皮角化物集聚的油脂样"豆渣物"，易继发感染伴奇臭，感染控制后手术切除治疗。

（3）表皮样囊肿：为明显或不明显的外伤致表皮基底细胞层进入皮下生长而成的囊肿。囊肿壁由表皮所组成，囊内为角化鳞屑。多见于易受外伤或磨损部位，如臀部、肘部，间或发现于注射部位。可手术切除治疗。

（4）腱鞘或滑液囊肿：非真性肿瘤，由浅表滑囊经慢性劳损诱致。多见于手腕、足背肌腱或关节附近，坚硬感。可加压击破或抽出囊液注入醋酸氢化可的松或手术切除治疗，但治疗后易复发。

十四、器官、组织和细胞移植

1. 简述移植的概念。

移植（transplantation）是指将一个个体有活力的细胞、组织或器官（即移植物）用手术或其他方法，植入自体或另一个体的体内，以替代或增强原有细胞、组织或器官功能的医学技术。提供移植物的个体称为供者或供体（donor），而接受移植物的个体称为受者或受体（recipient）。

移植的主要分类方法是根据植入移植物的不同，分为器官移植、组织移植和细胞移植。

2. 移植的分类，具体指什么？

根据植入移植物的不同，移植分为器官移植、组织移植和细胞移植。

（1）器官移植主要是指植入实体器官整体或部分，并需要进行器官所属血管及其他功能性管道结构重建的移植。如肾、肝、心脏、移植，以及心肺、肝肾、胰肾联合移植和腹腔器官簇移植等。

（2）组织移植是指植入某一种组织如角膜、皮肤等，或整体联合几种组织如皮肌瓣等的移植。一般采用自体或异体组织行游离移植或血管吻合移植，以修复某种组织的缺损，如自体皮肤移植修补创面皮肤缺损等。

（3）细胞移植是指将适量游离的具有某种功能的活细胞输注到受体的血管、组织、器官或体腔内的技术。主要适用于补充受体体内该种数量减少或功能降低的细胞。其中，造血干细胞移植可用于治疗遗传性联合免疫缺陷病、重症地中海贫血、重症再生障碍性贫血以及包括各种白血病在内的血液系统恶性疾病。此外，还有胰岛细胞移植治疗糖尿病、脾细胞移植治疗重症血友病，睾丸间质细胞（Leydig 细胞）移植治疗男性性功能低下（低睾酮血症）等。

3. 引起移植排斥反应的抗原有哪些？

引起移植排斥反应的抗原称为移植抗原，包括：①主要组织相容性复合体抗原（major histocompaibility complex antigen，MHCA）；②次要组织相容性抗原（minor histocompatibility antigen，mHA）；③其他参与排斥反应的抗原，包括 ABO 血型抗原和组织特异性抗原等。

（1）MHCA：组织相容性是指不同个体间进行器官、组织或细胞移植时，供、受体双方相互接受的程度。人类白细胞抗原（HLA）分为三类分子，与移植相关的是I类和II类分子。I类分子（HLA-A，HLA-B，HLA-C）存在于体内几乎所有有核细胞的表面；II类分子（HLA-DR，HLA-DQ，HLA-DP）通常仅表达于抗原提呈细胞（antigen presenting cell，APC）表面。MHC 具有广泛的多态性，供、受体之间的 MHC 差别是发生急性排斥反应的主要原因。

（2）mHA：可引起较弱的排斥反应。该抗原被降解形成的肽段具有同种异型决定簇，以 MHC 限制性方式被 T 细胞识别。

（3）ABO 血型抗原：主要分布于红细胞表面，也表达于肝、肾等血管内皮细胞和组织细胞表面。若供、受体间 ABO 血型不相容，受体血液中血型抗体可与供体移植物血管内皮细胞的 ABO 抗原结合，通过激活补体引起血管内皮细胞损伤和血管内凝血，导致超急性排斥反应的发生。

4. 试述免疫抑制剂的临床应用。

免疫抑制剂临床治疗急性排斥反应分为基础治疗和挽救治疗。基础治疗即应用免疫抑制剂有效预防排斥反应发生。由于移植物恢复血流后即开始免疫应答过程，因此在术后早期免疫抑制剂用量较大，称为诱导阶段；随后可逐渐减量，达到维持量以预防急性排斥反应发生，称为维持阶段。一般情况下，免疫抑制剂需终身应用。当发生急性排斥反应时，需加大用量或调整方案以逆转排斥反应，称为挽救治疗。临床常用的免疫抑制剂主要分为免疫诱导用药和免疫维持用药两大类。

（1）免疫诱导用药主要是抗淋巴细胞的免疫球蛋白制剂，包括多克隆抗体和单克隆抗体。

（2）免疫维持用药：①糖皮质激素。②抗增殖类药物。③钙调磷酸酶抑制剂。④哺乳动物雷帕霉素靶蛋白。

5. 器官移植手术前需要做哪些免疫学选择？

为预防过于剧烈，甚至致命的排斥反应，移植前应做下列检查。①ABO 血型测定。

②淋巴细胞毒交叉配型试验，指受体的血清与供体淋巴细胞之间的配合试验，是临床移植前必须检查的项目。淋巴细胞毒交叉配型试验<10％判为阴性才能施行肾移植。③HLA 配型。国际标准要求至少检测供体与受体Ⅰ类抗原 HLA-A、HLA-B 位点和Ⅱ类抗原 HLA-DR 位点。

6. 肾移植的适应证包括哪些？

肾移植的适应证是各种肾病进展到慢性肾衰竭（尿毒症）期，包括慢性肾小球肾炎（在中国占 60％以上）、慢性肾盂肾炎、多囊肾、糖尿病性肾病、高血压肾病、间质性肾炎和自身免疫性肾病等。在长期寿命、生活质量、医疗费用等方面，肾移植明显优于尿毒症透析治疗，存活者可恢复良好的工作、生活、心理和精神状态。

7. 肝移植的适应证包括哪些？

肝移植适应证为进行性、不可逆性和致死性终末期肝病，且无其他有效治疗方法，病人预期生存期低于 1 年的肝脏良恶性病变。良性病变包括病毒性或酒精性肝硬化失代偿期、暴发性肝衰竭、先天性胆道闭锁、肝豆状核变性等，恶性病变如原发性肝细胞肝癌等。目前国际上主要的肝癌肝移植标准包括米兰标准和杭州标准等。米兰标准即单个肿瘤直径不超过 5 cm，或肿瘤数目少于 3 个且最大直径不超过 3 cm，无大血管侵犯、淋巴结或肝外转移。

8. 肺移植的适应证包括哪些？

适合肺移植的疾病主要为各类无法继续内科治疗的终末期肺部疾病，主要包括：特发性肺纤维化（间质性肺炎 IPF）、慢性阻塞性肺疾病（COPD）、硅沉着病、原发性肺动脉高压（PPH）、肺囊性纤维化、支气管扩张、α_1 抗胰蛋白酶缺乏症（α_1-AT）、肺淋巴管平滑肌瘤病（LAM）等。

9. 何谓造血干细胞移植（HSCT）？有哪几种移植？

造血干细胞移植（HSCT）的基本原理是将正常造血干细胞输给有关病人，替代异常造血干细胞，以重建病人的造血功能和免疫功能。HSCT 可采取骨髓移植（BMT）、外周血干细胞移植、脐血干细胞移植及胎干细胞移植等，发展较快的是外周血干细胞移植。根据造血干细胞来源不同，又可分为异基因骨髓移植和自体造血干细胞移植。

十五、外科微创技术

1. 试述微创的概念。

目前，业内对于微创（minimally invasive）仍没有统一的定义和标准。理论上，微创是指将手术对人体局部或全身的损伤控制到最小的程度，而又能取得最好的治疗效果。实际上，不同时期对微创的理解和要求是不同的。

2. 微创外科技术包括哪些内容？

微创外科技术（MIS）包括腔镜外科技术、内镜外科技术、介入超声技术和介入放射学技术，目前这些技术已应用于外科各个领域。

3. 腹腔镜手术的并发症有哪些？

腹腔镜手术的创伤微小并不代表手术危险也同样微小，腹腔镜手术除了可能发生与传统开腹手术同样的并发症以外，还可发生腹腔镜技术所导致的特有并发症。

（1）CO_2 气腹相关的并发症与不良反应：气腹的建立必将对心肺功能产生一定程度的影响，如膈肌上抬、肺顺应性降低、有效通气减少、心输出量减少、下肢静脉淤血和内脏血流减少等，并由此产生一系列并发症，包括皮下气肿、气胸、心包积气、气体栓塞、高碳酸血症与酸中毒、心律不齐、下肢静脉淤血和血栓形成、腹腔内缺血、体温下降等。

（2）与腹腔镜手术相关的并发症：①血管损伤，暴力穿刺是损伤后腹膜大血管的主要原因，其他则发生在手术操作过程中。②内脏损伤。③腹壁并发症，主要是与戳孔有关，包括戳孔出血与腹壁血肿、戳孔感染、腹壁坏死性筋膜炎和戳孔瘤等。

4. 试比较微创外科手术机器人系统和腹腔镜手术系统。

与传统腔镜相比，微创外科手术机器人系统具有下列优势。①视觉角度：手术机器人的 3D 图像具有更精细操作的空间定位，改善了手术操作的掌控力。②人机工程学角度：手术机器人系统中的外科医师站在主操作台控制手术，具有较好的舒适性。③操作度：微创外科机器人系统能滤除外科医师手部抖动，手术更加精确，可进行微细操作。④灵活度：可避免器械碰撞与三角操作问题，还能实现自动缝合等操作，节省时间，灵活度高。⑤触觉：传感器可测出组织与器械间的接触力，外科医师可感受到接触力的大小和方向。⑥远程手术：机器人外科技术为跨地域远程手术提供了可能性。

5. 何谓 TIPS？

经颈静脉肝内门体分流术（transjugular intrahepatic portosystemic shunt，TIPS）是指以颈内静脉为穿刺入路，将导管经颈内静脉、上腔静脉、右心房、下腔静脉，插入肝静脉并在 X 线引导下由肝静脉刺门静脉，在肝脏内建立肝静脉与门静脉的通道，使门静脉内血液可直接流入肝静脉，降低门静脉压力，从而达到治疗门静脉高压症的目的。主要适用于门静脉高压症引起的上消化道出血、顽固性胸（腹）水等。

6. PTCD 是治疗什么疾病的技术？

经皮经肝胆道引流（percutaneous transhepatic choledocho drainage，PTCD）是指在影像设备引导下，经皮经肝穿刺肝内扩张的胆管，并置入导管进行胆道引流或减压。PTCD 可作为不能耐受外科手术的急性梗阻性化脓性胆管炎暂时性外引流，也可作为肝门部胆管癌或胰头癌术前减轻黄疸、改善肝功能，以提高手术安全性的一种手段。对于肝门部胆管癌不能手术的姑息治疗，最好是将导管从肝内扩张的胆管插过肿瘤的梗阻部位进入胆总管进行内引流。

7. 外科介入手术的并发症有哪些？

（1）经血管介入技术相关并发症：

1）穿刺并发症：常见为穿刺部位出血、血肿、血管内膜损伤或假性动脉瘤形成。故穿刺时务必注意病人的凝血功能状况，并选择合适的介入器材进行精细操作，以免并发症的发生。

2）对比剂不良反应：仅有极少数病例会发生对比剂不良反应。常见的对比剂不良反应有荨麻疹、支气管痉挛、明显的血压降低、抽搐、肺水肿、迷走神经反应、全身过敏样反应等。术前应充分水化，并遵循产品说明书中规定的剂量和适应证范围，对高危人群进行严格评估。

（2）非经血管介入技术相关并发症：主要有感染、出血、穿刺部位相关的组织和脏器损伤等，如肝肿瘤射频消融治疗导致的胆囊或肠管损伤，胸腔穿刺引流引起的气胸、肺损伤。另外还有穿刺所致脓肿破溃扩散、肿瘤种植播散等。

✎ §8.1.2　外科总论自测试题（附参考答案）

✎ §8.1.2.1　外科总论自测试题一

一、选择题

【A 型题】

1. 成人血浆占细胞外液的比例为 （　）

A. 5%　　B. 15%　　C. 20%　　D. 25%　　E. 50%

2. 细胞外液由下列哪些成分组成 （　）

A. 血浆＋细胞间液　　B. 血浆＋脑脊液　　C. 血浆＋关节液　　D. 血浆＋消化液　　E. 细胞间液＋脑脊液

3. 高血钾引起心律失常应立即 （　）

A. 静脉注射 11.2% 乳酸钠溶液 60 mL　　B. 静脉注射 25% 葡萄糖溶液 60 mL　　C. 静脉注射 10% 葡萄糖酸钙溶液 20 mL　　D. 静脉注射 11.2% 乳酸钠溶液 120 mL　　E. 静脉注射 25% 葡萄糖溶液 100 mL

4. 某慢性肾炎病人，动脉血气分析结果如下：pH 7.33，$PaCO_2$ 30 mmHg，HCO_3^- 15 mmol/L，该病人最可能的诊断是 （　）

A. 代谢性酸中毒　　B. 代谢性碱中毒　　C. 呼吸性酸中毒　　D. 呼吸性碱中毒　　E. 混合性酸中毒

5. 休克发生持续时间超过多少小时容易继发内脏器官的损害 （　）

A. 8 小时　　B. 9 小时　　C. 10 小时　　D. 12 小时　　E. 24 小时

6. 造成休克死亡的三大原因是 （　）

A. 心、脑、肾衰竭　　B. 心、肺、肾衰竭　　C. 心、肝、肾衰竭　　D. 肝、肺、肾衰竭　　E. 脑、心、肝衰竭

7. 休克病人的体位一般应采取 （　）

A. 头低躯干抬高位　　B. 头和躯干部抬高 15°～20°，下肢抬高 20°～30°　　C. 头和躯干部抬高 20°～30°，下肢抬高 15°～20°　　D. 头和躯干部抬高 25°～30°，下肢抬高 20°～30°　　E. 头、躯干及下肢都抬高 25°～30°

8. 休克病人尿量稳定在每小时多少以上时，表明休克已纠正 （　）

A. 25 mL　　B. 50 mL　　C. 35 mL　　D. 20 mL　　E. 30 mL

9. 以下哪一类体液失调病人最易出现口渴的症状 （　　）

A. 等渗性缺水　　B. 低渗性缺水　　C. 高渗性缺水　　D. 高血钾　　E. 低钠血症

【X型题】

10. 高钾血症的处理原则是 （　　）

A. 积极防治心律失常　　B. 立即停止钾盐摄入　　C. 降低血清钾浓度　　D. 原发病治疗
E. 改善肾功能

11. 等渗性缺水常见的病因有 （　　）

A. 肠瘘　　B. 大量呕吐　　C. 大创面慢性渗液　　D. 高热、大量出汗　　E. 腹腔内感染

12. 引起等渗性缺水的原因有 （　　）

A. 急性消化液丢失　　B. 大量出汗　　C. 肠梗阻早期大量呕吐　　D. 大面积烧伤 48 小时内
E. 十二指肠瘘早期

13. 对休克病人的一般监测项目包括 （　　）

A. 精神状态　　B. 皮肤温度、色泽　　C. 血压（动态）　　D. 脉率　　E. 尿量

14. 有效循环血量主要依赖 （　　）

A. 有充足的血容量　　B. 有良好的肺功能　　C. 有效的心输出量　　D. 良好的周围血管张力
E. 水、电解质平衡

15. 感染性休克控制感染的主要措施包括 （　　）

A. 处理原发感染灶　　B. 应用抗菌药　　C. 改善病人一般情况　　D. 增强病人抵抗力　　E. 应用大量激素

二、填空题

1. 判断烧伤面积时，将体表面积划分为 11 个 9% 的等份，另加 1%，构成 100% 的总体表面积，即：头颈部 9%，躯干_____%，双上肢_____%，双下肢_____%，再加 1%。

2. 开放性伤口可分为_____伤口、_____伤口和_____伤口。

3. 根据国际脓毒症和脓毒性休克管理指南，脓毒症的治疗可分为以下四部分：_____，_____，_____，_____，评估病人的血流动力学状态，酌情补液和使用血管活性药物。

4. 临床上常用的肠外营养中心静脉途径有：_____，_____，_____。

5. 手术后切口并发症有：_____，_____，_____，_____。

三、判断题

1. 上腹部手术的病人，肺膨胀不全发生率为 25%，最常发生在术后 72 小时之内。 （　　）

2. 术前 7 日停用阿司匹林，术前 2～3 日停用非甾体抗炎药，术前 10 日停用抗血小板药氯吡格雷。 （　　）

3. 肝性脑病Ⅲ度（昏迷期）为昏迷不醒，对刺激无反应，反射逐渐消失，常伴有呼吸、循环等方面的改变。 （　　）

4. 溶血反应是最严重的输血并发症。经常发生，后果严重，死亡率高。 （　　）

5. 呼吸性酸中毒是指 CO_2 排出障碍或吸入过多引起的 pH 下降，以血浆 HCO_3^- 浓度原发性升高为特征。 （　　）

四、名词解释

1. 有效循环血量

2. 微循环

3. 高钾血症

4. 水中毒

5. 急性呼吸窘迫综合征（ARDS）

五、问答题

1. 引起感染性休克的外科疾病主要有哪些？

2. 试述等渗性缺水的主要病因和诊断要点。

3. 试述代谢性酸中毒治疗原则、方法和注意事项。

4. 试述呼吸性酸中毒的诊断要点和处理原则。

5. 何谓全身炎症反应综合征（SIRS）？

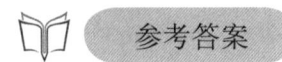 参考答案

一、选择题

1. D 2. A 3. C 4. A 5. C 6. B 7C 8. E 9. C 10. ABCDE 11. ABE 12. ACDE
13. ABCDE 14. ACD 15. ABCD

二、填空题

1. 27 18 45

2. 清洁 污染 感染

3. 早期复苏 抗微生物治疗 感染源控制 其他辅助治疗

4. 颈内静脉途径 锁骨下静脉途径 外周静脉置入中心静脉导管（PICC）途径

5. 切口血肿 积血和血凝块 伤口裂开 伤口感染

三、判断题

1. × 2. √ 3. × 4. × 5. ×

四、名词解释

1. 有效循环血量：是指单位时间内通过心血管系统进行循环的血量，但不包括储存于肝、脾和淋巴血窦中或停滞于毛细血管中的血量。

2. 微循环：是指微动脉和微静脉之间的血液循环。血液循环最根本的功能是进行血液和组织的物质交换，这一功能就是在微循环部分实现的。

3. 高钾血症：指血钾浓度超过 5.5 mmol/L。

4. 水中毒：是指水潴留使体液量明显增多，血清 Na^+ 浓度<130 mmol/L，血浆渗透压<280 mmol/L，但体钠总量正常或增多，故又称高容量性低钠血症。

5. 急性呼吸窘迫综合征：休克时缺氧可使肺毛细血管内皮细胞和肺泡上皮受损，表面活性物质减少；复苏过程中，如大量使用库存血，其所含的微聚物可造成肺微循环栓塞，结果导致部分肺泡萎陷和不张，肺水肿以及部分肺血管嵌闭或灌注不足，引起肺分流和无效腔通气增加，严重时导致急性呼吸窘迫综合征（ARDS）。ARDS 常发生于休克期内，也可在稳定后 48～72 小时内发生。

五、问答题

1. 感染性休克是外科常见并且治疗较为困难的一类休克，是机体对宿主-微生物应答失衡的表现。常继发于革兰阴性杆菌为主的感染，如急性腹膜炎、胆道感染、绞窄性肠梗阻及泌尿系感染等，又称内毒素性休克。革兰阴性杆菌内毒素与体内补体、抗体或其他成分结合，刺激交感神经引起血管痉挛，损伤血管

内皮细胞，促使组胺、激肽、前列腺素及溶酶体酶等炎症介质释放，引起全身炎症反应综合征（systemic inflammatory response syndrome，SIRS）。

2. 任何等渗性液体大量丢失所造成的血容量减少，短时间内均属等渗性脱水。临床上常见病因有：①消化液急性丧失，如肠外瘘、大量呕吐、腹泻等。②体液丧失在感染区或软组织内，如腹腔内或腹膜后感染、肠梗阻等。③大量抽放胸水、腹水，大面积烧伤等。等渗性脱水如不及时处置，病人可以通过不显性蒸发或呼吸等途径不断丢失水分而转变成高渗性脱水。如果补充过多低渗液体则可转变为低渗性脱水和低钠血症。

3. 治疗代谢性酸中毒最重要的是针对原发病的治疗，如乳酸性酸中毒应首先纠正循环障碍、改善组织灌注、控制感染；糖尿病酮症酸中毒应及时输液、应用胰岛素、纠正电解质紊乱。由于机体具有较强调节酸碱平衡的能力，可通过肺通气排出更多 CO_2，又能通过肾排出 H^+ 和保留 Na^+ 及 HCO_3^-，因此，只要能消除病因，再辅以补充液体以纠正缺水，较轻的代谢性酸中毒（血浆 HCO_3^- 为 16～18 mmol/L）常可自行纠正，不必应用碱性药物。低血容量性休克所致的轻度代谢性酸中毒，经补液、输血纠正休克之后也可随之被纠正，不宜过早使用碱性药物，否则反而可能造成代谢性碱中毒。

临床上根据酸中毒严重程度，首次可静脉输注 5% $NaHCO_3$ 溶液 100～250 mL，用后 2～4 小时复查动脉血血气分析及血浆电解质浓度，根据测定结果再决定是否需继续给药及用量。5% $NaHCO_3$ 溶液为高渗溶液，过快过多输入可致高钠血症和高渗透压，应格外注意。

此外，酸中毒纠正时容易导致低钾血症和低钙血症，出现相应的临床表现，应及时注意防治。

4. 呼吸性酸中毒病人多有呼吸功能受影响病史，并出现呼吸急促、呼吸困难以及明显的神经系统症状，起初病人可有头痛、视野模糊、烦躁不安，进一步发展可出现震颤、神志不清，甚至谵妄、昏迷等。脑缺氧可致脑水肿、脑疝，甚至呼吸骤停。pH 下降以及高碳酸血症可引起外周血管扩张，导致心律失常、血压下降等，即应怀疑呼吸性酸中毒。呼吸性酸中毒的血气分析参数变化规律：$PaCO_2$ 增高，pH 降低，通过肾代偿后，代谢性指标继发性升高，AB、SB 及 BB 值均升高，AB>SB，BE 正值加大。

处理原则：急性呼吸性酸中毒时，应迅速去除引起通气障碍的原因，改善通气功能，使蓄积的 CO_2 尽快排出。慢性呼吸性酸中毒病人应积极治疗原发病，有针对性地采取控制感染、扩张小支气管、促进排痰等措施，以改善换气功能和减轻酸中毒程度。

5. 全身炎症反应综合征常继发于革兰阴性杆菌为主的感染，如急性腹膜炎、胆道感染、绞窄性肠梗阻及泌尿系感染等，又称内毒素性休克。革兰阴性杆菌内毒素与体内补体、抗体或其他成分结合，刺激交感神经引起血管痉挛，损伤血管内皮细胞，促使组胺、激肽、前列腺素及溶酶体酶等炎症介质释放，引起全身炎症反应综合征（systemic inflammatory response syndrome，SIRS），最终导致微循环障碍、代谢紊乱及器官功能不全。SIRS 的诊断标准是：①体温>38 ℃或<36 ℃；②心率>90 次/min；③呼吸急促>20 次/min 或过度通气，$PaCO_2$<4.3 kPa；④白细胞计数>12×10⁹/L 或<4×10⁹/L，或未成熟白细胞>10%。

§8.1.2.2　外科总论自测试题二

一、选择题

【A 型题】

1. ARF 时，导致低血钠的主要原因是　　　　　　　　　　　　　　　（　　）

A. 钠丢失过多　　　B. 代谢障碍使"钠泵效应下降"　　　C. 肾小管功能障碍　　　D. 水潴留

E. 代谢性酸中毒

2. 有关 ARDS 的诊断以下哪项是错误的　　　　　　　　　　　　　　（　　）

A. 有诱发 ARDS 的基础病因，如严重创伤、脓毒症等　　B. 急性呼吸困难，呼吸节律频速
C. 胸片示双肺有弥漫性浸润病灶　　D. 一般的氧疗难以纠正其低氧　　E. 动脉血气分析正常

3. 有关急性呼吸窘迫综合征的治疗，以下哪项是错误的　　（　　）

A. 主要支持呼吸的方法为用呼吸机进行呼气末正压通气　　B. 因正压通气使回心血量减少，所以要大量快速输液　　C. 防治感染是重要措施　　D. 可选用改善肺循环的药物　　E. 纠正低氧的同时，应兼顾其他主要器官功能的支持治疗，防止 MODS

4. 治疗 ARF，以下哪项是错误的　　（　　）

A. 有效的治疗基于正确的诊断，不同原因所致 ARF 需要不同的治疗方法　　B. 对于肾前性 ARF，简单而有效的方法就是补充血容量　　C. 尿路梗阻病人必须解除梗阻　　D. 在对 ARF 的保守治疗中，纠正水、电解质酸平衡紊乱十分重要　　E. 一旦确诊急性肾衰竭，立即行血液透析治疗

5. 关于急性肾衰竭，以下哪项是错误的　　（　　）

A. 机体代谢产生的固定酸需通过肾排出体外，因此，ARF 经常导致酸中毒　　B. 因磷排泄减少，导致钙吸收减少，出现低钙血症　　C. 病人易出现负氮平衡，因此，补氮量愈多愈好　　D. 血液透析的优点是能快速清除过多的水分、电解质和代谢产物　　E. 高血钾时见效最快的方法是静脉内注入钙离子

6. 病人手术中误输双异型血后无尿 2 日，最有效的治疗方案是　　（　　）

A. 输注地塞米松　　B. 输注碳酸氢钠　　C. 输注甘露醇　　D. 输注呋塞米　　E. 血液透析

7. 24 小时尿量超过 800 mL，但血中肌酐、尿素氮进行性升高，称为　　（　　）

A. 急性肾衰竭　　B. 慢性肾衰竭　　C. 非少尿型急性肾衰竭　　D. SIRS　　E. ARDS

8. ARF 少尿无尿阶段最主要的死亡原因是　　（　　）

A. 低钠血症　　B. 高磷及低钙血症　　C. 高钾血症　　D. 高镁血症　　E. 水中毒

9. 有关 ARF 少尿期的治疗，以下哪项是错误的　　（　　）

A. 限制水分，防治高血钾　　B. 血液滤过是治疗严重酸中毒的最佳方法　　C. 腹膜透析治疗适于所有病人且效果最佳　　D. 严格控制感染　　E. 维持营养，补充适量热量和蛋白质

10. 下列哪项是血液透析的禁忌证　　（　　）

A. BUN＞30 mmol/L　　B. 血清钾＞6.5 mmol/L　　C. 血清肌酐＞908 μmol/L　　D. 严重酸中毒
E. 休克

11. 关于 ARDS，以下哪种说法最正确　　（　　）

A. 有明显的呼吸困难　　B. 呼吸频率增快　　C. 有发绀征象，并有烦躁不安　　D. 是急性呼吸衰竭的一种类型　　E. 动脉血气检查异常

【X 型题】

12. 麻醉前用药的目的包括　　（　　）

A. 稳定病人的情绪　　B. 缩短麻醉药作用时间　　C. 减少术后肺部并发症　　D. 对抗麻醉药的毒副作用　　E. 增强血液循环

13. 预防局麻药物毒性反应的方法包括　　（　　）

A. 一次用量不超过限量　　B. 使用最低有效浓度　　C. 避免误入血管　　D. 麻醉前适量使用巴比妥类药物　　E. 药液中均加入少量肾上腺素

14. 手术体位不当所引起生理并发症有　　（　　）

A. 肺通气不足　　B. 血压下降　　C. 上呼吸道阻塞　　D. 肢体动脉搏动消失　　E. 头面部充血水肿

15. 外科手术后常见的并发症有　　（　　）

A. 术后发热与低体温　　B. 术后出血　　C. 术后应激反应　　D. 术后感染　　E. 切口裂开

414

二、填空题

1. 输血指南建议：Hb>_____时不需要输血；Hb<_____时可输入浓缩红细胞；Hb 为_____时，应根据病人的具体情况来决定是否输血。对于可输可不输的病人应尽量不输。

2. 溶血反应是最严重的输血并发症。虽然很少发生，但后果严重、死亡率高。其常见的病因有：_____，_____，_____。

3. 为保证高压灭菌的效果，其使用过程有严格的规定，灭菌包裹体积的上限为：长_____cm、宽_____cm、高_____cm。

4. 等渗性脱水临床上常见的病因有：①_____；②_____；③_____。

5. UW 液和 HTK 液多用于保存器官。临床上大多将器官保存时限定为：心脏_____小时，肾_____小时，胰腺 10～20 小时和肝_____小时。

三、判断题

1. 高渗性脱水检查提示血清 Na^+ 浓度>150 mmol/L 或血浆渗透压>310 mOsm/L，细胞外液失水，细胞内液正常。 （　　）

2. 肾移植术中移植肾放在髂窝，肾动脉与髂内或髂外动脉吻合，肾静脉与髂外静脉吻合。 （　　）

3. 麻醉前用药可消除因手术或麻醉引起的不良反射，特别是迷走神经反射，抑制副交感神经兴奋以维持血流动学的稳定。 （　　）

4. 痈的炎症常从毛囊底部开始，并向阻力较小的皮下组织蔓延，再沿浅筋膜向外周扩散，进入毛囊群而形成多个脓头。 （　　）

5. 病人有脓毒症，进行早期复苏时，在最初 3 小时内应给予不少于 50 mL/kg 的晶体液。对需要使用血管活性药物的脓毒症休克病人，建议复苏初始目标为平均动脉压 60 mmHg。 （　　）

三、名词解释

1. 消毒
2. 第三间隙液体
3. 低镁血症
4. 延迟性溶血反应
5. 休克

五、问答题

1. 参与 SIRS 的主要促炎介质有哪些？
2. 炎症受到机体抗炎机制的控制以保护机体免受炎症的损害，请简述机体的抗炎机制。
3. 容易引发脓毒症的因素有哪些？
4. 外科感染使用抗菌药的一般疗程为何？
5. 试述对符合用药指征的病人使用抗生素预防手术部位感染的有效时机和合理疗程。

参考答案

一、选择题

1. D　2. E　3. B　4. E　5. C　6. E　7. C　8. C　9. C　10. E　11. D　12. ACD　13. ABCD
14. ABCDE　15. ABDE

二、填空题

1. 100 g/L　70 g/L　70～100 g/L

2. 误输了 ABO 血型不合的血液　　输入有缺陷的红细胞后可引起非免疫性溶血　　受血者患自身免疫性贫血,受血者的自身抗体破坏输入其体内的异体红细胞

3. 40　30　30

4. 消化液急性丧失　体液丧失在感染区或软组织内　　大量抽放胸水、腹水,大面积烧伤

5. 5　40～50　12～15

三、判断题

1. ×　2. √　3. ×　4. ×　5. ×

四、名词解释

1. 消毒:是指杀灭病原微生物和其他有害微生物,但并不要求清除或杀灭所有微生物。

2. 第三间隙液体:是指存在于体内各腔隙中的一小部分细胞外液,包括胸腔液、心包液、腹腔液、关节液、滑膜液和前房水等,有调解体液平衡的作用,其调节作用极小且慢。

3. 低镁血症:血清镁浓度 < 0.75 mmol/L 时为低镁血症。常见于:①长期禁食、厌食或长时间肠外营养而没有补充镁;②严重腹泻、长期胃肠减压引流、肠瘘以及短肠综合征等导致经胃肠道丢失镁;③大量应用利尿药及患某些肾脏疾病,导致经肾排出镁增多而重吸收减少;④高钙血症可使肾小管对镁及磷酸盐重吸收减少;⑤糖尿病酮症酸中毒、甲状腺功能亢进以及严重甲状腺功能减退均使肾小管对镁的重吸收减少。

4. 延迟性溶血反应:多发生在输血后 7～14 日,表现为原因不明的发热、贫血、黄疸和血红蛋白尿,一般症状并不严重,但可引起全身炎症反应综合征。

5. 休克:是机体有效循环血量减少、组织灌注不足,细胞代谢紊乱和功能受损的病理生理过程,可由多种病因引起。组织灌注不足导致组织氧的传递、转运和利用障碍,从而发生代谢障碍,引起细胞能量物质的缺乏及细胞代谢产物的堆积。组织细胞氧供给不足和需求增加是休克的本质,产生炎症介质是休克的特征。

五、问答题

1. 参与 SIRS 的主要促炎介质如下:①细胞因子,如 TNF-α、IL-1、IL-8;②花生四烯酸代谢物,如前列环素、血栓素、白三烯、血小板活化因子;③其他,如补体片段、凝血因子、激肽与纤溶系统。

2. 机体的抗炎机制如下:①炎症细胞的激活有明显的自限性;②炎症细胞生成的某些介质具有抗炎作用(如 IL-10、IL-4、可溶性 TNF 受体);③机体分泌糖皮质激素。

3. 容易引发脓毒症的因素包括:①人体抵抗力减弱;②长期使用糖皮质激素、免疫抑制剂、抗癌药等导致机体免疫功能低下;③局部病灶处理不当;④长期留置静脉导管;⑤使用广谱抗生素。

4. 外科感染使用抗菌药的一般疗程:①多数外科感染经有效抗生素治疗 5～7 日可控制,抗菌药一般在体温正常、症状消退、全身及局部病灶好转后及时停药;②脓毒症疗程可适当延长;③骨髓炎需在感染控制 2～3 周后停药。

5. 对符合用药指征的病人,使用抗生素预防手术部位感染的有效时机和合理疗程如下:

(1) 一般择期手术,手术开始前 30 分钟经静脉给药,手术持续时间大于 3～4 小时者,追加一个剂量(使用半衰期长的抗生素如头孢曲松除外),术后不再用药。

(2) 术前已经发生污染(如创伤),就诊时立即使用抗生素,除手术开始前再给一个剂量外,术后宜用药 1～2 日;伴空腔脏器破裂者,宜用药 2～3 日;若伤后就诊晚(> 8 小时)未及时使用抗生素,且污染较重或伴有空腔脏器破裂者,宜用药 5 日左右。

(3) 手术时或术后发现已经感染,宜制订治疗性用药方案,不属于预防性用药范畴。

一、选择题

【A 型题】

1. 下列哪个部位施行局部麻醉时麻醉药可加肾上腺素 （　）

A. 高血压病人椎管内麻醉　　B. 疝气修补，局部浸润麻醉　　C. 阴茎神经阻滞　　D. 指间神经阻滞　　E. 气管内黏膜麻醉

2. 下列哪种吸入麻醉药可引起弥散性缺氧 （　）

A. 恩氟烷　　B. 异氟烷　　C. 七氟烷　　D. 氧化亚氮　　E. 地氟烷

3. 有关椎管内麻醉对生理的影响，下列叙述哪项不正确 （　）

A. 阻断阻滞区域交感神经使动脉舒张、静脉扩张，使回心血量减少　　B. 低血压的发生率与麻醉平面有关　　C. 高平面麻醉可使心率减慢　　D. 休克病人宜选用椎管内麻醉　　E. 高血压不是椎管内麻醉的禁忌证

4. 有关局部麻醉，下列叙述哪项不正确 （　）

A. 黏膜麻醉宜选用渗透能力强的局部麻醉药　　B. 局部浸润麻醉需用药量大时宜选用毒性低的药物，并使用最低有效浓度　　C. 神经阻滞麻醉以普鲁卡因为首选　　D. 布比卡因一般不用于局部浸润麻醉　　E. 区域阻滞可避免穿刺肿瘤组织

5. 下列哪种药物作为麻醉诱导时对循环影响最小 （　）

A. 硫喷妥钠　　B. 氯胺酮　　C. 依托咪酯　　D. 羟丁酸钠　　E. 异丙酚

6. 下列哪种情况是去极化肌肉松弛药的禁忌证 （　）

A. 严重创伤　　B. 大面积烧伤　　C. 高位截瘫　　D. 青光眼　　E. 以上都是

7. 某严重创伤病人使用琥珀胆碱后发生心搏骤停，最可能的原因是 （　）

A. 低血压　　B. 高钾　　C. 低钠　　D. 酸中毒　　E. 颅内压升高

8. 关于肠源性感染，错误的是 （　）

A. 及时纠正休克，保护肠黏膜，对防治感染有重要意义　　B. 肠内营养可预防肠源性感染的发生　　C. 口服抗生素可减少肠源性感染的发生　　D. 严重烧伤时，肠黏膜屏障有明显的应激性损害　　E. 早期少量进食促进肠道黏膜屏障修复

9. 烧伤后成人每小时尿量低于多少常示血容量不足 （　）

A. 10 mL　　B. 15 mL　　C. 20 mL　　D. 30 mL　　E. 50 mL

【X 型题】

10. 特异性感染包括 （　）

A. 结核　　B. 真菌　　C. 破伤风　　D. 气性坏疽　　E. 炭疽

11. 非特异性感染的演变，可能出现的结果是 （　）

A. 炎症扩散　　B. 炎症好转　　C. 局部化脓　　D. 转变为特异性感染　　E. 转变为慢性炎症

12. 气性坏疽的处理原则是 （　）

A. 彻底清创，广泛多处切开　　B. 应用大量抗生素，首选为青霉素　　C. 高压氧治疗　　D. 支持疗法，包括输血及营养支持　　E. 中药治疗

13. 破伤风病人较常见的并发症有 （　）

A. 角弓反张　　B. 窒息　　C. 酸中毒　　D. 高热　　E. 循环衰竭

14. 外科感染的病原体包括 （　）

A. 病毒　　B. 细菌　　C. 真菌　　D. 寄生虫　　E. 昆虫

15. 下列疾病属于外科感染的是　　　　　　　　　　　　　　　　　　　（　　）

A. 盆腔脓肿　　B. 急性胆囊炎　　C. 急性骨髓炎　　D. 支气管肺炎　　E. 阑尾脓肿

二、填空题

1. 环氧乙烷气体灭菌法要求：气体有效浓度为_____，灭菌室内温度为 37～63 ℃，需持续_____小时，能达到灭菌要求。物品以专用纸袋密封后放入灭菌室，灭菌的有效期为_____年。

2. 免疫检查点抑制剂就是阻断免疫检查点蛋白的活性，增加其摧毁癌细胞的能力，目前主要有_____抗体、_____抗体两类。

3. 实施肿瘤外科手术除遵循外科学一般原则外，还应遵循肿瘤外科的基本原则。其基本思想是防止术中肿瘤细胞的脱落种植和血行转移，包括_____原则、_____原则、_____原则。

4. 冻伤的损害分度：Ⅰ度为_____冻伤；Ⅱ度为_____冻伤；Ⅲ度为_____冻伤；Ⅳ度为_____冻伤。

5. 在创伤的急救过程中，遵循一定的程序，可提高工作效率，防止漏诊。其基本原则是先救命，后治伤。可分为 5 个步骤进行：①_____；②对生命体征的重要改变迅速做出反应，如心肺复苏、抗休克及外出血的紧急止血等；③_____；④实施各种诊断性穿刺或安排必要的辅助检查；⑤_____。

三、判断题

1. 脓毒血症病人进行早期复苏成功后，应重新评价病人的血流动力学状态，酌情补液和使用血管活性药物。如果血流动力学指标仍不稳定，可静脉给予氢化可的松（300 mg/d）。（　　）

2. 破伤风潜伏期一般为 7～8 日，可短至 24 小时或长达数月、数年。潜伏期越短者，预后越差。约 90％的病人在受伤后 2 周内发病，偶见在摘除体内存留多年的异物后出现破伤风症状。（　　）

3. 凝血功能障碍、体温升高和酸中毒被称为"死亡三联征"，是重症创伤死亡的重要原因之一。（　　）

4. Ⅳ度冻伤（坏疽性冻伤）损伤深达肌肉、骨骼，甚至可造成肢体坏死，表面呈死灰色、无水疱；坏死组织与健康组织的分界在 2 周左右明显，通常呈干性坏死，治愈后多留有功能障碍或致残。（　　）

5. 蛇咬伤后应当避免奔跑，立即现场绑扎伤肢的近心端，松紧度掌握在能够使远端动脉搏动稍微减弱为宜。绑扎后每隔 30 分钟左右松解一次，每次 5 分钟，然后用手挤压伤口将毒液排出。（　　）

四、名词解释

1. 体格状态评估分级
2. 表面麻醉
3. 全脊椎麻醉
4. 神经病理性疼痛
5. 病人自控镇痛

五、问答题

1. 脓毒症使用抗菌药的原则有哪些？
2. 为控制和减少细菌耐药菌株的发生与传播应采取哪些措施？
3. 预防外科手术感染的主要措施有哪些？
4. 围手术期预防性使用抗生素时，规范的短程用药有哪些优点？
5. 纤维连接蛋白在创伤修复过程中有何作用？

参考答案

一、选择题

1. B 2. D 3. D 4. C 5. C 6. E 7. B 8. C 9. C 10. ACDE 11. ABCE 12. ABCD 13. BCE 14. ABCD 15. ABCE

二、填空题

1. 450～1 200 mg/L 1～6 半

2. CTLA4 抗体 PD-1 抗体/PD-L1 抗体

3. 不切割 整块切除 无瘤技术

4. 红斑性 水疱性 焦痂性 坏疽性

5. 把握生命体征，检查伤部，迅速评估伤情 重点询问受伤史，分析受伤情况，仔细体格检查 进行确定性治疗

三、判断题

1. × 2. √ 3. × 4. × 5. ×

四、名词解释

1. 体格状态评估分级：指综合分析麻醉前访视所得信息，可对病人全身情况和麻醉耐受力做出较全面的评估，分为 5 级，是现临床较常用的评估方法之一。一般认为，Ⅰ～Ⅱ病人对麻醉和手术的耐受性良好，风险较小；Ⅲ级病人的器官功能虽在代偿范围内，但对麻醉和手术的耐受能力减弱，风险较大，如术前准备充分，尚能耐受麻醉；Ⅳ级病人因器官功能代偿不全，麻醉和手术的风险很大，即使术前准备充分，围手术期的死亡率仍很高；Ⅴ级者为濒死病人，麻醉和手术都异常危险，不宜行择期手术。

2. 表面麻醉：将穿透力强的局部麻醉药施用于黏膜表面，使其透过黏膜而阻滞位于黏膜下的神经末梢，使黏膜产生麻醉现象，称为表面麻醉。眼、鼻、咽喉、气管及尿道等处的浅表手术或内镜检查常用此法。

3. 全脊椎麻醉：指由于硬膜外麻醉所用局部麻醉药大部分或全部意外注入蛛网膜下隙，使全部脊神经被阻滞的现象。病人可在注药后几分钟内出现呼吸困难、血压下降、意识模糊或消失，继而呼吸停止。一旦发生全脊椎麻醉，应立即以面罩加压给氧并紧急行气管内插管进行人工呼吸，加速输液，并以血管加压药维持循环稳定。

4. 神经病理性疼痛：是指发生于周围神经和中枢神经任何部位的神经病变和损害所致的疼痛，如带状疱疹后神经痛、糖尿病性神经病变、残端痛、幻肢痛等，属于慢性疼痛的一种。

5. 病人自控镇痛：即在病人感到疼痛时，可自行按压病人自控镇痛（PCA）装置的给药键，按设定的剂量注入镇痛药，从而达到止痛效果。它弥补了传统镇痛方法存在的镇痛不足和忽视病人个体差异，以及难以维持血药浓度稳定等问题。

五、问答题

1. 脓毒症使用抗菌药的原则如下：

（1）先根据原发病灶的性质，经验性联合静脉给药给予广谱抗生素，剂量要足够。

（2）随后根据治疗效果、细菌培养和药敏结果，调整选用抗生素。

（3）对真菌性脓毒症应停用广谱抗生素并选用酮康唑、两性霉素 B 等抗真菌药。

2. 为控制和减少细菌耐药菌株的发生与传播可采取如下措施：

（1）严格掌握抗菌药的适应证。

（2）尽量选用窄谱抗生素、减少局部用药、剂量足够、疗程适当。

（3）根据药敏试验结果调整用药。

（4）严格执行消毒隔离制度，防止耐药菌株的交叉感染。

（5）掌握所在地致病菌株并对药敏情况进行检测，作为临床经验性用药的参考。

3. 预防外科手术感染的主要措施：①术前应采取各种措施提高病人体质；②按预防指征合理使用抗生素；③严格遵循无菌技术原则；④手术中操作轻柔，减少组织损伤。

4. 围手术期预防性使用抗生素，规范的短程用药有如下优点：①减少不良反应；②不易诱导产生耐药菌株；③减少用药费用；④减少护理工作量。

5. 纤维连接蛋白在创伤修复过程中的作用如下：①血浆纤维连接蛋白参与凝血过程；②增强巨噬细胞的功能；③使成纤维细胞和内皮细胞向伤区移动；④促使上皮细胞向伤区移动。

§8.1.2.4 外科总论自测试题四

一、选择题

【A 型题】

1. 以下哪项不是休克抑制期的临床表现 （　）

A. 意识淡漠　　B. 极度口渴　　C. 肢端发绀　　D. 脉率大于 100 次/min　　E. 血压 95/60 mmHg

2. 感染性休克病人测得其 CVP 正常，心输出量增高，外周血管阻力降低，血压 80/60 mmHg，此时最适用的血管活性药是 （　）

A. 多巴胺　　B. 多巴酚丁胺　　C. 酚妥拉明　　D. 去甲肾上腺素　　E. 毛花苷丙

3. 肝破裂失血性休克病人，其血压 82/50 mmHg，心率 120 次/min，皮肤苍白，神志淡漠，估计失血量为 （　）

A. 300 mL 以下　　B. 400～800 mL　　C. 500～700 mL　　D. 800～1600 mL　　E. 1600 mL 以上

4. 有关感染性休克的叙述，下列哪项不正确 （　）

A. 病理生理改变复杂　　B. 不易产生心和肾损害　　C. 易产生组织细胞氧利用障碍　　D. 易并发 DIC　　E. 酸中毒发生早

5. 脾破裂失血性休克病人，在快速大量补充血容量后，血压仍低，心率快，且腹胀加重，此时最重要的紧急处理措施是 （　）

A. 继续补液治疗　　B. 急诊手术止血　　C. 给予多巴胺　　D. 给予间羟胺　　E. 给予大剂量糖皮质激素

6. 当中心静脉压（CVP）超过多少时表示有充血性心力衰竭 （　）

A. 5 cmH₂O　　B. 10 cmH₂O　　C. 15 cmH₂O　　D. 20 cmH₂O　　E. 25 cmH₂O

7. 有关休克监测指标的叙述，下列哪项正确 （　）

A. 脉率的变化多出现在血压下降之后　　B. 脉压正常出现在血压下降之后　　C. 中心静脉压在反映全身血容量及心功能状态方面其变化比动脉压晚　　D. 肺毛细血管楔压（PCWP）反映低血容量较中心静脉压（CVP）敏感　　E. 当脉率/收缩压指数＞1.0 时多表示无休克

8. 呼吸功能障碍者的术前准备，下列哪项不正确 （　）

A. 术前停止吸烟 2 周　　B. 对阻塞性肺功能不全者应给予支气管扩张药　　C. 常发哮喘者，可口服地塞米松　　D. 麻醉前用药可按一般病人要求进行　　E. 有肺部感染者，需积极控制感染

9. 下列哪种情况为择期手术 （　）

A. 甲亢服碘剂 10 日　　B. 胆囊结石嵌顿　　C. 黄疸、胆总管结石并感染　　D. 胃癌　　E. 十二指肠溃疡

10. 下列哪种情况不需要预防性应用抗生素 （　　）

A. 结肠手术　　B. 胃癌根治术　　C. 慢性阑尾炎阑尾切除术　　D. 髂内动脉瘤手术　　E. 胰十二指肠切除术

11. 术前特殊准备中，下列哪项不正确 （　　）

A. 高血压病人血压为 158/95 mmHg，可不必特殊处理　　B. 偶发室性期前收缩不需特殊准备
C. 凡有肝病者，应增加肝糖原储备　　D. 6 个月内用皮质激素不超过 2～3 周者，可不必特殊准备
E. 大手术前，血糖为 10 mmol/L，尿糖（＋），可不必特殊准备

12. 关于术后病人的卧位，下列哪项错误 （　　）

A. 全麻尚未清醒者应平卧，头偏向一侧　　B. 颅脑手术采取头高脚低斜坡卧位　　C. 硬膜外麻醉者术后去枕平卧 12 小时防术后头痛　　D. 腹部手术采取低半坐卧位　　E. 臀部手术采取俯卧位

13. 肉瘤是指 （　　）

A. 来源于肌肉组织的肿瘤　　B. 来源为胚胎性肿瘤　　C. 来源于间叶组织的恶性肿瘤　　D. 来源于平滑肌的恶性肿瘤　　E. 来源于腺上皮组织的肿瘤

14. 小腿部骨髓炎后残余窦道，多年不愈，边缘隆起，易出血，为明确诊断最好采用 （　　）

A. 切除活检　　B. 穿刺活检　　C. 脱落细胞学检查　　D. 切取活检　　E. 以上都不是

15. 对放射线高度敏感的肿瘤为 （　　）

A. 基底细胞癌　　B. 胃肠道腺癌　　C. 软组织及骨肉瘤　　D. 淋巴造血系统肿瘤　　E. 乳腺癌

16. 作用于细胞周期 M 期的抑制药物为 （　　）

A. 氟尿嘧啶　　B. 阿糖胞苷　　C. 阿霉素　　D. 长春新碱　　E. 氮芥

17. 当机体在各种致病因素作用下，下列有关肿瘤的概念哪项是正确的 （　　）

A. 组织细胞增生所形成的肿块　　B. 组织发育异常　　C. 器官发育不全　　D. 组织细胞增生与异常分化所形成的新生物　　E. 器官组织细胞增生形成的新生物

18. 提高恶性肿瘤病人生存率的关键是 （　　）

A. 手术根治　　B. 化疗　　C. 早期治疗　　D. 放疗　　E. 综合治疗

19. 心肺复苏成功与否的关键是 （　　）

A. 有气管插管　　B. 在医院　　C. 抢救时间的早晚　　D. 是否给药　　E. 是否除颤

【X 型题】

20. 下述哪些是常用的创伤急救技术 （　　）

A. 复苏　　B. 通气　　C. 止血　　D. 包扎固定　　E. 后送

21. 必须优先抢救的创伤急症包括 （　　）

A. 心跳、呼吸骤停　　B. 窒息　　C. 大出血　　D. 张力性气胸　　E. 休克

22. 创伤复合伤的特点包括 （　　）

A. 脏器损伤常见　　B. 死亡率高　　C. 休克发生率高　　D. 感染发生率高　　E. 截肢率高

23. 创伤早期清创的原则是 （　　）

A. 彻底清除伤口内污物及异物　　B. 彻底止血　　C. 切除失活组织　　D. 伤口内置引流物
E. 一期缝合

24. 创伤的并发症包括 （　　）

A. 器官功能障碍　　B. 感染　　C. 休克　　D. 应激性溃疡　　E. 脂肪栓塞综合征

25. 致命性创伤是指 （　　）

A. 大出血　　B. 窒息　　C. 开放性或张力性气胸　　D. 休克　　E. 颅脑损伤

二、填空题

1. 干热灭菌法适用于耐热、不耐湿，蒸气或气体不能穿透物品的灭菌。干热温度达到 160 ℃，最短灭菌时间为_____小时，170 ℃为_____小时，180 ℃为_____小时。

2. 使用局部麻醉药出现不良反应的常见原因：_____，_____，_____；病人因体质衰弱等原因而导致耐受力降低。用少量局部麻醉药即出现毒性反应症状者，称为高敏反应。

3. 低血容量性休克的主要表现为_____、_____、_____所造成的低血压。

4. 感染性休克集束化治疗中发病 3 小时内应完成：①_____；②应用抗生素进行血培养；③_____；④_____。

5. 糖皮质激素能抑制多种炎症介质的释放和稳定溶酶体膜，缓解 SIRS。但应用限于_____、用量宜大，可达正常用量的_____倍，维持不宜超过_____小时。否则，有发生急性胃黏膜损害和免疫抑制等严重并发症的危险。

三、判断题

1. 乳腺癌和甲状腺乳头状癌至少随访 5 年才能判断有无治愈。　　　　　　　　　　（　　）

2. ICU 的监护治疗病人乳酸正常值≤2 mmol/L。由于组织低灌注，血乳酸浓度升高（＞4 mmol/L）并持续 24 小时以上者，预后不佳，病死率达 80％以上。　　　　　　　　　　　　　　　（　　）

3. 根据 2015 年 AHA 复苏指南，高质量的复苏措施包括：胸外按压频率 100～120 次/min；成人按压深度 5～6 cm，儿童按压深度至少为胸廓前后径的 1/3，青春期前的儿童约为 5 cm，1 岁以内的婴儿约为 4 cm；每次按压后胸部充分回弹。　　　　　　　　　　　　　　　　　　　　　　（　　）

4. 广泛切除术适用于软组织肉瘤和一些体表高分化癌。手术时在肿瘤边缘之外适当切除周围正常组织，切除范围视肿瘤的分化程度及所在部位而定。皮肤恶性肿瘤应切除肿瘤边缘 2～3 cm，深达肌膜一并切除。　　　　　　　　　　　　　　　　　　　　　　　　　　　　　　　　　　（　　）

5. T 细胞介导的排斥反应在同种移植排斥反应中发挥核心作用。　　　　　　　　　（　　）

四、名词解释

1. 机械通气

2. 心肺复苏

3. 高级生命支持

4. 肾前性急性肾衰竭

5. 肝臭

五、问答题

1. 简述休克时微循环的变化。

2. 休克早期微循环变化的代偿意义是什么？

3. 低血容量性休克的临床表现有哪些？

4. 简述休克时中心静脉压监测的意义。

5. 简述休克的容量治疗原则。

📖 参考答案

一、选择题

1. E　2. D　3. D　4. B　5. B　6. D　7. D　8. D　9. E　10. C　11. D　12. C　13. C　14. D

15. D　16. D　17. D　18. C　19. C　20. ABCDE　21. ABCDE　22. ABCD　23. ABCE　24. ABCDE
25. ABC

二、填空题

1. 2　1　0.5
2. 一次用量超过病人的耐受量　意外注入血管内　注药部位血供丰富，吸收增快
3. 中心静脉压降低　回心血量减少　心输出量下降
4. 检测血清乳酸水平　予广谱抗生素治疗　低血压或乳酸≥4 mmol/L时，予补充晶体液（30 mL/kg）
5. 早期　10～20　48

三、判断题

1. √　2. ×　3. √　4. ×　5. ×

四、名词解释

1. 机械通气：是治疗呼吸衰竭的有效方法。其目的为保障通气功能以适应机体需要、改善并维持肺的换气功能、减少呼吸肌做功、满足特殊治疗需要，如连枷胸的治疗等。

2. 心肺复苏：是指针对心搏骤停所采取的紧急医疗措施，以人工呼吸替代病人的自主呼吸，以心脏按压形成暂时的人工循环。高质量的心肺复苏能维持重要脏器的灌注。成功的心肺复苏不仅可恢复自主呼吸和心跳，还可恢复中枢神经系统功能。

3. 高级生命支持：是基本生命支持的延续，是以高质量的复苏技术、复苏设备和药物治疗为依托，争取最佳疗效和预后的复苏阶段，是生命链中重要环节，其内容包括呼吸支持、恢复和维持自主循环、心肺复苏期间的监测、药物治疗。

4. 肾前性急性肾衰竭：由于大出血、消化道或皮肤大量失液、液体向第三间隙转移、过度利尿等病因引起急性血容量不足，充血性心力衰竭、急性心肌梗死、严重心律失常、心脏压塞、肺栓塞等所致心输出量降低，全身性疾病如严重脓毒症、过敏反应、肝肾综合征等引起有效循环血量减少或重新分布，以及肾血管病变或药物等因素引起的肾血管阻力增加等病因，均可导致肾血流的低灌注状态，使肾小球滤过率不能维持正常而引起少尿。初时，肾实质并无损害，属功能性改变；若不及时处理，可使肾血流量进行性减少，继而发展为急性肾小管坏死，出现急性肾损伤（AKI）。

5. 肝臭：急性肝衰竭病人呼气常有特殊的甜酸气味（似烂水果味），可能为肝的代谢功能紊乱，血中硫醇增多引起。

五、问答题

1. 休克时微循环的变化如下：

（1）休克早期（收缩期）：动、静脉平滑肌和毛细血管前括约肌强烈收缩，外周血管阻力增加；但脑动脉和冠状动脉收缩不明显，重要生命器官仍得到较充足的血液灌流。

（2）休克中期（扩张期）：动、静脉短路，直接通路进一步开放，组织灌流严重不足；缺氧、代酸，酸性产物增加，组胺、激肽释放增加，导致毛细血管前括约肌扩张，后括约肌收缩，毛细血管床广泛扩张，静水压增加，渗透性增加，此时，回心血量下降，心输出量下降，以致心、脑器官灌注不足，休克加重。

（3）休克后期（衰竭期）：血黏度增加，高凝状态，导致红细胞、血小板凝集，DIC，溶酶体膜破裂，器官损害。

2. 休克早期微循环变化的代偿意义有如下3点：

（1）自我输血：由于容量血管中的肌性微动脉和小静脉收缩，肝脏储血库收缩，使回心血量迅速增加，为心输出量的增加提供了保障。

（2）自我输液：由于微动脉、后微动脉和毛细血管比微静脉对儿茶酚胺更敏感，导致毛细血管前阻力比后阻力更大，毛细血管中流体静压下降，使组织液进入血管。

（3）血液重新分布：由于不同脏器的血管对儿茶酚胺反应不一，皮肤、内脏、骨骼肌、肾的血管 α 受体密度高，对儿茶酚胺的敏感性较高，收缩更甚；而脑动脉和冠状动脉血管因 α 受体密度低而无明显改变，其中冠状动脉可因 β 受体的作用而出现舒张反应，使心、脑血流增加。

3. 低血容量性休克的主要表现为 CVP 降低、回心血量减少、CO 下降所造成的低血压；神经内分泌机制引起的外周血管收缩、血管阻力增加和心率加快；以及由微循环障碍造成的各种组织器官功能不全和病变。

4. 中心静脉压（CVP）代表右心房及胸腔内上下腔静脉的压力，在反映全身血容量及心功能状态方面比动脉压要早。正常为 $0.49 \sim 0.98$ kPa（$5 \sim 10$ cmH$_2$O）；CVP<0.49 kPa（5 cmH$_2$O），血压下降，提示血容量不足；CVP>1.47 kPa（15 cmH$_2$O），而血压不低，提示心功能不全；CVP>1.96 kPa（20 cmH$_2$O），则表示有充血性心力衰竭发生。动态测定中心静脉压并观察其变化，要比单凭一次测定所得的结果更有意义。

5. 恢复循环血量又称容量复苏，是休克治疗的根本措施。应在连续监测动脉血压、尿量和 CVP 的基础上，结合病人皮肤温度、末梢循环、脉搏幅度及毛细血管充盈时间等微循环情况，判断补充血容量的效果。通常首先采用晶体液，继而选用胶体液。对于失血量大的失血性休克，除以晶体液和胶体液补充循环容量外，尚应适当补充红细胞或全血，使红细胞压积（HCT）恢复到 0.25 以上，休克前体质较差的病人应使 HCT 恢复到 0.35 以上，才能有效纠治休克。容量复苏不仅要补充已丧失的血容量（全血、血浆和体液的丧失量），还要补充扩大了的毛细血管床容量。故容量复苏所需的胶体和晶体液量有时会很大，甚至可超过临床估计的液体损失量很多。休克时间愈长，症状愈严重，需要补充血容量的液体也愈多。

§8.1.2.5 外科总论自测试题五

一、选择题

【A型题】

1. 以下各种酸中，吸收入血后可损害肾脏功能的是　　（　　）
A. 硫酸　　B. 氢氟酸　　C. 硝酸　　D. 石炭酸　　E. 盐酸

2. 抗烧伤休克期，成人每小时尿量以多少为宜　　（　　）
A. 20 mL　　B. 30~50 mL　　C. 60~80 mL　　D. 20~30 mL　　E. 50~60 mL

3. 有关电烧伤的局部损害，以下说法错误的是　　（　　）
A. 入口较出口处严重　　B. 损害范围常外小内大　　C. 坏死组织有明显界面，故主张早期清创
D. 局部渗出，水肿严重　　E. 神经、血管易损伤

4. 某成年人面部、双手被烫伤，烧伤面积为　　（　　）
A. 5%　　B. 3%　　C. 9%　　D. 7%　　E. 8%

5. 成年女性的双足被烫伤，烧伤面积为　　（　　）
A. 5%　　B. 6%　　C. 7%　　D. 3%　　E. 3.5%

6. 深度烧伤是指　　（　　）
A. 深Ⅱ度烧伤　　B. Ⅲ度烧伤　　C. 浅Ⅱ度和深Ⅱ度烧伤　　D. 深Ⅱ度和Ⅲ度烧伤　　E. 浅Ⅱ度烧伤

7. 烧伤休克的发生时间与下列哪项关系密切　　（　　）
A. 烧伤严重程度　　B. 烧伤面积　　C. 烧伤深度　　D. 年龄　　E. 伤后输液

8. 烧伤全身的感染防治中错误的是 （　）

　　A. 及时纠正休克　　　B. 正确处理创面　　　C. 足量、长期使用抗生素　　　D. 营养支持治疗

E. 维持水、电解质平衡

9. 电烧伤后局部创面感染最常见的细菌是 （　）

　　A. 金黄色葡萄球菌　　　B. 大肠埃希菌　　　C. 铜绿假单胞菌　　　D. 厌氧菌　　　E. 真菌

10. 最适用于纠正血友病病人凝血功能障碍的成分是 （　）

　　A. 新鲜冰冻血浆　　　B. 凝血酶原　　　C. 血小板　　　D. 纤维蛋白原　　　E. Ⅷ因子或抗血友病因子

11. 一位失血性休克病人在输血过程中出现寒战、高热、口腔温度 39 ℃，血压正常。最可能的原因是 （　）

　　A. 发热反应　　　B. 过敏反应　　　C. 溶血反应　　　D. 输血后传播了疟疾　　　E. 输血后传播了肝炎

12. 以下哪种成分不属于血细胞制剂 （　）

　　A. 浓缩红细胞　　　B. 洗涤红细胞　　　C. 浓缩血小板　　　D. 浓缩白细胞　　　E. 冷沉淀

13. 快速大量输入冷藏血时，应在血袋外加保护袋将血预热后输入，保护袋内的温度应 （　）

　　A. <30 ℃　　　B. <32 ℃　　　C. <33 ℃　　　D. <37 ℃　　　E. <40 ℃

14. 心功能低下的老年人在大量、快速输血时，最容易发生 （　）

　　A. 溶血反应　　　B. 发热反应　　　C. 循环超负荷致急性心力衰竭　　　D. 细菌污染反应　　　E. 过敏反应

15. 最适用于治疗肝胆疾病所致凝血功能障碍的血液制品是 （　）

　　A. 浓缩血小板　　　B. 冷沉淀　　　C. 新鲜冷冻血浆　　　D. 冷冻血浆　　　E. 纤维蛋白原

16. 治疗高钾血症最有效的方法是 （　）

　　A. 血液透析　　　B. 静脉输注苏打（$NaHCO_3$）　　　C. 静脉输注葡萄糖＋胰岛素溶液　　　D. 口服阳离子交换树脂　　　E. 服用导泻药

17. 联合应用抗生素的目的是 （　）

　　A. 避免切开引流　　　B. 弥补手术操作的不足　　　C. 预防术后切口感染　　　D. 主要是控制混合感染

E. 控制升高的体温

18. 丹毒的致病菌是 （　）

　　A. 金黄色葡萄球菌　　　B. 乙型溶血性链球菌　　　C. 大肠埃希菌　　　D. 拟杆菌　　　E. 鲍曼不动杆菌

19. 不属于全身性外科感染的原因是 （　）

　　A. 致病菌数量多　　　B. 毒力强　　　C. 机体抗感染能力低下　　　D. 细菌的种类　　　E. 内科治疗无效

20. 感染早期中性粒细胞增多是由于 （　）

　　A. 中性粒细胞数量多　　　B. 中性粒细胞体积小　　　C. 中性粒细胞可塑性大　　　D. 中性粒细胞移动迅速　　　E. 局部细菌毒力强

【X 型题】

21. 对神经纤维瘤的描述，下列哪些是正确的 （　）

　　A. 常为多发性　　　B. 常为对称性生长　　　C. 常伴有色素斑　　　D. 可有家庭聚焦倾向　　　E. 常伴有明显疼痛

22. 关于肿瘤的预防，下列哪些描述是正确的 （　）

　　A. Ⅰ级预防是减少发生率　　　B. Ⅱ级预防是降低死亡率　　　C. Ⅲ级预防是提高生存质量　　　D. 癌症可用免疫预防，但不宜使用化学预防　　　E. 有 1/3 的癌是可以预防的

23. 下列关于肿瘤的叙述中，哪些是正确的 （　　）

　　A. 良性肿瘤常呈膨胀性生长　　　B. 肉瘤少有淋巴转移　　　C. 肿瘤的良、恶性确定依靠病理切片

D. 肿瘤出现转移则不应行根治性手术　　　E. 对实体瘤的治疗常采用综合疗法

24. 肿瘤的实验室检查下列哪些叙述是正确的 （　　）

　　A. Bence-Jones 蛋白阳性提示有多发性骨髓瘤　　　B. 甲胎蛋白阳性提示有继发性肝癌　　　C. *BRCA-1* 基因阳性者易患卵巢癌和乳腺癌　　　D. 酸性磷酸酶增高可见于前列腺癌　　　E. 癌胚抗原增高是大肠癌术后复发的指标之一

25. 常有色素沉着的体表肿瘤是 （　　）

　　A. 基底细胞癌　　　B. 皮内痣　　　C. 神经纤维瘤　　　D. 蔓状血管瘤　　　E. 腱鞘囊肿

26. 肿瘤病人行化疗后常见的不良反应有 （　　）

　　A. 便血　　　B. 血尿　　　C. 毛发脱落　　　D. 免疫能力降低　　　E. 皮肤黏膜改变

27. 有关恶性肿瘤的临床表现，下列哪些是正确的 （　　）

　　A. 疼痛为初发症状　　　B. 常易出血和形成溃疡　　　C. 局部不一定扪及肿块　　　D. 可出现淋巴转移和血行转移　　　E. 消瘦、乏力发热常为晚期表现

28. 恶性肿瘤主要危险因素包括 （　　）

　　A. 环境生活方式　　　B. 环境理化因素　　　C. 社会心理因素　　　D. 病毒因素　　　E. 饮食因素

29. 下列关于良性肿瘤的叙述中，哪些是正确的 （　　）

　　A. 永不威胁生命　　　B. 多呈膨胀性生长　　　C. 细胞分化程度高　　　D. 有包膜与周围有明显界限

E. 少数可以恶变

二、填空题

1. 成人体液总量占体重 60% 左右，其中细胞内液约占体重 40%，细胞外液约占体重_____%，细胞外液中血浆约占体重_____%，其余的_____%为组织间液。细胞外液构成了人体内环境。

2. 局部浸润麻醉时应注意：①注入组织内的药液需有一定容积，在组织内形成张力，使药液与神经末梢广泛接触，以增强麻醉效果；②_____；③_____；④_____；⑤药液中含肾上腺素浓度 1∶20 万～1∶40 万（即 2.5～5 pg/mL）可减缓局部麻醉药的吸收，延长作用时间。

3. 低渗性脱水的常见病因有：①_____；②_____；③_____；④经皮肤丢失。

4. 输血时循环超负荷常见于心功能低下、老年、幼儿及低蛋白血症病人，病因为_____、_____、_____。

5. 针对引起休克的原因和休克不同发展阶段的重要生理紊乱采取相应的治疗，其中重点是_____和_____，目的是防止_____发生。

三、判断题

1. 麻醉中恶性高热表现为持续肌肉收缩、$PaCO_2$ 迅速升高、体温急剧上升（速度可达 1 ℃/5 min），可超过 42 ℃。最容易诱发恶性高热的药物是琥珀胆碱和氟烷，治疗恶性高热的特效药物是丹曲林。 （　　）

2. 急性排斥反应由 T 细胞介导和抗体介导，在临床上最常见。可见于移植后的任何时间段。急性排斥反应的典型临床表现为发热、移植部位胀痛和移植器官功能减退等。 （　　）

3. 过敏反应多发生在输血数分钟后，也可在输血中或输血后发生，发生率约为 3%。表现为皮肤局限性或全身性瘙痒或荨麻疹。严重者可出现支气管痉挛、血管神经性水肿、会厌水肿，表现为咳嗽、喘鸣、呼吸困难以及腹痛、腹泻，甚至出现过敏性休克乃至昏迷、死亡。 （　　）

4. 休克时肠黏膜因灌注不足而遭受缺氧性损伤，免疫屏障功能受损，肠道内的细菌或其毒素经淋巴或门静脉途径侵害机体，称为细菌移位和内毒素移位，形成肠源性感染。 （　　）

5. 全脊椎麻醉后病人可在注药后立刻发生呼吸困难、血压下降、意识模糊或消失，继而呼吸停止。

（　　）

四、名词解释

1. 脑复苏

2. 围手术期

3. 营养风险

4. 肠外营养

5. 痛

五、问答题

1. 试述感染性休克的治疗原则。

2. 肠外营养代谢性并发症中最常见糖代谢障碍，其发生原因是什么？

3. 试述 TPN 引起肝损害和胆汁淤积的防治措施。

4. 试述 ARDS 的诊断标准。

5. 手术病人血栓危险程度分级和预防措施有哪些？

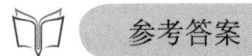

参考答案

一、选择题

1. D　2. B　3. C　4. E　5. B　6. D　7. A　8. C　9. D　10. E　11. A　12. E　13. B　14. C　15. C　16. A　17. D　18. B　19. D　20. D　21. ABCD　22. ABCE　23. ABCE　24. ACDE　25. ABCD　26. BCD　27. BCDE　28. ABCD　29. BCDE

二、填空题

1. 20　5　15

2. 为避免用药量超过一次限量，应降低药液浓度　每次注药前都要回抽，以免注入血管内　实质脏器和脑组织等无痛觉，不用注药

3. 大量消化液丢失而只补充水　液体在第三间隙集聚　长期连续应用排钠利尿剂

4. 输血速度过快致短时间内血容量上升超出了心脏的负荷能力　原有心功能不全，对血容量增加承受能力小　原有肺功能减退或低蛋白血症不能耐受血容量增加

5. 恢复灌注　对组织提供足够的氧　多器官功能不全综合征

三、判断题

1. √　2. √　3. √　4. ×　5. √

四、名词解释

1. 脑复苏：为了防治心搏骤停后缺氧性脑损伤所采取的措施称为脑复苏（cerebral resuscitation）。脑复苏的主要任务是改善脑的氧供需平衡，防治脑水肿和颅内压升高，减轻或避免脑组织再损伤，恢复脑细胞功能。改善当大脑完全缺血5～7分钟以上的脑组织缺血损伤及自主循环功能恢复后组织缺血再灌注损伤。

2. 围手术期：是指从决定手术治疗时起，到与本次手术有关的治疗基本结束为止的一段时间，包括术前、术中和术后三个阶段。

3. 营养风险：是指现存或者潜在的与营养因素相关的导致病人出现不利临床结局的风险。营养风险与生存率、病死率、并发症发生率、住院时间、住院费用、成本-效果比及生活质量等临床结局密切相关。

4. 肠外营养：是指通过胃肠道以外途径（即静脉途径）提供营养的方式。具体适应证为：①1周以上不能进食或因胃肠道功能障碍或不能耐受肠内营养者；②通过肠内营养无法达到机体需要的目标量时应该补充肠外营养。

5. 痈：是多个相邻毛囊及其周围组织同时发生的急性化脓性炎症，或由多个相邻疖融合而成。炎症常从毛囊底部开始，并向阻力较小的皮下组织蔓延，再沿深筋膜浅层向外周扩散，进入毛囊群而形成多个脓头。病变累及深层皮下结缔组织，表面皮肤血运障碍甚至坏死；自行破溃常较慢，全身反应较重，甚至可发展为脓毒症。

五、问答题

1. 感染性休克的治疗原则为抗休克与控制感染并重。

（1）补充血容量：恢复足够的循环血量是治疗的关键，应以平衡盐溶液为主，配合适量的胶体、血浆或全血。若能在早期及时补足血容量，休克往往能得到改善和控制。

（2）控制感染：①酌情使用抗生素；②处理原发病，外科感染病灶的存在是发生感染性休克的主要原因，应尽早处理。经过短期的抗休克治疗，即使休克未见好转，也应进行手术，处理感染病灶。

（3）纠正酸碱失衡：在感染性休克中，酸中毒发生较早，而且严重。酸中毒能加重微循环功能障碍，不利于血容量的恢复。在补充血容量的同时，需从另一条静脉内滴注5%碳酸氢钠200 mL。以后根据病情变化及血气分析结果再作补充。

（4）应用血管活性药：在前述治疗后休克未见好转，则采用血管扩张药治疗，如采用毛花苷丙等治疗毒血症所致的心功能损害。

（5）皮质激素应用：早期、大剂量使用（正常用量的10～20倍）。

2. 肠外营养代谢性并发症中最常见糖代谢障碍的原因：①输入的总糖量或单位时间内输入的糖量过多；②病人原有糖尿病，胰岛素分泌减少；③应激状态下体内糖原异生增加，并出现胰岛素抵抗现象；④应用肾上腺皮质激素，促进糖异生；⑤病人有肝疾病或肝功能障碍，体内糖的利用受限。

3. TPN引起肝损害和胆汁淤积的防治措施包括：①有效地控制感染，特别是腹腔感染；②降低TPN配方中非蛋白能量；③减少糖的供给；④尽可能恢复肠道营养；⑤给予外源性缩胆囊素（CCK）；⑥补充腺苷蛋氨酸。

4. ARDS的诊断标准为：①急性起病；②氧合指数≤26.7 kPa；③肺部X线片显示有双肺弥漫性浸润；④肺毛细血管楔压≤18 mmHg或无心源性肺水肿的临床证据；⑤存在诱发ARDS的危险因素。

5. 手术病人血栓危险程度分为3个等级：①低危险水平。小手术，年龄<40岁，无其他危险因素。②中危险水平。小手术伴有其他危险因素，年龄>60岁，或40～60岁且有其他危险因素。③高危险水平。同时伴有多种危险因素，髋或膝关节置换，骨盆骨折，严重创伤，脊髓损伤等。

预防措施包括：①低危险水平。无特殊预防措施，早期活动即可。②中危险水平。低分子肝素，如低分子肝素钠0.2～0.4 mL/d，低分子肝素钙0.2～0.4 mL/d，达肝素钠2 500～5 000 U/d或使用间歇性气压泵。③高危险水平。低分子肝素（按体重给予），口服抗凝药（INR2-3），使用弹力袜或间歇性气压泵。

一、选择题

【A 型题】

1. 以下哪项是错误的 （ ）

A. 高钾引起的心搏骤停，钙剂是绝对适应证　　B. 肾上腺素在心肺复苏（CPR）时是常规用药

C. 心肺复苏过程中，应重视低血容量的纠正　　D. CPR 时，最好以血气分析结果指导碱性药物的应用

E. 反射性心搏骤停（如胆心反射），应立即静脉注射阿托品

2. 在 CPR 时应用电除颤，以下哪项是正确的 （ ）

A. 心室细颤、粗颤，电除颤效果都好　　B. 除颤是治疗心室颤动（简称室颤）的唯一有效方法

C. 除颤的电能愈大愈好，所以首次即用 360 J　　D. 一次除颤未成功，紧接着反复除颤　　E. 交流电除颤优于直流电除颤

3. 关于复苏后的治疗，以下哪项是错误的 （ ）

A. 心肺复苏后应保持呼吸和循环功能的良好和稳定　　B. 预防应激性溃疡　　C. 防治肾衰竭

D. 对中枢神经系统功能加以判断并评估预后　　E. 为了不影响神志，病人寒战抽搐时应禁止用镇静药

4. 在脑复苏时防治急性脑水肿，下列哪项是错误的 （ ）

A. 甘露醇是最常用的渗透性利尿药，为主要的脱水剂　　B. 快速利尿药呋塞米可作为辅助用药

C. 白蛋白也是能防治脑水肿的药物之一　　D. 50％高渗葡萄糖是防治脑水肿的常用药物　　E. 肾上腺皮质激素也可作为治疗脑水肿的常用药物

5. 心肺复苏中处理室颤最有效的措施是 （ ）

A. 静脉注射肾上腺素　　B. 静脉注射利多卡因　　C. 同步电击除颤　　D. 非同步电击除颤

E. 立即安放心脏起搏器

6. 心搏骤停，最迅速、最重要的抢救措施是 （ ）

A. 口对口人工呼吸　　B. 托起下颌　　C. 心前区除颤　　D. 胸外心脏按压　　E. 气管插管

7. 有效的心脏按压，双手应放在病人的什么部位 （ ）

A. 胸骨的上段　　B. 胸骨上 2/3 与下 1/3 交接处　　C. 剑突　　D. 胸骨中、上 1/3 交界处

E. 心前区

8. 胸外心脏按压最常见的并发症是 （ ）

A. 肋骨骨折　　B. 心脏破裂　　C. 肝脏破裂　　D. 脾脏破裂　　E. 胃破裂

9. 常温下心脏停搏时，可导致脑细胞不可逆损伤的缺血缺氧时间为多少 （ ）

A. 8～10 分钟　　B. 4～6 分钟　　C. 10～20 分钟　　D. 4～5 秒　　E. 15～20 分钟

10. 关于心搏骤停的诊断，下列哪项是正确的 （ ）

A. 病人桡动脉搏动摸不到　　B. 无自主呼吸　　C. 病人心音听不到，称为心搏骤停　　D. 颈总动脉搏动消失　　E. 神志消失

11. 采用吹入呼气的人工呼吸法时，成人呼出气中氧含量约为 （ ）

A. 5％　　B. 16％　　C. 20.9％　　D. 32％　　E. 47％

12. 最简单快捷、适于现场复苏的人工呼吸方法是 （ ）

A. 呼吸机控制呼吸　　B. 徒手人工呼吸　　C. 面罩人工呼吸法　　D. 食管堵塞通气法　　E. 喉罩人工通气法

13. 有关低温在脑复苏中的应用，以下哪项是错误的 （ ）

A. 心肺复苏时，头部应是重点降温　　B. 体温每降低 1 ℃可使代谢率下降 5％～6％　　C. 在降温过程中应防止寒战抽搐　　D. 复温时应使体温缓慢回升　　E. 凡是心脏停搏者都必须降温

14. 以下叙述哪项是正确的 （　　）

A. 常温下脑对无氧的耐受时间可达 8～14 分钟　　B. 胸外心脏按压时，停止口对口人工呼吸　　C. 胸外心脏按压促使血流的动力主要是胸泵机制　　D. 心脏按压有效的指征是可以听到心音　　E. 心脏按压有效时双瞳孔一定会恢复

15. 关于心肺复苏时的药物治疗，以下哪项是正确的 （　　）

A. 紧急时，碳酸氢钠可经气管内给药　　B. 肾上腺素注射更易激发心跳，所以首选　　C. 选择静脉给药以下腔静脉系统更好　　D. 肾上腺素在 CPR 时，主要是 α 受体兴奋作用为主　　E. 碳酸氢钠在 CPR 时是绝对适应证

16. 关于水、电解质代谢酸碱平衡失调的防治，下列哪项不正确 （　　）

A. 禁食病人应补液 2 000～2 500 mL　　B. 体温每升高 1 ℃，每千克体重应多补低渗液体 4～6 mL　　C. 大量汗及多补低渗液体 1 000～1 500 mL　　D. 气管切开病人应多补低渗液体 1 000 mL　　E. 等渗性缺水时输入大量生理盐水可能出现高氯血症

17. CPR 时，用于提高心、脑血流灌注的药物是 （　　）

A. 阿托品　　B. 肾上腺素　　C. 去甲肾上腺素　　D. 氯化钙　　E. 利多卡因

18. 肿瘤的生长速度取决于 （　　）

A. 脏器　　B. 组织来源　　C. 细胞的分化成熟程度　　D. 机体抵抗力　　E. 以上都不是

19. 关于烧伤急救，正确的是 （　　）

A. 火焰烧伤者可用双手扑打火焰　　B. 不能用冷水冲洗　　C. 可以奔跑呼救　　D. 用冷水冲洗　　E. 不能用非易燃品覆盖灭火

20. 关于癌胚抗原（CEA），下列哪项不对 （　　）

A. 为糖蛋白　　B. 发生恶性肿瘤时增高　　C. 特异性高　　D. 可用于术后随访　　E. 可用于监测肿瘤复发

【X型题】

21. 移植术后病人的饮食应 （　　）

A. 高蛋白　　B. 高维生素　　C. 高钙　　D. 高糖　　E. 高脂肪

22. 器官移植后各种体内插管的护理包括 （　　）

A. 心导管及动、静脉切开管每日清洁创面 1 次，并更换敷料　　B. 胸、腹、胃、膀胱等引流瓶（袋）每日更换消毒　　C. 每日更换胸膜腔负压瓶内液体　　D. 每日更换静脉输液管　　E. 气管导管每班更换消毒

23. 放射介入治疗前准备包括 （　　）

A. 治疗前 4～6 小时禁水　　B. 做好碘过敏试验　　C. 穿刺处备皮　　D. 术前做好出、凝血时间测定　　E. 停用显影效果的药物

24. 血液透析的适应证有 （　　）

A. 急、慢性肾炎　　B. 水中毒　　C. 急性左心衰竭　　D. 急、慢性肾衰竭　　E. 毒物或药物中毒

二、填空题

1. 低渗性脱水，即细胞外液减少合并低血钠，特点是 Na⁺ 丢失_____失水，血清 Na⁺ 浓度小于_____mmol/L，血浆渗透压_____mOsm/L，伴有细胞外液量减少。

2. 高钙血症时血钙浓度大于_____。其病因是：①_____；②白血病、多发性骨髓瘤等恶性肿

瘤或恶性肿瘤骨转移；③_____。

3. 代谢性碱中毒是指细胞外液中_____增多和/或 H^+ 丢失，HCO_3^- 增多为特征。主要病因有：①_____；②_____；③H^+ 向细胞内移动。低钾血症引起细胞内 K^+ 向细胞外转移，同时细胞外 H^+ 向细胞内移动，可发生代谢性碱中毒。此时，肾小管细胞内缺钾，K^+-Na^+ 交换减少，代之 H^+-Na^+ 交换增加，H^+ 排出及 HCO_3^- 重吸收增加，尿液呈酸性，称为反常性酸性尿。

4. 发热反应是最常见的早期输血不良反应之一，发生率为 $2\%\sim10\%$。多发生于输血开始后_____内。主要表现为畏寒、寒战和高热，体温可上升至_____℃，同时伴有头痛、出汗、恶心、呕吐及皮肤潮红。症状持续_____后逐渐缓解。血压多无变化。少数反应严重者还可出现抽搐、呼吸困难、血压下降，甚至昏迷。全身麻醉时很少出现发热反应。

5. 气管内插管是将特制的气管导管，经口腔或鼻腔插入到病人的气管内，是临床麻醉的重要组成部分。其目的在于：①_____；②_____；③_____。

三、判断题

1. 吸入空气时 $SpO_2<90\%$ 且 $PaO_2<60$ mmHg，或吸纯氧时 $PaO_2<90$ mmHg，即可诊断为低氧血症。   （ ）

2. 脊髓前动脉是一条终末血管，供应脊髓截面前 2/3 的区域，如较长时间血供不足，引起脊髓缺血甚至坏死而出现的系列表现，称为脊髓前动脉综合征。病人一般无感觉障碍，主诉躯体沉重，翻身困难。部分病人能逐渐恢复，也有些出现截瘫。   （ ）

3. 硬膜外镇痛时成人常用剂量为 $2\sim3$ mg/次，用生理盐水稀释至 10 mL 注入，注药后约 30 分钟起效；持续 $6\sim24$ 小时，平均为 12 小时。疼痛再度出现时，可重复给药。   （ ）

4. 混合静脉血氧饱和度（SvO_2）是指肺动脉血氧饱和度，是反映组织氧平衡的重要参数，其正常值范围为 $70\%\sim75\%$。SvO_2 小于 60%，反映全身组织氧合受到威胁，小于 50% 表明组织缺氧严重，大于 80% 提示氧利用不充分。中心静脉血氧饱和度（$ScvO_2$）是指上腔静脉或右心房血的氧饱和度，正常值为 $70\%\sim80\%$，与 SvO_2 具有很好的相关性，可以反映全身组织灌注和氧合状态。   （ ）

5. 对于室颤病人，如果除颤延迟，除颤的成功率会明显降低，室颤后 4 分钟内、CPR 10 分钟内除颤可使其预后明显改善。因此，尽早实施电除颤是复苏成功的关键。   （ ）

四、名词解释

1. 急性蜂窝织炎

2. 脓毒症

3. Ⅲ度烧伤

4. 新辅助化疗

5. 转化化疗

五、问答题

1. 肠内营养的最常见并发症是腹泻，试述其原因。

2. 代谢性酸中毒时机体的代偿机制是什么？

3. 肿瘤手术术前预防性使用抗生素是否正确？预防使用抗生素的适应证有哪些？

4. 手术后病人原则上应该早期活动，其优点有哪些？

5. 围手术期病人使用抗凝药应遵循哪些原则？

一、选择题

1. B 2. B 3. E 4. E 5. C 6. D 7. B 8. A 9. B 10. A 11. B 12. B 13. E 14. C 15. D 16. B 17. B 18. C 19. D 20. C 21. ABD 22. ABCDE 23. ABCDE 24. BDE

二、填空题

1. 多于 135 ＜280

2. 2.75 mmol/L 甲状旁腺功能亢进症 维生素 D 中毒

3. 碱 酸性物质丢失过多 碱性物质摄入过多

4. 15 分钟至 2 小时 39～40 0.5～2 小时

5. 麻醉期间保持病人的呼吸道通畅 进行有效的人工或机械通气，防止病人缺氧和 CO_2 蓄积 便于吸入全身麻醉药的应用

三、判断题

1. × 2. × 3. √ 4. × 5. √

四、名词解释

1. 急性蜂窝织炎：是发生在皮下、筋膜下、肌间隙或深部蜂窝组织的急性、弥漫性、化脓性感染。致病菌主要是溶血性链球菌，其次为金黄色葡萄球菌，以及大肠埃希菌或其他型链球菌。由于溶血性链球菌感染后可释放溶血素、链激酶和透明质酸酶等，炎症不易局限，与正常组织分界不清、扩散迅速，在短期内可引起广泛的皮下组织炎症、渗出、水肿，导致全身炎症反应综合征（SIRS）和内毒素血症，但血培养常为阴性。

2. 脓毒症：常继发于严重的外科感染，是机体对感染的反应失调而导致危及生命的器官功能障碍。当脓毒症合并出现严重的循环障碍和细胞代谢紊乱时，称为脓毒症休克（septic shock）。

3. Ⅲ度烧伤：又称焦痂性烧伤。全层皮肤烧伤，可深达肌肉甚至骨骼、内脏器官等。创面蜡白焦黄，甚至炭化，硬如皮革，干燥，无渗液，发凉，针刺和拔毛无痛觉。可见粗大栓塞的树枝状血管网（真皮下血管丛栓塞）。由于皮肤及其附件全部被毁，3～4 周后焦痂脱落形成肉芽创面，创面修复表皮层有赖于植皮，较小创面也可由创缘健康皮肤上皮生长修复。愈合后多形成瘢痕，且常造成畸形。

4. 新辅助化疗：是针对尚可根治切除肿瘤病灶但术后复发风险较大的病人，主要目的在于减少术后复发而不是肿瘤降期。临床应用中也发现有些病人的肿瘤降期，达到缩小手术范围以保留更多器官组织的效果。新辅助化疗也有固定疗程，但在实行过程中需要检测病灶对治疗的反应，以便及时调整方案。

5. 转化化疗：是针对临床判断无法切除或仅勉强可切除但会带来较严重器官毁损的实体瘤，试图通过术前治疗争取使肿瘤退缩以能达到根治切除或尽可能保留较多人体器官组织的疗法。转化治疗要求达到肿瘤降期，其方案常选用诱导化疗中肿瘤反应率最高的方案，以试图在较短的疗程中获得较高的转化切除率。

五、问答题

1. 肠内营养的最常见并发症是腹泻，其原因如下：①肠腔内渗透负荷过重；②小肠对脂肪不耐受；③饮食通过肠腔时间缩短，胆盐不能再吸收；④饮食中葡萄糖被肠内细菌转变为乳酸；⑤饮食被细菌或真菌污染致细菌性或真菌性肠炎；⑥营养液温度太低；⑦低白蛋白血症。

2. 代谢性酸中毒时，不论何种原因所致，均直接或间接地使 HCO_3^- 减少，血浆中 H_2CO_3 相对过多，机体首先出现呼吸代偿反应。H^+ 浓度的增高刺激呼吸中枢，使呼吸加深加快，加速 CO_2 的呼出，使 $PaCO_2$ 降低，HCO_3^-/H_2CO_3 的比值重新接近 20：1 而保持 pH 在正常范围。同时，肾小管上皮细胞中的

碳酸酐酶和谷氨酰胺酶活性开始增加，增加 H^+ 与 NH_3 的生成。H^+ 与 NH_3 形成 NH_4^+ 后排除，使 H^+ 的排除增加，$NaHCO_3$ 的重吸收亦增加。

3. 肿瘤手术术前预防性使用抗生素是正确的。其适应证：①涉及感染病灶或切口接近感染区域的手术；②肠道手术的准备；③估计手术操作费时的大型手术；④污染的创伤，清创时间较长，或者难以彻底清创；⑤其他手术，如血管手术。

4. 手术后病人早期活动的优点如下：

(1) 增加肺活量，使呼吸道分泌物容易咳出，减少肺部并发症的出现。

(2) 改善全身血液循环，不但能加速切口的愈合，而且还能减少因为下肢静脉淤血而造成的血栓形成。

(3) 有利于肠道和膀胱功能的恢复，从而减少腹胀和尿潴留的发生。

(4) 使病人感觉到病情迅速好转，有利于增强治病的信心。

5. 围手术期病人使用抗凝药应遵循以下原则：

(1) 低血栓风险手术，应在术前 5 日停用华法林，并停止使用水杨酸类制剂。

(2) 高血栓风险手术，术前 5 日停用华法林，并停止使用水杨酸类制剂。如果仍有抗凝指征，在停用华法林 48 小时后给予低分子肝素。

(3) 出血风险较小的手术或操作不需要调整抗凝治疗，但对于择期手术病人，如果抗凝效果超过治疗范围，手术应暂停。

(4) 低血栓风险病人进行高出血风险手术，术前 5 日停用华法林，INR 水平根据病人特点决定，一般应控制在接近正常水平。

(5) 高血栓风险病人进行高出血风险手术，应在术前 2～10 日停用抗血小板药；术前 7～10 日停用阿司匹林；术前 2 日停用非甾体抗炎药；术前 5 日停用西洛他唑。术前 5 日停用华法林后，如果 INR 低于治疗范围，可静脉使用标准肝素至术前 6 小时停用，并于术后 6 小时恢复使用。术后当晚根据止血情况恢复使用华法林并与肝素重叠使用。

§8.2　普腹外科疾病

§8.2.1　普腹外科疾病基本知识问答

1. 简述甲状腺功能亢进症（简称甲亢）的诊断要点。

(1) 临床表现：甲状腺弥漫性肿大，并可闻及收缩期杂音，心悸，怕热，多汗，急躁易怒，食欲亢进，消瘦，脉率快，每分钟达 100 次以上。

(2) 基础代谢率增高（＋20％以上）。

(3) 甲状腺摄 ^{131}I 率测定：24 小时摄 ^{131}I 量超过 50％。

(4) 血清中 T_3、T_4 含量测定：甲亢时 T_3 可高于正常 4 倍，T_4 可高于正常 2 倍多。

2. 简述甲亢手术前准备。

(1) 颈部照片，了解有无气管受压或移位。

(2) 检查心脏有无扩大、杂音或心律不齐等，并做心电图检查。

(3) 耳鼻喉科会诊，检查声带功能。

（4）测定基础代谢率在＋20％以下方可进行手术。

（5）术前充分药物准备，应用硫氧嘧啶直至症状基本控制，待基础代谢率、脉搏均正常后，改服碘剂2周，然后再行手术。个别病人服用硫氧嘧啶和碘剂不能控制症状时，可改服普萘洛尔，每6小时1次，每次20～60 mg，应用4～7日后脉率正常则可手术。

3. 简述甲亢手术后主要并发症。

（1）呼吸困难和窒息：①伤口内出血压迫气管。②喉头水肿。③气管塌陷。④双侧喉返神经损伤。

（2）喉返神经损伤：主要是手术操作直接损伤，如切断、缝扎、钳夹所致。

（3）喉上神经损伤。

（4）手足抽搐：手术时甲状旁腺被误切除，致使甲状旁腺功能低下，血钙下降，引起手足抽搐。

（5）甲状腺危象：多由于术前药物准备不够，甲亢症状未能很好地控制，则术后易产生甲状腺危象。

4. 试述甲状腺危象的病因、临床表现和处理方法。

（1）病因：甲亢时肾上腺皮质激素的合成、分泌和分解代谢率加速，久之使肾上腺皮质功能减退，加上术前抗甲状腺药治疗准备不够，手术创伤应激即可诱发危象产生。

（2）临床表现：术后12～36小时内出现高热（＞39 ℃）、脉快（＞120次/min）、烦躁、谵妄、呕吐、水泻甚至昏迷。

（3）处理方法：①口服碘化钾溶液3～5 mL或应用10％碘化钠5～10 mL加入10％葡萄糖注射液500 mL中静脉滴注。②氢化可的松200～400 mg分次静脉滴注。③一般治疗包括应用镇静药，给氧，降温、应用退热药及物理降温，静脉输入大量葡萄糖注射液。④肾上腺能阻滞剂，加利血平1～2 mg肌内注射等。

5. 试述急性乳腺炎的临床表现和治疗。

（1）临床表现：多发生在产后哺乳的初产妇，发病多在产后3～4周，开始感乳房胀痛，随后乳房出现硬块，皮肤发红，继而产生寒战、高热，数日后即形成脓肿。感染严重者，可并发败血症。

（2）治疗措施：①患乳暂停哺乳。②局部热敷和理疗。③应用抗生素治疗。④如已形成脓肿应及时行切开引流术。

6. 试述乳腺癌的TNM分期法。

根据国际抗癌协会规定：T代表原发癌瘤，分 T_0～T_4。T_0：原位癌未查出；T_{is}：原位癌；T_1：癌瘤长径≤2 cm；T_2：癌瘤长径＞2 cm、≤5 cm；T_3：癌瘤长径＞5 cm；T_4癌瘤大小不计，但已侵及皮肤或胸壁。

N代表局部淋巴结，分 N_0～N_3。N_0：同侧腋窝无肿大淋巴结；N_1：同侧腋窝淋巴结肿大、可推动；N_2：同侧腋窝淋巴结彼此融合与周围组织有粘连；N_3：同侧锁骨上或胸骨旁淋巴结有转移。

M代表远处转移，分 M_0、M_1。M_0：无远处转移；M_1：有远处转移。

乳腺癌 TNM 分期：

0 期：$T_{is}N_0M_0$。

Ⅰ 期：$T_1N_0M_0$。

Ⅱ 期：$T_{0\sim1}N_1M_0$，$T_2N_{0\sim1}M_0$，$T_3N_0M_0$。

Ⅲ 期：$T_{0\sim2}N_2M_0$，$T_3N_{1\sim2}M_0$，$T_4N_{0\sim3}M_0$，$T_{1\sim4}N_3M_0$。

Ⅳ 期：$T_{1\sim4}N_{1\sim3}M_1$。

7. 试述乳腺癌的诊断方法。

①定期检查高危人群。②详细检查乳房肿块性质，如硬度、与皮肤和深层组织有无粘连、局部皮肤有无橘皮样改变、乳头有无内陷等。③乳房 B 超检查。④乳房钼靶检查或 MRI。⑤乳房肿块穿刺细胞学检查。⑥必要时可做肿块切除，经病理学检查确诊。

8. 简述乳腺癌的治疗方法。

乳腺癌的治疗采用的是以手术治疗为主的综合治疗策略。对早期乳腺癌病人，手术治疗是首选。目前认为乳腺癌是一种全身性疾病，故提倡缩小手术范围，加强术后综合辅助治疗。

（1）手术治疗：①保留乳房的乳腺癌切除术适合于临床 Ⅰ 期、Ⅱ 期的乳腺癌病人。②乳腺癌改良根治术是 Ⅱ 期乳腺癌目前常用的手术方式。③乳腺癌根治术和乳腺癌扩大根治术现已较少使用。④全乳房切除术适宜于原位癌、微小癌和年迈体弱不宜做根治术者。

（2）化学治疗：浸润性乳腺癌伴腋淋巴结转移是应用辅助化疗的指征。常用 EC（表柔比星、环磷酰胺）- T（多西他赛或紫杉醇）方案，或 TC 方案（多西他赛或紫杉醇、环磷酰胺）。术前化疗又称新辅助化疗，多用于局部晚期的病例。

（3）内分泌治疗：雌激素受体（ER）含量高的激素依性肿瘤，内分泌治疗有效，常用他莫昔芬。

（4）放射治疗：保留乳房的乳腺癌肿块局部广泛切除后给予适当剂量放射治疗。

（5）靶向治疗：曲妥珠单抗对 HER2 过度表达的乳腺癌病人有良好效果，可降低乳腺癌病人术后的复发转移风险。

9. 何谓滑动性疝、绞窄性疝、Richter 疝、Littre 疝？

（1）滑动性疝：疝内容物如盲肠、乙状结肠或膀胱下移成为疝囊壁的一部分的难复性疝。

（2）绞窄性疝：嵌顿性疝发展至肠壁动脉血流障碍的疝。

（3）肠壁疝（Richter 疝）：嵌顿的疝内容物仅为部分肠壁，系膜侧肠壁及其系膜未进入疝囊，肠腔未完全梗阻，这种疝又称肠管壁疝。

（4）憩室疝（Littre 疝）：嵌顿的小肠是小肠憩室（Meckel 憩室）。

10. 试述腹股沟斜疝和直疝的鉴别。

（1）斜疝多见于儿童和青壮年，直疝多见于老年人。

（2）斜疝经腹股沟管突出，可进入阴囊。直疝由直疝三角突出，不进入阴囊。

（3）斜疝呈椭圆形或梨形，上部呈蒂柄状。直疝呈半球形，基底较宽。

（4）压住腹股沟内环，让病人站立咳嗽，疝块不再突出者为斜疝。疝块仍可出现则为直疝。

（5）精索在疝囊的后方则为斜疝，精索在疝囊的前外方则为直疝。

（6）斜疝的疝囊颈在腹壁下动脉的外侧，直疝则位于其内侧。

（7）斜疝易嵌顿，直疝极少嵌顿。

11. 试述嵌顿性疝和绞窄性疝的处理原则。

（1）嵌顿性疝在 3～4 小时内，局部压痛及腹膜刺激征不明显时，或年老体弱且估计肠袢未绞窄坏死时，可先试行手法复位。

（2）嵌顿性疝或绞窄性疝原则上均应紧急手术。

（3）如肠管尚具有生命力，可回纳至腹腔。如肠管已坏死，则应切除该段肠管并行一期吻合，如病人情况不允许肠切除时，则可暂作肠外置，7～14 日后再行肠切除吻合术。

（4）高位结扎疝囊，但不宜做疝修补术。

12. 腹部闭合性损伤病人出现哪些症状体征时，应考虑腹内脏器损伤？

①早期出现休克（尤其是失血性休克）。②持续性进行性腹部剧痛。③明显腹膜刺激征。④气腹。⑤腹部叩诊有移动性浊音。⑥呕血、便血或血尿。⑦直肠指检发现前壁有压痛、波动感或指套染血。

13. 试述肝、脾破裂的病理类型及两者的不同点。

肝、脾破裂均可分为真性破裂、被膜下破裂和中央型破裂 3 种类型。两者的不同之处是：

（1）受伤部位：右上腹创伤易致肝破裂，左上腹创伤易致脾破裂。

（2）肝破裂可有胆汁溢入腹腔，故腹痛、腹膜刺激征及中毒症状较脾破裂更为严重。

（3）肝破裂后，血液可经胆管进入十二指肠，出现胆绞痛、呕血和便血。

14. 试述胃十二指肠溃疡的外科手术治疗。

由于药物可以治愈胃十二指肠溃疡，外科手术仅适用于发生并发症的病人，而且手术方式也发生改变：急性十二指肠溃疡穿孔多采用穿孔缝合术，较少采用胃大部切除术。如果是胃溃疡癌变，则外科采用相对积极手术处理。

15. 试述胃十二指肠溃疡并发大出血的外科手术适应证。

仅约 10％胃十二指肠溃疡出血病人保守治疗无效需行手术。手术治疗的指征：①经积极保守治疗无效者。②出血速度快，短期内出现休克症状者。③高龄病人伴有动脉硬化出血自行停止可能性小。④经过保守治疗出血已停止，但短期内可能再次出血者。

16. 试述胃十二指肠溃疡穿孔的临床表现。

①病人多有溃疡病史（10％病人在穿孔前无明显溃疡病史）。②突起上腹剧痛。③早期可出现休克。④体格检查腹膜炎体征明显。⑤腹部透视或照片，80％病例膈下可见游离气体。⑥腹膜炎严重者，腹腔穿刺可抽出混浊液体。

17. 试述胃癌的 TNM 分期。

胃癌分期的病理依据主要是肿瘤浸润深度、淋巴结以及远处转移情况。T 代表原发肿瘤浸润胃壁的深度。T_1：肿瘤侵及固有层、黏膜肌层或黏膜下层；T_2：肿瘤浸润至固有肌层；T_3：肿瘤穿透浆膜下结缔组织但未侵犯脏腹膜或邻近结构；T_{4a}：肿瘤侵犯浆膜；T_{4b}：肿瘤侵犯邻近组织或脏器。N 代表局部淋巴结转移情况。N_0：无淋巴结转移；N_1：1～2 个区域淋巴结转移；N_2：3～6 个区域淋巴结转移；N_3：7 个以上区域淋巴结转移。M 代表肿瘤远处转移情况。M_0：无远处转移；M_1：有远处转移。根据 TNM 的不同组合，可将胃癌划分为Ⅰ～Ⅳ临床病理分期。

Ⅰ期：①ⅠA 期：T_1N_0；②ⅠB 期：T_1N_1 和 T_2N_0。

Ⅱ期：①ⅡA 期：T_1N_2，T_2N_1，T_3N_0；②ⅡB 期：T_1N_3，T_2N_2，T_3N_1，$T_{4a}N_0$。

Ⅲ期：①ⅢA 期：T_2N_3，T_3N_2，$T_{4a}N_1$；②ⅢB 期：T_3N_3，$T_{4a}N_2$，$T_{4b}N_0$，$T_{4b}N_1$；③ⅢC 期：$T_{4a}N_3$，$T_{4b}N_2$，$T_{4b}N_3$。

Ⅳ期：$T_{1\sim4}N_{1\sim3}M_1$。

18. 试述胃癌的治疗策略。

胃癌的治疗策略采取以外科手术为主的综合治疗。

电子胃镜下治疗：直径小于 2 cm 的无溃疡表现的分化型黏膜内癌，可行内镜下黏膜切除术（EMR）或内镜下黏膜剥离术（ESD）。

（1）手术治疗：①胃癌根治手术，标准术式是 D_2 淋巴结清扫的胃切除术；D_1 手术仅适用于不合适内镜下切除的 T_1N_0 期。②姑息性手术治疗。

（2）化学治疗：进展期胃癌根治术后均需化疗，S-1 单药（氟尿嘧啶类抗肿瘤药）使用和 S-1 联合顺铂使用，均为一线方案。

（3）其他治疗：较少采用放疗；包括免疫治疗和靶向治疗（曲妥珠单抗、贝伐珠单抗和西妥昔单抗）。

19. 试述肠梗阻的全身性病理生理改变。

（1）体液丧失及因此引起的水、电解质紊乱和酸碱失衡。

（2）感染及毒血症。

（3）休克、严重缺水、感染中毒可引起休克。

（4）呼吸循环障碍：因肠腔膨胀使腹腔内压增高，膈肌上升，影响肺内气体交换，阻碍下腔静脉回流，而致呼吸循环功能障碍。

20. 试述绞窄性肠梗阻的诊断要点。

（1）突发持续剧烈腹痛或持续性疼痛伴阵发加剧。

（2）病情发展快，早期出现休克，抗休克治疗效果不显著。

（3）有明显腹膜刺激征，体温升高，脉率增快，白细胞计数增高。

（4）腹胀不对称，扪及压痛性肿块。

（5）呕吐出现早而频繁，呕吐物或肛门排出血性液体，或腹腔穿刺抽出血性液体。

（6）胃肠减压后，腹痛无明显减轻，补液后缺水和血液浓缩现象改善不明显。

（7）X 线可见孤立、突出胀大的肠袢，且位置固定或有假肿瘤状阴影。

21. 试述小儿肠套叠的典型症状及手术指征。

（1）典型症状：腹痛、便血和腹部肿块。

（2）手术指征：①复位失败。②病程超过 48 小时或疑有肠坏死。③空气灌肠后出现腹膜刺激征或全身情况恶化。

22. 试述结肠癌的诊断要点。

（1）近期内出现排便习惯改变或持续性腹部不适，如隐痛、腹胀等。

（2）粪便带血、脓或黏液。

（3）进行性贫血、体重减轻和乏力等。

（4）腹部肿块。

凡有上述表现者，应警惕结肠癌的可能，需做以下检查确诊：①乙状结肠镜检查。②结肠 X 线气钡双重对比造影。③纤维结肠镜检及活检。

23. 急性阑尾炎的并发症有哪些？

（1）腹腔脓肿形成：如阑尾周围脓肿、盆腔脓肿、膈下脓肿。

（2）内外瘘形成：阑尾周围脓肿如未及时引流，则可向肠道、膀胱或腹壁穿破，形成各种内瘘或外瘘。

（3）化脓性门静脉炎：阑尾静脉内的感染性血栓可沿肠系膜上静脉至门静脉，导致门静脉炎，进而可形成肝脓肿。

24. 阑尾切除术后有哪些重要并发症？

（1）切口感染是最常见的并发症。

（2）出血：阑尾系膜结扎线松脱可引起大出血。

（3）粘连性肠梗阻：阑尾炎或阑尾穿孔术后可产生肠粘连，部分病人可发生粘连性肠梗阻。

（4）粪瘘：阑尾残端结扎线脱落或盲肠壁损伤可引起粪瘘。

（5）阑尾残株炎：多因阑尾残端保留太长，致术后产生残株炎。

25. 试述直肠肛管周围间隙的名称。

（1）肛提肌上间隙：①骨盆直肠间隙，在直肠两侧，左右各一。②直肠后间隙，在直肠与骶骨之间。

（2）肛提肌下间隙：①坐骨肛管间隙，在肛管两侧，左右各一。②肛门周围间隙。

26. 试述直肠上、下静脉及淋巴的流向。

（1）直肠上静脉是内痔发生的部位，回流至门静脉。直肠下静脉是外痔发生的部位，回流至下腔静脉。

（2）齿线上淋巴主要流入腹主动脉周围或髂内淋巴结，齿线下淋巴主要流入腹股沟淋巴结和髂外淋巴结。

27. 试述直肠癌的 TNM 分期。

结直肠癌 TNM 分期：

T 代表原发肿瘤，T_x 代表原发肿瘤无法评价。T_0：无原发肿瘤证据；T_{is}：原位癌；T_1：肿瘤侵及黏膜下层；T_2：侵及固有肌层；T_3：穿透固有肌层至浆膜下或侵犯无腹膜覆盖的结直肠旁组织；T_{4a}：穿透脏腹膜，T_{4b}：侵犯或粘连于其他器官或结构。

N 代表区域淋巴结，N$_x$ 代表区域淋巴结无法评价。N$_0$：无区域淋巴结转移；N$_1$：1～3 个区域淋巴结转移；N$_2$：4 个及以上区域淋巴结转移。

M 代表远处转移。M$_x$ 代表无法估计远处转移。M$_0$：无远处转移；M$_1$：有远处转移。

28. 直肠癌根治性手术有哪些常用术式？

（1）腹会阴联合直肠癌根治术（Miles 手术）：适用于腹膜反折以下的直肠癌。手术不能保留肛门括约肌，需做永久性结肠造口术。

（2）直肠低位前切除术（Dixon 手术）：适用于直肠癌下缘距肛门 5 cm 以上，切除肿瘤后行乙状结肠直肠低位吻合术。

（3）经腹直肠癌切除、近端造口、远端封闭手术（Hartmann 手术）。

29. 试述痔的临床表现。

（1）便时出血：这是内痔和混合痔最常见的症状。

（2）痔块脱出：内痔或混合痔发展到一定程度即能脱出肛门外。

（3）疼痛：内痔或混合痔并发感染或血栓形成而产生疼痛。

（4）瘙痒：由于痔块脱出及肛门括约肌松弛，黏液流出肛门外刺激周围皮肤所致。

30. 试述胆囊三角的构成及其中的重要组织结构。

（1）胆囊三角由胆囊管、肝总管和肝脏的脏面下缘构成。

（2）胆囊三角内有胆囊动脉、肝右动脉和副右肝管通过。

31. 急性胆囊炎的病因有哪些？

（1）梗阻因素：如胆囊结石、蛔虫、扭转。

（2）细菌因素：致病菌入侵途径多为胆道逆行而来。

（3）化学刺激：如严重创伤后、大手术后、胰液反流等。

32. 试述胆总管探查的指征。

①有梗阻性黄疸病史。②典型胆绞痛伴畏寒、高热者。③胆总管结石或扩张者。④术中扪及胆总管内有结石、蛔虫或肿瘤。⑤术中见胆管直径＞1.0 cm，管壁炎性增厚。⑥术中胆总管穿刺抽出脓性胆汁、血性胆汁或泥沙样胆色素颗粒。⑦胰腺呈慢性炎症而无法排除胆管内有病变者。

33. 试述急性梗阻性化脓性胆管炎的五联征及术前处理原则。

（1）五联征：是指腹痛、寒热、黄疸、休克和神经症状。

（2）术前处理原则：①尽快恢复血容量，补液纠正水、电解质和酸碱失衡。②应用大量广谱抗生素。③应用肾上腺皮质激素。④及时使用多巴胺等升压药。⑤对症治疗，如降温、补充维生素和支持治疗。

34. 试述胆道疾病的并发症。

①胆囊和胆管穿孔。②胆道出血。③胆源性细菌性肝脓肿。④胆管炎性狭窄。⑤胆源性急性胰腺炎。

35. 试述重症胰腺炎的发病机制。

当胰管梗阻不能及时解除时，腺泡内胰蛋白酶原异常激活，变为活性很强的胰蛋白酶，继而激活其他多种胰酶。如激活磷脂酶 A，使卵磷脂变为溶血卵磷脂；激活弹力纤维酶，使血管壁损害；激活胶原酶，使胶原纤维溶解；激活脂肪酶，使中性脂肪分解；最终导致胰腺发生坏死。

36. 试述急性胰腺炎的治疗原则。

（1）非手术疗法：适用于轻型胰腺炎及尚无感染者。①禁食和胃肠减压。②静脉输液，维持水、电解质平衡和补充热量。③镇痛解痉。④抑制胰酶分泌。⑤营养支持，可用肠外营养 TPN。⑥应用抗生素。⑦中药治疗。

（2）手术治疗：用开放手术和电子内镜来清除急性胰腺炎坏死组织，并予以引流。手术适应证：①急性腹膜炎不能排除其他急腹症时；②伴胆总管下端梗阻或胆道感染者；③合并肠穿孔、大出血或胰腺假性囊肿；④胰腺和胰周坏死组织继发感染。针对胆源性胰腺炎的手术目的是解除胆道梗阻、畅通引流。

37. 试述各种胰岛细胞所产生的激素和可能发生的肿瘤名称。

（1）β 细胞：产生胰岛素，可能发生胰岛素瘤。

（2）G 细胞：产生胃泌素，可能发生胃泌素瘤。

（3）A 细胞：分泌胰高血糖素，可能发生胰高血糖素瘤。

（4）D_1 细胞：分泌血管性肠肽，可能发生血管性肠肽瘤。

（5）D 细胞：分泌生长抑素，可能发生胰生长抑素瘤。

38. 试述血栓闭塞性脉管炎的诊断要点。

血栓闭塞性脉管炎的临床诊断要点：①大多数病人为青壮年男性，多数有吸烟嗜好；②患肢有不同程度的缺血性症状；③有游走性浅静脉炎病史；④患肢足背动脉或胫后动脉搏动减弱或消失；⑤一般无高血压、高脂血症、糖尿病等易致动脉硬化的因素。

动脉造影可明确患肢动脉阻塞的部位、程度、范围及侧支循环建立情况。患肢中、小动脉多节段狭窄或闭塞是本病的典型 X 线征象。动脉滋养血管显影，形如细弹簧状，沿闭塞动脉延伸，也是本病的特殊征象。

39. 诊断单纯性下肢静脉曲张时，需排除哪些疾病？

（1）原发性下肢深静脉瓣膜功能不全。

（2）下肢深静脉血栓形成后遗综合征。

（3）下肢动静脉瘘。

40. 单纯性下肢静脉曲张有哪些治疗方法？

（1）非手术疗法：适用于病变局限、程度较轻而无症状的病人或孕妇。

（2）硬化剂注射和压迫疗法：适用于单纯型病变，常用的硬化剂为 5％鱼肝油酸钠。

（3）手术疗法：凡有症状病例或交通支功能不全者，均适宜手术治疗。手术原则是：①高位结扎大隐或小隐静脉。②剥脱大隐或小隐静脉。③结扎功能不全的交通支。

41. 试述下肢深静脉血栓形成的分型。

（1）周围型：是指开始发生于股静脉或小腿深静脉血栓者。

（2）中央型：是指发生于髂静脉或股静脉血栓者。

（3）混合型：是指周围型的血栓向近侧顺行扩展或中央型血栓向远侧逆行繁衍累及全下肢深静脉者。

42. 大隐静脉进入股静脉之前有哪五个属支？

①旋髂浅静脉。②腹壁浅静脉。③阴部外静脉。④股内侧静脉。⑤股外侧静脉。

43. 下肢静脉曲张可出现哪些并发症？

（1）血栓性静脉炎。

（2）溃疡形成，可并发感染，常复发且经久不愈。

（3）曲张静脉破裂产生急性出血。

§8.2.2 普腹外科疾病自测试题（附参考答案）

一、选择题

【A 型题】

1. 病人，女，50 岁。右乳内上方可扪及 4 cm×5 cm×3 cm 硬块，呈结节状，与皮肤有粘连，右腋下可扪及 2 cm×3 cm×4 cm、融合成块状淋巴结，左锁骨上亦可扪及 4 cm×2 cm×3 cm 淋巴结，质硬。应诊断为   （ ）

A. 乳腺结核   B. 乳腺癌Ⅰ期   C. 乳腺癌Ⅱ期   D. 乳腺癌Ⅲ期   E. 乳腺癌Ⅳ期

2. 下列有关疝的叙述，哪项是正确的   （ ）

A. 未进入阴囊的疝为腹股沟直疝   B. 疝囊在精索前外方的疝为腹股沟直疝   C. 极易嵌顿的疝为腹股沟斜疝   D. 腹股沟周围呈半球状的腹外疝为直疝   E. 压住内环让病人站立咳嗽，疝块复现的疝为直疝

3. 判断腹内空腔脏器损伤最有价值的发现是   （ ）

A. 腹膜刺激征   B. 脉率增快   C. 呕血   D. 有气腹   E. 腹胀

4. 病人，男，40 岁。因十二指肠溃疡大出血住院，6 小时内已输血 600 mL，测血压 80/40 mmHg、脉率 120 次/min，肠鸣音活跃。此时宜   （ ）

A. 输血＋甲氧明静脉滴注   B. 输血＋去甲肾上腺素   C. 输血＋冰盐水灌洗胃   D. 输血＋三腔二囊管压迫止血   E. 输血＋急症胃大部切除术

5. 病人，男，35 岁。上腹饱胀、嗳气、呕吐、宿食 3 个月余。体格检查：上腹饱胀，未扪及肿块，无压痛，可见胃型及胃蠕动，且有胃振水音。临床诊断最可能是   （ ）

A. 胃肠炎   B. 急性胃扩张   C. 胃溃疡   D. 慢性胃炎   E. 十二指肠溃疡瘢痕性幽门梗阻

6. 病人，男，30 岁。2 小时前劳动中无诱因突发上腹刀割样疼痛，迅速波及全腹。体格检查：舟状腹，呼吸运动受限，全腹有明显腹膜刺激征，肝浊音界消失，肠鸣音消失。初步诊断是   （ ）

A. 阑尾穿孔腹膜炎   B. 胃十二指肠溃疡穿孔腹膜炎   C. 胆囊穿孔腹膜炎   D. 绞窄性肠梗阻   E. 急性出血性胰腺炎

7. 急性胆囊炎术中发现胆囊内有多发绿豆大小的结石，治疗宜用   （ ）

A. 胆囊造口术   B. 胆囊切除术   C. 胆总管 T 管引流术   D. 括约肌切开术   E. 胆囊切除、胆总管探查 T 管引流术

441

8. 急性梗阻性化脓性胆管炎最常见的梗阻因素为 （　）

A. 肿瘤或肿瘤压迫　　B. 结石、蛔虫　　C. 胆管狭窄　　D. 慢性胰腺炎　　E. 胆肠内引流后吻合口狭窄

9. 胆道感染最常见的致病菌是 （　）

A. 金黄色葡萄球菌　　B. 链球菌　　C. 大肠埃希菌　　D. 副大肠埃希菌　　E. 铜绿假单胞菌

10. 胃切除术后最严重的并发症是 （　）

A. 血栓性静脉炎　　B. 十二指肠残端破裂　　C. 术后胃出血　　D. 术后伤口感染　　E. 术后低血糖综合征

11. 上消化道大出血一次出血量占总循环血量多少时，可出现休克 （　）

A. 6%　　B. 7%　　C. 10%　　D. 15%　　E. 20%

12. 脾切除的绝对适应证是 （　）

A. 脾亢　　B. 脾肿瘤　　C. 外伤性脾破裂　　D. 遗传性球形红细胞增多症　　E. 自体免疫性溶血性贫血

【X型题】

13. 急性化脓性腹膜炎手术治疗的指征为 （　）

A. 腹腔内病变严重　　B. 盆腔器官感染引起的腹膜炎　　C. 腹膜炎严重，无局限趋势而病因不明者　　D. 病人一般情况差，中毒症状严重，有休克表现　　E. 经12小时保守治疗，腹膜炎症状加重者

14. 结肠手术前肠道准备 （　）

A. 术前2～3日进流质　　B. 术前2～3日服用抗生素　　C. 术前2日服用泻剂　　D. 术前1日禁食　　E. 手术前晚清洁灌肠

15. 右半结肠癌的临床表现为 （　）

A. 肠刺激症状　　B. 便血　　C. 全身中毒症状较明显　　D. 腹部可扪及肿块　　E. 有慢性肠梗阻表现

16. 门腔分流术有 （　）

A. 脾肾静脉分流术　　B. 脾腔静脉分流术　　C. TIPS　　D. 门腔静脉分流术　　E. 肠系膜上、下腔静脉分流术

17. 急性梗阻性化脓性胆管炎（AOSE）的主要临床表现为 （　）

A. 腹痛　　B. 寒热　　C. 黄疸　　D. 休克　　E. 神经症状

18. 急性重症胰腺炎的诊断要点为 （　）

A. 心率>120次/min，心律失常，低血压或休克　　B. 血钙>12 mmol/L，血糖>11 mmol/L　　C. 呼吸困难，呼吸率>30次/min，PaO_2<100 mmHg　　D. 尿量<40 mL/h，血尿素氮增高　　E. DIC发生

19. 下肢静脉曲张可出现的并发症有 （　）

A. 肢体缺血坏死　　B. 血栓性静脉炎　　C. 曲张静脉破裂急性出血　　D. 湿疹或溃疡形成　　E. 干性坏疽

20. 下列哪些是胃癌的高危因素 （　）

A. 胃息肉　　B. 慢性萎缩性胃炎　　C. 胃溃疡　　D. 胃酸缺乏症　　E. 慢性浅表性胃炎

二、填空题

1. 甲状腺次全切除术后发现病人发音音调低沉的原因多数是由于_____。

2. 甲状腺次全切除术后病人手足抽搐，其原因为_____。

3. 甲亢术后产生呼吸困难的原因是_____、_____、_____、_____。

4. 肠壁动、静脉血流障碍的疝称_____疝。

5. 嵌顿的疝内容物为部分肠壁的疝称_____疝。

三、判断题

1. 按 TNM 分期法，第一期乳腺癌应为 $T_1 \sim T_2 N_0 M_0$。 （ ）

2. 直疝多见于妇女。 （ ）

3. 盲肠或膀胱下移组成疝囊壁的一部分称为滑动性疝。 （ ）

4. 外伤性肝破裂临床症状可有呕血和便血的表现。 （ ）

5. 脾破裂时腹腔穿刺均可抽到血液。 （ ）

6. 胃十二指肠溃疡并发出血均需外科治疗。 （ ）

7. 胃十二指肠溃疡穿孔病人，症状轻、腹膜炎局限者可行非手术治疗。 （ ）

8. 绞窄性肠梗阻，早期可出现休克。 （ ）

9. 阑尾周围脓肿均需手术治疗。 （ ）

10. 坏死性胰腺炎血、尿淀粉酶均可不增高。 （ ）

四、名词解释

1. 急腹症

2. 深静脉血栓形成

3. 雷诺综合征

4. 血栓闭塞性脉管炎

5. 消化道大出血

五、问答题

1. 试述腹部损伤病人剖腹探查的指征。

2. 胃大部切除术后可发生哪些常见并发症？

3. 试述结肠手术前准备要点。

4. 试述小儿急性阑尾炎的特点。

5. 试述重症胰腺炎的早期并发症。

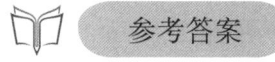
参考答案

一、选择题

1. E 2. E 3. D 4. E 5. E 6. B 7. E 8. B 9. C 10. B 11. E 12. C 13. ACDE

14. ABCE 15. ACDE 16. ABCDE 17. ABCDE 18. ADE 19. BCD 20. ABCD

二、填空题

1. 喉上神经外侧支损伤

2. 手术时甲状旁腺误被切除

3. 切口内出血 压迫气管 喉头水肿 气管塌陷

4. 绞窄性

5. Richter

三、判断题

1. √　2. ×　3. √　4. √　5. ×　6. ×　7. √　8. √　9. ×　10. √

四、名词解释

1. 急腹症：是一类以急性腹痛为突出表现，需要早期诊断和及时处理的腹部疾病。其特点为发病急、进展快、变化多、病情重，一旦诊断延误，治疗方针不当，将会给病人带来严重危害甚至死亡。因此，急腹症的诊断和鉴别诊断是非常重要的。

2. 深静脉血栓形成：是指血液在深静脉腔内不正常凝结，阻塞静脉腔，导致静脉回流障碍，如未予及时治疗，将造成慢性深静脉功能不全，影响生活和工作能力，甚至致残。全身主干静脉均可发病，尤其多见于下肢。

3. 雷诺综合征：是指小动脉阵发性痉挛，受累部位程序性出现苍白及发冷、发绀及疼痛、潮红后复原的典型症状。常于寒冷刺激或情绪波动时发病。

4. 血栓闭塞性脉管炎：是一种累及血管的炎症性、节段性和周期发作的慢性闭塞性疾病。主要侵袭四肢中小动静脉，尤其是下肢血管。好发于男性青壮年，多数病人有吸烟史。

5. 消化道大出血：本病是常见病，在成年人，急性消化道出血一次失血量达 800 mL 以上，或约占总循环血量的 20%，当收缩压<100 mmHg，脉率>100 次/min 时，病人就会表现出低血压的症状和体征，如视物模糊、头晕、手足发冷、冷汗、直立位昏厥等。上消化道大出血表现为呕血，血色鲜红（新近出血）或呈棕褐色（稍前的出血），黑粪症并有恶臭。黑粪症通常表示出血来自上消化道，但也可见于结肠。消化道大出血的死亡率徘徊在 6%～12%。

五、问答题

1. 腹部损伤病人剖腹探查的指征为：①腹痛和腹膜刺激征进行性加重或范围扩大。②肠蠕动减弱、消失或出现明显腹胀。③全身情况明显恶化。④膈下有游离气体。⑤红细胞计数进行性下降。⑥血压不稳定或继续下降。⑦腹腔穿刺吸出气体、不凝固血液、胆汁或胃肠内容物。

2. 胃大部切除后的主要并发症如下：

（1）上消化道出血：一般发生在术后 24 小时内。如系少量渗血，应用止血药即可止血，大量出血则需手术止血。

（2）十二指肠残端破裂：发生在术后 3～6 日，诊断明确后应及时手术治疗。

（3）梗阻性并发症：吻合口梗阻、近端空肠袢梗阻或远端空肠袢梗阻均需手术治疗。

（4）倾倒综合征。

（5）碱性反流性胃炎。

（6）营养缺乏性并发症：如贫血、体重减轻等。

（7）残胃癌：多发生在术后 20～25 年。

3. 结肠手术前准备如下：

（1）全肠道灌洗法：于术前 12～14 小时开始口服等渗平衡电解质 6 000 mL，引起腹泻，达到清肠目的。此法对年迈体弱者不适用。

（2）术前 2～3 日开始进食流质并开始服用抗生素，如红霉素、新霉素和甲硝唑等。

（3）术前 2 日服用甘露醇、蓖麻油或硫酸镁等泻剂。

（4）术前一晚清洁灌肠。

4. 小儿急性阑尾炎特点如下：

（1）病情发展较快而且严重，早期即出现高热和呕吐。

（2）右下腹体征不明显，但有局部明显压痛和肌紧张。

（3）穿孔率高，并发症和死亡率也较高。

5. 重症胰腺炎的早期并发症如下：

（1）休克：在发病早期或后期均可发生。

（2）化脓性感染：如胰周脓肿、腹膜炎、败血症等。

（3）多器官功能衰竭：多在休克和感染的基础上发生。如肾衰竭、急性呼吸窘迫综合征、中毒性脑病等。

§8.3 神经外科疾病

§8.3.1 神经外科疾病基本知识问答

1. 何谓原发性脑损伤和继发性脑损伤？

（1）原发性脑损伤：①是指头颅受暴力打击直接造成的脑损伤。②一般见于着力部位和/或对冲部位。③伤后立即出现脑损伤症状体征，如昏迷、偏瘫、失语等，其表现依损伤的部位、程度不同而异，包括脑震荡、脑挫裂伤、弥漫性轴突损伤及原发性脑干损伤等。

（2）继发性脑损伤：①指头颅受暴力伤一定时间以后，损伤的脑组织、血管因继发病变如出血、血肿、脑水肿等，使颅内压增高，引起脑疝再压迫损伤脑组织，而后出现脑损伤症状体征。②继发性脑损伤主要指颅内血肿及继发性脑干损伤，后者常表现为去大脑强直，双瞳孔相继散大或缩小，或时大时小，光反应消失，眼球固定，病理性呼吸等濒危状态。

2. 何谓脑震荡？主要临床表现有哪些？

脑震荡是指头部外伤后立即出现短暂的脑功能障碍，病理解剖无确定脑器质改变的一种轻型脑损伤，主要临床表现有：①轻度意识障碍，伤后立即出现，大多在半小时内，能迅速自行恢复，清醒后常嗜睡。②逆行性遗忘，醒后不能回忆受伤经过或伤前的情况。③常有头痛头昏、恶心呕吐、面色苍白、心悸等自主神经功能紊乱表现，一般3～5日逐渐恢复。④神经系统检查无异常。⑤腰穿脑脊液压力及化验正常。

3. 在脑震荡的基础上，出现一侧额颞部急性硬膜外血肿的主要临床表现有哪些？

（1）意识障碍有中间清醒期。即伤后有短暂的原发性昏迷，清醒一段时间后，随着血肿的增大，出现继发性昏迷且逐渐加深。它是急性硬膜外血肿的典型症状。

（2）血肿侧瞳孔先缩小继而逐渐散大，光反应迟钝至消失，而后发展为双侧瞳孔散大固定。

（3）血肿对侧出现锥体束征、偏瘫或失语。

（4）颅内压增高与生命体征变化明显。

（5）着力部位头皮肿胀，多有线形颅骨骨折。

（6）CT扫描显示额颞部颅骨内板与脑表面之间有一梭形高密度影。

4. 简述颅底骨折的临床表现与处理要点。

（1）临床表现：①伤后逐渐出现眼眶周围、耳后乳突、枕后皮下、咽后黏膜或眼球结膜出血瘀斑。②耳鼻、口咽部出血和/或脑脊液耳漏、鼻漏。③颅神经损伤症状。

颅底骨折常为线形骨折，需要头颅 CT 明确诊断。MRI T_2 加权像有助于发现脑脊液漏口。

（2）处理要点：①应用抗生素预防颅内感染。②保持外耳道、鼻腔清洁，严禁填塞、冲洗。③存在脑脊液漏时，避免腰穿，以免引起逆行颅内感染。④静卧，取头高位，避免各种引起鼻腔内压力增高的因素如用力咳嗽、打喷嚏。⑤脑脊液漏一般于伤后 1～2 周自行停止，如 1 个月不愈者，可考虑脑脊液漏修补术。此外，还应处理合并发生的脑与血管损伤等。

5. 列表说明格拉斯哥昏迷分级（GCS）和计分法（表 8-2）。它怎样将急性脑损伤分为轻、中、重型？

表 8-2　格拉斯哥昏迷计分表

睁眼反应	记分	语言反应	记分	运动反应	记分
自动睁眼	4	回答正确	5	遵嘱	6
呼吸睁眼	3	回答错误	4	定位	5
刺痛睁眼	2	词语不清	3	逃避	4
无反应	1	只能发音	2	屈曲	3
		无反应	1	过伸	2
				无反应	1

急性脑损伤依 GCS 计分法加上昏迷持续的时间分为轻、中、重三型。①轻型：GCS 13～15 分，昏迷在 20 分钟内。②中型：GCS 9～12 分，昏迷在 20 分钟至 6 小时。③重型：GCS 3～8 分，昏迷在 6 小时以上。GCS 最高分为 15 分，最低分 3 分，8 分以下为昏迷，分数越低伤情越重，分数增加表示伤情好转。

6. 列表说明外伤性头皮血肿的类型、特点及治疗方法（表 8-3）。

表 8-3　头皮血肿分型

血肿类型	血肿位置	血肿硬度	血肿范围
皮下血肿	皮下组织	较硬，波动不明显	局限，位于头皮挫伤的中心
帽状腱膜下血肿	帽状腱膜与骨膜之间	较软，有明显波动	范围大，可蔓延至全头部
骨膜下血肿	颅骨与骨膜之间	张力大，有波动	血肿边缘不超过颅缝

皮下血肿较局限，一般数日后可自行吸收。较小的帽状腱膜下血肿及骨膜下血肿可先加压包扎，待其吸收自愈，如数日后不见缩小或血肿较大者，可穿刺抽血加压包扎，一般数次便可痊愈。如反复穿刺不好转，则需注意有无凝血障碍等疾病，并针对原因加以处理。已有感染的血肿则需切开引流，并给予抗生素治疗。

7. 简述枕部着力减速伤时脑损伤的机制。

枕部着力减速伤是指运动的头部后仰倒地撞击于地面上而致伤。瞬间颅骨虽停止运动，但因惯性作用，整个脑组织尤其是额颞叶底面，仍向着力点方向大幅度移动，之后额颞叶底面又回复原位并撞击于粗糙不平的颅底骨嵴上，这样来回摩擦滑动导致损伤。这种发生在着力点对角线部位的脑损伤又称对冲性脑损伤。对冲伤常见于枕颞叶受伤时，极少见于额部受伤时。因枕叶紧贴光滑的天幕，虽系额部着力，却不易产生枕叶损伤。

8. 何谓颅内压？引起颅内压增高的常见原因有哪些？

颅内压是指颅腔内容物对颅壁硬脑膜所产生的压力。颅内压主要由脑组织、脑脊液、动静脉内血液四者的压力和颅腔容积所决定，其波动靠脑脊液、脑血流的调节作用维持平衡。常以侧脑室或脊髓蛛网膜下隙脑脊液的压力为代表，正常成人为 $0.7\sim2.0\ kPa$。连续监测颅内压的变动，对病情观察、预后判断以及治疗、用药方法的选择有一定指导意义。

当颅内压生理调节功能耗竭，压力持续增高超过 $2.0\ kPa$ 时称为颅内压增高。常见病因：①各种原因引起的脑水肿。②颅内占位性病变，如血肿、肿瘤、脓肿、肉芽肿。③脑脊液增多，如各种原因引起的脑积水。④血液增多，如各种原因引起的脑血管扩张与脑血流量增加。⑤颅腔狭小如狭颅畸形。

9. 简述颅内压增高的三主征。

（1）头痛：是最常见的症状，常呈持续性伴阵发性加剧，一般以清晨及晚间明显、随颅内压的增高而进行性加重，用力、咳嗽、大便或低头活动头痛明显，头痛部位可能与病变部位不一致。

（2）呕吐：常出现于头痛剧烈时。典型喷射性呕吐并不多见，较易发生于食后。小儿常以呕吐为首发症状，可伴强迫头位（Bruns征）。

（3）视神经乳头水肿：是颅内压增高的重要客观体征。早期常不影响视力，晚期可导致视神经继发性萎缩而有视力减退甚至失明。视野呈向心性缩小和盲点扩大。重者可见眼底静脉怒张、出血和大量渗血。

10. 简述颅内容积的代偿调节作用。

颅腔是一个不能伸缩的容器，其总体积固定不变。颅腔3种内容物，脑组织、脑脊液和血液的总体积与颅腔容积是相适应的。3种内容物之中，脑组织不能被压缩，故其容积代偿作用最小；脑脊液与血液是流动的物质，对颅腔容积代偿起着重要的作用。正常的颅腔容积代偿为8%～10%，颅腔3种内容物中任何一种体积的增大，其他两内容物同时或至少其中有一种必相应的代偿性缩减，以取得平衡，使颅内压维持在正常范围内，这就是颅内压的生理调节。

颅内压增高时，主要靠脑脊液吸收增加、分泌减少和被排挤出颅腔到脊髓蛛网膜下隙，其次靠颅内静脉系统血液被排挤出颅外和脑动脉血管收缩，使脑血流量减少来调节。

11. 何谓颅腔的体积/压力关系？

在颅腔内容物增加的早期，由于颅内容积代偿调节作用，颅内压变动很小或不明显。随着容积的继续增大，代偿功能逐渐耗竭，颅内压逐渐增高。当代偿功能消耗终于达到一个临界点时，这时即使容积少量增加也会使颅内压大幅度升高，这就是颅内体积/压力关系。它是指数关系，有助于理解临床上所出现的病情演变。当病人颅内压增高严重时，剧烈咳嗽或用力大便等都可导致短期内出现颅内高压危象或脑疝；反之，当颅内压增高尚处于可代偿期时，则少量颅内容积减少，如脱水利尿治疗或脑室脑脊液外引流等，即可迅速缓解颅高压危象。

12. 何谓小脑幕切迹疝？其主要临床表现有哪些？

小脑幕上占位性病变或严重脑水肿常可引起颅内压增高。由于颅腔容积代偿功能逐渐耗竭，颅内各分腔之间形成压力差，导致颞叶钩回通过小脑幕切迹，从高压区向低压区移位，疝出到幕下，压迫损害患侧中脑、动眼神经及阻塞环池和中脑导水管等，从而产生一系列临床表现，称为颞叶钩回疝（小脑幕切迹疝），是幕上病变引起颅内压增高导致的最严重的后果，又称脑危象，主要临床表现如下。

（1）早期出现颅内压增高症状。

（2）生命体征改变明显，血压升高，脉搏慢而有力，呼吸变慢。

（3）病人意识模糊或昏迷，且逐渐加深。

（4）早期患侧瞳孔短时间先缩小，继之逐渐散大，对光反射消失，对侧瞳孔亦逐渐散大，最后双瞳散大，固定，光反射均消失。

（5）对侧肢体出现锥体束征或偏瘫。

13. 何谓枕骨大孔疝？最常见症状有哪些？

幕下颅后窝占位性病变时，由于颅内压急剧增高导致小脑扁桃体和邻近小脑组织向下移位，经枕骨大孔疝入椎管内，压迫损害延髓并阻塞第四脑室出口和枕大池，称为小脑扁桃体疝或枕骨大孔疝。最常见的症状有：

（1）突发剧烈头痛，频繁呕吐，颈项强直。

（2）意识障碍出现较晚，亦可突然昏迷。

（3）血压升高，脉搏缓慢，呼吸深慢而不规则，短时间内可突发暂停或停止，接着脉搏微弱、血压下降，心跳多在呼吸停止后数分钟内亦停止。若立即给氧，施以人工呼吸和按压心脏恢复心跳及其他支持疗法，心跳可维持一个较长的时间。

（4）很少有瞳孔变化，晚期才出现双瞳散大。

14. 简述颅内压增高的治疗要点。

（1）减轻脑水肿：采用高渗性脱水药（甘露醇或甘油果糖）与利尿性脱水药（呋塞米）、浓缩人血白蛋白等。

（2）减少脑脊液量：行闭式或持续性控制性脑脊液外引流或分流术。

（3）维持脑灌注压在 70 mmHg 左右：脑灌注压等于平均动脉压减去颅内压。要维持正常脑灌注压，必须降低颅内压，降低 $PaCO_2$，提高 PaO_2，除采用上述（1）、（2）两项措施外，尚需进行过度换气；气管内分泌物多，需早期行气管切开；要维持血压相对正常，血压过高，要降低血压使之接近正常；血压过低，则需增加血容量或采取升血压措施。

（4）病因治疗：对颅内占位性病变应尽早手术切除或采取去骨瓣减压；炎性病变应予大剂量抗生素控制颅内感染灶。

（5）激素：对脑肿瘤、脑水肿或中毒、感染，用激素治疗有效，如地塞米松 10 mg 静脉注射或静脉滴注，每 8 小时 1 次（成人剂量），但对颅脑损伤有不少人认为激素无效。

（6）巴比妥类药物治疗。

（7）水、电解质平衡：及时纠正 Na^+、K^+、Cl^-、Ca^{2+}、Mg^{2+} 紊乱情况，不能因应用脱水药和/或利尿药而造成明显脱水，要及时补充等渗液体。

（8）冬眠低温，或亚低温疗法，控制发热，防治亚低温所引起的并发症。

（9）预防感染。

（10）供应足够的营养、热量。

15. 治疗颅内压增高常用的脱水药分为哪两类？应用中有哪些注意点？

（1）高渗性脱水药：如甘露醇、高渗盐水等。其作用机制在于快速静脉注入后，迅速使血浆渗透压增高，在血脑屏障正常的情况下，通过血液、脑脊液间的渗透压差，使脑组织中的水分移向血液中，经肾排出，从而减少脑容积，降低颅内压，此外能使血管收缩，降低血液黏滞性，改善脑血流灌注，清除自由基等作用。

（2）利尿性脱水药：如呋塞米。因其有利尿脱水作用，能使血液浓缩，渗透压增高，从而使脑组织脱水，降低颅内压。但其利尿作用比甘露醇强，两者合用可增强其作用，另外呋塞米尚有抑制脑脊液生成的作用。

应用中的注意点：①保持水与电解质的平衡。②有心肾功能障碍者，不用或慎用甘露醇而用甘油果糖、呋塞米。③给药时，应于 15 分钟内将一次剂量从静脉快速滴入。④使用甘露醇时注意颅内压增高的反跳现象。因为用药数小时后可形成相反的渗透压差，故常需重复使用，以维持其降颅压疗效。

✏️ §8.3.2 神经外科疾病自测试题（附参考答案）

一、选择题

【A 型题】

1. 急性外伤性颞顶部硬膜外血肿最常见的出血来源是 （　）

A. 颅骨板障静脉出血　　B. 静脉窦破裂出血　　C. 颅骨导静脉出血　　D. 硬脑膜中动脉破裂出血

E. 脑表面血管出血

2. 诊断急性外伤性幕上硬膜外血肿最有诊断价值的临床表现是 （　）

A. 双侧瞳孔不等大　　B. 生命体征的改变　　C. 一侧肢体瘫痪　　D. 出现大脑强直抽搐

E. 意识障碍有中间清醒期

3. 一青年人右侧颞部被石块击伤后昏迷 30 分钟，清醒 5 小时后又转入昏迷，伴右侧瞳孔逐渐散大、左侧肢体瘫痪和生命体征变化。临床诊断首先考虑是 （　）

A. 脑挫伤　　B. 脑内血肿　　C. 脑水肿　　D. 急性硬膜下积液　　E. 急性硬膜外血肿

4. 从高空坠落左枕部着地伤后进行性意识障碍加深、右侧瞳孔逐渐散大。诊断上应首先考虑为 （　）

A. 右侧顶枕部急性硬脑膜下血肿　　B. 左侧顶枕部急性硬脑膜下血肿　　C. 右侧额颞极挫伤伴急性硬膜下血肿　　D. 左侧额颞极挫伤伴急性硬膜下血肿　　E. 右侧颅后窝小脑血肿

5. 处理开放性颅脑损伤最主要的治疗原则是 （　）

A. 及时包扎伤口、彻底止血　　B. 注射抗生素和 TAT　　C. 应用脱水利尿药　　D. 应用镇静药和脑保护药　　E. 及时彻底清创，缝合修补硬脑膜

6. 颅内压增高的三主征是　　　　　　　　　　　　　　　　　　　　　　　（　　）

A. 头痛、呕吐、眩晕　　B. 头痛、呕吐、癫痫　　C. 头痛、呕吐、视神经乳头水肿　　D. 头痛、呕吐、复视　　E. 头痛、呕吐、精神症状

7. 急性枕骨大孔疝与小脑幕裂孔疝最主要的区别是　　　　　　　　　　　　（　　）

A. 意识障碍发生较早　　B. 呼吸骤停发生较早　　C. 剧烈头痛　　D. 频繁呕吐　　E. 库欣反应

8. 左侧小脑幕裂孔疝的典型临床表现是　　　　　　　　　　　　　　　　　（　　）

A. 昏迷、右侧瞳孔散大、左侧肢体偏瘫　　B. 昏迷、左侧瞳孔散大、右侧肢体偏瘫　　C. 昏迷、左侧瞳孔散大、左侧肢体偏瘫　　D. 昏迷、右侧瞳孔散大、右侧肢体偏瘫　　E. 昏迷、双侧瞳孔散大、去大脑强直发作

9. 颅内压增高的一般处理中，下列哪项是错误的　　　　　　　　　　　　　（　　）

A. 头痛头昏者用镇静止痛药　　B. 呕吐频繁者用脱水药并暂禁食　　C. 抽搐者用抗癫痫药　　D. 便秘者用肥皂水高压灌肠　　E. 昏迷痰多者可行气管切开术吸痰雾化

10. 抢救枕骨大孔疝（脑室系统扩大者）最有效的急救措施首选　　　　　　（　　）

A. 20％甘露醇 250 mL 快速静脉滴入　　B. 尽快行去骨瓣减压术　　C. 快速椎颅钻孔穿刺脑室额角行脑脊液外引流术　　D. 快速静脉滴注地塞米松 20 mg　　E. 气管切开，保持呼吸道通畅

11. 对颅内压增高的处理中，下列哪项最危险　　　　　　　　　　　　　　　（　　）

A. 不限制出入水量　　B. 不规则使用利尿脱水药　　C. 未服用镇静止痛药　　D. 侧脑室穿刺行脑脊液外引流　　E. 腰穿放出脑脊液减压

12. 最易引起枕骨大孔疝的颅内占位性病变是　　　　　　　　　　　　　　　（　　）

A. 蝶鞍区肿瘤　　B. 额顶叶肿瘤　　C. 颞叶脑脓肿　　D. 侧脑室肿瘤　　E. 小脑半球肿瘤

13. 在下列颅内占位性病变中最易早期出现颅内压增高症状的是　　　　　　（　　）

A. 第三脑室后部肿瘤　　B. 枕叶肿瘤　　C. 颅前窝底部肿瘤　　D. 矢状窦旁肿瘤　　E. 听神经瘤

14. 头部外伤后昏迷 1 小时即发现右侧肢体轻瘫，腰穿呈血性脑脊液，以后逐渐好转恢复。应考虑为　　　　　　　　　　　　　　　　　　　　　　　　　　　　　　　（　　）

A. 脑震荡　　B. 脑挫裂伤　　C. 脑内血肿　　D. 急性硬膜外血肿　　E. 急性硬膜下血肿

15. 大型帽状腱膜下血肿首选的治疗措施是　　　　　　　　　　　　　　　　（　　）

A. 静脉或肌内注射止血药，待其自行吸收　　B. 加压包扎，静脉注射止血药　　C. 穿刺抽出积血，静脉滴注止血药　　D. 穿刺抽出积血和加压包扎　　E. 切开引流和加压包扎

16. 有关格拉斯哥（GCS）计分法，下列哪项是错误的　　　　　　　　　　（　　）

A. 总分最低 3 分，最高 15 分　　B. 总分越低表示意识障碍越重　　C. 总分越高则预后越好　　D. 总分在 8 分以上表示已有昏迷　　E. 总分由低向高分转化，说明病情在好转之中

17. 诊断颅底骨折的确切依据是伤后出现　　　　　　　　　　　　　　　　　（　　）

A. 皮下瘀血斑（眼睑或结合膜下或耳后）　　B. 鼻腔或外耳道有血性脑脊液外流　　C. 鼻腔或外耳道流血　　D. 颅神经损伤的症状与体征　　E. 颅骨 X 线照片有颅顶骨折线向颅底部延伸

【X 型题】

18. 颅内压增高是神经外科常见的临床病理综合征，是以下疾病的共有征象　（　　）

A. 颅脑损伤　　B. 脑肿瘤　　　C. 脑出血　　　D. 脑积水　　　E. 颅内炎症

19. 急性颅内压增高常见于　　　　　　　　　　　　　　　　　　　　　（　　）

A. 急性颅内血肿　　B. 慢性硬膜下血肿　　C. 颅内肿瘤　　D. 蛛网膜下腔出血　　E. 高血压脑出血

20. 脑疝的病因有以下几种　　　　　　　　　　　　　　　　　　　　　（　　）

A. 颅脑外伤　　B. 颅内感染性疾病如脑脓肿　　C. 颅内肿瘤　　D. 颅内寄生虫病及其他肉芽肿性病变　　E. 颅高压病人不适当的腰穿放液

21. 造成婴儿脑积水的常见病因有　　　　　　　　　　　　　　　　　　（　　）

A. 产伤后颅内出血　　B. 颅内感染　　C. 蛛网膜下隙或蛛网膜颗粒粘连　　D. 颅脑的先天畸形 E. 病因不明

22. 成年人的颅内肿瘤多为　　　　　　　　　　　　　　　　　　　　　（　　）

A. 胶质瘤　　B. 髓母细胞瘤　　C. 脑膜瘤　　D. 垂体瘤　　E. 转移癌

23. 颅内肿瘤应与下列哪些疾病鉴别　　　　　　　　　　　　　　　　　（　　）

A. 脑脓肿　　B. 脑结核瘤　　C. 慢性硬膜下血肿　　D. 假性脑瘤　　E. 先天性脑积水

24. 降低颅内压增高的综合治疗措施有　　　　　　　　　　　　　　　　（　　）

A. 冬眠低温或亚低温治疗　　B. 激素的治疗　　C. 限制水钠的输入量　　D. 保持呼吸道通畅 E. 合理的体位

25. 伽玛刀是利用立体定向技术与计算机辅助的放疗设备，它的主要特点是　（　　）

A. 治疗精度高　　B. 照射能量大　　C. 适用于所有的颅内肿瘤　　D. 适用于脑内神经核团或神经通路的定向毁损　　E. 适用于范围较局限的脑动静脉畸形

二、填空题

1. 头皮裂伤后活动性出血的急救措施是_____。

2. 诊断脑震荡的主要临床依据是_____。

3. 治疗急性外伤性硬膜外血肿最主要的治疗措施是_____、_____和_____。

4. 原发性脑干损伤最大特点是_____、_____和_____。

5. 治疗外伤性脑水肿，目前应用最广且疗效较好的药物是_____和_____。

6. 卧位腰穿成人正常颅内压是_____。

7. 急性颅高压典型的库欣反应是_____。

8. 颅高压最危险的结局是_____。

9. 婴幼儿颅内压增高的主要临床表现是_____、_____和_____。

10. 急性枕骨大孔疝的临床特点是_____。

三、判断题

1. 椎管内肿瘤包括脊髓本身及其邻近组织的原发或转移性肿瘤。　　　　　（　　）

2. CT 诊断颅内肿瘤完全是依靠直接征象来判断的。　　　　　　　　　　（　　）

3. 颅脑损伤后一侧瞳孔进行性散大，光反射迟钝或消失，伴对侧偏瘫与昏迷，是脑疝形成的临床征象。
　　　　　　　　　　　　　　　　　　　　　　　　　　　　　　　　　（　　）

4. 颅内压升高持续超过 20 kPa 时可诊断为颅内压增高。　　　　　　　　（　　）

5. 脑震荡是指头部外伤后引起短暂的脑功能障碍而无确定的脑器质改变。　（　　）

四、名词解释

1. 颅内动静脉畸形

2. 颅内动脉瘤

3. 蛛网膜下腔出血

4. 颅内压增高

5. 脑疝

五、问答题

1. 何谓脑挫裂伤？主要临床表现有哪些？

2. 何谓开放性颅脑外伤？试述其处理原则。

3. 简述重型颅脑外伤病人瞳孔变化的临床意义。

4. 脑室持续引流的适应证有哪些？应用中有哪些注意事项？

5. 试述颅内动静脉畸形（AVM）病人畸形血管破裂出血的临床表现和处理要点。

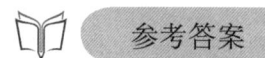

一、选择题

1. D　2. E　3. E　4. C　5. E　6. C　7. B　8. B　9. D　10. C　11. E　12. E　13. A　14. B
15. D　16. D　17. B　18. ABCDE　19. AE　20. ABCDE　21. ABCDE　22. ACD　23. ABCDE
24. ABCDE　25. ABDE

二、填空题

1. 加压包扎止血

2. 头部外伤后有短暂的意识障碍和逆行性健忘

3. 开颅彻底清除颅内血肿　彻底止血　减压

4. 伤后即刻出现深昏迷　去大脑强直发作　双瞳孔大小多变

5. 20％甘露醇　呋塞米

6. 0.7～2.0 kPa(70～200 mmH$_2$O)

7. 血压升高，心率脉搏徐缓及呼吸变慢加深

8. 脑疝形成

9. 患儿头颅进行性增大　前囟未闭张力增高　双眼球呈"落日征"

10. 意识障碍发生较晚，呼吸骤停发生较早

三、判断题

1. ×　2. √　3. ×　4. ×　5. ×

四、名词解释

1. 颅内动静脉畸形：是一团发育异常的病态脑血管，其体积可随人体发育而生长。由一支或几支弯曲扩张的动脉供血和静脉引流而形成的一个血管团，小的直径不及 1 cm，大的可达10 cm。畸形血管团内有脑组织，其周围脑组织因缺血而萎缩，呈胶质增生带，有时伴陈旧性出血。

2. 颅内动脉瘤：系颅内动脉壁的囊性膨出，是造成蛛网膜下腔出血的首位病因。在脑血管意外中，仅次于脑血栓和高血压脑出血，位居第三。本病好发于 40～60 岁中老年人，青少年少见。

3. 蛛网膜下腔出血：是各种原因引起的脑血管突然破裂，血液流至蛛网膜下隙的统称。它并非一种疾病，而是某些疾病的临床表现，其中 70％～80％属于外科范畴。临床将蛛网膜下腔出血分为自发性和外

伤性两类，自发性蛛网膜下腔出血常见的病因为颅内动脉瘤和脑（脊髓）血管畸形。

4. 颅内压增高：是神经外科常见临床病理综合征，是颅脑损伤、脑肿瘤、脑出血、脑积水和颅内炎症等所共有征象，由于上述疾病使颅腔内容物体积增加，导致颅内压持续在 2.0 kPa（200 mmH$_2$O）以上，从而引起的相应的综合征，称为颅内压增高。颅内压增高会引发脑疝危象，可使病人因呼吸循环衰竭而死亡，因此对颅内压增高及时诊断和正确处理十分重要。

5. 脑疝：当颅内某分腔有占位性病变时，该分腔的压力大于邻近腔的压力，脑组织从高压力区向低压力区移位，导致脑组织、血管及颅神经等重要结构受压和移位，有时被挤入硬脑膜的间隙或孔道中，从而出现一系列严重的临床症状和体征，称为脑疝。

五、问答题

1. 脑挫裂伤指头颅受暴力伤后，脑组织有肉眼可见的器质性损伤。脑表面呈散在的点片状出血、脑水肿、软脑膜及脑实质破裂。主要临床表现如下：

（1）意识障碍明显，伤后立即出现，症状超过半小时或持续数日、数周甚至更长时间，昏迷程度与脑外伤程度呈正相关。

（2）生命体征变化波动明显。

（3）常有蛛网膜下腔出血和脑膜刺激征。

（4）可有偏瘫、失语等神经系统阳性体征。

（5）头痛、呕吐等颅内压增高症状明显，持续时间较长。

（6）头部 CT 扫描显示脑挫裂伤灶区为低密度水肿区，其中有点片状高密度出血灶，或伴小的硬膜下或脑内高密度血肿。

2. 开放性颅脑外伤是指外力作用使头皮、颅骨及硬脑膜均有破裂，并伤及脑组织，使之与外界相通的损伤。可分为火器伤与非火器伤两类。处理原则如下。

（1）现场救护：主要是控制伤口出血和防止创面污染，可行简单清创、缝合头皮并予加压包扎。

（2）保持呼吸道通畅，昏迷者行气管切开术。

（3）纠正休克。

（4）彻底清创：时间越早越好。一般伤后 48 小时，应彻底清创，修补硬膜，将开放性创口变成闭合性伤口。3～6 日轻度感染亦应清创，并酌情全部或部分开放伤口。

（5）应用破伤风抗毒素、抗生素防治感染。

（6）用抗癫痫药预防外伤性癫痫。

（7）对大静脉窦损伤，在处理骨折片和清创术中必须慎重，要备足血源，术前 CT 扫描，以了解骨折片、金属异物的数目及其大小和位置，静脉窦伤道位置和脑水肿、颅内血肿的情况。

3. 重型颅脑损伤后瞳孔变化的意义如下：

（1）伤后一侧瞳孔进行性散大，光反射迟钝或消失，伴对侧偏瘫与昏迷，这是小脑幕切迹疝的表现。

（2）伤后一侧瞳孔立即散大，直接间接光反射消失，多为原发性动眼神经损伤或中脑损伤。前者伴有颅底骨折，后者伴深昏迷与对侧偏瘫。

（3）伤后双瞳孔不等大，时大时小，伴去大脑强直，见于脑干伤；晚期双瞳孔散大固定，伴深昏迷，表示脑疝所致继发性脑干损伤。

（4）双瞳孔缩小，多为蛛网膜下腔出血刺激动眼神经；双瞳孔极度缩小伴昏迷，见于桥脑损伤。

（5）伤后一侧瞳孔立即散大，直接光反射消失，间接光反射存在伴视力障碍，多为原发性视神经损伤。

4.（1）脑室持续引流的适应证：①经脑室手术或脑室内肿瘤切除，术后应引流 3～5 日者。②脑室内出血或脑出血破入脑室不宜手术者。③开颅术或脊膜膨出修补术后脑脊液漏者。④颅后窝肿瘤病情严重（脑疝），需改善病情，为手术创造条件者。⑤脑室系统内脑脊液循环通路梗阻者。

（2）脑室持续引流的注意事项：①严格遵守无菌操作。放置脑室引流管应位置准确、深度适中并固定好，防止脱出，保持通畅。②预防感染，常规应用抗生素，每日更换引流瓶。③引流管一般高于脑室平面10～15 cm，并注意引流液色泽变化，记录每日的引流量。根据病人颅内压高低来选择高、中、低压型引流管。④引流时间一般不宜超过1～2周。⑤停止引流前可夹闭观察24～48小时，如颅内压仍高，可改行分流术。⑥要始终观察病情变化。主张采用闭式持续性控制性脑室外引流装置。

5. 颅内动静脉畸形血管破裂出血的临床表现及处理要点如下：

（1）临床表现：畸形血管破裂可导致脑内、脑室内或蛛网膜下腔出血，出现意识障碍，头痛呕吐等症状，但小的出血临床症状不明显。出血多发生在脑内，有1/3引起蛛网膜下腔出血，占蛛网膜下腔出血的9％，次于颅内动脉瘤。

（2）处理要点：对AVM出血形成血肿的急诊病人，有条件者应在术前完成脑血管造影，以明确畸形血管情况。病人已发生脑疝，无条件行脑血管造影，可紧急开颅手术，先清除血肿降低颅内压，抢救生命，待二期手术再切除畸形血管。未行血管造影贸然切除畸形血管是危险的。

§8.4 心胸外科疾病

§8.4.1 心胸外科疾病基本知识问答

1. 试述胸部损伤的分类。

胸部损伤根据是否穿破壁层胸膜，造成胸膜腔与外界沟通，而分为钝性损伤和穿透性损伤两大类。

（1）钝性损伤：轻者只有胸壁软组织挫伤和/或单纯肋骨，和/或胸骨骨折，重者伴有胸腔内器官或血管损伤，导致气胸、血胸，有时还造成心脏挫伤、裂伤，产生心力衰竭、心律失常、心包腔内出血。创伤性窒息、肺爆震伤等均属闭合性损伤。

（2）穿透性损伤：为锐器或火器等贯穿全层胸壁所造成，可导致开放性气胸或血胸，伤情多较严重。

2. 试述反常呼吸的特点及其病理生理。

多根多处肋骨骨折后，局部胸壁，尤其在前侧因失去肋骨的支撑而软化。在自主呼吸时出现反常运动，吸气时，软化区的胸壁内陷，而不随同其余胸廓向外扩展。相反，呼气时，软化区向外膨出，是为反常呼吸，这类胸廓又称连枷胸。如果软化区范围较广泛，在呼吸时由于两侧胸膜腔内压力不平衡，使纵隔左右扑动，影响肺通气，引起体内缺氧和二氧化碳潴留，并影响静脉血液回流，严重的可发生呼吸和循环衰竭。

3. 简述开放性气胸及其病理生理变化。

刀刃锐器或弹片火器等穿破全层胸壁造成胸膜腔与外界相通的开口，以致空气可随呼吸而自由出入胸膜腔，称为开放性气胸。其病理生理变化为：

（1）伤侧胸膜腔负压消失，肺被压缩而萎陷，两侧胸膜腔压力不等而使纵隔移位，健侧肺扩张因而受限。

（2）吸气时，健侧胸膜腔负压升高，与伤侧压力差增大，纵隔向健侧进一步移位；呼气时，两侧胸膜腔压力差减少，纵隔移回伤侧，这种反常运动称为纵隔扑动。纵隔扑动影响静脉血流回心脏，引起循环功能严重紊乱。此外，吸气时健侧肺扩张，吸进气体不仅来自从气管进入的外界空气，也来自伤侧肺排出含氧量低的气体；呼气时健侧肺呼出气体不仅从上呼吸道排出体外，同时也有部分进入伤侧肺。含氧低的气体在两侧肺内重复交换，造成严重缺氧。

4. 试述开放性气胸的急救处理原则。

（1）立即变开放性气胸为闭合性气胸：伤后应尽快用无菌敷料在伤员用力呼气末严密封闭伤口，并予可靠的加压包扎固定。

（2）胸膜腔抽气减压：可先行穿刺抽气，条件允许时，先行闭式胸膜腔引流后再清创缝闭伤口。

（3）抗休克治疗：包括给氧、输血、补液等。

（4）手术治疗：病情稳定后应及早清创，缝闭胸壁伤口。如疑有胸腔内脏器损伤或活动性出血，则需胸腔镜下胸腔探查或剖胸探查。

（5）抗生素治疗。

5. 何谓张力性气胸？简述其病理生理改变。

张力性气胸常见于较大肺气泡的破裂或较大较深的肺裂伤或支气管破裂。其裂口与胸膜腔相通，且形成活瓣，吸气时空气从肺裂口进入胸膜腔内，而呼气时活瓣关闭，不能让腔内空气回入气管排出，因此，胸膜腔内空气不断增多，压力不断升高，迫使伤侧肺迅速萎陷，并将纵隔推向健侧，挤压健侧肺，产生呼吸和循环功能的严重障碍。有时胸膜腔内的高压空气挤入纵隔或胸壁软组织，形成纵隔气肿，或扩散至皮下组织，形成颈部、面部、胸部等处皮下气肿。

6. 张力性气胸有哪些急救处理？

（1）立即排气，降低胸腔内压力：在积气最高部位（通常是第 2 肋间锁骨中线）放置闭式胸腔引流。有时尚需用负压吸引装置，以利排尽气体，促使肺膨胀。经闭式引流后，肺裂口多可在 3～7 日内闭合。待漏气停止 24 小时后，经 X 线检查证实肺已膨胀，方可拔除插管。

（2）应用抗生素预防感染。

（3）手术治疗：长时期漏气者应进行剖胸或胸腔镜下探查手术。如胸膜腔插管后，漏气仍严重，病人呼吸困难未见好转或长期漏气，往往提示肺、支气管的裂伤较大，应及早胸腔镜下胸腔探查或剖胸探查，修补裂口，或行肺楔形、肺段、肺叶切除术。

7. 何谓创伤性窒息？其治疗原则如何？

创伤性窒息常见于车祸、塌方、房屋倒塌或扰乱中遭踩踏。在胸部与上腹部挤压瞬息间受伤者声门突然紧闭，呼吸道和肺内空气不能外溢，胸腔内压力骤升，迫使静脉血挤回上半身，引起毛细血管破裂，血液向头、肩、上胸组织外溢，造成点状出血。除头颈部皮肤出现紫红斑外，肩部、上胸部亦可有瘀斑和出血点。眼结合膜和口腔黏膜均可见出血斑点。可有鼻、耳道出血，鼓膜穿破，耳鸣和暂时性耳聋。有时亦可有视网膜或视神经出血，造成视力障碍，乃至失明。颅内静脉破裂时可发生昏迷。重伤者甚至可发生窒息和心搏骤停。

治疗原则：呼吸困难者给氧治疗。皮下组织瘀斑及出血点多能自行恢复，无须特殊处理。疑有脑水肿时，应进行脱水疗法。窒息者立即行辅助呼吸，心搏骤停者应立即行心脏复苏抢救。少数伤员在压力移除后可发生心跳呼吸停止，应做好充分抢救准备。胸部其他损伤应予相应处理。

8. 试述肺爆震伤的特点及其治疗。

（1）病理生理：爆炸产生的高压气浪或水浪冲击胸部时可使胸壁撞击肺组织，紧随高压后的负压波亦可使肺脏碰撞胸壁，致肺挫伤，肺毛细血管出血，小支气管和肺泡破裂，肺组织广泛渗出而产生肺水肿。严重者并有肺裂伤，引起血胸或气胸。此外，气体尚可进入肺血循环引起气栓，若气栓进入脑动脉和冠状动脉，可立即造成死亡。

（2）临床表现：咳血、吐白沫痰及气促，严重者出现呼吸衰竭。脑气栓者可有神经症状、昏睡甚至昏迷，肺听诊充满湿啰音。X线检查除肺野显示斑点状或片状阴影等浸润性改变外，常有气胸、血胸征兆。

（3）治疗：鼻导管给氧。吸除呼吸道分泌物，保持呼吸道通畅。应用抗生素防止肺部感染。如有肺功能不全，可呼吸机辅助呼吸。合并血胸、气胸者应予引流。

9. 胸部损伤所致血胸，其积血来源有哪些？

（1）肺组织裂伤出血：由于肺循环压力较低，一般出血量少而缓慢，多可自行停止。

（2）膈肌、心包、肋间血管或胸廓内血管损破出血：如果累及压力较高的动脉，出血量多，不易自然停止，常需手术止血。

（3）心脏和大血管受损破裂出血：出血量多而急，往往于短期内导致失血性休克而死亡。

10. 试述血胸的病理生理改变。

血胸发生后，不仅因丢失血容量而出现休克征象，而且随着胸膜腔内血液的积聚和压力的增高，迫使肺萎陷，并将纵隔推向健侧，因而严重地影响呼吸和循环功能。胸膜腔内的积血，由于肺、心和膈肌运动起着去纤维蛋白作用，多不凝固。但短期内大量积血，去纤维蛋白的作用不完善，也可凝固成血块。血块机化后，形成纤维组织束缚肺和胸廓，限制呼吸运动，损害呼吸功能。

血液是细菌的良好培养液。从伤口或肺破裂处进入的细菌，在积血中很快滋生繁殖。故胸膜腔积血如不及时排出，容易并发感染，形成脓胸。

11. 早期胸部损伤发现有血胸，哪些征象提示存在进行性出血？

（1）脉搏逐渐增快，血压持续下降。

（2）经输血补液后，血压不回升或升高后又迅速下降。

（3）血红蛋白、红细胞计数和血细胞比容等重复测定，呈继续降低。引流胸腔积血的血红蛋白量和红细胞计数与外周血相接近，且迅速凝固。

（4）胸膜腔穿刺可因血凝固而抽不出血液，但 X 线检查显示胸膜腔阴影继续增大。

（5）闭式胸膜腔引流后，引流血量每小时超过 200 mL 持续 3 小时。

12. 试述闭合性气胸的处理。

（1）小量气胸，肺萎陷在 30％以下者，影响呼吸和循环功能较小，不需治疗，可于 1～2 周内自行吸收。

（2）大量气胸，需进行胸膜腔穿刺抽尽积气，或行胸膜腔闭式引流术，促使肺膨胀，同时应用抗生素预防感染。若存在肺大疱的病人，可考虑行胸腔镜下肺大疱切除术。

13. 试述闭式胸腔引流术的适应证。

（1）气胸、血胸或脓胸需要持续排气、排血或排脓者。

（2）剖胸手术切开胸膜腔者。

（3）气胸或血气胸需要使用机械通气者。

14. 闭合性多根多处肋骨骨折应如何治疗？

（1）若胸壁软化范围较小，除止痛外仅需胸带固定胸廓。

（2）大块胸壁软化或两侧胸壁有多根多处肋骨骨折，反常呼吸运动明显时，应施行肋骨骨折开放复位内固定手术。对呼吸道分泌物多或血痰堵塞，病情危急者，要紧急清除呼吸道分泌物，保证呼吸道通畅。对咳嗽无力、不能有效排痰或呼吸衰竭者，要做气管插管或气管切开，以利给氧、抽吸痰和施行辅助呼吸。

15. 试述心脏损伤时室间隔穿破的诊断和治疗。

常在室间隔肌部靠近心尖处破裂，产生心内分流而引起急性心力衰竭。体检可在胸骨左缘下方听到响亮收缩期杂音，伴有震颤。二维超声心动图或心导管检查，可协助诊断。急性期手术疗法的失败率很高。病情稳定者，以在受伤 2～3 个月后施行缺损修补术为宜。

16. 简述心脏破裂的诊断。

开放性胸部损伤病人，如伤口有鲜血不断涌出，并伴有出血症状者，不难做出诊断。闭合性胸部损伤病人，凡出现贝克三联征（Beck's triad），即静脉压升高；心搏微弱，心音遥远；动脉压降低，疑为心脏压塞者，可在剑突下左肋弓旁行心包腔穿刺，如抽出血液，即可确诊。二维超声心动图亦有助于心包积血的诊断。

17. 试述心脏破裂的抢救方法。

心脏破裂应立即施行手术抢救。对因心脏压塞濒危者可先做心包腔穿刺减压，同时输血补液，以争取剖胸抢救时间。一般经左前胸第 4 肋间进胸或正中开胸，切开心包，清除积血后探查到心壁出血点或裂口，用手指按压止血，然后行间断缝合修补。冠状动脉的小支出血，可予结扎；如属左前降支或其他主支，须在体外循环下行结扎术加冠状动脉旁路手术。

18. 试述急性脓胸的治疗原则。

（1）应用抗生素控制感染。

（2）排尽脓液促使肺早日扩张。若经过胸膜腔穿刺引流治疗，脓量不见减少或脓液稠厚、混浊，或发现有大量气体，疑有支气管胸膜瘘者应及早行胸腔镜手术，在直视下清除病灶及脓液，消除分隔，加速肺复张和脓腔闭合。

19. 试述慢性脓胸的主要病因。

①急性脓胸没有及时治疗或治疗不当。②如脓胸合并支气管胸膜瘘或食管胸膜瘘，经常会有污染物和细菌进入脓腔；膈下脓肿引起的脓胸，膈下感染如未彻底清除或胸内有异物残留等，均可因感染源未清除，而形成慢性脓胸。③合并特异性感染，如合并结核分枝杆菌、真菌感染的脓胸。

20. 试述慢性脓胸的治疗原则。

慢性脓胸的治疗原则是消除致病原因，闭合脓腔，使肺复张。

（1）慢性脓胸脓腔引流不畅者，应行改善引流或在脓腔最低位再作切口，开放引流，清除脓块及坏死组织。

（2）胸膜纤维板剥脱术：宜在慢性脓胸的早期进行。如肺内已有广泛破坏性病变、结核性空洞或支气管扩张时，不宜施行此手术。

（3）胸廓成形术：切除脓腔外侧壁的肋骨和增厚的壁层胸膜纤维板，使胸壁软组织塌陷并与脓腔内侧壁对合以消灭脓腔。合并肺部病变需要外科治疗者，可一期做胸廓成形和病肺切除。

21. 试述支气管扩张手术的禁忌证。

（1）病人一般情况差或合并心、肝、肾功能不全，不能耐受手术者。

（2）双侧广泛支气管扩张，心、肺功能有明显损害者。

（3）合并肺气肿、哮喘或有肺源性心脏病的老年病人。

（4）支气管扩张合并急性感染，未得到有效控制者。

22. 试述肺结核肺切除术的禁忌证。

（1）肺结核活动期，有明显结核中毒症状，或伴有肺内其他部位新近呈现的浸润性病变，暂缓考虑外科治疗。

（2）肺结核并有其他脏器结核病，曾经过系统的抗结核治疗，病情仍在恶化者。

（3）病人一般情况差，并有心、肝及肾脏功能不全者，或糖尿病未得到良好控制者。

（4）结合病史及临床检查，经肺功能测定，提示病肺切除后将严重影响病人呼吸储备能力者。

23. 试述肺结核肺切除术并发症的预防。

（1）术前有效的抗结核治疗3～6个月，控制结核病变进展，加强支持治疗，改善一般情况。

（2）正确掌握手术适应证和手术时机。

（3）严格无菌操作和提高手术水平，防止胸膜腔污染或出血。

（4）保证术后胸膜腔引流通畅，促使余肺复张。

（5）术后加强抗生素和抗结核治疗，继续抗结核治疗至少6～12个月。

24. 肺结核萎陷疗法的目的是什么？

（1）使病肺松弛萎陷，局部呼吸运动受到限制，病肺得到休息。

（2）使局部肺血液及淋巴液循环减慢，产生缺氧环境，抑制结核分枝杆菌繁殖。

（3）压缩病肺后可使空洞闭合，促进组织愈合。

25. 试述肺结核胸廓成形术的适应证。

（1）上叶空洞型肺结核不宜切除治疗者。

（2）一侧广泛性肺结核并有明显症状，或活动性肺结核痰菌阳性及细菌耐药，一般情况较差，估计病肺切除有较大危险者。

（3）肺切除术后并发脓胸或支气管胸膜瘘，可施行改良性胸廓改形术，即不切除第一肋或横突，一期手术消灭残腔。

26. 试述肺癌的病理分型。

一般将肺癌分为下列4种类型：

（1）鳞状细胞癌（鳞癌）：最为多见。

（2）小细胞癌（未分化小细胞癌）：细胞形态与小淋巴细胞相似，形如燕麦穗粒，因而又称燕麦细胞癌，恶性程度高。

（3）腺癌：细支气管肺泡癌是腺癌的一种类型。

（4）大细胞癌：分化程度低，预后差。此型肺癌少见。

27. 简述食管癌的鉴别诊断。

早期应与下列疾病鉴别：①食管炎，鉴别困难者，应做脱落细胞检查或食管镜检查。②食管中段牵引型憩室。③食管静脉曲张。

已有吞咽困难者，应与下列疾病鉴别：①贲门失弛缓症。一般病人年龄较轻，病程长，症状时轻时重，X线检查食管下端呈光滑的鸟嘴状狭窄。②食管良性狭窄，多有化学灼伤史，X线检查示不规则细线状狭窄。③食管良性肿瘤，常为平滑肌瘤，一般病史较长，钡餐X线检查示食管腔外压迫，黏膜常光滑完整。

28. 试述食管憩室的分类。

（1）按发病机制可分为两类：①牵引型食管憩室。②膨出型食管憩室。

（2）按解剖位置可分为三类：①咽食管憩室。②食管中段憩室（气管旁憩室）。③膈上憩室。

29. 常见的原发性纵隔肿瘤有哪些？

（1）神经源性肿瘤：多来源于交感神经或脊髓神经，多位于后纵隔脊椎旁沟内，单侧多见。

（2）发育异常性肿瘤：以良性畸胎瘤、皮样囊肿多见，常位于前纵隔。

（3）胸腺瘤：多位于前上纵隔，多为良性，但临床上常视为有潜在恶性。

（4）胸内异位组织肿瘤和淋巴源性肿瘤：包括胸内甲状腺肿、淋巴肉瘤等。淋巴源性肿瘤多系恶性。

（5）间叶组织肿瘤：一般分为血管源性、淋巴管源性、结缔组织性、脂肪组织性、骨或肌肉组织和多能性间叶组织肿瘤等。其中脂肪瘤位于心膈角区者多见。

（6）纵隔囊肿：有气管或支气管囊肿、食管囊肿、心包囊肿。

30. 试述动脉导管未闭的病理生理。

出生后动脉导管如不闭锁，将使主动脉血液分流入压力较低的肺动脉内，增加肺循环血量。分流量的多少决定于主动脉与肺动脉的压力阶差和导管的粗细。左心负荷的增加可导致左心肥大，甚至左心衰竭。血液分流入肺动脉后使肺循环压力增加，也加重右心的负荷，引起右心肥大，甚至右心衰竭。肺小动脉因承受大量分流血量先发生反应性痉挛，经一定时期后继发管壁增厚和纤维化，从而使肺动脉压力持续上升。当肺动脉压力等于或超过主动脉压力时，左向右分流消失，甚至逆转为右向左分流，临床上出现发绀、差异性发绀，导致艾森门格（Eisenmenger）综合征，终因肺动脉高压致右心衰竭而死亡。

31. 肺动脉口狭窄有哪些病理生理变化？

肺动脉口狭窄引起右心室压力增高，右心房压力也可增高。轻度狭窄对心输出量可无影响，中度狭窄影响尚不严重，重度狭窄在静息时心输出量即减少，运动时出现气促，甚至晕厥。此外，由于静脉回心血流受阻，可出现周围性发绀。

32. 试述肺动脉口狭窄的诊断。

根据心脏听诊、心电图、超声检查和 X 线检查可作出拟诊，右心导管测压和右心室造影检查能明确诊断，并判定狭窄的程度和部位。右心室与肺动脉收缩期压力阶差超过 1.3 kPa（10 mmHg）即可确立诊断。收缩期压力阶差在 5.3 kPa（40 mmHg）以下为轻度狭窄。压力阶差 5.3～13.6 kPa（40～100 mmHg）为中度狭窄。压力阶差 13.6 kPa（100 mmHg）以上为重度狭窄。

将心导管从肺动脉退回右心室作连续测压记录，瓣膜部狭窄可示收缩压突然升高，舒张压下降至零点；而在漏斗部狭窄，还另有一收缩压高于肺动脉，舒张压与右心室相等的移行压力曲线。造影示流出道梗阻和第三心室。

33. 房间隔缺损时有哪些病理生理改变？

由于左心房压力比右心房高，房间隔缺损时左心房血向右心房分流，分流量的多少决定于心房压力阶差和缺损的大小。幼儿期，两侧心房压力比较接近，分流量不大。但随着年龄增长，房压差增大，左向右分流量逐渐增多，可达到体循环血流量的 2～4 倍。右心负荷过重，使右心房、右心室和肺动脉逐渐扩大。有些病人肺动脉压力上升，可使肺小动脉痉挛，管壁内膜增生和中层增厚，引起管腔狭小和阻力增加，最终导致梗阻性肺动脉高压。右心房、右心室压力亦随之增高，分流量减少，甚至发生逆向分流。

34. 房间隔缺损的手术适应证有哪些？

（1）继发孔缺损病人，如诊断明确，心电图示右束支阻滞或右心室肥大，X 线检查示心影扩大，肺门血管充血，即使无症状，都应施行手术。

（2）不典型病人经心导管检查，肺循环血流量为体循环的 1.5 倍以上者，可考虑手术。

（3）肺动脉高压仍有左向右分流者，应争取手术。

（4）50 岁以上高龄病人如有症状，甚至出现心力衰竭，经内科治疗控制后亦应手术治疗。

（5）原发孔缺损，更应争取早日手术。

35. 试述室间隔缺损的病理生理改变。

室间隔缺损产生左向右分流，分流量的多少取决于左、右心室压力阶差，缺损的大小和肺血管阻力。分流量大，肺动脉压力和肺血管阻力逐渐上升。肺小血管长时间承受高压，发生痉挛，继而血管内膜和中层增厚，阻力日益升高，致左向右分流明显减少，甚至出现右向左逆向分流，导致艾森门格综合征。

36. 何谓法洛四联症？其病理生理改变如何？

法洛四联症是指肺动脉口狭窄、室间隔缺损、主动脉骑跨和右心室肥大等联合心脏畸形。动脉口狭窄使右心排血受到阻碍，右心负荷增加，压力上升，迫使部分血流通过室间隔缺损进入右跨的主动脉，产生右向左分流，致使动脉血氧饱和度下降，出现发绀。肺循环血流量减少。为了代偿缺氧，红细胞和血红蛋白都显著增多。

37. 试述法洛四联症的诊断。

法洛四联症是最常见的发绀型先天性心脏病，需与三联症、大血管错位等其他发绀型鉴别。右心导管检查和选择性右心造影术可明确诊断。其主要特点是右心室压力等于或略高于主动脉，肺动脉压力低，有时导管可通过缺损进入左心室或升主动脉。右心造影的主要征象是：①肺动脉口显示不同程度狭窄，可呈现第三心室和/或肺动脉狭窄后扩张。②主动脉和肺动脉同时显影。③主动脉增粗，位置偏右。CTA 及超声心动图对诊断及鉴别诊断亦具有重要意义。

38. 简述慢性缩窄性心包炎的病理生理改变。

由于心脏受到坚厚心包的束缚，舒张期不能充分扩张，静脉血液回流量减少，心脏收缩时心输出量相对减少。心输出量减少导致肾脏对盐和水的潴留，从而增加血容量，并因静脉血液回流障碍而产生静脉压升高、肝大、腹水、胸腔积液、下肢水肿等体征。左侧心脏受束缚，使肺静脉血液回流受阻，呈现肺淤血，肺静脉及肺动脉压力升高。

39. 试述风湿性二尖瓣狭窄的病理改变和分型。

在风湿性心内膜炎反复发作和修复的过程中，二尖瓣两个瓣叶在交界处互相黏着融合，造成瓣口狭窄。瓣叶纤维增厚、挛缩、变硬和钙化都进一步加重瓣口狭窄，并限制瓣叶活动。如果瓣膜下方的腱索和乳头肌纤维硬化融合缩短，还将瓣叶向下牵拉，形成漏斗状。僵硬的瓣叶将失去开启、闭合功能。一般小瓣（后瓣）的病变较大瓣（前瓣）更为严重。风湿性二尖瓣狭窄可分为下列两种类型：①隔膜型狭窄，大瓣病变较轻，活动限制较少。②漏斗型狭窄，大瓣和小瓣均增厚、挛缩或有钙化，病变波及腱索和乳头肌，瓣口狭窄呈鱼口状，瓣叶向下牵拉，常伴有关闭不全。

40. 为什么风湿性二尖瓣狭窄晚期病例肺水肿的发生率减少？

风湿性二尖瓣狭窄病人，运动时肺毛细血管压力升高更为明显，当压力升高到 5.3 kPa，超过正常血浆渗透压 4.0 kPa 时，即可产生急性肺水肿。早期病例较易发生急性肺水肿。晚期由于肺泡与毛细血管之间的组织增厚，从毛细血管渗出到组织间隙的渗液被淋巴管所吸收，不易进入肺泡内，因此，肺水肿的发生率减少。肺静脉和肺毛细血管压力升高，可引起肺小动脉痉挛，甚至发生血管壁增厚，管腔狭窄。肺小动脉痉挛收缩，可以阻止大量血液进入肺毛细血管床，并限制肺毛细血管压力的过度升高，从而亦减低肺水肿发生率。

41. 试述风湿性主动脉瓣狭窄、关闭不全的治疗。

（1）内科治疗：适当避免过度的体力劳动及剧烈运动，预防感染性心内膜炎，定期随访和复查超声心动图。洋地黄类药物可用于心力衰竭病人，使用利尿药时应注意防止容量不足；硝酸酯类可缓解心绞痛症状。

（2）手术治疗：治疗的关键是解除主动脉瓣狭窄，降低跨瓣压力阶差。常采用的手术方法有：①经皮穿刺主动脉瓣球囊分离术。能即刻减小跨瓣压差，增加心输出量和改善症状。适应证为儿童和青年的先天性主动脉瓣狭窄；不能耐受手术者；重度狭窄危及生命；明显狭窄伴严重左心功能不全的手术前过渡。②直视下主动脉瓣交界分离术。可有效改善血流动力学，手术死亡率低于 2％，但 10～20 年后可继发瓣膜钙化和再狭窄，需再次手术。③人工瓣膜替换术。指征为重度主动脉瓣狭窄，钙化性主动脉瓣狭窄，主动脉瓣狭窄合并关闭不全。在出现临床症状前施行手术远期疗效较好，手术死亡率较低。即使出现临床症状如心绞痛、晕厥或左心室功能失代偿，亦应尽早施行人工瓣膜替换术。④经心尖或经皮支架瓣膜植入术。仅在不适合手术的病人才考虑选用。

42. 冠状动脉粥样硬化性心脏病手术治疗的主要适应证是什么？

（1）严重心绞痛，经内科治疗无效者。

（2）心肌梗死引起的室壁瘤。

（3）心室间隔坏死穿孔等并发症亦可施行外科手术治疗。

43. 心脏黏液瘤的全身表现有哪些？

心脏黏液瘤长大后即可呈现血流动力学改变、全身表现和周围血管栓塞三类症状。全身表现可有反复发热、食欲不振、体重减轻、关节痛、贫血、红细胞沉降率增快、血清球蛋白增高等。这些症状的产生机制尚不明确，可能是机体对肿瘤出血、变性、坏死的免疫反应。

44. 胸主动脉瘤的病因有哪些？

（1）动脉粥样硬化：主动脉壁胆固醇和脂质浸润沉积，形成粥样硬化斑块，使主动脉壁受到破坏，逐渐膨出形成主动脉瘤。

（2）主动脉壁中层囊性坏死，弹力纤维消失，可能为先天性病变，多见于青年人。

（3）创伤性动脉瘤：如主动脉壁内膜和中层破裂，但外层仍保持完整，则可形成假性动脉瘤。

（4）细菌性感染：常继发在感染性心内膜炎的基础上，主动脉壁中层受损害，局部形成动脉瘤，大多呈囊形。

（5）梅毒：主动脉壁弹性纤维被梅毒螺旋体所破坏，形成主动脉瘤，多见于升主动脉和主动脉弓，呈梭形。

45. 试述体外循环后的生理变化。

（1）代谢改变：以代谢性酸中毒较多见。这与组织灌注不良有关。过度换气亦可引起呼吸性碱中毒。

（2）电解质失衡：主要是低血钾，术前长时间服用强心利尿药而转流中尿量又多的病人尤为多见。

（3）血液改变：由于红细胞破坏，游离血红蛋白升高，纤维蛋白原和血小板减少，常引起凝血机制紊乱，造成术后大量渗血。

（4）肾、肺等器官的功能减退：长时间的低血压、低灌流量，以及酸中毒和大量游离血红蛋白等都影响肾的排泄功能，甚至引起肾衰竭。肺脏则可因微栓、间质水肿、出血和肺泡萎缩等导致呼吸功能不全，以致衰竭。

§8.4.2 心胸外科疾病自测试题（附参考答案）

一、选择题

【A 型题】

1. 张力性气胸的主要诊断依据是　　　　　　　　　　　　　　　　　　　（　　）

A. 呼吸困难　　B. 皮下气肿　　C. 纵隔向健侧移位　　D. 肺萎缩　　E. 胸腔内压超过大气压

2. 开放性气胸的现场急救为　　　　　　　　　　　　　　　　　　　　　（　　）

A. 给氧、补液　　B. 做胸穿抽气　　C. 清创术　　D. 立即用清洁物品填塞伤口　　E. 镇静、止痛

3. 多根多处肋骨骨折，因反常呼吸导致呼吸困难时，主要救治措施是　　　（　　）

A. 肋间神经阻滞及骨折处封闭　　B. 胸腔闭式引流　　C. 控制输液量，防止肺水肿　　D. 固定胸壁消除反常呼吸　　E. 使用呼吸兴奋剂

4. 闭式二尖瓣交界分离术最适用于　　　　　　　　　　　　　　　　　　（　　）

A. 二尖瓣狭窄合并关闭不全　　B. 隔膜型二尖瓣狭窄，心功能 Ⅱ～Ⅲ 级　　C. 二尖瓣狭窄合并房间隔缺损　　D. 先天性二尖瓣狭窄　　E. 二尖瓣狭窄扩张术后再狭窄

5. 肺癌的好发部位在　　　　　　　　　　　　　　　　　　　　　　　　（　　）

A. 左上肺　　B. 左下肺　　C. 右上肺　　D. 右中肺　　E. 右下肺

6. 中央型肺癌最常见的症状是　　　　　　　　　　　　　　　　　　　　（　　）

A. 刺激性咳嗽　　B. 反复大咯血　　C. 胸痛　　D. 发热　　E. 气短

7. 下列哪一类肺癌对放射疗法最为敏感　　　　　　　　　　　　　　　　（　　）

A. 鳞癌　　B. 腺癌　　C. 小细胞肺癌　　D. 大细胞肺癌　　E. 细支气管肺泡癌

8. 下列哪一型肺癌发病率最高　　　　　　　　　　　　　　　　　　　　（　　）

A. 鳞癌　　B. 腺癌　　C. 小细胞癌　　D. 大细胞癌　　E. 混合型肺癌

9. 食管癌的早期临床表现是　　　　　　　　　　　　　　　　　　　　　（　　）

A. 进行性吞咽困难　　B. 吐黏液样痰　　C. 吞咽哽噎感　　D. 乏力　　E. 消瘦

10. 对早期食管癌的诊断，简单易行的方法是　　　　　　　　　　　　　（　　）

A. 典型病史　　B. 用带网气囊采集器检查食管脱落细胞　　C. 钡餐检查　　D. CT 检查　　E. 基因芯片检查

11. 有关食管癌描述，下列哪项是正确的　　　　　　　　　　　　　　　（　　）

A. 早期出现吞咽困难　　B. 下段食管癌多见　　C. 中段食管癌切除率低　　D. 压迫颈交感神经节产生 Horner 综合征　　E. 食管镜对中晚期食管癌，确诊率可达 100％

12. 缺氧性晕厥常见于　　　　　　　　　　　　　　　　　　　　　　　　（　　　）

A. 房间隔缺损　　B. 室间隔缺损　　C. 动脉导管未闭　　D. 肺动脉瓣狭窄　　E. 法洛四联症

13. 房间隔缺损典型杂音的产生是由于　　　　　　　　　　　　　　　　　（　　　）

A. 经缺损的左到右分流　　B. 经缺损的右到左分流　　C. 缺损两侧的压力差　　D. 肺动脉口狭窄，血流通过狭窄部　　E. 肺动脉口相对狭窄，血流形成涡流

14. 法洛四联症常见的症状是　　　　　　　　　　　　　　　　　　　　　（　　　）

A. 呼吸困难　　B. 心忡气促　　C. 杵状指趾　　D. 发绀　　E. 蹲踞

15. 室间隔缺损决定能否手术的主要因素是　　　　　　　　　　　　　　　（　　　）

A. 年龄　　B. 缺损大小　　C. 缺损部位　　D. 肺动脉压力　　E. 肺血管阻力

16. 下列先天性心脏病中，无心内分流的是　　　　　　　　　　　　　　　（　　　）

A. 房间隔缺损　　B. 室间隔缺损　　C. 动脉导管未闭　　D. 法洛四联症　　E. 房间隔缺损并肺动脉瓣狭窄

17. 缩窄性心包炎最常见的临床表现是　　　　　　　　　　　　　　　　　（　　　）

A. 活动后心悸气促　　B. 出汗，尿少　　C. 纳差，恶心　　D. 颜面浮肿　　E. 颈静脉怒张、肝大、腹水

18. 冠心病心肌梗死最常发生在　　　　　　　　　　　　　　　　　　　　（　　　）

A. 左主干分布的区域　　B. 左旋支分布的区域　　C. 左前降支分布的区域　　D. 右冠状动脉分布区域　　E. 室间隔支分布的区域

【X 型题】

19. 闭式胸膜腔插管引流术的指征为　　　　　　　　　　　　　　　　　　（　　　）

A. 开胸手术者　　B. 气、血胸经反复抽吸无效者　　C. 脓胸、脓气胸经反复抽吸无效者　　D. 中等量以上血胸　　E. 脓胸并存支气管胸膜瘘者

20. 关于胸壁的恶性肿瘤，下述正确的是　　　　　　　　　　　　　　　　（　　　）

A. 肉瘤多见　　B. 骨软骨瘤多见　　C. 生长迅速　　D. 表面血运丰富　　E. 少见病理性骨折

21. 急性脓胸的治疗措施包括　　　　　　　　　　　　　　　　　　　　　（　　　）

A. 抗生素治疗　　B. 全身支持疗法　　C. 控制原发病灶　　D. 胸腔闭式引流　　E. 胸腔穿刺抽脓

22. 确诊肺癌的依据包括　　　　　　　　　　　　　　　　　　　　　　　（　　　）

A. 咳嗽、痰中带血　　B. 胸部 X 线平片　　C. 胸部 CT 检查　　D. 痰细胞学检查　　E. 纤维支气管镜检查及活检

23. 早期食管癌的症状是　　　　　　　　　　　　　　　　　　　　　　　（　　　）

A. 症状不明显　　B. 吞咽困难　　C. 持续胸背痛　　D. 吞咽哽噎感　　E. 吞咽食管内异物感

24. 关于胸腺瘤的描述，正确的有　　　　　　　　　　　　　　　　　　　（　　　）

A. 多位于前上纵隔　　B. 男女发病率相近　　C. 恶性胸腺瘤多伴有重症肌无力　　D. 恶性胸腺瘤病人术后应予放疗　　E. 重症肌无力病人多伴有胸腺瘤或胸腺异常增生

25. 法洛四联症是指　　　　　　　　　　　　　　　　　　　　　　　　　（　　　）

A. 室间隔缺损　　B. 肺动脉口狭窄　　C. 右心房肥大　　D. 主动脉骑跨　　E. 右心室肥大

二、填空题

1. 胸膜腔积血的三个来源是_____、_____、_____。

2. 创伤性气胸可分为_____气胸、_____气胸和_____气胸三类。

3. 胸膜腔内积血多不凝固，其原因是_____。

4. 对于冷脓肿，穿刺部位应选在脓肿的_____，避免垂直刺入而致脓液沿针道流出形成_____。

5. 肺结核的肺叶切除术常见并发症包括_____、_____、_____、_____等。

6. 早期食管癌的诊断一定要根据病人_____、_____检查、_____造影及_____检查的结果综合分析，再确定诊断。

7. 食管癌常见的术后并发症是_____和_____。

8. 风湿性二尖瓣狭窄的典型杂音是_____，二尖瓣狭窄典型的症状是_____。

9. 反酸，剑突后灼痛，食管镜检查见食管下段黏膜充血糜烂，最可能的诊断是_____。

10. 胸主动脉瘤最根本的治疗方法是_____。

三、判断题

1. 最易发生肋骨骨折的部位是第4～7肋。　　　　　　　　　　（　　）

2. 开放性胸部损伤是指胸腔有伤口。　　　　　　　　　　　　（　　）

3. 开放性气胸急救处理的原则是立即将开放性气胸变为闭合性气胸。（　　）

4. 早期食管癌是指病变小于3 cm，且无转移。　　　　　　　　（　　）

5. 缺氧性晕厥常见于法洛四联症。　　　　　　　　　　　　　（　　）

四、名词解释

1. 反常呼吸

2. 开放性气胸

3. 法洛四联症

4. 肺大疱

5. 体外循环

五、问答题

1. 试述胸壁反常呼吸运动的局部处理方法。

2. 胸腹联合伤应如何处理？

3. 胸部外伤剖胸探查指征有哪些？

4. 试述支气管扩张的手术适应证。

5. 风湿性二尖瓣狭窄有哪些手术适应证？

参考答案

一、选择题

1. E　2. D　3. D　4. B　5. C　6. A　7. C　8. A　9. C　10. B　11. E　12. E　13. E　14. D
15. E　16. C　17. E　18. C　19. ABCDE　20. ACD　21. ABCDE　22. DE　23. ADE
24. ABCDE　25. ABDE

二、填空题

1. 肺组织裂伤出血　肋间血管或胸廓内血管破裂　心脏和大血管破裂出血

2. 闭合性　开放性　张力性

3. 肺、心和膈肌运动起着去纤维蛋白作用

4. 上方　瘘管

5. 支气管胸膜瘘　顽固性含气残腔　脓胸　结核播散

6. 症状　细胞学　食管钡餐　食管镜

7. 吻合口瘘　吻合口狭窄

8. 心尖可闻第一音亢进和舒张中期隆隆样杂音　劳力性呼吸困难

9. 食管炎

10. 切除瘤体并置入人造血管

三、判断题

1. √　2. ✕　3. √　4. ✕　5. √

四、名词解释

1. 反常呼吸：多根多处肋骨骨折后，局部胸壁，尤其在前侧因失去肋骨的支撑而软化。吸气时，软化区的胸壁内陷，而不随同其余胸廓向外扩展。相反，呼气时，软化区向外膨出，是为反常呼吸。

2. 开放性气胸：刀刃锐器或弹片火器等穿破全层胸壁造成胸膜腔与外界相通的开口，以致空气可随呼吸而自由出入胸膜腔，是为开放性气胸。

3. 法洛四联症：是指肺动脉口狭窄、室间隔缺损、主动脉骑跨和右心室肥大等联合心脏畸形。

4. 肺大疱：是因肺泡内压力升高，肺泡壁破裂互相融合，最后形成巨大的囊泡状改变。

5. 体外循环：是利用特殊人工装置将回心静脉血引出体外，进行气体交换、调节温度和过滤后，输回体内动脉的生命支持技术。由于特殊人工装置取代了人体心肺功能，又称心肺转流，这种人工装置称为人工心肺机。体外循环的目的是暂时取代心肺功能，维持全身组织器官的血液供应和气体交换，为施行心内直视手术提供无血或少血的手术野。

五、问答题

1. 胸壁反常呼吸运动的局部处理方法有：

(1) 包扎固定法：适用于现场或较小范围的胸壁软化。用多头胸带包扎胸廓。

(2) 呼吸机固定法：气管插管后，使用呼吸机正压通气，通过肺复张来固定胸廓。

(3) 内固定法：适用于错位较大、病情严重的病人。切开胸壁，在肋骨两断端分别使用肋骨接骨板或肋骨爪固定。

2. 胸腹联合伤处理要点：首先封闭胸部伤口。胸内有积气、积血，尤其是张力性气胸，需先行胸腔引流，以改善呼吸功能。腹部损伤需在输血补液纠正休克的同时迅速施行剖腹术，进行止血和修补破裂脏器。如胸腔内有大量积血或胸腔引流后仍不断有较多血液流出，则做剖胸探查止血，再切开膈肌，探查腹腔，进行止血或修补。倘暴露欠佳，可改行胸腹联合切口。

3. 胸部外伤剖胸探查的指征是：①胸膜腔进行性出血。②经胸膜腔引流后，持续大量漏气，呼吸仍很困难，提示有广泛肺裂伤或支气管断裂。③心脏损伤。④胸腹联合伤。⑤胸内异物存留。

4. 支气管碘油造影明确诊断的支气管扩张病人，无心、肝和肾脏器质性疾病，按下列情况选择手术方式。

(1) 单侧一叶支气管扩张病变，行肺叶切除。

(2) 单侧支气管扩张、病变范围超过一个肺叶，可作双叶或肺叶加肺段切除术。

(3) 一侧肺各肺叶都有支气管扩张，对侧肺无明显病变，判定健肺有充分代偿功能时，可施行单侧全肺切除术。

（4）病变累及双侧两肺叶，根据病人情况选用双侧肺叶同期切除或分期肺叶切除术。

（5）支气管扩张并发大咯血病人，经药物治疗仍咯血不止时，紧急行支气管镜检查，若能明确出血来自病肺者，可施行急诊肺切除术。

5. 二尖瓣狭窄手术适应证：①无症状或心功能属于Ⅰ级者，不主张施行手术。②心功能Ⅱ级以上者均应手术治疗。重度狭窄伴有功能性三尖瓣关闭不全的病例，施行闭式二尖瓣交界分离术后仍可获得较好疗效。③二尖瓣狭窄伴有关闭不全，以及二尖瓣狭窄伴有明显主动脉瓣病变，则不宜做闭式二尖瓣交界分离术。④妊娠病人如心功能属于Ⅱ级、Ⅲ级，宜在妊娠早期施行手术，以防妊娠后期症状加重。

§8.5 泌尿外科疾病

§8.5.1 泌尿外科疾病基本知识问答

1. 试述 X 线检查在肾和输尿管结石诊断中的价值。

（1）尿路 X 线平片：可发现 90% X 线阳性结石。平片上可大致确定结石大小、形态、数目、部位。若临床上有典型的尿石症症状，平片上无结石影时，多系结石过小或透 X 线结石。

（2）静脉尿路造影：结合平片除可了解结石的特点外，还可评价结石所致肾结构的功能改变，有无结石引起的尿路异常。还可以了解分侧肾功能、肾积水程度。

（3）逆行或经皮肾穿刺造影：属于有创检查，不作为常见检查手段，仅在静脉尿路造影不显影或显影不良、怀疑为 X 线阴性结石或需做进一步鉴别诊断时采用。

2. 试述体外冲击波碎石的适应证、禁忌证和并发症。

（1）适应证：①肾结石，过去只治疗直径小于 2 cm 的肾结石。随着经验的积累，适应证已扩大到多发性肾结石、鹿角形肾结石和孤立肾结石的治疗。②输尿管结石，全段输尿管结石均可体外冲击波碎石，但输尿管中下段结石体外冲击波治疗的成功率较输尿管镜取石低。③膀胱结石，也可行体外冲击波治疗。但一般多采用经尿道腔内碎石技术治疗。

（2）禁忌证：①结石以下尿路梗阻因素未解除。②出血性疾病。③结石部位尿路感染未有效控制。④严重的心肺疾病或糖尿病。⑤肾功能不全。⑥严重肥胖、肾位置过高、严重骨骼畸形、结石定位不清等。⑦妊娠（绝对禁忌证）。

（3）并发症：①碎石相关并发症，血尿、肾绞痛、石街形成、残石再生等。②感染相关并发症，泌尿系感染、败血症、感染性休克等。③冲击波损伤相关并发症，肾损伤、心血管不良事件、消化系统损伤等。

3. 试述尿道结石的治疗要点。

（1）尿道外口和舟状窝结石：可用细钳夹出或用弯探针钩出结石。必要时可将尿道外口切开少许，以利结石取出。

（2）前尿道结石：采用阴茎根部阻滞麻醉下，压迫结石近端尿道。尿道内注入润滑油，将结石推向尿道外口后，将结石取出。

（3）后尿道结石：在麻醉下将结石用金属探子、导尿管或用水冲送回膀胱，留置导尿管，以后按膀胱结石处理。

（4）尿道憩室并结石：手术取石同时切除憩室。

4. 试述膀胱结石的诊断要点。

（1）病史和体查：排尿困难，尿流中断，伴向阴茎部位放射性疼痛，小儿排尿时哭闹，搓拉阴茎，应想到膀胱结石的诊断。婴幼儿原发性膀胱结石，可于直肠指诊时触及。较大的膀胱结石可经直肠-腹壁双合诊被扪及。

（2）超声检查：可发现膀胱强光团及声影。

（3）腹部平片检查：多数结石不透 X 线，可于腹部平片上显示。怀疑尿路结石可能时，还需做尿路平片。

（4）膀胱镜检查可直接发现结石。

5. 肾结核的典型临床表现是什么？

（1）尿频、尿急、尿痛：该组症状进行性加重，最初是由于从患侧肾排出的带有结核分枝杆菌和脓液的尿刺激膀胱而引起，之后则为结核性膀胱炎引起，晚期则因结核性膀胱挛缩所致。

（2）血尿：常因结核性膀胱炎、结核性溃疡出血引起，多为终末血尿，有时亦可为全程血尿。

（3）脓尿：尿液混浊，严重者尿如洗米水样，内含干酪样碎屑或絮样物。

（4）腰痛和肾区肿物：当对侧肾相当程度肾积水或同侧梗阻致同侧肾积水或肾积脓时，可出现肾区肿物。

（5）全身症状：可有发热、盗汗、消瘦、乏力等典型结核症状。甚至可出现贫血、水肿、呕吐、少尿等慢性肾功能不全症状。

6. 试述肾结核的诊断要点。

（1）病史和临床表现：有慢性膀胱刺激症状，经一般抗感染治疗无明显效果；可有肺结核或其他肾外结核病灶；附睾、精囊、输精管或前列腺发现硬结，阴囊有慢性窦道。上述情况均应想到有肾结核的可能。

（2）尿液检查：尿液混浊，呈酸性反应，蛋白阳性，镜下有多量白细胞和红细胞。50%～70%病例，尿沉淀涂片可找到抗酸杆菌。尿结核分枝杆菌培养阳性率可达 90%。

（3）超声：中晚期病例常显示肾结构紊乱，有钙化则显示强回声，超声还能发现对侧肾积水和膀胱有无挛缩。

（4）X 线检查：平片有时可见到肾区钙化影。静脉尿路造影显示肾盏边缘不整齐，如虫蛀样，肾盏杯口状和空洞形成；病变肾盏不显影；肾广泛破坏时，表现为无功能；肾盂、肾盏和输尿管多发性狭窄；膀胱挛缩及对侧肾输尿管积水。逆行肾盂造影可显示输尿管僵直及多发性狭窄，肾盂、肾盏破坏及狭窄。

（5）CT 和 MRI：CT 可显示为扩大的肾盏肾盂、皮质空洞及钙化灶。MRI 对诊断肾结核对侧肾积水有独到之处。

（6）膀胱镜检查：膀胱黏膜多发性结核结节和大小不一的溃疡面，黏膜充血。输尿管口呈洞穴状，有时可见混浊尿液自输尿管管口喷出或不喷尿。当膀胱容量小于 50 mL 或严重膀胱刺激症状时，应避免膀胱镜检查。

7. 试述闭合性肾损伤的病理分类。

（1）肾挫伤：仅限于部分肾实质，形成瘀斑或包膜下血肿。肾包膜及肾盂黏膜完整。

（2）肾部分裂伤：肾实质裂口可通向肾盏肾盂，肉眼血尿严重。若裂口通向肾包膜之外，可有肾周血肿，腰部可出现肿块。

（3）肾全层裂伤：肾实质裂口累及全层，可有尿外渗及肾周血肿，血尿亦严重。肾横断或碎裂时，可导致部分肾组织缺血。

（4）肾蒂损伤：肾蒂或肾段血管断裂或肾血管内膜损伤。肾蒂断裂可造成大出血、肾血管内膜损伤可致血栓形成。

8. 如何诊断闭合性肾损伤？

（1）外伤史及临床表现：受伤后腰痛、肿块及血尿，均要考虑有无肾损伤。

（2）尿液检查：有肉眼血尿及镜下血尿。

（3）静脉肾盂造影：可了解肾脏损伤的程度、部位、有无尿外渗、伤侧及对侧肾脏功能情况、是否为病理肾损伤。

（4）肾动脉造影：可了解肾损伤部位由哪一级肾动脉分支供应，有无肾周围血肿。并且可行肾动脉栓塞治疗止血。

（5）CT 检查：增强 CT 是肾损伤影像学检查的"金标准"，可了解肾实质损伤情况，尿外渗、肾周血肿、肾血管、集合系统损伤情况。

（6）B 超检查：可了解肾实质及肾包膜连续性是否破坏，肾周有无血肿、尿外渗。

9. 试述膀胱损伤的诊断要点。

（1）外伤史和体查：有下腹部闭合性或开放性损伤史或骨盆骨折史，随后出现排尿困难而膀胱并不充盈、血尿、下腹或耻骨上区疼痛、下腹或全腹压痛及肌紧张，直肠指诊前壁饱满。

（2）导尿试验：若不合并尿道损伤，则导尿管容易放入膀胱并导出少量血尿或无尿流出。导尽尿液后向膀胱内注入 0.9% 氯化钠注射液 200～300 mL，3～5 分钟后回抽，若抽出量与注入量相差悬殊则提示膀胱可能有破裂。

（3）膀胱造影：若有造影剂外溢则为膀胱破裂。

10. 简述后尿道损伤不同的早期手术方法及其优缺点。

（1）留置导尿管：损伤轻时留置 2～3 周可愈合，恢复排尿。损伤较重，不宜插入导尿管。避免加重局部损伤及血肿感染。

（2）高位耻骨上膀胱造瘘：操作简单，损伤小，对于条件不具备的医疗单位或危重病人及小儿病例较为合适。如果尿道断裂，两断端错位较多或断端分离回缩，仅做膀胱造瘘，将遗留较长段尿道狭窄或闭锁，势必增加二期修复的难度。

（3）尿道"会师"及气囊导尿管牵引：在导尿管牵引下，尿道两断端逐渐得到复位，部分病例可就此恢复尿道连续性，至少可使尿道狭窄段较短，以利二期修复。其缺点是可能因膀胱颈部长期受压而致内括约肌功能丧失，引起尿失禁。

（4）尿道端端吻合：优点是可清除局部血肿及外渗尿液，尿道断裂处能达到解剖复位，疗效亦较满意。缺点是手术时取截石位，可使骨折移位加重，失血量增多，对病人打击过大。此外因手术视野小而深，手术难度大，并可致阳痿等并发症。

11. 为诊断膀胱癌应做哪些检查？各有何临床价值？

（1）膀胱镜检查：能了解膀胱肿瘤的大小、位置、数目、是否有蒂及基底情况，肿瘤与膀胱颈及输尿管口的关系。通过膀胱镜可进行活检。

（2）双合诊检查：了解肿瘤是否浸润膀胱肌层、膀胱周围及盆壁，肿瘤是否固定等。常用于术前对肿瘤浸润范围和深度做评估。

（3）CT 检查：能分辨出肌层、膀胱周围有无浸润和显示盆腔增大的淋巴结。

（4）静脉尿路造影：能了解上尿路有无肿瘤，输尿管末端是否被膀胱肿瘤浸润而致梗阻。

（5）尿细胞学检查：多用于肿瘤复发的监测，亦可用于膀胱肿瘤的普查。

（6）膀胱癌标志物：尿荧光原位杂交技术（FISH），尿核基质蛋白 22（NMP22），膀胱肿瘤抗原（BTA）等可用于膀胱癌诊断、术后随诊、预后评估的无创检测。

12. 试述肾癌的临床表现和诊断要点。

（1）早期肾癌多无临床症状，约占 60%；晚期肾癌可出现血尿、腹部肿物、腰痛，仅占 6%～10%。主要临床表现：

1）血尿：常为无痛性、间歇性、全程肉眼血尿，有血块时可伴肾绞痛。血尿的出现表明肿瘤已浸润肾盂肾盏。

2）肿物：肿瘤较大时，腰部或腹部可触及肿物。

3）腰痛：多数为钝痛，局限于腰部。血块可引起肾绞痛。

4）其他症状：副瘤综合征如发热、高血压、红细胞沉降率增快、贫血、红细胞增多症、高钙血症、肝功能异常和碱性磷酸酶增高等属于肾癌的肾外表现。精索静脉曲张，平卧后不消失说明可能有肾静脉或下腔静脉内癌栓形成。

（2）诊断要点：

1）出现血尿、疼痛和肿物三联征时，肾癌不难诊断，但已属晚期。

2）B 超：可以发现无任何症状的早期肾癌。

3）X 线检查：包括平片、排泄性或逆行尿路造影。可见到肾轮廓改变、肾区钙化、肾盂肾盏变形或不显影。

4）CT 检查：平扫和增强 CT 可发现 0.5 cm 以上大小病变。CT 还可以了解肿瘤局部、淋巴结转移和附近脏器受累等情况。

5）肾动脉造影：可发现异常的肿瘤血管，并根据肿瘤血管的特征初步确定肿瘤的性质。

6）MRI：其准确性与 CT 相仿。在显示是否侵犯邻近器官、肾静脉或下腔静脉有无癌栓方面优于 CT。

13. 试述前列腺增生症的临床表现及手术指征。

（1）临床表现：夜尿次数增多，尿频，排尿等待，尿线无力，尿线间断及滴沥，残余尿增多，充溢性尿失禁，急性尿潴留，血尿，膀胱结石和尿毒症等。

（2）手术指征：①药物治疗后症状无改善，尿流动力学检查有明显梗阻改变或残余尿在 50 mL 以上。②症状严重，影响正常工作及生活。③已引起上尿路积水和肾功能损害。④反复发生急性尿潴留、尿路感染、肉眼血尿和并发膀胱结石。

14. 试述前列腺增生症的诊断要点。

（1）国际前列腺症状评分（IPSS）是判断良性前列腺增生病人症状严重程度的最佳手段。

（2）直肠指检：是重要检查方法。可了解前列腺两侧叶大小、质地、有无结节等。但中叶增生时直肠指检不易触及。

（3）B超：可以测出增生前列腺的形态、大小及内部回声结构，了解膀胱内残余尿量，有无膀胱结石，有无上尿路继发积水。

（4）尿流率及尿流动力学检查：可以判断下尿路梗阻是否存在及其程度，通过尿流率曲线图形及各种参数的动态观察，鉴别各种梗阻性病变，并确定前列腺增生症的手术适应证。

（5）静脉尿路造影：可以确定是否存在膀胱输尿管反流，评估肾功能。在病人尽量排空造影剂后摄片，可以观察到残余尿是否存在及其程度。

（6）膀胱镜检查：通过膀胱镜检查可以了解前列腺增大所致的尿道或膀胱颈梗阻特点、膀胱颈抬高所致的梗阻、膀胱小梁及憩室、膀胱结石、膀胱肿瘤、尿道狭窄的部位及程度。

（7）血清前列腺特异性抗原（PSA）测定：对排除前列腺癌，尤其前列腺结节时十分必要。

15. 引起泌尿系非特异性感染常见的病原菌有哪些？感染途径有哪些？

常见的病原菌主要为肠道菌群的兼性厌氧菌，如大肠埃希菌；也有革兰阴性变形杆菌、克雷伯菌、革兰阳性粪肠球菌。它们的感染途径如下。

（1）上行性感染：致病菌经尿道进入膀胱，然后沿输尿管上行至肾脏。致病菌多为大肠埃希菌。

（2）血行感染：细菌从身体其他部位的感染病灶经血运传播至泌尿系统。致病菌多为金黄色葡萄球菌。

（3）淋巴途径感染：致病菌从附近病灶通过淋巴管传播至泌尿系统。

（4）直接感染：细菌直接来自邻近有感染的器官，如阑尾脓肿、盆腔化脓性炎症。感染亦可来自外部，如直接通过瘘道或造瘘管使泌尿系感染。

16. 如何诊断慢性细菌性前列腺炎？

（1）病史和体查：有尿频、尿急、尿痛等症状，有的病人排便及排尿后尿道口流出稀薄、清亮或乳白色分泌物。下腹部会阴不适，性功能障碍。肛查前列腺压痛。

（2）前列腺液检查：前列腺液中有白细胞及脓球，卵磷脂小体减少。

（3）细菌学检查：前列腺液细菌培养可发现致病菌。

（4）超声：常显示前列腺组织结构界限不清、混乱。

17. 试述皮质醇增多症肾上腺手术的原则。

（1）肾上腺皮质腺瘤：施行腺瘤切除术，保留萎缩的肾上腺。

（2）肾上腺腺癌：施行根治切除术。

（3）库欣（Cushing）病：病变在垂体或下丘脑，由神经外科采用手术切除垂体瘤。

（4）肾上腺皮质束状带结节状增生：按束状带腺瘤治疗原则处理。若为双侧性，尽可能保留无异常的肾上腺组织。

（5）异位 ACTH 综合征：手术切除原发肿瘤。若无确定肿瘤部位或不能切除，可作双侧肾上腺全切除或仅保留部分肾上腺，以减轻症状。

18. 试述肾下垂的临床表现和治疗。

（1）临床表现：①腰痛，呈钝痛或牵扯痛，站立时加剧，平卧消失。肾蒂血管或输尿管扭曲时，表现为肾绞痛。②血尿。肾静脉机械牵拉时有血尿。③肾积水或上尿路感染。④消化不良、腹胀、嗳气、恶心、呕吐等消化道症状。⑤部分病人可伴有失眠、眩晕、心悸、乏力等症状。

（2）治疗：如症状不明显，一般无须治疗。有腰痛、血尿者采用肾托托起肾脏，并增加营养，加强腹肌锻炼。如症状较重，且合并肾积水或感染者，应施行肾悬吊固定术，将肾悬吊于肋骨上，或利用肾周筋膜将肾托起，再与腰肌缝合固定。

19. 何谓精索静脉曲张？有何危害？如何治疗？

精索静脉曲张指精索内蔓状静脉丛扩张、迂曲和变长。精索静脉曲张可引起阴囊下坠感和胀痛。由于淤血，局部温度升高和血内儿茶酚胺等浓度增加，影响睾丸生精功能。两侧睾丸静脉系统间有丰富的吻合支，可使对侧睾丸生精功能减弱，进而影响生育。

无症状或症状较轻者，可穿弹力内裤或用阴囊托带。症状较重或伴有精子异常的不育者，可于内环上方行精索内静脉高位结扎，亦可行精索内静脉栓塞治疗。

20. 何谓尿道下裂？有何危害？如何治疗？

尿道下裂是阴茎腹侧弯曲畸形伴尿道口位于阴茎腹侧、阴囊或会阴部的一种先天性畸形。尿道下裂病儿常蹲位排尿，可造成不良的心理影响。成年病人常因下弯畸形导致性交困难，因尿道异常开口射精时精液不能进入阴道，造成不育。

本症大多需手术治疗。手术包括矫正阴茎下弯畸形和尿道成形。目前没有统一的尿道成形术式，其中常用带蒂包皮或带蒂阴囊正中皮瓣尿道成形和阴茎皮条埋藏术。手术可一期完成，也可分二期完成。

21. 何谓勃起功能障碍？如何鉴别功能性勃起功能障碍和器质性勃起功能障碍？

持续或反复出现阴茎不能勃起或勃起不坚，不能获得满意性生活的状态称为勃起功能障碍，又称阳痿。

详细询问病史和体格检查。在睡眠状态下测定阴茎勃起情况或行人工勃起试验。若夜间睡眠状态下有阴茎勃起或人工勃起试验 10 分钟内坚硬勃起，并保持 30 分钟以上，则为功能性勃起功能障碍。因血管性病因，神经性病因，手术、外伤、内分泌疾病或阴茎本身疾病等病因所导致的勃起功能障碍，称为器质性勃起功能障碍。血管性勃起功能障碍采用血管活性药物及多普勒彩超可确诊。下丘脑-垂体-性腺轴的性功能障碍可测定血清睾酮（T）、精子生成素（卵泡刺激素，FSH）、间质细胞刺激素（黄体生成素，LH）、催乳素（PRL）等来诊断。

22. 何谓肾血管性高血压?

肾血管性高血压是肾动脉有严重的狭窄性病变，使受累肾血流量减少和肾缺血，引起肾的尿生成和内分泌功能异常，从而导致高血压。这类高血压占所有高血压病例的1％～5％，通常需要手术治疗。

§8.5.2 泌尿外科疾病自测试题（附参考答案）

一、选择题

【A 型题】

1. 后尿道损伤时，尿外渗范围为 （ ）

A. 会阴部　　B. 下腹壁的疏松组织中　　C. 阴囊　　D. 腹膜外膀胱周围　　E. 腹膜乙状结肠周围

2. 病理改变主要在肾脏，临床表现主要在膀胱，最常见于泌尿系统什么疾病 （ ）

A. 肾肿瘤　　B. 鹿角形肾结石　　C. 多囊肾　　D. 泌尿系结核　　E. 急性肾盂肾炎

3. 尿培养发现结核分枝杆菌的病人，下列哪项检查对进一步诊断和治疗最有意义 （ ）

A. 24 小时尿沉淀物找抗酸杆菌　　B. 腹部平片　　C. 膀胱镜检　　D. 附睾活检　　E. 排泄性尿路造影

4. 右肾盂结石直径 2 cm，左肾多发性结石，双肾功能好，若手术治疗宜先行 （ ）

A. 左肾切除术　　B. 右肾经皮肾镜碎石术　　C. 左肾经皮肾镜碎石术　　D. 左肾下极切除取石术　　E. 左肾造瘘术

5. 左肾结石，大小约 0.8 cm，肾盂轻度积水。治疗宜选择 （ ）

A. 腹腔镜下左肾实质切开取石　　B. 经尿道输尿管软镜钬激光碎石取石术　　C. 腹腔镜下左肾盂切开取石术　　D. 体外冲击波碎石术　　E. 经皮肾镜碎石取石术

6. 前列腺增生症最早出现的症状是 （ ）

A. 排尿困难　　B. 尿潴留　　C. 夜间尿频　　D. 膀胱刺激征　　E. 排尿中断

7. 尿路结石最常见的是以下哪种成分 （ ）

A. 尿酸盐　　B. 磷酸盐　　C. 胱氨酸盐　　D. 草酸钙　　E. 碳酸盐

8. 正常夜间排尿次数 （ ）

A. 3 次　　B. 2 次　　C. 0～1 次　　D. 0 次　　E. 0～5 次

9. 下列哪种情况适合做尿道膀胱镜检 （ ）

A. 通过插管镜，收集双肾盂尿送检　　B. 尿道狭窄　　C. 膀胱急性期炎症　　D. 膀胱容量过小　　E. 膀胱结石

10. 患儿，男，5 岁。双侧隐睾症，应选的治疗方法为 （ ）

A. 先给予绒毛膜促性腺激素治疗，无效时可于青春期前手术治疗　　B. 等待自发下降　　C. 先试

用促性腺激素治疗，无效则做睾丸松解固定术　　　　D. 睾酮治疗　　E. 行睾丸固定术

11. 泌尿系感染最常见的致病菌为 （　　）
A. 克雷伯菌　　B. 白色葡萄球菌　　C. 大肠埃希菌　　D. 变形杆菌　　E. 金黄色葡萄球菌

12. 20 岁青年女性反复尿频、尿急，偶有终末肉眼血尿半年，首先考虑为 （　　）
A. 急性肾盂肾炎　　B. 肾结核　　C. 尿道膀胱炎　　D. 膀胱结石　　E. 滴虫性阴道炎

13. 肾结核最常见的晚期并发症为 （　　）
A. 结核性尿道狭窄　　B. 肾钙化　　C. 结核性膀胱直肠瘘　　D. 膀胱挛缩和对侧肾积水
E. 肾萎缩

【X 型题】

14. 根据尿道口异常，尿道下裂可分哪些类型 （　　）
A. 阴茎头型　　B. 阴茎型　　C. 阴囊型　　D. 会阴型　　E. 球部尿道型

15. 肾损伤的主要症状是 （　　）
A. 发热　　B. 血尿　　C. 休克　　D. 腰部肿块　　E. 腰腹部肿块

16. 急性肾盂肾炎的主要症状有 （　　）
A. 发热　　B. 肉眼血尿　　C. 腰痛　　D. 尿少或无尿　　E. 膀胱刺激症状

17. 皮质醇症的主要临床表现包括 （　　）
A. 向心性肥胖　　B. 高血压　　C. 糖尿病　　D. 性腺功能混乱　　E. 皮肤菲薄和多毛

18. 肾细胞癌的病理类型有 （　　）
A. 透明细胞癌　　B. 乳头状细胞癌　　C. 嫌色细胞癌　　D. 集合管癌　　E. 尿路细胞癌

19. 正常精液指标包括 （　　）
A. 乳白色不透明，有相当黏度　　B. 5～30 分钟内液化　　C. pH 7～8　　D. 精子计数不少于
2 000万/mL，精子活动度超过 60%，正常形态精子超过 60%　　E. 2～6 mL

20. 隐睾的危险为 （　　）
A. 造成不育　　B. 隐睾恶变　　C. 睾丸扭转　　D. 影响心理健康　　E. 易并发腹股沟疝

二、填空题

1. 成人每日尿少于＿＿＿＿＿＿为无尿，少于＿＿＿＿＿＿为少尿。

2. 根据尿液中血液含量多少可分为＿＿＿＿＿＿血尿和＿＿＿＿＿＿血尿。

3. 尿比重小于＿＿＿＿＿＿，提示肾浓缩功能受损。

4. 前尿道损伤发生于＿＿＿＿＿＿，多于＿＿＿＿＿＿时发生。

5. 无痛性、全程性血尿最可能的诊断是＿＿＿＿＿＿。

三、判断题

1. 急性尿潴留见于膀胱出口以下尿路严重梗阻病人。 （　　）

2. 隐睾症不容易发生恶变。 （　　）

3. 非淋菌性尿道炎最常见的病原体是沙眼衣原体和支原体。 （　　）

4. 阴茎癌绝大部分发生在有包茎或包皮过长的病人。 （　　）

5. 膀胱的正常容量男性为 500 mL，女性为 600 mL。 （　　）

6. 一侧输尿管结石，对侧肾结石，应先处理输尿管结石。 （　　）

7. 大于 2 cm 的肾结石亦可行体外冲击波碎石。 （　　）

8. 后尿道损伤的早期手术可行耻骨上膀胱造瘘术，亦可早期施行尿道复位手术。 （　　）

9. 隐睾症可发生恶变。 （ ）

10. 直径大于 5 mm 的输尿管结石不可能经尿道排出。 （ ）

四、名词解释

1. 排尿困难

2. 乳糜尿

3. 尿三杯试验

4. 尿潴留

5. 库欣综合征

五、问答题

1. 试述双侧上尿路结石的手术治疗原则。

2. 泌尿系鞘膜积液可分几类？如何治疗？

3. 泌尿系感染时应用抗生素的原则是什么？

4. 何谓包茎、包皮过长和包皮嵌顿？如何治疗？

5. 何谓男性不育症？其病因有哪些？

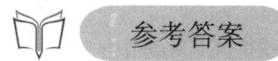
参考答案

一、选择题

1. D 2. D 3. E 4. B 5. B 6. C 7. D 8. C 9. A 10. E 11. C 12. C 13. D

14. ABCD 15. ABCDE 16. ACE 17. ABCDE 18. ABCD 19. ABCDE 20. AB

二、填空题

1. 100 mL   400 mL

2. 肉眼   镜下

3. 1.010

4. 尿道球部   会阴部骑跨伤

5. 膀胱癌

三、判断题

1. √ 2. × 3. √ 4. √ 5. × 6. √ 7. √ 8. √ 9. √ 10. ×

四、名词解释

1. 排尿困难：包括排尿等待、费力、不尽感、尿线无力、分叉、变细、滴沥等。由膀胱以下尿路梗阻所致。

2. 乳糜尿：呈乳白色，由于尿液中混有淋巴液所致，同时也可混有大量蛋白或血液。

3. 尿三杯试验：排尿起始段的 5～10 mL 尿液为第一杯，最后排出的 2～3 mL 尿液为第三杯，中间的尿液为第二杯。分别收集上述一次连续排尿过程中的三段尿液分别进行尿液显微镜检查。

4. 尿潴留：分急性和慢性两类。急性尿潴留见于膀胱出口以下尿路严重梗阻，突然不能排尿，使尿液滞留于膀胱内。腹部、会阴部手术后不敢用力排尿，常会发生尿潴留。慢性尿潴留见于膀胱颈部以下尿路不完全性梗阻或神经源性膀胱。临床上表现为排尿困难，耻骨上区不适，严重时出现充盈性尿失禁。

5. 库欣综合征：即皮质醇增多症，由于机体长期处于过量糖皮质激素的作用而出现了一系列典型的综合病征。根据导致皮质醇增多症的原因不同，分为 ACTH 依赖性和 ACTH 非依赖性两大类。

五、问答题

1. 双侧上尿路结石的手术治疗原则：

（1）双侧输尿管结石，先处理梗阻严重的一侧。若病人情况允许，可双侧同时手术治疗。

（2）一侧输尿管结石，对侧肾结石，先处理输尿管结石。

（3）双侧肾结石，先处理易取和安全的一侧。若肾功能差，可先行血液透析治疗，或经皮肾造瘘，待情况改善后再手术取石。

（4）双侧上尿路结石或孤立肾结石并急性梗阻无尿，若情况允许，应及时施行手术。不能耐受手术者，可行输尿管插管，若能通过结石处，暂留置导管引流。或行经皮肾造瘘。亦可先行血液透析治疗。待病情好转后再手术取石。

2.（1）泌尿系鞘膜积液分类：①睾丸鞘膜积液。②精索鞘膜积液。③睾丸精索鞘膜积液。④交通性鞘膜积液。

（2）泌尿系鞘膜积液治疗：1～2 岁儿童患单纯鞘膜积液，往往无须治疗而自然消失。鞘膜积液小而无症状，且长期不增大者，在成人亦无须治疗。较大的睾丸鞘膜积液有明显症状者，应行鞘膜翻转术，即剪除多余的鞘膜，翻转缝合剩下之睾丸鞘膜壁层。交通性鞘膜积液必须切断通道，在内环外高位结扎鞘状突。精索鞘膜积液应将积液囊完整切除。

3. 泌尿系感染时应用抗生素的原则：

（1）根据尿培养及药敏试验结果选用敏感度高且尿液中浓度高的抗生素，以迅速达到尿液无菌，然后维持 7～10 日。过早停药可导致感染复发。

（2）为避免耐药菌株的产生，应同时应用两种或两种以上抗生素。

（3）当无细菌学检查资料时，可根据尿沉渣涂片革兰染色对病菌类别做出初步估计，选择适当药物。当并有肾功能损害时，宜选择对肾毒性小，积蓄少的药物。

（4）抗生素必须和其他治疗方法配合应用，以提高疗效。如调整尿液的 pH，解除尿路梗阻等。

4. 包茎是指包皮口狭窄，使包皮不能上翻外露阴茎头。包皮过长是指包皮覆盖于全部阴茎头和尿道口，但可上翻。包皮口较紧者，若将包皮勉强上翻未能及时复位，包皮口紧勒在冠状沟处，引起包皮远端和阴茎头的血液和淋巴液回流障碍，发生淤血、水肿和疼痛，称为包皮嵌顿。

对包茎应早期行包皮环切术。包皮过长如包皮口宽大，易于上翻，无须手术，但应经常上翻清洗。包皮过长而开口较小，屡发阴茎头包皮炎者，控制感染后应行包皮环切术。包皮嵌顿者先行手法复位，如复位失败，应于背侧切开嵌顿环。

5. 不育症指正常育龄夫妇婚后有正常性生活，在一年或更长时间不避孕，也未生育，由男性原因所致者。其病因有：①生精功能障碍。②输精管道堵塞。③精液异常。④免疫因素。⑤附属性腺异常等。

§8.6 骨科疾病

§8.6.1 骨科疾病基本知识问答

1. 试述骨折的定义及局部表现。

骨折即骨的完整性和连续性中断。

骨折的局部表现可分为两类：

（1）骨折的特有体征：①畸形。②异常活动。③骨擦音或骨擦感。

（2）骨折的其他表现：①局部疼痛。②局部肿胀。③功能障碍。

2. 骨折急救固定的目的是什么？

（1）避免骨折端在搬运过程中对重要组织，如血管、神经或内脏的损伤。

（2）减少骨折端的活动，减轻病人疼痛。

（3）便于转运。

3. 治疗骨折的原则有哪些？

（1）复位：是指将移位的骨折段恢复正常或近乎正常的解剖关系，重建骨的支架作用。

（2）固定：是指将骨折维持在复位后的位置，使其在良好对位情况下达到牢固愈合，是骨折愈合的关键。

（3）功能锻炼及康复：是指在不影响固定的情况下，尽快恢复患肢肌肉、肌腱、韧带、关节囊等软组织的舒缩活动。早期合理的功能锻炼和康复治疗，可促进患肢血液循环，消除肿胀、减少肌萎缩、保持肌肉力量；防止骨质疏松、关节僵硬和促进骨折愈合，是患肢功能恢复的重要保证。

4. 开放性关节创伤的处理原则是什么？

开放性关节创伤的处理原则与开放性骨折基本相同，其治疗的主要目的是防止关节感染和恢复关节功能。损伤的程度不同，处理方法和术后效果亦不同。可分为三度处理：

第一度：锐器刺破关节囊，创口较小，关节软骨和骨骼无损伤时无须切开关节。创口行清创缝合后，可在关节内注入抗生素，并适当固定3周。

第二度：软组织损伤较广泛，关节软骨及骨骼部分破坏，创口内有异物。应在局部软组织清创完成后，更换手套、敷单和器械再扩大关节囊切口，用生理盐水反复冲洗，彻底清创。大骨片应复位及固定保持关节软骨面完整。关节囊和韧带应尽量保留，并修复。必要时关节腔内置放硅胶管术后用林格液加抗生素灌洗引流，于术后48小时后拆除。

第三度：软组织损伤广泛，韧带断裂，关节软骨和骨骼严重损伤，创口内有异物存留，可合并关节脱位及血管、神经损伤等。经彻底清创后敞开伤口，无菌敷料湿敷，3～5日后可行延期缝合。如有大面积软组织缺损亦可用显微外科技术行组织移植修复，如用皮瓣或肌皮瓣移植修复创面。关节功能无恢复可能时，可一期行关节融合术。

5. 骨折的并发症有哪些？

（1）早期并发症：①休克。②脂肪栓塞综合征。③骨筋膜室综合征（osteofacial compartment syndrome）。④重要内脏器官如肝、脾、肺、膀胱、尿道、直肠等损伤。⑤重要血管如腘动、静脉，胫后动、静脉，肱动、静脉等损伤。⑥重要周围神经如腓总神经、桡神经等损伤。⑦脊髓损伤。

（2）晚期并发症：①坠积性肺炎。②压疮。③下肢深静脉血栓形成。④感染。⑤损伤性骨化。⑥创伤性关节炎。⑦关节僵硬。⑧急性骨萎缩（acute bone atrophy）。⑨缺血性骨坏死。⑩缺血性肌挛缩。

6. 骨筋膜室综合征的临床表现有哪些？

（1）疼痛：创伤后肢体持续性剧烈疼痛，且进行性加剧，为本征最早期的症状。至晚期，感觉消失，可无疼痛。

（2）指或趾呈屈曲状态，肌力减弱。被动伸指或趾时可引起剧痛。

（3）患处表面皮肤略红，皮温稍高，有严重压痛，触诊可感到室内张力增高。

（4）远侧脉搏和毛细血管充盈时间正常。若不及时处理，将发展成缺血性肌挛缩，其主要临床表现为：①由疼痛转为无痛。②苍白或发绀、大理石花纹等。③感觉异常。④麻痹。⑤无脉。

7. 简述桡骨远端伸直型骨折（Colles 骨折）的临床表现与诊断。

受伤后，腕关节下垂，有明显肿胀、压痛和功能障碍。有典型的畸形：因远侧段移向背侧，侧面可见典型的"银叉"畸形；又因远折段向桡侧移位，且有缩短移位时桡骨茎突上移至尺骨茎突同一平面，甚至高于尺骨茎突的平面；手掌正面观，可见腕部宽度增加和手移向桡侧。移位显著时，尺骨远端可特别突出，呈"刺刀样"畸形。诊断应注意手指肌腱的功能以及有无神经损伤。X 线摄片检查可详细了解骨折的情况。与前述移位方向相反者称为反 Colles 骨折或 Smith 骨折。

8. 试述伸直型肱骨髁上骨折的临床表现和诊断。

肘部肿胀及压痛，有向后突出及半屈位畸形，与肘关节后脱位相似，但可从骨擦音、反常活动、触及骨折端及正常的肘后三角等体征与脱位相鉴别。必须检查桡动脉的搏动及正中、桡、尺神经的功能。血管损伤大多系挫伤和压迫后发生血管痉挛。早期症状为剧烈疼痛，桡动脉搏动消失，手部皮肤苍白、发凉、麻木，若不及时处理，可发生前臂肌肉缺血性坏死，纤维化后形成缺血性肌挛缩，导致爪形手畸形，功能障碍。

9. 手外伤的处理原则有哪些？

除遵守一般创伤处理原则外，尚需特别重视以下问题：

（1）早期正确的急救处理，包括止血，创面包扎，局部固定和迅速转运。

（2）早期彻底清创：一般应争取在伤后 6～8 小时内进行。

（3）正确处理深部组织损伤。

（4）早期争取一期闭合创口。

（5）正确的术后处理：术后根据组织损伤与修复情况进行相应的固定，创面适当加压。注射破伤风抗毒血清，应用抗生素。抬高伤肢，防止肿胀。

10. 股骨颈骨折按 X 线表现可分为哪两型？有何临床意义？

股骨颈骨折按 X 线表现可分为内收骨折和外展骨折。

（1）内收骨折：Pauwels 角大于 50°，属不稳定骨折，容易变位，常需要内固定治疗。

（2）外展骨折：Pauwels 角小于 30°，属稳定骨折，常可用持续牵引治疗，处理不当可发生移位，转为不稳定型。

11. 试述关节脱位的特征及复位成功的标志。

（1）关节脱位的特征：①畸形。②弹性固定。③关节盂空虚。

（2）复位成功的标志：①被动活动恢复正常。②骨性标志复原。③X线检查显示已复位。

12. 腰椎间盘突出症的体征有哪些?

（1）突出间隙的棘突间有压痛。

（2）一侧椎旁肌痉挛，脊柱侧凸。

（3）腰部活动受限。

（4）俯卧时，按压棘突间隙旁1cm处沿坐骨神经行程有压痛。

（5）直腿抬高试验和加强试验阳性。

（6）感觉、运动和腱反射改变：早期为痛觉过敏，稍后为减退。踝反射异常表示骶1神经受压。

（7）其他：中央型椎间盘突出压迫马尾神经者，鞍区感觉异常，出现大小便障碍。

13. 急性血源性骨髓炎早期诊断的根据是什么?

（1）起病急骤，全身中毒症状明显。常有畏寒、高热等毒血症表现。

（2）患部持续剧痛，不愿活动患肢。

（3）靠近关节的干骺端有明显深压痛。

（4）白细胞计数和中性粒细胞增多。

（5）早期局部分层穿刺对明确诊断有重要意义，若抽出脓液和炎性分泌物，涂片检查有脓细胞或细菌时，即可确诊。

（6）X线平片征象，两周左右方有变化。

（7）MRI检查具有早期诊断价值。

14. 试述急性血源性骨髓炎治疗的目的和方法。

治疗的目的是尽早控制炎症，使病变在急性期治愈，防止演变为慢性骨髓炎。急性血源性骨髓炎治疗要点如下。

（1）全身治疗：支持疗法和对症疗法。

（2）早期联合应用大剂量有效抗生素：根据细菌培养和药敏试验结果选用抗生素，全身局部症状消失后须继续使用抗生素3～6周。

（3）局部减压和引流：诊断明确后，如大剂量抗生素不能控制症状时，必须尽早切开，钻孔引流或开窗减压。

（4）局部固定：早期应用持续牵引或石膏托固定于功能位，以利患肢休息，防止畸形和病理性骨折发生。急性炎症消退后应根据病情变化和治疗需要继续固定患肢。

15. 试述骨与关节结核的治疗原则。

（1）早期治疗，最大限度保持骨关节功能，预防畸形，减少残废。

（2）全身治疗和局部治疗相结合。

（3）酌情采用手术疗法。术前施行抗结核药治疗，至少2周。

16. 试述骨与关节结核病灶清除术的适应证。

①有明显的死骨存留、较大的寒性（冷）脓肿或经久不愈的窦道。②脊柱结核合并脊

柱不稳定、脊髓马尾神经受压或严重后凸畸形等。③单纯滑膜结核经非手术治疗无效者或单纯骨结核。④对早期全关节结核，为了保留关节功能，也应及时清除病灶。

17. 试述先天性髋关节脱位的治疗原则。

发现和治疗越早，效果越好。年龄越大，病变越重，疗效越差。治疗方法也随年龄的增长而不同。①0～6月龄：将两髋长期保持在外展位，保证股骨头复位。只穿连衣裤套即可。②6月龄～1.5岁：大多数可采用手法复位和石膏固定达到治愈目的。在复位前必要时先采用双下肢持续皮牵引甚至股内收肌肌腱切断术。③1.5～3岁：切开复位为最佳选择。④3岁以上：常用术式有沙尔特（Salter）骨盆截骨术治疗。⑤年龄较大，髋臼指数＞45°的患儿也可考虑做切瑞（Chiari）骨盆内移截骨术。单髋脱位严重可行股骨转子下截骨。

18. 试述脊髓灰质炎后遗症手术的目的及分类。

脊髓灰质炎后遗症手术的目的是预防和矫正畸形，重新分配有用的肌力，稳定瘫痪的关节，争取不再依靠支架保护。

手术分为4类：①畸形矫正术。②肌腱移位术。③关节稳定术。④下肢等长术。

19. 试述骨肿瘤的治疗原则。

治疗最主要的原则是明确诊断。截肢应极其慎重。不应做的截肢比担心遗漏恶性骨肿瘤更严重，不能对没有确诊的恶性骨肿瘤做截肢或使用化疗及放疗。

（1）良性肿瘤：局部切除或刮除和植骨，一般不宜做放疗。

（2）恶性肿瘤：一般均采用以手术治疗为主的联合治疗。目前主要的治疗措施是截肢或关节解脱，并辅以化疗、放疗等措施。尽量做到既切除肿瘤又保全肢体。

20. 桡神经损伤发生在肱骨中1/3处者，有哪些感觉和运动体征？

桡神经损伤发生在肱骨中1/3处者，主要有以下感觉和运动障碍体征：拇指背侧以及手背的桡侧感觉减退或消失；各手指掌指关节不能背伸，拇指不能伸。

§8.6.2 骨科疾病自测试题（附参考答案）

一、选择题

【A型题】

1. 化脓性骨髓炎是指下列何类组织的化脓性感染 （　　）

A. 骨髓　　B. 骨皮质和骨髓　　C. 骨骺板和骨髓　　D. 骨骺和骨髓　　E. 骨髓、骨和骨膜

2. 急性血源性骨髓炎最早发生的部位是 （　　）

A. 短管骨干骺端　　B. 扁平骨　　C. 关节骨骺　　D. 长管骨干骺端　　E. 长管骨骨干

3. 手部屈指肌腱损伤最难处理的部位是 （　　）

A. 手掌区　　B. 手指中节指骨区　　C. 腕管区　　D. 手指近节指骨区　　E. 前臂区

4. 处理开放性骨折时，下列哪项是正确的 （　　）

A. 清创洗刷污染的骨质　　B. 失去活力的大块肌肉组织可以部分保留　　C. 大块的碎骨块可在清洁消毒后放回原处　　D. 不能切除创口的边缘　　E. 已污染的骨膜应完全切除

5. 下列哪项不属于骨折并发症 　　　　　　　　　　　　　　　　　　　　　（　　）

A. 压疮　　B. 缺血性肌挛缩　　C. 缺血性骨坏死　　D. 关节强直　　E. 关节僵硬

6. 下列哪项不是骨折的早期并发症 　　　　　　　　　　　　　　　　　　　（　　）

A. 休克　　B. 感染　　C. 神经损伤　　D. 压疮　　E. 脂肪栓塞

7. 骨折刚达到临床愈合时，正处于骨折愈合过程的哪一阶段 　　　　　　　　（　　）

A. 血肿机化演进期　　B. 骨折后 2 周以内　　C. 原始骨痂形成期　　D. 骨痂改造塑形期

E. 永久骨痂形成期

8. 在骨折的急救中，下列哪项处理不正确 　　　　　　　　　　　　　　　　（　　）

A. 首先抢救生命　　B. 可用当时认为最清洁的布类包扎创口　　C. 妥善的外固定十分重要

D. 开放外露的骨折断端均应立即复位　　E. 病人经妥善固定后，应迅速转运往医院

9. 在骨折复位中，以下哪项正确 　　　　　　　　　　　　　　　　　　　　（　　）

A. 允许成人下肢骨存在与关节活动方向垂直的侧方成角　　B. 复位后骨折断端的对位对线必须完全良好　　C. 骨折部分的旋转移位、分离移位不必完全矫正　　D. 若无骨骺损伤，可允许儿童下肢骨折短缩 2 cm 以内　　E. 肱骨干骨折必须达到解剖复位

10. 关于骨折的临床表现，下列哪项描述是错误的 　　　　　　　　　　　　　（　　）

A. 骨折的专有体征包括畸形、反常活动及骨擦音或骨擦感　　B. 只要发现骨折专有体征的其中一项，即可作出骨折的明确诊断　　C. 骨折时可以没有骨擦音或骨擦感　　D. 检查可疑骨折病人时，应尽量诱发骨擦音或骨擦感的出现，以明确诊断　　E. 临床未见有骨折专有体征时，也可能有骨折

11. 进行骨折复位，下述哪项操作是正确的 　　　　　　　　　　　　　　　　（　　）

A. 将远端骨折段对准近侧骨折段所指的方向　　B. 将近侧骨折段对准远侧骨折段所指的方向

C. 应在肢体的中立位进行复位　　D. 应在肢体的功能位进行复位　　E. 原则上应以反折、回旋的手法进行复位

12. 下述哪项属骨折早期的常见并发症 　　　　　　　　　　　　　　　　　　（　　）

A. 缺血性肌挛缩　　B. 感染　　C. 血管、内脏和神经损伤　　D. 损伤性骨化　　E. 脂肪栓塞

13. 下列哪种骨折愈合最慢 　　　　　　　　　　　　　　　　　　　　　　　（　　）

A. 胫骨内髁骨折　　B. 桡骨远端骨折　　C. 股骨转子间骨折　　D. 肱骨髁上骨折　　E. 胫骨中、下 1/3 骨折

14. 闭合性锁骨骨折复位后，多采用的固定方法是 　　　　　　　　　　　　　（　　）

A. 石膏　　B. 夹板　　C. 牵引　　D. "8" 字绷带　　E. 钢板内固定

15. 关于 Colles 骨折，下列哪种说法不正确 　　　　　　　　　　　　　　　（　　）

A. 发生于桡骨远端，距腕关节面 3 cm 以内　　B. 桡骨远端向桡背侧移位　　C. 铲形手畸形

D. 多发生于儿童　　E. 可有腕关节破坏

16. 下述肩关节前脱位的表现哪项是错的 　　　　　　　　　　　　　　　　　（　　）

A. 肩关节弹性固定于轻度内收位　　B. 方肩畸形　　C. 可触及移位的肱骨头　　D. 关节盂空虚

E. Dugas 征阳性

17. Colles 骨折远端的典型移位是 　　　　　　　　　　　　　　　　　　　　（　　）

A. 向尺侧及背侧移位　　B. 向桡侧及背侧移位　　C. 向尺侧及掌侧移位　　D. 向桡侧及掌侧移位

E. 只向背侧移位

18. 对手部广泛严重污染的开放性创伤，下列哪项处理是错误的 　　　　　　　（　　）

A. 在臂丛麻醉下手术　　B. 伤口要清创　　C. 清创后一期缝合伤口　　D. 手固定于功能位
E. 早期应用抗生素

19. 手部开放性损伤争取清创时间是　　　　　　　　　　　　　　　　　　（　　）
A. 2～4 小时　　B. 4～6 小时　　C. 6～8 小时　　D. 8～10 小时　　E. 10～12 小时

20. 在事故现场应将完全离断的断肢（指）　　　　　　　　　　　　　　　　（　　）
A. 用清洁布包好放入塑料袋后置加盖容器中，四周放冰块　　B. 冲洗后置塑料袋内，放入有冰块的容器中　　C. 直接放入有冰块的容器中　　D. 浸泡在冰水中　　E. 用乙醇消毒后浸泡于冰水中

21. 关于手外伤的清创，下列哪项是错误的　　　　　　　　　　　　　　　　（　　）
A. 先冲洗伤口周围，然后再冲洗伤口　　B. 最好在止血带控制下清创　　C. 清创应从伤口的一侧至另一侧，由浅入深　　D. 骨折和脱位宜一期修复，肌腱和神经损伤可二期修复　　E. 掌深、浅动脉弓同时受损时，可不必修复，因手部血运丰富

22. 手部伤口清创处理的原则应除外　　　　　　　　　　　　　　　　　　　（　　）
A. 清创越早，感染机会就会越少　　B. 争取在伤后 6～8 小时内进行　　C. 超过 12 小时，较清洁的伤口也可能发生感染　　D. 在气囊止血带控制下进行　　E. 为防止感染，软组织应多切除

23. 下列哪种股骨颈骨折最容易发生股骨头坏死　　　　　　　　　　　　　　（　　）
A. 股骨头下骨折　　B. 经颈股骨颈骨折　　C. 经基底部股骨颈骨折　　D. 不完全移位的股骨颈骨折　　E. 稳定型股骨颈骨折

24. 股骨颈骨折晚期最常见的并发症是　　　　　　　　　　　　　　　　　　（　　）
A. 创伤性髋关节炎　　B. 髋关节僵硬　　C. 坠积性肺炎　　D. 压疮及泌尿系感染　　E. 股骨头缺血性坏死

25. 最常发生习惯性脱位的关节是　　　　　　　　　　　　　　　　　　　　（　　）
A. 肩关节　　B. 肘关节　　C. 腕关节　　D. 髋关节　　E. 膝关节

26. 关节脱位的专有体征是　　　　　　　　　　　　　　　　　　　　　　　（　　）
A. 畸形、反常活动、关节空虚　　B. 畸形、反常活动、骨擦感　　C. 关节空虚、畸形、弹性固定
D. 反常活动、弹性固定　　E. 弹性固定、畸形

27. 腰肌劳损压痛点在　　　　　　　　　　　　　　　　　　　　　　　　　（　　）
A. 棘突表面或两相邻棘突之间　　B. 横突尖端　　C. 髂嵴内下方　　D. 髂嵴外 1/3　　E. 腰段骶棘肌中外侧缘

28. 下述不属于腰椎间盘突出症的体征有　　　　　　　　　　　　　　　　　（　　）
A. 代偿性腰椎侧突　　B. 病变间隙棘突间压痛　　C. 拾物实验阳性　　D. 直腿抬高实验及加强实验阳性　　E. 下肢感觉、下肢肌力及下肢反射异常

29. 急性骨髓炎转为慢性骨髓炎的主要原因是　　　　　　　　　　　　　　　（　　）
A. 机体抵抗力低　　B. 细菌毒力太强　　C. 治疗不及时和不恰当　　D. 局部血运不好　　E. 肢体活动过早

30. 骨与关节结核最常见的好发部位是　　　　　　　　　　　　　　　　　　（　　）
A. 膝关节　　B. 脊柱　　C. 肘关节　　D. 踝关节　　E. 髋关节

31. 婴儿先天性斜颈主要体征是　　　　　　　　　　　　　　　　　　　　　（　　）
A. 颈部疼痛、活动受限　　B. 颈部淋巴结肿大，压痛　　C. 除头颈向一侧斜外，并有歪嘴，斜眼等体征　　D. 患侧胸锁乳突肌内可摸到梭形、质硬且较固定的肿块　　E. X 线摄片可见颈椎骨骼异常

32. 关于骨软骨瘤的治疗，下列哪项是错误的　　　　　　　　　　　　　　　（　　）

A. 一般均需手术　　B. 若肿瘤过大才切除　　C. 若肿瘤生长较快才切除　　D. 若肿瘤影响功能才切除　　E. 肿瘤恶变应尽早手术

33. 下述哪段脊柱骨折最多见 （　　）

A. 颈椎　　B. 胸椎　　C. 胸腰段　　D. 腰段　　E. 骶尾椎

34. 下述哪段脊柱骨折合并脊髓损伤较其他部位多见 （　　）

A. 颈椎　　B. 胸椎　　C. 胸腰段　　D. 腰段　　E. 骶尾椎

【X型题】

35. 跌倒手撑地，可能发生 （　　）

A. Colles 骨折　　B. 尺桡骨双骨折　　C. 肩胛冈骨折　　D. 锁骨骨折　　E. 肩关节脱位

36. 肱骨髁上骨折可压迫 （　　）

A. 尺神经　　B. 桡神经　　C. 正中神经　　D. 肱动脉　　E. 腋神经

37. 肩关节脱位用足蹬法复位的要点是 （　　）

A. 病人仰卧床边，术者一足置伤侧腋窝，双手握腕部做对抗牵引　　B. 左肩脱位术者用右足，右肩脱位术者用左足　　C. 左肩脱位术者用左足，右肩脱位术者用右足　　D. 牵引时逐渐外展外旋患肢，直至复位　　E. 牵引时逐渐内收内旋患肢，直至复位

38. 手部清创时对伤口和深部组织损伤的处理为 （　　）

A. 创面新鲜清洁时，清创后同时修复深部组织损伤和缝合伤口　　B. 创面污染重，清创后缝合伤口，二期手术修复肌腱、神经损伤　　C. 创面污染重，清创后缝合伤，二期手术修复骨折和脱位　　D. 尽管创面污染重，清创后也要同时处理手部骨折和脱位　　E. 受伤时间较长，污染严重的伤口，清创后延期缝合伤口

39. 对手部清创术，下列哪项是正确的 （　　）

A. 争取在伤后 6～8 小时内进行　　B. 争取在伤后 10～12 小时内进行　　C. 手指外伤可用指根麻醉，局部麻醉药内加肾上腺素可延长麻醉时间　　D. 手外伤范围较广泛者，应用臂丛麻醉　　E. 术中尽量不用气囊止血带，以防影响对组织活力的判断

40. 关于骨折合并神经血管损伤，下列哪项是正确的 （　　）

A. 腓骨颈骨折可合并腓总神经损伤　　B. 股骨下段骨折可合并坐骨神经　　C. 肱骨中段骨折可合并桡神经损伤　　D. 胫骨上段骨折可合并腓动脉损伤　　E. 股骨颈骨折可合并坐骨神经损伤

41. 20 岁男性病人，外伤后自觉腰背痛，摄片发现胸 12 压缩性骨折，此处骨折较常见，其原因有 （　　）

A. 两个生理弧度交汇处　　B. 此处骨质疏松　　C. 此处活动度大　　D. 此处应力较集中　　E. 稳定的胸椎与活动度大的腰椎交界区

42. 推拿按摩适合于下面哪几型颈椎病的保守治疗 （　　）

A. 脊髓型颈椎病　　B. 食管型颈椎病　　C. 交感神经型颈椎病　　D. 椎动脉型颈椎病　　E. 神经根型颈椎病

43. 急性血源性化脓性骨髓炎治疗原则为 （　　）

A. 增加全身抵抗力　　B. 联合使用大量抗生素　　C. 局部外固定　　D. 病灶清除　　E. 病灶冲洗引流

44. 慢性化脓性骨髓炎手术目的为 （　　）

A. 死骨分离且包壳充分形成行死骨摘除　　B. 窦道引流不畅时宜扩大引流　　C. 窦道周围皮肤恶变需截肢　　D. 病理性骨折考虑病灶清除，并行手术复位内固定　　E. 经久不愈且引起恶病质者行截肢

45. 治疗 4～8 岁的先天性髋关节脱位的正确方法是 （　　）

A. 手法复位和蛙式石膏固定　　B. 切开复位或 Salter（沙尔待）骨盆旋转截骨术　　C. 行 Chiari（查理）骨盆内移截骨术　　D. 可附加股骨转子下截骨术　　E. 髋臼上方加盖术

二、填空题

1. 锁骨骨折好发于锁骨＿＿＿＿＿＿＿处，多由＿＿＿＿＿＿＿暴力引起。

2. Colles 骨折指桡骨远端距腕关节＿＿＿＿＿＿＿ cm 以内骨折，且骨折远端向＿＿＿＿＿＿＿移位，可见的特殊畸形为＿＿＿＿＿＿＿和＿＿＿＿＿＿＿。

3. 断肢再植时限一般以＿＿＿＿＿＿＿小时为限，断指再植可延长至＿＿＿＿＿＿＿小时。断肢（指）再植后，血管危象易发生在术后＿＿＿＿＿＿＿小时内。

4. 胫骨中、下 1/3 交接处最易发生骨折的原因主要是＿＿＿＿＿＿＿。

5. 化脓性关节炎多见于＿＿＿＿＿＿＿，好发于＿＿＿＿＿＿＿关节。

三、判断题

1. 肱骨髁上骨折多见于老年人。 （　　）

2. 青枝骨折多发生于儿童。 （　　）

3. 股骨颈骨折晚期最常见的并发症是股骨头缺血性坏死。 （　　）

4. 疑有腹腔脏器破裂的骨盆骨折病人最重要的检查是腹部 CT 检查。 （　　）

5. 骨盆骨折原则上应手术治疗。 （　　）

6. 在脊柱骨折中，胸腰段脊柱骨折最常见。 （　　）

7. 脊髓震荡时，损伤平面以下立即发生弛缓性瘫痪。 （　　）

8. 颈椎病可分为神经根型、交感神经型、脊髓型、椎动脉型和食管型。 （　　）

9. 急性血源性骨髓炎最常见的致病菌是乙型链球菌。 （　　）

10. 骨与关节结核最常见的好发部位是四肢关节。 （　　）

四、名词解释

1. 骨折延迟愈合

2. 脂肪栓塞综合征

3. 创伤性关节炎

4. 骨髓瘤

5. 转移性骨肿瘤

五、问答题

1. 骨折的急救措施有哪些？

2. 断肢（指）的急救包括哪几个方面？如何保存断肢（指）？

3. 急救搬运脊椎损伤病人应注意哪些事项？

4. 试述慢性骨髓炎的手术指征及手术禁忌证。

5. 腓总神经损伤后有哪些感觉和运动障碍体征？

📖 参考答案

一、选择题

1. E　2. D　3. D　4. C　5. D　6. D　7. C　8. D　9. D　10. D　11. A　12. C　13. E　14. D

15. D　16. A　17. B　18. C　19. C　20. A　21. E　22. E　23. A　24. E　25. A　26. C　27. E
28. C　29. C　30. B　31. D　32. A　33. C　34. B　35. ABDE　36. ABC　37. ACE　38. ABE
39. AD　40. ABC　41. ACDE　42. BCDE　43. ABCE　44. ABCE　45. BDE

二、填空题

1. 中 1/3　间接

2. 3　桡背侧　"银叉"样畸形　"刺刀"样畸形

3. 6～8　12～24　48

4. 三棱形和四边形交界处是应力集中部位

5. 儿童　髋、膝

三、判断题

1. ✕　2. √　3. √　4. ✕　5. ✕　6. √　7. √　8. √　9. ✕　10. ✕

四、名词解释

1. 骨折延迟愈合：骨折经治疗，超过一般愈合所需的时间，骨折断端仍未出现骨折连接，称为骨折延迟愈合。X线片显示骨折端骨痂少，轻度脱钙，骨折线仍明显，但无骨硬化表现。

2. 脂肪栓塞综合征：是骨折早期并发症之一，发生于成人，是由于骨折处髓腔内血肿张力过大，骨髓被破坏，脂肪滴进入破裂的静脉窦内，可引起肺、脑脂肪栓塞。

3. 创伤性关节炎：是指关节内骨折，关节面遭到破坏，又未能准确复位，骨愈合后使关节面不平整，长期磨损易引起创伤性关节炎，致使关节活动时出现疼痛。

4. 骨髓瘤：起源于骨髓造血组织，以浆细胞为主的恶性肿瘤，可以是孤立性，由于其产生多发性骨损害，故也称为多发性骨髓瘤。常见于 40 岁以上男性，好发部位依次为脊椎、骨盆、肋骨、颅骨和胸骨等。

5. 转移性骨肿瘤：是指原发于骨外器官或组织的恶性肿瘤，经血行或淋巴转移至骨骼并继续生长，形成子瘤。好发年龄 40～60 岁；儿童则多来自成神经细胞瘤。好发部位为躯干骨，常发生骨转移的肿瘤依次为乳腺癌、前列腺癌、肺癌、肾癌等。

五、问答题

1. 骨折的急救措施主要有：

（1）一般处理：首先抢救生命，抢救休克。

（2）包扎创口：用绷带压迫包扎止血或止血带止血。

（3）妥善固定：就是用妥善方法将骨折的肢体固定，常用各种夹板，或牵引。固定伤肢时注意防止造成压迫。

（4）迅速转运：尽快地送往最近的医院。

2. 断肢（指）的急救包括止血、包扎、保存断肢（指）及迅速运送 4 个方面。

断肢（指）的保存可用干燥冷藏的方法，即用无菌或清洁敷料包扎好，放入塑料袋中后，再放在加盖的容器内，外围充以冰块，但勿使断肢（指）与冰块直接接触，以防冻伤。不要用任何液体浸泡断肢（指）。

3. 急救搬运脊椎损伤病人应注意以下几点：

（1）用木板、门板或担架搬运。

（2）先使伤员两下肢伸直，两上肢也伸直放在身旁，木板或担架放在伤员一侧。2～3 人扶伤员躯干，使成一整体滚动至板上，或 3 人用手同时将伤员平直托起。注意不要使躯干扭转。禁止搂抱或一人抬头，另一人抬足的方法，因这些方法将增加脊柱的弯曲，加重椎骨和脊髓的损伤。

（3）对颈椎损伤的伤员，要有专人托扶头部，并同时沿纵轴向上略加牵引，使头、颈随躯干一同滚动，或由伤员自己双手托住头部，缓慢搬移。严禁随便强行搬动头部。躺到板架上后，用沙袋或折好的衣物放在颈两侧加以固定。

4.（1）慢性骨髓炎的手术指征：有死骨形成，有无效腔存在，有窦道流脓，均应手术治疗。

（2）慢性骨髓炎的手术禁忌证：①在慢性骨髓炎急性发作时仅可行切开引流术而不宜做骨的其他手术。②包壳未充分形成前，过早摘除大块死骨除容易发生病理性骨折外，还可导致骨质缺损。

5. 腓总神经损伤后，足呈下垂内翻畸形，不能主动背屈、外翻，小腿前外侧和足背前内侧皮肤感觉减退或消失。

§8.7 烧　伤

§8.7.1　烧伤基本知识问答

1. 热烧伤造成病理改变的相关条件是什么？

热烧伤的病理改变取决于热源温度、受热时间和病人机体条件。如小儿烧伤的全身反应常比成人受相同面积和深度的烧伤严重。衰弱的病人 $40\sim50$ ℃的热水袋即可造成Ⅱ度或Ⅲ度烧伤，这与组织对热力的传导不良有关。同样温度的热源，如受热时间不同，组织损伤的深度也不同。

2. 试述我国现用烧伤面积计算和深度判断的方法。

烧伤面积的计算方法有手掌法和中国新九分法两种。深度判断以三度四分法为主。

（1）手掌法：以伤员自己的一侧五指并拢的手掌面积为 1%。

（2）中国新九分法：将人体各部分别定为若干个 9% 的体表总面积。头颈 $1\times9\%$，双上肢 $2\times9\%$，躯干 $3\times9\%$，双下肢 $5\times9\%+1\%$。小儿因解剖特点可按下法计算：头颈 $9+（12-年龄）\%$，双下肢 $5\times9+1-（12-年龄）\%$。

（3）三度四分法：该法按临床表现、组织病理损害层次及程度分为Ⅰ度、浅Ⅱ度、深Ⅱ度和Ⅲ度烧伤。

3. 试述深Ⅱ度烧伤临床特点。

（1）水疱较小或扁薄，感觉稍迟钝，皮温稍低，系由于烧伤损及真皮深层，变质的表层组织增厚所致。

（2）去除表皮后创面呈浅红或红白相间，表面渗液少，基底肿胀明显。

（3）残留有皮肤附件，无感染情况下 $3\sim4$ 周可自愈。

（4）修复过程中有部分肉芽组织，愈合后留有瘢痕。

4. 试述我国常用的烧伤病情分类方法。

我国常用的烧伤病情分类有小面积和大面积烧伤以示其烧伤轻重的方法，和按不同面积、深度及有无并发症以示烧伤严重程度的两种方法。以后者较准确实用。

（1）按烧伤面积分类：成人烧伤占体表面积 15％以下（儿童在 10％以下）的Ⅱ度烧伤（包括散在的小块Ⅲ度烧伤），都作为小面积烧伤。烧伤面积超过上述限度，或头面手部烧伤面积较大和Ⅲ度烧伤达 5％以上，都作为大面积烧伤。

（2）按不同烧伤面积、深度和有无并发症分类：①轻度烧伤：Ⅱ度烧伤面积在 10％以下者。②中度烧伤：Ⅱ度烧伤面积在 11％～29％；或Ⅲ度烧伤面积不足 10％者。③重度烧伤：烧伤总面积在 31％～49％；或Ⅲ度烧伤面积达 10％～20％，或Ⅱ度、Ⅲ度烧伤面积虽未达上述百分比，但已发生休克等并发症、呼吸道烧伤或有较重的复合伤。④特重烧伤：烧伤总面积在 50％以上，或Ⅲ度烧伤面积 20％以上；或已有严重并发症。

5. 烧伤现场急救应做好哪三方面的处理？

（1）保护好受伤部位，避免再损伤和污染。

（2）稳定伤员情绪，酌情使用镇静止痛药。

（3）正确处理复合伤。对呼吸道吸入性损伤者，应十分重视呼吸道通畅，必要时做气管切开。昏迷者应保持呼吸道通畅。

6. 试述烧伤创面包扎疗法和暴露疗法的指征。

（1）包扎疗法：适用于小面积烧伤、肢体活动部位烧伤和不合作者，浅度烧伤可保持 10～14 日更换敷料者，以及无条件行暴露疗法时。

（2）暴露疗法：适用于大面积或深度烧伤、能合作的伤员、特殊部位烧伤等情况。

7. 试述Ⅲ度烧伤创面的处理原则。

较大的Ⅲ度烧伤创面不能自然愈合，小面积虽可形成瘢痕愈合，但瘢痕增殖可造成畸形和功能障碍。为此，对Ⅲ度烧伤创面应采取积极态度，使创面早日愈合，原则上宜先用保痂的暴露疗法，在伤后 48～72 小时即可行手术切痂和植皮，对大面积Ⅲ度烧伤应采取积极分期分批有计划地去痂植皮。

8. 简述烧伤早期低血容量休克的补液方法。

（1）补液量的计算：根据Ⅱ度、Ⅲ度烧伤面积来计算补液量。烧伤后第 1 个 24 小时内，成人每千克体重、每 1％烧伤面积补胶体（血浆）和电解质（平衡盐液）液量共为 1.5 mL，儿童为 1.8 mL，婴儿则为 2 mL。电解质与胶体比例（晶胶比），中重度为 2∶1，广泛性深度烧伤特重度小儿为 1∶1。还要补给每日所需的水分（5％葡萄糖注射液），成人为 2 000～3 000 mL（儿童按每千克体重 60～80 mL、婴儿按每千克体重 100 mL 计算）。

（2）补液速度：①伤后第 1 个 8 小时应补给计算量的 1/2，以后 16 小时内补足其余的 1/2 量。②烧伤后第 2 个 24 小时的补液量，应为第 1 个 24 小时实际补入量的 1/2，水分与第 1 个 24 小时相同。③第 3 日起静脉补液可以酌情减少或口服，以维持体液平衡。

9. 试述烧伤侵袭性感染的临床表现特点。

烧伤后体温超过 39 ℃或低于 36.5 ℃，以低温型较常见。创面萎陷，肉芽色暗无光泽，坏死组织增多，创周炎症反应突然退缩。新生上皮自溶，是最早的表现。严重者多可见坏死斑和休克征象。血培养阳性也可呈阴性，其白细胞计数甚高或减少，其他表现和一般感染性疾病所致脓毒症相同。

10. 试述防治烧伤全身性感染抗生素应用原则。

①烧伤后应及早用药，并反复做细菌培养以掌握创面细菌动态和药敏情况。伤后2～3日内，一般选用青霉素类、二代头孢菌素等为预防性抗生素。②感染期开始后，应选用高效广谱抗生素。③一旦临床上出现全身性感染早期症状，应及时选择针对革兰阴性杆菌并兼顾革兰阳性球菌的抗生素联合应用，并大剂量静脉按时间滴注，不必等待血培养结果。④如有细菌培养结果，应调整针对性联合用药。⑤在广谱抗生素联合应用过程中，要注意感染症状控制后，应及时停药，不能留待体温完全正常从而导致二重感染（真菌感染）。⑥重视围手术期用药。

11. Ⅲ度烧伤创面的覆盖物有哪些？

（1）双层结构的人工皮肤。

（2）大张异体或异种皮打洞嵌自体小皮片。

（3）自体微粒皮肤移植术。

（4）自体表皮细胞播种移植。人表皮细胞原代培养与同种网状真皮复合移植。

（5）异体或异种皮与自体皮混合移植。

12. 试述吸入性烧伤的早期诊断依据。

（1）发生在密闭或不通风环境内的烧伤。

（2）头颈部、前胸部或邻近部位深度烧伤。

（3）鼻毛烧焦或口、咽部黏膜有烧伤。

（4）伤后早期即出现刺激性咳嗽、声嘶、咳炭末样痰、呼吸困难及哮鸣音等。

（5）血气分析 PaO_2 下降而又无严重休克者，大多因吸入性烧伤所致。

（6）进一步诊断可来自：①纤维支气管镜检查。②早期CT、X线胸片检查，伤后2～6小时出现气管狭窄的X线影像，气管内显示斑点状阴影，透光度减低等；伤后更晚可出现肺纹理增多、增粗、肺水肿，肺不张或肺部感染的影像。

13. 试述电接触烧伤的创面特点及处理方法。

（1）创面特点：①有"入口"和"出口"，入口处较出口处损伤重，皮肤均呈Ⅲ度烧伤。②深层组织损害较皮肤广泛，可深及肌肉、肌腱、骨，且层次不规则，早期难以确定。③电击伤后水肿较一般烧伤水肿广泛而严重。④组织坏死过程中容易并发感染、湿性坏疽、败血症，甚或气性坏疽等。⑤浅表坏死组织脱落后，裸露血管可发生反复出血。⑥关节屈面常形成电流短路而出现跳跃式深度烧伤。

（2）处理方法：①严格卧床休息。②暴露疗法，及时观察深部损伤的进展。③电击伤水肿严重，局部血液循环时障碍，应行减张切开。④对已感染的肢体，床旁应备止血带和手术包，以防严重出血。⑤要求尽早手术探查清除坏死组织，选用各种有效皮瓣覆盖创面，减少伤残。

14. 试述化学烧伤的特点和一般处理原则。

由酸、碱、磷等化学物质引起的烧伤称为化学烧伤。可导致烧伤的化学物质不下数千种。

（1）化学烧伤的特点：某些化学物质在接触人体后，除立即损伤外，还可继续侵入或被吸收，导致进行性局部损害或全身性中毒。损害程度除与化学物质的性质有关外，还取决于剂量、浓度和接触时间的长短。处理时应了解致伤物质的性质，方能采取相应的措施。

（2）一般处理原则：立即解脱被化学物质浸渍的衣物，连续大量清水冲洗，时间应较长。特应注意眼部与五官的冲洗，因损伤后可因而致盲或其他后果。早期输液量可稍多，加用利尿剂以排出毒性物质。深度烧伤应尽早切除坏死组织并植皮。已明确为化学毒物致伤者，应先用相应的解毒剂或对抗剂。

✐ §8.7.2 烧伤自测试题（附参考答案）

一、选择题

【A型题】

1. 按中国九分法，成人一侧大腿体表面积为 （　　）

A. 5.25%　　B. 10.5%　　C. 21%　　D. 23%　　E. 46%

2. 按三度四分法，水疱性烧伤伤及 （　　）

A. 表皮　　B. 真皮　　C. 皮下　　D. 皮肤全层　　E. 肌肉

3. 按三度四分法，焦痂性烧伤伤及 （　　）

A. 表皮　　B. 皮肤生化层　　C. 真皮浅层　　D. 真皮深层　　E. 皮肤全层或皮下

4. 按三度四分法，浅Ⅱ度烧伤创面愈合时间为伤后 （　　）

A. 3～5 日　　B. 1～2 周　　C. 3～4 周　　D. 5～6 周　　E. 6 周后

5. Ⅲ度创面愈合过程的特点为 （　　）

A. 伤后 3～5 日愈合，不留瘢痕　　B. 伤后 1～2 周愈合，不留瘢痕　　C. 3～4 周痊愈，留有瘢痕
D. 3～4 周痊愈，不留瘢痕　　E. 需植皮后愈后，遗留瘢痕或畸形

6. 轻度烧伤指烧伤面积（Ⅱ度） （　　）

A. <5%　　B. <10%　　C. 10%～29%　　D. 30%～49%　　E. >50%

7. 下列哪项属重度烧伤 （　　）

A. 烧伤面积（Ⅱ度）20%　　B. Ⅲ度面积9%　　C. Ⅲ度面积2.5%　　D. 烧伤面积25%并吸入性损伤　　E. 烧伤面积>50%

8. 烧伤休克的特点是 （　　）

A. 低血容量性休克　　B. 失血性休克　　C. 脉搏增快　　D. 尿量正常或减少　　E. 血压正常或升高

9. 监测烧伤休克最简便有效的指标是 （　　）

A. 心率　　B. 脉搏　　C. 呼吸　　D. 血压　　E. 尿量

10. 中厚皮片的特点是 （　　）

A. 仅含表皮层　　B. 含表皮和部分真皮　　C. 含皮肤全层　　D. 含皮下组织　　E. 成活后功能差

11. 浓硫酸烧伤后早期处理最恰当的方法是 （　　）

A. 立即脱离现场并迅速用大量清水冲洗　　B. 立即使用中和剂　　C. 用硼酸溶液冲剂　　D. 立即

使用解毒剂　　　E. 立即进手术室清创

12. 预防烧伤后器官并发症的基本方法是　　　　　　　　　　　　　（　　）

A. 及早清创　　　B. 及时纠正低血容量，预防感染　　　C. 尽早使用胃肠道营养　　　D. 免疫增强疗法
E. 使用大剂量抗生素

13. 烧伤暴发性脓毒血症发生于　　　　　　　　　　　　　　　　　（　　）

A. 休克期　　　B. 水肿回吸收期　　　C. 慢性衰竭期　　　D. 康复期　　　E. 伤后2周内

14. 二重感染是指　　　　　　　　　　　　　　　　　　　　　　　（　　）

A. 多种致病微生物引起的感染　　　B. 特殊厌氧菌引起的感染　　　C. 多种细菌引起的感染　　　D. 使用抗生素时，耐药菌株引起的感染　　　E. 结核继发真菌引起的感染

15. 下列哪项符合深Ⅱ度烧伤的特点　　　　　　　　　　　　　　　（　　）

A. 伤及真皮浅层　　　B. 剧痛、感觉过敏　　　C. 需植皮后愈合　　　D. 一般3～4周愈合　　　E. 愈后不留瘢痕

16. 关于烧伤清创术，下述说法恰当的是　　　　　　　　　　　　　（　　）

A. 伤后立即进行　　　B. 有休克时，采用"彻底"清创法　　　C. 休克好转后清除创面沾染　　　D. 彻底清除所有水疱皮　　　E. 均应在全麻下进行

【X型题】

17. 关于烧伤治疗原则，下述说法正确的是　　　　　　　　　　　　（　　）

A. 保护创面，防止沾染　　　B. 预防和治疗低血容量性休克　　　C. 治疗全身和局部感染　　　D. 预防多器官功能衰竭　　　E. 大量外用抗生素

18. 严重烧伤病人的急救措施包括　　　　　　　　　　　　　　　　（　　）

A. 迅速脱离致热原　　　B. 减少沾染　　　C. 镇静止痛　　　D. 立即清创　　　E. 加强呼吸护理

19. 关于烧伤创面包扎疗法，下述哪些说法是正确的　　　　　　　　（　　）

A. 可以保护创面，减少沾染　　　B. 包扎敷料厚2～3 cm　　　C. 肢体创面多考虑包扎疗法　　　D. 神志不清，不合作者不宜用包扎疗法　　　E. 全身多处烧伤可用包扎与暴露相结合的方法

20. 关于切痂术，下述哪些说法是正确的　　　　　　　　　　　　　（　　）

A. 主要适用于Ⅲ度创面　　　B. 平面应达深筋膜　　　C. 切痂后尽可能立即植皮　　　D. Ⅲ度创缘的深Ⅱ度创面不能使用切痂术　　　E. 坏死的深部组织也应切除

二、填空题

1. 轻度烧伤是指_____度烧伤面积在_____以下者。中度烧伤是指_____度烧伤面积在_____或Ⅲ度烧伤面积小于_____者。

2. 重度烧伤是指烧伤总面积在_____或Ⅲ度烧伤面积达_____者。

3. 根据烧伤病理生理的特点，烧伤病程大致分为以下三期，即_____、_____和_____。

4. 植皮术的方法包括_____、_____和_____。

5. 依据皮片的厚度，游离植皮的皮片可分为_____、_____和_____。

三、判断题

1. 大面积Ⅲ度烧伤的有效治疗方法是早期切、削痂与植皮。　　　　　　　（　　）

2. 同种异体皮植皮可以长期存活。　　　　　　　　　　　　　　　　　　（　　）

3. 电烧伤病人的补液应按体表烧伤面积计算。　　　　　　　　　　　　　（　　）

4. 生石灰烧伤病人应立即用大量清水冲洗创面。　　　　　　　　　　　　（　　）

5. 某病人烧伤总面积为10%，伴有呼吸道烧伤，该病人应属重度烧伤。　　（　　）

四、名词解释

1. 有效循环血量

2. 皮肤移植

3. 化学烧伤

五、问答题

1. 试述烧伤深度的识别方法。

2. 简述烧伤早期低血容量性休克的补液方法。

3. 试述烧伤侵袭性感染的临床表现特点。

4. 试述吸入性烧伤的早期诊断依据。

5. 试述烧伤的治疗原则。

📖 参考答案

一、选择题

1. B 2. B 3. E 4. B 5. E 6. B 7. D 8. A 9. E 10. B 11. A 12. B 13. A 14. D
15. D 16. C 17. ABCD 18. ABCE 19. ABCE 20. ABCE

二、填空题

1. Ⅱ 9％ Ⅱ 10％～29％ 10％

2. 30％～49％ 10％～19％

3. 急性体液渗出期（休克期） 感染期 修复期

4. 游离皮片植皮 皮瓣移植 切、削痂植皮

5. 刃厚皮片 中厚皮片 全厚皮片

三、判断题

1. √ 2. × 3. × 4. × 5. √

四、名词解释

1. 有效循环血量：是指单位时间内通过心血管系统进行循环的血量，但不包括储存于肝、脾和淋巴血窦中或停滞于毛细血管中的血量。

2. 皮肤移植：是临床应用最多的组织移植，主要用于修复皮肤与其下的组织缺损，以及矫正外部畸形等。

3. 化学烧伤：化学烧伤的特点是某些化学物质在接触人体后，除立即损伤外，还可继续侵入或被吸收，导致进行性局部损害或全身性中毒。损害程度除与化学物质的性质有关外，还取决于剂量、浓度和接触时间的长短。处理时应了解致伤物质的性质，方能采取相应的措施。

五、问答题

1. 烧伤深度的识别采用三度四分法，即分为Ⅰ度、浅Ⅱ度、深Ⅱ度和Ⅲ度。Ⅰ度、浅Ⅱ度烧伤一般称浅度烧伤；深Ⅱ度和Ⅲ度烧伤则属深度烧伤。

（1）Ⅰ度烧伤：仅伤及表皮浅层，表面红斑状、干燥，烧灼感，3～7日脱屑痊愈。

（2）浅Ⅱ度烧伤：伤及表皮的生发层、真皮乳头层。局部红肿明显，大小不一的水疱形成，水疱皮如剥脱，创面红润、潮湿、疼痛明显。如不感染，1～2周内愈合，一般不留瘢痕，多数有色素沉着。

（3）深Ⅱ度烧伤：伤及真皮深层，可有水疱，但去疱皮后，创面微湿，红白相间，痛觉较迟钝。如不感染，可融合修复，需时3～4周。但常有瘢痕增生。

（4）Ⅲ度烧伤：是全皮层烧伤甚至达到皮下、肌肉或骨骼。创面无水疱，呈蜡白或焦黄色甚至炭化，痛觉消失，局部温度低，皮层凝固性坏死后形成焦痂，触之如皮革，痂下可显树枝状栓塞的血管。因皮肤及其附件已全部烧毁，无上皮再生的来源，必须靠植皮而愈合。只有很局限的小面积Ⅲ度烧伤，才有可能靠周围健康皮肤的上皮爬行而收缩愈合。

2. 烧伤早期低血容量休克的补液方法如下：

（1）补液量的计算：根据Ⅱ度、Ⅲ度烧伤面积来计算补液量。烧伤后第1个24小时内，成人每千克体重、每1%烧伤面积补胶体（血浆）和电解质（平衡盐液）液量共为1.5 mL，儿童为1.8 mL，婴儿则为2 mL。电解质与胶体比例（晶胶化），中重度2∶1、特重度广泛深度烧伤小儿为1∶1。还要补给每日所需的水分（5%葡萄糖注射液），成人为2 000～3 000 mL（儿童按每千克体重60～80 mL、婴儿按每千克体重100 mL计算）。

（2）补液速度：①伤后第1个8小时应补给计算量的1/2，以后16小时内补足其余的1/2量。②烧伤后第2个24小时的补液量，应为第1个24小时实际补入量的1/2，水分与第1个24小时相同。③第3日起静脉补液可以酌情减少或口服，以维持体液平衡。

3. 烧伤侵袭性感染的临床特点：体温超过39 ℃或低于36.5 ℃，以低温型较常见。创面萎陷，肉芽色暗无光泽，坏死组织增多，创周炎症反应突然退缩。新生上皮自溶，是最早的表现。严重者多可见坏死斑和休克征象。血培养阳性也可呈阴性，其白细胞计数甚高或减少，其他表现和一般感染性疾病所致脓毒症相同。

4. 吸入性烧伤的早期诊断依据有：

（1）发生在密闭或不通风环境内的烧伤。

（2）头颈部、前胸部或邻近部位深度烧伤。

（3）鼻毛烧焦或口、咽部黏膜有烧伤。

（4）伤后早期即出现刺激性咳嗽、声嘶、咯炭末样痰、呼吸困难及哮鸣音等。

（5）血气分析PaO_2下降而又无严重休克者，大多因吸入性烧伤所致。

（6）进一步诊断可来自：①纤维支气管镜检查。②早期CT、X线胸片检查，伤后2～6小时出现气管狭窄的X线影像，气管内显示斑点状阴影，透光度减低等，伤后更晚可出现肺纹理增多、增粗，肺水肿，肺不张或肺部感染的影像。

5. 烧伤的治疗原则：

（1）小面积浅表烧伤按外科原则，清创、保护创面，能自然愈合。

（2）大面积深度烧伤治疗原则：①早期及时补液，维持呼吸道通畅，纠正低血容量性休克。②深度烧伤组织是全身性感染的主要来源，应早期切除，自、异体皮移植覆盖。③及时纠正休克，控制感染是防治多内脏功能障碍的关键。④重视形态、功能的恢复。

内 科 学

内科学在临床医学中占有极其重要的位置，它是临床医学各科的基础学科，所阐述的内容在临床医学的理论和实践中有其普遍意义，是学习和掌握其他临床学科的重要基础。内科学涉及面广，包括呼吸、循环、消化、泌尿、造血系统、内分泌及代谢、风湿等常见疾病以及理化因素所致的疾病。内科学与外科学并称为临床医学的两大支柱学科，为临床各科从医者必须精读的专业。

§9.1　心血管系统疾病

§9.1.1　心血管系统疾病基本知识问答

1. 右心功能不全的体征有哪些？

（1）颈静脉怒张或充盈是右心功能不全的较早期表现。严重者手臂或其他浅表静脉也可充盈、怒张。

（2）肝大和压痛，进展快的右心衰竭，尚可出现黄疸伴氨基转移酶增高。长期右心衰竭，可导致心源性肝硬化。

（3）水肿：体静脉压升高为下垂性凹陷性水肿原因。

（4）胸腔积液和腹水：以右侧胸腔积液多见，可能与右膈下肝淤血有关，也可为双侧。腹水多见于晚期。

（5）发绀：多见于长期右心衰竭者，为静脉压增高，静脉血氧降低所致，属于周围性发绀。

（6）心脏恶病质：晚期可发生营养不良、消瘦、恶病质。

（7）心脏体征：除原有的心脏体征外，可有心率增快，在胸骨左缘第3～4肋间闻及舒张期奔马律。右心室显著扩大者可导致三尖瓣相对性关闭不全，在三尖瓣区闻及收缩期吹风样杂音伴吸气时增强。

2. 临床上通过哪些检查和分析能确定为难治性心力衰竭？

真正的难治性心力衰竭，病人心肌的病变严重而不可逆转，是心脏移植的对象。检查分析内容应包括以下几方面：①心功能不全的诊断是否正确。②心功能不全的诱因是否得到处理。③洋地黄类制剂的用量是否适当。④利尿药的用量是否适当。⑤血管扩张药的用量是否适当。⑥休息和饮食是否得到合理安排。⑦是否使用了影响洋地黄类制剂作用的药物。⑧原有的心脏病是否得到妥善处理。⑨有无合并症，如感染、电解质平衡失调、低血容量状态、肺梗死和浆膜腔积液等。

3. 充血性心力衰竭的治疗原则是什么？常用哪几类药物治疗？

（1）治疗原则：①增强心肌收缩力。②减轻心脏的前负荷和后负荷。③控制心力衰竭的病因和诱因。

（2）治疗药物：①强心药，包括洋地黄和非洋地黄类，后者有儿茶酚胺类的多巴胺和多巴酚丁胺，以及磷酸二酯酶抑制药类的米力农与氨力农等。②减低心脏前负荷的利尿药，主要有噻嗪类利尿药、袢利尿药和保钾利尿药等。③减轻心脏前负荷和/或后负荷的血管扩张药。

4. 试述洋地黄中毒的表现。

（1）各类心律失常，常见为室性期前收缩，多表现为二联律、非阵发性交界区心动过速、房性期前收缩、心房颤动及房室阻滞。

（2）胃肠道反应，如恶心、呕吐、腹胀。

（3）中枢神经系统症状，如视物模糊、黄视、倦怠等。

5. 试述洋地黄中毒的处理。

（1）立即停用洋地黄。

（2）单发室性期前收缩及一度房室传导阻滞停药后常自行消失。

（3）快速心律失常伴低钾者静脉补钾。

（4）快速心律失常不伴低钾者可用苯妥英钠或利多卡因。

（5）缓慢心律失常及有传导阻滞者可用阿托品皮下或静脉注射。

（6）禁用电复律。

（7）不宜用异丙肾上腺素。

6. 血管扩张药在心力衰竭治疗中的主要适应证是什么？

（1）左心功能不全，特别是急性、严重的左心衰竭。主要见于高血压心脏病、急性心肌梗死以及二尖瓣或主动脉瓣关闭不全等疾患。

（2）右心功能不全。

（3）经洋地黄、利尿药等治疗而效果不好的慢性顽固性心力衰竭。

7. 试述二尖瓣狭窄失代偿期的治疗。

（1）一般治疗：①预防性抗风湿热治疗，苄星青霉素 120 万 U，每月肌内注射 1 次。②若有呼吸困难，应减少体力活动，限制钠盐摄入，间断使用利尿药。

（2）肺淤血：取坐位，酌情使用镇静药及利尿药，降低肺动脉压。

（3）急性肺水肿：予以扩张静脉系统、减轻心脏前负荷为主的硝酸酯类药物。

（4）心房颤动（简称房颤）：①急性快速性房颤，静脉注射洋地黄类药物如毛花苷丙注射液（西地兰）控制心室率；效果不满意，可静脉注射地尔硫䓬或艾司洛尔。②慢性房颤病人应争取介入或者手术解决狭窄。在此基础上考虑电复律或药物复律，复律后需长期口服抗心律失常药，以预防复发；复律前后口服抗凝血药（华法林）预防栓塞。

（5）预防血栓：若无禁忌，长期口服华法林抗凝治疗。

（6）手术治疗：经皮球囊二尖瓣成形术、二尖瓣分离术、人工瓣膜置换术。

8. 主动脉瓣关闭不全的听诊会有何主要发现?

最重要的听诊体征为:在主动脉瓣区及其第二听诊区均有舒张早、中期的叹气样或吹风样杂音,尤以第二听诊区为明显,并可传到心尖部。其他听诊体征有:心尖区舒张早、中期的隆隆样杂音(Austin-Flint 杂音),左心室扩大所致的心尖区收缩期杂音,心尖区第一心音及主动脉瓣第二心音减弱等。

9. 试述主动脉瓣狭窄的诊断依据。

(1) 症状:①劳力性呼吸困难,是晚期病人的首发症状,出现率达 95%。②心绞痛,出现率约 60%,其中约 2/3 合并冠心病,是重度狭窄的早期常见症状。③晕厥或黑朦,可为首发症状,通常在体力活动中或其后立即发作,由急性脑缺血所致。

(2) 体征:①主动脉瓣区收缩期杂音,为最主要体征,在 3 级以上,沿颈动脉传导,甚至达肱动脉,常伴有收缩期震颤。②心音,第一心音多正常,主动脉瓣第二心音减弱;由于左心室排空延迟可出现第二心音反常分裂;心尖部可听到第四心音。③其他:左心室肥厚可致心尖抬举样搏动。但一般在心力衰竭时心界方增大。血压一般正常,脉压变小,脉搏弱。

(3) 辅助检查:①X 线检查,单纯主动脉瓣狭窄时左心室呈向心性肥大;升主动脉根部常呈狭窄后扩张;重度狭窄几乎都有主动脉瓣钙化。②心电图检查,有左心室肥厚伴劳损,有时可见左房增大。③超声心动图检查,可见主动脉瓣开放幅度小于 15 mm,瓣叶增厚,反射光点增大提示瓣膜钙化;主动脉根部扩大;左心室后壁及室间隔呈对称性肥厚,左心室流出道增宽,二维实时超声心动图及多普勒超声心动图能准确地反映主动脉瓣狭窄的程度。

10. 试述原发性高血压的诊断标准。

我国采纳了世界卫生组织建议的血压判断标准,即成人的收缩压(SBP)≥140 mmHg(18.6 kPa),和/或舒张压(DBP)≥90 mmHg(12 kPa)则可诊断为高血压。诊断高血压时,应在非同日测量 3 次血压均增高者,方能确诊。

单纯收缩期高血压指 SBP≥140 mmHg(18.6 kPa),但 DBP<90 mmHg(12.0 kPa)的收缩期高血压,这种高血压约占老年人高血压的 50%。

11. 试述高血压的分期标准。

我国按靶器官受累程度将高血压分为 3 期:

(1) 第一期:有高血压,但临床无心、脑、肾脏损害的表现。

(2) 第二期:有高血压,并有下列一项者。①左心室肥厚。②眼底动脉普遍或局部狭窄。③蛋白尿或血肌酐浓度轻度增高。

(3) 第三期:有高血压,并有下列一项者。①脑出血或高血压脑病。②心力衰竭。③肾衰竭。④眼底出血、渗出或视乳头水肿。

12. 试述引起继发性高血压的常见原因。

(1) 肾实质性高血压:是最常见的继发性高血压,急、慢性肾小球肾炎,糖尿病肾病,慢性肾盂肾炎,多囊肾和肾移植后等多种肾脏病变引起的高血压。因为肾单位大量丢失,导致水钠潴留和细胞外容量增加，以及肾脏 RAAS 激活、排钠减少。高血压又进一步升高肾小球内囊压力，形成恶性循环，加重肾脏病变。

（2）肾血管性高血压：进展迅速或突然加重的高血压，均应怀疑本症。单侧或双侧肾动脉主干或分支狭窄，导致肾脏缺血，激活 RAAS，引起的高血压。早期解除狭窄，可使血压恢复正常。

（3）原发性醛固酮增多症：以长期高血压伴低血钾为临床特征，是肾上腺皮质增生或肿瘤分泌过多醛固酮所致的高血压。

（4）嗜铬细胞瘤：以阵发性血压升高伴心动过速为临床特征。嗜铬细胞间歇或持续释放肾上腺素、去甲肾上腺素与多巴胺，导致高血压。

（5）皮质醇增多症：高血压伴有向心性肥胖、满月脸等。由于促肾上腺皮质激素分泌过多导致肾上腺皮质增生，引起糖皮质激素过多所致。

（6）主动脉缩窄：临床表现为上臂血压增高，而下肢血压不高或降低。主动脉造影可确定诊断。

13. 试述高血压急症和亚急症的治疗。

（1）及时降低血压：对于突然和明显升高的血压（一般超过 180/120 mmHg），应在 24～48 小时内降低到正常血压。对高血压急症应采用静脉途径给药，逐步控制降压。数分钟到 1 小时内平均动脉压的降低幅度不超过治疗前水平的 25%，2～6 小时内降至 110 mmHg 左右。高血压亚急症可使用快速起效的口服降压药。

（2）降压药选择：要求起效迅速，停药作用消失快，副作用小。①硝普钠：开始以 10 $\mu g/min$ 静脉滴注，逐渐增加剂量以达到降压作用，常用最大剂量为 200 $\mu g/min$。②硝酸甘油：开始时以 5～10 $\mu g/min$ 静脉滴注，最大剂量为 200 $\mu g/min$。③尼卡地平：降压同时改善脑血流量，开始时从 0.5 $\mu g/$（kg·min）静脉滴注。

（3）并发症处理：合并并发症时常需要 2 种以上降压药物联合治疗。常推荐 ACEI 或 ARB，降压目标值为＜130/80 mmHg。

14. 何谓高脂血症和高脂蛋白血症？

血浆脂质主要为胆固醇（Ch）和甘油三酯（TG），浓度超过正常高限即为高脂血症。

血浆中脂蛋白，主要为低密度脂蛋白（LDL）。极低密度脂蛋白（VLDL）超过正常高限时即为高脂蛋白血症。

15. 冠心病心肌缺血、心绞痛的主要检查方法有哪些？

（1）心电图：为最常用的方法。包括静息时心电图、心电图负荷试验、心电图连续监测等。

（2）多层螺旋 CT 冠状动脉成像（CTA）：有较高阴性预测价值。

（3）放射性核素检查，包括[201]Ti-心肌显像及负荷试验、放射性核素心腔造影及正电子发射断层心肌显像（PET）。

（4）冠状动脉造影：是有创检查，也是诊断"金标准"，可发现狭窄部位及程度。

16. 试述冠状动脉粥样硬化性心脏病的临床类型。

（1）隐匿型或无症状型冠心病：病人无症状，但静息时或负荷试验后有 ST 段压低，T

波减低、变平或倒置等心肌缺血的心电图改变。

（2）心绞痛型冠心病：有发作性胸骨后疼痛，为一时性心肌供血不足引起。

（3）心肌梗死型冠心病：由于冠状动脉闭塞，心肌急性缺血性坏死所致。

（4）缺血性心肌病型冠心病：表现为心脏增大、心力衰竭和心律失常，由长期心肌缺血导致心肌纤维化引起。

（5）猝死型冠心病：因原发性心脏骤停而猝然死亡，多为缺血心肌局部电生理紊乱，引起严重心律失常所致。

17. 试述稳定型心绞痛发作时胸痛的特点。

（1）部位：主要在胸骨体上段或中段之后，可波及心前区，常放射至左肩、左臂内侧或颈咽或颌部。

（2）性质：胸痛为压迫、发闷或紧缩性，也可有烧灼感。

（3）诱因：发作常由体力劳动或情绪激动所诱发。饱食、寒冷、吸烟、心动过速、休克等亦可诱发。

（4）持续时间：在3～5分钟逐渐消失。一般停止诱发症状的活动后可缓解，舌下含服硝酸甘油可缓解。可数天或数周发作1次，亦可1日内多次发作。

18. 简述稳定型心绞痛缓解期的药物治疗。

（1）改善缺血、减轻症状的药物。①β受体阻滞药，常用美托洛尔普通片（25～100 mg，每日2次口服）；或美托洛尔缓释片（47.5～190 mg，每日1次口服）等。从较小剂量开始逐级增加剂量，用药后静息心率降至55～60次/min，不低于50次/min。②硝酸酯类药物，常用二硝酸异山梨酯（普通片5～20 mg，每日3～4次口服；缓释片20～40 mg，每日1～2次口服）等。每日要留有足够的无药间期。③钙通道阻滞药，常用维拉帕米（普通片40～80 mg，每日3次；缓释片240 mg，每日1次）；或硝苯地平（控释片30 mg，每日1次）等。如合用必须注意心率、血压和心功能。

（2）预防心肌梗死、改善预后的药物。①抗血小板药，所有病人若无禁忌都应该使用，阿司匹林75～150 mg/d，或氯吡格雷75 mg/d等。②降低低密度脂蛋白-C（LDL-C）的药物，首选他汀类药物，如阿托伐他汀10～80 mg/d等；将LDL-C降至1.8 mmo/L（70 mg/dL）以下水平。

（3）合并高血压、糖尿病、心力衰竭或左心室收缩功能不全的高危病人可使用ACEI，如卡托普利12.5～50 mg，每日3次等。

19. 心肌梗死时心电图的特征性改变有哪些？

（1）宽而深的Q波（病理性Q波）在面向心肌坏死区的导联上出现。

（2）ST段抬高呈弓背向上型，在面向坏死区周围心肌损伤区的导联上出现。

（3）T波倒置，在面向损伤区周围心肌缺血区的导联上出现。

（4）心内膜下心肌梗死无病理性Q波，有普遍性ST段下移，但aVR导联ST段抬高。

20. 急性心肌梗死的临床症状有哪些？

（1）疼痛：是最先出现的症状，多发生于清晨，疼痛部位和性质与心绞痛相同，但程度较重，持续时间较长，可达数小时或数日，休息和含用硝酸甘油片不能缓解。

（2）全身症状：有发热、心动过速、白细胞增高和红细胞沉降率增快等，系由坏死物质吸收引起。

（3）胃肠道症状：疼痛剧烈时常伴有频繁的恶心、呕吐和上腹胀痛，与迷走神经受坏死组织刺激以及心排血量降低、组织灌注不足等有关。

（4）心律失常：见于 75%～95% 的病人。多发生在起病 1～2 日，以 24 小时内为多见。以室性心律失常最多，如室性期前收缩为频发、成对出现或短阵室性心动过速、多源性或落在前一心搏的易损期时，常为室颤先兆。

（5）低血压和休克：收缩压低于 80 mmHg（10.6 kPa），尿量每小时少于 20 mL，即为休克。多在起病后数小时至 1 周内发生。约 20% 的病人发生休克。休克常由于低血容量亦可由于心肌广泛坏死（40% 以上），心输出量急剧下降所致。

（6）心力衰竭：主要是急性左心衰竭，可在起病最初几天内发生，或在疼痛、休克好转阶段出现，为梗死后心脏收缩力显著减弱或不协调所致，发生率为 32%～48%。

21. 试述急性 ST 段抬高型心肌梗死再灌注心肌疗法的原理及指征。

近几年新的循证医学证据均支持及时再灌注治疗的重要性：在急性 ST 段抬高型心肌梗死起病 3～6 小时，最多在 12 小时内，开通闭塞的冠状动脉，使得心肌得到再灌注，挽救濒临坏死的心肌、缩小心肌梗死的范围，可以减少需要心肌重塑的范围。包括：①经皮冠脉介入术（PCI）；②溶栓疗法；③紧急冠状动脉旁路移植术（CABG）。指征如下：

（1）直接 PCI 的适应证：①症状发作 12 小时以内并且有持续新发的 ST 段抬高或新发左束支传导阻滞的病人。②12～48 小时内若病人仍有胸痛和 ECG 变化，亦可尽早介入治疗。

（2）溶栓疗法适应证：①两个或两个以上相邻导联 ST 段抬高（胸导联＞0.2 mV，肢导联＞0.1 mV），或病史提示急性心肌梗死伴左束支传导阻滞，起病时间＜12 小时，病人年龄＜75 岁；②ST 段抬高心肌梗死，发病时间已达 12～24 小时，但如仍有进行性缺血性胸痛、广泛 ST 段抬高者也可考虑。

（3）紧急冠状动脉旁路移植术：介入治疗失败或溶栓治疗无效有手术指征者，宜争取 6～8 小时内施行紧急 CABG 术。

若病人在救护车上或医院无 PCI 能力，但预计 120 分钟内可由有 PCI 条件的医院并完成 PCI，则仍首选直接 PCI 策略，力争在 60～90 分钟内完成再灌注。如果预计直接 PCI 时间大于 120 分钟，则首选溶栓策略，力争在 10 分钟给予病人溶栓药物。

22. 试述经皮冠脉介入治疗的概念。

经皮冠脉介入术（PCI）是目前治疗冠心病的一种最常用、最成熟的介入技术。这是一种在血管造影仪的引导下，通过特制的导管、导丝、球囊、支架等，对狭窄或阻塞的冠状动脉进行血运重建的治疗方法；包括经皮冠状动脉腔内成形术、冠脉内支架置入术和经皮冠状动脉腔内旋磨术等。随着新技术的出现，尤其是新型药物洗脱支架及新型抗血小板药的应用，PCI 效果也在不断提高。

23. 试以尿激酶为例，具体说明静脉溶栓疗法的方法。

可用尿激酶静脉滴注 150 万～200 万 U，于 30 分钟内输入。如血管再通，可用肝素 7 500 U 肌内注射以维持，每 12 小时 1 次，共用 1 周，使凝血时间保持在正常值的 1.5～2 倍。

24. 试述溶栓治疗冠脉再通的指标。

溶栓治疗有效病例一般用药后 15～30 分钟冠脉再通。再灌注的指标为：

（1）胸痛迅速缓解或 2 小时内基本消失。

（2）心电图抬高的 ST 段于 2 小时内恢复或下降 50％以上。

（3）2 小时内出现再灌注心律失常。

（4）CPK 特别是 CK-MB 峰值提前在 14 小时内出现。

（5）^{201}Tl 心肌显像示心肌节段性充盈缺损消失或减小。

（6）冠脉造影证实原来闭塞的血管恢复前向血流（冠脉溶栓治疗时适用）。

25. 试述急性心肌梗死发生心源性休克时的处理。

（1）补充血容量：如血容量不足，以右旋糖酐 40 或 5％～10％葡萄糖注射液静脉滴注。如中心静脉压上升大于 1.77 kPa（18～20 cmH$_2$O），肺楔压大于 2.0～2.4 kPa（15～18 mmHg）则应停止。右心梗死时中心静脉压的升高则不一定是补充血容量的禁忌。

（2）应用升压药：如以上措施仍不能使血压上升，肺楔压与心输出量正常时，可以应用多巴胺或去甲肾上腺素静脉滴注，亦可选用多巴酚丁胺。

（3）应用血管扩张药：经上述处理血压仍不能上升，而肺楔压增高，心输出量低或周围血管显著收缩以致四肢厥冷并有发绀时，可用硝普钠、硝酸甘油静脉滴注。

（4）其他：纠正酸中毒、避免脑缺血、保护肾功能，中药可用生脉散、四逆汤、独参汤等。

也可用主动脉内气囊反搏术辅助治疗，然后做选择性冠脉造影，行介入治疗或主动脉-冠脉搭桥术等，可挽救一些人的生命。

26. 心电图上哪些类型室性期前收缩可能为病理性原因所致？

无症状的孤立的室性期前收缩，各项检查无器质性心脏病证据，无论其形态和频率如何，一般临床意义不大。但如心电图上出现以下情况，则多提示室性期前收缩为病理性，应予重视并积极治疗：①多源性室性期前收缩。②成对或连续出现的室性期前收缩。③室性期前收缩出现于前一心搏的 T 波上（Ron-T 现象），联律间期小于 0.40 秒。以上 3 种情况常易诱发室速和室颤，必须及时处理。④特宽型室性期前收缩，QRS 间期≥0.16 秒。⑤特矮型室性期前收缩，即各导联中室性期前收缩畸形的 QRS 波群振幅≤1.0 mV。⑥室性期前收缩 QRS 波群有显著切迹，上升支或下降支不规则。⑦室性期前收缩的 T 波尖锐，二支对称，T 波方向与 QRS 波的主波方向一致、ST 段呈水平型下移。⑧平行心律型室性期前收缩。

27. 试述心房颤动的心电图表现。

心房颤动的心电图表现如下：①P 波消失。②各导联中（V$_1$ 导联最显著）出现一系列大小不同、形态各异、间隔不匀、频率为 350～600 次/min 的颤动波（f 波）。③心室节律完全不规则。④QRS 波形态通常正常。

28. 试述心房颤动的治疗原则。

房颤治疗的基本原则：在治疗原发疾病和诱发因素的基础上，积极预防血栓栓塞，转复并维持窦性心律及控制心室率。强调长期综合管理。

（1）抗凝是重要治疗。可用华法林口服，控制凝血酶原时间国际标准化比值（INR）在 2.0～3.0，安全有效预防脑卒中。常用新型口服抗凝血药如达比加群酯、利伐沙班、阿哌沙班用于非瓣膜性房颤的抗凝治疗。

（2）药物复律、电复律及导管消融治疗都能转复并维持窦性心律。常用ⅠA类（普鲁卡因）、ⅠC类（普罗帕酮）或Ⅲ类（胺碘酮、伊布利特）抗心律失常药转复窦性心律，复律后常用胺碘酮维持。

（3）β受体阻滞药、钙通道阻滞药、洋地黄制剂和某些抗心律失常药（如胺碘酮、决奈达隆），单用或者联合应用控制心率。

29. 心房颤动有哪些症状？其产生的机制是什么？

（1）心室率过快可导致低血压或心绞痛。

（2）心房颤动终止后，如有较长间歇无心脏有效搏动则可引起晕厥。

（3）体循环栓塞。栓子来自左心房，系心房失去收缩力，血流淤滞而致。

（4）可发生心力衰竭。严重心功能障碍的病人，心房颤动时由于失去了心房对心室的充盈作用，加之心室率过快，充盈期缩短，能引起显著的血流动力学障碍，发生昏厥和心力衰竭。

（5）二尖瓣狭窄病人发生心房颤动，心室率明显增快时，可能引起急性肺水肿。

（6）心悸造成的焦虑。

30. 试述尖端扭转型室速的病因、发病机制、临床特点。

（1）病因：尖端扭转型室速，是一种具有多形性 QRS 波群的室速，QRS 波群的振幅和波峰方向呈周期性改变。病人在非发作期有显著的 QT 间期延长。QT 间期延长可能由下列因素引起：①房室传导阻滞或窦房阻滞伴心室自主心律异常缓慢时。②低血钾或低血镁。③抗心律失常药，如奎尼丁及乙胺碘呋酮等中毒。④吩噻嗪和三环类抗抑郁药。⑤变异型心绞痛。⑥长 QT 间期综合征。

（2）发病机制：可能与心室肌内弥漫性阻滞和复极不匀，从而在心室肌与浦肯野纤维间形成较多微折返运动有关。

（3）临床特点：短暂发作可仅有心悸、黑矇、头晕，发作时间较长可有短时间晕厥和抽搐，也可能发生室颤和猝死。

31. 试述房室结折返性心动过速发作期的处理。

（1）刺激迷走神经：①用压舌板刺激腭垂，诱发恶心、呕吐。②深吸气后屏气，用力做呼气动作。③颈动脉窦按摩：病人取仰卧位，先按摩右侧 5～10 秒，如无效再按摩左侧，不可两侧同时按摩，以免引起脑缺血。④压迫眼球。取平卧位，闭眼前向下看，用拇指在一侧眶下适度压迫眼球上部，每次 10 秒。青光眼及高度近视者禁用。

（2）抗心律失常药：①首选腺苷，若无效则用维拉帕米，一般用 2.5～10 mg 静脉注射。②普罗帕酮，一般用 70 mg 静脉注射。

（3）电复律：当以上药物不能终止心动过速时，可考虑用心房调搏术。同步直流电复律只适用于那些伴有严重血流动力学障碍的病人。导管消融技术具有安全迅速、有效且能治愈心动过速，可优先考虑应用。

（4）新斯的明：为兴奋迷走神经药物，可以选用。

（5）升压药：通过血压升高，反射地兴奋迷走神经，使心动过速终止。有心脏病或高血压者不宜用。

32. 何谓心脏起搏治疗？试述置入永久性心脏起搏器的适应证。

心脏起搏器技术是心律失常介入治疗的方法之一，包括永久性、临时性心脏起搏器、心脏再同步化治疗等。心脏起搏器模拟正常心脏的冲动形成和传导，发放一定形式的电脉冲，使心脏激动和收缩，用来治疗某些心律失常所致的心脏功能障碍。

永久性心脏起搏器置入的适应证：①症状性心脏变时功能不全。②病态窦房结综合征或房室传导阻滞，心室率经常低于 50 次/min，有明确的临床症状；或清醒状态下间歇发生心室率＜40 次/min；或有 3 秒的 RR 间期，虽无症状，也应考虑植入起搏器。③慢性双分支或三分支阻滞伴二度 I 型、高度间歇性三度房室传导阻滞。④清醒状态下无症状性房颤病人，有长达 5 秒的 RR 间期。⑤心脏手术后发生可逆的高度或三度房室传导阻滞。⑥神经肌肉疾病导致的高度或三度房室传导阻滞，有或无症状。⑦有窦房功能障碍和/或房室传导阻滞的病人，因其他情况必须采用具有减慢心率的药物治疗时，应置入起搏器保证适当的心室率。⑧颈动脉窦刺激或压迫诱导的心室停搏＞3 秒导致的反复晕厥。

33. 简述心肌病及其分类。

心肌病是除外风湿性、高血压性、肺源性、冠脉性等继发心肌病理性改变的一组心肌疾病，是由不同病因（遗传性病因较多见）引起的心肌病变导致的心肌机械和/或心电功能障碍，常表现为心室肥厚或扩张。分为三大类：

（1）遗传性心肌病：肥厚型心肌病、糖原贮积症、先天性传导阻滞、线粒体肌病等。

（2）混合性心肌病：扩张型心肌病、限制型心肌病。

（3）获得性心肌病：感染性心肌病、心动过速性心肌病等。

34. 试述病毒性心肌炎的临床表现和诊断。

（1）临床表现：常先有发热，全身倦怠感即所谓"感冒"样症状或恶心、呕吐等消化道症状，然后出现心悸、胸痛，呼吸困难，浮肿，甚至晕厥、阿-斯综合征。

（2）诊断要点：①体检：可见与发热不平行的心动过速，各种心律失常，可听到第三心音或杂音，可有心力衰竭体征，重症可出现心源性休克。②心电图：可见 ST-T 改变，病理性 Q 波和各种心律失常，特别是房室传导阻滞和室性心律失常等。③血清学检查心肌酶增高（CPK、GOT、LDH 增高）。④血清病毒中和抗体及补体结合反应测定：在发病后

3 周间 2 次血清的抗体滴定度有 4 倍增高为病毒感染的阳性指标。

35. 试述心包积液引起的心脏压塞的主要征象。

心脏压塞的主要征象有：①颈静脉怒张，静脉压异常升高。②血压下降，脉压减小，严重者可致休克。③心音低弱，遥远。④奇脉。⑤呼吸困难，端坐呼吸，身躯前倾，伴有发绀。

36. 试述亚急性感染性心内膜炎应用抗生素治疗的一般原则。

（1）及早应用。于 24～48 小时采血 3～5 次后即可根据致病菌可能的入侵途径选用药物。先按经验用量给药，3 日后再做必要的调整。

（2）用杀菌药物，最好联合用药。选用可长期应用的毒副作用小的药物。

（3）抗生素剂量要足，应取决于用试管法测定的药物敏感试验所得出的最低抑菌浓度，及用病人血清稀释 8 倍后仍具杀菌能力的最低杀菌浓度。

（4）静脉用药为主。

（5）疗程要长，一般为 4～6 周。有严重栓塞、人工瓣心内膜炎病人疗程应更长。

37. 试述法洛四联症的解剖特点。

（1）室间隔缺损：均为大缺损，左、右心室压力相等。

（2）肺动脉口狭窄：以右室流出道漏斗部狭窄为最多。

（3）主动脉骑跨。

（4）右心室肥厚：此为血流动力学影响的继发改变。

38. 试述法洛四联症的主要症状和体征。

病人婴儿期发育差，自幼出现进行性青紫和呼吸困难，易疲劳，有下蹲习惯，常易并发脑血管意外、心内膜炎和肺部感染。病人心前区可隆起，心界扩大（可向左、右扩大），于胸骨左缘第 2、第 3 肋骨可闻及收缩期喷射样杂音，部分可于主动脉瓣区闻及收缩早期喀喇音，可有指端发绀及明显杵状指（趾）。

39. 试述促使静脉血栓形成的常见原因。

①手术。②肿瘤，如胰腺、肺、生殖腺、乳腺及泌尿道恶性肿瘤。③外伤，特别是脊柱、骨盆及下肢骨折。④长期卧床，如急性心肌梗死、心力衰竭、脑卒中、手术后。⑤妊娠激素的作用。⑥高凝状态，抗凝血酶Ⅲ，C 蛋白或 S 蛋白的缺乏，弥散性血管内凝血（DIC）等。⑦静脉炎及静脉介入诊断或治疗导致静脉损伤，大多是以上诸多综合因素所致。

 §9.1.2 心血管系统疾病自测试题（附参考答案）

一、选择题

【A 型题】

1. 28 岁男性病人，急起发热，胸痛和气促 6 日，叩诊心界明显扩大，吸气时脉搏变弱。1 小时前呼吸困难急剧加重，心率 124 次/min，齐，心音低远，血压 60/45 mmHg（8.0/6.0 kPa），颈静脉怒张。最有

效的抢救措施为 （　　）

　　A. 静脉注射毛花苷丙　　B. 肌内注射哌替啶　　C. 静脉滴注多巴胺与间羟胺　　D. 持续吸高浓度氧　　E. 心包穿刺减压

2. 病人近 3 个月以来夜间频发胸骨后疼痛，24 小时动态心电图示胸痛发作时胸导联 ST 段抬高。选用何种药物治疗最为恰当 （　　）

　　A. 毛花苷丙　　B. 普萘洛尔　　C. 双嘧达莫　　D. 维拉帕米　　E. 腺苷

3. 高血压心脏病病人，突发呼吸困难，咳吐粉红色泡沫痰，血压为 180/120 mmHg（24.0/16.0 kPa）。以下哪种药物可作为首选治疗用药 （　　）

　　A. 利血平　　B. 卡托普利　　C. 哌唑嗪　　D. 硝普钠　　E. 尼群地平

4. 22 岁男性病人，于主动脉瓣第二听诊区闻及舒张期吹风样杂音，以下哪项体征对其诊断最有帮助 （　　）

　　A. 心尖区舒张期震颤　　B. P$_2$ 亢进并分裂　　C. 交替脉　　D. 心界向左侧扩大　　E. 血压为 154/40 mmHg（20.4/5.3 kPa）

5. 18 岁女性病人，患风湿性心脏病二尖瓣狭窄 4 年，近半个月游走性关节痛，气促，以下哪项最可能提示病人发生了风湿性全心肌炎 （　　）

　　A. 心脏向双侧扩大　　B. 心尖区收缩期Ⅲ级杂音　　C. 心包摩擦音　　D. 急性肺水肿发作　　E. 心电图 PR 间期延长

6. 64 岁男性病人，上班时突起持续剧烈左胸痛 2 小时，心电图示 V$_1$～V$_5$ T 波明显变为高尖，心室率 110 次/min，室性期前收缩 7 次/min，为安全起见，将病人转送至某医院急救。以下哪项措施最为重要 （　　）

　　A. 静脉滴注硝酸甘油　　B. 肌内注射哌替啶　　C. 静脉注射利多卡因继以持续滴注　　D. 吸氧　　E. 滴注极化液

7. 诊断为梗阻性肥厚型心肌病的病人，一般不宜应用 （　　）

　　A. 地尔硫草　　B. 普萘洛尔　　C. 维拉帕米　　D. 地高辛　　E. 地西泮

8. 某窦性心动过缓病人近年晕厥 3 次，可选用下列哪项最安全而又简便的方法协助诊断 （　　）

　　A. 动态心电图　　B. 心电图阿托品试验　　C. 窦房传导时间测定　　D. 希氏束电图　　E. 窦房结恢复时间测定

9. 某病人发生尖端扭转型室性心动过速，宜选用以下哪种药物治疗 （　　）

　　A. 奎尼丁　　B. 普罗帕酮　　C. 胺碘酮　　D. 利多卡因　　E. 丙吡胺

10. 以下哪项检查为发现心肌缺血、诊断心绞痛最常用简便的方法 （　　）

　　A. 心电图　　B. 心尖搏动图　　C. 心脏 B 超　　D. 冠状动脉造影　　E.^{201}Ti 心肌显像

11. 以下哪种情况不宜应用 β 受体阻滞药 （　　）

　　A. 二尖瓣脱垂　　B. 肥厚型心肌病　　C. 急性心肌梗死　　D. 变异型心绞痛　　E. 室性期前收缩

12. 我国发病率最高的先心病是 （　　）

　　A. 动脉导管未闭　　B. 心房间隔缺损　　C. 心室间隔缺损　　D. 法洛四联症　　E. 主动脉缩窄

13. 合并有支气管哮喘的高血压病人下列哪种药物不宜使用 （　　）

　　A. 美托洛尔　　B. 依那普利　　C. 非洛地平　　D. 拉西地平　　E. 洛沙坦

14. 心肌梗死时最先出现的症状是 （　　）

　　A. 发热　　B. 胃肠道症状　　C. 心动过速　　D. 心律失常　　E. 心绞痛

15. 较常见的高血压急性并发症有 （　）

A. 脑出血　　B. 肾衰竭　　C. 脑梗死　　D. 急性冠状动脉综合征　　E. 急性左心室衰竭

16. 室性期前收缩常见于 （　）

A. 冠心病　　B. 心肌病　　C. 风湿性心脏病　　D. 二尖瓣脱垂　　E. 高血压

17. 阵发性室上性心动过速的治疗下列哪些是正确的 （　）

A. 腺苷快速静脉注射　　B. 米力农静脉注射　　C. 洋地黄静脉注射　　D. 艾司洛尔静脉注射

E. 维拉帕米静脉注射

18. 下列快速心律失常中哪些首选电复律 （　）

A. 心室颤动　　B. 心室扑动　　C. 心房颤动伴预激伴血压下降　　D. 快速室性心动过速伴血压下降　　E. 室上性心动过速

19. 电复律的禁忌证有 （　）

A. 心室扑动　　B. 心房颤动伴完全性房室阻滞　　C. 持续室性心动过速　　D. 病态窦房结综合征伴快速心房颤动　　E. 心室颤动

20. 急性心肌梗死病人听诊心脏时，可有以下体征 （　）

A. 心包摩擦音　　B. 胸骨左缘第 3～4 肋间收缩期杂音　　C. 心尖区收缩中晚期喀喇音　　D. 第四心音　　E. 心尖区第一心音增强

21. 以下疾病常有晕厥发作并可能猝死 （　）

A. 预激综合征　　B. 肥厚型心肌病　　C. 室间隔缺损　　D. 主动脉瓣狭窄　　E. 室性心动过速

22. 恶性高血压的特点包括 （　）

A. 发病急骤，多见于中、青年　　B. 血压显著升高，尤以收缩压持续升高明显　　C. 头痛，视物模糊，眼底出血　　D. 肾损害突出，可出现肾功能不全　　E. 进展迅速，预后不佳

23. 能引起心绞痛的疾病有 （　）

A. 冠心病　　B. 严重的主动脉瓣狭窄或关闭不全　　C. 肥厚型心肌病　　D. X 综合征　　E. 高血压病

24. 肥厚型心肌病的治疗原则是 （　）

A. 弛缓肥厚的心肌　　B. 防止心动过速　　C. 维持正常窦性心律　　D. 减轻左室流出道狭窄

E. 抗室性心律失常

25. 下列哪些是促进静脉血栓形成的因素 （　）

A. 手术　　B. 长期卧床　　C. 雌激素作用　　D. 高凝状态　　E. 静脉炎

二、填空题

1. 周围血管征包括_____、_____、_____、_____、_____。

2. 急性心肌炎的死亡原因多为_____和_____。

3. 急性心肌梗死病人，发病后 7 小时所做的酶学检查，以_____出现阳性结果最早也最敏感。

4. 急性广泛前壁心肌梗死病人，于起病后 3 日在心尖区听到Ⅲ级收缩期杂音，应考虑合并_____。

5. 高血压危象病人，需迅速有效地控制血压，首选药物为_____。

6. 肥厚型梗阻性心肌病病人的听诊发现，主要为在_____部位闻及_____期粗糙杂音；触诊常可于该区扪及_____期_____。

7. 收缩压的高低主要取决于_____和_____；舒张压则主要取决于_____。

8. 心搏骤停最主要的特征是_____和_____。

9. 病人于肌内注射青霉素后突然晕厥，皮肤湿冷，脉搏不可扪及，抢救时首先应用_____。

10. 心肌氧耗的多少取决于_____、_____和_____。

三、判断题

1. 心房颤动病人，心室率为 42 次/min，QRS 波形宽大畸形，但节律整齐，可以诊断为心房颤动合并三度房室传导阻滞。 （ ）

2. 某风湿性心脏病二尖瓣狭窄合并心房颤动病人，病史 3 年，心室率为 70 次/min，其心房颤动治疗可以考虑奎尼丁或电复律，也可以地高辛口服治疗。 （ ）

3. 某病人服地高辛 10 日，心电图示 ST 段呈斜形向下偏移（鱼钩形下移），提示洋地黄中毒，应立即停用该药。 （ ）

4. 风湿性心脏病主动脉瓣关闭不全者最易并发感染性心内膜炎，而二尖瓣狭窄者则较少发生这种并发症。 （ ）

5. 近年发现血液中高密度脂蛋白（HDL）及其亚组分 HDL2 降低者，冠心病的发生率升高，故这两种脂蛋白均为抗动脉粥样硬化性因子。 （ ）

6. 某预激综合征病人，突发阵发性室上性心动过速，可首选毛花苷丙或普萘洛尔静脉注射治疗。 （ ）

7. 交替脉与颈静脉充盈、肝颈静脉回流征的临床意义相同，三者均提示病人有右心功能不全。 （ ）

8. 心电图上未发现正常 P 波，QRS 波群呈室上性型，心室率 114 次/min，节律不规则，据此可以诊断为快速性心房颤动。 （ ）

9. 高血压心脏病病人，心室率 124 次/min，心电图示房性期前收缩，心尖区闻及舒张期奔马律，双肺基底部细湿啰音，宜首选维拉帕米治疗。 （ ）

10. 应用多巴胺静脉滴注治疗心力衰竭，如剂量太大，有可能出现心室期前收缩。 （ ）

四、名词解释

1. 高血压急症

2. 溶栓疗法

3. 心肌病

4. 心电图负荷试验

5. 人工心脏起搏

五、问答题

1. 风湿性心脏病二尖瓣狭窄有哪些并发症？

2. 试述洋地黄的主要适应证与禁忌证。

3. 试述高血压的分型。

4. 试述变异型心绞痛的特点与治疗。

5. 试述目前临床上评价心功能常用的方法。

一、选择题

1. E 2. E 3. D 4. E 5. C 6. C 7. D 8. B 9. D 10. A 11. D 12. B 13. A 14. E

15. ABCE 16. ABCD 17. ACDE 18. ABCD 19. BD 20. ABCD 21. BD 22. ACDE

23. ABCD 24. ABCDE 25. ABCDE

二、填空题

1. De Musset 征 水冲脉 Traube 征 Duroziez 征 毛细血管搏动

2. 严重心律失常 心功能不全

3. 肌酸磷酸激酶（CPK）

4. 乳头肌功能不全

5. 硝普钠

6. 胸骨左缘第 3~4 肋间 收缩期 收缩期 震颤

7. 心肌收缩力 心搏量 外周血管阻力

8. 意识丧失 大动脉搏动消失（或心音消失）

9. 肾上腺素

10. 心肌张力 心肌收缩强度 心率

三、判断题

1. √ 2. × 3. × 4. √ 5. √ 6. × 7. × 8. √ 9. × 10. √

四、名词解释

1. 高血压急症：系指短期内血压急剧升高，并常伴有心、脑、肾功能障碍，主要有以下类型。①急进型高血压。②高血压危象。③高血压脑病。

2. 溶栓疗法：系从静脉或冠脉内注入溶栓剂，以溶解冠脉中的血栓，使冠脉再通。

3. 心肌病：除外风湿性、高血压性、肺源性、冠脉性等继发心肌病理性改变的一组心肌疾病，是由不同病因（遗传性病因较多见）引起的心肌病变导致的心肌机械和/或心电功能障碍，常表现为心室肥厚或扩张。分为三大类：遗传性心肌病、混合性心肌病、获得性心肌病。

4. 心电图负荷试验：是通过增加心脏工作负荷，诱发心肌出现相对缺血，通过观察心电图变化，以判断冠脉循环的功能。

5. 人工心脏起搏：是通过人工心脏起搏器发送人造的脉冲电流刺激心脏，以带动心搏的治疗方法，主要用于治疗快速和/或缓慢的心律失常及电生理检查。

五、问答题

1. 风湿性心脏病二尖瓣狭窄的并发症如下：

（1）充血性心力衰竭：以右心衰竭为主，是本病最常见的并发症和死因。

（2）急性肺水肿：是重度二尖瓣狭窄的严重而紧急的并发症，病死率较高。多发生于剧烈体力活动、情绪激动或心动过速时，妊娠期血容量增大更易诱发。

（3）心律失常：以心房颤动较常见，常由房性期前收缩发展为房性心动过速、心房扑动、阵发性房颤，最后转为持久性房颤。房颤是早期常见的并发症。

（4）栓塞：以脑栓塞较常见，为体循环栓塞的 2/3，其次为外周动脉栓塞和内脏。

（5）亚急性感染性心内膜炎：较少见。

（6）肺部感染：常见，往往诱发或加重心力衰竭。

2.（1）洋地黄的适应证：①以心肌收缩功能不全为主的急性或慢性充血性心力衰竭。②阵发性室上性心动过速。③心房颤动尤其是快速性心房颤动。④心房扑动。

（2）洋地黄的禁忌证：①洋地黄中毒或过量及其引起的心力衰竭加重与心律失常。②预激综合征伴心房颤动或扑动。③二度或高度房室传导阻滞。④肥厚型梗阻性心肌病而无心房颤动或明显心力衰竭者。

3. 凡高血压病因不明者称为原发性高血压，占高血压的95%。约5%的高血压系继发于某些疾病，称为继发性高血压或症状性高血压。原发性高血压还包括一些特殊类型高血压，如老年高血压、儿童青少年高血压、妊娠高血压、顽固性高血压，如高血压急症和亚急症等。

4. 变异型心绞痛系自发性心绞痛的特殊类型，以发作时 ST 段抬高为特点，冠脉痉挛为其主要发病机制，如不治疗病人迟早会发生心肌梗死。变异型心绞痛多在休息、轻度活动或夜间发作，可呈周期性，常伴有心律失常和休息难以缓解的疼痛。发作时除暂时性 ST 段抬高外，尚可出现 T 波振幅增高、变尖、对应导联 ST 段压低等改变。本症治疗应以钙通道阻滞药如地尔硫䓬或维拉帕米等为主，硝酸酯类药物疗效较差，不宜用 β 受体阻滞药。

5. 目前临床上评价心功能常用的方法有非创伤性及创伤性两大类。

（1）非创伤性心功能检查法：包括超声心动图检查，用心机械图做心动周期内心室各时相的测定，放射性核素心血管造影术，心电图负荷试验（包括双倍二级梯运动试验及极量与次极量运动试验，即活动平板运动试验与蹬车运动试验），及经食管心房调搏进行心脏负荷试验。

（2）创伤性心功能检查法：包括左心导管检查，做左心室造影，测定左心室的射血分数，以及行右心导管检查、插入漂浮导管至右侧心脏，用热稀释法测定心排血量等。

§9.2　呼吸系统疾病

§9.2.1　呼吸系统疾病基本知识问答

1. 试述吸气性呼吸困难常见病因和临床特点。

吸气性呼吸困难是由于喉、气管、大支气管的炎症、水肿、肿瘤或异物等引起狭窄和梗阻所致。其特点是吸气显著困难，高度狭窄时呼吸肌极度用力，胸腔负压增加，导致吸气时出现"三凹征"（胸骨上窝、锁骨上窝、肋间隙明显凹陷），可伴干咳及吸气时高调的喘鸣音。

2. 试述呼气性呼吸困难常见病因和临床特点。

呼气性呼吸困难是由于肺组织弹性减弱及细支气管痉挛或炎症所致，见于肺气肿、弥漫性泛细支气管炎、慢性喘息型气管炎、支气管哮喘时。其特点是呼气费力、呼吸时间延长而缓慢，常伴有呼气期哮鸣音。

3. 夜间阵发性呼吸困难的机制是什么？

（1）睡眠时迷走神经兴奋性增高，冠状动脉收缩，心肌供血不足，心功能降低。

（2）小支气管收缩，肺泡通气量减少。

（3）仰卧位时肺活量减少，静脉回流血量增多，肺淤血加重。

（4）呼吸中枢敏感性降低，对肺淤血缺氧反应迟钝。当淤血加重缺氧明显时，才刺激呼吸中枢作出应答。

4. 何谓真性发绀？发绀在体表哪些部位较易观察？

真性发绀是由于血液中还原血红蛋白的绝对量增多，以致皮肤与黏膜呈现青紫现象。发绀在皮肤较薄、色素较少和毛细血管丰富的血液循环末梢如口唇、鼻尖、颊部和甲床等处较易观察到。

5. 试述发绀的类型及其特点。

（1）中心性发绀：是由于心、肺疾病致动脉血氧饱和度降低而引起的发绀。其特点为全身性发绀，除四肢与颜面外，还累及黏膜与躯干的皮肤，但皮肤是温暖的。

（2）周围性发绀：是由于周围循环障碍所致的发绀。其特点是常出现于肢体的末梢与下垂部位，如肢端、耳垂、口唇等处，发绀部位皮肤是冰冷的。但若给予按摩或加温，使皮肤转暖，发绀可消退。此特点可作为与中心性发绀的鉴别点。

（3）混合性发绀：中心性发绀与周围性发绀并存，见于心功能不全病人。

6. 重症贫血病人为何一般不出现发绀？

发绀一般是在毛细血管血液中的还原血红蛋白量超过 5 g/100 mL，亦即血氧未饱和度超过 6.5 mol/100 mL 时才出现。重度贫血病人，血红蛋白量低于 4～5 g/100 mL，即使全部血红蛋白都处于还原状态，也不足以引起发绀。

7. 试述血气分析常用的指标及其临床意义。

血气分析包括血气和血液酸碱度的测定，临床上常用指标有：

（1）动脉血氧分压（PaO_2）：指物理溶解在血液中的氧分子所产生的压力。正常值为 12.7～13.3 kPa（95～100 mmHg）。PaO_2 在一定程度上反映肺泡气体氧分压，其取决于肺的通气功能，通气血流比值有无失调、有无分流及有无弥漫功能障碍。PaO_2 高低影响血氧饱和度，关系到组织氧的供应。

（2）动脉血氧饱和度（SaO_2）：指血液中与氧结合的血红蛋白，占全部血红蛋白的百分比。正常值为 97%。SaO_2 下降，血氧含量也下降，组织供氧减少。

（3）动脉血氧含量（CaO_2）：指单位容积（每升）的动脉血中所含氧的总量（mmol）或每百毫升动脉血含氧的毫升数。包括物理溶解氧和血红蛋白结合氧的总和。代表血液带氧量。正常值为 8.55～9.45 mmol/L（19～21 mL/dL）。吸入气体氧含量不足及血红蛋白量下降，均可使血氧含量降低，影响组织供氧。

（4）动脉血二氧化碳分压（$PaCO_2$）：指溶解在血液中的二氧化碳分子所产生的张力。正常值 4.7～6 kPa（34～45 mmHg）。二氧化碳弥散能力强，$PaCO_2$ 基本上可以反映肺泡二氧化碳分压，故可以作为通气功能的指标。

（5）重碳酸盐（HCO_3^-）：实际重碳酸盐（AB）是指人体血浆中 HCO_3^- 的实际含量。标准重碳酸盐（SB）是指动脉血在 38 ℃，血红蛋白完全饱和，经 $PaCO_2$ 为 400 mmHg 的气体平衡后的标准状态下所测量的血浆 HCO_3^- 浓度。正常人 AB＝SB，正常值为 22～27 mmol/L。AB、SB 均为测定血液中 HCO_3^- 含量，故可用作代谢性指标。

（6）pH：是氢离子浓度的负对数。代表血液酸碱度。正常值为 7.35～7.45（平均7.40）。pH 下降提示酸中毒；pH 增大提示碱中毒。

（7）剩余碱（BE）：是指标准条件下，用酸或碱滴定全血标本至 pH 7.40 时所需的酸或碱的量（mmol/L）。需加酸的量以正值表示，碱量以负值表示。全血 BE 正常值为 0±2.3 mmol/L。BE 正值增大，提示代谢性碱中毒；BE 负值增大，提示代谢性酸中毒。

（8）二氧化碳总量（T-CO_2）：包括血液中游离状态及结合状态 CO_2 总的含量。正常值为 24～32 mmol/L。由于所含物质主要为 HCO_3^-，故其临床意义与 HCO_3^- 相似。

8. 试述慢性支气管炎的诊断标准、分型及分期。

（1）诊断标准：咳嗽、咳痰或伴喘息，每年发病持续 3 个月，连续 2 年以上，并排除其他慢性气道疾病即可作出诊断。每年发病不足 3 个月，但有明确的客观检查依据（如 X 线、呼吸功能等）亦可诊断。

（2）临床分型：①单纯型主要表现为咳嗽、咳痰。②喘息型除咳嗽、咳痰外，尚伴有喘息及哮鸣音。

（3）临床分期：①急性加重期，指 1 周内出现脓痰或黏液脓性痰，且痰量明显增多，或伴发热，或痰、咳、喘任何一项症状明显加剧。②临床缓解期，指经治疗或自然缓解，症状基本消失或偶有轻微咳嗽和少量疾病，保持 2 个月以上者。

9. 试述慢性支气管炎的治疗原则。

慢性支气管炎是气管、支气管慢性非特异性炎症，其治疗原则是：

（1）急性加重期：多并发细菌感染，应以控制感染为主，应用敏感的抗生素治疗，辅以祛痰或解痉平喘药。

（2）缓解期：①避免各种致病因素，如吸烟者应戒烟，避免有害气体吸入，避免受寒。②加强体质锻炼，加强营养，提高机体抵抗力。③机体免疫力差，易感冒者，可适当应用免疫调节剂，如细菌溶解产物、胸腺肽、卡介菌多糖核酸等治疗。

10. 何谓慢性阻塞性肺疾病（chronic obstructive pulmonary disease，COPD）？

COPD 是一组具有气流受限为特征的肺部疾病，气流受限不完全可逆，呈进行性发展，与吸入有害气体或有害颗粒产生的异常炎症反应有关。

与 COPD 密切相关的疾病，主要为慢性支气管炎、肺气肿，当其气流受限呈不完全可逆时，即为 COPD。支气管哮喘气流受限为可逆性，不属于 COPD，但病程中出现支气管哮喘并发慢性支气管炎或慢支炎合并支气管哮喘时，亦可出现不完全可逆的气流受限。

11. 如何确定气流受限为不完全可逆？

不完全可逆的气流受限是诊断 COPD 的必备条件。确定气流受限及是否具有不完全可逆性，主要通过肺功能检查。阻塞性肺通气功能障碍者，在吸入支气管舒张药后，$FEV_1/FVC<70\%$ 及 $FEV_1<80\%$ 预计值，即可确定为具有不完全可逆的气流受限。

12. COPD 严重程度分哪几级？

（1）Ⅰ级：轻度。$FEV_1/FVC<70\%$，$FEV_1\geqslant80\%$ 预计值有或无慢性咳嗽、咳痰

症状。

（2）Ⅱ级：中度。$FEV_1/FVC<70\%$，$50\% \leqslant FEV_1<80\%$预计值，有或无慢性咳嗽、咳痰症状。

（3）Ⅲ级：重度。$FEV_1/FVC<70\%$，$30\% \leqslant FEV_1<50\%$预计值，有或无慢性咳嗽、咳痰症状。

（4）Ⅳ级：极重度。$FEV_1/FVC<70\%$，$FEV_1<30\%$预计值或$FEV_1<50\%$预计值，伴慢性呼吸衰竭。

13. 试述 COPD 临床表现及治疗原则。

COPD 主要临床表现为，在慢性咳嗽、咳痰或伴喘息、胸闷的基础上，出现逐渐加重的呼吸困难。早期可无异常体征，随着疾病进展，检查有肺气肿体征，可有干、湿啰音，肺功能显示具有不完全可逆的阻塞性通气障碍。

（1）急性加重期处理：病人咳嗽、咳痰及呼吸困难加重，多由细菌或病毒感染引起，可给予抗生素治疗；咳痰者给予祛痰药。呼吸困难可给予氧疗，并用支气管扩张药（茶碱、β_2受体激动药及抗胆碱能药）。严重者可应用糖皮质激素。

（2）稳定期处理：劝阻戒烟、避免受害、避免吸入有害气体或尘粒。按需或长期应用支气管扩张药及祛痰药。对重度或极重度病人、反复加重的病人，可长期吸入糖皮质激素与长效支气管扩张药的联合制剂，或单独使用长效支气管扩张药。慢性呼吸衰竭病人，可进行长期家庭氧疗或无创呼吸机治疗。

14. 试述支气管哮喘近代观点及治疗要点。

支气管哮喘是由多种细胞（嗜酸性粒细胞、肥大细胞、T 淋巴细胞、中性粒细胞、呼吸道上皮细胞等）和细胞组分参与的呼吸道慢性炎症性疾病。这种炎症使呼吸道反应性增高，引起广泛多变的可逆性气流受限。临床表现为反复发作性的喘息、气急、胸闷或咳嗽等症状。

哮喘的治疗原则：

（1）脱离变应原。部分病人能找到引起哮喘发作的变应原或其他非特异性刺激因素，立即脱离变应原是防治最有效的方法。

（2）急性发作期，根据病情的分度进行综合性治疗：

1）轻度：每日定时吸入糖皮质激素 $200 \sim 500 \mu g$，出现症状时吸入短效 β_2 受体激动药，效果不佳可加用茶碱控释片或抗胆碱药如噻托溴铵气雾剂。

2）中度：吸入糖皮质激素剂量为 $500 \sim 1\,000 \mu g/d$，规则吸入 β_2 受体激动药或联合抗胆碱药吸入，可加用白三烯受体拮抗药。

3）重度或危重度：可持续雾化吸入 β_2 受体激动药，静脉滴注糖皮质激素如甲泼尼龙或地塞米松。

（3）慢性持续期的治疗：评估和检测病人哮喘控制水平，定期根据长期治疗分级方案做出调整，哮喘长期治疗方案分为 5 级，见表 9-1：

表 9-1　哮喘长期治疗方案

治疗方案	治疗方案分级				
	第 1 级	第 2 级	第 3 级	第 4 级	第 5 级
推荐控制药物	无须用药	低剂量 ICS	低剂量 ICS＋LA-BA	中高剂量 ICS＋LA-BA	加其他治疗，如口服糖皮质激素
其他控制药物	低剂量 ICS	①白三烯受体拮抗药；②低剂量茶碱	①中/高剂量 ICS；②低剂量 ICS＋白三烯受体拮抗药；③低剂量 ICS＋茶碱	①中/高剂量 ICS＋LABA＋LAMA；②高剂量 ICS＋白三烯受体拮抗药；③高剂量 ICS＋茶碱	①加 LAMA；②加 IgE 单克隆抗体；③加 IL-5 单克隆抗体
缓解药物	按需使用 SA-BA	按需使用 SA-BA	按需用 SABA 或低剂量布地奈德/福莫特罗或倍氯米松/福莫特罗		

15. 急性发作的重度至危重度哮喘应如何处理？

重度至危重度急性哮喘发作，应立即给予氧疗、联合使用糖皮质激素及平喘药。可持续雾化吸入 β_2 肾上腺素受体激动药（如沙丁胺醇或特布他林），或合并短效抗胆碱能药激素混悬液，或静脉滴注茶碱类药物。静脉滴注糖皮质激素如甲泼尼龙或氢化可的松 $100\sim300$ mg/d，病情控制后，可改为口服给药，乃至吸入用药。可加用白三烯拮抗药（孟鲁司特或扎鲁司特）。注意维持水、电解质平衡，防止失水造成疾病黏稠咳不出或痰栓形成阻塞呼吸道。缺氧严重不能纠正者，可进行机械通气治疗。选用敏感抗生素治疗合并的下呼吸道感染。消除诱因，避免接触过敏原，注意及时处理并发症，如气胸、纵隔气肿应及时引流。

16. 何谓呼吸衰竭？试述呼吸衰竭的血气诊断标准及临床分型。

呼吸衰竭是指由于各种原因引起的肺通气或换气功能严重障碍，以致静息状态不能进行有效的气体交换，导致缺氧，并伴有（或不伴）二氧化碳潴留引起的一系列生理功能或代谢紊乱的临床综合征。明确诊断有赖于血气分析。

（1）血气诊断标准：在海平面大气压下，静息条件呼吸室内空气，排除肺或心内分流和排出量降低因素后，$PaO_2<7.89$ kPa（60 mmHg）伴（或不伴）$PaCO_2>6.65$ kPa（50 mmHg）。

（2）临床分型：根据血气改变，将呼吸衰竭分为两型。① I 型呼吸衰竭：又称低氧血症型，$PaO_2<7.89$ kPa、$PaCO_2$ 正常或轻度下降。可给予高浓度氧疗，以纠正缺氧。② II 型呼吸衰竭：又称高碳酸血症型，既有缺氧，又有二氧化碳潴留，$PaO_2<7.89$ kPa，伴 $PaCO_2>6.65$ kPa。

II 型呼吸衰竭病人常有明显的二氧化碳潴留，二氧化碳对呼吸中枢已失去刺激作用，因而缺氧就成为维持呼吸的唯一动力，若吸入高浓度氧纠正缺氧，则缺氧对颈动脉窦及主动脉体化学感受器的刺激减弱或消失，呼吸中枢兴奋性降低，呼吸变浅、慢，甚至停止，通气量下降，加重二氧化碳潴留，故应采用低浓度（低流量）持续给氧。

17. 如何治疗慢性呼吸衰竭？

（1）基础疾病的治疗：改善通气，纠正缺氧及二氧化碳潴留。①保持呼吸道通畅：解痉平喘，清除痰液。常用的平喘药有氨茶碱、β_2肾上腺素受体兴奋药、抗胆碱能药（异丙托溴铵）及肾上腺皮质激素等。痰液黏稠者可加用祛痰药如氯化铵、溴己新等，或用 α-糜蛋白酶、胰脱氧核糖核酸酶等雾化吸入，或行环甲膜穿刺，连续或间断气管药物滴入。经上述处理无效或昏迷病人，可行气管插管或气管切开抽吸痰液。②氧疗：Ⅱ型呼吸衰竭宜采用持续低浓度给氧，氧浓度控制在 30% 左右，氧流量控制在 $1\sim2$ L/min。③使用呼吸兴奋药：常用尼可刹米、洛贝林、二甲弗林等。④机械辅助呼吸：经上述处理，血气未改善的严重呼吸衰竭者，可试用鼻面罩无创性人工通气。鼻面罩通气无效，或呼吸道分泌物多，且清除困难，或昏迷或伴有多器官功能损害，或呼吸乏力，应进行气管插管或气管切开，用呼吸器进行人工辅助呼吸。经鼻气管插管，病人耐受性较好，可置留较长时间，是目前较常用手段。

（2）纠正酸碱失衡及电解质紊乱：慢性呼吸衰竭常出现呼吸性酸中毒、代谢性酸中毒及低钾、低氯性代谢性碱中毒等。纠正呼吸性酸中毒主要是改善通气，排出过多二氧化碳，当 pH<7.20 时，可酌情使用少量碱性溶液，使 pH 上升到 7.30 以上即可。代谢性酸中毒可使用少量碳酸氢钠溶液。代谢性碱中毒常由低钾、低氯引起，可给予氯化钾，严重代谢性碱中毒可补充盐酸精氨酸、氯化铵，伴有抽搐者可用氯化钙及硫酸镁。

（3）使用抗生素控制感染。

（4）治疗并发症，如心力衰竭、消化道出血和肺性脑病等。

（5）营养支持：呼吸衰竭者多有营养不良，导致呼吸肌乏力及机体免疫力下降，应补足热量及必需的营养物质。

18. 何谓急性呼吸窘迫综合征？

急性呼吸窘迫综合征（ARDS）是指机体在心源性以外的各种肺内、肺外致病因素如创伤、感染、休克等作用下，导致的急性、弥漫性肺损伤，以及进而发展形成的急性呼吸衰竭。

急性肺损伤（ALI）和 ARDS 是同一疾病进程中的不同阶段，ALI 代表疾病早期，病情较轻，严重 ALI 即 ARDS。鉴于用不同名称区分严重程度可能给临床和研究带来困惑，2012 年发表的 ARDS 柏林定义取消了 ACI 命名，将本病统称为 ARDS，原 ACI 相当于现在的轻症 ARDS。

ARDS 的主要病理改变是肺广泛性充血、水肿和肺泡内透明膜形成。病理过程可分为 3 个阶段：渗出期、增生期和纤维化期，3 个阶段常重叠存在。ARDS 容易合并肺部继发感染，形成肺小脓肿等。

19. 急性呼吸窘迫综合征（ARDS）的诊断标准。

根据 ARDS 柏林定义，满足如下 4 项条件方可诊断为 ARDS：

（1）明确诱因下 1 周内出现的急性或进展性呼吸困难。

（2）胸部 X 线平片/胸部 CT 显示双肺浸润影，不能完全用胸腔积液、肺叶/全肺不张和结节影解释。

（3）呼吸衰竭不能完全用心力衰竭和液体负荷过重解释。

（4）低氧血症，根据 PaO_2/FiO_2 确定 ARDS 诊断，并按其严重程度分轻、中、重度 3 种。①轻度：200 mmHg＜PaO_2/FiO_2≤300 mmHg；②中度：100 mmHg＜PaO_2/FiO_2≤200 mmHg；③重度：PaO_2/FiO_2≤100 mmHg。

20. 试述 ARDS 的治疗原则。

（1）治疗原发病，预防 ARDS 的发生：如积极控制感染、处理外科情况、抢救休克、避免过量输液及输血。

（2）纠正缺氧：给予高浓度氧吸入，可用面罩给氧。

（3）机械通气：如一般氧疗无效，应尽早进行机械通气，可先试用鼻口罩无创正压通气，无效或病情加重，应及时行气管插管或气管切开进行有创机械通气。ARDS 主张采用合适水平的呼气末正压通气（PEEP）及小潮气量（6～8 mL/kg）通气。

（4）控制液体量：在维持动脉压前提下，适当控制入水量，保持轻度负平衡状态，有利于消除肺水肿。可适当应用利尿药和使用血管扩张药改善微循环，减少渗漏及右心负荷。除非有低蛋白血症，不宜过早使用胶体溶液，避免因血管通透性增高渗入肺间质，加重间质水肿。

（5）注意纠正酸碱失衡及电解质紊乱。

（6）加强营养支持及监护。

（7）糖皮质激素、表面活性物质替代治疗、吸入一氧化氮在 ARDS 的治疗中效果尚不肯定。

21. 何谓系统性炎症反应综合征（SIRS）和多器官功能障碍综合征（MODS）？

（1）SIRS：是指机体对不同原因的严重损伤所产生的系统性炎症反应，并至少具有以下临床表现中的 2 项：①体温＞38 ℃或＜36 ℃。②心率＞90 次/min。③呼吸急促、频率＞20 次/min，或过度通气、$PaCO_2$＜32 mmHg。④血白细胞计数＞12×10^9/L 或＜4×10^9/L，或未成熟（杆状核）中性粒细胞比例＞10％。诱发 SIRS 因素有感染或非感染性，以前者多见。

（2）MODS：是指机体在急性严重感染、创伤、大面积烧伤等突然打击后，同时或先后出现 2 个或 2 个以上器官功能障碍，以致在无干预治疗的情况下不能维持内环境稳定的综合征。MODS 是 SIRS 发展的严重阶段，ALI/ARDS 往往是最先出现的器官功能障碍。MODS 不包括慢性疾病终末期多器官功能障碍或衰竭。

22. 何谓睡眠呼吸暂停低通气综合征（SAHS）？

SAHS 是指睡眠中呼吸暂停（口和鼻气流停止）每晚反复发作 30 次以上，每次 10 秒以上，或睡眠呼吸暂停/低通气指数（AHI）（呼吸气流降低超过正常气流强度的 50％以上，并伴有 4% 血氧饱和度下降）大于或等于 5 次/h。

23. 睡眠呼吸暂停低通气综合征有哪些类型？如何处理？

SAHS 可分为中枢型（CSAS）、阻塞型（OSAHS）及混合型（MSAS）。混合型指一次呼吸暂停过程中前半部分为中枢型，后半部分有阻塞型特点，目前将阻塞型及混合型统称为阻塞性睡眠呼吸暂停低通气综合征（OSAHS）。

中枢型是由于神经-肌肉病变导致呼吸调节紊乱。呼吸暂停时，呼吸动力消失。应积极治疗原发病，可用呼吸兴奋药及无创或有创机械辅助通气治疗。

阻塞型为上呼吸道包括鼻、咽喉及口腔病变引起阻塞，如鼻炎、鼻息肉、鼻中隔偏曲、扁桃体肥大、软腭松弛、腭垂过长、舌体肥大或舌根后坠、下颌后缩、颞颌关节病变等。呼吸暂停时，呼吸动力仍存在。病人应减肥，睡眠时侧卧，抬高床头，戒烟酒，避免服用镇静药。鼻炎可用鼻血管收缩药，可试用乙酸唑胺、甲羟孕酮等治疗，但疗效不肯定。经鼻持续呼吸道正压通气（CPAP）或双水平呼吸道内正压通气（BiPAP）是最有效措施。根据病变，可行鼻、腭垂软腭咽成形术或正颌手术等，亦可采用激光、低温射频消融术治疗。下颌后缩者可用口腔矫治器。

24. 试述慢性肺源性心脏病的诊断标准及治疗原则。

（1）诊断标准：根据病人有慢性支气管炎、肺气肿、其他胸肺疾病或肺血管病变，临床表现，X 线胸片、心电图、心向量图及超声心动图等检查，具有肺动脉高压、右心室增大或右心衰竭，排除其他心脏病后，即可做出诊断。

（2）治疗原则：积极控制感染，通畅呼吸道，改善通气功能，控制呼吸衰竭和心力衰竭。经控制感染、改善通气后，若心功能改善，心力衰竭好转，则不必使用强心药、利尿药，对危重病例或一般治疗无效者，可考虑强心、利尿治疗，但易出现低氧、低钾性碱中毒，使缺氧加重，应注意预防，并控制心律失常，抗凝治疗。

25. 试述肺炎链球菌肺炎的病理改变及其与临床表现之间的关系。

肺炎链球菌肺炎的病理改变分 4 期（表 9-2）：充血期、红色肝变期、灰色肝变期、消散期。其病理改变与临床表现密切相关。

表 9-2　肺炎链球菌肺炎的临床表现与病理改变之间的关系

项目	充血期	红色肝变期	灰色肝变期	消散期
持续时间	12～24 小时	2～4 日	2～4 日	3～7 日
病理改变	肺毛细血管扩张充血，肺泡内少量浆液及红、白细胞渗出	肺组织高度充血，肺泡内有大量细胞渗出，肺细胞呈早期实变	肺组织高度实变，肺泡壁由充血变为缺血，肺泡内有大量白细胞及纤维蛋白渗出	白细胞及纤维蛋白自溶、裂解，经吞噬吸收或咳出，肺组织恢复正常

项目	充血期	红色肝变期	灰色肝变期	消散期
临床表现	炎症，高热、干咳、痰少，多数无体征，或呼吸音稍低，出现捻发音	咳铁锈色痰，胸膜受累，出现胸痛，体格检查有典型肺实变体征		咳嗽加剧，痰量增多，肺实变征逐渐消失，湿啰音增多
X线改变	胸部无异常，或出现淡薄阴影	均匀、致密阴影，呈肺叶或肺段分布		致密阴影逐渐消失

26. 试述肺炎链球菌肺炎、金黄色葡萄球菌肺炎、支原体及衣原体肺炎的抗生素治疗原则。

（1）肺炎链球菌肺炎：首选青霉素G，疗程5～7日，或治疗到发热退后3日停药。重症或有并发症者，需用大剂量青霉素G分次静脉滴注。对青霉素过敏者，可用喹诺酮类抗生素或头孢菌素类。多重耐药菌株可用万古霉素或替考拉宁。

（2）金黄色葡萄球菌肺炎：多为严重感染，应早期、大剂量应用抗生素。目前金黄色葡萄球菌对青霉素G耐药率已达90％，因此应选用耐青霉素酶半合成青霉素（如苯唑或氯唑西林），或头孢菌素、亚胺培南等。对耐甲氧西林菌株（MRSA），应选用万古霉素、替考拉宁等，链霉素、利奈唑胺亦有效，疗程约需2周。

（3）支原体、衣原体肺炎：首选大环内酯类抗生素如红霉素、阿奇霉素、罗红霉素。喹诺酮类（左氧氟沙星、莫西沙星）、四环素、多西环素亦有效。疗程一般2～3周。

27. 简述肺脓肿的病因、临床表现及治疗原则。

（1）病因：肺脓肿是多种病原菌引起的肺部化脓性炎症，病灶坏死、液化后形成脓腔。常由吸入含菌分泌物引起（吸入性），亦可由血源感染（血源性）或继发于邻近器官化脓病变。吸入性常为多种化脓性细菌混合感染（包括需氧、厌氧或兼性厌氧菌），厌氧菌感染达90％以上，血源性常见为葡萄球菌及链球菌。

（2）临床表现：急性吸入性肺脓肿典型临床表现为突发高热，1～2周后咳出大量脓臭痰及坏死组织，可伴咯血。咳出大量脓痰后，体温常明显下降。可出现肺实变征。脓肿可破溃入胸膜腔形成脓气胸。X线胸片亦肺野大片模糊阴影，内有透亮区及液平面。血源性者常先有原发感染灶引起的畏寒、发热等症状，继之出现咳嗽、咳痰，X线胸片表现为两肺野散在小片状或球形炎症病灶，内有脓腔及液平面。

（3）治疗原则：积极抗感染治疗及痰液引流。由于青霉素G对大多数厌氧菌敏感，吸入性肺脓肿首选青霉素G，可用大剂量静脉滴注，重症可用至1 200万～1 800万U/d。对青霉素不敏感的脆弱杆菌，可选用林可霉素或克林霉素，或甲硝唑治疗。革兰阴性菌可用第二、第三代头孢菌素及喹诺酮类或氨基苷类抗生素。治疗至症状、体征及X线炎症病灶完全消失为止。血源性多为金葡感染，青霉素G耐药率高，应选用苯唑西林或第一、第二代头孢菌素。对耐甲氧西林金葡菌（MRSA），首选万古霉素或替考拉宁或利奈唑胺。

抗感染疗效不佳者可根据病灶部位进行体位引流。痰黏稠咳不出时，可用祛痰药或雾化吸入治疗。有明显痰液阻塞现象，可经纤维支气管镜冲洗并吸引。

经正规治疗，疗程超过 3 个月的慢性肺脓肿，或并有支气管胸膜瘘、脓胸或大咯血者及内科治疗效果不佳者，应行外科手术治疗。

28. 试述结核病的临床分型及诊断记录格式。

（1）结核病临床分型：中华医学会结核的分会将结核病统一分为 5 型。

1）Ⅰ型：原发型肺结核，包括原发综合征及胸内淋巴结结核。

2）Ⅱ型：血行播散型肺结核，包括急性（粟粒性）及亚急性、慢性血行播散型肺结核。

3）Ⅲ型：继发型肺结核，包括浸润型肺结核、空洞型肺结核、纤维空洞型肺结核、干酪肺炎、结核球等。

4）Ⅳ型：结核性胸膜炎，包括干性、渗出性结核性胸膜炎及结核性脓胸。

5）Ⅴ型：肺外结核，按结核病变部位及脏器命名，如骨结核、肾结核、肠结核、结核性脑膜炎等。菌阴肺结核指 3 次痰涂片及一次培养阴性的肺结核。

（2）肺结核诊断记录：应包括病变范围及部位、类型、痰菌情况及化疗史。病变范围按左、右侧，每侧以上、中、下肺野记述，以第 2 及第 4 前肋内端下缘作水平线，将两肺野肺分为上、中、下三部分。痰菌以涂（涂片）、集（集菌）、培（培养法）记录，阳性以（＋），阴性以（－）表示，病人无痰或未查，注明"无痰"或"未查"。化疗史分初治及复治。初治指既往未用过抗结核药治疗或用药时间少于 1 个月以上的新发病例；复治指既往曾应用抗结核药 1 个月以上的新发病例、复发病例、初治失败病例。记录时可在类型后加括弧说明，如血行播散型肺结核注明急性或慢性；继发型注明空洞、干酪等。举例：双上肺继发型肺结核，涂（＋），初治。

29. 简述结核病的预防性化学治疗。

主要应用于受结核分枝杆菌感染易发病的高危人群，包括 HIV 感染者、涂阳肺结核病人的密切接触者、未经治疗的肺部硬结纤维病灶（无活动性）、硅肺、糖尿病、长期使用糖皮质激素或免疫抑制剂者、吸毒者、营养不良者、儿童青少年结核菌素试验硬结直径≥15 cm 者等。常用异烟肼 300 mg/d，顿服 6～9 个月，儿童用量 4～8 mg/kg；或利福平和异烟肼，每日顿服，疗程 3 个月；或利福喷汀和异烟肼每周 3 次，疗程 3 个月。最近研究发现异烟肼和利福喷汀每周一次用药共 12 次（3 个月），效果与上述方案效果一致，但尚待更多的验证。

30. 如何鉴别胸腔积液为渗出液或漏出液？

渗出液是炎症性积液，可以由感染性（如结核性、化脓性胸膜炎）或非感染性（如肿瘤、结缔组织病）疾病引起。漏出液为非炎症性积液，多为全身性疾病所致，如心力衰竭时毛细血管内静水压升高，肾病、营养不良时低蛋白血症胶体渗透压下降引起胸腔内液体积聚。两者鉴别参见表 9－3。

表 9-3　漏出液与渗出液的鉴别

鉴别要点	漏出液	渗出液
原因	非炎症性	炎症性
外观	淡黄、水样透明	混浊、血性、脓性、乳糜性
相对密度	<1.016	>1.018
Rivalta 试验	(一)	(十)
蛋白定量	<25 g/L	>30 g/L
细胞计数	<100 个/μL	>200 个/μL
细胞分类	以淋巴、间皮细胞为主	化脓性以中性粒细胞为主
乳酸脱氢酶（LDH）	<200 U/L	结核性以淋巴细胞为主，>200 U/L

如果以上检查仍不能分辨，可进一步测血清蛋白质、乳酸脱氢酶（LDH），如下列 3 项标准中具有任何一项即可诊断为渗出液：①胸腔积液总蛋白/血清总蛋白>0.5。②胸腔积液 LDH>正常血清 LDH 高值的 2/3。③胸腔积液 LDH/血清 LDH>0.6。

31. 简述结核性渗出性胸膜炎、类肺炎性胸腔积液和脓胸、恶性胸腔积液的临床特点及治疗原则。

（1）结核性渗出性胸膜炎：由结核分枝杆菌感染引起。多见于青少年，常有结核中毒症状如发热、盗汗、纳差、乏力、消瘦等。早期表现为干性胸膜炎，出现干咳、胸痛及胸膜摩擦音，胸水出现后疼痛缓解，大量胸水时出现持续胸部胀痛及胸腔积液体征，伴呼吸困难。胸液为草黄色（少数血性）渗出液，以淋巴细胞（早期可为中性粒细胞）为主，腺苷脱氢酶（ADA）增高，胸液沉渣找结核分枝杆菌或培养可呈阳性（仅 20%），PPD 皮试可呈强阳性、红细胞沉降率增快。其治疗除全身抗结核治疗外，应尽快行胸腔插细管引流，抽尽胸液以减轻压迫症状，促进胸液吸收。中毒症状明显，大量胸液可加用糖皮质激素，如泼尼松 20~30 mg/d。症状缓解后，逐渐减量及停用，一般不超过 4~6 周，激素可使症状减轻，并促进胸水吸收，减少胸膜粘连。

（2）类肺炎性胸腔积液和脓胸：由肺部感染性炎症（肺炎、肺脓肿等）引起，一般有发热、咳嗽、咳痰、胸痛等症状，血白细胞及中性粒细胞增高，X 线可见肺部有浸润性病变伴胸腔积液。胸液量一般不多，常为草黄色渗出液。若感染严重或未及时控制可形成脓胸，胸液呈脓性，涂片革兰染色或培养可找到细菌。其治疗除积极应用敏感抗生素全身性治疗外，如胸液量少，经抗感染治疗，一般会自行吸收。胸液量多，可行胸穿抽液或引流。脓胸应尽早反复抽脓或行闭式引流，尽快排出脓液，避免形成慢性脓胸。抽脓后可用 2% 碳酸氢钠溶液或 0.9% 氯化钠注射液反复冲洗，并注入抗生素或尿激酶或链激酶，使脓液稀释以利抽吸或引流。慢性脓胸可行胸膜剥脱术治疗。此外，支持治疗亦很重要。

（3）恶性胸腔积液：为恶性肿瘤转移侵犯胸膜或胸膜间皮瘤引起，常见为肺癌、乳癌、淋巴瘤或泌尿生殖间皮瘤引起，常见为肺癌、乳癌、淋巴瘤或泌尿生殖、消化道肿瘤转移。多见于中老年人，胸痛明显，积液多呈血性、量多、生长快，积液 CEA、LDH 常增高，可找到肿瘤细胞。其治疗除针对原发肿瘤进行相应的放疗、化疗外，常因大量积液造成呼吸困难，需反复抽液，造成营养丢失，且效果不理想。可采用局部化疗及化学性胸膜固定术，在抽吸胸水后或经胸腔插管引流胸水基本消失后，胸腔内注入抗肿瘤药（顺铂、博来霉素、丝裂霉素等），或注入胸膜粘连剂如滑石粉、四环素，或注入生物免疫调节剂如短小棒状杆菌疫苗、白介素、干扰素等，造成胸膜粘连，防止积液形成。

32. 简述气胸类型及处理原则。

气胸分为闭合性（单纯性）、交通性（开放性）及张力性（高压性）气胸，各型气胸的处理原则如下。

（1）闭合性气胸：此类病例胸膜破裂口较小，肺萎缩后裂口闭合，抽气后压力下降，且不复升。若气体量少，无症状或症状轻，可以不抽气，让其自行吸收，让病人卧床休息，必要时镇静、镇咳及镇痛，吸入高浓度氧可加快胸内气体吸收。气体量大，应行穿刺抽气（并测压），或胸腔闭式引流，直到呼吸困难缓解为止，但一次抽气量不宜大于 1 000 mL，视病情可每日或隔日抽气 1 次。

（2）交通性气胸：胸膜破裂口较大或因粘连牵拉，使破裂口持续开放，吸气及呼气时气体自由进出，胸腔内压保持在 0 cmH$_2$O 上下波动，抽气后呈负压，但数分钟后又上升至抽气前水平。胸腔穿刺抽气只起暂时作用，应行插管闭式引流。

（3）张力性气胸：破裂口呈单向活瓣或活塞作用，吸气时瓣口张开，气体进入胸腔；呼气时瓣口关闭，气体只进不出，胸腔内气体越积越多，压力持续上升，可达 10～20 cmH$_2$O，肺脏压缩，纵隔移位，心脏血液回流受阻，病人常有极度呼吸困难、血压下降、虚脱、昏迷，可因呼吸循环衰竭死亡。穿刺抽气后压力下降，但随后又迅速复升，胸穿抽气只起暂时缓解症状作用，应立即进行插管闭式引流排气。

闭式引流后，如胸膜破裂口持久未能愈合，肺不能复张，可试行持续负压抽吸治疗，经 12 小时肺仍不复张，应查找是否存在支气管胸膜瘘、胸膜粘连牵拉或粘连带压迫时，必要时应行胸腔镜或外科手术治疗。

应积极处理原发病。对反复发生的气胸，可采取化学性胸膜固定术，于气胸基本吸收，肺复张后，胸腔内注入硬化剂如滑石粉、四环素等，产生无菌性胸膜炎，使脏壁层胸膜粘连闭合，防止气胸复发。

33. 按组织学改变，肺癌有哪些类型？如何区分中央型与周围型肺癌？

根据组织学特征，肺癌病理类型分为非小细胞肺癌和小细胞肺癌。非小细胞肺癌包括鳞状上皮细胞癌、腺癌、大细胞癌，及其他如腺鳞癌、肉瘤样癌、淋巴上皮瘤样癌、唾液腺型癌（腺样囊性癌、黏液表皮样癌）等。

按解剖部位，肿瘤生长在叶、段以上支气管，位于肺门附近称为中央型肺癌，以鳞癌及小细胞肺癌多见。生长在段以下支气管，位于肺边缘部位称为周围型肺癌，以腺癌多见。

34. 哪些临床表现提示肺癌的诊断？

40 岁以上男性，重度吸烟者，出现下列情况应怀疑肺癌，进行排癌检查：①刺激性咳嗽持续 2～3 周，常规治疗无效。②原有慢性呼吸道疾病，咳嗽性质改变者。③持续痰中带血，而无其他原因可解释者。④反复出现的同一部位肺炎，特别是节段性肺炎。⑤原因未明的肺脓肿，无毒性症状及大量浓痰，无异物吸入史，抗感染治疗效果不显者。⑥原因不明的四肢关节疼痛及杵状指（趾）。⑦X线表现局限性肺气肿或段、叶性肺不张。⑧孤立性圆形病灶和单侧性肺门阴影增大者。⑨原有肺结核病灶已稳定，而其他部位出现新增大的病灶者。⑩无毒性症状的胸腔积液，特点是血性、量大、生长迅速者。⑪肺部出现局限性喘鸣，吸气时出现，咳嗽不消失。

35. 简述原发性支气管肺癌常用的治疗手段及不同类型肺癌治疗原则。

常用治疗手段有手术治疗、放射治疗、药物治疗（主要包括化疗和靶向治疗）、免疫治疗、介入治疗及中医药治疗。以下分述不同类型肺癌的治疗原则。

（1）小细胞肺癌（SCLC）：恶性程度高，转移早，难以通过手术根治，且对化疗、放疗敏感，主张以化疗为主综合治疗。局限期 SCLC 可在化疗同时配合治疗，对纵隔淋巴结阴性，无其他部位转移，符合手术条件者，可行手术治疗，配合化疗。常用化疗方案为依托泊苷或伊立替康＋顺铂或卡铂，3 周 1 次，共 4～6 周期。

（2）非小细胞肺癌（NSCLC）：主张以手术为主综合治疗，亦前后可根据情况配合放疗、化疗。局限性病变（Ⅰ、Ⅱ期）首选手术，Ⅲa 期情况允许亦可考虑手术。新辅助化疗（术前化疗）可为原先不能手术者创造手术条件。Ⅲa 期情况允许亦可考虑手术。新辅助化疗（术前化疗）可为原先不能手术者创造手术条件。Ⅲ期或不能手术、拒绝手术的Ⅰ、Ⅱ期病人，可行根治性放疗，但已有胸水或远处转移、累及心脏者不考虑根治放疗。播散性病变，可适当选择化疗和放疗，或支持治疗。常以铂类药物为主组成化疗方案，如卡铂或顺铂＋紫杉醇（或多西紫杉醇）、顺铂＋长春瑞滨或吉西他滨、培美曲塞或吉西他滨等。可适当配合放疗，解除转移、压迫症状。以表皮生长因子受体或肿瘤血管生成为靶点的靶向治疗，可用于晚期 NSCLC 治疗。

§9.2.2 呼吸系统疾病自测试题（附参考答案）

一、选择题

【A 型题】

1. 慢性肺心病肺动脉高压形成的最主要原因是 （　）

A. 肺气肿压迫及肺泡壁破坏使肺毛细血管床减少　　B. 肺小动脉炎　　C. 血液黏稠度增加

D. 缺氧引起肺小动脉痉挛　　E. 血容量增加

2. 诊断中度慢性阻塞性肺病（COPD），FEV_1 占预计值百分比是 （　）

A. $FEV_1 \geqslant 80\%$　　B. $FEV_1 < 80\%$，$\geqslant 50\%$　　C. $FEV_1 < 50\%$，$\geqslant 30\%$　　D. $FEV_1 < 30\%$

E. $FEV_1 < 20\%$

3. 肺炎链球菌肺炎，炎症消散后常见的结果是 （　）

A. 肺部遗留纤维化　　B. 肺泡受损产生局部肺气肿或肺大疱　　C. 肺组织完全恢复正常　　D. 造成胸膜粘连增厚　　E. 支气管扩张

4. 严重的Ⅱ型呼吸衰竭病人，不能吸入高浓度氧，主要是因为 （　）

A. 缺氧不是主要因素　　B. 可引起氧中毒　　C. 兴奋呼吸中枢，促使 CO_2 排出过快，诱发呼吸性

碱中毒 D. 诱发代谢性碱中毒 E. 避免引起氧中毒

5. 肺心病人，测血气：pH 7.25，PaO₂ 5.3 kPa (40 mmHg)，PaCO₂ 9 kPa (67.5 mmHg)，HCO₃⁻ 19 mmol/L，BE‑6 mmol/L。应诊断为 （ ）

A. 失代偿性呼吸性酸中毒 B. 呼吸性酸中毒合并代谢性酸中毒 C. 代谢性酸中毒 D. 呼吸性酸中毒合并代谢性碱中毒 E. 代偿性呼吸性酸中毒

6. 重度至危重度哮喘病人，痰液黏稠咳不出来，最有效的祛痰方法是 （ ）

A. 抽吸痰液 B. 使用抗生素 C. 用综合剂或氯化铵 D. 输液纠正失水 E. 纠正酸中毒

7. 慢性支气管炎诊断标准中，对病程的规定是 （ ）

A. 每年患病 3 个月，连续 2 年以上 B. 每年患病 2 个月，连续 2 年以上 C. 每年患病 1 个月，连续 3 年以上 D. 一年内患病持续 3 个月以上 E. 连续 3 年每患病 1 个月以上

8. 纠正呼吸性酸中毒，最主要的措施是 （ ）

A. 输碱性溶液，使 pH 恢复正常 B. 纠正电解质紊乱 C. 改善通气 D. 使用脱水药减轻脑水肿 E. 给予呼吸兴奋药

9. 吸入性肺脓肿最常见的感染菌是 （ ）

A. 金黄色葡萄球菌 B. 克雷伯菌 C. 化脓性链球菌 D. 真菌 E. 厌氧菌

10. 20 岁男性病人，近来感乏力、食欲不振、夜有盗汗，以往无慢性咳嗽史及肺结核史，X 线胸片检查发现右上肺一肋间有片状模糊阴影，内有小透亮区，痰涂片发现抗酸杆菌，应诊断为 （ ）

A. 右上肺原发型肺结核，涂（＋），初治 B. 右上肺继发型肺结核，涂（＋），初治 C. 右上肺原发型肺结核，涂（＋），复治 D. 右上肺继发型肺结核，涂（＋），复治 E. 血行播散型肺结核，涂（＋），初治

【X 型题】

11. 慢性支气管炎可分为 （ ）

A. 单纯型 B. 气肿型 C. 喘息型 D. 混合型 E. 慢性迁延型

12. 下列哪些项目可作为诊断慢性肺心病的条件 （ ）

A. 慢性肺、胸疾病史 B. 左室肥大或左心衰竭 C. 肺动脉高压表现 D. 右室肥大或右心衰竭 E. 心律失常

13. 下列哪些项目符合渗出液改变 （ ）

A. 相对密度≥1.018 B. 蛋白质>30 g/L C. 黏蛋白试验（Rivalta 试验）阴性 D. 细胞数>200 个/μL E. 胸液蛋白/血清蛋白<0.5

14. 下列疾病抗感染治疗的原则，哪些正确 （ ）

A. 肺炎链球菌肺炎首选青霉素 G 治疗，体温正常 3 日后可停药 B. 金黄色葡萄球菌肺炎选用苯唑西林或第一代头孢菌素、万古霉素治疗 C. 支原体、衣原体肺炎选用 β 内酰胺类抗生素治疗 D. 急性吸入性肺脓肿首选大剂量青霉素 G 治疗 E. 急性吸入性肺脓肿抗生素治疗至体温正常，咳痰基本消失时停药

15. 下列哪些药物具有舒张支气管作用 （ ）

A. β 受体阻滞药 B. 胆碱能受体激动药 C. 茶碱 D. β₁ 受体激动药 E. β₂ 受体激动药

二、填空题

1. 肺结核化疗的原则是＿＿＿＿、＿＿＿＿、＿＿＿＿、＿＿＿＿、＿＿＿＿。

2. 按组织病理学分类，原发支气管肺癌可分为＿＿＿＿和＿＿＿＿两大类。

3. 支气管哮喘可引起＿＿＿＿性呼吸困难；气管内肿瘤或异物可引起＿＿＿＿性呼吸困难。

4. 中央型肺癌是指生长在_____的肺癌。

5. PaO₂ 正常值是_____，PaCO₂ 正常值是_____，正常人血 pH 是_____。

6. 支气管哮喘是呼吸道_____疾病。控制哮喘的根本措施是_____，首选药物是_____。

7. 社区获得性肺炎指_____，最常见病原体是_____、_____、_____、_____、_____。

8. 多器官功能障碍综合征（MODS）是指_____。

9. 治疗真菌性肺炎常用药物有_____、_____、_____。

10. 耐多药结核病指_____。

三、判断题

1. 血性胸腔积液可以排除结核性渗出性胸膜炎。　　　　　　　　　　（　　）

2. 缺氧不一定有发绀，发绀不一定有缺氧。　　　　　　　　　　　　（　　）

3. 急性呼吸窘迫综合征是一种非心源性肺水肿。　　　　　　　　　　（　　）

4. 胸腔渗出性积液都是感染性积液。　　　　　　　　　　　　　　　（　　）

5. 阻塞性睡眠呼吸暂停综合征呼吸暂停时，呼吸动力亦消失。　　　　（　　）

四、名词解释

1. 中心性发绀

2. 呼吸衰竭

3. 睡眠呼吸暂停综合征（SAS）

4. 渗出液与漏出液

5. 张力性气胸

五、问答题

1. 何谓院内获得性肺炎？其主要感染病原体是什么？

2. 癔症病人的呼吸困难有何特点？

3. 试述急性上呼吸道感染常见病原体及主要临床表现。

4. 何谓肺性脑病？如何处理？

5. 何谓耐多药结核（MDR-Tb）和超级耐多药结核（XDR-Tb)？试述耐多药结核的治疗原则。

参考答案

一、选择题

1. D　2. B　3. C　4. E　5. B　6. D　7. A　8. C　9. E　10. B　11. AC　12. ACD　13. ABD　14. ABD　15. CE

二、填空题

1. 早期　联用　适量　规律　全程

2. 非小细胞肺癌　小细胞肺癌

3. 呼气　吸气

4. 叶、段以上支气管

5. 12.7～13.3 kPa（95～100 mmHg）　4.7～6 kPa（34～45 mmHg）　7.35～7.45（平均 7.40）

6. 炎症性　消除呼吸道炎症　糖皮质激素

7. 医院外罹患的感染性肺实质炎症，包括入院后潜伏期内发病的肺炎　肺炎链球菌　支原体　衣原体　病毒　流感嗜血杆菌

8. 机体在急性严重感染、创伤、大面积烧伤等突然打击后，同时或先后出现2个或2个以上器官功能障碍，在无干预治疗时不能维持内环境稳定的综合征

9. 康唑类（氟康唑、伊曲康唑、伏立康唑）　两性霉素B　卡泊芬净（假丝酵母菌及曲霉）

10. 至少耐异烟肼和利福平的结核病

三、判断题

1. × 2. √ 3. √ 4. × 5. ×

四、名词解释

1. 中心性发绀：是由于心、肺疾病致动脉血氧饱和度降低而引起的发绀。其特点为全身性发绀，除四肢与颜面外，还累及黏膜与躯干的皮肤，但皮肤是温暖的。

2. 呼吸衰竭：是指由于各种原因引起的肺通气或换气功能严重障碍，以致不能进行有效的气体交换，导致缺氧，并伴有（或不伴）二氧化碳潴留引起的一系列生理功能或代谢紊乱的临床综合征。明确诊断有赖于血气分析：$PaO_2 < 7.89$ kPa（60 mmHg）伴（或不伴）$PaCO_2 > 6.65$ kPa（50 mmHg）。

3. 睡眠呼吸暂停综合征（SAS）：是指睡眠中呼吸暂停（口和鼻气流停止）每晚反复发作30次以上，每次10秒以上，或睡眠呼吸暂停/低通气指数（呼吸气流降低超过正常气流强度的50%，并伴有4%血氧饱和度下降）大于或等于5次/h。

4. 渗出液与漏出液：渗出液是炎症性积液，可以由感染性（如结核性、化脓性胸膜炎）或非感染性（如肿瘤、结缔组织病）疾病引起。漏出液为非炎症性积液，多为全身性疾病所致，如心力衰竭时毛细血管内静水压升高，肾病、营养不良时低蛋白血症胶体渗透压下降引起胸腔内液体积聚。

5. 张力性气胸：是指胸膜的破裂口呈单向活瓣或活塞作用，吸气时瓣口张开，气体进入胸腔；呼气时瓣口关闭，气体只进不出，胸腔内气体越积越多，压力持续上升，可达10～20 cmH$_2$O，肺脏压缩，纵隔移位，心脏血液回流受阻，病人常有极度呼吸困难、血压下降、虚脱、昏迷，可因呼吸循环衰竭死亡。

五、问答题

1. 医院获得性肺炎（HAP）又称院内感染性肺炎，是指病人入院时不存在，也不处于感染潜伏期，于入院48小时后在医院内（包括老年护理院、康复院等）发生的肺炎。感染病原菌与机体状态有关。无感染高危因素病人，常见病原体依次为肺炎链球菌、流感嗜血杆菌、金黄色葡萄球菌、大肠埃希菌、肺炎克雷伯菌、不动杆菌等；有感染高危因素者为铜绿假单胞菌、肠杆菌属、金黄色葡萄球菌等。

2. 癔症性呼吸困难的特点是呼吸非常频速（可达60～100次/min）和表浅，常因换气过度而发生呼吸性碱中毒，出现手足搐搦症和胸痛。

3. 急性上呼吸道感染指鼻、咽喉部急性感染性炎症。70%～80%病原体是病毒，少数为细菌（以溶血链球菌多见）。临床主要表现为急性鼻炎和上呼吸道其他症状，如鼻塞、流涕、打喷嚏、咽干、咽喉痛、声嘶、咳嗽，可伴有畏冷、发热。

4. 肺性脑病是指由于呼吸衰竭导致机体严重缺氧及二氧化碳潴留出现的精神、神经症状综合征。早期有失眠、烦躁或躁动。病人夜间失眠，白天嗜睡，表情淡漠，肌肉震颤，可出现扑翼样震颤及间歇抽搐，严重者昏睡甚至昏迷。腱反射减弱或消失，锥体束征阳性。

治疗肺性脑病主要是加强通气措施，改善缺氧及二氧化碳潴留。可适当应用脱水药减轻脑水肿。忌用镇静药、催眠药和抑制呼吸的药物。

5. 耐多药结核（MDR-Tb）指结核分枝杆菌至少耐异烟肼和利福平的结核病。在耐多药基础上，同时

对≥3种二线抗结核药耐药，称超级耐多药结核病（XDR-Tb）。

MDR-Tb治疗至少应含4种可能敏感药物，疗程18～24个月。

§9.3 消化系统疾病

§9.3.1 消化系统疾病基本知识问答

1. 简述胃食管反流病的临床表现及其鉴别诊断。

（1）临床表现：

1）食管症状：①典型症状为反酸和烧心。②非典型症状如胸痛、吞咽困难、胸骨后异物感。

2）食管外症状：如咽喉炎、慢性咳嗽、哮喘和牙蚀症。严重者可发生吸入性肺炎，甚至出现肺间质纤维化。

3）并发症：①消化道出血。反流性食管炎所致食管黏膜糜烂和溃疡可引起呕血和/或黑便。②食管狭窄食管炎反复发作，最终可导致瘢痕狭窄。③巴雷特（Barrett）食管。

（2）鉴别诊断：胸骨后疼痛应与心绞痛、心肌梗死等鉴别；吞咽困难应与贲门失弛缓症、食管癌、嗜酸性粒细胞食管炎相鉴别。

2. 列表说明慢性胃炎的内镜分型和分级（表9-4）。

表9-4 慢性胃炎的内镜分型和分级

内镜分型	内镜特征	分级标准
浅表性胃炎	红斑：与周围黏膜比较有明显发红	Ⅰ级：分散或线状
		Ⅱ级：密集斑点或连续线状
		Ⅲ级：广泛融合
糜烂性胃炎	糜烂（平坦/隆起疣状）：黏膜破损浅，周围黏膜平坦或隆起	Ⅰ级：单发
		Ⅱ级：多发，局部
		Ⅲ级：多发，广泛
出血性胃炎	黏膜内出血：黏膜内点状、片状出血，不隆起的红色、暗红色出血斑点（伴/不伴渗血，新鲜/陈旧）	Ⅰ级：局部
		Ⅱ级：多部位
		Ⅲ级：弥漫
萎缩性胃炎	黏膜萎缩：黏膜呈颗粒状、皱襞变平、血管透见、可有灰色肠上皮化生结节	Ⅰ级：细颗粒，血管部分透见，单发灰色肠上皮化生结节
		Ⅱ级：中等颗粒，血管连续均匀透见，多发灰色肠上皮化生结节
		Ⅲ级：粗大颗粒，皱襞消失，血管达表层，弥漫性灰色肠上皮化生结节

3. 试述幽门螺杆菌（helicobactor pylori，Hp）对胃十二指肠黏膜的致病作用。

Hp为革兰阴性菌，呈螺旋状，为微需氧菌。Hp能产生大量高活性的尿素酶，定植于胃的黏液层之下，上皮细胞表面，借助鞭毛在高稠度的黏液中活动，其致病作用如下：

（1）Hp 对胃黏膜具有侵袭力，Hp 凭借其毒力因子的作用能在胃黏膜和有化生的十二指肠黏膜定植，诱发局部炎症和免疫应答，损害局部黏膜防御和修复机制。

（2）Hp 的毒素和有毒性作用的酶能造成胃十二指肠黏膜屏障损害，如空泡毒素 A 可使培养细胞产生空泡；尿素酶分解尿素产氨，除形成保护性"氨云"，阻止氢离子向胃腔内弥散，促进氢离子逆弥散；Hp 的黏液酶降解黏液，脂酶和磷脂酶 A 降解脂质和磷脂；Hp 脂多糖具有内毒素特征，可刺激细胞因子释放，干扰胃上皮细胞与层黏素的互相作用而使黏膜丧失完整性。

（3）Hp 感染可致高胃泌素血症，是其引起高胃酸分泌的原因之一。Hp 所致炎症和组织损害使胃窦黏膜中 D 细胞数量减少，影响生长抑素产生，使后者对 G 细胞释放胃泌素的抑制作用减弱。其尿素酶分解尿素产生的氨使局部黏膜 pH 升高，破坏胃酸对 G 细胞释放胃泌素的反馈抑制。

（4）Hp 可引起免疫反应。Hp 阳性的慢性胃炎病人，可发现胃黏膜表面有免疫球蛋白存在，血清中可发现抗 Hp 抗体，这些抗体可与宿主胃黏膜成分起交叉反应导致胃黏膜损伤。

4. 试述与 Hp 相关的胃肠疾病及 Hp 的根除治疗。

（1）Hp 相关的胃肠疾病：①慢性胃炎：已公认 Hp 感染是慢性胃炎的主要病因，根除 Hp 可改善病理学的炎症变化。②消化性溃疡病。③胃癌：1994 年国际癌症研究机构宣布 Hp 是人类胃癌的一类致癌原。④胃黏膜相关性淋巴瘤（MALT 淋巴瘤）：组织学上分为高度恶性和低度恶性两种亚型。

（2）Hp 根除治疗方案（根据 2017 年第五次全国 Hp 专家共识推荐方案）：目前推荐铋剂四联方案，即质子泵抑制剂（PPI）＋铋剂＋2 种抗生素，作为主要的经验性根除治疗方案。PPI（如奥美拉唑等）为标准剂量，2 次/d；铋剂（如枸橼酸铋钾等）为常规剂量，2 次/d；抗生素可选用阿莫西林、克拉霉素、呋喃唑酮、甲硝唑或替硝唑、四环素、左氧氟沙星等；疗程为 10～14 日。除含左氧氟沙星的方案（作为补救治疗备选）外，方案不分一线和二线。

5. 何谓应激性溃疡及其发病机制？

应激性溃疡系指机体在应激状态下，发生的急性胃肠道黏膜糜烂、溃疡等病变，严重者可并发消化道出血，甚至穿孔；可使原有疾病的程度加重或恶化。应激性溃疡见于大面积烧伤、颅脑创伤、休克、大手术后、败血症、激素药物应用、严重脏器功能衰竭以及严重心理疾病刺激等。发病机制为胃黏膜防御功能降低与胃黏膜损伤因子作用相对增强所致。

6. 简述胃泌素的作用及其调控因素。

（1）胃泌素作用：①刺激壁细胞分泌盐酸。②改善胃肠黏膜的营养及血液供应。③促进胃黏膜及壁细胞的增殖。④促进胃蠕动，增加 LES 的张力。⑤减弱幽门的张力。

（2）胃泌素分泌增高的因素：①胃酸减少，pH 增高时，刺激胃泌素的分泌。②迷走神经兴奋。③高血钙。④胃窦黏膜接触蛋白质分解的产物，如蛋白胨/氨基酸等。⑤胃窦部潴留及膨胀。

（3）胃泌素分泌减少的因素：①高酸状态。②生长抑素、胆囊收缩素、肠抑胃肽、肠血管活性肽均可抑制胃泌素的分泌。

7. 简述溃疡病上腹痛的特征及其发生机制。

（1）上腹痛的特点：①慢性。起病隐袭，一般病程以年计算。②反复性或周期性。表现为发作与缓解相交替，每于秋末冬春受凉易发病，情绪激动、工作紧张发病，饮食失调及药物的不良作用均可使溃疡活动。③节律性。胃溃疡病人于进餐后 0.5～2 小时疼痛，直至进餐前。十二指肠溃疡病人于进食后疼痛缓解，有饥饿痛及夜间痛。

（2）上腹痛的发生机制：①病人痛阈降低，对痛的敏感性增高。②局部肌张力增加或痉挛。③胃酸对溃疡面的直接刺激。

8. 试述特殊型溃疡及其临床特点。

（1）胃、十二指肠复合溃疡：胃和十二指肠同时发生溃疡，通常先出现十二指肠球部溃疡，以后发生胃溃疡，幽门狭窄、梗阻发生率高。

（2）十二指肠球后溃疡：指发生在十二指肠降段、水平段的溃疡，其发生率约占十二指肠溃疡的 5%，临床上腹痛类似于十二指肠球部溃疡，但夜间痛明显，常反射至背部右上腹。

（3）幽门管溃疡：常缺乏典型溃疡的周期性和节律性疼痛，餐后上腹痛多见。常易出现幽门梗阻、出血、穿孔等并发症。

（4）老年人消化性溃疡：临床表现多不典型，无症状或症状不明显，疼痛无规律，食欲不振、恶心呕吐，体重下降，贫血。胃溃疡发病率等同或多于十二指肠球部溃疡，位于胃体部或高位的溃疡多见，常出现胃巨大溃疡。

（5）儿童期溃疡：主要发生于学龄儿童，发生率低于成人，患儿腹痛可在脐周，时常出现恶心或呕吐，可能与幽门、十二指肠水肿和痉挛有关。

（6）难治性溃疡：经正规抗溃疡治疗而溃疡仍未愈合。

9. 试述抑制胃酸的药物及其作用机制。

能抑制胃酸的药物主要有如下两类：

（1）H_2 受体拮抗剂：包括西咪替丁（Cimetidine）、雷尼替丁（Ranitidine）、法莫替丁（Famotidine）等。作用为阻断壁细胞 H_2 受体，抑制胃酸分泌。其抑制胃酸分泌的作用较抗胆碱能药强 50%。

（2）质子泵抑制剂（PPI）：有奥美拉唑（Omeprazole）、兰索拉唑（Lansoprazole）、泮托拉唑（Pantoprazole）、雷贝拉唑（Rebaprazole）等。其作用为抑制 H^+-K^+-ATP 酶，使 H^+ 与 K^+ 不能交换，H^+ 不能排出，胃酸不能合成，为强力抑制胃酸分泌的药物，适用于活动期溃疡病、顽固性溃疡病、卓-艾综合征（胃泌素瘤）等。

10. 简述消化性溃疡的并发症。

（1）出血：轻者表现为大便隐血阳性、黑便；重者出现大出血，表现为呕血或暗红色血便。

（2）穿孔：发生穿透、穿孔，临床常有 3 种后果：①溃破入腹腔引起弥漫性腹膜炎；②穿透于周围实质性脏器，如肝、脾、胰等（穿透性溃疡）；③穿破入空腔器官形成瘘管。

（3）幽门梗阻：临床症状常有上腹胀痛，餐后加重，呕吐后腹痛可稍缓解，呕吐物可为宿食；严重呕吐可致失水、低氯、低钾性碱中毒；体重下降、营养不良。体检可见胃蠕动波并闻及振水音等。

（4）癌变：反复发作、病程持续时间长的胃溃疡癌变风险高；球部溃疡一般不发生癌变。胃镜结合活检有助于明确良恶性溃疡及是否发生癌变。

11. 试述抑酸药治疗溃疡病的作用及其注意点。

抑酸药治疗溃疡病的作用为中和胃酸，降低胃蛋白酶的活性，缓解疼痛，促进溃疡愈合。目前多采用复合剂，以减少不良反应。治疗中应注意事项如下：①餐后 1～2 小时服药，睡前加服 1 次。②剂型与疗效：液剂效果最佳，粉剂次之，片剂最差。③疗程 6～8 周或至疼痛消失后 2 周。④上述治疗仍不能控制症状时，可增加给药次数而不加大每次的剂量，一般在餐后 1 小时和 3 小时各服 1 次，这种给药剂量不宜超过 2 周。⑤可与抗胆碱能药同用，增加其作用时间。

12. 试述促胃肠运动功能药物及其作用。

（1）多巴胺受体拮抗药：包括甲氧氯普胺（Metoclopramide）、多潘立酮（Domperidone）及舒必利（Sulpride）。这类药有多巴胺受体拮抗作用，促进胃排空并增加食管括约肌张力。甲氧氯普胺可通过血脑屏障而引起锥体系症状及溢乳。多潘立酮则不良反应较少。

（2）莫沙必利、氯波必利：可能通过肠肌间层神经丛，促进乙酰胆碱释放，具有明显促进胃排空作用。

上述药物对饱胀、嗳气、恶心等功能性消化不良病人效果较好。

13. 列表鉴别溃疡性结肠炎与克罗恩病（表 9-5）。

表 9-5 溃疡性结肠炎（UC）与克罗恩病（CD）的鉴别

鉴别要点	溃疡性结肠炎	克罗恩病
症状	脓血便多见	脓血便较少见
病变分布	连续性	阶段性
直肠受累	绝大多数	少见
肠腔狭窄	少见，中心性	多见，偏心性
溃疡及黏膜	溃疡浅，黏膜弥漫性充血水肿、颗粒状、脆性增加	纵行溃疡、黏膜呈卵石样，病变间的黏膜正常
组织病理	固有膜全层弥漫性炎症、隐窝脓肿、隐窝结构明显异常、杯状细胞减少	裂隙状溃疡、非干酪性肉芽肿、黏膜下层淋巴细胞聚集

14. 何谓黄疸？

任何原因导致高胆红素血症，染黄巩膜、黏膜、皮肤、体液及其他组织，临床上称为黄疸。正常血清胆红素为 1.7～17.1 μmol/L（0.1～1 mg/dL），其中直接（结合）胆红素为 3.4 μmol/L（0.2 mg/dL）；间接（非结合）胆红素为 13.7 μmol/L（0.8 mg/dL）。当血中胆红素大于 34.2 μmol/L（>2 mg/dL）时即可出现临床黄疸，大于 17.1 μmol/L 则为隐性黄疸。

15. 列表比较间接胆红素与直接胆红素的性质（表 9-6）。

表 9-6　间接胆红素与直接胆红素性质比较

鉴别要点	间接胆红素	直接胆红素
结构	胆红素	葡萄糖醛酸胆红素
化合物类型	非极性	极性
水溶性	不溶	溶解
溶解度		
乙醇	溶解	溶解
对脑组织亲和力	高	低
尿液中出现	（一）	（＋）

16. 试列表比较三型（溶血性、肝细胞性、胆汁淤积性）黄疸的鉴别诊断（表 9-7）。

表 9-7　三型黄疸的鉴别诊断

鉴别要点	溶血性黄疸	肝细胞性黄疸	胆汁淤积性黄疸
病史	有溶血因素可查，有类似发作史	肝炎或肝硬化病史	结石者反复腹痛伴黄疸，肿瘤者常伴消瘦
症状与体征	贫血、血红蛋白尿、脾大	肝区胀痛或不适，消化道症状明显，肝（脾）大	黄疸波动或进行性加重，胆囊肿大，皮肤瘙痒
胆红素测定	UCB↑↑↑，CB↑	UCB↑↑↑，CB↑↑	CB↑↑，UCB↑
CB/TB	<20%	>30%	>60%
尿胆红素	（一）	（＋）	（＋＋）
尿胆原	明显增加	正常或轻度增加	减少或缺如
ALT、AST	正常	明显增高	可增高
ALP	正常	可增高	明显增高
其他	溶血的实验室表现，如网织红细胞增加	肝功能检查异常	影像学发现胆道梗阻病变

17. 以间接胆红素增高为主的黄疸病因主要有哪几种？

（1）胆红素来源过多：先天性溶血性疾病、后天获得性溶血性贫血及旁路性高胆红素血症。

（2）胆红素摄取障碍：吉尔伯特（Gilbert）综合征、肝炎后药物原因所致高胆红素血症（如胆囊收缩药）。

（3）胆红素结合障碍：Gilbert 综合征、克-纳（Crigler-Najjar）综合征、新生儿生理性黄疸。

18. 门脉性肝硬化形成的三支侧支循环静脉各属何静脉系统？（表9-8）

表9-8　门脉性肝硬化形成的三组侧支循环

侧支循环吻合组	门脉系统	腔静脉系统
胃冠状静脉、食管下段静脉吻合	胃冠状静脉	食管静脉
脐静脉、腹壁静脉吻合	脐静脉	开放腹壁静脉
痔核	痔上静脉	痔中、痔下静脉

说明：上述各组侧支循环中，以第一组产生的食管静脉曲张及腹壁静脉曲张有重要的临床意义。

19. 试述肝硬化腹水的治疗。

（1）控制水钠的摄入：入水量＜1 000 mL/d，若有显著性低钠血症，应限制在500 mL以内。氯化钠摄入宜＜2.0 g/d。

（2）利尿：常联合使用保钾及排钾利尿药，即螺内酯联合呋塞米，剂量比约为5∶2（即100 mg联合40 mg）。自小剂量开始，利尿效果不满意时，可酌情配合静脉输注白蛋白。利尿速度不宜快，以免诱发肝性脑病、肝肾综合征等。

（3）提高血浆胶体渗透压：对于低蛋白血症者，每周定期输注白蛋白、血浆可提高血浆胶体渗透压，促进腹水消退。

（4）排放腹水加输注白蛋白：用于不具备TIPS技术、对TIPS禁忌及失去TIPS机会时顽固性腹水的姑息治疗，一般每放腹水1 000 mL，输注白蛋白8 g。其缓解症状时间短，但易于诱发肝肾综合征、肝性脑病等并发症。

（5）经颈静脉肝内门体静脉分流术（TIPS）：可有效缓解门静脉高压，增加肾脏血液灌注，显著减少甚至消除腹水。

（6）肝移植。

20. 试述肝性脑病的临床分期及其主要表现。

肝性脑病又称肝昏迷，临床表现为高级神经中枢的功能紊乱、运动和反射异常，临床分为5期。

（1）0期（潜伏期）：无行为、性格异常，无神经系统病理征，脑电图正常，心理测试或智力测试时有轻微异常。

（2）1期（前驱期）：此期临床表现不明显，易被忽略，轻度性格改变和精神异常（焦虑、欣快、淡漠、睡眠倒错、健忘等），可有扑翼样震颤。脑电图多正常。

（3）2期（昏迷前期）：嗜睡、行为异常、言语不清、书写障碍及定向力障碍。有神经系统体征（腱反射亢进、肌张力增高、踝阵挛及巴宾斯基征阳性等），有扑翼样震颤，脑电图有特征性异常。

（4）3期（昏睡期）：昏睡但可唤醒，醒时能应答，常伴有神志不清或幻觉，神经系统体征持续或加重，有扑翼样震颤，锥体束征常阳性。脑电图有异常波形。

（5）4期（昏迷期）：昏迷且不能唤醒，无扑翼样震颤。浅昏迷时，腱反射和肌张力亢进；深昏迷时，各种反射消失，肌张力降低。脑电图明显异常。

21. 试述肝性脑病的诱发因素。

（1）低钾性碱中毒：大量利尿排钾、呕吐及腹泻等，血液 pH 偏碱，促使 NH_3 透过血脑屏障，进入细胞内产生毒性。

（2）摄入过多蛋白质食物或含氮药物。

（3）低血容量和缺氧：大量消化道出血、排放大量腹水、利尿、休克及缺氧，导致肾前性氮质血症，使血氨增高及降低脑对氨毒的耐受性。

（4）感染：增加组织分解代谢而增加产氨。

（5）便秘：有利于毒素的吸收。

（6）其他：镇静安眠药的使用、麻醉手术及低血糖等。

22. 简述血氨增高对中枢神经系统的毒性作用。

氨的毒性作用主要是干扰脑的能量代谢，使三磷酸腺苷的供给减少，是导致肝性脑病意识障碍的主要机制。氨中毒时通过下述三条途径引起大量三磷酸腺苷含量的相对和绝对减少。①氨与谷氨酸结合形成谷氨酰胺需要三磷酸腺苷的消耗。②氨与酮戊二酸结合形成谷氨酸，使 α-酮戊二酸减少，而后者是三羧循环的主要中间产物，使脑内的 ATP 生成减少。③血氨增高，刺激呼吸中枢，导致过度换气、呼吸性碱中毒，有利于氨通过血脑屏障，加深昏迷。④氨可直接影响 Na^+、K^+ 在神经膜上的正常分布，干扰神经的传导活动。

23. 何谓肝肾综合征？试述其主要治疗措施。

肝肾综合征又称功能性肾衰竭，系指肝硬化失代偿期大量腹水时，由于有效血容量不足，肾脏血流量减少尤其是肾皮质灌注不足，出现功能性肾衰竭。临床特征为自发性尿少或无尿、氮质血症、稀释性低钠血症和低尿钠，而肾脏无器质性病变，故认为肾衰竭为非器质性损害。其主要治疗措施如下。

（1）早期预防和消除诱发肝肾衰竭的因素，如感染、出血、电解质紊乱、不适当放腹水、利尿等。

（2）避免使用损害肾功能的药物。

（3）输注白蛋白 1 g/（kg·24 h），以后 20~40 g/24 h，持续 5~10 日，使肌酐（Cr）<132.6 $\mu mol/L$。

（4）血管活性药物：特利加压素通过收缩内脏血管，提高有效循环血容量，增加肾血流量，增加肾小球滤过率，阻断 RAAS 激活，降低肾血管阻力。也可用去甲肾上腺素或米多君加奥曲肽代替特利加压素。

（5）经颈静脉肝内门腔分流术。

（6）肝移植。

24. 试述肝性脑病治疗的主要措施。

（1）及早识别、去除肝性脑病的诱因：纠正电解质和酸碱平衡紊乱，预防和控制感染，止血后清除肠道积血，改善肠内微生态，慎用镇静药及损伤肝功能的药物。

（2）营养支持治疗：尽可能保证热能供应，避免低血糖；补充各种维生素；急性起病禁食蛋白质，待神志清楚后从白蛋白 20 g/d 开始逐渐增加至 1 g/（kg·d）。

（3）促进体内氨的代谢：常用 L-鸟氨酸-L-天冬氨酸。谷氨酸钠或钾、精氨酸等药物理论上有降血氨作用，但尚无证据肯定其疗效。

（4）调节神经递质：氟马西尼可拮抗内源性苯二氮䓬所致的神经抑制，起效快，但维持时间短；可使用支链氨基酸制剂减少或拮抗假性神经递质。

（5）阻断门体分流：采用 TIPS 术。

25. 试述甲胎蛋白及血清酶谱检测对原发性肝癌的诊断价值。

（1）甲胎蛋白（AFP）：正常来自胚胎的肝细胞及卵黄囊，于胎儿及妊娠母体血清中均增高。胎儿于出生后及分娩后，血中 AFP 水平迅速下降。正常人＜30 $\mu g/L$。70％～80％原发性肝癌病人增高，其诊断阈值为 400～500 $\mu g/L$ 或 300 $\mu g/L$ 在 2 个月内呈稳定上升。AFP 为临床定性诊断的肿瘤标志物，但必须注意与假阳性非癌性疾病相鉴别。如急性肝炎可有一时性 AFP 增高，但与 ALT 呈平行改变。妊娠期一般＜500 $\mu g/L$，分娩后 12 日降至正常。

（2）酸谱检测：AFP 阴性的原发性肝癌，γ-GT-Ⅱ同工酶、异常凝血酶原（AP）、α-L 岩藻糖苷酶（AFU）、变异型 AFP、碱性磷酸酶同工酶、α1 抗胰蛋白酶、血清醛缩酶、铁蛋白等可呈不同程度的增高，结合临床可有参考意义，但缺乏特异性。

§9.3.2 消化系统疾病自测试题（附参考答案）

一、选择题

【A 型题】

1. 下列哪项最能表现溃疡病的特征 （ ）

A. 恶心呕吐　　B. 腹胀嗳气　　C. 出汗心悸　　D. 上腹节律性痛　　E. 明显反酸

2. 诊断消化性溃疡最可靠的依据是 （ ）

A. 节律性上腹痛　　B. 胃酸增高　　C. 钡餐试验十二指肠球部激惹变形　　D. 大便隐血试验阳性
E. 胃镜检查

3. 消化性溃疡病最常见的并发症是 （ ）

A. 幽门梗阻　　B. 溃疡穿孔　　C. 癌变　　D. 出血　　E. 反流性食管炎

4. 对原发性肝癌的早期诊断最有意义的是 （ ）

A. 碱性磷酸酶增高　　B. γ-谷氨酰转肽酶增高　　C. 甲胎蛋白增高　　D. 乳酸脱氢酶增高
E. 单胺氧化酶增高

5. 肝性脑病病人血氨增高，导致中枢神经系统功能紊乱最主要的机制是 （ ）

A. 干扰大脑的蛋白质代谢　　B. 干扰大脑的脂肪代谢　　C. 干扰大脑的水盐代谢　　D. 干扰大脑的能量代谢　　E. 干扰大脑的微量元素的正常含量

6. 肝性脑病病人给予肠道消毒剂最主要的目的是 （ ）

A. 清除致病菌的毒素　　B. 减少真菌的繁殖　　C. 抑制肠道细菌，减少氨的形成　　D. 预防原发性腹膜炎　　E. 防止继发性肠道感染

7. 下述哪项最能反映门静脉高压的特征 （ ）

A. 脾大　　B. 腹水形成　　C. 食管静脉曲张　　D. 腹壁静脉曲张　　E. 痔核形成

8. 抑制胃酸药作用最强的药物是 （ ）

A. H_2受体拮抗剂　　B. 抗胆碱能药　　C. 丙谷胺　　D. 质子泵抑制剂　　E. 前列腺素 E

9. 男性，28 岁，间歇性右下腹痛伴腹泻半年，粪呈糊状，无脓血便。右下腹隐约可扪及边缘欠清的肿块。钡餐发现回肠末端及盲肠有多段肠曲肠腔狭窄，边缘不齐，病变之间肠曲黏膜形态正常。PPD-IgG（±）。最可能的诊断是 （ ）

A. 克罗恩病　　B. 肠结核　　C. 右侧结肠癌　　D. 阿米巴肉芽肿　　E. 溃疡性结肠炎

10. 幽门梗阻严重呕吐时引起的电解质酸碱平衡紊乱是 （ ）

A. 高钾代谢性酸中毒　　B. 低钾性碱中毒　　C. 低氯低钾性碱中毒　　D. 低氯高钾性酸中毒
E. 低氯性碱中毒

11. 我国大肠癌发生的部位最多见的是 （ ）

A. 直肠　　B. 乙状结肠　　C. 盲肠　　D. 升结肠　　E. 降结肠

12. 血清淀粉酶测定正确的是 （ ）

A. 发病后即刻升高　　B. 起病后 6～12 小时开始升高　　C. 淀粉酶的高低与病情的严重程度相一致　　D. 超过正常值 2 倍即可确诊　　E. 持续 1 周以上

13. 目前诊断上消化道出血病因的首选检查方法是 （ ）

A. X 线钡餐检查　　B. 超声检查　　C. 选择性动脉造影　　D. 胃镜检查　　E. 放射形核素扫描

【X 型题】

14. 尿胆原阳性可见于 （ ）

A. 肝细胞性黄疸　　B. 中毒性肝炎　　C. 溶血性黄疸　　D. 胆总管癌　　E. 再生障碍性贫血

15. 胃液分析结果为胃酸缺乏可见于 （ ）

A. 慢性浅表性胃炎　　B. 慢性 A 型萎缩性胃炎　　C. 慢性 B 型萎缩性胃炎　　D. 胃癌　　E. 胃溃疡

16. 幽门螺杆菌（Hp）感染相关性疾病有 （ ）

A. 慢性胃炎　　B. 平滑肌瘤　　C. 溃疡病　　D. 血管瘤　　E. 胃癌

17. 原发性肝癌伴癌综合征的表现有 （ ）

A. 伴高糖血症　　B. 伴红细胞增多症　　C. 伴高钙血症　　D. 伴高胆固醇症　　E. 伴血小板增多症

18. 下列关于幽门螺杆菌的治疗，正确的有 （ ）

A. 主张联合用药　　B. 单一抗生素能有效杀灭 Hp　　C. 确定 Hp 是否根除应在治疗完成 4 周后进行　　D. 难治性溃疡应确定 Hp 是否根除　　E. Hp 相关性溃疡均应抗 Hp 治疗

19. 胃癌的 X 线表现包括 （ ）

A. 充盈缺损　　B. 可示半月征　　C. 可有环堤征　　D. 龛影位于胃轮廓之内　　E. 黏膜皱襞中断

20. 关于急性胰腺炎腹痛特点正确的是 （ ）

A. 常在饮酒和饱餐后发生　　B. 胃肠解痉药可缓解疼痛　　C. 少数可无腹痛　　D. 可向腰背部呈带状放射　　E. 疼痛在进食后可减轻

二、填空题

1. 溃疡病病人上腹痛的特征有_____、_____、_____。

2. 慢性胃炎按病变的解剖部位分型为_____、_____。

3. 目前市场有购的质子泵抑制剂种类有_____、_____、_____、_____。

4. 肾上腺皮质激素增多时可刺激胃酸分泌_____，胃黏液_____。

5. 溃性结肠炎病变分布的特点是_____，克罗恩病病变分布的特点为_____。

6. 食管静脉曲张破裂出血的内镜治疗目前主要采用的方法是_____、_____。

7. 肝硬化腹水病人的基本治疗是_____及_____。

8. 肝肾综合征的主要临床表现是_____、_____、_____、_____。

9. 肝性脑病的临床分期是_____、_____、_____、_____、_____。

10. 上消化道出血时出血量的估计：每日出血量 5～10 mL 粪便隐血试验阳性；每日出血量_____可出现黑便；胃内积血量在_____可引起呕血；出血量超过 400～500 mL 可出现全身症状。

三、判断题

1. 溃疡病病人都有上腹痛，出现并发症后其疼痛的节律性丧失。   （   ）

2. 慢性萎缩性胃炎病人均有慢性贫血的临床表现。   （   ）

3. 十二指肠球后溃疡是指溃疡发生于十二指肠球部的后壁。   （   ）

4. 普萘洛尔是 β 受体阻滞药而甲氧氯普胺是 α 多巴胺受体的拮抗药。   （   ）

5. 阻塞性黄疸病人尿胆原、尿胆素均为阴性。   （   ）

6. 通过胃黏膜活检尿素酶试验阳性，提示胃内有 Hp 感染的存在。   （   ）

7. 反流性食管炎病人禁用抗胆碱能药物如阿托品、普鲁本辛等。   （   ）

8. 孤立的直径小于 3 cm 的癌结节或相邻两个癌结节直径之和小于 3 cm 者为小肝癌。   （   ）

9. 上消化道出血最常见的病因是胃癌。   （   ）

10. 胰腺癌的首发症状是黄疸。   （   ）

四、名词解释

1. 黄疸

2. 肝肾综合征

3. 应激性溃疡

4. 肝性脑病

5. 上消化道出血

五、问答题

1. 试述功能性胃肠病及其主要临床表现。

2. 简述消化性溃疡的临床表现特点。

3. 简述原发性肝癌的临床表现。

4. 试述急性胰腺炎的诊断标准。

5. 试述大肠癌的临床表现及左右侧大肠癌临床表现的主要区别。

📖 参考答案

一、选择题

1. D　2. E　3. D　4. C　5. D　6. C　7. C　8. D　9. A　10. C　11. A　12. B　13. D　14. ABC
15. BD　16. ACE　17. BCD　18. ACDE　19. ABCDE　20. ACD

二、填空题

1. 慢性　周期性　节律性

2. 慢性胃窦炎（B 型胃炎）　慢性胃体炎（A 型胃炎）

3. 奥美拉唑　兰索拉唑　泮托拉唑　雷贝拉唑

4. 增多　减少

5. 弥漫性或连续性　节段性或区域性

6. 硬化剂注射　食管静脉套扎术

7. 限水　限钠

8. 自发性少尿或无尿　氮质血症　稀释性低钠血症　低尿钠

9. 潜伏期　前驱期　昏迷前期　昏睡期　昏迷期

10. 50～100 mL　250～300 mL

三、判断题

1. ×　2. ×　3. ×　4. √　5. ×　6. √　7. √　8. √　9. ×　10. ×

四、名词解释

1. 黄疸：任何原因导致高胆红素血症，染黄巩膜、黏膜、皮肤、体液及其他组织，临床上称为黄疸。正常血清胆红素为 1.7～17.1 $\mu mol/L$，当血中胆红素大于 34.2 $\mu mol/L$ 时即可出现临床黄疸。

2. 肝肾综合征：又称功能性肾衰竭，系指肝硬化失代偿期大量腹水时，由于有效血容量不足，出现功能性肾衰竭。临床特征为自发性尿少或无尿、氮质血症、稀释性低钠血症和低尿钠，而无肾脏重要病理改变，故认为肾衰竭为非器质性损害。

3. 应激性溃疡：是指以胃黏膜糜烂和急性溃疡为特征，引起急性上消化道出血的黏膜病变。可见于严重烧伤、创伤、脑血管意外、颅内病变、败血症、肺气肿、肺源性心脏病、重症心力衰竭、休克、大手术后、恶性肿瘤和长期使用某些对胃有刺激性的药物及肾上腺糖皮质激素治疗等。

4. 肝性脑病：又称肝昏迷，指严重肝病引起以代谢紊乱为基础的中枢神经系统功能失调的综合症症。由于肝衰竭时血氨增高，NH_3 通过血脑屏障进入脑细胞后影响大脑能量代谢，导致意识障碍，故临床以意识障碍和昏迷为主要表现。

5. 上消化道出血：是指屈氏韧带以上的消化道，包括食管、胃、十二指肠或胰胆等病变引起的出血；胃空肠吻合术后的空肠病变出血亦属此范围。大量出血一般指在短期内的失血量超过 1 000 mL 或循环血容量的 20%。

五、问答题

1. 功能性胃肠病又称胃肠道功能紊乱，是临床上无器质性改变的胃肠功能性疾病。表现为慢性或复发性的胃肠症候群的总称，多伴有精神因素的背景。其主要临床表现如下。

（1）功能性消化不良：上腹痛、腹胀、早饱、嗳气、纳差等。

（2）肠易激综合征：包括腹痛、腹泻、便秘及其他消化道症状，分为腹泻型、便秘型及腹泻便秘交替型。

（3）功能性便秘：排除了器质性疾病而病人有排便困难或费力、排便不畅、粪便干结或便次太少等症状。

2. 消化性溃疡的临床表现特点：①慢性过程呈反复发作，病史可达几年甚或十几年。②发作呈周期性，与缓解期相互交替。缓解期长短不一，短的只是几周或几月，长的可几年。发作有季节性，多在秋冬和冬春之交发病，可因精神情绪不良或服 NSAID 诱发。③发作时上腹痛呈节律性。

3. 肝癌的临床表现有：①肝区疼痛。②肝大。③黄疸。④肝硬化征象，腹水、脾大、静脉侧支循环形成等。⑤恶性肿瘤的全身性表现，进行性消瘦、发热、食欲不振等。⑥伴癌综合征、自发性低血糖、红细胞增多症；其他罕见的有高钙血症、高脂血症、类癌综合征等。

4. 急性胰腺炎（acute pancreatitis，AP）诊断包括以下内容：首先确定是否为急性胰腺炎；然后根据器官衰竭、胰腺坏死及胰腺感染情况确定 AP 程度。

确定是否为 AP 应具备以下 3 项中的 2 项：①急性、持续性中上腹疼痛；②血淀粉酶或脂肪酶大于正常值 3 倍以上。③AP 的典型影像学诊断。

AP 的程度主要分为 4 种：①轻症急性胰腺炎；②中度重症急性胰腺炎；③重症急性胰腺炎；④危重急性胰腺炎。

5. 大肠癌的临床表现：①排便习惯与粪便性状改变。②腹痛。③腹部肿块。④直肠肿块。⑤全身情况：可出现贫血和低热症状。右侧大肠癌可出现肠功能紊乱，腹部钝痛，粪便糊状，隐血阳性，右腹肿块，贫血。左侧大肠癌可出现肠梗阻，腹胀，腹绞痛，粪便形状变细，血便或脓血便，直肠指检多可扪及肿块。

§9.4　血液系统疾病

§9.4.1　血液系统疾病基本知识问答

1. 缺铁性贫血病人实验室检查有哪些主要改变？

（1）血细胞形态学检查，表现为小细胞低色素性贫血。

（2）骨髓增生活跃或明显活跃，红系增生为主，红系中以中、晚幼红细胞为主，粒系、巨核系无明显异常。

（3）骨髓铁染色：骨髓涂片铁染色外铁消失，铁粒幼细胞减少或消失，铁粒幼红细胞少于 15%。

（4）血清铁降低，血清总铁结合力增高，血清铁转蛋白饱和度降低。

（5）血清铁蛋白的浓度降低。

（6）红细胞游离原卟啉增高。

2. 小细胞性贫血见于哪些疾病？

①铁粒细胞性贫血。②珠蛋白生成障碍性贫血。③慢性病性贫血。④转铁蛋白缺乏症。

3. 诊断溶血性贫血的实验室检查有哪些方法？

（1）提示血管内溶血的检查：①游离血红蛋白增高。②血清结合珠蛋白降低。③血红蛋白尿。④含铁血黄素尿。

（2）提示血管外溶血的检查：①总胆红素增高，以血游离的胆红素增高为主。②24 小时粪胆原和尿胆原排出量增加。

（3）提示骨髓代偿增生的实验室检查：①网织红细胞增多。②周围血中可见幼稚血红细胞，常见晚幼红细胞，严重溶血可见幼粒细胞。③骨髓幼红细胞增生。

（4）提示红细胞有缺陷、寿命短的实验室检查：①红细胞形态改变，出现畸形红细胞。②红细胞吞噬现象及自身凝集反应。③海因小体。④红细胞渗透脆性。⑤红细胞寿命缩短。

4. 试述 Coombs 试验和 Ham 试验的临床意义。

Coombs 试验即抗人球蛋白试验，直接抗人球蛋白实验（DAT）阳性是诊断温抗体型自身免疫性溶血性贫血（AIHA）的重要指标。Ham 试验即酸化血清溶血试验（又称酸溶血试验），是确诊阵发性睡眠性血红蛋白尿（PNH）的重要依据。

5. 试述脾功能亢进的诊断标准。

①脾脏肿大，肋下未扪及者 B 超检查可供参考。②外周血细胞减少，其中红细胞、白细胞或血小板可单一或同时减少。③增生性骨髓象。④脾切除后可使血常规接近或恢复正常。

6. 试述脾功能亢进行脾切除术的指征。

脾功能亢进脾切除的指征：①脾大显著，造成明显压迫症状。②严重溶血性贫血。③相当程度血小板减少及出血症状。④粒细胞极度减少，并有反复感染史。

7. 再生障碍性贫血须与哪些疾病鉴别？

再生障碍性贫血须与下列疾病鉴别：①阵发性睡眠性血红蛋白尿。②骨髓增生异常综合征。③先天性再生障碍性贫血（Fanconi 贫血）。④自身抗体介导的全血细胞减少。⑤急性造血功能停滞。⑥急性白血病。⑦恶性组织细胞病。

8. 试述原发免疫性血小板减少症的诊断标准。

（1）至少 2 次检查血小板计数减少，血小板形态无异常。

（2）脾脏不增大或轻度增大。

（3）骨髓检查巨核细胞数增多或正常，有成熟障碍。

（4）排除继发性血小板减少症。

9. 试述原发免疫性血小板减少症行脾切除术的适应证。

（1）常规糖皮质激素治疗 4～6 周无效，病程迁延 6 个月以上。

（2）糖皮质激素有效但维持量需大于 30 mg/d。

（3）对糖皮质激素治疗有禁忌者。

10. 慢性粒细胞白血病周围血象和骨髓象有哪些特点？

（1）周围血象（血常规）：白细胞计数显著增高，早期可在 50×10^9/L 以下，可达 100×10^9/L 以上。原始粒细胞<10％；中性中幼粒、晚幼粒细胞增多，嗜酸性和嗜碱性细胞增多，可见有核红细胞。红细胞计数和血红蛋白轻度至中度减少。血小板早期多正常，但有近半数病例增高，晚期减少。

（2）骨髓象：增生明显活跃或极度活跃，粒/红比例明显增高，以粒系为主，中性中幼粒、晚幼粒显著增高，嗜酸性粒细胞和嗜碱性粒细胞增多，原粒细胞加早幼粒细胞所占的比例小于 10％，巨核细胞增多或正常，晚期减少。

11. 慢性粒细胞白血病（CML）在细胞遗传学及分子生物学方面有哪些改变？

95％以上的 CML 细胞中出现 Ph 染色体，显带分析为 t（9；22）（q34；q11）。9 号染色体长臂上的 *C-ABL* 原癌基因易位至 22 号染色体长臂的断裂簇集区（BCR），形成 *BCR-ABL* 融合基因。

12. 何谓类白血病反应？与慢性粒细胞白血病有何区别？

类白血病反应大多发生于严重感染、恶性肿瘤等病症，故尚有这些病症的各种临床表现同时存在。白细胞计数大多在 $50 \times 10^9/L$ 以下，中性粒细胞常有中毒性颗粒和空泡，嗜酸性粒细胞和嗜碱性粒细胞不增多。主要鉴别要点是类白血病的 NAP 反应强阳性。染色体组型分析 Ph 染色体阴性、*BCR-ABL* 融合基因阴性。血小板计数和血红蛋白量大多正常。

13. 试述多发性骨髓瘤的诊断要点。

（1）骨髓中浆细胞>15％，且有形态异常。

（2）血清中有大量的 M 蛋白（IgG>35 g/L，IgA>20 g/L，IgM>15 g/L，IgD>2 g/L，IgE>2 g/L）或尿中本周蛋白>1 g/24 h。

（3）溶骨性病变或广泛的骨质疏松。

诊断 IgM 型时一定要具备 3 项。仅有（1）、（3）两项者属不分泌型。仅有（1）、（2）项者，须除外反应性浆细胞增多及意义未明单克隆免疫球蛋白血症。

14. 诊断多发性骨髓瘤时须与哪些病症鉴别？

诊断多发性骨髓瘤时须与下列病症鉴别：①反应性浆细胞增多症。②巨球蛋白血症。③意义未明单克隆免疫球蛋白血症。④引起骨痛和骨质破坏的疾病。⑤AL 型淀粉样变性。

15. 简述内源性凝血途径。

血管损伤，内皮完整性破坏，其内皮细胞表达 TF 释放入血。当 FⅫ与带负电荷的胶原接触时，即被激活变为 FⅫa，激肽释放酶能加速这一过程。FⅫa 激活 FⅪ变为 FⅪa。在 Ca^{2+} 存在的情况下，FⅪa 激活 FⅨ。FⅨa、FⅧ：C 及 PF_3 在 Ca^{2+} 参与下形成复合物，激活 FⅩ。

16. 抗凝系统由哪些成分组成？其作用如何？

（1）抗凝血酶（AT）：主要灭活 FⅩa 及凝血酶，对其他丝氨酸蛋白酶如 FⅨa、FⅪa、FⅫa 亦有灭活作用。

（2）蛋白 C 系统：蛋白 C 系统由蛋白 C（PC）、蛋白 S（PS）及血栓调节蛋白（TM）组成。通过灭活 FV 及 FⅧ发挥抗凝作用。

（3）组织因子途径抑制物（TFPI）：①直接对抗 FⅩa；②有抗 TF/FⅦa 复合物的作用。

（4）肝素：其作用为抗 FⅩa 及凝血酶。

17. 出血时间延长的临床意义如何？

以下几种情况均可引起出血时间延长：①血小板数量减少。②血小板功能异常。③血管功能或结构缺陷。④药物影响。⑤凝血因子缺乏。

18. 血浆凝血酶原时间延长的临床意义？

下列原因可致血浆凝血酶原时间延长：①先天性凝血因子 Ⅰ、Ⅱ、Ⅴ、Ⅶ、Ⅹ 缺乏。②后天性凝血因子缺乏，如严重肝病、维生素 K 缺乏、纤溶亢进、DIC、使用抗凝药。

19. DIC 有哪些临床表现？

（1）出血：出血多突然发生，常为多发性，常见于皮肤黏膜。

（2）微循环障碍：低血压或休克，多见于急性期，常有发绀、少尿、呼吸及循环衰竭。

（3）微血管栓塞症状：受累器官有微血管栓塞，以肝、肾、消化道多见，引起缺血功能障碍。

（4）微血管病性溶血：血管内凝血使血管变窄，造成红细胞通过的机械性损伤，导致微血管溶血，循环血中有破碎红细胞出现，进行性贫血，并可出现黄疸。

(5) 原发病的临床表现。

20. 试述凝血酶原（PT）检测的临床意义。

(1) PT延长（超过正常对照3秒以上）：见于先天性因子Ⅱ、Ⅴ、Ⅶ、Ⅹ缺乏症和低、无纤维蛋白原血症等。此外尚可见于DIC、原发性纤溶症、维生素K缺乏症、肝脏疾病、血液循环中有抗凝物质如口服抗凝药、肝素和纤维蛋白（原）降解产物（FDP）等。

(2) PT缩短：DIC早期、心肌梗死、脑梗死、先天性因子Ⅴ增多症、长期口服避孕药、高凝状态和血栓性疾病等。

✎ §9.4.2 血液系统疾病自测试题（附参考答案）

一、选择题

【A型题】

1. 缺铁性贫血缺铁期的实验室改变是　　　　　　　　　　　　　　　（　　）

A. 红细胞形态为小细胞低色素性贫血　　　B. 红细胞游离原叶啉增高　　　C. 转铁蛋白饱和度<15％
D. 血清铁蛋白浓度降低，或骨髓铁染色细胞外铁缺如，铁粒幼细胞减少或消失　　　E. 血清铁降低

2. 再生障碍性贫血与阵发性睡眠性血红蛋白尿最主要的鉴别点是　　　　（　　）

A. 前者有全血细胞减少，后者无　　　B. 前者有血小板减少，后者无　　　C. 前者骨髓增生低下，后者无　　　D. 后者Ham试验阳性　　　E. 前者骨髓或外周血可发现CD55⁻

3. 血浆凝血酶原时间延长见于下列哪种因子缺乏　　　　　　　　　　（　　）

A. FⅦ　　B. FⅨ　　C. FⅪ　　D. FⅤ　　E. FⅫ

4. 活化的部分凝血活酶时间（APTT）延长见于下列哪种凝血因子缺乏　（　　）

A. FⅨ　　B. FⅤ　　C. FⅦ　　D. FⅡ　　E. FⅩ

5. 正常止血过程决定于以下哪个因素　　　　　　　　　　　　　　　（　　）

A. 血小板质和量及血管壁的正常　　　B. 皮肤的完整性及凝血因素的正常　　　C. 血小板的质和量、血管壁及凝血因素正常　　　D. 血小板质和量正常，凝血因素正常　　　E. 凝血因素正常，骨髓正常，血小板质和量正常

6. 胚胎成形后造血干细胞主要位于的造血器官是　　　　　　　　　　（　　）

A. 中胚层　　B. 卵黄囊中的血岛　　C. 胎肝　　D. 胎盘　　E. 骨髓

7. 缺铁性贫血常见病因为　　　　　　　　　　　　　　　　　　　　（　　）

A. 慢性肠炎　　B. 慢性胃炎　　C. 慢性失血　　D. 慢性肝炎　　E. 慢性溶血

8. 再生障碍性贫血的主要原因是　　　　　　　　　　　　　　　　　（　　）

A. 造血干细胞缺陷　　　B. 骨髓造血功能衰竭　　　C. 无效红细胞生成　　　D. 造血原料缺乏
E. 红细胞破坏过多

9. 急性粒细胞白血病诊断的最主要依据是　　　　　　　　　　　　　（　　）

A. 外周血见到幼稚粒细胞　　　B. 骨痛　　　C. 肝脾大　　　D. 白细胞计数增高　　　E. 骨髓中原始及幼稚粒细胞比例明显增高

10. 淋巴瘤临床上最典型的特点为　　　　　　　　　　　　　　　　（　　）

A. 肝脾大　　B. 发热　　C. 贫血　　D. 无痛性淋巴结肿大　　E. 恶病质

11. 特发性血小板减少性紫癜治疗首选　　　　　　　　　　　　　　　（　　）

A. 输血及血小板悬液　　B. 糖皮质激素　　C. 免疫抑制药　　D. 血浆置换　　E. 脾切除

12. 治疗血友病 A 最有效的药物是　　　　　　　　　　　　　　　　　（　　）

A. 库存全血　　B. 白蛋白　　C. FⅧ浓缩剂或克隆纯化 FⅧ　　D. 糖皮质激素　　E. 达那唑

【X 型题】

13. 溶血性贫血红细胞破坏过多的实验室根据为　　　　　　　　　　　（　　）

A. 血红蛋白血症　　B. 血浆结合珠蛋白增高　　C. 尿胆原排出增多　　D. 血清中以直接胆红素增高为主　　E. 网织红细胞计数增高

14. 周围血片中出现幼红细胞的疾病有　　　　　　　　　　　　　　　（　　）

A. 再生障碍性贫血　　B. 急性粒细胞白血病　　C. 脾功能亢进　　D. 骨髓纤维化　　E. 血友病

15. 通常认为以下哪些疾病与造血干细胞受损有关　　　　　　　　　（　　）

A. 再生障碍性贫血　　B. 阵发性睡眠性血红蛋白尿　　C. 骨髓增生异常综合征　　D. 急性非淋巴细胞白血病　　E. 原发性血小板增多症

16. 贫血常见的临床表现有　　　　　　　　　　　　　　　　　　　（　　）

A. 疲乏、软弱无力　　B. 心悸、气短　　C. 杵状指　　D. 头晕　　E. 耳鸣

17. 贫血的治疗方法包括　　　　　　　　　　　　　　　　　　　　（　　）

A. 病因治疗　　B. 药物治疗　　C. 脾切除　　D. 输血　　E. 骨髓移植

18. 关于铁的吸收，下列哪几项正确　　　　　　　　　　　　　　　（　　）

A. 维生素 B_{12} 有利于铁吸收　　B. 维生素 C 有利于铁吸收　　C. 低铁比高铁易吸收　　D. 动物食物铁易吸收　　E. 各段小肠对铁均有很好吸收力

19. 过敏性紫癜临床表现包括　　　　　　　　　　　　　　　　　　（　　）

A. 皮肤紫癜　　B. 恶心、腹痛　　C. 游走性关节肿痛　　D. 血尿　　E. 蛋白尿

20. 有关静脉血栓形成，下列哪些正确　　　　　　　　　　　　　　（　　）

A. 多为红细胞血栓或纤维蛋白血栓　　B. 常见于深静脉　　C. 血栓局部肿胀、疼痛　　D. 血栓脱落引起肺梗死等　　E. 早期多为血小板血栓

二、填空题

1. 原发性血小板减少症病人脾切除的适应证为_____、_____、_____。

2. 血小板的功能有_____、_____、_____、_____、_____。

3. 抗凝血酶的作用为_____。

4. 出血时间延长可见于_____、_____、_____。

5. 血液系统由_____和_____组成。

6. 外周血白细胞数持续低于正常值（成人）_____时称白细胞减少。当中性粒细胞绝对值低于_____时称为粒细胞减少症；低于_____时称为粒细胞缺乏症。

7. 急性白血病的主要临床表现有_____、_____、_____及_____。

8. 淋巴瘤共同的临床表现是_____，可伴发热、消瘦、盗汗及瘙痒等全身症状。

9. 多发性骨髓瘤三种 X 线表现为骨质疏松、_____及_____。

10. 原发性血小板减少症临床可分为急性型和慢性型，前者多见于_____，后者好发于_____。

三、判断题

1. 阵发性睡眠性血红蛋白尿的确诊试验是抗人球蛋白试验。　　　　　　（　　）

2. 凝血活酶生成能被正常硫酸钡吸附血浆纠正，不能被正常血清所纠正，则可确定为Ⅸ因子缺乏。

( )

3. 慢性粒细胞白血病周围血中性粒细胞碱性磷酸酶活性是增高的。 ( )

4. 淋巴瘤是造血系统的恶性肿瘤。 ( )

5. 缺铁性贫血病人口服铁剂时应忌茶。 ( )

四、名词解释

1. 造血干细胞

2. 再生障碍性贫血

3. 阵发性睡眠性血红蛋白尿

4. 粒细胞缺乏症

5. 急性白血病

五、问答题

1. 简述造血干细胞移植。

2. 试述缺铁性贫血的治疗。

3. 试述巨幼细胞贫血的治疗。

4. 试述多发性骨髓瘤诊断依据。

5. 简述血友病临床出血特点。

参考答案

一、选择题

1. D 2. D 3. D 4. A 5. C 6. C 7. C 8. B 9. E 10. D 11. B 12. C 13. AC 14. BD 15. ABCDE 16. ABDE 17. ABCDE 18. BCD 19. ABCDE 20. ABCD

二、填空题

1. 糖皮质激素治疗 3～6 个月无效 用糖皮质激素有效但维持量大于 30 mg/d 对糖皮质激素治疗有禁忌

2. 黏附功能 聚集功能 分泌功能 促凝功能 血块收缩功能

3. 抑制凝血酶 Ⅹa、Ⅸa、Ⅺa、Ⅻ

4. 血小板数量减少 血小板功能异常 血管异常 严重缺乏血浆凝血因子 药物影响

5. 血液 造血器官

6. 4×10^9/L 2×10^9/L 0.5×10^9/L

7. 贫血 发热 出血 器官和组织浸润

8. 无痛性淋巴结肿大

9. 溶骨性损害 病理性骨折

10. 儿童 40 岁以下女性

三、判断题

1. × 2. × 3. × 4. × 5. √

四、名词解释

1. 造血干细胞：是指各种血细胞与免疫细胞的起源细胞，可以增殖分化成为各种淋巴细胞、浆细胞、红细胞、血小板、单核细胞及各种粒细胞等。

2. 再生障碍性贫血：是一组由于化学、物理、生物因素及不明原因引起的骨髓造血功能衰竭，以造血干细胞损伤、外周血全血细胞减少为特征，临床上常表现为较严重的贫血、出血和感染。

3. 阵发性睡眠性血红蛋白尿：是红细胞的获得性缺陷引起的对激活补体异常敏感的一种慢性血管内溶血。

4. 粒细胞缺乏症：是指外周血中性粒细胞绝对数低于 0.5×10^9/L。

5. 急性白血病：是造血干细胞的克隆性恶性疾病，发病时骨髓中异常的原始细胞大量增殖并浸润各种器官、组织，正常造血受抑制，主要表现为肝脾和淋巴结肿大，贫血、出血及继发感染等。

五、问答题

1. 造血干细胞移植是指去除异常的骨髓造血组织，然后植入健康的造血干细胞，使之重建造血与免疫系统的综合性治疗方法。

2. 缺铁性贫血的治疗要点如下：

(1) 病因治疗：应尽可能去除导致缺铁的病因。

(2) 补充铁剂治疗：以口服铁剂首选，如琥珀酸亚铁和富马酸亚铁等，每日口服元素铁150～200 mg，餐后服用，忌与茶同服，以免影响吸收。网织红细胞于服用后逐渐上升，7 日左右达高峰，血红蛋白 2 周后上升，1～2 个月恢复正常。此时继续补铁 3～6 个月，或血清铁蛋白>50 μg/L 后停药。

对口服剂不能耐受者于胃肠外给药。用右旋糖酐铁或山梨醇铁肌内注射。总剂量计算法：所需补充铁(mg)＝[150－病人 Hb(g/L)]×体重(kg)×0.33，首次 50 mg，如无不良反应第 2 次 100 mg，以后每周 2～3 次，直到总量注射完。

3. 巨幼细胞贫血治疗要点如下：

(1) 治疗基础疾病，去除病因。

(2) 补充叶酸和维生素 B_{12}，缺什么补什么。①叶酸的补充：叶酸 5～10 mg 口服，每日 3 次。口服不能耐受者予四氢叶酸钙 5～10 mg 肌内注射，每日 1 次，直至血红蛋白正常。②维生素 B_{12} 的补充：维生素 B_{12} 100 μg，肌内注射，每日 1 次，直至血红蛋白正常。③注意钾盐及铁剂的补充：进食差及老年人有心脏病者对血红蛋白恢复后血清钾降低不能耐受，应补充钾。营养性叶酸、维生素 B_{12} 缺乏者常伴缺铁，应及时补充。

4. 多发性骨髓瘤的诊断依据：①骨髓中浆细胞>15%，且有形态异常。②血清中有大量的 M 蛋白(IgG>35 g/L，IgM>15 g/L，IgD>2 g/L，IgE>2 g/L)或尿中本周蛋白>1 g/24 h。③溶骨病变或广泛的骨质疏松。诊断 IgM 型时一定要具备 3 项。仅有①、③两项者属不分泌型。如仅有①、②两项者须除外反应性浆细胞增多及意义未明单克隆免疫球蛋白血症。

5. 血友病出血的特点为：①多为自发性或轻度外伤后出血不止。②出生即有，伴随终身。③常表现为软组织或深部肌肉血肿。④负重关节反复出血最为突出，最终可致关节畸形，可伴骨质疏松、关节骨化及相应肌肉萎缩（血友病关节）。⑤重症病人可发生呕血、便血，甚至颅内出血。

§9.5 内分泌和代谢性疾病

§9.5.1 内分泌和代谢性疾病基本知识问答

1. 试述内分泌系统对生命活动的重要意义及作用机制。

为了适应不断改变着的内外界环境并保持机体内环境的相对稳定性，人体必须依赖于神经、内分泌和免疫系统的相互配合和调控，使各器官系统的活动协调一致，共同担负起机体的代谢、生长、发育、生殖、运动、衰老和病态等生命现象。内分泌系统由内分泌腺（垂体、甲状腺、甲状旁腺、肾上腺、性腺和胰岛）和分布在心血管、胃肠、肾、脂肪组织、脑（尤其下丘脑）部位的内分泌组织和细胞组成。它们所分泌的激素，可通过内分泌、旁分泌、胞分泌、神经分泌发挥调控作用。

2. 何谓代谢性疾病？

代谢性疾病是指中间代谢某个环节障碍所引起的疾病。

（1）遗传性代谢病（先天性代谢缺陷）：基因突变引起蛋白质结构和功能紊乱，特异酶催化反应消失、降低或（偶然地）升高，导致细胞和器官功能异常。

（2）获得性代谢病：可由环境因素引起，或遗传因素和环境因素相互作用所致。不合适的食物、药物、理化因素、创伤、感染、器官疾病、精神疾病等是造成代谢障碍的常见原因，如常见的水、电解质和酸碱平衡紊乱，大手术后的氮代谢负平衡，慢性肾衰竭时的钙、磷代谢障碍等。血脂异常常见于甲状腺功能减退症、肾病综合征、胆道梗阻等。

3. 试述代谢性疾病的分类。

（1）蛋白质代谢障碍：①继发于器官疾病，如严重肝病时的低白蛋白血症。②先天性代谢缺陷，如白化病、血红蛋白病、先天性氨基酸代谢异常等。

（2）糖代谢障碍：①各种原因所致糖尿病及糖耐量减低以及低血糖症等。②先天性代谢缺陷：如果糖不耐受症、半乳糖血症、糖原贮积症等。

（3）脂类代谢障碍：主要表现为血脂或脂蛋白异常。可为原发性代谢紊乱或继发于糖尿病、甲状腺功能减退症等。

（4）水、电解质代谢障碍：多为获得性，亦可见于先天性肾上腺皮质增生症等。

（5）无机元素代谢障碍：如铜代谢异常所致肝豆状核变性，铁代谢异常所致含铁血黄素沉着症等。

（6）其他代谢障碍：如嘌呤代谢障碍所致痛风、卟啉代谢障碍所致血卟啉病等。

4. 试述代谢性疾病的临床特点。

（1）先天性代谢病常有家族史、环境诱发因素以及发病年龄和性别特点等，如痛风主要见于男性，苯丙酮尿症在新生儿期即可检出。

（2）代谢性疾病早期常先有生化、生理改变，逐渐出现病理变化。早期治疗可能使病理变化逆转。

（3）代谢性疾病可引起多个器官、系统病理变化，但以某些器官可系统受累的临床表现较为突出。

（4）代谢障碍影响个体的生长、发育、衰老过程，甚至影响下一代。

5. 糖尿病分型包括哪些类型？

糖尿病分型包括四大类型，即1型糖尿病、2型糖尿病、其他特殊类型糖尿病和妊娠糖尿病。

6. 试述特殊类型糖尿病的病因。

特殊类型糖尿病是指除1型糖尿病、2型糖尿病和妊娠糖尿病以外，在不同水平上病因学相对明确的一类高血糖状态。其常见原因有：①胰岛 β 细胞功能的基因缺陷。②胰岛素作用的基因缺陷。③胰腺外分泌疾病。④内分泌疾病。⑤药物或化学品所致糖尿病。⑥感染。⑦不常见的免疫介导性糖尿病。⑧其他与糖尿病相关的遗传综合征。

7. 糖尿病常见的慢性并发症有哪些？

（1）微血管病变：包括糖尿病肾病、糖尿病视网膜病变、糖尿病心肌病。

（2）动脉粥样硬化性心血管疾病：冠心病、缺血性或出血性脑血管病、肾动脉硬化、肢体动脉硬化等。

（3）神经系统并发症：常见为中枢神经系统、周围神经病变和自主神经病变。

（4）糖尿病足：轻者主要表现为足部畸形、皮肤干燥和发凉，重者出现足部溃疡、坏疽。

（5）其他：视网膜黄斑病、白内障、青光眼、屈光改变、口腔疾病、皮肤病变等。

8. 糖尿病诊断标准的血糖值是多少？

用氧化酶法测定静脉血浆葡萄糖值是：空腹（FPG）$\geqslant 7.0$ mmol/L，服糖 2 小时后（OGTT）$\geqslant 11.1$ mmol/L。

9. 糖尿病病人饮食治疗包括哪些内容？

（1）制订总热量：应根据病人理想体重和劳动强度确定。成人休息时每千克理想体重给予热量 $105 \sim 125.5$ kJ（$25 \sim 30$ kcal），轻体力劳动者给予 $125.5 \sim 146$ kJ（$30 \sim 35$ kcal），中等劳动者给予 $146 \sim 167$ kJ（$35 \sim 40$ kcal），重劳动者给予 167 kJ（40 kcal）以上。

（2）营养成分的搭配：一般碳水化合物占总热量的 $50\% \sim 60\%$，蛋白质占 $15\% \sim 20\%$，脂肪占 $25\% \sim 30\%$。

（3）三餐热量的分配：根据病人习惯确定。可按早、中、晚各占 1/5、2/5、2/5 或各占 1/3。如条件许可应少吃多餐。

（4）忌食单糖类食品，少吃动物脂肪。膳食纤维的摄入量为 $25 \sim 30$ g/d，食盐限制在 6 g 以下，使餐后血糖不致过高。

10. 胰岛素治疗糖尿病的适应证有哪些？

选择胰岛素治疗糖尿病的适应证：①1 型糖尿病；②各种严重的糖尿病急性或慢性并发症；③手术、妊娠和分娩；④新发病且与 1 型糖尿病鉴别困难的消瘦糖尿病病人；⑤新诊断的 2 型糖尿病伴有明显高血糖；⑥2 型糖尿病胰岛 β 细胞功能明显减退者；⑦某些特殊类型糖尿病。

11. 糖尿病酮症酸中毒的抢救包括哪些措施？

（1）小剂量胰岛素静脉持续滴注，剂量为每小时每千克体重 0.1 U，或每小时 5 U。也可用胰岛素泵皮下输注胰岛素。

（2）补液：根据病人失水的程度决定补液量和速度，要求在 $24 \sim 48$ 小时使失水得到纠正。无心脏病的病人，一般在前 2 小时内每小时输入 $1\,000 \sim 2\,000$ mL，以后每 $4 \sim 6$ 小时输入 1 000 mL。最初输给 0.9%氯化钠注射液，当血糖降到 13.9 mmol/L，则改输 5%葡萄糖注射液并加入胰岛素，剂量按葡萄糖每 $2 \sim 4$ g 给胰岛素 1 U。

（3）补碱：当血 pH 低于 7.0～7.1 或血碳酸氢钠低于 5 mmol/L 时即应补充碳酸氢钠溶液，浓度为 1.25%～1.4%，原则上补碱应少而慢地输注，一般仅补 1～2 次。

（4）补钾：如治疗前血钾不高，开始治疗时即可补钾，或开始输注葡萄糖液时补。每日补钾总量 4～8 g。如病人每小时尿量少于 30 mL，则应在每小时尿量达 40 mL 后再进行补钾。病人酮症酸中毒纠正后，还应每日口服补钾 3 g，维持 1 周。

（5）治疗并发症：如休克、严重感染、心力衰竭、心律失常、脑水肿、肾衰竭等。

（6）去除引起酮症酸中毒的诱因。

（7）加强护理，密切观察病情变化。

12. 试述糖尿病高渗性昏迷的临床特点。

高渗性昏迷是糖尿病的一种急性严重并发症，其临床特点包括：

（1）多见于老年 2 型糖尿病病人。

（2）发病前 2/3 的病人无糖尿病史或仅有轻度糖尿病。

（3）病人多有肾功能不全。

（4）血浆渗透压超过 320 mOsm/L，血钠增高或正常，血糖常大于 33.3 mmol/L。

（5）临床上有神经系统症状，如局限性抽搐、偏瘫、失语、巴宾斯基征阳性等。

13. 低血糖临床症状的出现与严重性取决于哪些因素？

取决于血糖的绝对水平和下降的速率、持续的时间，以及机体对低血糖的反应性及年龄等。一般血糖下降到 2.8 mmol/L 以下才出现低血糖症状。慢性低血糖症病人，血糖降到 2.8 mmol/L 以下也有不出现症状的。

14. 根据病因甲状腺功能亢进症分为哪几类？

根据病因甲状腺功能亢进症（简称甲亢）可分为：①弥漫性毒性甲状腺肿；②结节性毒性甲状腺肿；③甲状腺自主高功能腺瘤。

15. 甲状腺功能检查中哪些项目受碘的影响？哪些项目受甲状腺素结合球蛋白（TBG）的影响？

受碘影响的甲状腺功能检查有：①甲状腺摄^{131}I率。②三碘甲状腺原氨酸（或甲状腺片）抑制试验。受 TBG 影响的甲状腺功能检查有血清总 T_3 和总 T_4。

16. 用抗甲状腺药物治疗 Graves 病应注意什么？

用抗甲状腺药治疗 Graves 病时，应注意以下事项：①剂量应根据甲亢的严重程度及有无浸润性突眼而个别化。②疗程一般要坚持 1～2 年，不能间断。③临床症状明显减轻，T_3 和 T_4 降到正常后开始药物减量，直到减为维持量。④治疗中如甲状腺比治疗前肿大，突眼加重和甲状腺杂音更明显，可加用甲状腺片，每日 20～40 mg。⑤治疗前 1～3 个月，每 1～2 周需化验白细胞总数和分类 1 次，以观察有无白细胞减少不良反应。2 个月后，可每 0.5～1 个月化验 1 次。⑥追踪疗效采用测血清总 T_3 和总 T_4，不要用甲状腺摄^{131}I率。⑦治疗 1.5～2 年后，根据甲状腺功能和甲状腺激素受体抗体（TRAb）检测情况，决定是否可以停药。⑧停药后应追踪 1 年观察有无复发。

17. 哪些试验可作为停止抗甲状腺药物治疗的指标？以哪种试验最好？

有三项试验可作为抗甲状腺药物治疗停药指标：①T_3 抑制试验。②TRH 兴奋试验。

③血清 TSAb 测定。其中以 TSAb 为最好。

18. 简述放射性¹³¹I 治疗甲亢的机制。

放射性¹³¹I 治疗甲亢的机制是：①放射性¹³¹I 被摄入甲状腺后，释放出 β 射线破坏甲状腺组织。②减少甲状腺中能产生抗体的淋巴细胞以减少 TSAb 的生成。

19. 用放射性¹³¹I 治疗 Graves 病的适应证和禁忌证各有哪些？

（1）适应证：①甲状腺肿大Ⅱ度以上；②对抗甲状腺药过敏；③抗甲状腺药治疗或者手术治疗后复发；④甲亢合并心脏病；⑤甲亢伴白细胞减少、血小板减少或全血细胞减少；⑥甲亢合并肝、肾等脏器功能损害；⑦拒绝手术治疗或者有手术禁忌证；⑧浸润性突眼。

（2）禁忌证：妊娠和哺乳期妇女。

20. 试述甲亢危象的治疗原则。

（1）针对病因治疗。

（2）先用大剂量的抗甲状腺药，以丙硫氧嘧啶为首选。

（3）碘剂：轻者口服复方碘溶液，首剂 30～50 滴，以后每 6～8 小时 5～10 滴。重者可静脉滴注碘化钠，每次 0.5～1.0 g，加入 10%葡萄糖氯化钠溶液中。

（4）普萘洛尔 60～80 mg/d，每 4 小时 1 次。

（5）静脉滴注糖皮质激素，氢化可的松 300 mg 首次静脉滴注，以后每次 100 mg，每 8 小时 1 次。

（6）常规治疗效果差时，可选用腹膜透析、血液透析或血浆置换等措施。

（7）降温：高热者予物理降温。

（8）其他支持治疗。

21. 简述甲状腺结节病的临床概况。

甲状腺结节是临床常见疾病。流行病学调查显示：一般人群中通过触诊的检出率为 3%～7%，而借助高清晰超声的检出率可达 50%，女性和老年人群更为多见。5%～10%的甲状腺结节为恶性肿瘤，受年龄、性别、放射线接触史、家族史和其他因素影响。甲状腺结节的评估重点是鉴别其良恶性。

22. 试述甲状腺结节病的临床表现。

甲状腺结节是甲状腺内的独立病灶，这个病灶可以触及，或者在超声检查下发现其有区别于周边组织。但是，超声检查未能证实的结节，即使可以触及，也不能诊断为甲状腺结节。

未触及的结节与可以触及的相同大小的结节具有同等的恶性危险。对直径超过 1 cm 的结节需做进一步检查，因为这样的结节为甲状腺癌的可能性增大。对于直径＜1 cm 的结节，如果超声检查有癌性征象，有头颈部放射治疗史或甲状腺癌家族史时也要进一步检查。

23. 简述甲状腺结节病的危险因素。

根据病史和体格检查结果，提示结节为甲状腺癌的危险因素包括：①儿童；②成人年龄＜30 岁或＞60 岁；③男性；④儿童时期头颈部放射线照射史；⑤全身放射治疗史；⑥有甲状腺癌或多发性内分泌腺瘤病 2 型家族史；⑦结节迅速增大；⑧伴持续性声嘶、发音困难、吞咽困难或呼吸困难；⑨结节形状不规则、坚硬、固定；⑩颈部淋巴结肿大。

24. 何谓血脂异常？

血脂异常指血浆中脂质量和质的异常，通常指血浆中胆固醇、甘油三酯（TG）、低密度脂蛋白胆固醇（LDL-C）升高，也包括高密度脂蛋白胆固醇降低。由于脂质不溶或微溶于水，在血浆中与蛋白质结合以脂蛋白的形式存在，因此，血脂异常实际上表现为脂蛋白异常血症。血脂异常与其他心血管风险因素相互作用导致动脉粥样硬化，增加心脑血管病的发病率和死亡率。防治血脂异常对提高生活质量、延长寿命具有重要意义。

25. 简述高密度脂蛋白和低密度脂蛋白的主要功能。

（1）高密度脂蛋白（HDL）：主要功能是将外周组织包括动脉壁在内的胆固醇转运到肝脏进行代谢，这一过程称为胆固醇的逆转运，可能是 HDL 抗动脉粥样硬化作用的主要机制。HDL-C 低水平是动脉粥样硬化和早发 CVD 风险的一个强烈、独立且呈负相关的预测因子。

（2）低密度脂蛋白（LDL）：主要功能是将胆固醇转运到肝外组织，为导致动脉粥样硬化的重要脂蛋白。经过氧化或其他化学修饰后的 LDL，具有更强的致动脉粥样硬化作用。

26. 试述血脂异常的临床表现。

（1）黄色瘤、早发性角膜环和高脂血症眼底改变：由于脂质局部沉积所引起，其中以黄色瘤较为常见。黄色瘤是一种异常的局限性皮肤隆起，颜色可为黄色、橘黄色或棕红色，多呈结节、斑块或丘疹形状，质地一般柔软，最常见的是眼睑周围扁平黄色瘤。早发性角膜环出现于 40 岁以下，多伴有血脂异常。严重的高甘油三酯血症可产生脂血症眼底改变。

（2）动脉粥样硬化：脂质在血管内皮下沉积引起动脉粥样硬化，导致心脑血管和周围血管病变。某些家族性血脂异常可于青春期发生冠心病，甚至心肌梗死。严重的高胆固醇血症有时可出现游走性多关节炎。严重的高甘油三酯血症（尤其超过 10 mmol/L 者）可引起急性胰腺炎。

27. 试述血脂异常的治疗要点。

（1）治疗原则：继发性血脂异常应以治疗原发病为主。如糖尿病、甲状腺功能减退症经控制后，血脂有可能恢复正常。但是原发性和继发性血脂异常可能同时存在，如原发病经过治疗正常一段时期后，血脂异常仍然存在，考虑同时有原发性血脂异常，需给予相应治疗。

（2）生活方式干预：①饮食控制为治疗血脂异常的基础，需长期坚持。根据血脂异常的程度、分型以及性别、年龄和劳动强度等制订食谱。饮食中限制饱和脂肪酸摄入量（占总能量比例，一般人群＜10%）和胆固醇摄入量（＜300 mg/d），脂肪摄入优先选择富含 n-3（ω-3）多不饱和脂肪酸的食物，补充植物固醇（2～3 g/d）和可溶性纤维（10～25 g/d）。②增加有规律的体力活动，控制体重，保持合适的体重指数（BMI）。③戒烟、限盐、限制饮酒，禁烈性酒。

（3）药物治疗：调脂药物种类很多，如他汀类药物、贝特类药物、烟酸类药物、树脂类药物，以及肠道胆固醇吸收抑制药、普罗布考、n-3 脂肪酸制剂等，可根据血脂异常的类型选择使用。

28. 何谓体重指数（BMI）？

体重指数（BMI）用以测量身体肥胖程度，是诊断肥胖症最重要的指标。其计算公式如下：

$$BMI(kg/m^2)=体重(kg)/身高^2(m^2)$$

29. 试述肥胖症的诊断标准。

2021 年《中国成人超重和肥胖症预防控制指南》：$BMI\geqslant24\ kg/m^2$ 为超重，$\geqslant28\ kg/m^2$ 为肥胖；男性腰围$\geqslant85\ cm$ 和女性腰围$\geqslant80\ cm$ 为腹型肥胖。

30. 糖皮质激素的给药方法有几种？

（1）替代疗法：每日只给予生理剂量的糖皮质激素。

（2）抑制替代疗法。

（3）冲击疗法：在短期内给予大剂量糖皮质激素，时间只允许连续 5 日以下，可突然撤药。

（4）短程治疗（1 个月以内）、中程治疗（2～3 个月）及长程治疗（6 个月以上）。

（5）间歇给药法：即每周内给糖皮质激素 3～5 日，然后停 1～2 日再给。

（6）隔日给药法：即每隔 1 日早晨服糖皮质激素 1 次，剂量为 1～2 日的总量，或 30～60 mg。

31. 长期使用药理剂量的糖皮质激素的不良反应有哪些？

长期使用药理剂量的糖皮质激素可发生下列不良反应：①向心性肥胖。②糖耐量减低和诱发糖尿病病变为显性。③高血压。④骨质疏松和无菌性骨坏死。⑤闭经/阳痿。⑥精神失常或诱发精神病。⑦良性颅内压增高（儿童多见）。⑧溃疡病和胰腺炎。⑨出血倾向和血栓形成。⑩激素性白内障和激素性青光眼。⑪并发细菌和真菌感染。⑫水肿（天然的糖皮质激素）。⑬低钾和低钙。⑭儿童生长受抑制。

32. 糖皮质激素可用于哪些疾病的诊断和鉴别诊断？

（1）肥胖与肾上腺皮质功能亢进症：用小剂量地塞米松抑制试验，前者可被抑制（即服地塞米松后，24 小时尿中 17 -羟皮质类固醇或皮质醇比服药前减少 5％），后者不能被抑制。此外，小剂量地塞米松抑制试验还可用于诊断原发性醛固酮增多症中的糖皮质激素可抑性醛固酮增多症型。

（2）肾上腺皮质增生和肾上腺皮质腺瘤与癌的鉴别：用大剂量地塞米松抑制试验，前者可被抑制，后者不被抑制。

 §9.5.2　内分泌和代谢性疾病自测试题（附参考答案）

一、选择题

【A 型题】

1. 糖尿病神经病变中以何种神经受累最常见　　　　　　　　　　　　　　　　（　　）

A. 自主神经　　B. 第Ⅲ对脑神经　　C. 脊髓神经根　　D. 周围神经　　E. 脊髓前角

2. 下列哪项不是成人迟发性自身免疫性糖尿病的临床特点　　（　　）

A. 开始临床表现与 2 型糖尿病相似　　B. 不肥胖　　C. 开始用口服降糖药可控制血糖，但 1 年以后易发生对磺脲类药物继发性失效　　D. 血浆 C 肽水平低　　E. 早期易发生酮症酸中毒

3. 甲状腺功能亢进症用抗甲状腺药物治疗后的停药指标中以哪项最好　　（　　）

A. 血清总 T₃、总 T₄　　B. 血浆 TSH 水平（放免法）　　C. 血浆 TSAb 测定　　D. TRH 兴奋试验　　E. T₃ 抑制试验

4. 下列甲状腺功能试验哪项受己烯雌酚的影响　　（　　）

A. 甲状腺摄碘（¹³¹I）率　　B. 总 T₃ 及总 T₄　　C. TSH 测定　　D. 游离的 T₃、T₄　　E. T₃ 抑制试验

5. 下列哪项不是糖皮质激素使用的绝对禁忌证　　（　　）

A. 青光眼　　B. 重度高血压　　C. 活动性肺结核　　D. 骨质疏松　　E. 妊娠

6. 垂体肿瘤最常见的是　　（　　）

A. 促性腺激素瘤　　B. 催乳素瘤　　C. 促甲状腺激素瘤　　D. 生长激素分泌细胞瘤　　E. 无功能瘤

7. 单纯性甲状腺肿最常见的原因是　　（　　）

A. 缺碘　　B. 桥本甲状腺炎后　　C. 碘过多　　D. 药物性甲状腺功能减退　　E. 先天性缺陷

8. 在抢救甲状腺功能亢进危象时应首选下列哪种药物　　（　　）

A. 甲巯咪唑　　B. 丙硫氧嘧啶　　C. 糖皮质激素　　D. 复方碘液　　E. 大剂量普萘洛尔

9. 认为是抗动脉粥样硬化的因子是　　（　　）

A. 乳糜微粒　　B. 极低密度脂蛋白　　C. 中间密度脂蛋白　　D. 低密度脂蛋白　　E. 高密度脂蛋白

10. 对所有高脂血症病人，首要的、基本的，并需长期坚持的治疗措施应该为　　（　　）

A. 饮食治疗　　B. 体育锻炼　　C. 药物治疗　　D. 血液净化治疗　　E. 外科治疗

【X 型题】

11. 糖尿病酮症酸中毒治疗中如果补碱过多过快，会出现哪些严重并发症　　（　　）

A. 脑水肿　　B. 加重组织缺氧　　C. 碱中毒　　D. 缺钾　　E. 低血糖

12. 测定血清 TSH 的方法有　　（　　）

A. 放射免疫学　　B. 免疫放射学　　C. 免疫化学发光法　　D. 酶联免疫法　　E. 时间分辨免疫荧光法

13. 关于生长激素缺乏性矮小症正确的描述是　　（　　）

A. 生长速度极为缓慢　　B. 成年后多保持童年体型和外貌　　C. 智力发育一般不正常　　D. 成年身高一般不超过 130 cm　　E. 青春期性器官仍不发育或明显延迟发育

14. 关于原发性甲状旁腺功能亢进症正确的描述是　　（　　）

A. 多见于 20～50 岁成年人　　B. 女性多见　　C. 起病缓慢，临床表现多种多样　　D. 血钙升高　　E. 血磷升高

15. 关于痛风，以下叙述正确的有　　（　　）

A. 血尿酸增高就会有痛风　　B. 痛风多见于体型肥胖的中老年人和绝经期妇女　　C. 痛风石是痛风特征性损害　　D. 痛风肾病指明显的高尿酸血症引起的急性梗阻型肾病　　E. 痛风肾病指尿酸盐沉积于肾髓质，导致的慢性肾间质炎症

二、填空题

1. 用胰岛素治疗的糖尿病病人，如果白天尿糖全部阴性，而空腹血糖增高，应考虑为：_____效应、_____现象和_____分泌不足3种可能。

2. 酮体包括_____、_____和_____，引起酸中毒主要是_____、_____。

3. 糖尿病治疗中，饮食治疗的每日总热卡量是由_____和_____来决定的。

4. ^{131}I治疗甲亢的机制是^{131}I能释放出_____射线破坏甲状腺滤泡上皮细胞。服药后常见的急性并发症为_____，常见的慢性并发症为_____。

5. 血糖正常值是：空腹_____，服糖2小时后_____。

6. 生长激素过多在_____引起巨人症，在_____导致肢端肥大症。

7. 地方性甲状腺肿的最常见原因是_____。

8. Graves病眼征中_____是重要而较特异的体征之一。

9. 库欣综合征的特征性表现是_____。该病首选治疗方法是_____。

10. 防治原发性骨质疏松症的基本药物包括_____和_____。

三、判断题

1. 口服糖耐量试验异常加上尿糖阳性即可诊断为原发性糖尿病。 （   ）

2. 糖尿病病人尿酮体为阳性即可诊断为酮症酸中毒。 （   ）

3. 肥胖型2型糖尿病初发者可首选二甲双胍类或噻唑烷二酮类口服降糖药。 （   ）

4. 血清总T_3和总T_4出现分离现象（即其中一个正常、一个升高或降低）只见于甲亢复发的早期。

（   ）

5. 口服避孕药对甲状腺摄^{131}I率无影响。 （   ）

四、名词解释

1. 肥胖症

2. 尿崩症

3. 生长激素缺乏性矮小症

4. 肾上腺危象

五、问答题

1. 试述甲状腺危象的抢救原则。

2. 试述原发性醛固酮增多症临床表现的发展阶段。

3. 何谓地方性甲状腺肿？试述其病因和发病机制。

4. 试述甲状旁腺功能减退症的临床特点。

5. 简述肥胖症的流行病学特点。

📖 参考答案

一、选择题

1. D　2. E　3. C　4. B　5. C　6. B　7. A　8. B　9. E　10. A　11. ABCD　12. ABC
13. ABDE　14. ABCD　15. BCE

二、填空题

1. Somoygi　黎明　夜间胰岛素

2. 乙酰乙酸　β-羟丁酸　丙酮　乙酰乙酸　β-羟丁酸

3. 理想体重　活动程度

4. β　放射性甲状腺炎　甲状腺功能减退

5. <6.1 mmol/L　<7.8 mmol/L

6. 骨骺未融合　骨骺已融合

7. 碘缺乏

8. 突眼

9. 向心性肥胖　垂体微腺瘤切除

10. 钙剂　维生素D

三、判断题

1. ×　2. ×　3. √　4. ×　5. ×

四、名词解释

1. 肥胖症：当进食热量多于人体消耗量而以脂肪形式储存体内超过标准体重20%时或体重指数[体重(kg)/身高²(m²)]大于28称为肥胖症。如无明显病因可寻者称为单纯性肥胖症；具有明确病因者称为继发性肥胖症。

2. 尿崩症：是由于抗利尿激素缺乏、肾小管重吸收水的功能障碍，从而引起以多尿、烦渴、多饮与低比重尿和低渗尿为主要表现的一种病症。本病是由于下丘脑-神经垂体部位的病变所致，但部分病例可无明显病因。尿崩症可发生于任何年龄，以青年为多见。

3. 生长激素缺乏性矮小症：是指自儿童期起病的腺垂体生长激素缺乏而导致生长发育障碍，又称生长激素缺乏性侏儒症。其病因可为特发性或继发性；可为单一性生长激素缺乏，但往往伴有促性激素缺乏，也可伴有腺垂体其他激素缺乏。本病大多见于男性，男女比例为（3～4）:1，原因未明。

4. 肾上腺危象：为Addison病急骤加重的表现，常发生于感染、创伤、手术、分娩、过劳、大量出汗、呕吐、腹泻、失水或突然中断治疗等应激情况下，表现为恶心、呕吐、腹痛或腹泻、严重脱水、血压降低、心率快、脉细弱、精神失常，常有高热、低血糖症、低钠血症，血钾可低可高。

五、问答题

1. 甲状腺危象的救治原则如下：

（1）针对病因治疗。

（2）先用大剂量的抗甲状腺药，以丙硫氧嘧啶为首选。

（3）碘剂：轻者口服复方碘溶液，首剂30～50滴，以后每6～8小时5～10滴。重者可静脉滴注碘化钠，每次0.5～1.0 g，加入10%葡萄糖氯化钠溶液中。

（4）普萘洛尔60～80 mg/d，每4小时1次。

（5）静脉滴注糖皮质激素，氢化可的松300 mg首次静脉滴注，以后每次100 mg，每8小时1次。

（6）常规治疗效果差时，可选用腹膜透析、血液透析或血浆置换等措施。

（7）降温：高热者予物理降温。

（8）其他支持治疗。

2. 原发性醛固酮增多症临床发展可分为以下阶段：

（1）早期：仅有高血压，此时无低血钾症状，醛固酮分泌增多及肾素系统受抑制，导致血浆醛固酮/肾素比值上升。

（2）高血压、轻度钾缺乏期：血钾轻度下降或呈间歇性低血钾或在某种诱因下出现低血钾。

（3）高血压、严重钾缺乏：出现神经肌肉功能障碍。

3. 甲状腺肿是指良性甲状腺上皮细胞增生形成的甲状腺体积增大和质量增加。单纯性甲状腺肿又称非毒性甲状腺肿，是指非炎症和非肿瘤原因，不伴有临床甲状腺功能异常的甲状腺肿。单纯性甲状腺肿病人约占人群的 5％，女性发病率是男性的 3～5 倍。如果一个地区儿童中单纯性甲状腺肿的患病率超过10％，则称为地方性甲状腺肿。本病多见于山区和远离海洋的地区。

地方性甲状腺肿的最常见原因是碘缺乏病（IDD）。碘是甲状腺合成甲状腺激素的重要原料之一，碘缺乏时合成甲状腺激素不足，反馈引起垂体分泌过量的 TSH，刺激甲状腺增生肥大，形成甲状腺肿。

4. 甲状旁腺功能减退症简称甲旁减，是指甲状旁腺素（PTH）分泌过少和/或效应不足而引起的一组临床综合征。其临床特点是手足搐搦、癫痫样发作、低钙血症和高磷血症。临床常见类型有特发性甲旁减、继发性甲旁减、低血镁性甲旁减和新生儿甲旁减，少见类型包括假性甲旁减等。长期口服钙剂和维生素 D 制剂可使病情得到控制。

5. 肥胖症指体内脂肪堆积过多和/或分布异常、体重超重，是遗传因素、环境因素、饮食因素等多种因素相互作用所引起的慢性代谢性疾病。超重和肥胖症在全球流行，已成为严峻的公共卫生危机之一。全球超重者近 10 亿人，肥胖症病人 6.04 亿人，每年至少有 260 万人死于肥胖及其相关疾病，在西方国家成年人中，约有半数人超重和肥胖。我国肥胖症患病率迅速上升，目前，我国成人超重率为 34.26％，肥胖率为 10.9％。肥胖症与多种疾病如 2 型糖尿病、血脂异常、高血压、冠心病、卒中、肿瘤等密切相关。肥胖症及其相关疾病可损害病人身心健康，使生活质量下降，预期寿命缩短。

§9.6 肾脏疾病

§9.6.1 肾脏疾病基本知识问答

1. 血尿与血红蛋白尿有何区别？

（1）血尿：呈洗肉水色乃至鲜红色，静置后出现一层红色沉淀，振荡时呈云雾状，显微镜检查可见大量红细胞，隐血试验阴性或阳性反应。

（2）血红蛋白尿：呈红葡萄酒色或酱油色，静置后无沉淀，显微镜检查无红细胞或偶有少数红细胞，隐血试验呈强阳性反应。

2. 试述血尿的常见病因。

（1）泌尿系本身原因引起：①炎症，包括细菌、结核、真菌等所致的上、下泌尿道感染。②各种原因所致的急、慢性肾小球肾炎。③机械性损伤，包括外伤所致、泌尿系或邻近部位肿瘤侵袭所致、结石所致等。④先天畸形，包括多囊肾、薄基底膜肾病、胡桃夹现象等。

（2）全身疾病引起：①出血性疾病，包括血友病、血小板减少性紫癜、恶性组织细胞病、再生障碍性贫血等。②风湿性疾病，包括系统性红斑狼疮、血管炎等。③感染性疾病，包括流行性出血热、脓毒血症、钩端螺旋体病、丝虫病等。④代谢性疾病，包括痛风肾病、糖尿病肾病等。⑤心血管疾病，包括充血性心力衰竭、肾脏动脉和/或静脉栓塞等。⑥物理化学原因，包括过敏、药物或重金属中毒等。⑦功能性原因，包括运动性血尿。

3. 血尿伴有肾绞痛、膀胱刺激征、高血压、腰部包块或皮肤黏膜出血者，可分别见于哪些疾病？

（1）血尿伴肾绞痛：可起源于结石、干酪性物质和血凝块等所致的尿路梗阻。

（2）血尿伴膀胱刺激征：提示病变位于膀胱或尿道，可能为普通细菌感染或结核感染。

（3）血尿伴高血压：可见于急、慢性肾小球肾炎，急进性肾小球肾炎，急进性高血压病，先天性多囊肾，肾动脉栓塞，结节性多动脉炎等。

（4）血尿伴腰部包块：可见于多囊肾、肾肿瘤和肾结核。

（5）血尿伴皮肤黏膜出血：可见于过敏性紫癜、败血症、感染性心内膜炎、流行性出血热、钩端螺旋体病和血液病。

4. 管型尿有何临床意义？

红细胞管型对急性肾小球肾炎，白细胞管型对肾盂肾炎或间质性肾炎的诊断有重要价值。颗粒管型常见于各种肾小球疾病和肾小管损伤。脂肪管型多见于肾病综合征。上皮细胞管型可见于急性肾小管坏死或活动性肾小球肾炎。蜡状管型常见于慢性肾小球肾炎晚期。

5. 肾脏疾病常见的临床综合征有哪些？各有何临床特点？

（1）肾病综合征：①大量蛋白尿（＞3.5 g/d）。②明显低蛋白血症（血清白蛋白＜30 g/L）。③明显水肿。④高脂血症。其中①、②两项为诊断所必需的条件。

（2）肾炎综合征：病人常有蛋白尿、血尿、水肿和高血压等临床表现。按病程可分为急进性肾炎综合征、急性肾炎综合征和慢性肾炎综合征。

（3）隐匿性肾炎综合征：可有单纯性蛋白尿和/或单纯性血尿，起病隐匿，除尿检查异常外，无水肿、高血压和肾功能异常。

（4）尿路感染综合征：有尿路感染刺激症状，可伴脓尿或菌尿。

6. 急进性肾小球肾炎与急性肾小球肾炎如何鉴别？

两者均可急骤起病，均可表现为水肿、血尿、蛋白尿、高血压。但前者表现为持续性少尿或无尿，肾功能进行性恶化，终至肾衰竭，如不及时治疗则多于半年左右死于尿毒症。应及时肾活检明确诊断。

7. 慢性肾炎主要应与哪些疾病鉴别？

（1）继发性肾小球肾炎：如狼疮性肾炎、紫癜性肾炎。

（2）奥尔波特综合征（又称遗传性肾炎）：常起病于青少年，且多在 10 岁之前。病人有眼、耳异常，并有阳性家族史。

（3）隐匿性肾炎：主要为无症状性血尿、蛋白尿，无水肿、高血压和肾功能损害。

（4）感染后急性肾炎：有前驱感染，伴有抗 O 升高、补体下降。应与急性发作起病的慢性肾炎相鉴别，后者潜伏期较短，无自愈倾向，呈慢性经过，可资区别。

（5）良性小动脉性肾硬化症：先有较长期高血压，其后再出现肾损害，一般尿检改变轻微，如轻度蛋白尿、镜下血尿等。肾小管功能减退出现较早，高血压所致心脑及眼底并发症较常见。

8. 慢性肾炎与高血压肾小动脉硬化如何鉴别?

高血压肾小动脉硬化病人起病多在 40 岁以后,无肾病史,血压增高在尿改变前出现,且尿检变化轻,肾小管功能异常较肾小球功能异常出现更早且重,常伴有较重的心、脑血管合并症。

9. 肾病综合征的主要并发症有哪些?

(1)感染:与营养不良、免疫功能紊乱及应用糖皮质激素有关。常见感染部位为肺部、泌尿道、皮肤。由于应用激素,感染的临床征象常不明显。

(2)血栓、栓塞并发症:由于血液浓缩及高脂血症造成血液黏滞度增加,加之其他原因引起机体凝血、抗凝和纤溶系统失衡,导致血栓形成。以肾静脉和下腔静脉血栓形成最常见。此外,肺血管、脑血管和冠状血管栓塞也不少见,是影响肾病综合征治疗效果和预后的重要原因。

(3)急性肾衰竭:可因有效血容量不足所致肾血流量下降诱发肾前性氮质血症。少数病例由于肾间质水肿压迫肾小管,及大量蛋白管型阻塞肾小管,诱发肾小管上皮细胞损伤、坏死,导致急性肾衰竭。表现为少尿、无尿,扩容、利尿无效,血肌酐和尿素氮升高,水、电解质紊乱和酸中毒。此外,常伴有全身各系统并发症。

(4)蛋白质及脂代谢紊乱。

10. 肾病综合征用激素和环磷酰胺治疗时应注意观察哪些不良反应?

激素可诱发、掩盖和加重各种感染,导致应激性溃疡,增高血压和血糖,加重氮质血症,引起电解质紊乱,并可出现神经精神障碍、股骨头坏死等。环磷酰胺可引起骨髓抑制及中毒性肝损害、脱发、性功能减退和出血性膀胱炎等。

11. 试述慢性肾盂肾炎的诊断依据。

在急性肾盂肾炎检查中,下述情况具有重要诊断价值:①静脉肾盂造影显示肾盂肾盏变形、缩窄。②肾外形凹凸不平,两肾大小不等。③肾小管功能有持续性损害。

12. 肾盂肾炎的并发症有哪些?

肾盂肾炎并发症有:①肾盂积脓或肾盂积水。②肾乳头坏死。③肾周围脓肿。④肾衰竭。⑤败血症。

13. 试述药物过敏性急性间质性肾炎的临床表现。

(1)全身过敏反应:发热、皮疹、血中嗜酸粒细胞增多、血 IgE 增高、关节痛及淋巴结肿大。

(2)尿异常:无菌性白细胞尿,嗜酸性粒细胞可达 20%～30%,肉眼或镜下血尿及蛋白尿。

(3)肾功能:可正常或并发急性肾衰竭。隐匿起病者,以逐渐发生的肾功能不全为主要表现。

14. 慢性肾盂肾炎应如何合理使用抗生素?

慢性肾盂肾炎治疗的关键是积极寻找并去除易感因素,急性发作时抗生素治疗同急性肾盂肾炎。

(1)病情较轻者:口服抗生素治疗 10～14 日,首选对革兰阴性杆菌敏感的抗生素,72

小时无效者需根据尿培养药敏结果调整抗生素。治疗 14 日后，约 90％可治愈。如尿菌仍阳性，选用敏感抗生素继续治疗 4～6 周。

（2）严重感染、全身中毒症状明显者：静脉给药，可于热退后 3 日改为口服抗生素，完成 14 日足疗程治疗。72 小时无效者需根据尿培养药敏结果调整抗生素。14 日后仍持续发热者，需警惕肾盂肾炎并发症，如肾盂脓肿、肾周脓肿、脓毒血症等。

15. 治疗尿毒症病人时，应如何积极去除诱发加重之因素？

积极控制各种感染，避免使用肾毒性药物。积极纠正水、电解质平衡失调，纠正高血压或低血压，及时控制心力衰竭，消除尿路梗阻，血容量不足和贫血，糖尿病肾病病人控制血糖，避免使用肾毒性药物等。

§9.6.2　肾脏疾病自测试题（附参考答案）

一、选择题

【A 型题】

1. 血尿伴高血压最常见于下列哪种疾病 （　　）

A. 流行性出血热　　B. 肾结核　　C. 肾肿瘤　　D. 肾小球肾炎　　E. 感染性心内膜炎

2. 肾病性水肿产生的主要因素为 （　　）

A. 全身毛细血管渗透性增加　　B. 肾小球滤过率下降　　C. 低蛋白血症　　D. 继发性醛固酮增多

E. 低钠血症

3. 尿中出现何种管型对诊断肾盂肾炎有帮助 （　　）

A. 红细胞管型　　B. 上皮细胞管型　　C. 白细胞管型　　D. 颗粒管型　　E. 混合管型

4. 男性，22 岁，血压 130/80 mmHg，大量尿蛋白，血浆清蛋白 25 g/L。下列何种疾病可能性大

（　　）

A. 隐匿性肾炎　　B. 高血压肾小动脉硬化　　C. 急性肾炎　　D. 肾病综合征　　E. 慢性肾炎

5. 病人，女，35 岁，反复水肿 3 年，BP 160/94 mmHg，Hb 80 g/L，尿蛋白（＋＋），镜检 RBC 2～4/HP，BUN 10 mmol/L。该病人患哪种疾病可能性大 （　　）

A. 慢性肾盂肾炎　　B. 隐匿性肾炎　　C. 慢性肾炎　　D. 肾病综合征　　E. 高血压肾小动脉硬化

6. 男性，15 岁，3 周前发热、咽痛，1 周来眼睑轻度浮肿，尿少。1 日前突然剧烈头痛，呕吐，全身抽搐，意识不清。BP 170/110 mmHg，尿常规尿白（＋＋），RBC（＋＋＋）/HP，可见红细胞管型。最可能的诊断是 （　　）

A. 高血压并发高血压脑病　　B. 颅内占位性病变　　C. 慢性肾炎并发尿毒症脑病　　D. 急性肾炎并发高血压脑病　　E. 癫痫发作

7. 女性，18 岁，发现尿蛋白（＋）～（＋＋）、红细胞（＋），多次于上呼吸道感染后出现肉眼血尿，无水肿，无血压增高，肾功能检查正常。其诊断最可能为 （　　）

A. 慢性肾炎　　B. 慢性肾盂肾炎　　C. 隐匿性肾炎　　D. 肾病综合征　　E. 急进性肾炎

8. 下列区别急慢性肾衰竭最有力的临床依据是 （　　）

A. 病史　　B. 血压　　C. 心功能　　D. 肾功能　　E. PTH 值

9. 判断肾功能最常用的指标是　　　　　　　　　　　　　　　　　　　　（　　）

A. 放射性核素邻碘［^{131}I］马尿酸钠测定肾血浆流量　　B. 静脉肾盂造影　　C. 内生肌酐清除率
D. 经皮肾活检病理组织学检查　　E. 菊粉清除率

10. 有关急性肾小球肾炎预后，下列哪项叙述是错误的　　　　　　　　　　（　　）

A. 绝大多数病人于 1～4 周出现利尿、消肿、降压，尿化验也常随之好转　　B. 血清 C_3 在 4～8 周内
恢复正常　　C. 少数病人镜下血尿及微量尿蛋白有时可迁延半年至 1 年才消失　　D. 小于 3% 的病人可
因急性肾衰竭救治不当而死亡　　E. 因急性肾衰竭救治不当而死亡的多为高龄病人

11. 肾病综合征诊断标准是　　　　　　　　　　　　　　　　　　　　　　（　　）

A. 尿蛋白超过 3.5 g/d，血浆蛋白低于 25 g/L　　B. 尿蛋白超过 3.0 g/d，血浆蛋白低于 28 g/L
C. 尿蛋白超过 3.5 g/d，血浆蛋白低于 30 g/L　　D. 尿蛋白超过 3.5 g/d，血浆蛋白低于 35 g/L
E. 尿蛋白超过 4.0 g/d，血浆蛋白低于 35 g/L

【X 型题】

12. 血红蛋白尿的临床表现为　　　　　　　　　　　　　　　　　　　　　（　　）

A. 尿液静置后有红色沉淀　　B. 尿色呈红葡萄酒色　　C. 全身无溶血的表现　　D. 显微镜检无红
细胞或少数红细胞　　E. 振荡时呈云雾状

13. 急进性肾炎与急性肾炎的鉴别是前者具有　　　　　　　　　　　　　　（　　）

A. 大量蛋白尿　　B. 持续性少尿或无尿　　C. 显著高血压　　D. 迅速发生并加重的肾功能损害
E. 水肿

14. 肾脏的生理功能主要有　　　　　　　　　　　　　　　　　　　　　　（　　）

A. 排泄代谢废物　　B. 调节水、电解质平衡　　C. 内分泌功能　　D. 调节酸碱平衡　　E. 通过
上述功能维持机体内环境的恒定

15. 以下有关慢性肾小球肾炎的描述哪些正确　　　　　　　　　　　　　　（　　）

A. 蛋白尿、血尿、高血压、水肿为基本表现　　B. 病情迁延，病变缓慢　　C. 最终发展为慢性肾
衰竭　　D. 是一组疾病　　E. 疾病表现呈多样性

16. 慢性肾炎的治疗原则包括　　　　　　　　　　　　　　　　　　　　　（　　）

A. 积极控制高血压　　B. 限制食物中蛋白质及磷入量　　C. 应用抗血小板的药物　　D. 避免加重
肾脏损害的因素　　E. 糖皮质激素及细胞毒药物

17. 糖皮质激素治疗原发性肾病综合征的原则和方案一般包括　　　　　　　（　　）

A. 起始足量：泼尼松 1 mg/(kg·d)，持续 8～12 周　　B. 缓慢减药：足量治疗后每 1～2 周减原用
量的 10%，当每日 20 mg 时减量更应缓慢　　C. 长期维持：以每日 10 mg 的剂量维持 6～12 个月或更长
D. 地塞米松比泼尼松的疗效更好　　E. 有肝功能损害或泼尼松疗效不佳时可改为泼尼松龙口服或静脉
注射

18. 长期应用激素的病人易出现　　　　　　　　　　　　　　　　　　　　（　　）

A. 感染　　B. 药物性糖尿　　C. 骨质疏松　　D. 股骨头无菌性坏死　　E. 皮肤紫纹

19. 尿路感染的确诊下列哪几项正确　　　　　　　　　　　　　　　　　　（　　）

A. 尿路感染的确诊只能确立在尿细菌定量培养的基础上　　B. 只要清洁中段尿和导尿培养出有细菌
生长，即可确诊　　C. 只有膀胱穿刺尿做细菌定性培养，才能确诊　　D. 如果 2 次中段尿培养均为
10^5/mL，且为同一菌种，即使无感染症状，也能确诊　　E. 尿细胞培养含菌量≥10^4/mL，即可确诊

20. 下述哪些因素可促使肾功能受损　　　　　　　　　　　　　　　　　　（　　）

A. 血容量不足　　B. 感染　　C. 尿路结石　　D. 心力衰竭　　E. 肾毒性药物的使用

二、填空题

1. 血尿伴腰部包块可见于_____、_____和_____。
2. 肾病综合征的临床特点为_____、_____、_____和/或_____。
3. 急性肾盂肾炎尿沉渣中_____细胞增多，有时可有_____管型，尿_____检查阳性。
4. 肾盂肾炎的并发症可有_____、_____、_____、_____、_____。
5. 肾炎综合征临床特点为_____、_____、_____。

三、判断题

1. 血红蛋白尿显微镜下可见大量红细胞。　　　　　　　　　　　　　　　　（　　）
2. 尿三杯试验，如三杯尿中均有血液则提示血尿来自肾脏、输尿管或膀胱内弥漫性出血。（　　）
3. 肾病性水肿主要原因是由于肾小球滤过率下降。　　　　　　　　　　　　（　　）
4. 白细胞管型对肾盂肾炎的诊断有重要价值。　　　　　　　　　　　　　　（　　）
5. 肾病综合征的临床特点是水肿、血尿和高血压。　　　　　　　　　　　　（　　）

四、名词解释

1. 肾炎性水肿
2. 血尿
3. 蛋白尿
4. 隐匿性肾小球肾炎
5. 急性肾衰竭

五、问答题

1. 血尿病人尿三杯试验有何临床意义？
2. 如何鉴别慢性肾炎与慢性肾盂肾炎？
3. 哪些原因可以导致肾盂肾炎反复发作？
4. 尿毒症病人并发感染时，应如何选择使用抗生素？
5. 试述急性肾衰竭应用透析疗法的适应证。

📖 参考答案

一、选择题

1. D　2. C　3. C　4. D　5. C　6. D　7. C　8. E　9. C　10. D　11. C　12. BD　13. BD
14. ABCDE　15. ABCD　16. ABCD　17. ABCE　18. ABCDE　19. BD　20. ABCDE

二、填空题

1. 肾脏肿瘤　肾结核　多囊肾
2. 大量蛋白尿　明显低蛋白血症　高度水肿　高脂血症
3. 白细胞　白细胞　细菌学
4. 肾盂积脓　肾乳头坏死　肾周围脓肿　肾衰竭　败血症
5. 血尿　蛋白尿　高血压

三、判断题

1. ×　2. √　3. ×　4. √　5. ×

四、名词解释

1. 肾炎性水肿：主要是由于肾小球滤过率下降，而肾小管重吸收功能基本正常造成"球-管失衡"和肾小球滤过分数下降，导致水钠潴留形成水肿。

2. 血尿：离心后尿沉渣镜检每高倍视野超过 3 个为血尿，1 L 尿含 1 mg 血即呈现肉眼血尿。

3. 蛋白尿：当尿蛋白超过 150 mg/d，尿蛋白定性阳性，称为蛋白尿。若尿蛋白量大于 3.5 g/d，则称为大量蛋白尿。

4. 隐匿性肾小球肾炎：表现为无水肿、高血压及肾功能损害，而仅表现为蛋白尿和/或肾小球性血尿的一组肾小球病。

5. 急性肾衰竭：是指由于各种病因引起肾功能在短期内（数小时或数日）急剧下降的临床综合征，其血肌酐平均每日增加≥44.2 μmol/L。

五、问答题

1. 尿三杯试验的临床意义如下：

（1）第一杯尿中含有血液，而其余两杯无血液或很少血液，提示血液来自尿道。

（2）第三杯尿中含有血液，提示血液来自膀胱颈部和三角区、后尿道或前列腺。

（3）如三杯均为血尿，提示血液来自肾脏、输尿管，或有膀胱内弥漫性出血。

2. 慢性肾炎与慢性肾盂肾炎鉴别如下：有泌尿系感染史，尿沉渣中白细胞经常反复出现，甚至有白细胞管型，尿细菌学检查阳性，X 线检查示肾盂及肾盏变形，以一侧肾损伤为主，提示慢性肾盂肾炎。如尿蛋白量较多，且以肾小球源性蛋白为主，肾小球功能损害较肾小管功能损害为重，则提示慢性肾炎。

3. 导致肾盂肾炎反复发作的原因如下：

（1）泌尿系畸形，尿道口附近有病灶，病人抵抗力降低。

（2）尿路引流不畅。

（3）致病菌为耐药菌株，包括原浆型（L 型）菌株。

（4）肾内瘢痕形成，致病菌不易被清除。

4. 尿毒症并发感染时选用抗生素的原则如下：

（1）可按正常剂量使用的药物：青霉素 G、氨苄西林、林可霉素、红霉素等。

（2）须按肌酐清除率减量使用的药物：羧苄西林、头孢菌素类。

（3）不宜使用的药物：多黏菌素、黏菌素、氨基糖苷类、磺胺类、呋喃妥啶等。

5. 急性肾衰竭经保守疗法无效，出现下列情况者，应进行透析治疗：①急性肺水肿。②血钾在 6.5 mmol/L 以上。③血尿素氮 21.4 mmol/L 以上或血肌酐 442 μmol/L 以上。④高分解代谢状态，血肌酐每日升高超过 176.8 μmol/L 或血尿素氮每日超过 8.9 mmol/L，血钾每日上升 1 mmol/L 以上。⑤无明显高分解代谢，但无尿 2 日以上或少尿 4 日以上。⑥酸中毒，二氧化碳结合力低于 13 mmol/L，pH<7.25。⑦少尿 2 日以上，伴有下列任一情况者：体液潴留，如结膜水肿、心音呈奔马律、中心静脉压增高；尿毒症症状，如持续呕吐、烦躁、嗜睡；高血钾，血钾大于 6.0 mmol/L，心电图有高钾改变。

§9.7 结缔组织病和风湿性疾病

§9.7.1 结缔组织病和风湿性疾病基本知识问答

1. 简述"风湿"的含义。

"风湿"一词是指关节、关节周围软组织、肌肉和骨骼出现的慢性疼痛。这种疼痛症状除出现在风湿病外，也可能见于肿瘤、内分泌系统疾病、神经系统疾病、遗传病和一些不明原因的情况。

2. 何谓风湿性疾病？

风湿性疾病简称风湿病，是泛指一组以内科治疗为主的肌肉骨骼系统疾病，包括弥漫性结缔组织病及各种病因引起的关节和关节周围软组织（包括肌、肌腱、韧带等）的疾病。

3. 何谓结缔组织病？

结缔组织病是弥漫性结缔组织病的简称，是风湿性疾病中的一大类。它除有风湿病的慢性病程、肌肉关节病变外，尚有以下特点：①属自身免疫病，曾被称为胶原性疾病。②以血管和结缔组织慢性炎症的病理改变为基础。③病变累及多个系统，包括肌肉、骨骼系统。④同一疾病在不同病人的临床谱和预后差异甚大。⑤对糖皮质激素治疗有一定反应。⑥病程呈慢性经过，晚期常有多个器官损害。

结缔组织病通常包括系统性红斑狼疮、系统性硬化症、多发性肌炎和皮肌炎、类风湿关节炎、干燥综合征、混合结缔组织病等。

4. 试述风湿性疾病的范畴和分类。

根据发病机制、病理和临床特点，风湿性疾病可分为十大类。详见表9-9。

表9-9 风湿性疾病的范畴和分类

分 类	主要疾病
弥漫性结缔组织病	类风湿关节炎、系统性红斑狼疮、硬皮病、多肌炎、重叠综合征、血管炎等
脊柱关节病	强直性脊柱炎、赖特（Reiter）综合征、银屑病关节炎、未分化脊柱关节病等
退行性变	骨关节炎（原发性、继发性）
与代谢和内分泌相关的风湿病	痛风、假性痛风、马方综合征、免疫缺陷病等
与感染相关的风湿病	反应性关节炎、风湿热等
与肿瘤相关的风湿病	原发性：滑膜瘤、滑膜肉瘤等；继发性：多发性骨髓瘤、转移瘤等

分　类	主要疾病
神经血管疾病	神经性关节病、压迫性神经病变（周围神经受压、神经根受压等）、雷诺病等
骨与软骨病变	骨质疏松、骨软化、肥大性骨关节病、弥漫性原发性骨肥厚、骨炎等
非关节性风湿病	关节周围病变、椎间盘病变、特发性腰痛、其他疼痛综合征（如精神性风湿病）等
其他有关节症状的疾病	周期性风湿病、间歇性关节积液、药物相关风湿综合征、慢性活动性肝炎等

5. 试述系统性红斑狼疮（SLE）的主要临床特点。

SLE 起病可缓可急，可累及单个或多个系统或组织器官，临床表现多种多样。主要特点：①好发于 20～40 岁的育龄期女性。②90％有发热，以低、中度热为常见。③约 80％有皮肤黏膜病变，典型为面部蝶形红斑，暴露部位呈对称性皮疹、盘形红斑及雷诺现象。④关节、肌肉痛，85％有关节受累，呈对称性关节炎，40％有肌肉痛或压痛。⑤几乎所有 SLE 皆有肾脏病理变化，半数病人出现不同程度的蛋白尿、血尿、管型尿，部分呈肾病综合征，晚期可出现高血压、肾衰竭。⑥30％有心脏损害。⑦35％有肺损害，表现为间质性肺炎、胸膜炎。⑧15％～20％有神经系统病变，常有癫痫、周围神经炎、精神症状。⑨30％有消化系统改变，除一般胃肠症状外，常有腹痛、肝（脾）大。5％～10％有溶血性贫血，40％有白细胞、淋巴细胞减少，20％有血小板减少。

6. SLE 可做哪些免疫学、病理学检查？

SLE 的主要病理学、免疫学检查：①抗核抗体（ANA）：见于几乎所有 SLE 病人，特异性低。②抗 dsDNA 抗体：65％为阳性，特异性约 95％。③抗 Sm 抗体：特异性 99％，但敏感性仅 25％，称为 SLE 标记抗体。④血液补体减低。⑤皮肤狼疮带试验：阳性率 50％。⑥肾活检：常见病理类型为轻微病变型、弥漫型、膜型、系膜增殖型、局灶型和硬化型。

7. 试述系统性红斑狼疮的诊断标准。

现临床上普遍采用美国风湿病学会（ACR）1997 年推荐的 SLE 分类标准（表 9－10）。符合分类标准 11 项中 4 项或 4 项以上者，排除感染、肿瘤和其他结缔组织病后，可诊断为 SLE。病人病情初始或许不具备分类标准中的 4 条，但可随着病情的进展出现多种表现。

表 9－10　美国风湿病学会 1997 年推荐的 SLE 分类标准

项　目	临床表现
颊部红斑	固定红斑，扁平或高起，在两颧突出部位
盘状红斑	片状高起于皮肤的红斑，黏附有角质脱屑和毛囊栓；陈旧病变可发生萎缩性瘢痕

项　目	临床表现
光过敏	对日光有明显的反应，引起皮疹，从病史中得知或经医师观察到
口腔溃疡	经医师观察到的口腔或鼻咽部溃疡，一般为无痛性
关节炎	非侵蚀性关节炎，累及2个或更多的外周关节，有压痛、肿胀或积液
浆膜炎	胸膜炎或心包炎
肾脏病变	尿蛋白>0.5 g/24 h或（+++），或管型（红细胞、血红蛋白、颗粒或混合管型）
神经病变	癫痫发作或精神病，除外药物或已知的代谢紊乱
血液学疾病	溶血性贫血，或白细胞减少，或淋巴细胞减少，或血小板减少
免疫学异常	抗dsDNA抗体阳性，或抗Sm抗体阳性，或抗磷脂抗体阳性（包括：抗心磷脂抗体，或狼疮抗凝物，或至少持续6个月的梅毒血清试验假阳性，以上三者中具备一项阳性）
抗核抗体	在任何时候和未用药物诱发"药物性狼疮"的情况下，抗核抗体滴度异常

8. 判断SLE活动性的标准是什么？

①癫痫发作、精神异常。②多关节炎。③皮疹、口腔溃疡。④浆膜炎。⑤血尿、管型尿、蛋白尿。⑥溶血性贫血、血小板、白细胞减少。⑦发热。⑧总补体（CH50）、C3、C4水平下降。⑨抗dsDNA抗体增高。⑩血管炎。

上述指标要动态观察。上述指标恶化表示SLE活动，如好转表示SLE趋向缓解。

9. 试述SLE的治疗要点。

SLE的治疗应避免和除去日晒、寒冷、感染、妊娠、某些药物等诱发或加剧因素的影响。并应根据不同病情，采取相应的措施。

（1）肾上腺皮质激素：为首选药物，剂量根据病情而定。症状好转，病情稳定后，逐渐递减到维持量。通常采用泼尼松0.5～1 mg/(kg·d)，病情稳定后逐渐减量维持。对暴发性或难治性狼疮性肾炎或有中枢神经系统病变者可用甲泼尼龙1 000 mg，静脉滴注，每日1次，3次为1个疗程，可用2～3个疗程。

（2）环磷酰胺：一般不单独使用，可用于重型SLE、狼疮危象、神经精神性狼疮、Ⅲ型或Ⅳ型狼疮性肾炎的诱导治疗，及吗替麦考酚酯治疗效果不佳的Ⅴ型狼疮性肾炎。常用环磷酰胺冲击疗法，0.5～1 g/m² 体表面积，静脉滴注，每月冲击1次，共6次。病情好转后，每3个月1次维持。

（3）环孢素：血小板减少可加用环孢素治疗。

（4）吗替麦考酚酯：狼疮性肾炎用量1.0～1.5 g/d，分2次口服。

（5）雷公藤多苷。

（6）静脉注射大剂量丙种球蛋白：病情危重或治疗困难病例，可根据临床情况选择静脉注射大剂量丙种球蛋白。一般每日 0.4 g/kg，连用 3～5 日为 1 个疗程。

10. 试述类风湿关节炎的诊断标准。

2010 年，美国风湿病学会（ACR）和欧洲抗风湿病联盟（EULAR）联合提出类风湿关节炎（RA）分类标准（表 9-11）。该标准根据关节受累情况、血清学指标、滑膜炎持续时间和急性时相反应物四部分进行评分，6 分以上可确诊 RA。

表 9-11　2010 年 ACR/EULAR 的 RA 分类标准

项目		评分
关节受累情况		（0～5 分）
中大关节	1 个	0 分
	2～10 个	1 分
小关节	1～3 个	2 分
	4～10 个	3 分
至少一个为小关节	＞10 个	5 分
血清学指标		（0～1 分）
RF 和抗 CCP 抗体均阴性		0 分
RF 或抗 CCP 抗体低滴度阳性		2 分
RF 或抗 CCP 抗体高滴度阳性（正常上限 3 倍）		3 分
滑膜炎持续时间		（0～1 分）
＜6 周		0 分
≥6 周		1 分
急性时相反应物		（0～1 分）
CRP 和 ESR 均正常		0 分
CRP 或 ESR 异常		1 分

注：受累关节指关节肿胀疼痛。小关节包括掌指关节、近端指间关节、第 2～5 跖趾关节、腕关节，不包括第 1 腕掌关节、第 1 跖趾关节和远端指间关节；大关节指肩、肘、髋、膝和踝关节。

11. 试述类风湿关节炎功能分级标准。

美国风湿病学会根据类风湿关节炎关节活动障碍影响生活的程度，将其分为 4 级：①Ⅰ级，能照常进行日常生活和各项工作；②Ⅱ级，可进行一般的日常生活和某种职业工作，但参与其他项目活动受限；③Ⅲ级，可进行一般的日常生活，但参与某种职业工作或其他项目活动受限；④Ⅳ级，日常生活的自理和参与工作的能力均受限。

12. 列表说明类风湿关节炎与风湿性关节炎的区别（表 9－12）。

表 9－12　类风湿关节炎与风湿性关节炎的鉴别

鉴别要点	类风湿关节炎	风湿性关节炎
发病年龄	常在 20～40 岁	常在 20 岁以下
病程	起病慢，呈进行性	起病急，可反复发作
营养状态	消瘦	正常
受累关节	手足小关节	四肢大关节
关节畸形	有	无
心脏受累	少见	多见
X 线表现	关节腔变窄，骨质疏松	仅急性期有肿胀阴影
抗链 "O"	常阴性	常阳性
类风湿因子	常阳性	常阴性
水杨酸类制剂疗效	不明显	明显

13. 试述特发性炎症性肌病的临床分类诊断标准。

临床上常采用 2004 年国际肌病协作组建议的特发性炎症性肌病（IIM）分类诊断标准，包括临床标准、实验室标准和肌活检标准。其中的临床分类诊断如下：

（1）纳入标准：①常≥18 岁（青春期后）起病，皮肌炎（DM）和非特异性肌炎（NSM）可在儿童期起病。②亚急性或隐匿起病。③肌无力：对称性近端＞远端，颈屈肌＞颈伸肌。④DM 典型皮疹：眶周水肿性紫红色斑，Gottron 征，颈部 V 形征，披肩征。

（2）排除标准：①包涵体肌炎（IBM），其临床表现为非对称性肌无力，腕/手屈肌与三角肌同样无力或更差，伸膝和/或踝背屈与屈髋同样无力或更差。②眼肌无力，特发性发音困难，颈伸＞颈屈无力。③药物中毒性肌病，内分泌疾病（甲状腺功能亢进症，甲状旁腺功能亢进症，甲状腺功能减退症），淀粉样变，家族性肌营养不良病或近端运动神经病。

14. 试述系统性进行性硬皮病的临床特点。

（1）主要征象：①早期手背、上睑水肿及皮肤对称性弥漫性硬化，晚期皮肤硬化萎缩和指屈曲性挛缩。②肺纤维化及肺动脉高压。③食管中、下段扩张及收缩功能下降。

（2）组织病理改变：①前臂伸侧皮肤显示胶原纤维肿胀增生或纤维化。②血管壁显示上述类似变化。

15. 试述结节性多动脉炎的诊断标准。

1990 年美国风湿病学会（ACR）对结节性多动脉炎（PAN）的分类标准如下：①体重下降：病初即有，无节食或其他因素；②网状青斑：四肢或躯干可见斑点及网状斑；③睾丸痛或触痛：并非由于感染、外伤或其他因素所致；④肌痛、无力或下肢触痛：弥漫性肌痛（不包括肩部、骨盆带肌）或肌无力，或小腿肌肉压痛；⑤单神经炎或多发性神经炎：出现单神经炎、多发性单神经炎或多神经炎；⑥舒张压升高：舒张压≥90 mmHg 的高血压；⑦尿素氮或肌酐升高：血尿素氮≥14.3 mmol/L 或血肌酐≥133 μmmol/L，且非因脱水或阻塞所致；⑧乙型肝炎病毒：HBsAg 阳性或 HBsAb 阳性；⑨动脉造影异常：显示内脏动脉闭塞或动脉瘤，排除其他原因引起；⑩中小动脉活检：血管壁中有中性粒细胞、单核细胞浸润。

上述10项中至少有3项阳性者，即可诊断为PAN，但应排除其他结缔组织病并发的血管炎以及ANCA相关血管炎。

16. 何谓干燥综合征？

干燥综合征又称Sjogren综合征，是一种以侵犯泪腺、唾液腺等外分泌腺，B淋巴细胞异常增殖、组织淋巴细胞浸润为特征的弥漫性结缔组织病。干燥综合征分为原发性和继发性两种，前者不伴有其他结缔组织病的存在，后者常继发于系统性红斑性狼疮、皮肌炎、硬化症等结缔组织病及桥本甲状腺炎、慢性活动性肝炎等，可引起全身多脏器损害，但肾累及较少见。

17. 试述干燥综合征的临床特征。

（1）临床表现：①因唾液腺分泌减少而致口干，猖獗性龋齿，舌干、舌裂，唾液腺炎（以腮腺为主）。②因泪腺分泌减少而致的眼干，干燥性角膜、结膜炎。③类风湿关节炎或其他结缔组织病的表现。以上3项中符合2项者，应考虑为干燥综合征。

（2）实验室检查：①Schirmer（滤纸眼泪）试验<5 mm，或泪膜破裂时间检查（孟加拉玫瑰红染色<10秒），或角膜染色裂隙灯检查阳性。②泪腺或唾液腺组织病理检查阳性。③唾液流率（＋）（≤1.5 mL/15 min）、腮腺造影（＋）、唾液腺放射性核素检查（＋）。上述3项检查中符合1项者可以确诊。

18. 简述白塞综合征的诊断标准（表9-13）。

表9-13 2014年白塞病国际诊断（分类标准）

症状/体征	分 值
眼部损害	2
生殖器溃疡	2
口腔溃疡	2
皮肤损害	1
神经系统表现	1
血管表现	1
针刺试验阳性*	1

注：以上得分≥4分可诊断为白塞病，但须除外其他疾病。* 针刺试验并非必需，但如果进行了针刺试验且为阳性，则额外增加1分。

19. 何谓肉芽肿性多血管炎？

肉芽肿性多血管炎（GPA）原称韦格纳肉芽肿病，是一种坏死性肉芽肿性血管炎，目前病因不明。病变累及小动脉、静脉及毛细血管，偶尔累及大动脉。其病理以血管壁的炎症为特征，主要侵犯上、下呼吸道和肾脏，通常从鼻黏膜和肺组织的局灶性肉芽肿性炎症开始，逐渐进展为血管的弥漫性坏死性肉芽肿性炎症。

20. 何谓痛风？试述急性痛风关节炎发作期的药物治疗。

痛风是单钠尿酸盐沉积于骨关节、肾脏和皮下等部位，引发的急、慢性炎症和组织损伤，与嘌呤代谢紊乱和/或尿酸排泄障碍所致的高尿酸血症直接相关，属于代谢性风湿病范畴。

治疗急性痛风关节炎时，以下三类药物均应早、足量使用，见效后逐渐减停。

（1）非甾体抗炎药（NSAIDs）：常用药物为吲哚美辛，每次 50 mg，每日 3～4 次。

（2）秋水仙碱：是治疗急性发作的传统药物，因其药物毒性现已少用。

（3）糖皮质激素：可应用中小剂量的糖皮质激素，口服、肌内注射、静脉注射均可，如口服泼尼松 5～10 mg/d。停药后症状易"反跳"。

§9.7.2　结缔组织病和风湿性疾病自测试题（附参考答案）

一、选择题

【A 型题】

1. 结缔组织疾病中，最易引起肾脏损害的是　　　　　　　　　　　（　　）

A. 系统性红斑狼疮　　　B. 系统性进行性硬化症　　　C. 皮肌炎　　　D. 结节性多动脉炎　　　E. 干燥综合征

2. 诊断狼疮性肾炎，下列哪项检查是错误的　　　　　　　　　　　（　　）

A. 常有肾脏损害　　　B. 抗 ANA 抗体阳性　　　C. CH50、C3 增高　　　D. 尿 FDP 增高　　　E. γ-球蛋白增高

3. 下列结缔组织病中，最易并发恶性肿瘤的是　　　　　　　　　　（　　）

A. 系统性红斑狼疮　　　B. 皮肌炎　　　C. 系统性进行性硬化症　　　D. 韦格纳肉芽肿　　　E. 类风湿关节炎

4. 结节性多动脉炎与系统性红斑狼疮鉴别，下列哪一项最具有诊断价值　　（　　）

A. 关节痛　　　B. 肾脏损害　　　C. ANA 阳性　　　D. 白细胞计数增加、嗜酸性粒细胞增加，血小板增加　　　E. 皮肤红斑

5. 类风湿关节炎最早出现的关节症状是　　　　　　　　　　　　　（　　）

A. 晨僵　　　B. 关节肿　　　C. 关节畸形　　　D. 活动障碍　　　E. 关节痛

6. 强直性脊柱炎最早受累的脊柱部位是　　　　　　　　　　　　　（　　）

A. 胸椎　　　B. 腰椎　　　C. 颈椎　　　D. 骶椎　　　E. 尾椎

7. 系统性红斑狼疮常见的死亡原因是　　　　　　　　　　　　　　（　　）

A. 狼疮性肺炎　　　B. 狼疮性心肌炎　　　C. 心力衰竭　　　D. 尿毒症　　　E. 狼疮性脑病

8. 风湿性疾病的概念是指　　　　　　　　　　　　　　　　　　（　　）

A. 风湿性关节炎　　　B. 风湿热　　　C. 累及关节及软组织的一大类病因各不相同的疾病　　　D. 类风湿关节炎　　　E. 风寒痹症

9. 风湿性疾病如类风湿关节炎、系统性红斑狼疮等，最重要的治疗目的是　（　　）

A. 减轻和缓解症状　　　B. 防止反复发作　　　C. 心理上安慰　　　D. 康复　　　E. 防止并发症

10. 为确诊硬皮病，应做何项检查　　　　　　　　　　　　　　　（　　）

A. 肾活体组织检查　　　B. 骨骼 X 线摄片　　　C. 骨髓象检查　　　D. 皮肤活体组织检查　　　E. 滑膜活体组织检查

11. 皮肌炎的酶学检查中，有诊断价值的是 （　　）

　　A. 谷草转氨酶　　B. 醛缩酶　　C. 乳酸脱氢酶　　D. 肌酸磷酸激酶　　E. 碱性磷酸酶

12. 能确诊系统性进行性硬化症的指标有 （　　）

　　A. 皮肤对称性弥漫性水肿性硬化　　B. 红细胞沉降率增快　　C. 皮肤病理检查示胶原纤维肿胀

D. 类风湿因子阳性　　E. 雷诺现象

13. 慢性结缔组织病包括 （　　）

　　A. 反应性关节炎　　B. 类风湿关节炎　　C. 皮肌炎　　D. 血管炎　　E. 痛风

14. 类风湿因子可见于下列哪些情况 （　　）

　　A. 肝炎　　B. 流行性感冒　　C. 血吸虫病　　D. 类风湿关节炎　　E. 肿瘤

15. 系统性红斑狼疮（SLE）的病因可能与下列哪几项有关 （　　）

　　A. 遗传　　B. 性激素　　C. 环境因素紫外线、食物等　　D. 感染　　E. 输血

二、填空题

1. 主要的结缔组织病有_____，_____，_____，_____，_____，_____等。

2. 狼疮性肾炎的病理类型主要有_____、_____、_____、_____。

3. 结缔组织病的主要治疗方法包括_____，_____，_____等。

4. 类风湿关节炎主要累及小关节，尤其是_____的_____多关节炎。

5. 诊断强直性脊柱炎的关键是_____。

6. 急性暴发性危重系统性红斑狼疮包括_____、_____和_____。

7. 诊断白塞病的必备条件是_____，每年至少有_____次。

8. 类风湿关节炎的基本病理改变是_____。

9. 肾病综合征选用的药物是_____。

三、判断题

1. 结缔组织的疾病，都是自身免疫性疾病。 （　　）

2. 大骨节病的关节病变为非对称性多关节病变。 （　　）

3. 系统性红斑性狼疮有 CH50、C3 下降，示 SLE 有活动性。 （　　）

4. 皮肤、肌肉病变是诊断皮肌炎不可缺少的依据。 （　　）

5. 干燥综合征是以泪腺、唾液腺病变为主的自身免疫性疾病。 （　　）

四、名词解释

1. 风湿

2. 干燥综合征

3. 系统性红斑狼疮

4. 无脉症

5. 白塞病

五、问答题

1. 何谓类风湿关节炎？

2. 试述骨关节炎的治疗措施。

3. 试述糖皮质激素的作用机制。

4. 试述类风湿关节炎与风湿性关节炎的鉴别点。

5. 何谓骨质疏松症？

参考答案

一、选择题

1. A 2. C 3. B 4. D 5. E 6. B 7. D 8. C 9. B 10. D 11. BCD 12. AC 13. BCD
14. ABCDE 15. ABCD

二、填空题

1. 系统性红斑狼疮 系统性硬化症 皮肌炎 混合型结缔组织病 类风湿关节炎 干燥综合征
2. 弥漫增生型 膜型 系膜增生型 局灶增生型
3. 糖皮质激素 免疫抑制剂 非甾体抗炎药
4. 手关节 对称性
5. 放射学骶髂关节炎
6. 狼疮脑病癫痫发作者 急性肾衰竭者 狼疮心肌损害严重者
7. 反复口腔溃疡 3
8. 滑膜炎
9. 泼尼松

三、判断题

1. × 2. × 3. √ 4. × 5. √

四、名词解释

1. 风湿：是指关节、关节周围软组织、肌肉和骨骼出现的慢性疼痛。这种疼痛症状除出现在风湿病外，也可能见于肿瘤、内分泌系统疾病、神经系统疾病、遗传病和一些不明原因的情况。

2. 干燥综合征：又称 Sjogren 综合征，是一种以侵犯泪腺、唾液腺等外分泌腺，B 淋巴细胞异常增殖，组织淋巴细胞浸润为特征的弥漫性结缔组织病。干燥综合征分为原发性和继发性两种，前者不伴有其他结缔组织病的存在，后者常继发于系统性红斑性狼疮、皮肌炎、硬化症等结缔组织病及桥本甲状腺炎、慢性活动性肝炎等，可引起全身多脏器损害，但肾累及较少见。

3. 系统性红斑狼疮：是一种自身免疫性结缔组织病，由于体内有大量致病性自身抗体和免疫复合物，造成组织损伤，临床可以出现各个系统和脏器损害的症状。

4. 无脉症：大动脉炎累及锁骨下动脉引起动脉壁的炎症和狭窄而造成桡动脉无脉称为无脉症。

5. 白塞病：是一种以口腔溃疡、外阴溃疡、眼炎及皮肤损害为临床特征，累及多个系统的慢性全身性血管炎症性疾病，病情呈反复发作和缓解交替过程。

五、问答题

1. 类风湿关节炎是一个累及周围关节为主的多系统性炎症性的自身免疫病，其特征性的症状为对称性、周围性多个关节慢性炎症病变。临床表现为受累关节疼痛、肿胀、功能下降，病变呈持续、反复发作过程。其病理为慢性滑膜炎，侵及下层的软骨和骨，造成关节破坏。60%～70%的病人在活动期血清中出现类风湿因子。

2. 应根据骨关节炎（OA）的不同情况，个体化进行非药物治疗和药物治疗。治疗目的为缓解疼痛、保护关节功能、提高生活质量。

（1）非药物治疗：包括病人教育和自我调理。筛查易感因素，管理导致疼痛的可改变因素，疏导焦虑抑郁情绪等。增加肌肉的力量，改善关节功能，进行神经肌肉训练等；通过手杖等减轻或重新分配关节负重。

（2）药物治疗：NSAIDs 最常用来控制 OA 症状，应采用最低有效剂量、短疗程、药物种类及个体化剂量。轻症病人首选局部外用 NSAIDs 制剂和/或辣椒碱乳剂控制症状；口服氨基葡萄糖和硫酸软骨素可缓解疼痛、改善功能，必要时关节腔注射透明质酸。

（3）对关节疼痛严重、非手术治疗无效的病人可行关节置换术。

3. 糖皮质激素的作用机制：糖皮质激素有很强而快速的抗炎作用，通过受体发挥作用，其受体一个是位于中枢神经，另一个位于各种体内细胞、具抗炎和调节代谢作用。激素与胞质内受体结合成受体复合物，进入细胞核内与染色质相结合调节该细胞合成蛋白的作用。激素可抑制巨噬细胞吞噬和抗原递呈作用，减少循环中的 T、B 淋巴细胞和 NK 细胞数量，并抑制炎症因子如 TNF-α、IL-1、IFN-γ 和花生四烯酸代谢物前列腺素、白三烯。

4. 类风湿关节炎与风湿性关节炎鉴别如下：

（1）类风湿关节炎：发病年龄是 20～40 岁，营养状态显著消瘦，主要累及中小关节尤其是手关节，可有关节畸形强直，肌肉萎缩；X 线片示关节间隙变窄、关节面模糊、骨质疏松等；类风湿因子 70%～80% 阳性；水杨酸制剂疗效轻微；病程进行性。

（2）风湿性关节炎：发病年龄常在 20 岁以前，营养状态正常，主要累及大关节，无关节畸形等；X 线片仅急性期有关节阴影；类风湿因子常阴性；水杨酸制剂疗效显著；病程有再发倾向。

5. 骨质疏松症（OP）是一种以骨量降低和骨组织微结构破坏为特征，导致骨脆性增加和易于骨折的代谢性骨病。按病因可分为原发性和继发性两类。Ⅰ型原发性 OP 即绝经后骨质疏松症（PMOP），发生于绝经后女性。Ⅱ型原发性 OP 即老年性 OP，见于老年人。继发生 OP 的原发病因明确，常因内分泌代谢疾病（如性腺功能减退症、甲亢、甲旁亢、库欣综合征、1 型糖尿病等）或全身性疾病引起。

§ 10

妇产科学

妇产科学是专门研究妇女特有的生理和病理的一门学科，包括产科学和妇科学两大部分。产科学是一门关系到妇女妊娠、分娩、产褥全过程及协助新生命诞生的医学科学。产科学通常包括产科学基础、生理产科学、病理产科学、胎儿及早期新生儿学四大部分。

妇科学是一门研究妇女在非妊娠期生殖系统的一切生理和病理改变并对其进行诊断、处理的医学科学。妇科学通常包括妇科学基础、女性生殖器炎症、女性生殖器肿瘤、生殖内分泌疾病、女性生殖器损伤、女性生殖器畸形、女性其他生殖器疾病等。

我国的妇产科学还包括有关计划生育的避孕、绝育、优生等内容。

§10.1 妇产科学基本知识问答

1. 试述女性型骨盆的特点及有产科临床意义的三个想象的平面的名称和各平面最短径线的名称及长度。

（1）女性型骨盆的主要特点是：入口呈横椭圆形，骶岬不过分前突，侧壁直下，坐骨棘平伏，骶尾弧度适当，出口横径宽大，耻骨弓较宽。

（2）三个想象的平面是：①入口平面，以入口前后径最短，平均长 11 cm。②中骨盆平面，以坐骨棘间径最短，平均长 10 cm。③出口平面，以坐骨结节间径最短，平均长 9 cm。

2. 何谓会阴及会阴体？有何临床意义？

会阴指阴道与肛门间的软组织，包括皮肤、肌肉及筋膜，也是骨盆底的一部分。其中心部位的楔形组织为会阴体，长 3～4 cm，外表为皮肤、皮下脂肪，中层为会阴中心腱。会阴的伸展性很大，妊娠后组织变松软，有利于分娩，但也对胎儿娩出形成阻碍，如产力强、胎儿大或会阴保护不当，可导致会阴裂伤，故保护会阴或会阴切开为助产的必要步骤之一。

3. 维持子宫正常位置的主要韧带有哪些？

维持子宫正常位置除盆底的支托作用外，尚依赖下列 4 对韧带的支持：

（1）圆韧带：起于子宫双角的前面，伸展达盆腔侧壁，穿过腹股沟管，终止于大阴唇前端，长 12～14 cm，由结缔组织与平滑肌组成，其作用是使子宫保持前倾。

（2）阔韧带：为一对翼形腹膜皱襞，由子宫两侧开始达到骨盆壁，内含骨盆漏斗韧带和卵巢韧带及子宫旁组织，其作用为限制子宫向两侧移动，保护血管神经。

（3）主韧带：横行于宫颈两侧和骨盆侧壁之间，为一对坚韧平滑肌与结缔组织纤维束，其作用为固定子宫颈位置。

（4）宫骶韧带：起于宫颈后侧方相当于组织学内口水平，绕过直肠，达第 2～3 骶椎前面的筋膜，内含平滑肌结缔组织，其作用为牵引子宫颈，间接保持子宫前倾。

4. 女性生殖器有哪些邻近器官？各与生殖器官的关系如何？

（1）尿道：位于阴道前面，耻骨联合后面，长 4～5 cm。

（2）膀胱：位于子宫前方，耻骨联合后方，膀胱底即三角区，与子宫颈及阴道前壁紧邻。

（3）输尿管：起自肾盂，终于膀胱，长约 30 cm，于临近子宫颈内口水平约 2 cm 处，在子宫动脉的后方与之交叉，又经阴道侧穹隆顶端绕向前方，而入膀胱壁。

（4）直肠：前为子宫及阴道后壁，后为骶骨。

（5）阑尾：上端接盲肠，下端游离，下端可达右侧输卵管及卵巢部位。

5. 试述雌激素的生理功能。

（1）协同卵泡刺激素促进卵泡发育。

（2）促使子宫平滑肌细胞增生肥大，提高子宫平滑肌对缩宫素的敏感性和收缩力，使子宫内膜呈增生期改变。

（3）促进输卵管发育，使输卵管内膜上皮细胞分泌活动增加和纤毛生长。

（4）使阴道上皮增生角化。

（5）使大小阴唇增大、脂肪和色素沉着。

（6）使乳腺腺管增生，增加乳房组织中的脂肪积聚。

（7）决定女性脂肪分布形成女性体态。

（8）有潴留水钠作用，使血内胆固醇含量与磷脂的比值下降。

（9）对垂体和丘脑下部产生反馈调节，除负反馈作用外，还对促黄体素的分泌产生正反馈作用。

6. 试述月经周期神经内分泌调节要点。

（1）丘脑下部促性腺释放激素（GnRH）通过门静脉循环与垂体前叶细胞膜上相应受体结合，促使垂体分泌促卵泡素（FSH）和促黄体素（LH）。

（2）垂体分泌的 FSH 和 LH，通过神经垂体的静脉系统进入体循环与卵泡膜及颗粒细胞膜上的受体结合，促使卵泡发育和成熟并分泌雌激素。

（3）血雌激素呈第一个高峰值（200～400 pg/mL）时，对垂体 LH 起正反馈作用，从而导致 LH 高峰，诱发排卵。

（4）排卵前卵泡开始黄素化，少量孕酮开始见于血内（1 mg/d），排卵后 LH 与颗粒黄体细胞胞质内相应受体结合产生孕酮。

（5）雌激素使子宫内膜呈增生期改变，孕酮与雌激素协同作用使内膜呈分泌期改变。

（6）当雌孕激素达高峰值时，对丘脑下部和垂体的 GnRH、FSH、LH 的分泌产生明显抑制作用，从而使黄体萎缩，内膜崩溃，从而月经来潮。当雌孕激素因黄体萎缩而下降时，丘脑下部因失去抑制又开始分泌 GnRH，从而诱发下一次月经周期。

7. 胎盘有哪些生理功能？

（1）免疫耐受功能：妊娠被认为是同种异体移植，但母体因有免疫耐受功能并不排斥胎儿组织的移植抗原，使胎儿胎盘可以继续存活。

（2）物质交换功能：胎盘通过简单扩散和主动运输等机制，在绒毛间隙进行气体交换、营养吸收及排泄代谢产物。

（3）防御功能：胎盘对某些病原体如结核分枝杆菌、疟原虫等起屏障作用。母血中免疫抗体如 IgG 能通过胎盘进入胎体，使之出生后获得暂时被动免疫力。

（4）合成功能：胎盘合体滋养细胞能合成多种激素、酶、神经递质和细胞因子，对维持正常妊娠起重要作用。

8. 试述羊水的生理功能。

（1）保护胎儿：使胎儿自由活动，防止胎体粘连，保持宫内恒温恒压，降低胎儿耗氧量，减少胎儿外伤和临产时局部受压。

（2）保护母体：羊水可减少因胎动引起的不适，临产时羊水囊扩张子宫颈，破水时有冲洗阴道作用。

9. 为什么孕妇易患外阴阴道假丝酵母菌病、肾盂肾炎、仰卧位低血压综合征及产科弥散性血管内凝血？

（1）外阴阴道假丝酵母菌病（曾称念珠菌性阴道炎）：妊娠期阴道上皮增生，糖原积累，阴道酸度增高，最适于假丝酵母菌繁殖。

（2）肾盂肾炎：妊娠期受孕激素影响，泌尿系统平滑肌张力降低，肾盂及输尿管轻度扩张，输尿管蠕动减弱，尿流缓慢，且右侧输尿管受右旋子宫压迫，故孕妇易患肾盂肾炎，且以右侧多见。

（3）仰卧位低血压综合征：孕妇取仰卧位时，增大的子宫压迫下腔静脉，回心血量减少，心搏量降低，血压下降。

（4）产科弥散性血管内凝血：妊娠期间血液处于高凝状态，且羊水和胎盘组织中均含有促凝物质，当并发妊娠高血压综合征、胎盘早剥、死胎滞留及羊水栓塞等时，易并发产科弥散性血管内凝血。

10. 试述胎儿循环系统的解剖特点。

为了保证胎儿从母体获得足够氧气、营养物质和排泄代谢产物，在解剖上增加了一条脐静脉和两条脐动脉。为了使胎儿肝脏和心脏等重要器官，优先获得营养物质供应，解剖上又增加了两条捷径：即卵圆孔和动脉导管。

（1）脐静脉：自胎盘沿脐带进入腹前壁，再分为三支，一支直入肝脏，一支与门静脉会合后入肝脏，一支通过静脉导管入下腔静脉。

（2）脐动脉：由胎儿双侧髂内动脉发出，沿腹壁至脐孔，经脐带至胎盘。

（3）卵圆孔：位于左、右心房之间，含氧分高的下腔静脉血可直接经卵圆孔而至左心房、左心室。

（4）动脉导管：在肺动脉与主动脉之间，肺动脉内 2/3 的血直接经动脉导管入主动脉。

11. 早期妊娠的辅助诊断方法有哪些？

（1）妊娠试验：妊娠后胎盘绒毛产生人绒毛膜促性腺素（HCG），利用 HCG 的生物学和免疫学特点，测定受检者体内有无 HCG，以协助诊断早期妊娠的方法称为妊娠试验。

（2）超声检查：应用B型断层显像法，在孕5周时可见到妊娠环。超声多普勒法，最早在孕6周时听到胎心音。

（3）基础体温测定：高温相持续3周以上不见下降，则早孕可能性大。

12. 试述产科四步触诊的方法和内容。

四步触诊法是检查子宫大小、胎产式、胎先露、胎方位及先露是否衔接的基本方法，检查时检查者站在孕妇右侧。

（1）第一步手法：双手置于子宫底部，摸清宫底高度，估计胎儿大小与妊娠周数是否相符，然后以手指腹相对轻推，判断子宫底部的胎儿部分。

（2）第二步手法：两手置于腹部左右侧，轻轻深按，仔细分辨胎背及胎儿四肢位置。

（3）第三步手法：检查者右手置于耻骨联合上方，拇指与其余四指分开，握住胎儿先露部，左右推动，仔细辨认胎先露是胎头或臀部，是否衔接。

（4）第四步手法：面向孕妇足端，两手分别置于先露部两侧，推动和深压，确定先露部入盆程度，再次核对胎先露部分诊断是否正确。

13. 胎盘功能检查有哪些常用方法？

（1）胎动：与胎盘功能状态关系密切，胎盘功能低下时，胎动较前期有所减少。

（2）孕妇尿雌三醇值：用于评估胎儿胎盘单位功能。24小时尿＞15 mg为正常值，10～15 mg为警戒值，＜10 mg为危险值。也可测尿雌激素/肌酐比值，＞15为正常值，10～15为警戒值，＜10为危险值。有条件可以测量血清游离雌三醇值，正常足月妊娠时临界值为40 nmol/L，低于此值提示胎盘功能低下。

（3）孕妇血清人胎盘催乳素（hPL）测定：足月妊娠hPL值为4～11 mg/L。若该值于足月妊娠时＜4 mg/L，或突然低于50%，提示胎盘功能低下。

14. 产力包括哪三种？各有何特点？

（1）子宫收缩力：是临产后主要产力，能迫使子宫颈缩短，宫颈口扩张，胎先露下降及胎盘娩出。正常宫缩具有节律性、对称性、极性及缩复作用。

（2）腹肌及膈肌收缩力：是第二产程时娩出胎儿的重要辅助力量，在第三产程还可促使胎盘娩出，此种产力在第二产程末配合宫缩运用最为有效。

（3）肛提肌收缩力：有协助胎先露部在骨盆腔内旋转的作用，还能协助胎头仰伸娩出。当胎儿娩出后，胎盘降至阴道时，肛提肌收缩有助于胎盘娩出。

15. 何谓先兆临产？何谓临产标志？

（1）先兆临产：

1）假临产：常在夜间出现而于清晨消失，阵缩弱而不规律，孕妇感轻微腹胀，无缩短颈管及扩张宫口作用。

2）胎儿下降感：又称轻松感。因胎先露进入骨盆上口，子宫底下降，故孕妇感上腹部较为舒适。

3）见红：在分娩前24～48小时，子宫颈内附近胎膜分离，毛细血管破裂，少量血液与宫颈管黏液相混经阴道排出，称为见红，是预示分娩的比较可靠的先兆。

（2）临产标志：子宫收缩有规律并逐渐增强，每次宫缩持续 30 秒以上，间隙 5～6 分钟，同时伴随进行性子宫颈展平和宫口扩张及胎先露下降。

16. 试述第二产程保护会阴的要点。

（1）在会阴部盖上一块消毒棉垫，接产者右肘支在产床上，右手拇指与其余四指分开，利用手掌鱼际肌顶住会阴部。

（2）宫缩时右手向上内方托压，左手轻轻下压胎头枕部，协助胎头俯屈和缓慢下降。

（3）当胎头枕骨在耻骨弓下露出时，左手协助胎头仰伸。

（4）宫缩强时，应嘱产妇呼气解除腹压。宫缩间歇时，可嘱产妇屏气用力，加强腹肌和膈肌的收缩力。

（5）为防止胎儿娩出过快，尽可能控制胎儿在宫缩间隙期娩出。

（6）胎头娩出后，右手仍应注意保护会阴，左手协助胎头复位及外旋转，使前肩先娩出，随即后肩娩出，双肩娩出后，右手方可放松。

17. 试述我国自然流产的常见原因。

（1）胚胎因素：胚胎或胎儿染色体异常是早期流产最常见的原因，占 50％～60％，中期妊娠约占 1/3，晚期妊娠胎儿丢失仅占 5％。

（2）母体因素：①孕妇患全身性疾病，如严重感染、高热疾病、严重贫血或心力衰竭、慢性肝肾疾病或高血压等疾病；②生殖器异常，如子宫畸形、子宫肌瘤、宫腔粘连、子宫颈功能不全等；③内分泌异常，如黄体功能不全、高催乳素血症、甲状腺功能减退、糖尿病血糖控制不良等；④强烈应激与不良习惯；⑤免疫功能异常，包括自身免疫功能异常和同种免疫功能异常。

（3）父亲因素：精子染色体异常可导致自然流产。

（4）环境因素：过多接触放射线和砷、铅、甲醛、苯、氯丁二烯、氧化二烯等化学物质。

18. 何谓早产？有何危害性？试述预防早产的要点。

早产是妊娠在满 28 周至不足 37 周（196～258 日）结束者。早产儿各器官发育可能不健全，出生孕周越小，出生体重越轻，预后越差。预防措施如下：

（1）孕期增加营养，禁止性交，防止感染。

（2）注意身心健康，避免精神创伤。定期产前检查，加强预防感染和早产因素。

（3）高危孕妇应多卧床休息，特别是多向左侧卧。

（4）宫颈内口松弛者，应于孕 14～16 周做宫颈内口环扎术，可选用黄体酮阴道制剂。

（5）积极治疗合并症，如心脏病、糖尿病及严重贫血等。

19. 试述异位妊娠的主要临床表现和早期诊断方法。

（1）异位妊娠的主要症状和体征：

1）停经：约 80％的病例有 6～8 周停经史。

2）腹痛：为最主要症状，系输卵管膨大、破裂及血液刺激腹膜所致，如内出血急剧，则可伴有晕厥和休克。

3）阴道流血：系子宫蜕膜剥离所致，常表现为淋漓不净，量如月经，可同时排出蜕膜管型或碎片。

4）盆腔肿块：妇科检查常可发现子宫颈有明显抬举痛，子宫一侧或后方可触及肿块，质似湿面粉团，边界不清楚，触痛明显。

5）晕厥与休克：由于腹腔内出血及剧烈绞痛，轻者出现晕厥，严重者出现失血性休克，与阴道流血量不成正比。

（2）异位妊娠的早期诊断方法：

1）妊娠试验：β-hCG 放免测定，阳性率可达 99％。每 48 小时连续测定，常显示 β-hCG 不如宫内妊娠成倍增长。

2）B 超检查：可发现子宫增大而宫腔空虚，宫旁有一低回声区或见妊娠囊和胎心搏动。

3）腹腔镜检：早期病例可见一侧输卵管局限性肿大，表面紫蓝色，腹腔内无出血或有少量血液。不再是异位妊娠诊断的"金标准"，可在检查的同时手术治疗。

4）阴道后穹隆穿刺：早期病例伴有内出血者，常可通过阴道后穹隆穿刺抽出不凝血液。

20. 试述治疗中、重度妊娠高血压疾病的常用药物。

（1）解痉药：25％硫酸镁。

（2）镇静药：冬眠合剂（哌替啶、氯丙嗪或异丙嗪）及地西泮等。

（3）降压药：拉贝洛尔、肼屈嗪、甲基多巴等。

（4）利尿药：呋塞米、甘露醇及高渗葡萄糖等。

21. 列表说明前置胎盘与胎盘早剥的鉴别（表 10-1）。

表 10-1　前置胎盘与胎盘早剥的鉴别诊断

鉴别要点	前置胎盘	胎盘早剥
发病情况	经产妇多见	常伴发妊娠期高血压疾病或外伤史
腹痛	无腹痛	突发剧烈腹痛
阴道流血	只有外出血，其量与全身失血症状成正比	有内、外出血，以内出血为主，其外出血量与失血症状不成比例
产科检查	子宫软与妊娠月份一致，胎位清楚，胎心正常或异常	子宫板样硬有压痛，可比妊娠月份大，胎位不清，胎心音弱或消失
B 超检查	胎盘边缘接近内口，部分或完全遮盖内口	可见胎盘后血肿，形成所致的液性暗区
产后检查	前置部分有陈旧血块，无压迹，胎膜破口距胎盘边缘小于 7 cm	早剥部位有凝血块压迹

22. 试述双胎妊娠的不良影响。

（1）对孕妇的不良影响：易并发妊娠期高血压疾病、妊娠期肝内胆汁淤积症、羊水过多、胎盘早剥及缺铁性贫血。分娩期易发生子宫乏力、产程延长、胎盘早剥、产后出血及产褥感染。

（2）对胎儿的不良影响：妊娠期易并发胎儿畸形、胎儿宫内生长迟缓。分娩期易发生胎位异常、胎膜早破、宫内窒息及早产达 55％，围生儿死亡率高达 10％～15％。此外，还较易发生双胎输血综合征、脐带脱垂、胎头交锁及胎头碰撞难产。

23. 何谓羊水过多和羊水过少？常见的病因是什么？

（1）羊水超过 2 000 mL 者，称为羊水过多。常见病因：①原因不明，占 30％～40％。②胎儿畸形，约占 25％。③多胎妊娠，羊水过多者比单胎妊娠高 10 倍。④母儿血型不合，因绒毛水肿可致羊水过多。⑤糖尿病孕妇，可因胎儿血糖过高，引起多尿而致羊水过多。⑥胎盘脐带病变，胎盘绒毛膜血管瘤巨大胎盘，脐带帆状附着。

（2）羊水少于 300 mL 者，称为羊水过少。常见病因为：①胎儿畸形，如胎儿先天性肾缺如、肾脏发育不全、输尿管或尿道狭窄等，可因胎儿尿量少或无尿而致羊水过少。②过期妊娠，胎儿成熟过度，尿量减少，为羊水过少的因素之一。③羊膜病变、羊膜上皮变薄。④母体因素，如妊娠期高血压疾病，脱水，血容量不足，服用药物等。

24. 何谓过期妊娠？其胎儿有哪些生长模式？

平时月经周期规则，妊娠达到或超过 42 周尚未分娩者，称为过期妊娠。过期妊娠胎儿生长模式有：

（1）正常生长及巨大胎儿：胎盘功能正常者，能维持胎儿继续生长，约 25％成为巨大胎儿，其 5.4％胎儿出生体重大于 4 500 g。

（2）胎儿过熟综合征：典型表现为皮肤干燥、松弛、起皱、脱皮，脱皮尤以手心和脚心明显；身体瘦长、胎脂消失、皮下脂肪减少，表现为消耗状；头发浓密，指（趾）甲长。羊膜和脐带呈黄绿色。

（3）胎儿生长受限：小于胎龄儿可与过期妊娠共存，后者更增加胎儿的危险性，约 1/3 过期妊娠死产儿为生长受限儿。

25. 如何预防乙型病毒性肝炎（简称乙肝）在围生期的传播？

（1）对所有孕妇，均应筛查夫妇双方的 HBsAg。

（2）妊娠中晚期 HBV DNA 载量 $\geqslant 2 \times 10^6$ U/mL，在与孕妇充分沟通和知情同意后，可于妊娠 24～28 周开始给予替诺福韦或替比夫定进行抗病毒治疗，以减少 HBV 母婴传播。

（3）分娩时应尽量避免产程延长、软产道裂伤和羊水吸入。

（4）产后新生儿尽早联合应用乙型肝炎人免疫球蛋白和乙肝疫苗，可有效阻断母婴传播。

26. 何谓高危妊娠？主要高危因素有哪些？

在妊娠期有某种病理因素或致病因素可能危害孕妇、胎儿及新生儿或导致难产者称为高危妊娠。常见高危因素如下：

（1）孕妇年龄小于 16 岁或大于 35 岁。

（2）有异常生育史者。

（3）妊娠并发妊娠期高血压疾病、前置胎盘、胎盘早剥、羊水过多或过少、胎儿宫内生长迟缓、过期妊娠、妊娠肝内胆汁淤积症、母儿血型不合等。

（4）各种妊娠合并症，如心脏病、糖尿病、高血压病、肾脏病肝炎、甲亢、血液病及病毒感染等。

（5）可能发生分娩异常者，如胎位异常、巨大胎儿、多胎妊娠、骨盆异常、软产道异常等。

（6）胎盘功能不全。

（7）妊娠期接触大量放射线、化学性毒物。

（8）盆腔肿瘤或曾有手术史等。

27. 何谓难产？其主要原因有哪些？

分娩的 4 个主要因素，即产力、产道、胎儿、社会心理因素四者中任何一因素异常，均可造成异常分娩，或称难产。常见原因如下：

（1）产力异常：包括子宫收缩乏力，子宫病理缩复环及强直性收缩，子宫痉挛性狭窄环。

（2）产道异常：包括骨产道异常如骨盆狭窄、骨盆畸形等；软产道异常如子宫阴道先天发育异常、宫颈粘连、瘢痕、坚韧、水肿，以及妊娠合并子宫肌瘤，卵巢肿瘤及子宫颈癌等。

（3）胎儿异常：包括胎先露及胎位异常，如臀先露、肩先露、面先露、复合先露及头先露中高直位、前不均倾位及持续性枕后位和枕横位等。此外，胎儿发育异常如巨大胎儿及脑积水等亦常构成难产。

28. 试述异常分娩的处理原则。

（1）改善孕妇全身健康，包括解除顾虑，补充营养。

（2）准确测量骨盆大小、胎儿大小、胎头位置等。

（3）严密观察产程进展，绘制产程图，必要时以分娩监护仪进行监护。

（4）对有可能经阴道分娩者，给予 4～6 小时试产，如子宫口开全，胎头露≥＋3 时，可用胎头吸引器或产钳助产。

（5）有下列指征及时行剖宫产术：①骨盆狭窄畸形。②软产道明显阻塞。③足月横产式。④臀位足先露或胎儿较大。⑤面先露颏后位、额先露及前不均倾位等。⑥病理性缩复环或先兆子宫破裂及胎儿窘迫而宫口未开全时等。⑦试产失败。

（6）分娩后及时修补软产道损伤，防治产后出血和产褥感染。

29. 试述宫缩乏力所致产后出血的处理方法。

（1）按摩或按压子宫：①腹壁按摩宫底。胎盘娩出后，术者一手拇指在前、其余四指在后，在下腹部按摩并压迫宫底，挤出宫腔内积血，按摩子宫应均匀而有节奏。②腹部-阴道双手压迫子宫法。一手戴无菌手套伸入阴道，握拳置于阴道前穹窿，顶住子宫前壁，另一手在腹部按压子宫后壁；使宫体前屈，两手相对紧压并均匀有节律地按摩子宫或按压子宫。评价按摩有效的标准是子宫轮廓清楚、收缩有皱褶、阴道或子宫切口出血减少。

（2）应用缩宫药：①缩宫素：10～20 U 静脉滴注或肌内注射、子宫肌层注射，24 小时内总量控制在 60 U 内。②麦角新碱：0.2 mg 直接肌内注射或静脉推注，每隔 2～4 小时可重复给药。妊娠期高血压疾病及其他心血管病变者禁用。③前列腺素类药物。

（3）宫腔填塞：宫腔纱条填塞和宫腔球囊填塞。填塞后 24～48 小时取出，注意预防感染。

（4）子宫压缩缝合术：适用于经宫缩药和按压子宫无效者，尤适用于宫缩乏力导致的产后出血。

（5）结扎盆腔血管。

（6）经导管动脉栓塞术：栓塞剂可于 2～3 周后吸收，血管复通。

（7）切除子宫：经积极抢救无效、危及产妇生命时，尽早行子宫（次）全切除术。

30. 试述胎儿宫内窘迫的诊断方法。

（1）胎心率的变化：腹部听诊胎心率 160 次/min 以上或 100 次/min 以下。

（2）胎心电子监测：①持续性减速 100 次/min 以下。②晚期减速。③重度可变减速。④基线胎心率波动消失。

（3）羊水胎粪污染：头先露羊水胎粪污染为胎儿窘迫的表现之一，破水者可直接肉眼观察，未破水者可用羊膜镜观察。

（4）胎动：急性胎儿窘迫初期，表现为胎动频繁，继而转弱及次数减少，进而消失。近足月时，胎动>10 次/12 h。

（5）头皮血 pH 血气测定：如 pH<7.20，PO_2<133 kPa，PCO_2>7.98 kPa，可作为诊断胎儿窘迫的指标之一。

31. 何谓产褥病率和产褥感染？有哪几种临床类型？

凡分娩 24 小时后 10 日内，每日测量体温 4 次，间隔时间 4 小时，体温 2 次达到或超过 38 ℃，称为产褥病率。分娩后因生殖道创面受致病菌的感染，引起局部或全身的炎症变化，称为产褥感染。

常见临床类型：①急性外阴、阴道、宫颈炎。②急性子宫内膜炎、子宫肌炎。③急性输卵管、卵巢炎。④急性盆腔结缔组织炎。⑤急性盆腔腹膜炎及弥漫性腹膜炎。⑥血栓静脉炎，包括盆腔血栓性静脉炎和下肢血栓性静脉炎。⑦脓毒血症、败血症。

32. 试诉外阴白色病变（即外阴色素减退性疾病）各类型的临床表现。

（1）外阴慢性单纯性苔藓：主要症状为外阴瘙痒，搔抓后进一步加重皮损，形成所谓的"痒-抓"恶性循环。早期表现为皮肤暗红或粉红色，加重后为白色病变。后期皮肤增厚、色素沉重，皮肤纹理明显，呈苔藓样改变。

（2）外阴硬化性苔藓：以外阴、肛周皮肤变薄、色素减退呈白色病变为主要特征。主要症状为病损区瘙痒、性交痛和外阴烧灼感。

33. 如何鉴别滴虫性与念珠菌性阴道炎（表 10 - 2)？

表 10 - 2 滴虫性与念珠菌性阴道炎的鉴别

鉴别要点	滴虫性阴道炎	念珠菌性阴道炎
病原体	阴道毛滴虫	假丝酵母菌
传染方式	性交传播或间接传播	10%～20% 的正常妇女阴道中存在假丝酵母菌，条件改变时即可致病，且可由口腔、肠道中真菌感染，亦可通过性交
传播症状	多数有外阴瘙痒，白带呈稀薄泡沫状	外阴、阴道瘙痒灼痛，白带稠厚呈豆渣样

续表

鉴别要点	滴虫性阴道炎	念珠菌性阴道炎
体征	阴道、宫颈黏膜散在红色斑点或草莓状突起	外阴阴道黏膜有白色膜状物及糜烂
诊断	悬滴法、革兰染色法或培养找到阴道毛滴虫	氢氧化钾溶液悬滴法或革兰染色抹片找到芽孢和假菌丝

34. 试述盆腔炎性疾病后遗症的治疗方法。

（1）一般治疗：包括心理治疗、增加营养、增强体质。

（2）中药治疗：慢性盆腔炎以湿热型多见，宜清热利湿、活血化瘀。

（3）物理治疗：物理治疗可加速盆腔血液循环，有利于炎症吸收和消退，常用短波、超短波与离子导入及蜡疗等。

（4）药物治疗：常用各种抗生素和其他消炎药，可配合应用泼尼松、α-糜蛋白酶或透明质酸酶。

（5）手术治疗：如形成输卵管积水、输卵管卵巢囊肿，应行手术治疗。

35. 试述宫颈癌的早期诊断方法。

（1）子宫颈细胞学检查：子宫颈鳞状上皮内病变和早期宫颈癌筛查的基本方法，特异性高，但敏感性较低。

（2）HPV 检测：敏感性较高，特异性较低。常与细胞学检查联合应用于 25 岁以上女性的子宫颈筛查。

（3）阴道镜检查：筛查发现异常，如细胞学检查为无明确诊断意义的不典型鳞状细胞（AS-CUS）且 HPV 检测阳性，或细胞学检查为低级别鳞状上皮内病变（LSIL）及以上，或 HPV 检测 16/18 型阳性者，建议行阴道镜检查。

（4）子宫颈活组织检查：确诊子宫颈鳞状上皮内病变的可靠方法。包括子宫颈或阴道壁单点或多点活检、宫颈管搔刮术。

36. 简述宫颈癌的发病情况与病因。

宫颈癌是妇科最常见的恶性肿瘤。全世界每年约有 25 万人死于宫颈癌。宫颈癌的发病率呈稳步上升和年轻化趋势。宫颈癌的发病与人乳头瘤病毒（HPV）感染密切相关，研究表明，99.7％的宫颈癌都是由 HPV 导致的。

37. 简述宫颈癌疫苗的临床意义及使用。

宫颈癌疫苗，又称 HPV 疫苗，可以防止 HPV 感染。HPV 疫苗对9～45 岁的女性都有预防效果，如果女性能在首次性行为之前接种 HPV 疫苗，会降低 90％的宫颈癌及癌前病变发生率。

2016、2017、2018 年分别有双价（16/18 型）HPV 疫苗、四价（6/11/16/18 型）HPV 疫苗、九价（6/11/16/18/31/33/45/52/58 型）HPV 疫苗先后获得中国上市许可的使用。这 3 种已上市疫苗都是基于 HPV 病毒样颗粒（virus-like particles，VLP）为抗原的疫苗。通过基因重组的方法表达 HPV 的 L1 结构蛋白，经过纯化，在一定条件下使其组装为

VLP，辅以佐剂得到可用于预防 HPV 的 VLP 疫苗。该疫苗保持病毒表面的抗原表位，抗原活性几乎与天然的病毒完全一致，但不含有病毒 DNA，所以不具感染性和致癌性，从而保障了疫苗的安全性。

38. 试述子宫内膜癌发病率上升的原因及发病的高危因素？

（1）妇女平均寿命普遍延长，内膜癌好发年龄的妇女增多及雌激素使用较广泛，因此本病发病率上升。

（2）子宫内膜癌的高危因素有年龄在 50 岁以上、肥胖、高血压、糖尿病、不育、绝经晚、患卵巢颗粒细胞瘤及接受外源性雌激素等。

39. 试述卵巢恶性肿瘤的诊断方法。

（1）临床诊断：盆腔肿块迅速长大，伴有腹胀、腹痛，一般情况差，腹部叩诊有腹水征。妇科检查，卵巢肿瘤呈实质性，双侧，不活动，阴道后穹隆可触到无痛性结节或团块。

（2）影像学检查：①超声诊断，准确率约 80%。②MRI、CT、PET 检查。

（3）肿瘤标志物诊断：血清 CA125 测定诊断卵巢上皮性癌的敏感性达 90% 以上。此外 CA19-9 测定可辅助诊断卵巢黏液性囊腺癌，甲胎蛋白（AFP）测定辅助诊断卵巢内胚窦瘤，β-hCG 测定可辅助诊断卵巢绒癌，血清 HE4 与 CA125 联合应用可用来判断盆腔肿块的良恶性。

（4）细胞学诊断：阴道涂片测雌激素水平，可辅助诊断卵巢性索间质瘤。腹水离心找癌细胞及微针吸引找癌细胞，后者准确率可达 90%。

（5）腹腔镜诊断：可直视肿瘤并可进行活检确诊。

（6）剖腹探查：凡静止期卵巢肿大，生育年龄妇女卵巢肿块 >5 cm，或 ≤5 cm 观察 3～6 个月无缩小，卵巢实质性肿块及腹水原因不明者，均可剖腹探查。

40. 列表介绍卵巢良性与恶性肿瘤的鉴别诊断（表 10-3）。

表 10-3　卵巢良性与恶性肿瘤的鉴别

鉴别要点	卵巢性肿瘤	卵巢恶性肿瘤
病史	病程长，肿瘤逐渐长大	病程短，肿瘤常迅速长大
一般情况	良好	迅速恶化，消瘦
妇科检查	单侧，囊性，表面光滑，活动好，无腹水	双侧实质性或半实质性，表面结节状，固定，常伴血性腹水，阴道穹后部有无痛结节
B 超	为液性暗区，可有间隔光带，包膜完整	液性暗区内有杂乱光团、光点，肿块边界不清，伴腹水

41. 如何诊断侵蚀性葡萄胎及绒毛膜癌？

（1）前次妊娠史：有葡萄胎或流产、足月产史。

（2）症状：阴道不规则流血，或有咳嗽、血痰、阴道大出血及偏瘫、失语等肺、阴道及脑转移症状。

（3）妇科检查：子宫增大变软，阴道紫蓝色结节，或有盆腔转移灶。

（4）妊娠试验：葡萄胎清除后 6 个月，流产后 4 周，足月产后 4 周，排除胎盘残留，

β-hCG持续阳性。

（5）胸片：如有肺转移，可见片状、棉球状或结节状阴影。

（6）超声检查：可见子宫增大，宫内或肌壁内有界限不规则的低回声区。

（7）组织学检查：凡子宫肌壁或转移灶内有绒毛上皮细胞高度增生间变或间质水肿，为侵蚀性葡萄胎的证据；凡见不到绒毛，仅见滋养细胞高度增生、异形坏死者，为绒毛膜癌证据。

42. 试述常用的卵巢功能检查方法。

（1）阴道侧壁涂片检查：卵巢分泌的雌激素能使阴道上皮增生角化，促进阴道上皮成熟，故测定成熟指数（MI）、嗜伊红细胞指数（EI）及致密核细胞指数（KI），均可反应卵巢功能。

（2）宫颈黏液结晶检查：涂片上羊齿状结晶反映雌激素作用，椭圆体反映孕激素作用。

（3）基础体温测定：孕激素能使基础体温升高 $0.3\sim0.5$ ℃，故双相体温曲线反映为排卵周期，提示有孕激素的作用和影响。

（4）血清雌激素测定：正常妇女血 E_2 值，卵泡期为 $7\sim330$ pmol/L，排卵期为 $367\sim1\,835$ pmol/L，黄体期为 $184\sim881$ pmol/L。

（5）抗米勒管激素（AMH）与月经周期无关，是反映卵巢储备功能的指标。

43. 试述女性不孕的主要因素。

（1）排卵障碍：常见者为月经失调，闭经，卵巢功能早衰，多囊卵巢综合征，闭经溢乳综合征，黄体功能不足及子宫内膜异位症等。

（2）输卵管因素：常见为慢性输卵管炎导致输卵管阻塞和功能障碍。

（3）子宫因素：如子宫发育不良，子宫内膜结核，宫腔粘连及子宫肌瘤等。

（4）子宫颈因素：常见为宫颈管黏液黏稠，宫颈息肉，宫颈肌瘤及宫颈狭窄等。

（5）外阴、阴道因素：如处女膜闭锁，阴道横隔及先天性无阴道等。

44. 试述甾体避孕药的作用机制及禁忌证。

（1）作用机制：①药物抑制丘脑下部的促性腺释放激素，从而使垂体促卵泡素和促黄体素分泌受抑制，进而抑制卵泡的正常发育和排卵。②使宫颈黏液黏度增加而量少，不利于精子通过。③子宫内膜受避孕药中孕激素作用，增殖相被抑制，腺体亦发育不良，不适于孕卵着床。④改变输卵管的功能：改变受精卵在输卵管内正常运动，干扰受精卵着床。

（2）用药禁忌证：①严重心血管疾病、血栓性疾病不宜应用，如高血压病、冠心病、静脉栓塞等；②急、慢性肝炎或肾炎；③部分恶性肿瘤、癌前病变；④内分泌疾病，如糖尿病、甲状腺功能亢进症；⑤哺乳期；⑥年龄＞35岁的吸烟妇女；⑦精神病病人；⑧严重偏头痛，反复发作者。

45. 何谓子宫脱垂？常见病因有哪些？

子宫从正常位置下降，子宫颈外口达坐骨棘水平以下者，称为子宫脱垂。常见病因如下：

（1）分娩损伤：由于难产、急产，特别是产钳或胎吸下困难的阴道分娩或生育过多、过密，使盆底组织损伤，支托力削弱所致。如产后未适当休息，参加体力劳动过早，可使脱垂加重。

（2）肌肉、筋膜及韧带张力减退：绝经后妇女因卵巢功能减退，缺乏雌激素，使生殖器及盆底组织萎缩所致。亦可见于盆底组织先天性发育异常者。

（3）腹压增加：见于长期慢性咳嗽、便秘及长期从事蹲位体力劳动的妇女。

（4）医源性原因：包括没有充分纠正手术时所造成的盆腔支持结构的缺损。

46. 妇女保健的主要任务有哪些？

（1）提高产科质量：普及科学接生，开展围生期保健，加强高危妊娠及胎儿生长发育的监测，开展妇女保健咨询。

（2）定期进行妇科病普查：一般应每1～2年普查一次，以普查生殖道癌为重点。

（3）做好妇女各期保健工作：包括青春期保健，婚姻保健，孕期保健，围产期保健，产褥期保健及哺乳期保健，围绝经期保健，老年期保健。

（4）做好妇女劳动保护：包括适当减轻负荷量，执行产假制度，建立工厂女工卫生室；孕晚期、哺乳期免夜班；孕期调轻不调重等。

47. 创建爱婴医院的意义是什么？

为保护妇女和婴幼儿的健康，1991年世界卫生组织提出了创建爱婴医院的行动纲领。创建爱婴医院是产科史上的一场革命，它具有新的观点和思想，其关键是要提高母乳喂养率。母乳喂养本是一种自然生物学行为，但随着妇女走向社会，以人工喂养代替母乳喂养的情况逐渐增多，严重造成儿童营养不良并因此带来疾病。因此，世界卫生组织将母乳喂养列为挽救儿童生存的"四大"战略技术之一。

48. 母乳喂养有何优点？

对婴儿来讲，母乳具有营养丰富、各种营养物质最适宜婴儿消化吸收、含丰富的抗体具有免疫力、利于牙齿的发育与保护和预防龋齿等优点，同时母乳喂养还能增加母婴感情，促进婴儿早期智力开发，减少坏死性结肠炎的危险，减少婴儿猝死综合征的发生，并可望降低婴儿糖尿病及儿童淋巴瘤的发生。

对母亲来讲，母乳喂养可促进子宫收缩，减少产后流血，促进子宫复旧；延长生育间隔；减少乳腺癌和卵巢癌的发生；经济方便。

49. 母乳喂养怎样分类？

（1）全部母乳喂养：①纯母乳喂养：除母乳外，不给婴儿吃其他任何液体或固体食物。②几乎纯母乳喂养：除母乳外，还给婴儿吃维生素、水果汁，但每日不超过1～2次，每次不超过1～2口。

（2）部分母乳喂养：①高比例母乳喂养：母乳占全部婴儿食物的80%及以上的喂养。②中等比例母乳喂养：母乳占全部婴儿食物的20%～79%的喂养。③低比例母乳喂养：母乳占全部婴儿食物的20%以下的喂养。

（3）象征性母乳喂养：几乎不提供热量的母乳喂养。

50. 试述开奶前喂食影响母乳喂养的原因。

①乳头错觉。②减低对母乳的渴求。③变态反应。④母亲感觉不适（误认为乳汁不足）。

51. 什么是按需哺乳？婴儿睡觉过久或母亲奶胀时怎么办？

按需哺乳就是按小儿的需要哺乳，不规定次数和时间。婴儿睡觉时，不超过 3 小时就应叫醒婴儿试喂母乳。

52. 什么叫母婴同室？母婴分离时应怎么办？

母婴 24 小时在一起，医疗及其他操作每日母婴分离不超过 1 小时称为母婴同室。母婴分离时，母亲应做到按需哺乳，每日挤奶 6～8 次或更多。

53. 什么叫早吸吮？分娩后应怎样进行母婴接触？

早吸吮是指婴儿出生后 30 分钟内开始吸吮母亲乳房。正常分娩的母亲，母婴皮肤接触应在生后 30 分钟内开始，接触时间不得少于 30 分钟。剖宫产的母亲，母婴皮肤接触应在有应答后 30 分钟开始，接触时间不得少于 30 分钟。

54. 何谓子宫内膜异位症？最常见的种植部位和器官有哪些？

子宫内膜组织（腺体和间质）出现在子宫体以外部位时称为子宫内膜异位症。最常见的种植各部位是盆腔脏器和壁腹膜，其中以侵犯卵巢、子宫骶韧带为最常见。

55. 子宫内膜异位症的主要临床症状有哪些？

子宫内膜异位症主要临床症状包括：①下腹痛。②继发性进行加剧的痛经。③不孕，子宫内膜异位症病人不孕率高达 40％。④月经异常，有 15％～30％的病人有经量和经期的改变。

56. 何谓子宫腺肌病？试述其主要临床表现。

当子宫内膜腺体及间质侵入子宫肌层时称为子宫腺肌病。主要临床表现是经量增多，经期延长，以及逐渐加剧的进行性痛经。

57. 何谓异常子宫出血？分哪两类？

异常子宫出血（abnormal uterine bleeding，AUB）指正常月经的周期频率、规律性、经期长度、经期出血量中的任何一项不符，且源自子宫腔的异常出血。

异常子宫出血按病因的 PALM-COEIN 分类分为两大类共 9 个类型：

（1）PALM：存在结构性改变、可采用影像学和/或病理学方法明确诊断，指子宫内膜息肉（polyp）所致 AUB-P、子宫腺肌病（adenomyosis）所致 AUB-A、子宫平滑肌瘤（leiomyoma）所致 AUB-L、子宫内膜恶性病变（malignant disease）所致 AUB-M。

（2）COEIN：无子宫结构性改变，由凝血相关疾病（coagulopathy）所致 AUB-C、排卵障碍（ovulatory dysfunction）相关的 AUB-O、子宫内膜局部异常（endometrial）所致 AUB-E、医源性（iatrogenic）AUB-I、未分类（not yet classified）的 AUB-N。

58. 试述多囊卵巢综合征（PCOS）的临床主要特征。

多囊卵巢综合征好发于青春期和生育期妇女。常见的临床表现是：①月经失调以月经稀发和闭经为主。②不孕。③多毛和痤疮。④肥胖。

一、选择题

【A 型题】

1. 维持子宫前倾的最主要韧带是　　　　　　　　　　　　　　　　　　　　（　　）
A. 子宫骶韧带　　B. 圆韧带　　C. 阔韧带　　D. 主韧带　　E. 卵巢固有韧带

2. 下述何项能最早最准确诊断妊娠　　　　　　　　　　　　　　　　　　　（　　）
A. B 超检查　　B. 血 β-hCG 放射免疫测定　　C. 黄体酮试验　　D. 基础体温测定　　E. 宫颈黏液检查

3. 下述何项非胎盘功能检查　　　　　　　　　　　　　　　　　　　　　　（　　）
A. 尿 E3 测定　　B. 尿 E/C 比值　　C. 血清 HPL 测定　　D. 胎动计数　　E. B 超观察胎盘成熟度

4. 下述何项系检查胎儿肺脏成熟度　　　　　　　　　　　　　　　　　　　（　　）
A. B 超测量胎儿双顶径　　B. 羊水卵磷脂鞘磷脂比值（L/S）测定　　C. 羊水肌酐测定　　D. 羊水胆红素类物质测定　　E. 羊水中脂肪细胞出现率

5. 保护会阴最主要的要点是　　　　　　　　　　　　　　　　　　　　　　（　　）
A. 用手掌鱼际肌顶住会阴部　　B. 按分娩机转及时协助胎头俯屈和仰伸　　C. 指导产妇适时放松或采用腹压　　D. 在阵缩间隙期娩出　　E. 胎头娩出后仍不可放松保护

6. 关于早产，下述哪项叙述是错误的　　　　　　　　　　　　　　　　　　（　　）
A. 妊娠满 28 周至不足 37 周终止者　　B. 新生儿体重在 2 500 g 以下者　　C. 其中 15% 在新生儿期死亡　　D. 其中 8% 留有智力障碍或神经系统后遗症　　E. 围生儿死亡中，与早产有关者少见

7. 下列药物何种不加速胆红素代谢和排泄　　　　　　　　　　　　　　　　（　　）
A. 泼尼松　　B. 白蛋白　　C. 苯巴比妥　　D. 三黄汤　　E. 地西泮

8. 处理宫缩乏力所致产后出血措施中，哪种最迅速有效　　　　　　　　　　（　　）
A. 按揉子宫　　B. 注射宫缩药　　C. 填塞子宫　　D. 结扎髂内动脉　　E. 子宫切除

9. 下述哪项不是新生儿窒息的常见原因　　　　　　　　　　　　　　　　　（　　）
A. 胎儿窘迫　　B. 颅内出血　　C. 胎儿宫内肺炎　　D. 吸入羊水　　E. 分娩前使用过多镇静药

10. 关于外阴白色病变哪项描述是错误的　　　　　　　　　　　　　　　　（　　）
A. 外阴白色病变又称外阴色素减退性疾病　　B. 增生型病变区皮肤发白增厚似皮革　　C. 苔藓型病变区皮肤萎缩变薄变白　　D. 混合型病变区有增生与苔藓型两种病变　　E. 萎缩型较易出现非典型增生

11. 下述 5 种法定性病中，何种系衣原体所致　　　　　　　　　　　　　　（　　）
A. 梅毒　　B. 淋病　　C. 软下疳　　D. 性病性淋巴肉芽肿　　E. 腹股沟肉芽肿

12. 下列何项不是子宫肌瘤的手术治疗指征　　　　　　　　　　　　　　　（　　）
A. 子宫增大 12 周妊娠以上　　B. 症状明显　　C. 并发不孕或多次流产　　D. 浆膜下子宫肌瘤　　E. 伴肉瘤样变

13. 下列肿瘤标志物何种属卵巢内胚窦瘤　　　　　　　　　　　　　　　　（　　）
A. CA125　　B. CEA　　C. AFP　　D. β-hCG　　E. LDH

14. 下述哪项不是卵巢功能检查方法 　　　　　　　　　　　　　( )

A. 阴道涂片检查　　B. 宫颈黏液检查　　C. 基础体温测定　　D. 血中雌孕激素测定　　E. 测定血清 LH 及 PRL

15. 下述子宫畸形中，何种是两侧副中肾管未会合所致 　　　　　　( )

A. 先天性无子宫　　B. 双子宫　　C. 单角子宫　　D. 残角子宫　　E. 纵隔子宫

16. 除正常月经外，引起阴道出血最多见的原因是 　　　　　　　　( )

A. 卵巢内分泌功能失调　　B. 与妊娠有关的子宫出血　　C. 生殖器炎症　　D. 生殖器肿瘤

E. 损伤、异物和药物

【X 型题】

17. 重型胎盘早剥的处理是 　　　　　　　　　　　　　　　　　　( )

A. 密切观察血压、脉搏、宫底高度等病情变化　　B. 输液、输血纠正休克　　C. 用止血药止血

D. 人工破膜　　E. 积极终止妊娠

18. 诊断葡萄胎的方法有 　　　　　　　　　　　　　　　　　　　( )

A. 病史、体征　　B. hCG 测定　　C. AFP 测定　　D. 超声波检查　　E. CA125 测定

19. 产科病房母乳喂养的规定包括 　　　　　　　　　　　　　　　( )

A. 早吸吮　　B. 24 小时同室　　C. 每日喂奶 6～8 次　　D. 开奶前不喂食　　E. 婴儿吸吮困难时用奶瓶喂

20. 关于子宫，正确的描述是 　　　　　　　　　　　　　　　　　( )

A. 未产的子宫颈外口呈圆形　　B. 成年妇女子宫颈管长 2.5～3.0 cm　　C. 子宫内膜基底层无周期性变化　　D. 子宫颈管黏膜层有许多腺体分泌酸性黏液　　E. 子宫浆膜层为覆盖宫体底部及前后面的腹膜

21. 正常情况下妇女的白带是 　　　　　　　　　　　　　　　　　( )

A. 少量白色，稀糊状的液体　　B. 一般无气味　　C. 经期前白带增多属病理现象　　D. 排卵期白带增多　　E. 妊娠期白带增多

22. 关于正常妊娠下述哪些描述是正确的 　　　　　　　　　　　　( )

A. 早孕反应多出现在妊娠 6 周前后　　B. 孕妇自觉胎动多在第 18～20 周　　C. Doppler 在停经 10 周即可听到胎心　　D. 胎心在妊娠 18 周可以用听诊器听到　　E. 免疫学妊娠试验于妊娠第 8～10 周阳性率最高

23. 有关高危妊娠的描述，下列哪些是正确的 　　　　　　　　　　( )

A. 以往有异常妊娠史或不良分娩史　　B. 年龄>16 岁，<35 岁　　C. 孕妇有严重并发症，如心脏病、糖尿病　　D. 各种妊娠并发症，胎位异常及骨盆狭窄　　E. 早孕期间用过对胎儿有影响的药物或接触放射线

24. 下列哪些是胎儿窘迫的临床表现 　　　　　　　　　　　　　　( )

A. 胎心率>160 次/min 或<110 次/min　　B. 胎动每 12 小时>4 次　　C. 头位羊水胎粪污染　　D. 催产素激惹试验（OCT）多次检查均为阴性　　E. 胎心率不规则

25. 下述哪些是新生儿窒息的常见原因 　　　　　　　　　　　　　( )

A. 胎儿宫内窘迫　　B. 颅内出血　　C. 胎儿宫内肺炎　　D. 吸入羊水　　E. 分娩前使用过多镇静药

26. 急性盆腔炎可能出现以下哪几项情况 　　　　　　　　　　　　( )

A. 发热，体温>38.3 ℃（口腔）　　B. 下腹压痛，伴或不伴反跳痛　　C. B 超发现盆腔脓肿或炎

性包块　　　D. 宫腔或宫体举痛或摇摆痛　　　E. 附件区压痛

27. 关于子宫肌瘤，下列哪些说法正确　　　　　　　　　　　　　　　　（　　　）

　　A. 往往在绝经后有所缩小　　B. 是妇女最常见的良性肿瘤　　C. 可能与雌激素有关　　D. 肉瘤变较多见　　E. 一般不引起症状而在盆腔检查时被发现

28. 卵巢上皮性肿瘤发病的高危因素包括　　　　　　　　　　　　　　　　（　　　）

　　A. 遗传因素　　B. HPV 感染　　C. 环境因素　　D. 内分泌因素　　E. 持续排卵

29. 有排卵型功能失调性子宫出血（简称功血）可能有以下哪几种情况　　　　（　　　）

　　A. 多发生在接近绝经期妇女　　　B. 在月经中期可以出现 LH 高峰　　　C. 用孕激素治疗有效
D. 是育龄妇女容易发生的功血类型　　　E. 大出血时可以用雌激素止血

30. 子宫肌瘤手术指征包括　　　　　　　　　　　　　　　　　　　　　（　　　）

　　A. 黏膜下肌瘤突出子宫颈口者　　　B. 子宫增大如孕 2.5 个月大小　　　C. 肌瘤影响生育，病人要求生育　　　D. 症状明显，导致贫血　　　E. 肌瘤小，近绝经期无症状者

二、填空题

1. 胎盘的生理功能包括_____、_____、_____、_____。

2. 羊水的主要生理功能为_____、_____。

3. 临产后的主要产力为_____，第二产程中的重要辅助产力为_____，协助胎头内旋转及仰伸的产力是_____。

4. 常见 5 种孕妇应禁用或慎用的药物为_____、_____、_____、_____及_____。

5. 心脏病孕妇最危险的 3 个时期是_____、_____及_____。

6. 难产的常见原因是_____、_____及_____。

7. 绒毛膜癌的诊断依据是_____、_____、_____、_____、_____及_____。

8. 女性尿瘘形成的原因有_____、_____及_____。

9. 甾体避孕药的作用机制为_____，_____及_____。

三、判断题

1. 会阴指阴道与肛门间的软组织，包括皮肤、肌肉及筋膜。　　　　　　　　（　　　）

2. 为了从母体获得足够氧气、营养物质和排泄代谢产物，胎儿有一条脐动脉和两条脐静脉。（　　　）

3. 自然流产最常见的原因为遗传因素。　　　　　　　　　　　　　　　　　（　　　）

4. 妊娠晚期无痛性出血是胎盘早剥的特征。　　　　　　　　　　　　　　　（　　　）

5. 羊水过多的常见胎儿异常为神经管畸形，而羊水过少者则为泌尿道畸形。　（　　　）

6. 凡妊娠期有某种高危因素危害孕妇健康者称为高危妊娠。　　　　　　　　（　　　）

7. 慢性盆腔炎中输卵管、卵巢囊肿应手术治疗。　　　　　　　　　　　　　（　　　）

8. 子宫脱垂的主要原因为卵巢功能衰退，缺乏雌激素，导致肌肉筋膜及韧带张力减退。（　　　）

9. 妇科病普查应每 1～2 年 1 次，以普查生殖道癌为重点。　　　　　　　　（　　　）

10. 母婴同室母婴分离时，母亲应每日挤奶，24 小时内应挤 6～8 次或更多。（　　　）

四、名词解释

1. 产褥感染

2. 巧克力囊肿

3. 产褥期抑郁症

4. 羊水栓塞

5. 胎位异常

五、问答题

1. 试述新生儿窒息的常见原因。

2. 试述子宫肌瘤的手术指征。什么情况下宜行肌瘤摘除术？

3. 试述人工流产的并发症。

4. 产科病房母乳喂养的规定包括哪些内容？

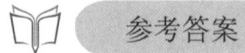
参考答案

一、选择题

1. B　2. B　3. E　4. B　5. B　6. E　7. E　8. A　9. C　10. E　11. D　12. D　13. C　14. E　15. B　16. A　17. ABE　18. ABD　19. ABD　20. ABCE　21. ABDE　22. ABDE　23. ACDE　24. ABCE　25. ABDE　26. ABCDE　27. ABCE　28. ACDE　29. BCD　30. ABCD

二、填空题

1. 免疫耐受功能　防御功能　物质交换功能　合成功能

2. 保护胎儿　保护母体

3. 子宫收缩力　腹肌及膈肌收缩力　肛提肌收缩力

4. 沙利度胺　抗肿瘤药　四环素　肾上腺皮质激素　链霉素

5. 妊娠 32～34 周　分娩第二产程　产后 24 小时

6. 产力异常　产道异常　胎儿异常

7. 有妊娠史　阴道流血及转移症状　子宫增大变软　阴道紫蓝色结节　妊娠试验（＋）　胸片见转移灶　滋养细胞高度增生异形无绒毛结构

8. 分娩损伤　手术损伤　疾病损伤　各种外伤

9. 抑制排卵　改变宫颈黏液性质　干扰子宫内膜

三、判断题

1. √　2. ×　3. √　4. ×　5. √　6. ×　7. √　8. ×　9. √　10. √

四、名词解释

1. 产褥感染：系指分娩及产褥期生殖道受病原体侵袭，引起局部或全身的感染。发病率为 6％。

2. 巧克力囊肿：子宫内膜异位症病变可发生在不同部位，其中以卵巢内异症最多见。约 80％的病人病变累及一侧卵巢，50％的病人同时波及双侧卵巢。病变早期在卵巢表面上皮及皮层中可见紫褐色斑点或小泡。随着病变发展，卵巢内的异位内膜可因反复出血而形成单个或多个囊肿，但以单个为多见，称为卵巢子宫内膜异位囊肿。囊肿内含暗褐色黏糊状陈旧血，状似巧克力液体，故又称卵巢巧克力囊肿。

3. 产褥期抑郁症：是指产妇在产褥期内出现抑郁症状，是产褥期精神综合征中最常见的一种类型。有关其发病率，国内资料极少，国外报道发生率高达 30％。通常在产后 2 周出现症状，表现为易激惹、恐怖、焦虑、沮丧和对自身及婴儿健康过度担忧，常失去生活自理及照料婴儿的能力，有时还会陷入错乱或嗜睡状态。

4. 羊水栓塞：是指在分娩过程中羊水突然进入母体血液循环引起肺动脉高压、低氧血症、弥散性血管内凝血（DIC）、肾衰竭或突发死亡的分娩严重并发症。发生于足月妊娠时产妇死亡率高达19％～86％；妊娠早、中期流产亦可发生，但病情较轻，死亡少见。近年研究认为，羊水栓塞的核心问题是过敏反应，建议命名为"妊娠过敏反应综合征"。

5. 胎位异常：是造成难产的常见因素之一。分娩时枕前位（正常胎位）约占90％，而胎位异常约占10％，其中胎头位置异常居多，占6％～7％。胎产式异常的臀先露占3％～4％，肩先露已极少见。此外还有复合先露。

五、问答题

1. 新生儿窒息的常见原因如下：

（1）胎儿宫内窘迫：出生前胎儿缺氧未得到纠正，如母血含氧量不足，胎盘脐带输氧功能障碍。

（2）呼吸中枢受抑制或损害：胎儿颅内出血及脑部长时间缺氧，可使呼吸中枢受到损害。此外，麻醉药乙醚、镇静药吗啡等均可经胎盘进入胎儿体内，抑制呼吸中枢。

（3）呼吸道阻塞：胎儿通过产道时，吸入大量羊水、黏液等，引起呼吸道阻塞。

（4）其他：如新生儿溶血症、胎儿宫内肺炎、肺发育不良、肺膨胀不全、膈疝及心脏发育畸形等均可致新生儿窒息。

2. （1）子宫肌瘤的手术指征：①肌瘤导致月经量过多，致继发贫血。②严重腹痛、性交痛或慢性腹痛、带蒂肌瘤扭转引起的急性腹痛。③肌瘤体积大压迫膀胱、直肠等引起相应症状。④因肌瘤造成不孕或反复流产。⑤疑有肉瘤变。

（2）子宫肌瘤摘除术指征：①年龄40岁以下。②尚未生育，要求保留生育功能者。③浆膜下或黏膜下子宫肌瘤或个数不多的壁间肌瘤。

3. 人工流产的并发症如下：

（1）吸宫不全：术后出血达10日以上，对抗感染治疗无效者，应考虑为吸宫不全所致。

（2）子宫损伤：子宫穿孔及宫颈撕裂。

（3）流产后感染：子宫内膜炎及附件炎。

（4）术中出血：多发生于钳刮术。

（5）人流综合征反应：表现为心动过缓、心律失常、面色苍白、大汗淋漓、头晕胸闷及血压下降，甚至发生昏厥和抽搐。

（6）子宫颈或宫腔粘连：因内口创伤或感染所致。

（7）月经失调：多表现在术后3个月内，常见无排卵周期或非典型分泌期内膜。

（8）空气栓塞和羊水栓塞：较罕见，预后不良。

（9）漏吸或宫吸：常见于子宫畸形、位置异常，或由操作不当所引起。

4. 产科病房母乳喂养的规定包括：①早吸吮。②24小时母婴同室。③按需哺乳。④不用奶瓶。⑤开奶前不喂食。⑥帮助母亲使婴儿正确含接。⑦建立母亲喂奶的信心。

§11

儿 科 学

儿科学的研究对象是自胎儿至青春期的儿童，一般是指出生至 14 周岁的儿童。儿科学的研究内容包括：儿童生长发育规律及影响因素；儿童疾病的发生及发展规律、临床诊断及治疗的理论和技术；儿童疾病的预防措施，免疫接种，先天性和遗传性疾病的筛查；儿童疾病的康复。小儿外科不属本章介绍内容。

§11.1　儿科学基本知识问答

1. 试述小儿生长发育的规律。

（1）生长发育是一个连续的有阶段性的过程，但各年龄期非等速进行。

（2）各系统器官的发育不平衡。神经系统发育较早，生殖系统发育较晚，淋巴系统则先快而后回缩。

（3）生长发育具一定规律。遵循由上而下，由近而远，由粗大到精细，由简单到复杂，由低级到高级的规律。

（4）具个体差异。因遗传、性别、环境、教养的影响，具较大的个体差异。

2. 如何进行儿童神经心理发育的评估？

儿童神经心理发育的评估可从能力测验和适应性行为测试两方面进行。

（1）能力测验：

1）筛查测验：①丹佛发育筛查法（Denver Development Screen Test，DDST），主要用于<6 岁儿童发育筛查，实际应用时对<4.5 岁的儿童较为适用。近年尚有修订版（DDST-R），结果异常或可疑者应进一步做诊断性测试。②绘人测试，适用于 5～9.5 岁儿童。③图片词汇测试（Peabody Picture Vocabulary Test，PPVT），适用于 4～9 岁儿童的一般智能筛查。④年龄及发育进程问卷（age & stages，ASQ），适用于 1 月龄到 5.5 岁的儿童。

2）诊断测验：①盖赛尔（Gesell）发育量表，适用于 0～6 岁的儿童。从大运动、细动作、个人-社会、语言和适应性行为 5 个方面测试，结果以发育商（DQ）表示。②贝莉（Bayley）婴儿发育量表，适用于 2～30 月龄婴幼儿。包括精神发育量表、运动量表和婴儿行为记录。③格里菲斯（Griffiths）发育评估量表，适用于 0～8 岁儿童。④韦氏（Wechsler）学前及初小儿童智能量表（WPPSI），适用于 4～6.5 岁儿童。通过编制一整套不同测试题，分别衡量不同性质的能力。⑤韦氏儿童智能量表修订版（WISC-R），适用于 6～16 岁儿童，内容与评分方法同 WPPSI。

（2）适应性行为测试：国内现在多采用日本 S-M 社会生活能力检查，即"婴儿-初中学生社会生活能力量表"，此量表适用于 6 月龄至 15 岁儿童社会生活能力的评定。智力低下的诊断与分级必须结合适应性行为的评定结果。

3. 何谓矮身材?

矮身材是指身高低于同性别、同龄正常儿童身高平均数减两个标准差（或第 3 百分位）者。

4. 何谓小儿肥胖症?

小儿体重超过同性别、同身高正常儿均值 20% 以上者，可诊断为肥胖症。超过均值 20%～29% 为轻度肥胖，超过均值 30%～49% 为中度肥胖，超过均值 50% 为重度肥胖。体重指数（BMI）是评价肥胖的另一种指标，如 BMI 值在 P85～P95 为超重，超过 P95 为肥胖。

5. 母乳为何具有增进婴儿免疫力的作用?

（1）母乳含有 SIgA，尤以初乳为高，有抗肠道感染及抗过敏作用。

（2）母乳富含乳铁蛋白，可抑制大肠埃希菌和白假丝酵母菌的生长。

（3）母乳含双歧因子，可促进乳酸杆菌生长，抑制大肠埃希菌，减少肠道感染。

（4）母乳含溶菌酶、补体、低聚糖等，对预防小儿肠道及全身感染均具有一定的作用。

（5）母乳富含各种细胞，如巨噬细胞、粒细胞、B 淋巴细胞、T 淋巴细胞。

6. 试述小儿辅食添加原则。

小儿辅食添加应遵循下列原则：①由少到多。②由稀到稠。③由细到粗。④由一种到多种。⑤应于婴儿健康、消化功能正常时逐步添加。

7. 试述预防接种的注意事项与禁忌证。

（1）注意事项：①接种前应了解接种对象，说明预防的意义与接种后的反应，填好接种卡。②接种前检查好标签，过期变质或标签不清楚者不用。③严格按照规定的剂量、途径、次数、间隔时间进行接种。④严格掌握禁忌证。⑤严格消毒技术，防止交叉感染。

（2）禁忌证：①有急性传染病接触史而未过检疫期者。②急性传染病及其恢复期。③发热或严重的慢性病，如心、肝、肾疾病或活动期肺结核者。无并发症的先天性心脏病病人仍应按期预防接种。④有过敏史、变态反应性疾病或免疫缺陷病者。

8. 试述小儿体液平衡的特点。

（1）体液总量与分布：年龄越小，体液总量相对越多。年龄越小，主要是间质液比例较高。

（2）体液组成：小儿体液电解质组成与成人相似，但出生数日的新生儿，血钾、氯、磷及乳酸偏高，血钠、钙和碳酸氢盐偏低。

（3）水的交换：每日所需水量与热量消耗成正比。每消耗热量 418.4 kJ（100 kcal），需水 120～150 mL。除初生数日的新生儿外，年龄越小，水的出入量相对越多。婴儿水的交换率快，对缺水的耐受力比成人差，较易发生脱水。

（4）体液调节功能差：缓冲系统、肺、肾及神经内分泌的调节功能均不如成人。

9. 何谓混合溶液?如何评估其张力?简述 2∶1 等张含钠溶液、3∶2∶1 溶液、4∶3∶2 溶液的组成及其各自的张力与适应证。

混合溶液系由各种等张溶液按不同比例配制而成。一般将溶液中电解质所具有的渗透压看作是溶液的张力，即等张含钠溶液占混合液体量的几分之几，混合液即为几分之几张。

（1）2∶1等张含钠溶液：由2份0.9％氯化钠注射液，1份1.4％碳酸氢钠溶液组成1张，用于扩充血容量及纠正酸中毒。

（2）3∶2∶1溶液：由3份5％～10％葡萄糖注射液，2份0.9％氯化钠注射液，1份1.4％碳酸氢钠溶液组成1/2张，适用于等渗性脱水补充累积损失量的需要。

（3）4∶3∶2溶液：由4份0.9％氯化钠注射液，3份5％～10％葡萄糖注射液，2份1.4％碳酸氢钠溶液组成2/3张，适用于低渗性脱水补充累积损失量的需要。

10. 小儿腹泻并发低钾血症时的诊断要点有哪些？低钾血症为什么常在脱水、酸中毒纠正后出现？

小儿腹泻并发低钾血症的诊断要点：①患儿出现骨骼肌无力，继而出现活动障碍，腱反射迟钝或消失。②呼吸肌受累，致呼吸变浅甚至呼吸肌麻痹。③平滑肌受累，出现腹胀、肠鸣音减弱，重症可引起肠麻痹。④可出现心律失常，第一心音低钝，心电图示ST段降低，T波压低、平坦、双相或倒置，出现U波PR间期，QT间期延长。⑤血K^+降低，小于3.5 mmol/L。

低钾血症常在脱水、酸中毒纠正后出现的原因：①补液时补钾不足，当循环血量增多，引起稀释性低钾。②酸中毒时，H^+进入细胞内，K^+向细胞外转移，所以血清K^+不低；酸中毒纠正后，细胞外K^+重新回到细胞内，使血清K^+下降，从而引起低钾血症。

11. 何谓免疫重建？目前已有哪些治疗方法可达到此目的？

免疫器官或组织移植术可使病人恢复其免疫功能，称为免疫重建。其治疗方法：①造血干细胞移植、骨髓移植、胎肝移植、脐血干细胞移植。②胎儿胸腺移植。③输注胸腺上皮细胞培养物或胸腺素。④基因治疗。

12. 何谓围生期与围生儿？

围生期系指妊娠满28周至分娩后1周这段时间。围生儿系指围生期内的胎儿与新生儿。

13. 何谓早产儿？

早产儿是不满37周（169～258日）娩出的婴儿。

14. 皮肤黏膜淋巴结综合征发生冠状动脉病变的高危因素有哪些？

2岁以下的男孩，红细胞沉降率、血小板、C反应蛋白明显升高。

15. 试述新生儿呼吸窘迫综合征的诊断要点。

（1）多见于早产儿，胎龄愈小发病率愈高。糖尿病孕妇的小儿，发病率也高。

（2）出生后6小时内出现症状，最晚不超过12小时。

（3）主要表现为进行性呼吸困难及发绀，伴呼气性呻吟。可因肺不张逐渐加重导致呼吸衰竭，重者3日内死亡。

（4）实验室检查：PaO_2降低，$PaCO_2$增高，BE减少，代谢性和呼吸性酸中毒，血钠偏低，血钾、氯偏高。胃液泡沫试验（—）。

（5）X线检查：生后24小时X线有特征性表现，两侧肺野普遍性透明度减低，内有均匀细小颗粒和网状阴影，支气管充气征，伸展至节段细支气管，类似秃叶分叉的树枝，重者呈"白肺"。心边界不清。

16. 列表比较新生儿生理性黄疸与病理性黄疸的鉴别（表 11－1）。

表 11－1 新生儿生理性黄疸与病理性黄疸的鉴别

鉴别要点	生理性黄疸	病理性黄疸
出现时间	足月儿生后 2～3 日，早产儿生后 3～5 日	可于生后 24 小时内出现
每日血清胆红素上升速度	<85 μmol/L，或每小时<0.5 mg/dL	>85 μmol/L，或每小时>0.5 mg/dL
血清结合胆红素	<26 μmol/L	>34 μmol/L
小时胆红素曲线	未超过第 95 百分位曲线	超过第 95 百分位曲线
生后小时龄光疗干预标准曲线	未达到	超过
持续时间	足月儿 2 周左右，早产儿 3～4 周	较长，或退而复现
其他临床表现	一般情况好	较差，有原发病症状

17. 临床上手足口病出现哪些情况容易进展成危重症？

临床上手足口病容易进展成危重症的情况有：①持续高热不退；②精神差、呕吐、易惊，肢体抖动乏力；③心率、呼吸增快；④出冷汗、末梢循环不良；⑤高血压；⑥外周血细胞计数、血小板明显增高；⑦高血糖。

18. 试述新生儿败血症的诊断标准。

（1）临床表现：①具感染诱因。②感染中毒症状：反应差，嗜睡，拒食，哭声低，面色不好，体温异常（发热或体温不升）。③体征：呼吸改变（呼吸暂停或急促、呼气时呻吟），皮肤出血点，黄疸，肝脾大，局部（尤其是脐部）病灶或深部脓肿，浆膜腔积液等；重者可发生多器官功能障碍。

（2）实验室检查：①血常规：白细胞增高或减少，中性粒细胞增多及核左移，出现中毒颗粒或空泡，贫血，血小板减少。②C 反应蛋白阳性。③血培养阳性。④病灶分泌物革兰染色阳性，病原菌抗原检测阳性。

19. 如何诊断 1.5 岁的小儿有活动期佝偻病？

（1）临床表现：明显的夜惊、多汗、烦躁等症状，方颅、前囟宽、牙数少，肋缘外翻、佝偻病串珠、鸡胸或漏斗胸、手镯、脚镯以及"O"形或"X"形腿等骨骼改变的任何几项体征。

（2）血液生化改变：血钙、血磷降低，碱性磷酸酶增高，血清 25-(OH)D 降低，PTH升高。

（3）X 线检查：长骨钙化带消失，干骺端呈毛刷样、杯口状改变，骨骺软骨盘增宽，骨质稀疏，骨皮质变薄，可有骨干弯曲畸形。

20. 试述过敏性紫癜分型与临床表现。

过敏性紫癜患儿常常在发病前 1～3 周有全身不适、低热、乏力及上感前驱症状。根据临床表现不同可分为 5 型：

(1) 单纯型：皮肤紫癜局限于四肢，成批出现，反复发生，对称分布。

(2) 腹型：恶心、呕吐、呕血、腹泻及黏液便、便血、阵发性绞痛。

(3) 关节型：关节肿胀、疼痛、压痛及功能障碍，大关节可在数日内消失，不留畸形。

(4) 肾型：肾损害发生于紫癜出现后 1 周，多在 3～4 周恢复。

(5) 混合型：上述各型混合存在。

21. 简述新生儿 ABCDE 复苏方案。

新生儿 ABCDE 复苏方案包括 5 步：①A (airway)，通畅呼吸道；②B (breathing)，建立呼吸，增加通气；③C (circulation)，建立正常循环；④D (drugs)，药物治疗；⑤E (evaluation)，评价和监护。A、B、C 最重要，A 是根本，B 是关键。评估则贯穿整个复苏过程，呼吸、心率和血氧饱和度是评估三大指标。

22. 列表比较单纯性热性惊厥与复杂性热性惊厥的区别（表 11 - 2）。

表 11 - 2　单纯性热性惊厥与复杂性热性惊厥的区别

区别要点	单纯性热性惊厥	复杂性热性惊厥
发病年龄	6 月龄～6 岁，末次发作多数不超过 4 岁	可见于任何年龄
温度	大多数在 38.5 ℃ 以上，在高热 24 小时以内	38 ℃ 以下也可发作
同一热程发作次数	仅发作 1 次	≥2 次
持续时间	数十秒到数分钟，小于 15 分钟	较长，可达 15 分钟以上
发作形式	全面性发作，无局灶性发作特征	全面性或局灶性
神经系统体征	发作后意识较快恢复，发作后无神经系统阳性体征	发作后神经系统可遗留不同程度异常体征
惊厥持续状态	少有	较常见

23. 何谓髓外造血？

正常情况下骨髓外造血极少，但儿童在发生感染性或溶血性贫血等造血需要量增加时，可恢复胎儿时的造血状态，出现肝、脾、淋巴结肿大，外周血中出现有核红细胞和/或幼稚中性粒细胞，称为髓外造血。

24. 试述小儿呼吸道的解剖特点及临床意义。

(1) 婴幼儿呼吸道管腔狭窄，黏膜柔嫩，血管丰富，易于感染。炎症时易引起充血水肿而致鼻、喉、细支气管等阻塞，出现呼吸困难。

(2) 婴幼儿耳咽管相对较短、宽、直短，呈水平位，故鼻咽炎时，易致中耳炎。鼻咽及咽后壁淋巴组织发达、较易发生腺样体肥大及咽后壁脓肿，鼻腔黏膜与鼻窦黏膜相连续易发生鼻窦炎。

(3) 气管、支气管腔相对狭窄，软骨柔软，缺乏弹力组织，黏液腺分泌不足，纤毛运动较差，不能很好地清除微生物。由于右侧支气管由气管直接延伸，异物易进入右侧支气管。

（4）肺弹力纤维发育较差，血管丰富，间质发育旺盛，肺泡数量较少，造成肺含血量多而含气量相对较少。易于感染，常出现肺间质炎症、肺不张或肺气肿。

25. 试述小儿结核具有活动性的参考指标。

判断小儿结核具有活动性的参考指标为：①PPD 皮试≥20 mm。②＜3 岁，尤其是 1 岁以下婴儿未接种卡介苗而结核菌素试验阳性者。③有发热及其他结核中毒症状者。④排出物中找到结核分枝杆菌。⑤胸部 X 线检查显示活动性原发型肺结核改变者。⑥红细胞沉降率加快而无其他原因解释者。⑦纤维支气管镜检查有明显支气管结核病变者。

26. 试述肺炎支原体肺炎的临床特点。

近年发病率有上升趋势，发病年龄多见于 5～14 岁小儿，但有低龄化趋势。大多数起病缓慢，亦有急性起病，热型不定，体温 38～40 ℃，热程 1～3 周，全身中毒症状不重，但咳嗽，呈刺激性剧咳，呼吸困难不明显（婴儿可喘憋）。肺部体征常缺如，部分可闻及干、湿性啰音，可合并肺外并发症，如心血管、消化、神经、血管、肌肉、关节、皮肤等均可受累，但经治疗合并症大多可好转，少后遗症。胸片显示间质性改变或云雾状阴影，部分患儿有胸腔积液。

27. 支气管肺炎应和哪些疾病相鉴别？如何鉴别？

支气管肺炎应和急性支气管炎、肺结核、支气管异物相鉴别。鉴别点如下：

（1）急性支气管炎：以咳嗽为主，一般无发热或仅有低热，肺部呼吸音粗糙或有不固定的干湿啰音。

（2）肺结核：可根据有无结核接触史、结核菌素试验、血清结核抗体检测和 X 线胸片随访观察等加以鉴别。

（3）支气管异物，根据异物吸入史、突然出现呛咳以及胸部 X 线检查，可予以鉴别，必要时可行支气管纤维镜检查。

28. 法洛四联症患儿为什么在出生后 3～6 个月才出现发绀？

胎儿时期胎心的负担不大，出生后卵圆孔先在功能上关闭。因生理上的需要，动脉导管可能开放一个时期，使较多的血液进入肺内氧合，故婴儿时期动脉导管未闭之前，可无发绀。出生后 3 个月动脉导管闭合后，在室间隔缺损的部位，右心室血液的一部分与左心室血液同时进入主动脉，分布于全身。如肺动脉严重狭窄，右心室压力超过左心室，在室间隔缺损部位由右向左分流。同时由于肺循环量减少，氧合量不足，加之主动脉内有混合血，故出现发绀。

29. 试述左→右分流先天性心脏病的共同临床表现。

（1）一般情况下无发绀，并发肺动脉高压时刻出现发绀/差异性发绀，有时扩张的肺动脉压迫喉返神经引起声嘶。

（2）肺循环充血，易患呼吸道疾病。

（3）体循环减少，生长发育落后，周围血管征。

（4）胸骨左缘可闻及杂音。

30. 试就小儿消化系统解剖生理特点说明其易患某些消化道疾病的原因。

（1）溢乳：婴儿胃呈水平位，贲门括约肌发育未臻完善，关闭作用不够强，常发生胃食管反流。

（2）呕吐：小儿幽门括约肌发育较好，但由于自主神经调节功能不成熟，易引起幽门痉挛而产生呕吐。

（3）肠套叠：因肠管及肠系膜较长，肠管游离度大，升结肠与后壁固定差，易发生肠套叠和肠扭转。

（4）肝脏淤血肿大：小儿肝脏有大量血管，肝细胞和肝小叶分化不全，在患传染病、中毒或心力衰竭时，肝脏易淤血肿大或发生变性，影响其正常生理功能。婴儿时期胆汁分泌较少，故对脂肪的消化吸收功能差。

（5）腹泻：婴儿消化系统发育不成熟，对食物耐受力差，但因生长发育快，所需营养物质相对较多，致消化道负担较重。加之血清免疫球蛋白较成人低，胃肠道分泌型 IgA 较低，故易腹泻。

31. 试述小儿腹泻的诊断名称及标准（包括分类、分期、分型）。

（1）分类：可分为感染性和非感染性两类，感染性腹泻以肠道内感染为主，病原体包括细菌、病毒、真菌、寄生虫等，统称为肠炎。对病原体明确者则按病原体命名，例如致病性大肠埃希菌肠炎、轮状病毒性肠炎等。

（2）分期：按病程持续时间分为三类。①急性：病程 2 周以内。②迁延性：病程 2 周至 2 个月。③慢性：病程 2 个月以上。

（3）分型：按消化道症状轻重、水、电解质及酸碱失衡程度及全身中毒症状明显与否分为轻型与重型。

32. 试述肾病综合征的四大临床特点。

（1）大量蛋白尿：尿蛋白（＋＋＋）～（＋＋＋＋），24 小时尿蛋白总量大于 0.05 g/kg，尿蛋白/尿肌酐（mg/mg）≥3.0。

（2）低白蛋白血症：血浆白蛋白低于 25 g/L。

（3）高脂血症：血胆固醇高于 5.7 mmol/L。

（4）明显水肿。

以上四项条件中以大量蛋白尿及低蛋白血症为必备条件。

33. 具备哪些情况应考虑肾炎性肾病？

（1）尿检红细胞超过 3 个/HP（指分散在 2 周内进行的 3 次以上离心尿检查），并证实为肾小球源性血尿者。

（2）反复或持续性高血压。学龄儿童超过 17.33/12.00 kPa（130/90 mmHg），学龄前儿童超过 16.00/10.67 kPa（120/80 mmHg），并排除用皮质类固醇激素所致。

（3）肾功能不全，并排除由于血容量不足等所致。

（4）持续低补体血症。

凡具以上四项中之一项或多项者属肾炎性肾病。

34. 试述非典型急性肾炎的临床表现。

（1）无症状性急性肾炎：为亚临床病例，患儿仅有镜下血尿或仅有血 C3 降低而无其他临床表现。

（2）肾外症状性急性肾炎：有的患儿水肿，高血压明显，甚至有严重循环充血及高血压脑病，此时尿改变轻微或尿常规检查正常，但有链球菌前驱感染和血 C_3 水平明显降低。

（3）以肾病综合征表现的急性肾炎：少数患儿以急性肾炎起病，但水肿和蛋白尿突出并伴有轻度高胆固醇血症和低蛋白血症，临床表现似肾病综合征。

35. 试述小儿贫血的诊断标准。

小儿贫血的诊断因年龄而异。新生儿期血红蛋白＜145 g/L 为贫血，1～4 月龄＜90 g/L 为贫血，4～6 月龄＜100 g/L 为贫血，6 月龄～6 岁＜110 g/L 为贫血，6～14 岁＜120 g/L 为贫血。海拔每增高 1 000 m，血红蛋白升高约 4%。

36. 儿童化脓性脑膜炎的常见并发症有哪些？

儿童化脓性脑膜炎的常见并发症有：①硬膜下积液；②脑室管膜炎；③抗利尿激素异常分泌综合征；④脑积水；⑤各种神经功能障碍，如神经性耳聋、智力障碍、脑性瘫痪、癫痫、视力障碍和行为异常等。

37. 试述小儿原发性肺结核的特点。

（1）主要临床类型为原发综合征和支气管淋巴结结核。

（2）起病缓，临床症状不明显，肺部体征少。

（3）周围淋巴结可有不同程度的肿大。

（4）有时可出现结节性红斑或疱疹性结膜炎。

（5）原发病灶吸收快，形成钙化灶。但幼婴、营养不良、免疫功能低下者易发生血行播散。

38. 对结核菌素试验阳性者，如何辨别其为卡介苗接种效应或结核自然感染？

接种过卡介苗的小儿反应阳性与自然感染反应的区别较难，可参考表 11 - 3。

表 11 - 3 结核菌素试验对自然感染与卡介苗接种效应的鉴别

结核菌素试验	自然感染	卡介苗接种效应
反应强度	较强	较弱
硬结情况	色深红，边缘清楚，质地较硬，直径 10～15 mm	色浅红，边缘不整，质地较软，直径多在 5～9 mm
硬结反应持续时间	较长，可达 7～10 日以上	较短，2～3 日即消失
阳性反应的变化	短时间内反应无减弱倾向，可持续若干年，甚至终身	有较明显的逐年减弱倾向，一般于 3～5 年逐渐消失

39. 试述中期结核性脑膜炎的临床特点。

（1）颅内压增高：头痛和呕吐加重，烦躁或嗜睡，可有惊厥，脑膜刺激征阳性。婴儿则前囟饱满或膨隆，腱反射亢进。

（2）脑神经受累：最常见为面神经瘫痪，其次为动眼神经及外展神经瘫痪。

40. 病房误收了一位麻疹患儿，应采取什么措施制止麻疹的蔓延？

（1）及时报疫情，立即将患儿转送传染病院。

（2）对病房内 2 岁以下、抵抗力低或伴其他疾病的麻疹易感儿，肌内注射麻疹免疫球蛋白或丙种球蛋白。

（3）对接触过麻疹的易感儿，应检疫观察 21 日。

（4）在检疫期间，病房尽量不收高危易感儿。

41. 试述儿童抗幽门螺杆菌的一线治疗方案。

目前多主张联合用药（PPI＋克拉霉素＋阿莫西林）：①奥美拉唑 0.6～0.8 mg/kg，清晨顿服，疗程 2～4 周；②克拉霉素：15～20 mg/（kg·d），分 2 次，疗程 10～14 日；③阿莫西林 50 mg/（kg·d），分 2 次，疗程 10～14 日，青霉素过敏者用替硝唑。

42. 先天性甲状腺功能减低症在新生儿期有哪些表现？

新生儿期的先天性甲状腺功能减低症主要有以下表现：①患儿常为过期产，出生体重超过正常新生儿，生理黄疸期常长达 2 周以上，一般自出生后即有腹胀、便秘，易被误诊为巨结肠。②患儿常处于睡眠状态，对外界反应迟钝，喂养困难，哭声低、声音嘶哑。③体温低，末梢循环差，皮肤出现斑纹或有硬肿现象。以上症状和体征均无特异性，极易被误诊为其他疾病。

43. 试述原发性免疫缺陷病毒免疫重建的方法。

免疫重建是指采用正常细胞或基因片段植入病人体内，使之发挥其功能，以持久地纠正免疫缺陷病。方法包括：胸腺组织移植，干细胞移植（胎肝移植、骨髓移植、脐血干细胞移植）。

44. 何谓新生儿缺氧缺血性脑病？如何根据临床特点判断脑损伤的部位？

各种围生期窒息引起的缺氧和脑血流减少或暂停而导致胎儿和新生儿脑损伤，称为缺氧缺血性脑病（hypoxic-ischemic encephalopathy，HIE）。由于选择性脑损伤的结果，凡病变在两侧大脑半球者，其特点是生后 24 小时内出现惊厥，对抗惊厥药不敏感，同时有前囟隆起，颅缝分裂等脑水肿症状体征；病变在丘脑、脑干核等处者，其特点则是惊厥持久，中枢性呼吸衰竭，瞳孔缩小或扩大，但无脑水肿、颅内压增高的症状体征。

45. 何谓咳嗽变异型哮喘（CVA）？

（1）咳嗽持续或反复发作＞1 个月，抗生素治疗无效。

（2）用支气管扩张药可使咳嗽发作缓解，是诊断本病的基本条件。

（3）有个人或家族过敏史。

（4）呼吸道呈高反应，支气管激发试验阳性。

（5）除外其他引起慢性咳嗽的疾病。

一、选择题

【A 型题】

1. 5 岁小儿，下列何者不正常 （ ）

A. 体重 20 kg　　B. 身长 105 cm　　C. 乳牙 20 颗　　D. 腕部骨化中心 6 个　　E. 上部量与下部量相等

2. 下列哪项与母乳抗感染作用无关 （ ）

A. 分泌型 IgA 抗体　　B. 特异性抗体　　C. 乳铁蛋白　　D. 双歧因子　　E. 乳白蛋白

3. 4：3：2 溶液的组成成分是 （ ）

A. 4 份 10％葡萄糖注射液，3 份 0.9％氯化钠注射液，2 份 1.4％碳酸氢钠注射液

B. 4 份 10％葡萄糖注射液，2 份 0.9％氯化钠注射液，3 份 1.4％碳酸氢钠注射液

C. 3 份 10％葡萄糖注射液，4 份 0.9％氯化钠注射液，2 份 1.4％碳酸氢钠注射液

D. 2 份 10％葡萄糖注射液，3 份 0.9％氯化钠注射液，4 份 1.4％碳酸氢钠注射液

E. 2 份 10％葡萄糖注射液，4 份 0.9％氯化钠注射液，3 份 1.4％碳酸氢钠注射液

4. 新生儿败血症最常见的并发症是 （ ）

A. 肺炎　　B. 胸膜炎　　C. 化脓性脑膜炎　　D. 骨髓炎　　E. 肝脓肿

5. 新生儿寒冷损伤综合征复温至正常的时间为 （ ）

A. 1～3 小时　　B. 4～6 小时　　C. 6～12 小时　　D. 12～24 小时　　E. 36～48 小时

6. 维生素 D 缺乏性佝偻病的主要病因是 （ ）

A. 日光照射不足　　B. 单纯母乳喂养　　C. 生长过快　　D. 疾病影响　　E. 药物影响

7. 佝偻病临床表现主要是 （ ）

A. 生长中的骨骼改变，肌肉松弛和神经兴奋性改变　　B. 神经症状，骨骼改变　　C. 易激惹、烦躁、多汗、枕部秃发　　D. 颅骨软化、鸡胸、"X"形腿、"O"形腿　　E. 骨缝、前后囟门关闭及出牙延迟

8. 营养不良的早期临床表现是 （ ）

A. 面色苍白　　B. 精神萎靡　　C. 发育迟缓　　D. 食欲减退　　E. 体重不增或减轻

9. 川崎病亚急性期及恢复期最主要并发症是 （ ）

A. 急性冠状动脉损伤　　B. 尿道炎　　C. 无菌性脑膜炎　　D. 肺炎　　E. 肝炎

10. 右心房、右心室、肺循环、左心房血流量增多，而左心室、体循环血流量减少，这是下述哪一种先天性心脏病的血流动力学改变 （ ）

A. 动脉导管未闭　　B. 室间隔缺损　　C. 肺动脉狭窄　　D. 法洛四联症　　E. 房间隔缺损

11. 室间隔缺损伴明显肺动脉高压时，有下列表现，但除外 （ ）

A. 左心室显著增大　　B. 原有心脏的杂音显著增强　　C. 肺动脉瓣区第二音明显亢进　　D. X 线显示肺动脉段明显突出　　E. 右心室压力明显增高

12. 急性链球菌感染所致肾炎，下列哪项错误 （ ）

A. 多为 A 组乙型溶血性链球菌　　B. 极少转为慢性　　C. 痊愈后极少复发　　D. 青霉素可提高治愈率　　E. 贫血持续不好转预后不佳

13. 男，3 kg，初生 1 日。皮肤黏膜正常，心肺正常，肝肋下 2 cm，脾未扪及，Hb 190 g/L，RBC 6.0×10^{12}/L，末梢血涂片可见少量有核红细胞及少量幼稚粒细胞，HbF 0.65。可能的诊断是 （　　）

A. 新生儿败血症　　B. 新生儿血红蛋白病　　C. 新生儿红白血病　　D. 正常新生儿　　E. 新生儿溶血病

14. 分析结核菌素试验的结果，下述说法哪项错误 （　　）

A. 对未种过卡介苗者，年龄愈小，阳性反应愈表示体内有活动性结核病灶　　B. 如近数月由阴性转为阳性，示近期有结核感染，且肯定为活动性结核病　　C. 阳性程度与结核病变严重程度无关　　D. 阴性反应不一定排除　　E. 新近感染或活动性结核病常为强阳性

15. 麻疹最常见的并发症是 （　　）

A. 肺炎　　B. 喉炎　　C. 中耳炎　　D. 脑炎　　E. 麻疹播散或活动

16. 引起疱疹性咽峡炎的病毒为 （　　）

A. 呼吸道合胞病毒　　B. 腺病毒　　C. 柯萨奇病毒　　D. 流感病毒　　E. 副流感病毒

17. 提示原发性免疫缺陷病的最主要的是 （　　）

A. 体质弱、消瘦　　B. 伴先天畸形　　C. 体格发育迟缓　　D. 经常反复感染　　E. 神经系统异常

【X型题】

18. 关于水痘，下列说法哪些正确 （　　）

A. 水痘是一种传染性非常强的出疹性传染病　　B. 与带状疱疹为同一病毒感染所致　　C. 皮肤和黏膜相继出现斑丘疹，水疱疹和结痂同时存在　　D. 皮疹呈向心性分布　　E. 感染水痘后一般无永久免疫力

19. 腺病毒肺炎的临床特点是 （　　）

A. 多为稽留热　　B. 肺部体征出现较晚　　C. 早期即有全身中毒症状　　D. 喘憋，呼吸困难　　E. 可并发渗出性胸膜炎

20. 小儿髓外造血表现为 （　　）

A. 肝、脾、淋巴结肿大　　B. 黄骨髓参与造血　　C. 周围血象可见幼红细胞和/或幼稚粒细胞　　D. HbF明显升高　　E. 周围血中出现异形淋巴细胞

21. 新生儿期发生惊厥应考虑哪些原因 （　　）

A. 新生儿颅内出血　　B. 先天性代谢异常　　C. HIE　　D. 化脓性脑膜炎　　E. 高热惊厥

22. 关于小儿神经精神发育，下述哪些正确 （　　）

A. 1 岁时能弯腰拾东西　　B. 18 月龄能表示大小便　　C. 9 月龄能模仿成人的动作　　D. 2 岁能双脚跳　　E. 3 岁能穿脱简单衣服

23. 佝偻病初期可有以下哪些症状与体征 （　　）

A. 鸡胸　　B. 多汗　　C. 枕部脱发　　D. 手镯征　　E. 颅骨软化

24. 百日咳常见并发症有 （　　）

A. 肺炎　　B. 百日咳脑病　　C. 结核病恶化　　D. 感染性休克　　E. 肝脓肿

25. 小儿腹泻的治疗原则包括 （　　）

A. 调整饮食，合理用药　　B. 应用广谱抗生素积极治疗　　C. 预防和纠正脱水　　D. 禁食至腹泻停止　　E. 保护肠黏膜

二、填空题

1. ABO 血型不合所致新生儿溶血病，较常见于_____型血母亲所分娩的新生儿。

2. 1～6 岁小儿体重计算公式为_____。

3. 营养不良脂肪首先消减的部位是_____。

4. 肺炎伴腹泻患儿静脉输液速度一般为每小时每千克体重_____mL。

5. 拟诊白假丝酵母菌肠炎的简便方法是大便涂片镜检发现_____。

6. 急性支气管肺炎最主要的病理生理改变是_____和_____。

7. 结核性脑膜炎最易受累的脑神经为_____。

8. 麻疹前驱期最有诊断价值的体征是_____。

9. 急性肾炎应用青霉素的目的是_____。

10. 联合免疫缺陷病开始出现反复感染的时间是生后_____。

三、判断题

1. 对于低渗性脱水病人第 1 个 24 小时内静脉输液成分宜用 2/3 张含钠液。 （　　）

2. 对营养不良伴腹泻病人静脉补液宜按实际体重计算。 （　　）

3. 佝偻病的早期预防措施是及早肌内注射维生素 D_3 30 万 U，每周 1 次，共 3 次。 （　　）

4. 小儿腹泻病程大于 3 个月者称慢性腹泻。 （　　）

5. 房间隔缺损胸骨左缘第 2～3 肋间出现收缩期杂音的机制是血流通过缺损处形成涡流所致。 （　　）

6. 治疗肾病综合征首选的糖皮质激素是泼尼松。 （　　）

7. 小儿慢性肾炎急性发作常与感染有关，其前驱期同急性肾炎，但有持续贫血、高血压和肾功能不全，可有血尿和明显蛋白尿，尿相对密度低且固定。 （　　）

8. 缺铁性贫血血红蛋白降低比红细胞降低明显；巨幼红细胞贫血则相反。 （　　）

9. 室间隔缺损血流动力学改变首先引起右心室增大。 （　　）

10. 对接触了麻疹的易感儿应隔离观察 21 日，做了被动免疫者无须观察隔离。 （　　）

四、名词解释

1. 计划免疫

2. 小儿肥胖症

3. 生理性黄疸

4. 缺氧缺血性脑病

5. 差异性发绀

五、问答题

1. 简述预防接种的禁忌证。

2. 简述液体疗法的基本方法。

3. 简述儿童肺炎抗生素的治疗原则。

4. 儿童原发性肾病综合征常见的并发症有哪些？

5. 简述小儿药物代谢特点。

参考答案

一、选择题

1. E　2. E　3. C　4. C　5. C　6. A　7. A　8. E　9. A　10. E　11. B　12. D　13. D　14. B

15. A　16. C　17. D　18. ABCD　19. ABCDE　20. AC　21. ABCD　22. ABDE　23. BC

24. ABC　25. ACE

二、填空题

1. O

2. 年龄（岁）×2＋8

3. 腹部

4. 3～5

5. 厚膜孢子及假菌丝

6. 缺氧　二氧化碳潴留

7. 面神经

8. 口腔麻疹黏膜斑

9. 清除体内残余链球菌的感染

10. 数月内

三、判断题

1. ×　2. √　3. ×　4. ×　5. ×　6. √　7. ×　8. √　9. ×　10. ×

四、名词解释

1. 计划免疫：根据小儿的免疫特点和传染病发生的情况制定免疫程序，有计划地使用生物制品进行预防接种，以提高人群的免疫水平，达到控制和消灭传染病的目的。

2. 小儿肥胖症：体重超过同年龄、同性别、同身高正常儿均值20％以上者。

3. 生理性黄疸：常于出生后2～3日出现，4～5日达高峰；一般情况良好，足月儿在2周内消退，早产儿可延迟到3～4周消退；血清胆红素浓度的最高值为205.2～256.5 μmmol/L，以未结合胆红素为主，结合胆红素＜26 μmmol/L。

4. 缺氧缺血性脑病：指由于围生期各种因素引起的缺氧和脑血流减少或暂停而导致胎儿和新生儿的脑损伤。

5. 差异性发绀：动脉导管未闭时，右心负荷增加，肺动脉压力超过主动脉压力时形成梗阻性肺动脉高压，产生右向左分流，形成下半身发绀、左上肢轻度发绀、右上肢正常的差异性发绀。

五、问答题

1. 预防接种的禁忌证如下：①患自身免疫性疾病、免疫缺陷病者。②有明确过敏史者禁接种白喉类毒素、破伤风类毒素、麻疹疫苗（特别是鸡蛋过敏者）、脊髓灰质炎糖丸疫苗（牛奶或奶制品过敏）、乙肝疫苗（酵母过敏或疫苗中任何成分过敏）。③患有结核病、急性传染病、肾炎、心脏病、湿疹及其他皮肤病者不予接种卡介苗。④在接受免疫抑制剂治疗期间，发热、腹泻和急性传染病期忌服脊髓灰质炎疫苗。⑤因百日咳疫苗偶可产生神经系统严重并发症，故本人及家庭成员患癫痫、神经系统疾病有抽搐史者禁用百日咳疫苗。⑥患有肝炎、急性传染病或其他严重疾病者不宜进行免疫接种。

2. 液体疗法包括补充累积损失量、继续损失量和生理需要量三部分。

（1）补充累积损失量：轻度脱水约50 mL/kg；中度脱水50～100 mL/kg；重度脱水100～120 mL/kg；先按2/3量给予，学龄前期及学龄期小儿体液组成已接近成人，补液量应酌减1/4～1/3。①定输液种类，低渗性脱水应补给2/3张含钠液；等渗性脱水补1/2张含钠液；高渗性脱水补给1/3～1/5张含钠液。临床上判断脱水性质有困难时，可先按等渗脱水补充。②定输液速度，补液速度取决于脱水程度，原则上先快后慢。重度脱水病儿开始应快速输入等渗含钠液，按20 mL/kg（总量不超过300 mL）于0.5～1小时内静脉输入，其余累积损失量于 8～12 小时完成。

（2）补充继续损失量：一般按每 10～40 mL/kg 计算，用 1/3～1/2 张含钠液均匀地于 24 小时内静脉滴入。

（3）补充生理需要量：供给液量为 70～90 mL/kg。生理需要量应尽量口服补充，不能口服或口服量不足者可静脉滴注 1/4～1/5 张含钠液。

3. 儿童肺炎抗生素的治疗原则：①根据病原菌选择敏感药物；②使用渗入下呼吸道浓度高的药物；③重症宜经静脉联合用药。

4. 儿童原发性肾病综合征常见的并发症有：①感染；②电解质紊乱和低血容量；③血栓形成；④急性肾衰竭；⑤肾小管功能障碍。

5. 小儿药物代谢特点如下：

（1）药物在体内的分布因年龄而异。如巴比妥类、吗啡、四环素在幼儿脑浓度明显高于年长儿。

（2）不同年龄对药物的反应不同。吗啡对新生儿呼吸中枢的抑制作用明显高于年长儿。

（3）肝脏的解毒功能不足。特别是新生儿和早产儿，肝脏酶系统发育不成熟。

（4）肾脏的排泄功能不足。新生儿特别是早产儿的肾功能不成熟，排泄功能差。

（5）家庭中有遗传病史的患儿要慎用某些药物。

§12

传染病学

传染病学是研究各种传染病在人体内外发生、发展、传播规律和诊断、治疗、预防方法的学科。

　　传染病是指由病原微生物（病毒、细菌、立克次体、螺旋体、衣原体、支原体、真菌和寄生虫）感染人体后产生的有传染性、在一定条件下可造成流行的疾病。许多严重危害人类健康的传染病如霍乱、鼠疫、天花等已在我国得到基本控制，但有些传染病如病毒性肝炎、结核病、出血热、狂犬病和感染性腹泻等仍广泛存在；而诸如艾滋病、传染性非典型肺炎（SARS）、新型冠状病毒感染、人感染禽流感、埃博拉出血热、寨卡病毒病等新发传染病又相继出现与流行，必须引起人们的高度重视。

§12.1　传染病学基本知识问答

1. 传染病与感染性疾病的概念有何区别？

传染病（communicable diseases）是由病原微生物（病毒、立克次体、细菌、螺旋体等）和寄生虫（原虫或蠕虫）感染人体后产生的有传染性的疾病，属于感染性疾病（infectious diseases）。感染性疾病亦由病原体引起，但不一定有传染性，在感染性疾病中有传染性的疾病才称为传染病，它可在人群中传播并造成流行。

2. 感染过程有哪些表现？

病原体通过各种途径进入人体，就开始了感染过程。感染过程可表现为下列 5 种形式：①病原体被清除。②隐性感染。③显性感染。④病原携带状态。⑤潜伏性感染。上述 5 种表现形式中，以隐性感染最常见，显性感染最容易被识别。

3. 试述在感染过程中免疫应答的作用。

机体的免疫应答对感染过程的表现和转归起着重要作用。免疫应答可分为有利于机体抵抗病原体的保护性免疫应答和促进病理改变的变态反应两大类。保护性免疫应答又分为非特异性和特异性免疫应答两类：①非特异性免疫应答，是机体对侵入病原体的一种清除机制，包括天然屏障（如皮肤、黏膜及其分泌物，以及血-脑屏障、胎盘屏障等内部屏障）、吞噬作用、体液因子（如补体、溶菌酶、纤连蛋白、各种细胞因子，如白介素、肿瘤坏死因子、γ 干扰素、粒细胞-吞噬细胞集落刺激因子等）。②特异性免疫应答，是指由于对抗原特异性识别而产生的免疫。包括由 T 淋巴细胞介导的细胞免疫和由 B 淋巴细胞介导的体液免疫。

4. 特异性免疫在抗感染中有何作用？

特异性免疫（specific immunity）是指由于对抗原特异性识别而产生的免疫。由于不同病原体所具有的抗原绝大多数是不相同的，故特异性免疫通常只针对一种传染病。感染后的免疫都是特异性免疫，而且是主动免疫，通过细胞免疫（cell mediated immunity）和体液免疫（humoral immunity）的作用而产生免疫应答，分别由 T 淋巴细胞与 B 淋巴细胞来介导。

（1）细胞免疫：致敏 T 细胞与相应抗原再次相遇时，通过细胞毒性淋巴因子来杀伤病原体及其所寄生的细胞。对细胞内寄生的病原体的清除作用，在细胞免疫中起重要作用。T 细胞还具有调节体液免疫的功能。

（2）体液免疫：致敏 B 细胞受抗原刺激后，即转化为浆细胞并产生能与相应抗原结合的抗体，即免疫球蛋白（immunoglobulin，Ig）。由于不同抗原可诱发不同免疫应答，抗体又可分为抗毒素、抗菌性抗体、中和抗体、调理素（opsonin）等，可促进细胞吞噬功能，清除病原体。

免疫球蛋白在化学结构上可分为 5 类：IgM、IgG、IgA、IgE、IgD，各具有不同功能。在感染过程中，IgM 首先出现，但持续时间不长，是近期感染的标志。IgG 随后出现，并持续较长时间。IgA 主要是呼吸道和消化道黏膜上的局部抗体。IgE 则主要作用于原虫和蠕虫感染。

5. 试述传染病的基本特征。

传染病与其他疾病的区别在于具有下列 4 个基本特征：①有病原体。②有传染性。③有流行病学特征。④有感染后免疫。

6. 传染病常见的热型有哪些？

热型是传染病重要特征之一，具有鉴别诊断意义。

（1）稽留热（sustained fever）：体温升高超过 39 ℃且 24 小时相差不超过 1 ℃，见于伤寒、斑疹伤寒等的极期。

（2）弛张热（remittent fever）：24 小时内体温相差超过 1 ℃，但最低点未达正常，见于败血症、伤寒缓解期、肾综合征出血热等。

（3）间歇热（intermittent fever）：24 小时内体温波动于高热与正常体温之下，见于疟疾、败血症等。

（4）回归热（relapsing fever）：骤起高热，持续数日后自行消退，但数日后又再出现高热，见于回归热、布鲁菌病等；若在病程中多次重复出现并持续数月之久时，则称为波状热（undulant fever）。

（5）不规则热（irregular fever）：发热病人的体温曲线无一是规律的热型，可见于流行性感冒、败血症等。

7. 发疹性传染病的皮疹有何特点？

许多传染病在发热的同时伴有发疹，称为发疹性传染病。

（1）按发疹部位分类：包括皮疹（外疹）和黏膜疹（内疹）两大类。疹子的出现时间、部位和先后次序对诊断和鉴别诊断有重要参考价值。如水痘、风疹多发生于起病第 1 日，猩红热多于第 2 日，麻疹多于第 3 日，斑疹伤寒多于第 5 日，伤寒多于第 6 日出现等。水痘的皮疹主要分布于躯干；麻疹有麻疹黏膜疹（科氏斑，Koplik spot）；皮疹先出现于耳后、面部，然后向躯干、四肢蔓延。

（2）按皮疹形态分为四大类：①斑丘疹。斑疹呈红色不凸出皮肤，可见于伤寒、猩红热等。丘疹呈红色凸出皮肤，可见于麻疹、恙虫病、传染性单核细胞增多症等。玫瑰疹属于丘疹，呈粉红色，可见于伤寒、沙门菌感染等。斑丘疹是指斑疹与丘疹同时存在，可见于麻疹、登革热、风疹、猩红热及柯萨奇病毒感染等传染病。②出血疹。又称瘀点，多见于肾综合征出血热、登革热和流行性脑脊髓膜炎等传染病。出血疹可相互融合形成瘀斑。③疱疹。多见于水痘、单纯疱疹和带状疱疹等病毒性传染病，亦可见于立克次体病，金黄色葡萄球菌败血症等。若疱疹液呈脓性则称为脓疱疹。④荨麻疹。可见于病毒性肝炎、蠕虫蚴移行症和丝虫病等。

8. 试述病原学检查在传染病诊断中的价值。

病原学检查包括病原体的直接检出、病原体分离培养、检测特异性抗原和特异性核酸。病原学检查是传染病确诊的依据。采集标本时应注意病程阶段、是否应用过抗微生物药物及标本的保存与运送。

（1）病原体直接检出：许多传染病可通过显微镜或肉眼检出病原体而确诊，例如从血液或骨髓涂片中检出疟原虫及利什曼原虫，从血液涂片中检出微丝蚴及回归热螺旋体，从脑脊液离心沉淀的墨汁涂片中检出新型隐球菌，从大便涂片中检出各种寄生虫卵及阿米巴原虫等。血吸虫毛蚴经孵化法可用肉眼检出，绦虫节片也可在大便中用肉眼检出。

（2）病原体分离培养：细菌、螺旋体和真菌通常可用人工培养基分离培养，如伤寒沙门菌、志贺菌属、霍乱弧菌、钩端螺旋体、隐球菌等。立克次体则需要动物接种或组织培养才能分离出来，如斑疹伤寒、恙虫病等。病毒分离一般需用细胞培养，如登革热、脊髓灰质炎等。用以分离病原体的标本可采自血液、尿、粪、脑脊液、痰、骨髓、皮疹吸出液等。

（3）检测特异性抗原：病原体特异性抗原的检测可较快地提供病原体存在的证据，特别是在病原体分离培养不成功或病原体难以检测的情况下帮助诊断，其诊断意义往往较抗体检测更为可靠。

（4）检测特异性核酸：用分子生物学方法检测病原体的核酸，必要时可用原位聚合酶链反应和基因芯片等技术检查。

9. 试述免疫学检查对传染病的诊断价值。

（1）特异性抗体的检测：在感染性疾病的急性期及恢复期双份血清检测其特异性抗体由阴性转为阳性或滴度升高 4 倍以上时有诊断价值。特异性 IgM 型抗体的检出有助于现存或近期感染的诊断，特异性 IgG 型抗体的检出可评价个人及群体的免疫状态。

（2）特异性抗原的检测：其诊断意义较抗体检测更为可靠，可为某些感染提供病原体存在的直接证据。

10. 传染病病原或特异性免疫治疗常用的有哪几类药物？

病原治疗又称特异性治疗，是针对病原体的治疗措施，具有抑杀病原体的作用，达到根治和控制传染源的目的。常用药物有抗生素、化学治疗制剂和血清免疫制剂等。①抗菌治疗：针对细菌和真菌的药物主要为抗生素与化学制剂。②抗病毒治疗：按病毒类型可分为广谱抗病毒药、抗 RNA 病毒药、抗 DNA 病毒药。③抗寄生虫治疗：常用化学制剂。④特异性免疫治疗：常见药物包括抗生素、干扰素、胸腺素、免疫球蛋白等。

11. 试列举常用的免疫制剂及其作用。

常用的免疫制剂包括主动免疫制剂与被动免疫制剂。前者包括疫苗、菌苗、类毒素等；后者包括抗毒血清、人类免疫球蛋白等。

12. 试述慢性乙型肝炎病毒（HBV）的抗原抗体系统，在各种血清学标志物中哪些是 HBV 复制的指标。

HBV 的抗原抗体系统包括：HBsAg 与抗-HBs、HBcAg 与抗-HBc、HBeAg 与抗-HBe。上述指标中，提示 HBV 活动性复制的血清学指标有：HBcAg、HBeAg、高滴度抗-HBc 和 HBV-DNA。此外 HBV-DNA 为 HBV 复制水平及传染性的直接标志。

13. 何谓慢性 HBV 感染？

HBsAg 和/或 HBV-DNA 阳性 6 个月以上者，可诊断为慢性 HBV 感染。

14. 简述慢性 HBV 感染的临床分型。

根据慢性乙型病毒性肝炎防治指南（2022 年，中国）可将慢性 HBV 感染分为：

（1）慢性 HBV 携带状态，又称 HBeAg 阳性慢性 HBV 感染。

（2）HBeAg 阳性慢性乙型肝炎。

（3）非活动性的 HBsAg 携带状态，又称 HBeAg 阴性慢性 HBV 感染。

（4）HBeAg 阴性慢性乙型肝炎。

（5）隐匿性 HBV 感染。

（6）乙型肝炎肝硬化：①代偿期肝硬化；②失代偿期肝硬化。

（7）乙型肝炎肝硬化再代偿。

15. 列表叙述乙型病毒性肝炎（HBV）血清标志物与诊断的关系（表 12 - 1）。

表 12 - 1　HBV 血清标志物与诊断的关系

序号	检查名称及结果						临床意义
	HBsAg	抗-HBs	HBeAg	抗-HBe	抗-HBc	HBV-DNA	
1	+	−	+	−	+	+	病毒复制
2	+	−	−	+	+	+	病毒复制、变异
3	+	−	−	+	+	−	非活动性感染
4	−	−	−	+	+	−	感染恢复期
5	−	+	−	−/+	+	−	感染后恢复，已产生免疫力
6	−	+	−	−	−	−	乙肝疫苗注射后已产生免疫力
7	−	−	−	−	+	−	旧感染、新感染、变异

注：HBsAg 为乙型肝炎病毒表面抗原，HBeAg 为乙型肝炎病毒 e 抗原，HBV-DNA 为乙型肝炎病毒 DNA。

16. 简述各型病毒性肝炎的病原学诊断。

（1）甲型病毒性肝炎：急性肝炎病人在血清中检出抗 HAV IgM，或急性期抗-HAV IgG 阴性、恢复期转为阳性，粪便中检出 HAV 颗粒或抗原或 HAV-RNA。

（2）乙型病毒性肝炎：急、慢性肝炎病人，血清 HBsAg、血清 HBV-DNA，血清或肝组织 HBcAg 和/或 HBsAg，或 HBV-DNA 当中任一项阳性时，即可确诊为乙型病毒性肝炎。

（3）丙型病毒性肝炎：抗-HCV IgM 和/或 IgG 阳性，HCV-RNA 阳性时，可诊断为丙型病毒性肝炎。

（4）丁型病毒性肝炎：有现症 HBV 感染，同时血清 HDAg、抗-HDV IgM 或高滴度抗-HDV IgG 或 HDV-RNA 阳性时，均可确诊为丁型病毒性肝炎。

（5）戊型病毒性肝炎：具备急性肝炎临床表现，同时血 HEV-RNA 阳性或粪便 HEV-RNA 阳性或检出 HEV 颗粒，可确诊为戊型病毒性肝炎。抗-HEV IgG 高滴度，或由阴性转为阳性，或由低滴度到高滴度，或由高滴度到低滴度甚至阴转，可诊断为戊型病毒性肝炎。抗-HEV IgM 阳性，可作为诊断参考，但须排除假阳性。

17. 试述甲型和乙型病毒性肝炎的免疫预防措施。

（1）甲型病毒性肝炎：抗-HAV IgG 阴性者均可注射甲型肝炎纯化灭活疫苗和病毒活疫苗进行主动免疫预防。主要对象为幼儿、学龄前儿童及其他高危人群。接种后免疫期至少 5 年。甲型病毒性肝炎病人的密切接触者可接种人丙种球蛋白以获得被动免疫。

（2）乙型病毒性肝炎：乙型病毒性肝炎易感者均可接种乙型肝炎疫苗。新生儿应进行普种，与 HBV 感染者密切接触者、医务工作者、同性恋者、药瘾者等高危人群及从事托幼保育、食品加工、饮食服务等职业人群亦为主要接种对象。现普遍采用 0、1、6 个月的接种程序，每次注射 $10 \sim 20\ \mu g$（基因工程疫苗）。乙型肝炎免疫球蛋白属于被动免疫，主要用于 HBV 感染母亲的新生儿及暴露于 HBV 的易感者。接种乙肝疫苗是我国预防和控制乙型肝炎流行的最关键措施。

18. 简述肾综合征出血热的临床特征。

肾综合征出血热的临床特征包括三大主症和五期经过。

（1）三大主症：①发热与中毒症状。发热多为急起，以弛张热和稽留热多见。热程多为 $3 \sim 7$ 日。重症者热退病情反而加重。全身中毒症状包括头痛、腰痛和眼眶痛（三痛），胃肠道症状、嗜睡、烦躁、谵妄或抽搐等神经精神症状等。②毛细血管损害，主要表现为充血、出血和渗出水肿征。皮肤、黏膜充血、出血、球结膜水肿。③肾损害，主要表现在蛋白尿和镜检发现管型等。

（2）五期经过：即发热期、低血压休克期、少尿期、多尿期和恢复期。不典型者可以越期或前三期重叠。

19. 肾综合征出血热血常规检查有何特点？

白细胞计数在发病第 3 日后逐渐升高，可达 $(15 \sim 30) \times 10^9/L$，少数重症病人可达 $(50 \sim 100) \times 10^9/L$。发病初期中性粒细胞增多，重症病人可见幼稚细胞呈类白血病反应。

病程的第4~5日后淋巴细胞增多，并出现较多的异形淋巴细胞。发热后期开始至低血压休克期血红蛋白和红细胞数均升高。血小板从发病第2日开始减少，并可见异形血小板。

20. 试述肾综合征出血热各期的治疗原则。

本病的治疗以综合疗法为主，早期应用抗病毒治疗，中晚期则针对病理生理机制进行对症治疗。治疗中要注意防治休克、肾衰竭和出血。

（1）发热期治疗原则：抗病毒、减轻外渗、改善中毒症状和预防DIC。

（2）低血压休克期治疗原则：积极补充血容量，注意纠正酸中毒和改善微循环功能。

（3）少尿期治疗原则："稳、促、导、透"，即稳定机体内环境、促进利尿、导泻和透析治疗。

（4）多尿期治疗原则：移行期和多尿早期的治疗同少尿期，多尿后期主要是维持水和电解质平衡，防止继发感染。

（5）恢复期治疗原则：补充营养，逐步恢复工作。

21. 试述艾滋病的传染源、传播途径及高危人群。

（1）传染源：HIV感染者和艾滋病病人是本病唯一传染源。

（2）传播途径：主要是性接触传播、血液接触传播、母婴传播等。

（3）高危人群：男-男同性恋者、性乱者、静脉药瘾者、多次接受输血或血制品者为高危人群。

22. 如何确诊HIV感染者？

根据《中国艾滋病诊疗指南》（2021年版），HIV/AIDS病人的诊断需要结合流行病学史（包括不安全性生活史，静脉注射毒品史，输入未经抗HIV抗体检测的血液或血液制品，HIV抗体阳性者所生子女或职业暴露史等），临床表现和实验室检查，综合分析，慎重诊断。HIV感染者是指感染HIV后尚未发展到艾滋病期的个体，AIDS病人是指感染HIV后发展到艾滋病期的个体。HIV感染的诊断标准如下：

成人、青少年及18月龄以上儿童，符合下列一项者即可诊断HIV感染：①HIV抗体筛查实验阳性和HIV补充实验阳性（抗体补充实验阳性、核酸定性检测阳性或核酸定量大于5 000拷贝/mL）；②有流行病学史或艾滋病相关临床表现，两次HIV核酸检测均为阳性；③HIV分离实验阳性。

18月龄及以下儿童，符合下列一项以上者即可诊断HIV感染：①为HIV感染母亲所生和两次HIV核酸检测均为阳性（第2次检测需在出生4周后采样）；②有医源性暴露史，HIV分离试验结果阳性或两次HIV核酸检测均为阳性；③为HIV感染母亲所生和HIV分离试验阳性。

23. 试述艾滋病的预防原则。

（1）管理传染源：发现HIV感染者应尽快（城镇于6小时内，农村于12小时内）向当地疾病预防控制中心（CDC）报告。高危人群普查HIV感染有助于发现传染源。隔离治疗病人，随访无症状HIV感染者。加强国境检疫。

（2）切断传播途径：加强艾滋病防治知识宣传教育。高危人群用避孕套，规范治疗性病。严格筛查血液及血制品，用一次性注射器。严格消毒病人用过的医疗器械，为职业暴露采取及时干预。对 HIV 感染的孕妇可采用产科干预（如终止妊娠、择期剖宫产等措施）加抗病毒药物干预以及人工喂养等措施阻断母婴传播。注意个人卫生，不共用牙具、剃须刀等。

（3）保护易感人群：HIV 疫苗目前仍处于实验研究阶段。

24. 试述狂犬病的预防原则。

（1）管理传染源：捕杀野犬，管理和免疫家犬，并进行进出口动物检疫等措施，病死动物应予焚毁或深埋。

（2）伤口处理：用 20% 肥皂水或 0.1% 苯扎溴铵（新洁尔灭）彻底冲洗伤口至少半小时，挤出污血。彻底冲洗后用 2% 碘酊或 75% 乙醇涂擦伤口，伤口一般不予缝合或包扎；如有抗狂犬病免疫球蛋白或免疫血清，应在伤口底部或周围进行局部浸润注射，此外需注意预防破伤风及细菌感染。

（3）预防接种：①疫苗接种。可用于暴露后预防。我国为狂犬病流行地区，凡被犬咬伤者，或被其他可疑动物咬伤、抓伤者，或医护人员的皮肤破损处被狂犬病病人唾液沾污时，均需做暴露后预防接种。暴露前预防主要用于高危人群，即兽医、山洞探险者、从事狂犬病毒研究人员和动物管理人员。②免疫球蛋白注射。狂犬病三级暴露（符合以下情况之一者：单处或多处贯穿皮肤的咬伤或抓伤，破损的皮肤被舔舐，开放性伤口或黏膜被唾液污染，暴露于蝙蝠）者使用，主要作用是在疫苗诱导机体产生有效抗体之前，在病人暴露部位立即提供所需的中和抗体，作用迅速而短暂。

25. 试述流行性乙型脑炎的诊断要点及治疗原则。

流行性乙型脑炎（简称乙脑）的诊断依据如下。

（1）流行病学资料：明显的季节性（以夏秋季为主），10 岁以下儿童多见。

（2）临床表现：主要为急起高热、意识障碍、惊厥或抽搐、呼吸衰竭及神经系统症状与体征，如脑膜刺激征、病理反射、肢体强直性瘫痪以及脑神经损伤和自主神经功能紊乱的表现。

（3）实验室检查：血常规中可见白细胞数及中性粒细胞均增高，脑脊液检查符合无菌性脑膜炎改变。血清特异性 IgM 抗体阳性。

目前对于乙脑尚无特效的抗病毒药，故本病的治疗应以良好的护理和支持疗法及对症治疗为主。控制脑水肿、疾病初期可试用利巴韦林、干扰素等抗病毒药。极期应重点处理好高热、抽搐和控制脑水肿、呼吸衰竭等危重症状，以降低病死率，减少并发症的发生。

26. 如何加强对脊髓灰质炎的监测？

世界卫生组织全球消灭脊髓灰质炎的行动计划正在实施。我国从 1994 年 10 月至今未发现本土脊髓灰质炎野病毒病例。为了加强对脊髓灰质炎的监测工作，做好疫情管理。凡 15 岁以下儿童发生急性弛缓性瘫痪的病例，其中包括脊髓灰质炎，吉兰-巴雷综合征，急性脊髓炎，多神经病，神经根炎，外伤性神经炎，单神经炎，神经丛炎，周期性瘫痪，急性多发性肌炎，肉毒中毒，四肢瘫、截瘫、单瘫，短暂性肢体麻痹等，农村应在 24 小时内，城镇应在 12 小时内，以尽快的方式向当地防疫部门报告疫情。并在发病 14 日内，送粪便标本 2 份，每份相隔 24～48 小时，粪便量不少于 8 g，并在 2～8 ℃冷藏运送至实验室进行病毒分离。

27. 何谓人感染高致病性禽流感？

人感染高致病性禽流感是由禽甲型流感病毒某些亚型中的一些毒株引起的急性呼吸道传染病，目前报道的有 H7、H5、H9 及 H10 亚型病毒中的一些毒株。病情随感染亚型不同而异，轻者似普通感冒，重者可引起败血症、休克、多脏器功能衰竭、瑞氏（Reye）综合征及肺出血等并发症而致人死亡。据我国传染病防治法，本病列为乙类传染病，但应采取甲类传染病的预防和控制措施。

28. 试述传染性非典型肺炎的传播途径及临床特征。

传染性非典型肺炎是由 SARS 相关冠状病毒（SARS corona virus，SARS-CoV）引起的急性呼吸系统传染病，又称严重急性呼吸综合征（severe acute respiratory syndrome，SARS）。主要通过短距离飞沫、接触病人呼吸道分泌物及密切接触传播。临床上具有发热、头痛、肌肉酸痛、乏力、干咳少痰、腹泻等特征，严重者出现气促或呼吸窘迫。

我国已将传染性非典型肺炎列入《中华人民共和国传染病防治法》法定乙类传染病，并应采用甲类传染病的预防、控制措施。

29. 列表说明革兰阳性球菌与革兰阴性杆菌败血症的鉴别要点（表 12‑2）。

表 12‑2 革兰阳性球菌与革兰阴性杆菌败血症的鉴别要点

鉴别要点	革兰氏阳性球菌败血症	革兰氏阴性杆菌败血症
病灶	皮肤、呼吸道、中耳炎、骨髓等感染	尿道、胆道、消化道感染
既往史及病前手术史	挤压疖肿、创伤、切开未成熟的脓肿	多有严重基础疾病或有影响免疫功能的药物干预，腹部、尿道手术及内镜检查
临床特点	急起高热、皮疹、关节症状、心内膜炎及其他迁移性病灶	双峰热、高热伴相对缓脉、亦可体温不升或低于正常、感染性休克、DIC
鲎试验	阴性	阳性
血培养	革兰阳性球菌	革兰阴性杆菌

30. 对败血症病人该如何正确获取血培养标本？

血培养标本应在抗菌药应用前及寒战、高热时采集，不同部位采血，多次送检。每次采血量新生儿和婴儿为 5 mL，年长儿和成人为 10 mL。尽可能同时做需氧菌、厌氧菌和真菌培养。已应用抗菌药的病例，宜于培养基中加入硫酸镁、β‑内酰胺酶、对氨苯甲酸等以破坏某些抗菌药物，或用血培养法以提高阳性率。

31. 试述流行性脑脊髓膜炎的临床分型。

（1）普通型：临床可分为四期，即前驱期、败血症期、脑膜炎期和恢复期。

（2）暴发型：包括休克型、脑膜炎型和混合型。

（3）轻型。

（4）慢性型。

32. 试述暴发性流脑休克型的治疗原则。

（1）尽早应用抗菌药，可联合用药：①青霉素对脑膜炎奈瑟菌仍为一种高度敏感的杀菌药，成人剂量为 800 万 U、每 8 小时 1 次，儿童剂量为 20 万～40 万 U/kg、分 3 次静脉滴注，疗程 5～7 日。②第三代头孢菌素对脑膜炎奈瑟菌抗菌活性强，易透过血-脑屏障且毒性低，适用于不能使用青霉素和氯霉素的病人。头孢曲松，成人 2 g，儿童 50～100 mg/kg，每 12 小时静脉滴注 1 次，疗程 7 日。③氯霉素较易透过血-脑屏障，但需警惕其对骨髓造血功能的抑制，用于不能使用青霉素的病人，成人剂量为 2～3 g，儿童剂量为 50 mg/kg，疗程 5～7 日。

（2）迅速纠正休克：扩容、纠酸，使用血管活性药物。

（3）DIC 的治疗。

（4）肾上腺皮质激素的使用：适应证为毒血症症状明显的病人，疗程一般不超过 3 日。

（5）保护重要脏器功能。

33. 试述伤寒极期临床表现特点。

伤寒极期在病程的第 2～3 周，常有伤寒的典型表现：①持续发热，多为稽留热，如未有效抗菌治疗，可持续 2 周。②腹胀、便秘、腹泻等消化道症状。③精神恍惚、表情淡漠、呆滞、反应迟钝、听力减退，重者有谵妄、昏迷。④相对缓脉、重脉。⑤肝脾大，部分有黄疸、肝功能异常。⑥玫瑰疹等。此期极易发生肠穿孔、肠出血等并发症。血常规检查常有白细胞数减少，中性粒细胞减少，嗜酸粒细胞减少或消失。

34. 列表对下列肥达反应结果做出适当评价（表 12-3）。

表 12-3　肥达反应的临床评价

序号	"H"	"O"	"A"	"B"	临床评价
①	1/320	1/320	—	—	伤寒
②	1/640	1/320	1/320	—	伤寒、副伤寒甲混合感染
③	1/320	1/160	1/640	1/320	伤寒，副伤寒甲、乙混合疫苗注射后
④	1/40	1/320	—	1/640	副伤寒乙
⑤	—	1/320	1/640	—	副伤寒甲

35. 如何选择治疗伤寒的抗菌药？

（1）喹诺酮类：氧氟沙星、环丙沙星等第三代喹诺酮类药物口服吸收良好，在血液、胆汁、肠道和尿路浓度高，对伤寒沙门菌均有强大的杀菌作用，20 世纪 90 年代后被列为首选药。

（2）头孢菌素类：第三代头孢菌素抗菌活性强，胆汁浓度高临床应用效果良好，尤其适用于孕妇、儿童、哺乳期妇女。

（3）氯霉素、氨苄西林、复方磺胺甲噁唑：因多重耐药伤寒菌株的出现，均仅用于相应敏感菌株的治疗。

36. 伤寒的并发症有哪些？最严重的并发症是什么？

伤寒的并发症有肠出血、肠穿孔、中毒性肝炎、中毒性心肌炎、支气管炎或支气管肺炎、溶血尿毒症综合征等。最严重的并发症是肠穿孔。

37. 胃肠型食物中毒的临床表现特征是什么？多见的致病菌是什么？

胃肠型食物中毒的特征为潜伏期短，常在进食后数小时发病，多为集体发病，以急性胃肠炎为主要表现。引起胃肠型食物中毒的细菌，常见有沙门菌属、副溶血性弧菌、大肠埃希菌、金黄色葡萄球菌（毒素）与蜡样芽孢杆菌等。

38. 痢疾志贺菌感染有哪些临床类型？

痢疾志贺菌感染是指由志贺菌属（又称痢疾杆菌）引起的肠道传染病，又称细菌性痢疾（简称菌痢）或志贺菌病。其主要临床表现是腹痛、腹泻、里急后重和排黏液脓血便，并可伴有发热及全身毒血症症状，严重者可有感染性休克或中毒性脑病。根据临床表现不同，可分为下列临床类型：

（1）急性菌痢：普通型（典型）、轻型（非典型）、重型、中毒型。中毒型菌痢根据临床表现不同又可分为休克型（周围循环衰竭型）、脑型（呼吸衰竭型）及混合型。

（2）慢性菌痢：是指菌痢反复发作或迁延不愈述2个月以上者。可分慢性迁延型、急性发作型、慢性隐匿型。

39. 霍乱的临床表现特征是什么？

霍乱是由霍乱弧菌所致的烈性肠道传染病，属于甲类传染病。典型者发病急骤，以剧烈的腹泻、呕吐、脱水及肌肉痉挛、循环衰竭伴严重电解质紊乱与酸碱失衡，甚或急性肾衰竭等为临床特征。典型的临床表现病程分吐泻期、脱水期及反应期（恢复期）三期。

40. 试述霍乱的治疗原则及措施。

治疗原则：严格隔离，及时补液，辅以抗菌和对症治疗。

（1）按甲类传染病进行严格隔离，及时上报疫情。症状消失后，隔日粪便培养1次，连续2次均为阴性可解除隔离。

（2）加强支持疗法，根据病人呕吐情况给予流质或禁食，必要时行静脉或口服补液。

（3）补充液体和电解质是治疗霍乱的关键环节。原则应早期、快速、足量，先盐后糖，先快后慢，纠酸补钙，见尿补钾。

（4）辅以抗菌药及抑制肠黏膜分泌药，以减少腹泻量、缩短病程。

（5）治疗并发症，针对低血压、休克、急性肺水肿及心力衰竭、低血钾、急性肾衰竭等进行处理。

41. 试述流行性脑脊髓膜炎的临床特征。

流行性脑脊髓膜炎是由脑膜炎奈瑟菌经呼吸道传播的化脓性脑膜炎。其主要临床表现是突发高热、剧烈头痛、频繁呕吐、皮肤黏膜瘀点、瘀斑和脑膜刺激征，严重者可有败血症休克及脑实质损害，脑脊液呈化脓性改变。按病情可分为普通型、暴发型、轻型和慢性型。暴发型又可分为休克型、脑膜炎型及混合型。

42. 试述慢性乙型肝炎和慢性丙型肝炎抗病毒治疗的目的、常用的药物及其主要的作用机制。

（1）抗病毒治疗的目的：最大限度长期抑制病毒复制，减少传染性；改善肝功能；减轻肝组织病变；改善生活质量；减少或延缓肝硬化、肝衰竭和原发性肝癌的发生，延长生存时间，对部分适合病人尽可能追求临床治愈。

（2）常用抗病毒药物：①干扰素 α，可用于慢性乙型肝炎和丙型肝炎抗病毒治疗，主要通过诱导宿主产生细胞因子起作用，可在多个环节抑制病毒复制。②核苷（酸）类似物，该类药物用于乙型肝炎的抗病毒治疗，大致可分为两类，即核苷类似物和核苷酸类似物。主要作用于 HBV 的聚合酶区，通过取代病毒复制过程中延长聚合酶链所需的结构相似的核苷，终止链的延长，从而抑制病毒复制。目前推荐的一线用药有恩替卡韦、替诺福韦和丙酚替诺福韦。抗 HCV 直接抗病毒药（DAAs）亦属于核苷类似物，包括非结构蛋白（NS）3/4A 蛋白酶抑制剂、NS5A 抑制剂和 NS5B 聚合酶抑制剂等，不同 HCV 基因型病人采用的治疗方案和疗程不同。DAAs 可用于代偿期肝硬化病人的治疗，但蛋白酶抑制剂不能用于失代偿期肝硬化，且应注意与其他药物同时使用时可能产生的药物相互作用影响。

43. 根据钩端螺旋体病临床表现的主要特点可将其分为哪些临床类型？

因感染的钩端螺旋体型别不同及机体反应性差异，本病临床表现较为复杂多样。同型钩可以引起完全不同的临床表现，而不同型的钩端螺旋体又可引起极为相似的综合征。依据临床主要特点，可分为以下几型：感染中毒型（又称流感伤寒型）、肺出血型、黄疸出血型、肾衰竭型、脑膜炎型。

44. 列表比较急性阿米巴痢疾与急性细菌性痢疾的鉴别要点（表 12-4）。

表 12-4　急性阿米巴痢疾与急性细菌性痢疾的鉴别

鉴别要点	急性阿米巴痢疾	急性细菌性痢疾
病原体	阿米巴原虫	痢疾杆菌
全身症状	多不发热，少有毒血症状	多有发热及毒血症症状
肠道症状	腹痛轻，无里急后重腹泻，每日数次，多为右下腹痛	腹痛重，里急后重明显，腹泻 10 次/d 以上，多为左下腹痛
粪便检查	量多、暗红色果酱样血便，镜检白细胞少，红细胞多，有夏科-莱登结晶	量少，黏液脓血便，镜检有大量白细胞，红细胞，可见吞噬细胞，培养有痢疾杆菌
乙状肠镜	检查溶组织阿米巴原虫、肠黏膜散在较深的溃疡	肠黏膜弥漫性充血、水肿及浅表溃疡

45. 为什么应用青霉素治疗钩端螺旋体病时，首次不宜用大剂量？

钩端螺旋体对青霉素高度敏感，迄今尚无耐药株出现。钩端螺旋体病病人在接受首剂青霉素或其他抗生素后，可因短时间内大量钩细菌性痢疾被杀死而释放毒素，引起临床症状的加重反应，常见为高热、寒战、血压下降、头痛、全身痛、心率和呼吸加快、原有症状加重，部分病人出现体温骤降、四肢厥冷，一般持续 0.5~1 小时，称为赫氏反应。特别是少数病人可再诱发致命的肺弥漫性出血。为了尽可能避免诱发赫氏反应而加重病情，一般主张青霉素首剂不宜大剂量。并且在首剂抗生素注射后应加强监护数小时。

46. 疟疾的发作有何特点？最常用的抗疟治疗方案是什么？

疟疾的典型症状为突发的寒战、高热。寒战持续 20 分钟至 1 小时，同时伴体温迅速上升，通常可达 40 ℃以上。全身酸痛乏力，但意识清楚。发热持续 2~6 小时后，开始大汗，体温骤降，自觉症状明显缓解，但感明显乏力。持续 0.5～1 小时后进入间歇期。间日疟和卵形疟间歇期为 48 小时，三日疟为 72 小时。恶性疟发热无规律，一般无明显间隙。在疟疾初发时，发热可不规则。一般发作数次以后，才呈周期性发作。反复发作造成大量红细胞破坏，可使病人出现不同程度的贫血和脾大。

抗疟治疗应包括控制疟疾临床发作以及防止传播和复发。对氯喹敏感株的抗疟治疗方案是联合应用氯喹与伯氨喹。氯喹对各种疟原虫的滋养体与裂殖体有杀灭作用，可有效控制症状；伯氨喹能杀灭红细胞前期与红细胞外期原虫，有病因预防和防止复发的作用，也能杀灭各种疟原虫的配子体，以防止传播。

在全球大多数地区，恶性疟原虫已对氯喹、乙胺嘧啶等抗疟药产生耐药性。世界卫生组织建议使用青蒿素衍生物与另一种有效抗疟药的联合方案，这是目前最有效并且可以避免疟原虫产生耐药性的方法。

47. 试述青蒿素及其衍生物在疟疾病人中的适应证和用法。

青蒿素由我国首位获得 2015 年诺贝尔生理学或医学奖的屠呦呦科研团队发明，主要用于治疗疟疾，已在全球特别是发展中国家挽救了百万人的生命。

以青蒿素为基础的联合药物治疗，在所有疟疾流行区有效，是近年来全球疟疾控制取得成功的重要因素。根据病情轻重和急缓选用口服、肌内注射或静脉注射。

（1）控制临床发作（杀灭红细胞内裂体增殖期疟原虫）：①青蒿素片，成人首次 1.0 g，6～8 小时后服 0.5 g，第 2、第 3 日各服 0.5 g。②青蒿素衍生物，如双氢青蒿素片，成人第 1 日口服 120 mg，随后每日服 60 mg，连用 7 日。③蒿甲醚注射液，首剂 300 mg 肌内注射，第 2、第 3 日再各肌内注射 150 mg。④青蒿琥酯，成人第 1 日每次服 100 mg，每日 2 次；第 2～5 日，每次服 50mg，每日 2 次。

（2）耐药疟疾治疗：青蒿琥酯杀灭耐氯喹疟原虫效果好，不良反应轻，价格便宜，用于妊娠期妇女及儿童安全性高，在我国为首选，对耐氯喹恶性疟疾可选用不同类型的青蒿素类联合治疗。

（3）脑型疟疾的治疗：成人用 60 mg 青蒿琥酯配制为 10 mg/mL 青蒿琥酯溶液，缓慢静脉注射，或按 1.2 mg/kg 计算每次用量，首剂注射后 4、24、48 小时分别再注射一次。若病人意识恢复正常可改口服，每日 100 mg，连服 2～3 日。

48. 试述日本血吸虫病的临床表现特征。

日本血吸虫病是由日本血吸虫寄生于门静脉系统所引起的一种人畜共患病。人主要经皮肤接触含尾蚴的疫水而感染。主要病变是由虫卵沉积引起肝脏与肠道的肉芽肿。急性期有发热、肝大和压痛、腹泻或排脓血便，血中嗜酸性粒细胞显著增多。慢性期以肝脾大和慢性腹泻为主。晚期以门静脉周围病变为主，可发展为肝硬化、巨脾和腹水。其临床表现复杂多样。根据病期早晚、感染轻重、虫卵沉积部位以及人体免疫状态和是否及时治疗等不同，临床上分为急性、慢性与晚期血吸虫病和异位血吸虫病。晚期血吸虫病可分为巨脾型、腹水型、结肠肉芽肿型、侏儒型，以巨脾型最常见。异位损害是指虫卵和/或成虫迷走和寄生在门静脉系统之外的器官引起病变。常见的有肺血吸虫病与脑血吸虫病。

49. 简述钩虫病的流行病学状况和治疗方法。

钩虫病是由十二指肠钩虫和/或美洲钩虫寄生于人体小肠所致的疾病。钩虫感染轻症者可无症状，出现严重贫血者可致心功能不全、儿童发育营养不良等。临床常见表现为贫血、营养不良、胃肠功能失调以及劳动力下降。

流行病学：遍及全球，以热带和亚热带地区最为普遍。①传染源：主要是钩虫感染者和钩虫病病人。②传播途径：主要通过皮肤感染，亦可通过生食含钩蚴的蔬菜、水果等经口腔黏膜侵入体内。③人群易感性：任何年龄和性别均易感，尤其是与土壤、粪便等接触机会多的农民感染率高，可重复感染。

治疗包括病原学治疗和对症治疗。①钩蚴皮炎：在感染后 24 小时内局部皮肤可用左旋咪唑搽剂。皮炎广泛者口服阿苯达唑，10～15 mg/（kg·d），分 2 次服，连服 3 日。②驱虫治疗：目前国内外广泛使用的是阿苯达唑和甲苯达唑，为广谱驱肠道线虫药。阿苯达唑 400 mg，每日 1 次，连服 2～3 日；甲苯达唑 200 mg，每日 1 次，连服 3 日。2 岁以上儿童与成人剂量相同，1～2 岁剂量减半。③对症治疗：补充铁剂，改善贫血。

50. 何谓登革热？简述其临床特点。

登革热（dengue fever）是由伊蚊传播登革病毒（dengue virus）引起的急性传染病。主要通过埃及伊蚊或白纹伊蚊为媒介进行传播。

本病潜伏期通常为 3～14 日。临床上可分为隐性感染、登革热与重症登革热。

登革热的临床特点为急性起病，头痛、发热和眼球后痛，全身肌肉、骨、关节痛，极度疲乏，皮疹，出血，淋巴结肿大及血液白细胞、血小板减少。发热持续 2～7 日。部分病例于起病第 3～5 日体温降至正常，1～3 日后又再上升，称为双峰或马鞍热型。皮疹于病程 3～6 日出现，同一病人可见不同形态皮疹，分布于全身、四肢、躯干或头面部，多有痒感，大部分不脱屑。皮疹持续 3～4 日，典型皮疹为见于四肢的针状样出血点和"皮岛"样表现。部分病人有不同程度、不同部位的出血。

本病尚无特效抗病毒治疗药物，以支持治疗和对症治疗为主。防蚊灭蚊是预防本病的关键措施。

51. 何谓埃博拉出血热？

埃博拉出血热又称埃博拉病毒病，是由埃博拉病毒（Ebola virus，EBOV）所引起的一种急性出血性传染病。主要通过病人的血液和排泄物传播，临床主要表现为急性起病、发热、肌痛、出血、皮疹和肝肾功能损害。

埃博拉出血热是一种严重的传染病，病死率最高可达 90%。1976 年，同时在刚果民主共和国和苏丹发现首发病例。此后该病主要在非洲地区传播，其他地区也有少量输入性病例发生。至今该病致死的病例已逾万人。

目前对埃博拉出血热尚无特效治疗方法，一些抗病毒药如干扰素和利巴韦林无效，主要是支持和对症治疗，包括注意水、电解质平衡，控制出血；肾衰竭时进行透析治疗等。使用恢复期病人的血浆治疗埃博拉出血热病人尚存在争议。近期已有疫苗试用于临床，效果有待进一步观察。

一、选择题

【A型题】

1. 感染过程最常见的表现是 （　　）

A. 病原体被清除　　B. 隐性感染　　C. 显性感染　　D. 病原携带状态　　E. 潜伏性感染

2. 下列发疹性感染中，哪项的皮疹出现最早 （　　）

A. 水痘、风疹　　B. 猩红热　　C. 麻疹　　D. 斑疹伤寒　　E. 伤寒

3. 初次抗原刺激后，先产生的对传染病早期诊断有帮助的是 （　　）

A. IgG　　B. IgA　　C. IgM　　D. IgD　　E. IgE

4. 保护易感人群采用的各种免疫措施中最重要的是 （　　）

A. 转移因子等免疫激活剂　　B. 高效价免疫球蛋白　　C. 丙种球蛋白　　D. 疫苗或菌苗

E. 药物预防

5. 下列哪项是提示乙型肝炎病毒活动性复制的指标 （　　）

A. HBsAg　　B. 抗-HBs　　C. HBeAg　　D. 抗-HBe　　E. 抗-HBc

6. 预防乙型肝炎的最佳措施是 （　　）

A. 隔离、治疗病人　　B. 管理带病毒者　　C. 严格消毒制度，加强血源管理　　D. 乙肝疫苗预防

E. 免疫球蛋白注射

7. 肾综合征出血热早期休克的主要原因是 （　　）

A. 弥散性血管内凝血　　B. 血管透性增加、血浆外渗、血容量锐减　　C. 心肌损害　　D. 肾功能

不全　　E. 腔道出血、继发感染

8. 钩端螺旋体病最常见的临床类型是 （　　）

A. 流感伤寒型（感染中毒型）　　B. 黄疸出血型　　C. 肺出血型　　D. 肾衰竭型　　E. 脑膜

炎型

9. 流行性乙型脑炎的治疗重点是积极处理 （　　）

A. 高热、惊厥、循环衰竭　　B. 高热、惊厥、呼吸衰竭　　C. 高热、惊厥、昏迷　　D. 昏迷、惊

厥、呼吸衰竭　　E. 高热、昏迷、休克

10. 确诊伤寒最有力的论据是 （　　）

A. 长程稽留高热、相对缓脉　　B. 玫瑰疹　　C. 血常规中白细胞减少，嗜酸性粒细胞消失

D. 肥达反应阳性　　E. 血培养阳性

11. 流脑败血症期最具特征性的体征是 （　　）

A. 脑膜刺激征　　B. 休克、循环衰竭　　C. 瘀点、瘀斑　　D. 唇周单纯疱疹　　E. 巴宾斯基征

阳性

12. 抢救霍乱病人最关键的措施是 （　　）

A. 补充液体与电解质　　B. 使用抗菌药　　C. 使用抑制肠黏膜分泌药　　D. 利尿，防治肾衰竭

E. 使用血管活性药

13. 下列传染病中，哪种属于甲类传染病　　　　　　　　　　　　　　　　　　（　　）

A. 艾滋病　　B. 鼠疫　　C. 传染性非典型肺炎　　D. 肺炭疽　　E. 人感染高致病性禽流感

14. 反映肝细胞受损最重要的血清酶学指标是　　　　　　　　　　　　　　　（　　）

A. AST　　B. ALP　　C. ALT　　D. γ-GT　　E. LDH

15. 当 HBV 前 C 区 1896 位核苷酸基因突变导致终止密码出现时，可导致哪种抗原消失　（　　）

A. HBsAg　　B. HBeAg　　C. HBcAg　　D. HBxAg　　E. preS2

16. HBV 慢性感染者具有 HBsAg 阳性、HBV-DNA 阳性，HBeAg 或抗-HBe 阳性，一年内连续随访 3 次以上 ALT 和 AST 正常，肝组织学检查无明显异常或轻度异常者。应诊断为　　（　　）

A. HBeAg 阳性慢性乙型肝炎　　B. HBeAg 阴性慢性乙型肝炎　　C. 慢性 HBV 携带者　　D. 低复制 HBsAg 携带者　　E. 隐匿性慢性乙型肝炎

17. 手足口病的好发季节是　　　　　　　　　　　　　　　　　　　　　　（　　）

A. 1～2 月　　B. 4～7 月　　C. 8～9 月　　D. 10～12 月　　E. 全年

18. 艾滋病病毒（HIV）不能通过下列哪种途径传播　　　　　　　　　　　　（　　）

A. 性接触　　B. 输血　　C. 母婴　　D. 握手　　E. 共用注射器注射

【X 型题】

19. 血常规检查中白细胞分类计数在传染病诊断中的正确概念是　　　　　　　（　　）

A. 白细胞数显著增多常见于流脑、败血症、猩红热　　B. 伤寒、副伤寒与布鲁菌病白细胞数正常或减少　　C. 流感、登革热、病毒性肝炎时白细胞数常减少或正常　　D. 寄生虫感染时嗜酸性粒细胞增多　　E. 嗜酸性粒细胞减少见于伤寒、流行性脑脊髓膜炎

20. 下列哪项属于主动免疫制剂　　　　　　　　　　　　　　　　　　　　　（　　）

A. 疫苗　　B. 菌苗　　C. 抗毒素　　D. 类毒素　　E. 丙种球蛋白

21. 根据我国传染病防治法，对下列哪些疾病应采取甲类传染病的预防、控制措施　（　　）

A. 鼠疫病人及病原携带者　　B. 霍乱病人及病原携带者　　C. 传染性非典型肺炎病人　　D. 肺炭疽病人　　E. 肺结核病人

22. 艾滋病的传播方式包括　　　　　　　　　　　　　　　　　　　　　　　（　　）

A. 性接触传播　　B. 注射途径传播　　C. 母婴传播　　D. 器官移植传播　　E. 人工授精传播

23. 可引起慢性病毒携带者的肝炎病毒是　　　　　　　　　　　　　　　　　（　　）

A. HAV　　B. HBV　　C. HCV　　D. HDV　　E. HEV

24. 可接种丙种球蛋白进行被动免疫预防的疾病是　　　　　　　　　　　　　（　　）

A. 甲型病毒性肝炎密切接触者　　B. 麻疹密切接触者　　C. 丙型病毒性肝炎密切接触者　　D. 脊髓灰质炎密切接触者　　E. 戊型病毒性肝炎密切接触者

25. 可从血培养获得病原体的是　　　　　　　　　　　　　　　　　　　　　（　　）

A. 败血症　　B. 菌血症　　C. 毒血症　　D. 脓毒血症　　E. 变应性亚败血症

26. 引起侵袭性腹泻，导致排黏液血便的病原体是　　　　　　　　　　　　　（　　）

A. 志贺菌　　B. 空肠弯曲菌　　C. 侵袭性大肠埃希菌　　D. 葡萄球菌　　E. 伤寒沙门菌

27. 引起分泌性腹泻，导致排水样便的病原体是　　　　　　　　　　　　　　（　　）

A. 葡萄球菌　　B. 霍乱弧菌　　C. 产肠毒素性大肠埃希菌　　D. 肉毒杆菌　　E. 幽门螺杆菌

28. 肝性脑病的诱因有　　　　　　　　　　　　　　　　　　　　　　　　　（　　）

A. 大量利尿引起的低钾血症　　B. 消化道大出血　　C. 高蛋白饮食　　D. 合并感染　　E. 使用镇静药

29. 下列哪些消毒方法可以用于对 HIV 的消毒 　　　　　　　　　　　　　　　　(　)

A. 56 ℃，30 分钟　　　B. 0.2％次氯酸钠　　　C. 0.1％甲醛　　　D. γ 射线　　　E. 紫外线

30. 新型冠状病毒感染的主要临床症状有 　　　　　　　　　　　　　　　　　(　)

A. 发热、乏力　　　B. 干咳、咽痛　　　C. 鼻塞、流涕 、结膜炎　　　D. 嗅觉（味觉）减退　　　E. 腹痛、腹泻

二、填空题

1. 钩端螺旋体病病原治疗的首选药是_____，血吸虫病病因治疗的首选药是_____，治疗肠内、肠外阿米巴病的首选药物是_____。

2. 敏感株所引起间日疟的病因治疗最佳方案是联合应用_____与_____。

3. 血吸虫病的异位损害常见于_____与_____。

4. 溶组织阿米巴的致病型是_____，传染型是_____；在阿米巴肝脓肿的脓液中可找到_____，而不能找到_____。

5. 对于 HBsAg 阳性母亲的新生儿，预防乙型肝炎的最佳方案是联合应用_____与_____。

6. 慢性 HBV 感染的自然病程分为_____、_____、_____和_____四期。

7. 在我国已列入儿童计划免疫的免疫制剂有_____、_____、_____与_____ 4 种。

8. 诊断 HIV/AIDS 必须是经过_____证实 HIV 抗体阳性，_____和_____的检测，能缩短抗体"窗口期"和帮助早期诊断新生儿的 HIV 感染。

9. 流脑的确诊可采取_____与_____涂片革兰染色检查，亦可取_____与_____行细菌培养。

10. HBV 复制与传染性的指标有_____、_____和_____。其中对于判断病毒复制程度、传染性大小、抗病毒药疗效等有重要的意义的是_____。

三、判断题

1. HBsAg 具有抗原性，无感染性，它可诱导机体产生保护性抗体。　　　　　　(　)

2. 乙型病毒肝炎是全身性病毒感染，可出现肝外多脏器损害。　　　　　　　　(　)

3. 慢性 HBV 携带者血清均具有传染性。　　　　　　　　　　　　　　　　　(　)

4. B 型超声检查是阿米巴肝脓肿的确诊方法。　　　　　　　　　　　　　　　(　)

5. 钩端螺旋体病的临床表现复杂，同型病原体可以引起完全不同的临床表现，而不同型的病原体又可引起极为相似的综合征。　　　　　　　　　　　　　　　　　　　　　　　　(　)

6. 皮肤瘀斑是确诊流行性脑脊髓膜炎脑败血症的唯一条件。　　　　　　　　　(　)

7. 肥达反应对伤寒有确诊价值。　　　　　　　　　　　　　　　　　　　　　(　)

8. 检测特异性抗体 IgG，可用于某些传染病的早期诊断。　　　　　　　　　　(　)

9. 霍乱病人在恢复期出现反应性发热，是由于循环改善后大量肠毒素被吸收所致。(　)

10. 肝肺综合征是指慢性肝炎和肝硬化病人可出现气促、呼吸困难、肺水肿、间质性肺炎、胸腔积液和低氧血症等病理和功能改变。　　　　　　　　　　　　　　　　　　　　(　)

四、名词解释

1. 机会性感染

2. 肝肾综合征

3. 传染性单核细胞增多症

4. 免疫重建炎症反应综合征

5. 玫瑰疹

五、问答题

1. 试述血液常规检查在传染病诊断的价值。

2. 试述慢性乙型病毒性肝炎治疗的总体目标和关键性治疗措施。

3. 试述托幼机构及小学等集体单位的预防控制手足口病的措施。

4. 试述 HIV 职业暴露的传染源。

参考答案

一、选择题

1. B 2. A 3. C 4. D 5. C 6. D 7. B 8. A 9. B 10. E 11. C 12. A 13. B 14. C 15. B 16. C 17. B 18. D 19. ABCE 20. ABD 21. ABCD 22. ABCDE 23. BCD 24. ABD 25. ABCD 26. ABC 27. ABC 28. ABCDE 29. AB 30. ABCDE

二、填空题

1. 青霉素　吡喹酮　甲硝唑

2. 氯喹　伯氨喹

3. 肺　脑

4. 滋养体　包囊　滋养体　包囊

5. 乙肝疫苗　高效价乙肝免疫球蛋白

6. 免疫耐受期　免疫清除期　免疫清除期　再活动期

7. 卡介苗　乙肝疫苗　脊髓灰质炎三价混合疫苗　百白破混合制剂

8. 确证实验　HIV-RNA　P24 抗原

9. 脑脊液　瘀斑渗液　血液　脑脊液

10. HBeAg　HBcAg　HBV-DNA　HBV-DNA

三、判断题

1. √ 2. √ 3. √ 4. × 5. √ 6. × 7. × 8. × 9. √ 10. √

四、名词解释

1. 机会性感染：当某些因素导致宿主免疫功能受损（如应用大剂量皮质激素或抗肿瘤药、放射治疗及艾滋病等），或大量应用抗菌药引起菌群失调症，或机械损伤使寄生物离开其固有的寄生部位而到达其他寄生部位（如大肠埃希菌进入泌尿道或呼吸道），病原体与宿主之间的平衡不复存在而引起宿主损伤，这种情况称为机会性感染。

2. 肝肾综合征：往往是严重肝病的终末期表现，约半数病例有出血、放腹水、大量利尿、严重感染等诱因。主要表现为少尿或无尿、氮质血症、电解质平衡失调。

3. 传染性单核细胞增多症：是主要由 EB 病毒原发感染所致的急性传染病。典型临床"三联征"为发热、咽峡炎和淋巴结肿大，可合并肝脾肿大，外周淋巴细胞及异形淋巴细胞比例增高。病程常呈自限性，多数预后良好。

4. 免疫重建炎症反应综合症：在免疫重建的过程中，病人可能会出现一组临床综合征，临床表现为发热、潜伏感染的出现和原有感染的加重或恶化，称为免疫重建炎症反应综合征（immune reconstitution inflammatory syndrome，IRSI）。多种潜伏或活动的机会性感染在抗病毒治疗后均可发生 IRSI。IRSI 发生时，应继续进行抗病毒治疗，并据情况进行针对性的病原治疗，症状严重者可短期使用糖皮质激素。

5. 玫瑰疹：可见于伤寒病人，在病程 7～14 日可出现淡红色的小斑丘疹，称为玫瑰疹。直径 2～4 mm，压之褪色，多在 10 个以下，主要分布在胸、腹、肩背部，四肢罕见，一般在 2～4 日内变暗淡、消失，可分批出现。有时可变成压之不褪色的小出血点。

五、问答题

1. 血常规检查在传染病诊断中的意义：血液常规检查中以白细胞计数和分类的用途最广。白细胞总数显著增多常见于化脓性细菌感染，如流行性脑脊髓膜炎、败血症和猩红热等。革兰阴性杆菌感染时白细胞总数往往升高不明显甚至减少，例如布鲁菌病、伤寒及副伤寒等。病毒性感染时白细胞总数通常减少或正常，如流行性感冒、登革热和病毒性肝炎等，但肾综合征出血热、流行性乙型脑炎病人的白细胞总数往往增加。原虫感染时白细胞总数也常减少，如疟疾、黑热病等。蠕虫感染时嗜酸粒细胞通常增多，如钩虫、血吸虫、肺吸虫感染等。嗜酸性粒细胞减少则见于伤寒、流行性脑脊髓膜炎等。传染性单核细胞增多症病人的淋巴细胞增多并有异形淋巴细胞出现。

2.（1）慢性乙型病毒性肝炎治疗的总体目标：最大限度地长期抑制 HBV，减轻肝细胞炎性坏死及肝纤维化，延缓和减少肝衰竭、肝硬化失代偿、肝细胞癌和其他并发症的发生，改善生命质量和延长生存时间。

（2）慢性乙型病毒性肝炎的治疗措施：主要包括抗病毒、免疫调节、抗炎保肝、抗纤维化和对症治疗，其中抗病毒治疗是关键，只要有适应证，且条件允许，就应进行规范的抗病毒治疗。

目前已应用于临床的抗 HBV 药有：干扰素 α（IFN-α），包括普通干扰素和聚乙二醇干扰素；核苷（酸）类似物，包括恩替卡韦、替诺福韦和丙酚替诺福韦等。

3. 托幼机构及小学等集体单位的预防控制手足口病的措施：

（1）本病流行季节，教室和宿舍等场所要保持良好通风。

（2）每日对玩具、个人卫生用具、餐具等物品进行清洗消毒。

（3）进行清扫或消毒工作（尤其清扫厕所）时，工作人员应戴手套。清洗工作结束后应立即洗手。

（4）每日对门把手、楼梯扶手、桌面等物体表面用漂白粉等进行擦拭消毒。

（5）教育指导儿童养成正确洗手的习惯。

（6）每日进行晨检，发现可疑患儿时，采取及时送诊、居家休息的措施。对患儿所用的物品要立即进行消毒处理。

（7）患儿增多时，要及时向卫生和教育部门报告，根据疫情控制需要教育和卫生部门可决定采取托幼机构或小学放假措施。

4. 就医务人员而言，工作中常见的 HIV 暴露源包括：HIV 感染者或 AIDS 病人的血液、精液、阴道分泌物、直肠分泌物、含 HIV 的实验室样本、生物制品、器官等。艾滋病的潜伏期很长，HIV 感染者从外表无法辨认，却具有传染性。另外，因艾滋病没有特异的临床表现，病人常到各科（内科、皮肤科、神经科、口腔科等）就医，就诊时不易及时做出正确诊断，所以医务人员在临床工作中面对更多的是潜在的传染源。

在医务人员的工作中，许多情况并不会直接接触 HIV 感染者的血液、有感染性的体液或含有 HIV 的其他体液而发生职业暴露，因此也不会感染 HIV。例如：在不直接接触血液和感染性体液的情况下给 HIV 感染者或艾滋病人做常规体检；接触到 HIV 感染者或艾滋病人的尿液或汗液，和艾滋病病人谈话、握手等，均不会感染 HIV。

§13

神　　　经
内　科　学

神经内科学是研究脑、脑神经、脊髓和外周神经各类疾病的学科。主要包括脑血管疾病、发作性疾病（如癫痫）、运动障碍性疾病（如帕金森病）、周围神经性疾病、中枢神经脱髓鞘疾病，以及神经系统感染性疾病、先天性疾病、肿瘤等内容。

§13.1　神经内科学基本知识问答

1. 试述意识障碍的分级及鉴别要点。

根据意识清晰度下降的程度，将意识障碍分类为嗜睡、昏睡、昏迷。昏迷可再分为浅、中、深昏迷（表13-1）。

表13-1　意识障碍分级与鉴别

分级	唤醒反应	无意识自发动作	对疼痛反应	光反射	腱反射	生命体征
嗜睡	＋，呼唤	＋	＋，明显	＋	＋	稳定
昏睡	＋，大声	＋	＋，迟钝	＋	＋	稳定
昏迷						
浅昏迷	－	可有	＋，迟钝	＋	＋	无变化
中昏迷	－	很少	重刺激可有	＋，迟钝	＋，迟钝	轻度变化
深昏迷	－	－	－	－	－	明显变化

2. 试述昏迷的常见原因及其鉴别诊断。

（1）脑膜刺激征阳性，无局灶性脑定位体征时：①突然起病，以剧烈头痛为前驱症状者，常为蛛网膜下腔出血。②以发热为前驱症状者，常为各型脑膜炎。

（2）脑膜刺激征阴性，无局灶性脑定位体征时：①尿有异常者，要考虑尿毒症、糖尿病、急性尿卟啉症。②处于休克状态者，多为低血糖、心肌梗死、肺梗死、大出血。③有明确中毒原因者，多为乙醇、安眠药、一氧化碳、有机磷等中毒。④有黄疸者，多为肝性脑病。⑤有发绀者，多为肺性脑病。⑥有高热者，多为重症感染、中暑、甲亢危象。⑦有体温过低者，多为休克、黏液水肿、冻伤。⑧有气味者，多为糖尿病、肝性脑病、乙醇中毒、尿毒症。⑨昏迷短暂者，多为癫痫、晕厥、脑震荡。

（3）有局灶性脑定位体征，脑膜刺激征阳性或阴性时：①突然起病者，多为脑出血、脑血栓形成、脑栓塞。②以发热为前驱症状者，多为脑炎、脑脓肿、脑脊髓炎、脑膜炎。③与外伤有关者，多为颅脑外伤、硬膜外血肿、硬膜下血肿。④缓慢起病者，多为颅内肿瘤、慢性硬膜下血肿。

3. 试述肌力的 0～5 级分级法。

0 级：完全瘫痪。

1 级：肌肉可收缩，但不能产生动作。

2 级：肢体能在床面上移动，但不能抵抗自身重力，即不能抬起。

3 级：肢体能抵抗重力离开床面，但不能抵抗阻力。

4 级：肢体能作抗阻力的动作，但不完全。

5 级：正常肌力。

4. 列表比较上运动神经元瘫痪（中枢性瘫痪）和下运动神经元瘫痪（周围性瘫痪）的鉴别要点（表 13-2）。

表 13-2 上运动神经元瘫痪与下运动神经元瘫痪的鉴别

临床特点	上运动神经元瘫痪	下运动神经元瘫痪
瘫痪分布	较广，以整个肢体为主（单瘫、偏瘫、截瘫和四肢瘫）	多局限（以肌群为主）或为四肢瘫（如吉兰-巴雷综合征）
肌张力	增高，呈痉挛性瘫痪	减低，呈弛缓性瘫痪
反射	腱反射亢进，浅反射消失	腱反射减低或消失，浅反射消失
病理反射	阳性	阴性
肌萎缩	无或轻度失用性萎缩	明显，早期出现
肌束震颤	无	可有
皮肤营养障碍	多数无	常有
肌电图	神经传导速度正常，无失神经电位	神经传导速度减低，有失神经电位
肌肉活检	正常，后期呈失用性萎缩	失神经改变

5. 列表鉴别周围性眩晕和中枢性眩晕的区别要点（表 13-3）。

表 13-3 周围性眩晕和中枢性眩晕的鉴别

临床特征	周围性眩晕	中枢性眩晕
眩晕	特点为：旋转性或上下左右摇晃感，突发，持续时间短（数十分钟、数小时、数日），剧烈，与头位或体位改变有关，闭目不减轻	特点为：旋转性或向一侧运动感，较轻，持续时间长（数周、数月、数年），与头位或体位改变无关，闭目后可减轻
眼球震颤	水平性或旋转性，向健侧注视时加重；与眩晕同时存在，幅度与眩晕程度一致	与眩晕程度不一致，眼震粗大，持续存在
平衡障碍	站立不稳或左右摇晃	站立不稳或向一侧倾斜
自主神经症状	恶心、呕吐、出汗、面色苍白	症状较轻
耳鸣、听力减退	明显	无
脑部损害症状	无	有
病变部位	前庭感受器及内听道内前庭神经颅外段的病变	前庭神经颅内段、前庭神经核、核上纤维、内侧纵束及皮质和小脑的前庭代表区的病变

临床特征	周围性眩晕	中枢性眩晕
常见疾病	膜迷路积水、迷路炎、中耳炎、前庭神经元炎等	椎基底动脉供血不足（VBI）、小脑、脑干及第四脑室肿瘤，听神经瘤，颅内压增高、癫痫等

6. 试述继发性三叉神经痛和原发性三叉神经痛的区别。

（1）继发性三叉神经痛：是指因各种病变侵犯三叉神经根、三叉神经节或神经干而引起其支配区域内的疼痛，表现为面部持续性疼痛和痛觉减退、角膜反射迟钝等，常伴其他脑神经麻痹的症状和体征。

（2）原发性三叉神经痛：为闪电样疼痛，每次发作时间仅数秒或 1～2 分钟，间歇期完全正常。疼痛消失后，不出现脑神经麻痹的症状和体征。

7. 三叉神经痛可采用哪些方法治疗？

（1）抗癫痫药治疗：①卡马西平。为首选药，开始 0.1 g，3 次/d，以后每日增加 0.1 g，直到疼痛停止，最大剂量不超过 1.0 g/d，疼痛停止后逐渐减量，采用出最小有效维持量。②加巴喷丁，第 1 日 1 次，每次 0.3 g；第 2 日 2 次，每次 0.3 g，第 3 日 3 次，每次 0.3 g，有效维持此剂量，可增至每日 1.8 g。③普瑞巴林，起始剂量可为每次 75 mg，每日 2 次；或每次 50 mg，每日 3 次。可在 1 周内根据疗效及耐受性增加至每次 150 mg，每日 2 次；或 100 mg，每日 3 次。

（2）其他治疗：如三叉神经封闭治疗，手术治疗等。

（3）封闭疗法。

（4）经皮半月神经节射频电凝疗法。

（5）手术治疗。

8. 试述多发性神经病的概念及常见病因。

多发性神经病（polyneuropathy）是四肢对称性感觉障碍、下运动神经元瘫痪和/或自主神经功能障碍的临床综合征。根据原发受损部位可分为神经轴索变性、节段性脱髓鞘和神经元病变。本病可由多种原因引起，多为全身性疾病所致。

（1）远端轴索病：多数多发性神经病属于此型。病因包括：药物、化学品、有机磷、重金属和白喉毒素中毒，慢性酒精中毒，代谢障碍性疾病引起的营养缺乏等。

（2）髓鞘病：包括吉兰-巴雷综合征，慢性炎症性脱髓鞘性神经病，白喉、某些副肿瘤和副蛋白血症及各种遗传病如异染性脑白质营养不良、Krabbe 病和腓骨肌萎缩症（Charcot-Marie-Tooth 病）1 型和 2 型（CMT1、CMT2）等。

（3）神经元病：主要损害脊髓前角细胞或后根神经节细胞，如 CMT2 型、维生素 B_6 诱发神经病及某些副肿瘤综合征等。

9. 试述急性炎症性脱髓鞘性多发性神经病的概念和临床诊断要点。

急性炎症性脱髓鞘性多发性神经病（acute inflammatory demyelinating polyneuropathies，AIDP）又称吉兰-巴雷综合征，是可能与感染有关且有免疫机制参与的急性（或亚急性）多发性神经病。主要病理表现为脱髓鞘及小血管周围淋巴细胞及巨噬细胞炎性反应。本病的临床诊断根据是：①病前1~4周有感染史或疫苗接种史。②急性或亚急性起病，四肢对称性弛缓性瘫痪，末梢型感觉障碍，脑神经受累。③病后2~3周常有脑脊液蛋白-细胞分离现象。④发病后2周肌电图检查F波或H反射延迟或消失，神经传导速度减慢。

10. 试述急性（横贯性）脊髓炎的临床表现。

（1）病前常有上呼吸道感染症状，或有疫苗接种史。

（2）急性起病，常在数小时至2~3日发展至完全性截瘫，病变水平以下运动、感觉和自主神经功能障碍。①运动障碍：早期常见脊髓休克，即损害平面以下肢体瘫痪，肌张力降低，腱反射消失，无病理征。恢复期肌张力逐渐增高，腱反射亢进，并出现病理征。②感觉障碍：损害平面以下所有感觉缺失，在感觉消失水平上缘可有感觉过敏区或束带样感觉异常，随病情恢复感觉平面逐步下降，但较运动功能恢复慢。③自主神经功能障碍：早期尿潴留，无膀胱充盈感，呈无张力性神经源性膀胱。随着脊髓功能恢复，膀胱容量缩小，尿液充盈到300~400 mL时自主排尿，称为反射性神经源性膀胱。损害平面以下无汗或少汗、皮肤脱屑和水肿，指甲松脆和过度角化等。

（3）腰穿：脑脊液压力不高，奎氏试验通畅，白细胞数正常或增高，以淋巴细胞为主。

（4）MRI检查：示病变部位脊髓增粗，病变部位节段内多发片状或斑点状长 T_1、长 T_2 信号，不均匀，可融合。

11. 试述急性脊髓炎急性期的治疗措施。

（1）药物治疗。①糖皮质激素：大剂量甲泼尼龙短程疗法，500~1 000 mg 静脉滴注，每日1次，连用3~5日；或地塞米松10~20 mg 静脉注射，每日1次，10~20日为1个疗程。用上述两药后可改用口服泼尼松，40~60 mg/d，维持4~6周后或随病情好转逐渐减量停药。②免疫球蛋白：急性上升性脊髓炎或横贯性脊髓炎急性期应立即使用，成人用量每日0.4 g/kg，静脉滴注，连用3~5日为1个疗程。③抗生素：已有并发感染或为预防感染，可适当选用抗生素。④B族维生素有助于神经恢复，烟酸、三磷腺苷等可能有益于促进恢复。

（2）急性上升性脊髓炎或高颈段脊髓炎发生呼吸肌麻痹时，采用化痰药、雾化吸入、吸痰。必要时气管插管或切开，呼吸机辅助呼吸。

（3）加强护理，预防和减少并发症。

（4）早期康复治疗。

12. 试述短暂性脑缺血发作（TIA）的临床特征和意义。

短暂性脑缺血发作（TIA）的临床表现根据缺血部位和范围不同而多种多样，但有共同的临床特征：①发作突然。②持续时间短暂，发作持续数分钟或十余分钟后缓解，最长不超过24小时。③恢复完全，一般不遗留神经功能缺损。④常反复发作，每次发作症状相似，提示每次发作均涉及相同的某一动脉供应的脑功能区。近期频繁TIA是脑梗死的高危因素。

13. 试述TIA的治疗。

（1）病因治疗：控制卒中危险因素，如动脉粥样硬化、高血压、心脏病、糖尿病、高血脂、颈椎病等。消除微栓子来源和血流动力学障碍，戒除烟酒，坚持体育锻炼等。

（2）药物治疗：①用阿司匹林、噻氯匹定、氯吡格雷或双嘧达莫等抗血小板凝集。②用肝素、低分子肝素、华法林抗凝。③应用血管扩张药。④应用右旋糖酐40扩容。⑤近期频繁发作的TIA可采用尿激酶。高纤维蛋白原血症可选用降纤酶、巴曲酶、安克洛酶和蚓激酶等。⑥使用钙通道阻滞剂如尼莫地平、氟桂利嗪等，行脑保护治疗。

（3）手术治疗：脑动脉中、重度狭窄（50%～90%）者，可行颈动脉内膜切除术、血管成形术、血管内支架植入术。

14. 试述脑血栓形成的基本概念和主要病因。

（1）基本概念：脑血栓形成是脑动脉主干或皮质支动脉粥样硬化导致血管增厚、管腔狭窄闭塞和血栓形成，引起局部脑血流量减少或供血中断，引起脑组织缺血缺氧导致软化坏死，出现局灶性神经系统症状体征。

（2）病因：最常见的病因是脑动脉粥样硬化，高血压与动脉粥样硬化互为因果，高脂血症、糖尿病等往往加速动脉硬化的发展。其次的病因为脑动脉炎及药源性因素（可卡因等）、真性红细胞增多症、血液高凝状态等血液系统疾病引起。脑淀粉样血管病、脑底异常血管网病（又称烟雾病、mayamoya病）、肌纤维发育不良和颅内外夹层动脉瘤等所致者罕见。

15. 脑血栓形成应如何治疗？

（1）对症治疗：①控制血压。急性期血压稍高通常不需紧急处理，维持血压在（170～180）/（95～100）mmHg。②意识障碍和呼吸道感染者宜选用适当抗生素控制感染。保持呼吸道通畅，吸氧。预防肺炎、尿路感染和压疮等。③控制脑水肿：可选用甘露醇、呋塞米、白蛋白等。④卧床病人可用低分子肝素预防肺栓塞和深静脉血栓形成。⑤病情较重时进行心电监护。⑥血糖控制在6～9 mmol/L，维持电解质平衡。⑦及时控制癫痫发作，处理卒中后病人抑郁或焦虑障碍。

（2）超早期溶栓治疗：在发病后3.5小时内选用rt-PA等溶栓。用rt-PA静脉溶栓时，rt-PA一次用量为0.9 mg/kg，其中10%的剂量先静脉注射，余下90%的剂量在约60分钟内持续静脉滴注。

（3）脑保护治疗：选用纳洛酮阻断阿片受体，尼莫地平防止钙超载。头部或全身亚低温以保护脑组织。

（4）用低分子肝素抗凝。

（5）用巴曲酶、降纤酶、蚓激酶等降纤。

（6）用肠溶阿司匹林、氯吡格雷等抗血小板治疗。

（7）急性期不宜使用或慎用血管扩张药。

（8）尽早康复治疗。

（9）大面积脑梗死有脑疝形成时可外科治疗。

（10）有条件的地方建立卒中单元。

16. 试述脑出血的病因和发病机制。

（1）病因：主要是高血压，其他病因包括动脉粥样硬化、各种血液病、脑淀粉样血管病、脑动静脉畸形、烟雾病、脑动脉炎、静脉窦血栓形成、夹层动脉瘤、原发性或转移性脑肿瘤、梗死后脑出血、抗凝或溶栓治疗等。

（2）发病机制：①长期高血压使深穿支动脉血管壁发生脂质透明样变性，形成微小动脉瘤。微小动脉瘤、脂质透明样变性节段破裂是脑出血的主要原因。②脑动脉壁外膜不发达，无外弹力层，中层肌细胞少，管壁较薄，易于出血。③出血动脉-豆纹内外侧动脉，两者自大脑中动脉呈直角发出，易受血压的影响破裂而出血。

17. 试述脑出血的临床表现。

（1）好发于50～70岁，多有高血压病史。

（2）常于活动、精神紧张或体力劳动时突然发病，症状在数分钟至数小时达高峰。

（3）50％病人出现剧烈头痛，常见呕吐，血压明显增高。

（4）神经系统的局灶性定位症状和体征明显，依出血部位和出血量不同而异，基底节、丘脑、内囊出血引起轻偏瘫是常见的早期症状。

（5）10％病例可出现痫性发作，常为局灶性。

（6）重症者迅速出现意识模糊或昏迷。

18. 试述脑出血急性期的治疗。

（1）内科治疗：①严密观察生命体征，保持呼吸道通畅，适当给氧，必要时气管插管或切开。禁食24～48小时后放置胃管。②加强基础护理，保持肢体功能位，注意防治压疮。③血压紧急处理：急性期将舒张压降至约100 mmHg水平，急性期后可常规用药控制血压。④控制血管源性水肿：主要用20％甘露醇125～250 mL静脉滴注，6～8小时1次，连用7～10日。亦可选用甘油果糖、呋塞米或白蛋白。⑤通常不常规用抗纤维蛋白溶解药，如必要可早期（<3小时）给予抗纤溶药。⑥保证营养和维持水、电解质平衡。⑦防治并发症：注意防治感染、应激性溃疡、稀释性低钠血症、痫性发作、中枢性高热等。

（2）外科治疗：可行小脑减压术、开颅血肿清除术、钻孔扩大骨窗血肿清除术、钻孔微创颅内血肿清除术和脑室出血脑室引流术。

（3）尽早康复治疗。

19. 试述蛛网膜下腔出血（SAH）的病因。

（1）粟粒样动脉瘤：最常见，约占75％。

（2）动静脉畸形：约占10％，多见于年轻人。

（3）梭形动脉瘤、高血压、动脉粥样硬化。

（4）烟雾病：占儿童SAH的20％。

（5）其他较少见病因有真菌性动脉瘤、颅内肿瘤、脑血管炎、血液病及凝血障碍疾病、颅内静脉系统血栓和抗凝治疗并发症等。

（6）原因不明者占10％。

20. 简述蛛网膜下腔出血的临床表现。

各年龄组均可发病，起病时突然剧烈头痛、呕吐，伴或不伴意识模糊，脑膜刺激征阳性，一般无偏瘫等局灶性定位体征，脑脊液呈均匀一致血性，头部CT示脑沟、裂、鞍上池和脑干周围高密度影。

21. 简述蛛网膜下腔出血的常见并发症。

（1）再出血：约 20％的动脉瘤病人病后 10～14 日发生再出血，使死亡率增加 1 倍。

（2）脑血管痉挛：病后 10～14 日为迟发性血管痉挛的高峰期，1/3 以上病例出现脑实质缺血致轻偏瘫等局灶性损害，是死亡和伤残的重要原因。

（3）急性或亚急性脑积水：系蛛网膜下隙脑脊液吸收障碍所致，发生于当天或数周后，头部 CT 或 MRI 示脑室扩大。

22. 试述阿尔茨海默病（AD）的临床表现。

AD 是发生在老年期的中枢神经系统变性疾病，是痴呆最常见的病因，其临床特点为：

（1）一般隐袭起病，持续、进行性发展的智能衰退，病程 5～10 年。

（2）早期出现显著的情景性记忆障碍，先近记忆障碍，随后远记忆受损、时间及地点定向障碍。

（3）认知障碍和视空间功能障碍，表现为掌握新知识、运用语言及社交能力下降，理解和判断能力下降，口语量减少，找词困难，算错账，付错钱，迷路等。

（4）可出现人格改变和精神障碍。

（5）早期一般无神经科的阳性体征，晚期出现锥体系和锥体外系的体征如动作迟缓、肌强直、震颤、屈曲体姿等。

（6）头部 MRI 发现海马、内嗅皮层萎缩。

23. 试述阿尔茨海默病的主要治疗方法。

目前尚无特殊治疗。一般选用乙酰胆碱酯酶（AChE）抑制药多奈哌齐、卡巴拉汀以及谷氨酸受体拮抗剂美金刚以改善认知功能。亦可选用脑血液循环促进剂和脑细胞代谢激活剂治疗，如二氢麦角碱、银杏叶提取物、尼莫地平、吡拉西坦、二甲磺酸阿米三嗪/阿吗碱（都可喜）等。

24. 试述帕金森病的主要临床表现。

（1）静止性震颤：常为首发症状，在紧张时加重，做随意动作减轻，睡眠时消失。

（2）肌强直：屈肌和伸肌张力同时增高，呈"铅管样强直"，若伴随震颤可呈"齿轮样强直"。

（3）运动迟缓：随意动作减少、主动运动缓慢，可出现"面具脸"或"写字过小征"。

（4）姿势步态异常：特殊屈曲体姿和慌张步态。

（5）可出现自主神经功能紊乱，认知功能障碍，甚至出现精神症状。

25. 列表比较缺血性和出血性脑血管病的鉴别诊断要点（表 13-4）。

表 13-4　缺血性和出血性脑血管病的鉴别

鉴别要点	缺血性脑血管病		出血性脑血管病	
	脑血栓形成	脑栓塞	脑出血	SAH
发病年龄	多在 60 岁以上	青壮年多	55～65 岁	各年龄组均有
常见病因	动脉粥样硬化	风湿性心脏病、房颤	高血压及动脉硬化	动脉瘤、动静脉畸形
起病状态	多在安静时发病	静态变动态时发病	多在活动时发病	多在活动时发病
起病缓急	较缓	最急（秒）	急（小时）	急（分钟）
昏迷	较轻	少、短暂	深而持续	少、短暂、较浅
血压	正常或增高	多正常	明显增高	正常或增高
头痛	无	少有	有	剧烈
呕吐	少见	少见	多见	多见
偏瘫	多见	多见	多见	无
颈强直	无	无	可有	明显
脑脊液	多正常	多正常	均匀一致血性	洗肉水样
脑 CT	低密度区	低密度区	高密度区	蛛网膜下隙高密度影

26. 癫痫与癔症有哪些区别？

强直-阵挛发作之癫痫须与表现为全身肌肉不规则收缩之癔症（假性癫痫发作）相鉴别（表 13-5）。

表 13-5　癫痫与癔症的鉴别

临床特点	癫痫发作	假性癫痫发作
发作诱因	常无明显诱因	多在精神刺激后发病
发作场合	不择场合，任何情况下	多在人群中、安全地带
先兆	内容形式固定	可有，但内容形式多变
发作形式及其特点	突然发作，症状刻板，强直期、阵挛期、阵挛后期次序分明，眼球上翻或偏转，瞳孔散大，对光反射消失，面、唇发绀或发绀，可有摔伤、舌或唇咬伤，尿失禁	形式多样，如翻滚、四肢乱舞、闭眼、眼球乱动等。瞳孔正常，对光反射存在，面、唇苍白或发红，哭叫、表情痛苦，可对抗被动运动，可咬伤他人，无尿失禁
意识障碍	发作后呈意识模糊状态	一般无
病理征	＋	—
持续时间	1～2 分钟，自行停止	数分钟或数小时，暗示治疗有效

27. 什么是癫痫持续状态？怎样治疗？

癫痫持续状态是指癫痫连续发作之间意识尚未恢复又频繁再发，或癫痫发作持续 30 分钟以上不自行停止。癫痫持续状态是内科常见的急症，其治疗方法如下。

（1）对症处理：①保持呼吸道通畅，吸氧，必要时做气管切开术。②进行心电、血压、呼吸监护，定时做血气分析等检查，治疗过程中持续脑电监测。③查找诱发癫痫持续状态的原因并治疗。④防治脑水肿：20％甘露醇快速静脉滴注，地塞米松 10～20 mg 静脉滴注。⑤控制感染和防治各种并发症。⑥高热予物理降温。⑦纠正水、电解质及酸碱平衡紊乱和其他代谢紊乱。⑧其他支持治疗。

（2）从速控制发作：这是治疗的关键。根据癫痫类型选用地西泮、氯硝西泮、异戊巴比妥钠和10%水合氯醛等。首选地西泮静脉注射（成人10～20 mg，儿童0.3～0.5 mg/kg），如复发15分钟后可重复给药。或用地西泮100～200 mg溶于5%葡萄糖氯化钠注射液500 mL中，于12小时内缓慢静脉滴注。

（3）维持治疗：癫痫发作控制后，应立即肌内注射苯巴比妥0.1～0.2 g，6～8小时1次，3～4日，同时鼻饲或口服有效抗癫痫药（根据癫痫类型选择），待口服药达到稳态血药浓度后逐渐停用苯巴比妥。

28. 治疗重症肌无力有哪些方法？

应避免过度疲劳，其治疗方案如下：①抗胆碱酯酶药，常用者有新斯的明、溴吡斯的明。②皮质类固醇的应用。③胸腺切除。④上述方法无效时可选用免疫抑制药如硫唑嘌呤治疗。⑤血浆置换。⑥免疫球蛋白静脉滴注。⑦应避免使用影响神经-肌肉传递功能的药物，如奎宁、奎尼丁、普鲁卡因胺、青霉胺、普萘洛尔、苯妥英钠、锂盐、四环素、氨基糖苷类抗生素等。

29. 简述偏头痛的药物治疗。

偏头痛的治疗分为发作时和预防两个方面。

（1）发作时的治疗：发作时用非甾体抗炎药如对乙酰氨基酚、萘普生、布洛芬等，无效时用5-HT受体激动剂琥珀酸曲马普坦或麦角制剂二氢麦角胺，必要时试用镇静药。

（2）预防治疗：频繁发作者可选用下列药物预防。①β受体阻断药，如普萘洛尔。②合并紧张性头痛时，选用乙哌立松、替扎尼定或抗抑郁药阿米替林、丙咪嗪、舍曲林和氟西汀等。③抗癫痫药，如丙戊酸、卡马西平和托吡酯等。④钙通道阻滞药，如氟桂利嗪、尼莫地平等。

30. 脑电图检查异常有何意义？

脑电图是脑生物电活动的检测技术，能反映脑的功能状态。常见以下异常：

（1）弥漫性慢波：背景活动为弥漫性慢波是最常见异常表现，可见于弥漫性脑病、缺氧性脑病、中枢神经系统变性病及脱髓鞘性脑病等。

（2）局灶性慢波：见于局灶性癫痫、脑脓肿、局灶性硬膜下或硬膜外血肿等。

（3）三相波：一般为中至高波幅，频率为1.3～2.6 Hz的负波－正波－负波或正波－负波－正波，见于克-雅脑病（CJD）、肝性脑病和其他中毒代谢性脑病。

（4）癫痫样放电：包括棘波、尖波、棘慢波综合、多棘波、尖慢波综合、多棘慢波综合等，常见于癫痫发作及发作间期。

（5）弥漫性、周期性尖波：通常指在弥漫性慢波活动的基础上出现周期性尖波，可见于脑缺氧和CJD。

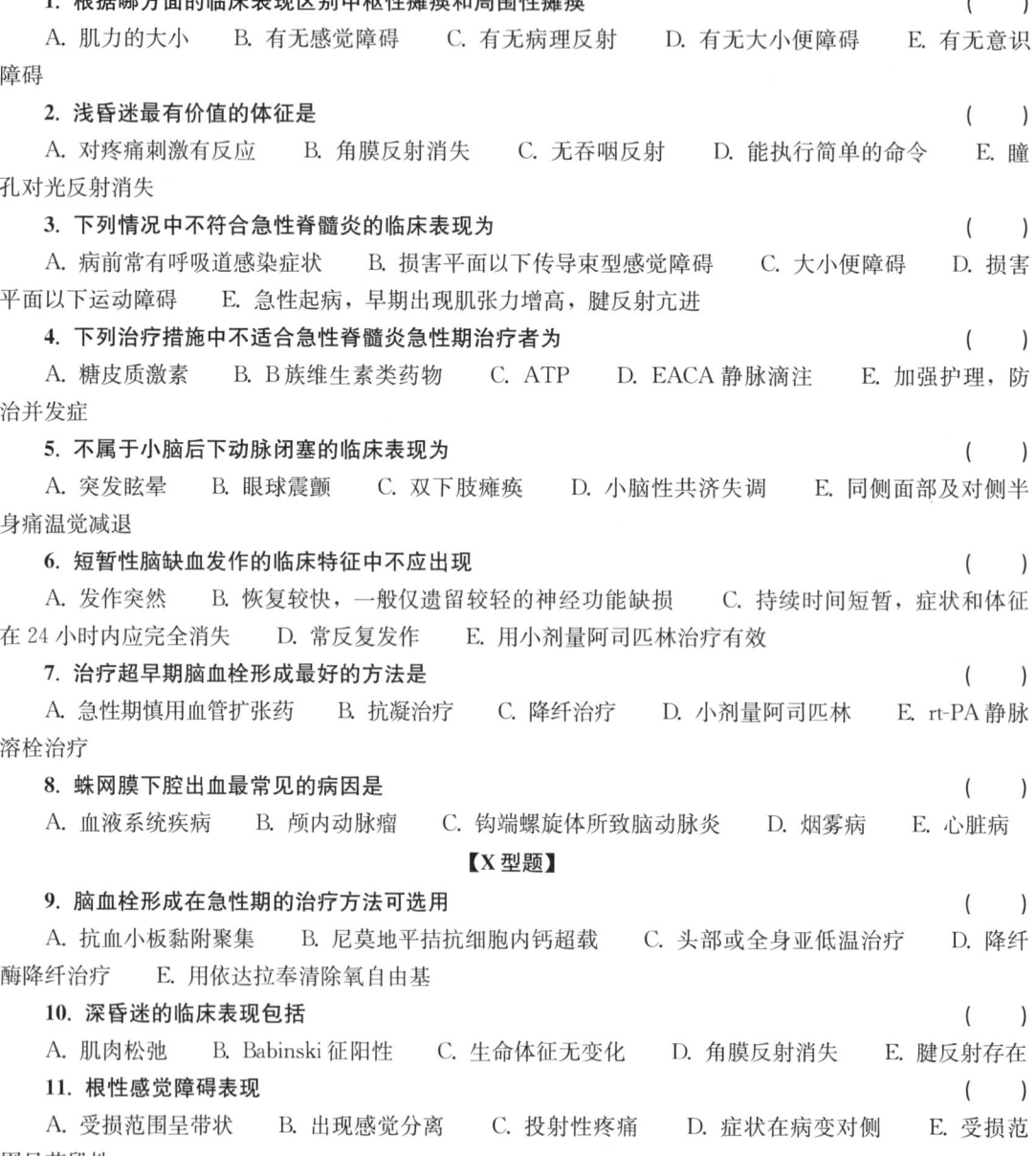

§13.2 神经内科学自测试题（附参考答案）

一、选择题

【A 型题】

1. 根据哪方面的临床表现区别中枢性瘫痪和周围性瘫痪 （ ）

A. 肌力的大小　　B. 有无感觉障碍　　C. 有无病理反射　　D. 有无大小便障碍　　E. 有无意识障碍

2. 浅昏迷最有价值的体征是 （ ）

A. 对疼痛刺激有反应　　B. 角膜反射消失　　C. 无吞咽反射　　D. 能执行简单的命令　　E. 瞳孔对光反射消失

3. 下列情况中不符合急性脊髓炎的临床表现为 （ ）

A. 病前常有呼吸道感染症状　　B. 损害平面以下传导束型感觉障碍　　C. 大小便障碍　　D. 损害平面以下运动障碍　　E. 急性起病，早期出现肌张力增高，腱反射亢进

4. 下列治疗措施中不适合急性脊髓炎急性期治疗者为 （ ）

A. 糖皮质激素　　B. B 族维生素类药物　　C. ATP　　D. EACA 静脉滴注　　E. 加强护理，防治并发症

5. 不属于小脑后下动脉闭塞的临床表现为 （ ）

A. 突发眩晕　　B. 眼球震颤　　C. 双下肢瘫痪　　D. 小脑性共济失调　　E. 同侧面部及对侧半身痛温觉减退

6. 短暂性脑缺血发作的临床特征中不应出现 （ ）

A. 发作突然　　B. 恢复较快，一般仅遗留较轻的神经功能缺损　　C. 持续时间短暂，症状和体征在 24 小时内应完全消失　　D. 常反复发作　　E. 用小剂量阿司匹林治疗有效

7. 治疗超早期脑血栓形成最好的方法是 （ ）

A. 急性期慎用血管扩张药　　B. 抗凝治疗　　C. 降纤治疗　　D. 小剂量阿司匹林　　E. rt-PA 静脉溶栓治疗

8. 蛛网膜下腔出血最常见的病因是 （ ）

A. 血液系统疾病　　B. 颅内动脉瘤　　C. 钩端螺旋体所致脑动脉炎　　D. 烟雾病　　E. 心脏病

【X 型题】

9. 脑血栓形成在急性期的治疗方法可选用 （ ）

A. 抗血小板黏附聚集　　B. 尼莫地平拮抗细胞内钙超载　　C. 头部或全身亚低温治疗　　D. 降纤酶降纤治疗　　E. 用依达拉奉清除氧自由基

10. 深昏迷的临床表现包括 （ ）

A. 肌肉松弛　　B. Babinski 征阳性　　C. 生命体征无变化　　D. 角膜反射消失　　E. 腱反射存在

11. 根性感觉障碍表现 （ ）

A. 受损范围呈带状　　B. 出现感觉分离　　C. 投射性疼痛　　D. 症状在病变对侧　　E. 受损范围呈节段性

12. 腰穿的禁忌证为 （　　）

　　A. 小脑肿瘤　　B. 病毒性脑膜炎　　C. 腰椎外伤畸形并颅内感染　　D. 蛛网膜下腔出血
E. 腰部局部皮肤发炎

13. 坐骨神经痛的临床表现是 （　　）

　　A. 沿坐骨神经经路的典型放射性疼痛　　B. 疼痛位于臀部，并向股后部、小腿后外侧、足外侧放射
　　C. 呈持续性钝痛，并有阵发性加剧　　D. 可为刀割样或灼样痛，夜间常加重　　E. 病变多为单
侧性

14. 原发性三叉神经痛的临床表现是 （　　）

　　A. 多发生于中老年人，女略多于男　　B. 疼痛限于三叉神经分布区的一支或两支，以第2、第3支
最多见，3支同时受累者极为罕见　　C. 通常无预兆，开始和停止都很突然，间歇期可完全正常
D. 病程可呈周期性，每次发作期可为数日、数周或数月　　E. 神经系统检查一般无阳性体征

15. 急性脊髓炎的临床表现 （　　）

　　A. 病前常有感染或疫苗接种史　　B. 急性起病，较早出现脊髓休克　　C. 损害平面以下传导束型
感觉障碍　　D. 脑脊液压力增高不明显　　E. 可有大小便功能障碍

16. 以下对脑血栓形成的描述不正确的是 （　　）

　　A. 活动中发病较多　　B. 发病年龄多在60岁以上　　C. 脑脊液无色透明　　D. 颅内压增高明显
E. 因其起病速度较快，故多数病人意识障碍较重

17. 对高血压动脉硬化性脑出血急性期血压处理正确的是 （　　）

　　A. 首选氯丙嗪注射　　B. 快速降压　　C. 缓慢降压　　D. 降至正常血压数值　　E. 降压速度不
宜过快，根据情况确定最佳水平

18. 血栓形成性脑梗死和脑出血最具有鉴别意义的是 （　　）

　　A. 发病年龄　　B. 起病状态　　C. 起病速度　　D. 有无高血压病史　　E. 神经体征

19. 病毒性脑膜炎常见的症状是 （　　）

　　A. 发热　　B. 头痛　　C. 脑膜刺激征　　D. 全身中毒症状　　E. 严重的脑实质受损的症状

20. 原发性癫痫的特点是 （　　）

　　A. 发病年龄较小　　B. 脑内未发现器质性病变　　C. 可为全面性发作　　D. 可为部分性发作
E. 因大脑半球病变引起的癫痫发作

二、填空题

1. 按0～5级分级法检查时，病人的肢体能对抗地心引力而抬离床面，但不能对抗阻力者，肌力为
_____级。

2. 昏迷病人伴有局灶性神经系统症状体征时，突然起病的常见原因为_____和_____。

3. 治疗三叉神经痛的首选药物为_____。

4. 腔隙性脑梗死是指脑深部小血管闭塞后所致软化灶内的坏死组织被清除后而遗留小的囊腔，此
腔直径在_____mm以内。

5. 脑出血的病因主要是_____。

6. 强直阵挛发作之癫痫在发作时瞳孔_____，角膜反射_____。

7. 癫痫持续状态的药物治疗首选_____。

8. 重症肌无力的治疗药物中，常用的抗胆碱酯酶药有_____。

9. 脑电图检查对_____的诊断最有价值。

10. 意识障碍分为_____、_____、_____、_____和_____五级。

三、判断题

1. 原发性三叉神经痛为闪电样疼痛，每次发作时间仅数秒至 2 分钟，常伴有其他脑神经麻痹的症状和体征。　　　　　　　　　　　　　　　　　　　　　　　　　　　　　（　　）

2. 多发性神经病是指主要表现为四肢对称性末梢型感觉障碍、下运动神经元瘫痪及自主神经障碍的临床综合征。　　　　　　　　　　　　　　　　　　　　　　　　　　　　　（　　）

3. 脑血栓形成最常见的病因为脑动脉粥样硬化。　　　　　　　　　　　　　　　（　　）

4. 脑出血多在活动时发病，逐渐出现肢体无力等神经系统定位症状和体征，多在 1 周后达高峰。

　　　　　　　　　　　　　　　　　　　　　　　　　　　　　　　　　　　（　　）

5. 蛛网膜下腔出血病人的主要体征为脑膜刺激征。　　　　　　　　　　　　　　（　　）

6. 震颤性麻痹病人肌张力呈齿轮样增高。　　　　　　　　　　　　　　　　　　（　　）

7. 多数性硬化是一种中枢神经系统脱髓鞘疾病。　　　　　　　　　　　　　　　（　　）

8. 偏头痛发作时口服非甾体抗炎药有效。　　　　　　　　　　　　　　　　　　（　　）

9. 有无偏瘫是区别蛛网膜下腔出血和脑出血的重要体征。　　　　　　　　　　　（　　）

10. 影响意识最重要的脑结构是脑干上行网状激动系统。　　　　　　　　　　　（　　）

四、名词解释

1. 脑卒中

2. 多发性硬化

3. 癫痫持续状态

4. 三偏征

5. 皮质盲

五、问答题

1. 何谓血管性痴呆？

2. 试述周围性面神经麻痹和中枢性面神经麻痹的区别要点。

3. 试述脑出血的手术适应证。

4. 试述脑血栓形成后超早期治疗的临床意义。

5. 常用的溶栓药物有哪些？试述其用法。

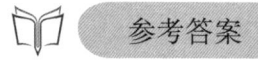

参考答案

一、选择题

1. C　2. A　3. E　4. D　5. C　6. B　7. E　8. B　9. ABCDE　10. AD　11. AC　12. ACE
13. ABCDE　14. ABCDE　15. ABCDE　16. ADE　17. CE　18. BC　19. ABC　20. ABCD

二、填空题

1. 3

2. 脑出血　脑栓塞

3. 卡马西平

4. 20

5. 高血压

6. 散大 消失

7. 静脉注射地西泮

8. 溴吡斯的明

9. 癫痫

10. 嗜睡 昏睡 浅昏迷 中昏迷 深昏迷

三、判断题

1. ✕ 2. ✓ 3. ✓ 4. ✕ 5. ✓ 6. ✓ 7. ✓ 8. ✓ 9. ✓ 10. ✓

四、名词解释

1. 脑卒中：是指急性起病、迅速出现局限性或弥漫性脑功能缺失征象的脑血管性临床事件。

2. 多发性硬化：是以 CNS 白质脱髓鞘病变为特点，在遗传易感个体与环境因素作用下发生的自身免疫性疾病。多在成年早期发病，女性稍多于男性。主要临床特征为病灶的多发性和病程中的缓解和复发交替出现的脑、脊髓和视神经损害，主要累及脑室周围的白质、视神经、脊髓、脑干和小脑等。

3. 癫痫持续状态：是指癫痫连续发作之间意识尚未恢复又频繁再发，或癫痫发作持续 30 分钟以上不自行停止。

4. 三偏征：见于一侧内囊病变，可损害一侧整个锥体束，以及锥体束之后的丘脑辐射和视辐射，出现对侧均等性偏瘫、对侧偏身感觉减退及对侧同向性偏盲，称为三偏征。

5. 皮质盲：是指双侧视中枢病变所致的视力障碍。与视神经病变引起的视力障碍不同，皮质盲不伴有瞳孔散大，光反射也不消失。

五、问答题

1. 血管性痴呆是一组由脑血管疾病导致的智能及认知功能障碍综合征，是老年性痴呆的常见病因之一。病人多有明显的脑血管意外病史，如脑出血、脑血栓形成等。虽然出现记忆力下降、智力下降，但日常生活能力、理解力、判断力以及待人接物的礼仪习惯等均能在较长时间内保持良好状态，人格也保持得较完整，所以又称局限性痴呆。

2. 周围性面神经麻痹和中枢性面神经麻痹的区别：

(1) 周围性面神经麻痹：面神经支配的全部面肌如额肌、眼轮匝肌、表情肌、颊肌和口轮匝肌瘫痪，表现为患侧额部皱纹变浅或消失、眼裂变大、鼻唇沟变浅、口角下垂、口角偏向健侧、皱额、皱眉、闭眼、露齿、吹口哨、鼓腮等动作不能，表情动作完全丧失，多见于面神经炎。

(2) 中枢性面神经麻痹：仅病灶对侧眼裂以下面肌瘫痪，表现为鼻唇沟变浅、口角下垂、口角偏向健侧。额支支配的面神经无瘫痪（系由两侧中枢支配），故皱额、皱眉和闭眼动作皆无障碍，但常合并有病灶对侧中枢性舌下瘫（皮质延髓束）及偏瘫（皮质脊髓束），多见于脑血管病、肿瘤等。

3. 脑出血的手术适应证：

(1) 脑出血病人颅内压增高伴脑干受压的体征，如心率变慢、血压升高、呼吸变慢、意识障碍加深等。

(2) 小脑半球血肿量＞10 mL 或蚓部＞6 mL，血肿破入第四脑室或脑池受压消失，出现脑干受压症状或出现梗阻性脑积水征象者。

(3) 重症脑室出血导致梗阻性脑积水。

(4) 脑叶出血，特别是 AVM 所致和占位效应明显者。

4. 脑血栓超早期治疗的临床意义：

(1) 脑组织对缺血和缺氧特别敏感，阻断血流后 30 秒脑代谢就会发生改变，1 分钟后神经元功能活动停止，脑动脉闭塞致供血区缺血超过 5 分钟即可出现脑梗死，因此使闭塞的血管再通越早越好。

641

（2）急性脑梗死病灶是由中心坏死区及周围的缺血半暗带组成。中心坏死区由于严重的完全性缺血，脑细胞已死亡；而缺血半暗带内因有侧支循环，可获得部分血液供应，尚有大量的神经元存活，如果血流迅速恢复，损伤仍是可逆的，脑代谢障碍可得到恢复，神经细胞仍可存活并恢复功能，但缺血半暗带只在一定的时间内存在动态变化过程，当血流尽快再通时，该区可转化为正常灌注区，但如若血流持久不通则缺血半暗带区转化为梗死区。

（3）脑血流再通后并非脑组织缺血损伤一定能得到恢复，其存在一个有效的时间即再灌注时间窗问题。如果脑血流的再通超过了再灌注时间窗时限，则可以通过自由基的过度形成及"瀑布式"自由基连锁反应、神经细胞内钙超载、兴奋性氨基酸的细胞毒作用和酸中毒等一系列代谢影响，导致神经细胞的损伤加重。因此应积极地在治疗时间窗时限内尽快使血管再通，以减少再灌注损伤。

5. 脑血栓形成超早期溶栓治疗常用的溶栓药物及用法：

（1）尿激酶：以前是我国应用最多的溶栓药。常用量是 25 万～100 万 U，加入 5％葡萄糖注射液或 0.85％氯化钠注射液中静脉滴注，30 分钟至 2 小时滴完，剂量应根据病人的具体情况来定，也可采用 DSA 监视下行超选择性介入动脉溶栓。

（2）组织型纤溶酶原激活药 rt-PA：是目前我国应用最多的溶栓药，在发病 3.5 小时内开始使用。总量 0.9 mg/kg，其中 10％的剂量静脉注射，余下 90％的剂量在 60 分钟内持续静脉滴注。目前国外相关指南中，该药溶栓治疗的治疗时间窗已延长到 4.5 小时。

§ 14

精神病学

精神病学是现代医学科学的一个重要组成分支，它主要研究精神障碍的病因、发病机制、病象和临床规律以及预防、诊断、治疗和康复等有关问题。现代精神病学不单涉及各种精神病、神经症、心身疾病或伴随躯体疾病的精神障碍的诊治，还涉及适应障碍、人格障碍、性心理偏异，以及诸多类别的儿童智力、能力或品德上发育障碍的防止、矫正和处置问题。

§14.1　精神病学基本知识问答

1. 试述谵妄状态的主要临床表现及引起谵妄的常见原因。

谵妄以注意障碍和意识障碍为临床特征性表现。注意障碍主要表现为定向、聚焦、维持以及变换注意力等能力下降；意识障碍则表现为意识水平下降，对环境甚至有时候是自身定向能力的减弱。

引起谵妄的常见原因分为器质因素和诱发因素两大类，包括：药物使用、电解质紊乱、药物停用、感染、颅内疾病、躯体疾病及其他。

2. 试述器质性遗忘综合征（科尔萨科夫综合征）的临床表现及常见原因。

器质性遗忘综合征表现为识记能力障碍，时间定向障碍，虚构症和顺行性遗忘症。引起遗忘综合征的常见原因为酒精中毒性精神病，也可见于颅脑损伤、传染病、脑动脉硬化、老年性精神病、脑肿瘤，以及中毒、内分泌疾病等。

3. 简述癫痫性精神障碍的常见类型。

癫痫性精神障碍可分为发作性和非发作性精神障碍两类。发作性精神障碍可表现为知觉、记忆、思维、情感、内脏及自主神经等方面的障碍及精神运动性发作，朦胧状态、谵妄状态、发作性心境恶劣及短暂的精神分裂样发作等。非发作性障碍可表现为慢性精神分裂样障碍、智能障碍、人格改变等。

4. 列表说明血管性痴呆与阿尔茨海默病（老年及老年前期痴呆）的鉴别要点（表 14 – 1）。

表 14 – 1　血管性痴呆与阿尔茨海默病的鉴别要点

鉴别要点	血管性痴呆	阿尔茨海默病
起病	多较急，常有卒中史	隐袭
早期症状	神经衰弱综合征	个性改变
精神症状	以记忆障碍为主的局限性痴呆，人格保持相对完整，自知力保存较久	全面性痴呆，人格改变突出，早期即丧失自知力
神经症状	神经系统体征较多，常有失语、失用	常无或晚期出现
病程	波动、呈阶梯性恶化	缓慢进展

5. 首发精神分裂症常见的早期症状主要有哪些？

首发精神分裂症的早期症状出现在明显的精神病性表现之前，也可以说是从最初可察觉的症状向真正的精神病性症状发展的阶段。处于前驱期这种"危机"状态的个体是否最后发展成明显的精神病，常常受多种因素的影响，如生活事件、家庭紧张、个体素质、家庭社会支持等。

这些症状与特异性应激反应有关，如不安的情绪状态、睡眠障碍和社会退缩；具有精神病性发作的早期特征，如感知和信息处理缺陷。这些症状不具有特异性，在青少年中并不少见。了解前驱期症状，有利于早期识别和早期治疗，对于改善预后非常重要。概括起来，首发精神分裂症最常见的前驱期症状表现为以下几个方面：

（1）情绪改变：抑郁，焦虑，情绪波动，易激惹。

（2）认知改变：古怪或异常观念，朦胧状态，学习或工作能力下降。

（3）感知改变：对自我和外界的感知改变。

（4）行为改变：如社会活动退缩或丧失兴趣，多疑，功能水平下降。

（5）躯体改变：多种躯体不适感，如头痛、睡眠和食欲改变、乏力、活动和动机下降。

6. 精神分裂症有哪些特征性症状？

（1）思维联想障碍：在意识清醒状态下出现思维松弛，思维破裂，思维中断。

（2）思维逻辑障碍：病理性象征性思维，语词新作，逻辑倒错性思维。

（3）思维内容障碍：原发性妄想，释义性妄想，内容自相矛盾、变化不定或荒谬离奇的妄想。

（4）被动体验：被控制感，内心被洞悉感，思维被广播、被插入或被剥夺，被强加的冲动、情感和意志。

（5）感知觉障碍：最常见的是较持续的言语性幻听，包括思维化幻听，评论性幻听，争议性幻听，命令性幻听。

（6）情感障碍：情感淡漠，情感不适及情感倒错。

（7）意志行为障碍：意志缺乏，古怪行为及紧张症状群如木僵、违拗、模仿言语、模仿动作等。

7. 试述精神分裂症的诊断标准。

DSM-Ⅳ中精神分裂症的诊断标准如下：

（1）两项（或更多）下列症状，每一项症状均在1个月中有相当明显的一段时间里存在（如经成功治疗，则时间可以更短），至少其中一项必须是①、②或③：①妄想；②幻觉；③言语紊乱（如频繁的思维脱轨或联想松弛）；④有明显紊乱的行为或紧张症行为；⑤阴性症状（如情绪表达减少或意志减退）。

（2）从障碍发生以来的明显时间段内，一个或更多重要方面的功能水平明显低于障碍发生前的水平，如工作、人际关系或自我照顾等；或障碍发生于儿童期或青少年期时，则人际关系、学业或职业功能未能达到预期的发展水平。

（3）这种障碍的体征至少持续6个月。此6个月应包括至少1个月（如经成功治疗，则时间可以更短）符合诊断标准（1）的症状（即活动期症状），可包括前驱期或残留期症状。在前驱期或残留期，该障碍的体征可表现为仅有阴性症状，或有轻微的诊断标准（1）所列的两项或更多项症状（如奇特的信念、不寻常的知觉体验）。

（4）分裂情感性障碍和抑郁或双相障碍伴随精神病性特征已经被排除，因为：①没有与活动期症状同时出现的重性抑郁或躁狂发作；②如果心境障碍出现在症状活动期，则它们只存在于此疾病的活动期和残留期整个病程的小部分时间内。

（5）这种障碍不能归因于某种物质（如毒品或药物滥用）的生理效应或其他躯体疾病。

（6）如果有孤独症（自闭症）谱系障碍或儿童期发生的交流障碍的病史，除了精神分裂症的其他症状外，还需有明显的妄想或幻觉，且存在至少1个月（如经成功治疗，则时间可以更短），才能作出精神分裂症的额外诊断。

8. 影响精神分裂症预后的因素有哪些？

（1）发病年龄：发病年龄越早，预后越差。

（2）起病缓急：起病急者预后良好，起病缓慢、隐袭者预后差。

（3）病程：病程呈持续进行或反复发作者，以及病程长者预后差。

（4）病前性格：病前为分裂样性格者预后差，病前性格缺陷不明显、社会适应良好者预后较好。

（5）发病诱因：精神症状在明显诱因下发生者，预后较好。

（6）临床特征：以阳性症状为主症，症状表现中情感症状成分较多提示预后较好；以阴性症状为主，是预后不良的指征。

（7）家族史：有阳性家族史者，特别是近亲中以衰退为转归者，预后不良。

（8）治疗干预：能早期发现、早期治疗者，预后较好。

（9）社会环境：家庭经济水平高，家庭对病人照顾、支持较好者，预后较好。

9. 抗精神病药的常见不良反应有哪些？

（1）中枢神经系统不良反应：①过度镇静。②锥体外系不良反应，如帕金森综合征、急性肌张力障碍、静坐不能、迟发性运动障碍。③抽搐发作。

（2）自主神经系统不良反应：①抗胆碱能不良反应，如口干、视物模糊、心动过速、便秘、尿潴留。②抗肾上腺能不良反应，如直立性低血压。③中枢性高热。④性功能障碍。

（3）心血管不良反应：可引起心电图的改变，以窦性心动过速或过缓为多见，其次为室性、室上性心动过速。波群改变以低电压、ST段下移及T波改变过多，少数出现束支传导阻滞。

（4）肝脏的不良反应：①胆汁淤积性黄疸。②无黄疸性肝功能障碍，以氨基转移酶升高多见。

（5）造血系统的不良反应：可引起粒细胞缺乏症。

（6）呼吸系统的不良反应：呼吸抑制或加剧原有的呼吸抑制。

（7）皮肤和眼的不良反应：①过敏性皮炎，严重者可发生剥脱性皮炎。②皮肤、眼部角膜及晶体色素沉着。

10. 试述抗精神病药引起的恶性症候群的主要临床特征、诊断依据及处理。

（1）临床特征：持续性高热，意识障碍，肌强直及自主神经功能不稳定（大汗、心动过速）等。

（2）诊断依据：①使用抗精神病药史。②典型的临床症状。③血清肌酸磷酸激酶（CPK）增高。

（3）处理原则：①及时停用抗精神病药。②积极降温。③补液、纠正酸碱平衡、支持疗法。④积极预防感染。⑤早期加用苯海索对恶性症候群有一定疗效。多巴胺激动药溴隐亭也可以选用。

11. 何谓迟发性运动障碍？简述其临床表现。

迟发性运动障碍是由于长期（通常1年以上）、大量服用抗精神病药引起的一种锥体外系不良反应。其临床表现如下：

（1）口-舌-颊三联征（BLM综合征）：表现为口唇及舌重复、不可控制的运动，如吸吮、鼓腮、舔舌、咀嚼、歪颌等，严重时构音不清、影响进食。

（2）肢体不自主、无目的地抽动，如指划样动作、搓丸样动作、上肢抛球样动作，双手反复高举或两腿不停地跳跃。

（3）肌张力低下-麻痹型：可涉及颈肌、腰肌等，如腰不能直起，凸腹，颈软不能抬头，行走时迈不开步，提不起腿，足跟拖地而行。

（4）全身躯干运动不协调，呈古怪姿势，如角弓反张，全身左右摆动、前后扭动或前弯后倾。

12. 试述迟发性运动障碍的处理。

（1）逐渐减药、停药或换锥体外系反应小的药物。

（2）停用一切抗胆碱药。

（3）对症治疗：DA耗竭剂，如小剂量利血平；抗组胺药，如异丙嗪；促进大脑代谢药，如能量合剂加28.7%谷氨酸钠、烟酸及维生素C；抗焦虑药，如地西泮；DA受体阻滞药等。经上述处理无效时，可短期、小量使用DA受体阻滞药氟哌啶醇，能够暂时缓解症状，但不宜长期、大量应用。

13. 简述心境障碍的临床类型及各型的主要临床特点。

心境障碍有以下常见的临床类型：

（1）躁狂发作：典型临床症状是情感高涨、思维奔逸、活动增多、意志增强、易激惹和睡眠需要减少等。

（2）抑郁发作：主要表现为情绪低落、思维迟缓、意志活动减退和躯体不适症状等。

（3）混合发作：即躁狂发作和抑郁发作在一次发作中同时出现，通常是在躁狂与抑郁快速转相时发生。

（4）环性心境障碍：是指情感高涨与低落反复交替出现，但程度较轻，且均不符合躁狂发作或抑郁发作的诊断标准。

（5）恶劣心境障碍：指一种以持久的心境低落状态为主的轻度抑郁，从不出现躁狂，但常伴有焦虑、躯体不适感和睡眠障碍，病人有求治要求，无明显的精神运动性抑制或精神病性症状，生活不受严重影响。

14. 列表说明躁狂症和抑郁症的主要临床特点（表14-2）。

表14-2 躁狂症和抑郁症的临床特点

项目	躁狂症	抑郁症
情绪性质	高涨、易激惹	低落、焦虑
自我感觉	精力充沛	精力减退、疲乏无力
思维联想	加快或意念飘忽，自觉说话速度跟不上思维速度	困难、自觉思考能力显著下降
注意力	不集中、不持久，随境转移	无法集中
妄想观念	自我评价过高，夸大妄想	自我评价过低、自责、内疚而致罪恶妄想，或在躯体不适基础上产生疑病观念
行为言语	显著增多	减少、声低
行为动作	活动增多，易冲动，行为轻率，不顾后果	精神运动迟滞→抑郁性木僵、自杀企图和行为
食欲、性欲	亢进	减退
睡眠	睡眠需要减少	失眠、早醒和睡眠过多

15. 试比较心境障碍与精神分裂症的区别。

（1）临床特点：前者以心境的显著而持久的改变（心境高扬或低落）为基本临床相，思维、意志、行为随心境变化而变化。后者感知、思维、行为多方面的障碍（尤以思维障碍为著），精神活动不协调。

（2）病程：前者具有缓解和复发倾向，间歇期精神活动正常。后者具有迁延倾向，间断发作者间歇期常有残缺症状。

（3）预后：前者较好，虽多次发作精神活动保持完整。后者较差，如不积极治疗可导致精神衰退。

16. 试述电休克治疗的适应证、禁忌证和常见并发症。

（1）适应证：①严重抑郁状态，有强烈自伤、自杀行为，明显自责自罪者。②极度兴奋躁动、冲动伤人者。③拒食、违拗及紧张性木僵者。④抗精神病药物治疗无效或对药物治疗不能耐受者。

（2）禁忌证：①颅内占位性病变及其他增加颅内压的病变。②最近的颅内出血。③心脏功能不稳定的心脏病。④出血或不稳定的动脉瘤畸形。⑤视网膜脱离。⑥嗜铬细胞瘤。⑦导致麻醉危险的疾病，如严重的呼吸系统与肝肾疾病等。

（3）并发症：①骨折与脱臼。②呼吸停止、吸入性肺炎、肺脓肿。③心脏停搏、心律失常。④牙齿折损、唇舌咬伤。⑤急性脑器质性综合征。

17. 试述广泛性焦虑障碍的临床表现和治疗。

（1）临床表现：包括精神和躯体症状两个方面。精神症状表现为经常或持续的无明确对象和固定内容的恐惧、紧张、心烦意乱。整日提心吊胆，预感大祸临头而惶惶不可终日。

躯体症状可有心悸、呼吸困难、多汗、面部发红或苍白、口干、恶心、腹部痉挛、厌食、腹泻、尿频、尿急、阳痿、阴冷、月经不调及头痛、头昏、震颤、肌紧张等多种自主神经功能紊乱症状及运动性不安。

（2）治疗：应以精神治疗和药物治疗相结合。可给予支持性心理治疗和行为治疗。药物治疗可用：①苯二氮䓬类抗焦虑药。②β-肾上腺素受体阻断药（如普萘洛尔）对躯体症状较显著者效果较好。③三环类或 SSRI 类抗抑郁药也有较好的效果。

18. 试述强迫症的主要临床表现及处理。

（1）临床表现：强迫观念（如强迫性怀疑、回忆，穷思竭虑及对立思维等）、强迫意向、强迫行为和动作（如反复洗手、核对检查、询问、计数等）以及强迫情绪。病人明知没有必要，但无法克制，因而感到焦虑不安、十分痛苦。

（2）处理：应采取心理治疗和药物治疗相结合的治疗方针。给予解释性心理治疗，提高病人对本病的认识，正确对待疾病；行为治疗常采用系统脱敏疗法、冲击疗法、暴露疗法等。药物治疗首选 SSRIs 类抗抑郁药。

19. 列表说明强迫观念和强制性思维的鉴别要点（表 14-3）。

表 14-3　强迫观念和强制性思维的鉴别

鉴别要点	强迫观念	强制性思维
内容	一个或数个相同观念反复出现	突然涌现大量杂乱无章的思潮
情感反应	大多感到苦恼、焦虑，无法摆脱	无强烈情感反应
自知力	多有，强烈求治	多无
见于何病	强迫症	精神分裂症

20. 对不合作病人的精神检查应包括哪些方面？

（1）一般表现：

1）意识状态：可以从病人的自发言语、面部表情、生活自理情况及行为等来判断其意识状态，分析其定向力有无障碍。

2）姿态：应检查姿态是否自然，有无不舒服的姿势，姿势是否长时间不变或多动不定，当摆动其肢体时有何反应，肌张力如何等。

3）日常生活：应注意饮食及大小便能否自理，女病人能否主动料理经期卫生，对鼻饲、输液等态度如何，睡眠如何等。

（2）言语：兴奋病人言语的连贯性及其内容如何，有无模仿言语，吐词是否清晰，能否用手势、表情或文字表达其内心想法，有无失语症。

（3）面部表情与情感反应：注意表情及对工作人员、家属、亲友以及刺激性语言等有何反应。注意在无人时病人的情感状况等。

（4）动作和行为：有无本能活动亢进现象，有无蜡样屈曲、刻板动作、模仿动作及重复动作，动作是增多还是减少，有无自伤、自杀行为。对医师的指令是否服从。是否有违拗、抗拒、躲避、攻击及被动服从等。对工作人员与其他病人的接触有无不同等。

21. 应根据哪几点综合判断有无意识障碍？

下列情况属于不同程度的意识障碍表现，但应综合判断：①感知觉清晰度降低、迟钝，感觉阈值升高。②注意力难以集中，记忆减退，出现遗忘或部分性遗忘。③思维迟钝、不连贯。④理解困难，判断能力降低。⑤情感反应迟钝、茫然。⑥动作行为迟钝，缺乏目的性和指向性。⑦定向障碍，对时间、地点、人物不能辨别，严重时自我定向如姓名、年龄、职业也不能辨认。

22. 简述急性心因性反应（急性应激障碍）的临床特点。

急性心因性反应常在强烈的精神刺激之后数分钟至数小时起病，病人可表现为意识障碍、精神运动性兴奋与抑制等多种症状。

有意识障碍者可见定向障碍，注意狭窄，言语缺乏条理，有自发言语，动作杂乱、无目的性，对周围感知不真切，出现人格和现实解体，偶见冲动行为，事后部分遗忘。

部分病人表现为不协调的精神运动性兴奋或抑制。精神运动性兴奋表现为激动，喊叫，过度乱动或情感暴发，话多，内容常涉及心因与个人经历。运动性抑制者表现为情感迟钝、麻木，行为退缩，少语少动，可达亚木僵或木僵状态。

大部分病人表现为上述症状的混杂，创伤性经历常因想象、考虑、梦境、回闪（flashback）、触景生情等多种途径引发个体反复重新经验，而个体则对能勾起痛苦回忆的刺激尽量回避。病人常伴有失眠、易激惹、注意力集中困难、高度警觉和惊跳反应、运动不安等症状。如病人表现以妄想或严重情感障碍为主，则可诊断为急性应激性精神病。

本病病程短暂，可在几天至1周内恢复，通常在1个月内缓解，预后良好。

23. 简述创伤后应激障碍的临床特征。

创伤后应激障碍（post-traumatic stress disorder，PTSD）的应激源往往具有异常惊恐或灾难性质，常引起个体极度恐惧、害怕、无助之感。一般认为女性较男性易患本病。临床特征可概括为以下几点：

（1）反复重现创伤性经验：表现为控制不住地回想受创伤的经历，反复出现创伤性内容的噩梦，反复发生错觉或幻觉或幻想形式的创伤性事件重现的体验（症状闪回），当面临类似情境或目睹死者遗物、旧地重游、纪念日时，又产生"触景生情"式的精神痛苦。

（2）持续的警觉性增高：表现为难于入睡或易惊醒，注意力集中困难，激惹性增高，过分的心惊肉跳，坐立不安。遇到与创伤事件多少有些相似的场合或事件时，产生明显的生理反应，如心跳加快、出汗、面色苍白等。

（3）持续回避：表现为极力不去想有关创伤性经验的事，避免参加或去能引起痛苦回忆的活动或场所。对周围环境的普通刺激反应迟钝，情感麻木，与人疏远，社会性退缩，兴趣爱好变窄。对未来缺乏思考和计划，对创伤经历中的重要情节遗忘等。

（4）病程与预后：多数在遭受创伤后数日至半年内出现，大多在1年内恢复，少数病人持续多年不愈而成为持久的精神病态。影响预后的因素包括：创伤事件的严重程度，暴露于精神创伤性情境的时间和密切程度，人格特征，个人经历，社会支持，躯体心理素质等。

24. 试述智力发育迟滞的诊断标准和临床分级。

（1）诊断标准：①起病于18岁以前。②智商一般低于70。③社会适应能力不足。

（2）临床分级：根据严重程度，分为轻度、中度、重度、极重度四级。各级特点如表 14-4 所示。

表 14-4 智力发育迟滞临床四级分级表

临床分级	智商水平(IQ)	相当智龄	适应能力缺陷	从特殊教育中受益水平
轻度	50～69	9～12 岁	轻度	通过特殊训练与教育可获得实践技巧及实用的阅读和计算能力，并能在指引下适应社会
中度	35～49	6～9 岁	中度	可学会简单的人际交往，基本卫生习惯和安全习惯，简单手工技巧，但阅读和计算方面不能取得进步
重度	20～34	3～6 岁	重度	可从系统的习惯训练中受益
极重度	<20	<3 岁	极重度	对于颌、四肢训练有反应

§14.2 精神病学自测试题（附参考答案）

一、选择题

【A 型题】

1. 错觉是指 （　　）

A. 对未经历过的事物有熟悉感　　B. 对客观事物能认知，但对其部分属性产生错误的感知和体验　　C. 对已知的事物有陌生感　　D. 对客观事物的歪曲知觉　　E. 没有客观事物作用于器官时出现的知觉体验

2. 下列哪一项最常见于脑器质性精神障碍 （　　）

A. 诡辩性思维　　B. 思维奔逸　　C. 思维松弛　　D. 病理性赘述　　E. 被害妄想

3. 关于戒酒综合征，错误的说法是 （　　）

A. 与长期、大量饮酒有关　　B. 症状出现于突然停止饮酒后 48～96 小时　　C. 可有情绪障碍、思维障碍、意识障碍等表现　　D. 为慢性中毒的表现形式之一　　E. 可导致死亡

4. 酒精性震颤谵妄为 （　　）

A. 一次大量饮酒出现的精神障碍　　B. 长期饮酒后出现的幻觉妄想状态　　C. 慢性酒精中毒突然停饮后出现的急性精神障碍　　D. 慢性酒精中毒后出现的科尔萨科夫综合征　　E. 慢性酒精中毒后出现的韦尼克脑病

5. 阿尔茨海默病病人外出不知归家属于 （　　）

A. 行为紊乱　　B. 记忆障碍　　C. 意识清晰程度下降　　D. 意志减退　　E. 错觉

6. 精神分裂症最常见的幻觉形式是 （　　）

A. 视幻觉　　B. 听幻觉特别是语言性幻听　　C. 嗅幻觉与味幻觉　　D. 内脏性幻觉　　E. 触幻觉

7. 危害行为发生率最高的精神疾病是 （　　）

A. 精神分裂症　　B. 躁狂症　　C. 抑郁症　　D. 反应性精神病　　E. 偏执性精神病

8. 某病人，17 岁，既往学习成绩名列前茅，近半年来头痛、头昏、无力，上课注意力不集中，成绩下降，经常闭门思索"人的尾巴的退化与大脑的发达有什么必然联系"的问题，拟著书立说，而对其母身患癌症毫不在意，被其父强迫来就诊。最可能的诊断为 （　　）

A. 强迫症　　B. 神经衰弱　　C. 精神分裂症　　D. 抑郁症　　E. 精神发育迟滞

9. 病人拇指和示指围成一圈表示大家都团结一致，这是 （　　）

A. 关系妄想　　B. 思维破裂　　C. 象征性思维　　D. 知觉障碍　　E. 语词新作

10. 精神科使用氯丙嗪主要是针对 （　　）

A. 抑郁　　B. 兴奋躁动，幻觉妄想，思维障碍　　C. 衰弱无力，精神萎靡　　D. 情感淡漠，精神衰退　　E. 记忆力减退，智能障碍

11. 心境障碍的病程常具有以下特点 （　　）

A. 反复发作，残留阴性症状　　B. 反复发作，有可能自行缓解　　C. 反复加重，从无缓解期　　D. 一次发作，从不缓解　　E. 一次发作，终生不发

12. 某男性，34 岁，近半年来情绪低落，对任何事物不感兴趣，对工作学习无信心，整日闷闷不乐，长叹短叹，自感身体乏力，不愿活动，纳差早醒，经常责怪自己成了废人，加重了家里负担，曾有厌世念头，曾上吊未遂，系统检查未见异常。该病人诊断应考虑为 （　　）

A. 神经衰弱　　B. 精神分裂症　　C. 抑郁症　　D. 痴呆　　E. 人格障碍

13. 情感高涨与欣快症的区别点，下列哪一项是错误的 （　　）

A. 前者对任何事都感兴趣，表现轻松愉快，洋洋自得；后者给人以呆傻，愚蠢的印象　　B. 前者有较大的感染力；后者缺乏感染力，不能与正常人产生共鸣　　C. 前者对知识和智力的利用增加；后者则下降　　D. 前者与环境的协调性保持完整；后者与环境保持不协调　　E. 前者是情感性精神病的症状之一；后者是精神分裂症状之一

14. 下列哪项属于精神科危机干预的范围 （　　）

A. 木僵状态　　B. 知觉妄想　　C. 自杀、自伤、伤人、毁物　　D. 情感淡漠　　E. 意志减退

15. 电休克的禁忌证不包括 （　　）

A. 急性全身感染、发热　　B. 昏迷　　C. 严重心、肝、肾、呼吸系统疾病　　D. 精神分裂症木僵状态　　E. 骨关节病、青光眼、视网膜脱离

16. 精神分析理论认为神经症最基本的核心症状是 （　　）

A. 焦虑　　B. 强迫　　C. 恐惧　　D. 抑郁　　E. 精神衰弱

17. 某女，一般在细微的外界刺激甚至无明显原因的影响下情感容易引起波动，反应也迅速，有时也较强烈，常因无关紧要的事情而感动得伤心流泪或兴奋激动，无法克制。上述症状属于 （　　）

A. 情感脆弱　　B. 易激惹　　C. 焦虑　　D. 病理性激情　　E. 病理性心境恶劣

18. 下述哪条不属强迫症状 （　　）

A. 出门后反复检查门是否锁好　　B. 穿衣服时需要先穿毛衣、外衣，再穿袜子、裤子，如次序打乱就烦躁不安　　C. 总是怀疑自己听错了老师布置的作业，需反复向同学、老师验证才放心　　D. 总是怀疑自己有病，虽然各种化验证实无病，仍不放心　　E. 反复洗手，生怕手上有乙型肝炎病毒

19. 疑病观念的病人，关注自己身体的各种细微变化，过分地注意健康状态，这属于 （　　）

A. 注意转移　　B. 注意减退　　C. 注意涣散　　D. 注意狭窄　　E. 注意增强

20. 哪项不属于假性痴呆的特点 （　　）

A. 有明显的心理因素　　B. 精神刺激后急性发病　　C. 多有癔症性格特征　　D. 智能障碍的严重程度与日常生活有分离现象，症状有夸张做作表现　　E. 多有神经系统体征

21. 器质性精神障碍的特点是　　　　　　　　　　　　　　　　　　（　　）

A. 有明显的器质性病因　　　B. 有明显的病理形态学改变　　　C. 有智能、记忆、人格、意识障碍

D. 精神刺激常是主要病因　　E. 可包括脑外伤性精神障碍、躯体疾病所致的精神障碍、中毒性精神障碍

22. 下列哪些是影响精神分裂症预后差的因素　　　　　　　　　　　　（　　）

A. 有明显的阳性家族史　　B. 有分裂样的性格特征（敏感多疑，依赖性大，离群孤独，固执任性）

C. 发病年龄较早　　D. 起病隐袭，反复发作　　E. 早期发现，早期治疗

23. 情感淡漠是精神分裂症的常见症状，由于主要通过观察来判断，给临床工作带来一定的难度，但可通过以下方面来进行观察　　　　　　　　　　　　　　　　　　（　　）

A. 面部表情　　B. 自主动作　　C. 姿势性语言　　D. 目光对视　　E. 反应灵活性

24. 心境障碍中，常见的情绪障碍有　　　　　　　　　　　　　　　　（　　）

A. 情绪不稳　　B. 情绪低落　　C. 情感淡漠　　D. 情绪高涨　　E. 情感倒错

25. 抑郁症常伴有下列哪些症状　　　　　　　　　　　　　　　　　　（　　）

A. 兴趣缺乏　　B. 精力不足，易疲劳　　C. 言语少，动作迟缓　　D. 自责和厌食　　E. 性欲下降

26. 双相障碍躁狂发作常伴有下列哪些症状　　　　　　　　　　　　　（　　）

A. 自我评价过高　　B. 易激惹　　C. 睡眠需要减少　　D. 食欲增加，性欲亢进　　E. 爱管闲事

27. 下列哪些症状属广泛性焦虑症　　　　　　　　　　　　　　　　　（　　）

A. 过分的紧张、恐惧、心慌、意乱、惶惶不可终日　　B. 局促不安，来回走动，搓手顿足，坐卧不宁　　C. 思维迟缓，反应迟钝，无进取心　　D. 胸闷、气促、尿频、尿急、口干、出汗、面红耳赤、胡思乱想　　E. 反复地洗手、关门

二、填空题

1. 双重定向，即对周围环境的＿＿＿＿、＿＿＿＿、＿＿＿＿出现双重体验，其中一种体验是正确的，而另外一种体验与妄想有关，是妄想性的判断或解释。

2. 人的正常精神活动包括认知运动、情感活动、意志和＿＿＿＿活动。

3. 病人觉得周围人都在议论自己，报纸和广播的内容也是讲他的情况，此症状是＿＿＿＿。

4. 医师问病人：你住在什么地方？答：我眼睛不好，有两个问题不懂，参加运动会手指甲长了，爷爷坐飞机走了，对门是杏林商店，计算机病毒不知谁搞的鬼。此症状是＿＿＿＿，多见于＿＿＿＿。

5. 心境障碍包括＿＿＿＿、＿＿＿＿和＿＿＿＿等几个类型。

6. 病人对于任何人要他执行的各种动作不予理解，给他做被动活动时仍坚持原状，此症状是＿＿＿＿＿＿。

7. 病人，女，24岁。与人争吵后突然精神失常，一阵哭，一阵笑，见人便叫叔叔、阿姨好，声称自己才4岁……是幼儿园的小宝宝。此症状是＿＿＿＿。

8. 某演员与队员口角后，突然不能发声，只能用手示意，去喉科检查声带活动良好，情绪焦急，此症状为＿＿＿＿，多见于＿＿＿＿。

三、判断题

1. 病人本身没动却感到被人推动或自己动不起来了，此症状是感知综合障碍。　　　（　　）

2. 一位脑瘤病人，住院后常找不到自己的床位与厕所，也记不得当日进食的内容，此症状是逆行性遗忘。　　　　　　　　　　　　　　　　　　　　　　　　　　　　　（　　）

3. 路易体是位于细胞内的异常包涵体。　　　　　　　　　　　　　　　（　　）

4. 阿尔茨海默病的首发症状为近记忆力障碍。 （ ）
5. 病人某夜回家把房前的小树看成是有人在监视他，此症状是幻觉。 （ ）
6. 某病人遇到许多牌照含"4"的汽车开过，便认为这表示让他死，此症状称为病理性象征性思维。
（ ）
7. 病人肢体经人摆布成极不舒服的姿势而长时间维持不变，此症状就是蜡样屈曲。 （ ）
8. 三环类抗抑郁药的主要不良反应是锥体外系反应。 （ ）
9. 治疗剂量与中毒剂量很接近的药物是碳酸锂。 （ ）

四、名词解释

1. 感知觉综合障碍
2. 逆行性遗忘
3. 象征性思维
4. 人格障碍
5. 科尔萨科夫综合征

五、问答题

1. 简述真性痴呆和假性痴呆的鉴别要点。
2. 试述谵妄状态的临床特点。
3. 试述长期使用抗精神病药所致的迟发性运动障碍的临床表现及处理方法。
4. 长期大量饮酒可引起哪些精神、神经障碍及躯体损害？

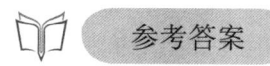

参考答案

一、选择题

1. D 2. D 3. B 4. C 5. B 6. B 7. A 8. C 9. C 10. B 11. B 12. C 13. E 14. C
15. D 16. A 17. B 18. D 19. E 20. E 21. ABCE 22. ABCD 23. ABCDE 24. BD
25. ABCDE 26. ABCDE 27. ABD

二、填空题

1. 时间 地点 人物
2. 行为
3. 关系妄想
4. 思维破裂 精神分裂症
5. 躁狂发作 抑郁发作 混合发作
6. 违拗症
7. 童样痴呆
8. 癔症性失音 分离性神经症状障碍

三、判断题

1. × 2. × 3. √ 4. √ 5. × 6. √ 7. √ 8. × 9. √

四、名词解释

1. 感知觉综合障碍：是指病人对客观事物能感知，但对某些个别属性如大小、形状、颜色、距离、空间、位置等产生错误的感知，多见于癫痫，亦见于精神分裂症，常见的感知综合障碍有视物变形症、空间知觉障碍、时间感知综合障碍、非真实感等。

2. 逆行性遗忘：是指病人回忆不起疾病发生之前某一阶段的事件，多见于脑外伤、脑卒中发作后。

3. 象征性思维：属于概念转换，以无关的具体概念代替某一抽象概念，不经病人解释，旁人无法理解，多见于精神分裂症。

4. 人格障碍：是指明显偏离正常且根深蒂固的行为方式，具有对环境适应不良的特点，其人格在内容上、性质上或整个人格方面异常。由于上述原因，病人自己遭受痛苦和/或使他人遭受痛苦，给个人和社会带来不良影响。

5. 科尔萨科夫综合征：又称器质性健忘综合征，发生于长期饮酒的人，起病缓慢，或紧接着震颤谵妄后发生。其临床特点为近事遗忘，常伴错构和虚构，定向障碍和欣快感，病人常记不住自己的房号和床位，对刚发生的事和见过的人转身即忘，但表情怡然自得，神经系统方面常伴有不同程度的多发性神经炎。

五、问答题

1. 真性痴呆与假性痴呆的鉴别要点如下：真性痴呆是指大脑发育基本成熟，智能发育正常者，由于后天各种有害因素，如感染、中毒、头部外伤、内分泌异常或缺氧等因素引起大脑器质性损害，导致智能、记忆和人格的全面受损，抽象、理解、判断推理能力下降，记忆力、计算力下降，后天所获得的知识技能丧失，甚至生活都不能自理，并伴有行为和精神症状，但这类病人没有意识障碍；假性痴呆是指在强烈的精神创伤后产生一种类似痴呆的表现，而大脑组织结构无任何器质性损害，如甘瑟综合征、童样痴呆等，多见于癔症及反应性精神障碍。

2. 谵妄以注意障碍和意识障碍为临床特征性表现。注意障碍主要表现为定向、聚焦、维持以及变换注意力等能力下降；意识障碍则表现为意识水平下降，对环境甚至有时候是自身定向能力的减弱。发作时有以下特点：①意识模糊，大量的错觉或鲜明生动具有恐怖性场面视幻觉。②不协调精神运动性兴奋。③思维不连贯，喃喃自语。④情绪不稳，紧张恐惧。⑤病情常呈昼轻夜重的表现。⑥精神症状常随原发疾病的消长而平行。⑦意识恢复后对病中症状可有部分遗忘或全部遗忘。

3. 迟发性运动障碍是一种常见的锥体外系反应，持续使用抗精神病药几年或几个月后发生。用药时间越长，发生率越高，女性多于男性，以不自主的、有节律的刻板式运动为特征。最早的体征常是口、舌、唇轻微震颤，渐渐出现肢体不自主、无目的地抽动，全身躯干运动不协调，姿势古怪或颈肌、腰肌无力，不能抬头，行走时迈不开步等，其严重程度波动不定，睡眠时消失，情绪激动时加重。目前尚无有效治疗药物，关键在于预防，使用最低有效量或换用锥体外系反应低的药物如氯氮平。抗胆碱药会促进和加重迟发性运动障碍，应避免使用。早期发现，早期处理，有可能逆转迟发性运动障碍。

4. 长期大量饮酒可对酒产生依赖（包括精神依赖及躯体依赖）。停止饮酒后出现下列症状和损害。

（1）戒断症状：如全身虚弱，恶心呕吐，腹泻便秘，失眠噩梦，心悸出汗，手颤抖，情绪低落，焦虑紧张，恶毒凶狠，惹是生非。尚可出现震颤谵妄，癫痫发作等，重者可威胁生命。

（2）精神障碍：包括精神病样状态（幻觉、妄想等）、嗜酒性人格改变、痴呆（脑萎缩所致）。由于营养缺乏，可导致科尔萨科夫综合征及韦尼克脑病。

（3）神经障碍：包括多发性神经炎及癫痫发作。

（4）躯体损害：包括慢性胃炎、消化不良、脂肪肝、肝硬化、动脉硬化、高血压、性功能减退等。

皮肤病性病科学

皮肤性病学包括皮肤病学和性病学。皮肤病学是研究皮肤及附属器和各种与之相关疾病的科学，其内容包括正常皮肤及附属器的结构与功能、各种皮肤及附属器疾病的病因、发病机制、临床表现、诊断方法、治疗及预防。性病学是研究性传播疾病的科学，其内容包括各种性传播疾病的病因、发病机制、临床表现、诊断方法、治疗及预防。

§15.1　皮肤病性病科学基本知识问答

1. 试述表皮角质形成细胞的形态特征。

（1）基底层细胞：位于表皮最下层，由一层立方形或圆柱状细胞构成，细胞长轴与真皮-表皮交界线垂直，排列整齐似栅栏状。胞质嗜碱性；胞核呈卵圆形，核仁明显，胞核上方可见黑素颗粒聚集或呈帽状排列。正常情况下约 30％的基底细胞处于分裂期，新生的角质形细胞有次序地逐渐向上移动，由基底层移行至颗粒层约需 14 日，再移行至角质层表面并脱落又需 14 日，共约 28 日，称为表皮通过时间或更替时间。

（2）棘层：位于基底层上方，由 4～8 层多角形细胞构成，细胞表面有许多细小突起，且互相连接，形成桥粒。电镜下可见胞质内有许多张力细丝聚集成束，并附着于桥粒上，细胞间隙内组织液流通，愈近表皮层愈扁平。

（3）颗粒层：位于棘层上方，由 1～3 层梭形或扁平细胞构成，而在掌跖部位细胞可达 10 层，细胞长轴与皮面平行，细胞核和细胞器溶解，胞质中可见大量形态不规则的透明角质颗粒，沉积于张力细丝束之间。

（4）透明层：位于颗粒层与角质层之间，仅见于掌跖等部位的较厚表皮中，由 2～3 层较扁平的细胞构成，细胞界限不清，易被伊红染色，光镜下胞质均质状并有强折光性。

（5）角质层：位于表皮最上层，由 5～20 层已死亡的扁平细胞构成，在掌跖部位可厚达 40～50 层。细胞正常结构消失，胞质中充满由张力细丝与均质状物质结合而形成的角蛋白。角质层上部细胞间桥粒消失或形成残体，故易脱落。

2. 变态反应可分几型？各型主要见于哪些皮肤疾病？

（1）第Ⅰ型：又称立刻过敏反应型或速敏型，主要由 IgE 介导引起。发生快，消失也快。属此型的常见皮肤病有荨麻疹、血管性水肿、过敏性休克等。

（2）第Ⅱ型：又称细胞溶解型或细胞毒型，主要是由 IgM、IgG 介导。属此型的皮肤病有药物过敏、血型不合引起的溶血性贫血、血小板减少性紫癜等。

（3）第Ⅲ型：又称免疫复合物反应型或称血管炎型，主要由 IgG、IgM 介导，亦可 IgA 参与。属此型的皮肤病有药物过敏、血型不合引起的血清病样综合征、血清病、某些荨麻疹、血管炎及 SLE 肾炎、关节炎等。

（4）第Ⅳ型：即迟发型变态反应，是由致敏淋巴细胞引起的免疫反应，与血清抗体无关。属此型的皮肤疾患有结核菌素型皮肤反应、接触性皮炎及湿疹类皮肤病等。

3. 何谓棘层松解？试述棘层松解细胞的特点和棘层松解见于哪些皮肤病。

棘层松解是指表皮或上皮细胞间失去粘连，呈松解状态，导致表皮内裂隙、水疱或大疱形成。棘层松解细胞特点是松解而游离的细胞肿大，核周有淡色晕，核染色质均匀化，无棘突。棘层松解常见于天疱疮、家族性良性天疱疮、毛囊角化病及一些病毒性皮肤病。

4. 慢性盘状红斑狼疮从表皮到真皮的主要病理变化有哪些？

其主要病理变化有：角质层有角化过度，伴角栓形成。棘层萎缩，基底细胞液化变性，附件和血管周围有淋巴细胞浸润。胶原纤维呈纤维蛋白样变性。

5. 皮肤科外用药物应遵循哪些使用原则？

（1）根据临床特点选用适当剂型：急性炎症皮损，仅有潮红、肿胀、斑丘疹而无糜烂时，选用粉剂或振荡剂，如氧化锌粉或炉甘石洗剂。有水疱、糜烂、渗出时，则选用 0.9% 氯化钠注射液、2% 明矾液或 3% 硼酸溶液或 1：2 000 醋酸铅溶液作湿敷用。亚急性炎症皮损，可选用乳剂或糊剂，如糖皮质激素乳剂或氧化锌糊剂等。慢性炎症性皮损选用软膏、硬膏、涂膜剂。顽固性局限性肥厚皮损可用糖皮质激素作皮损内注射。如无皮疹而仅有瘙痒，可选用醋剂或酊剂如 5% 苯唑卡因、1% 麝香草酚、糖皮质激素制剂等，也可选用乳剂或振荡剂。

（2）根据病因、病理变化和自觉症状来选药：如化脓性皮肤病，可选择抗生素，如 2% 莫匹罗星、0.5%～3% 红霉素、0.1% 盐酸小檗碱（黄连素）、夫西地酸等。真菌性皮肤病可选用抗真菌药，如 2%～3% 克霉唑、2% 咪康唑、1% 联苯苄唑、1% 特比萘芬、5%～10% 水杨酸、2% 酮康唑、6%～12% 苯甲酸等。变态反应性疾病可选用抗过敏药，如糖皮质激素或抗组胺药，瘙痒者选用止痒药。角化不全者选用角质促成药，如 5%～10% 黑豆馏油、2%～5% 煤焦油或糠馏油等。角化过度时选角质松解剂，如 5%～10% 水杨酸、10% 雪钡锌、10%～20% 尿素、5%～10% 乳酸、0.01%～0.1% 维 A 酸等。有渗出时应选用收敛剂如 1：2 000 醋酸铅溶液、2% 明矾溶液等。

（3）熟悉和掌控药物禁忌证和药物间配伍禁忌：如洗剂不宜应用于毛发部位，它和乳剂皆不能应用于结痂、脱屑及湿润的糜烂面。酊剂则禁用于急性炎症或渗出糜烂者。

（4）一般宜从低浓度、小面积开始试用，逐渐扩大面积、增加浓度，尽量避免刺激。用药过程中如发现有不良反应，应立即停药或更换其他药物。

（5）应仔细向病人说明用药的方法及注意事项。

6. 试述炉甘石洗剂的组成、作用、适应证及禁忌证。

炉甘石洗剂是由水和不溶于水的粉剂（如炉甘石、氧化锌等）加入少量甘油而制成。它有消炎、止痒、收敛、吸湿（干燥）作用。适用于湿疹、皮炎的无渗出期或亚急性期的皮损。不宜用于毛发部位及有糜烂渗出处。

7. 简述糖皮质激素在皮肤领域内的作用、适应证及其不良反应。

（1）作用：具有免疫抑制、抗炎、抗细胞毒、抗休克和抗增生等多种作用。

（2）适应证：①急性或危及生命的疾病，如过敏性休克、急性荨麻疹、血管性水肿伴有喉头水肿等。在短期内，应用大量激素进行突击治疗，使病人顺利地度过危险期。②某些病情较重的急性自限性皮肤病，如重症药疹、重症多形性红斑、中毒性表皮坏死松解症等。③某些病程长、病损广泛的皮肤病，如银屑病性关节炎、疱疹样脓疱病。亦可用于亚急性、慢性、病情严重的疾病，如各型天疱疮、大疱性类天疱疮、系统性红斑狼疮、皮肌炎、结节性动脉周围炎、蕈样肉芽肿等。

（3）不良反应：主要有感染加重、尿糖增高、血压增高、溃疡病加重甚至穿孔及出血、骨质疏松和骨折等。还可引起白内障、精神失常、月经不调、低钾血症及库欣综合征、痤疮、多毛和萎缩纹等并发症。

8. 何谓自身敏感性皮炎？

自身敏感性皮炎是指在某种皮肤病的基础上，由于处理不当或理化因素刺激，使病人对自身组织所产生的某些物质敏感性增高，产生更广泛的皮肤炎症反应。通常在发病前因皮肤某部位有湿疹或皮炎病变，由于用药不当或其他处理不当，致原有湿疹或皮炎恶化，使组织分解物、细菌产物等被吸收，形成一种自身抗原而发生致敏作用，结果在其附近及全身泛发皮疹，如红斑、丘疹、丘疱疹，疱破后糜烂、渗出、结痂等，自觉瘙痒剧烈。

9. 简述急性湿疹的临床症状及外用药治疗原则。

（1）临床症状：①皮损呈多形性，患处皮肤潮红，轻度肿胀，其上有多数粟米样大丘疹和小水疱、糜烂、渗出、结痂等。②无一定好发部位，但以头面、四肢远端及手足、阴部、肛周等多见，多呈对称分布。③易反复发作而形成亚急性或慢性改变。④自觉瘙痒或灼热感。

（2）外用药治疗原则：①有红斑丘疹而无渗出者用洗剂或乳剂。②有糜烂渗出者应消炎、收敛止痒，用溶液作湿敷。渗出少者用乳剂、糊剂等。

10. 简述特应性皮炎国际常用的诊断标准（Williams 标准）。

皮肤瘙痒（或者家属诉患儿有搔抓或摩擦史）且具有以下标准中≥3 项者，可以诊断为特应性皮炎。

（1）2 岁以前发病（4 岁以下儿童不适用）。

（2）屈侧皮肤受累史（包括肘窝、腘窝、踝前、眼周或颈周）。

（3）全身皮肤干燥史。

（4）个人病史中有其他过敏性疾病如哮喘或花粉症，或一级家属中有过敏性疾病史。

（5）可见的身体屈侧皮炎（4 岁以下儿童包括颊部、前额和远端肢体湿疹）。

11. 试述引起过敏性休克的原因。

引起过敏性休克的原因主要是药物，较常见的药物有青霉素、链霉素、破伤风抗毒素、普鲁卡因、细胞色素 C、碘化物造影剂等，其他如血清、昆虫咬伤亦可引起。

12. 试述过敏性休克的临床表现。

过敏性休克一般在做青霉素皮内试验过程中或注射药物后，闪电式地出现症状，有的发生于用药数秒或数分钟以内，有的出现于半小时以后，也有极少数病人发生于连续用药过程中。病人先是面部潮红、胸闷、气紧、头晕、心悸、四肢发麻，继之面色苍白、发绀、出冷汗、四肢厥冷、脉搏细弱、血压下降、神志不清乃至昏迷。有的可同时伴有荨麻疹、血管性水肿等皮肤过敏反应。本症一旦发生，应立即进行抢救。

13. 试述过敏性休克的抢救措施。

（1）立即停用致敏的药物，使病人平卧，就地抢救。

（2）即刻皮下注射 0.1%盐酸肾上腺素 0.5～1 mL，病儿酌减。如症状不缓解，可每隔半小时再皮下注射 0.3～0.5 mL，直至脱离危险期。如发生呼吸心跳骤停时应立即进行心肺复苏术，或心内注射 0.1%盐酸肾上腺素 1 mL。此药是抢救过敏性休克的首选药物，它具有收缩血管、增加外周阻力、兴奋心肌、增加心输出量及松弛支气管平滑肌的作用。

（3）氧气吸入。呼吸受抑制时，应立即进行口对口人工呼吸，并肌内注射尼可刹米或洛贝林等呼吸兴奋剂。喉头水肿影响呼吸出现窒息时，可考虑施行气管切开术。

（4）立即给氢化可的松 200 mg 或地塞米松 5～10 mg，加入 50%葡萄糖注射液 40 mL 中静脉注射，或加入 5%～10%葡萄糖注射液 500 mL 中静脉滴注。此药有抗过敏作用，能较迅速地缓解症状。

（5）根据病情给予血管活性药物如多巴胺或间羟胺等，同时注意纠正酸中毒和应用抗组胺类药物。

（6）密切观察病人的体温、脉搏、呼吸、血压、尿量及其他临床症状变化。注意保温，做好病情记录，病人未脱离危险时，不宜搬动。

14. 临床上引起感染的真菌分几类？试述各类真菌所侵犯的部位和所致的常见病症。

根据真菌侵犯人体的部位，临床上把引起感染的真菌分为浅部真菌和深部真菌两大类。浅部真菌又称皮肤癣菌，只侵犯表皮角质层、毛发和甲板，常见的有头癣、手足癣、甲癣、体癣、股癣、花斑癣等。深部真菌则可侵犯皮肤、内脏、脑和骨骼系统，较多见的有孢子丝菌病、着色芽生菌病、隐球菌性脑膜炎等。假丝酵母菌属则对表皮和内脏都能侵犯。

15. 试述头癣的主要防治措施。

头癣的主要防治措施包括在流行区进行普查，早发现、早治疗、早隔离，认真做好宣传教育及治疗工作，贯彻服、剃、洗、搽、消五字方针。

（1）服药：既往首选内服灰黄霉素片 15～20 mg/(kg·d)，成人 600～800 mg/d，分 2～3 次口服。黄癣服药 20～25 日，白癣服药 3 周。现在亦可选用伊曲康唑，儿童 3～6 mg/(kg·d)，成人 200 mg/d，口服，疗程 4～6 周。或特比萘芬口服，儿童 62.5～125 mg/d，成人 250 mg/d，疗程 4～6 周。建议定期检查肝功能，如有异常需及时停药。

（2）剃发：用药期间应每周剪发 1 次，连用 8 周。

（3）洗头：每日用硫黄皂或 2%酮康唑洗剂洗发，连用 2 个月。

（4）搽药：选用 5%～10%硫黄软膏，或 2.5%碘酊，或复方苯甲酸软膏、特比萘芬霜等搽遍全头，每日 2 次，以病损处为重点，连用 2 个月。

（5）消毒：病人的生活用具如毛巾、帽子、梳子、枕巾等及理发工具应进行煮沸消毒或采取其他灭菌措施。

16. 何谓麻风反应？各型麻风反应主要发生于哪些类型的麻风？

麻风反应是指在麻风病进程中，不论治疗与否，突然出现症状活跃，发生急性或亚急性病变，使原有的皮肤和神经损害炎症加剧，或出现新的皮损或神经损害。麻风反应分为Ⅰ、Ⅱ两型。Ⅰ型为细胞免疫型，主要发生于界线类型（BT、BB、BL）麻风病人；Ⅱ型与体液免疫有关，是抗原-抗体复合物变态反应，又称血管炎型或免疫复合物型，主要发生于 LL 或 BL 麻风病人。

17. 诊断麻风病的主要依据是什么？

麻风病的诊断主要根据病史、临床症状、细菌检查和组织病理等检查结果，综合分析而得出结论，特别要注意以下几点：①有颜色改变的皮损，并有感觉障碍、汗闭或有麻木区。②周围浅神经粗大变硬，并伴有相应部位的功能障碍。③皮肤组织液涂片抗酸染色阳性。④病理有麻风特征性病变。⑤PCR 测到麻风分枝杆菌特异性 DNA 片段。符合以上①～④项中 2 项或 2 项以上，或者符合第⑤项即可诊断。

18. 与皮肤科关系密切的结缔组织病主要有哪几种？简述这些疾病有哪些共同的临床特点和组织病理改变。

与皮肤科有关的结缔组织疾病主要有红斑狼疮、皮肌炎、硬皮病、干燥综合征、结节性多动脉炎及其他各种类型的血管炎等。这些疾病有某些共同的临床特点，如关节炎、浆膜及小血管的炎症，病人血清中可检测出多种自身抗体，糖皮质激素及免疫抑制剂治疗有效。常伴有内脏器官（特别是结缔组织丰富的器官）被侵犯，目前多数学者认为本组不少疾病是一种自身免疫性疾病。在病理上主要为淋巴细胞浸润、结缔组织发生黏液样水肿及纤维蛋白样变性和坏死性血管炎。

19. 简述盘状红斑狼疮（DLE）皮损的特征，并举出 3 种需要与之鉴别的皮肤病。

DLE 皮损为境界清楚的紫红色丘疹或斑块，边缘略高起，呈盘状，上附灰白色黏着性鳞屑，将鳞屑剥去后可见毛囊口扩大，并有角质栓嵌入。在发展过程中，皮损中央逐渐出现萎缩、毛细血管扩张和色素减退，而周围常有色素沉着带。皮损好发于头面部，特别是两颊和鼻背呈蝶形分布，黏膜亦可累及，特别是口唇处。本病应与脂溢性皮炎、日光性皮炎及扁平苔藓鉴别。

20. 银屑病在临床上可分为几型？简述寻常型银屑病皮损的特点及病程分期。

银屑病一般可分为四型，即寻常型、脓疱型、关节病型与红皮病型。寻常型银屑病的皮损特点是：淡红色或红色丘疹、斑丘疹或斑块，境界明显，表面被覆多层银白色鳞屑，刮除鳞屑后可露出半透明膜（薄膜现象），再刮去薄膜则出现小的出血点，称为 Auspitz 征（点状出血现象）。皮损大小形态不一，可分布于全身各处，但多见于四肢伸侧及头皮，躯干亦可发生。病程缓慢，有些可自愈，但易复发，一般冬季加重，夏季减轻，但亦有相反者；在进行期容易发生同形反应。本病病程一般可分为三期，即进行期、静止期及退行期。

21. 简述天疱疮的诊断依据。

（1）皮肤发生不易愈合的松弛性水疱，棘细胞松解征（Nikolsky sign）阳性。

（2）寻常型与落叶型天疱疮皮损均泛发全身，前者有口腔损害，疱破后糜烂面显著而不易愈合；后者则有叶片状表皮剥脱。增殖型者有肥厚肉芽性增殖，多发生于皮肤皱襞处。红斑型者，损害多限于头、面、颈及躯干上部、上肢等暴露或者皮脂腺丰富部位，皮损为红斑基础上出现散在、大小不等的浅表性水疱，壁薄易破，形成轻度渗出、鳞屑和结痂。

（3）自水疱之基底刮取组织涂片，用吉姆萨（Giemsa）染色检查，可见棘层松解细胞。

（4）病理变化均显示棘层松解，并有表皮内裂隙及水疱形成。

（5）皮损切片直接免疫荧光染色后，观察抗体沉积的部位有助于诊断和分型。间接免疫荧光试验测定血清中抗体的滴度，有助于不典型病例的诊断，也有利于对疗效的评估。

22. 白癜风应和哪些皮肤病相鉴别？简述其鉴别要点。

白癜风应和单纯糠疹、无色素痣、花斑糠疹、贫血痣等相鉴别。

（1）单纯糠疹：好发于颜面部，皮损为少数孤立的圆形或椭圆形苍白色斑，表面有细薄鳞屑，春季及夏初多见，多发于儿童。

（2）无色素痣：出生后即发现有限局性色素减退斑，可持续终身不变，单侧发生，常见于躯干部。

（3）花斑糠疹：皮损多发生于颈、躯干、上肢，为淡白色圆形或卵圆形斑，开始为点状，后渐增大至甲盖大小，邻近皮损可相互融合成不规则大片状，表面覆以糠秕状鳞屑，皮屑直接镜检可见呈葡萄状簇集分布的孢子和短粗的菌丝。

（4）贫血痣：为限局性浅白斑，该处血管组织发育缺陷，故摩擦局部时患处不发红，而其周围正常皮肤发红。

23. 试述基底细胞癌的诊断要点及其治疗方法。

（1）诊断要点：①多发于老年人。②好发于面部裸露部位，尤以鼻侧、颊部、颞部、眼睑附近和前额等处较多见。③损害开始为一针头至黄豆大的蜡样结节，逐渐增大并形成溃疡，溃疡逐渐向四周扩大，绕以向内卷曲的珍珠样隆起的边缘，伴有毛细血管扩张，表面有棕色结痂，去痂后易出血，严重者可破坏皮下组织及骨骼。④未破溃时无明显自觉症状。⑤进展缓慢，可迁延数年，极少发生转移，附近淋巴结亦不大。⑥组织病理显示由类似基底细胞的细胞组成，边缘部分癌细胞呈栅状排列。

（2）治疗：应根据年龄、肿瘤部位、大小、侵犯深度而决定治疗方法。理想疗法是手术切除或切除后植皮。建议采用 Mohs 外科手术。因此种肿瘤对放射线甚敏感，早期病变特别是位于颜面部者，宜采取放疗。面积较小的肿瘤可用激光或冷冻疗法，及光动力疗法等，亦有局部外用维A酸霜、咪喹莫特霜、氟尿嘧啶软膏等治疗者，也有一定疗效。

24. 简述真菌性疾病的标本取材及制作方法和临床意义。

（1）病变取材的选择：如果是患发，应从头癣病灶中仔细选择灰变的断茬或贯穿黄癣痂的头发，用拔毛镊子拔取之；或在伍德荧光灯下取显出荧光的患发。如果是鳞屑或黄癣痂，则选新生的、未经治疗的损害边缘的鳞屑，用圆刀刀刮取。如果是水疱，可选新鲜水疱，用镊子挤破，取其疱膜检查。有甲真菌者则刮取患甲的甲屑检查。标本在分离前应先用 75％乙醇处理。深部真菌的标本可根据情况取痰、尿液、粪便、脓液、口腔或阴道分泌物、血液、脑脊液、各种穿刺液和活检组织，采集标本时应注意无菌操作。

（2）所取标本可进行下述各项检查：

1）直接涂片：取标本置玻层上，加 1 滴 10％ KOH 溶液，盖上盖玻片，在酒精灯火上稍加热，待标本溶解，轻压盖玻片使标本透明即可镜检，直接涂片法可用于检查有无菌丝或孢子。

2）墨汁涂片：方法是取一小滴墨汁与标本（如脑脊液）混合，盖上盖玻片后直接镜检。该法用于检查隐球菌及其他有荚膜的孢子。

3）涂片或组织切片染色：可更好地显示真菌的形态和结构。革兰染色适用于白假丝酵母菌、孢子丝菌等；瑞氏染色适用于组织胞浆菌。组织切片通常用 PAS 染色，多数真菌可被染成红色。

4）培养检查：可提高真菌检出率，并能确定菌种。

（3）真菌检查阳性结果表示有真菌感染，阴性的也不能除外诊断，需进一步培养检查。

25. 简述什么是生物制剂？列举 3 种以上临床常用治疗中重度银屑病常用的生物制剂。

生物制剂是指一类针对特异性靶点起作用的新药，多为从活的生物或者其产物中合成的药物、疫苗或者抗毒素等，临床可用于疾病的预防、诊断、治疗。临床常用治疗中重度银屑病的生物制剂有伊那西普、英夫利西单抗、阿达木单抗、司库奇尤单抗、乌司奴单抗等。

26. 何谓性传播疾病？主要包括哪些病种？

性传播疾病（sexually transmitted disease，STD）是指主要通过性行为及类似性行为传播的一组传染性疾病。我国 2013 年新修订的《性病防治管理办法》规定的 STD 包括淋病、梅毒、尖锐湿疣、非淋菌性尿道炎（宫颈炎）、生殖器疱疹和艾滋病 6 种。广义的 STD 则把生殖器念珠菌病、阴道毛滴虫病、软下疳、细菌性阴道炎、性病性淋巴肉芽肿、阴虱、疥疮、传染性软疣、乙型肝炎、阿米巴病和股癣等 20 多种可通过性接触传播的感染性疾病也列入其中。

27. 何谓梅毒？试述梅毒的分期。

梅毒是由梅毒螺旋体（treponema pallidum，TP）引起的一种慢性传染病，主要通过性接触、母婴传播和血液传播。本病危害性极大，可侵犯全身各组织器官或通过胎盘传播引起流产、早产、死和胎传梅毒。

根据传播途径的不同，可分为获得性（后天）梅毒和胎传性（先天）梅毒；根据病程的不同，又可分为早期梅毒和晚期梅毒。

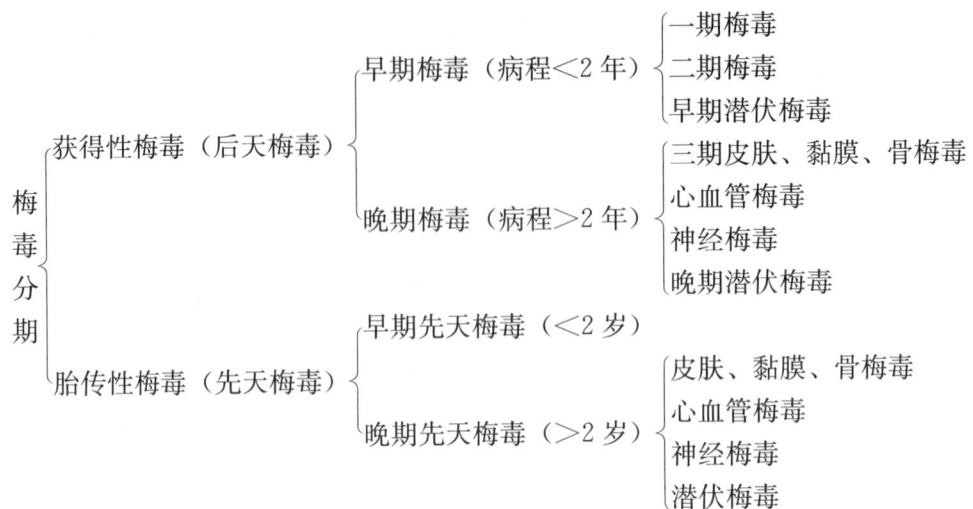

28. 试述淋病的传染途径。

淋病主要通过性接触传染，淋病病人是传染源。少数人也可通过接触含淋病奈瑟菌的分泌物或被污染的用具如衣裤、被褥、毛巾、浴盆、马桶等而被传染。新生儿经过患淋病母亲的产道时，眼部被感染可引起新生儿淋菌性眼炎。妊娠期女性病人感染可累及羊膜腔导致胎儿感染。

29. 淋病经治疗后如病情仍不见好转有何可能的原因？

①细菌耐药性的产生。②用药量不足或疗程不够。③不注意性生活卫生。④没有同时治疗合并症。⑤配偶或性伴侣有淋病未同时进行治疗等。

30. 何谓软下疳？试述其治疗方法。

软下疳是由杜克雷嗜血杆菌引起，表现为急性、多发性、疼痛性阴部溃疡，伴腹股沟淋巴结肿大、化脓及破溃为特征的一种经典性病。本病主要通过性接触传播，也可自身接种。治疗原则上应根据药敏试验结果选用敏感抗生素治疗。内服药物可选用阿奇霉素 1.0 g 顿服，或红霉素 2.0 g/d，分 4 次口服，疗程 7 日。也可用头孢曲松 250 mg 或大观霉素 2.0 g，1 次肌内注射。外用药物可选用 1∶5 000 高锰酸钾溶液或 3% 过氧化氢溶液局部清洗，并外用红霉素软膏。肿大的淋巴结不宜切开引流，应从邻近正常皮肤处潜行进针抽取脓液，也可注入抗生素治疗。

§15.2　皮肤病性病科学自测试题（附参考答案）

一、选择题

【A 型题】

1. 急性渗出性湿疹选择哪种剂型最好　　　　　　　　　　　　　　　　（　　）

A. 溶液　　B. 洗剂　　C. 霜剂　　D. 软膏　　E. 酊剂

2. 以下叙述哪项正确　　　　　　　　　　　　　　　　　　　　　　　　　　　（　　）

A. 角化不全常见于银屑病　　B. 棘层松解见于湿疹　　C. 基层液化见于天疱疮　　D. 表皮内水疱见于盘状红斑狼疮　　E. 表皮内水疱见于大疱性类天疱疮

3. 下列哪项是慢性盘状红斑狼疮的特征　　　　　　　　　　　　　　　　　　　（　　）

A. 面部蝶形红斑，毛囊性角栓，基底层液化变性，真皮附属器周围淋巴细胞浸润　　B. 贫血、白细胞减少　　C. 血小板减少　　D. 补体减少　　E. 红斑狼疮细胞检查阳性

4. 皮肌炎活动期中，下列叙述哪项是错误的　　　　　　　　　　　　　　　　　（　　）

A. 尿中肌酸增加　　B. 血清肌酸磷酸激酶（CPK）减少　　C. 肌电图示肌原性损害　　D. 乳酸脱氢酶增高　　E. 尿肌酐排出量减少

5. 下列哪种属结缔组织病　　　　　　　　　　　　　　　　　　　　　　　　　（　　）

A. 自身敏感性皮炎　　B. 湿疹　　C. 银屑病　　D. 系统性红斑狼疮　　E. 天疱疮

6. 下列哪种疾病不属性传播疾病　　　　　　　　　　　　　　　　　　　　　　（　　）

A. 尖锐湿疣　　B. 生殖器疱疹　　C. 疥疮　　D. 阴虱病　　E. 外阴湿疹

7. 有关银屑病的叙述以下哪项是错误的　　　　　　　　　　　　　　　　　　　（　　）

A. 角化不全　　B. 好发于头皮与四肢伸侧　　C. 棘细胞松解征（Nikolsky 征）阳性　　D. Auspitz 现象（点状出血现象）　　E. 进行期易发生同形反应

8. 脂溢性皮炎典型损害为　　　　　　　　　　　　　　　　　　　　　　　　　（　　）

A. 暗黄红色丘疹或斑片，边缘清楚，表面被覆油腻性鳞屑　　B. 红色丘疹或斑块，边缘不清楚，表面有黄色厚痂　　C. 红色丘疹或斑块，边缘不清楚，表面有灰白鳞屑　　D. 暗黄红色丘疹或斑片，边缘清楚，表面被覆干燥灰白色鳞屑　　E. 红斑和丘疹，边缘清楚，表面被覆银白色鳞屑

9. 对于淋菌性尿道炎描述错误的是　　　　　　　　　　　　　　　　　　　　　（　　）

A. 多有尿频、尿急、尿痛等尿路刺激症状　　B. 潜伏期平均 3～5 日　　C. 尿道分泌物量多，为浆液性稀薄黏液　　D. 全身症状偶见　　E. 女性病人症状较轻

【X 型题】

10. 根据侵犯部位不同，念珠菌病可分为哪几种类型　　　　　　　　　　　　　　（　　）

A. 肺念珠菌病　　B. 内脏念珠菌病　　C. 皮肤念珠菌病　　D. 肠道念珠菌病　　E. 黏膜念珠菌病

11. 梅毒血清试验目前较常用的方法为　　　　　　　　　　　　　　　　　　　（　　）

A. VDRL 法　　B. USR 法或 RPP 法　　C. TPPA 法　　D. FTA-ABS 试验法　　E. Kahn 试验法和 Wasserman 试验法

12. 根据临床特点，下列有关几种疾病分型的叙述哪些是正确的　　　　　　　　　（　　）

A. 皮肌炎分为 3 型　　B. 红斑狼疮分为 3 型　　C. 足癣分为 3 型　　D. 银屑病分为 4 型　　E. 天疱疮分为 5 型

13. 重型药疹包括哪几种　　　　　　　　　　　　　　　　　　　　　　　　　（　　）

A. 固定型药疹　　B. 麻疹样药疹　　C. 重症多形红斑型药疹　　D. 大疱性表皮松解型药疹　　E. 剥脱性皮炎型药疹

14. 荨麻疹的特点有　　　　　　　　　　　　　　　　　　　　　　　　　　　（　　）

A. 由真皮浅层急性水肿引起　　B. 边缘规则　　C. 常伴剧痒　　D. 时起时消　　E. 消后不留瘢痕

15. 外用药物治疗应注意 （　　）

A. 外用药物浓度应由低到高　　B. 刺激性强的药物不宜用于婴儿面部或皮肤褶皱处　　C. 用药应根据病人性别、年龄、病损部位而有所不同　　D. 向病人或家属详细告知用法　　E. 询问病人有否药物过敏史

16. 以下哪些疾病是糖皮质激素的适应证 （　　）

A. 过敏性休克　　B. 系统性红斑狼疮　　C. 皮肌炎　　D. 天疱疮　　E. 重症药疹

17. 长期应用糖皮质激素的副作用有 （　　）

A. 感染　　B. 消化道出血　　C. 高血压　　D. 骨质疏松　　E. 胃十二指肠溃疡或穿孔

18. 多见于儿童的病毒性皮肤病有 （　　）

A. 水痘　　B. 手足口病　　C. 尖锐湿疣　　D. 带状疱疹　　E. 丝状疣

19. 头癣的综合治疗方法包括 （　　）

A. 剪发　　B. 洗发　　C. 搽药　　D. 服药　　E. 消毒

20. 临床上易引起药疹的药物有 （　　）

A. 抗生素及解热镇痛类　　B. 镇静催眠药及抗癫痫药　　C. 异种血清制剂及疫苗　　D. 某些中药及制剂　　E. 放射造影剂

二、填空题

1. 变态反应常分为_____型、_____型、_____型、_____型。

2. 过敏性接触性皮炎属第_____型变态反应。

3. 寻常型银屑病病程一般分_____期、_____期及_____期。

4. 寻常型天疱疮水疱位于_____，大疱性类天疱疮水疱位于_____。

5. 炉甘石洗剂是由_____、_____、_____、_____组成。

三、判断题

1. 掌跖部的表皮不具有透明层。 （　　）

2. 急性湿疹的糜烂渗出期，外用药的剂型宜采用洗剂。 （　　）

3. 由青霉素引起的过敏性休克，首选措施是氢化可的松静脉滴注。 （　　）

4. 真菌一般分为浅部真菌和深部真菌两大类。 （　　）

5. 牛皮癣（银屑病）和体癣、手足癣一样，也是一种癣，皮屑镜检真菌阳性。 （　　）

6. 淋病、尖锐湿疣、阴虱都属性传播疾病。 （　　）

7. 白塞综合征病人的皮肤针刺同形反应阳性。 （　　）

8. 寻常型天疱疮的水疱是在表皮下，棘细胞松解征（尼科利斯基征）阴性。 （　　）

9. 斑贴试验的目的是测验病人皮肤是否对某物质具有过敏性。 （　　）

10. 白癜风和花斑癣的鉴别要点是前者可以查到真菌。 （　　）

四、名词解释

1. 自身敏感性皮炎

2. 玫瑰糠疹

3. 带状疱疹

4. 黏膜白斑

5. 麻风反应

五、问答题

1. 何谓角化不全？常见于哪些皮肤病？

2. 试述白塞综合征（Behcet syndrome）的诊断要点。

3. 试述痤疮的发病机制。

4. 简述斑贴试验的目的及其操作方法。

5. 什么叫非淋菌性尿道炎？

📖 参考答案

一、选择题

1. A 2. A 3. A 4. B 5. D 6. E 7. C 8. A 9. C 10. BCE 11. ABCD 12. BCDE

13. CDE 14. ACDE 15. ABCDE 16. ABCDE 17. ABCDE 18. AB 19. ABCDE 20. ABCDE

二、填空题

1. 立刻过敏反应 细胞溶解 免疫复合物 迟发

2. Ⅳ

3. 进行 静止 退行

4. 表皮内 表皮下

5. 炉甘石 氧化锌 甘油 水

三、判断题

1. × 2. × 3. × 4. √ 5. × 6. √ 7. √ 8. × 9. √ 10. ×

四、名词解释

1. 自身敏感性皮炎：是指在某种皮肤病的基础上，由于处理不当或理化因素刺激，使病人对自身组织所产生的某些物质敏感性增高，产生更广泛的皮肤炎症反应。

2. 玫瑰糠疹：是常见的炎症性皮肤病，好发于躯干和四肢近端，大小不等，数目不定，玫瑰色斑片，其上有糠状鳞屑，自觉瘙痒，有自限性，本病春秋季节好发，多见于青少年，一般 4～8 周可自行痊愈，很少复发，但少数病人病情迁延难愈。因为本病有自限性，故治疗的目的是减轻症状和缩短病程。

3. 带状疱疹：一般临床表现为单侧分布的皮肤群集性小水疱或丘疱疹，沿神经走向呈带状分布，一般不超过躯干中线，有明显的神经痛。处理原则为抗病毒、保护神经、防感染和止痛及对症治疗。

4. 黏膜白斑：是指发生在口腔和外阴黏膜的增生性、白色角化性损害，因可继发鳞癌，通常认为是一种癌前病变。

5. 麻风反应：指因免疫平衡紊乱所致的对麻风分枝杆菌抗原变态反应性炎症过程。在病程中突然发生症状活跃，原有皮损或神经炎加剧，出现新皮损和神经损害，伴畏寒、发热、乏力等症状。药物、精神因素、手术等均可诱发。

五、问答题

1. 正常发育的角质层细胞无细胞核，角化不全是指角质层内仍残留有细胞核，常伴颗粒层变薄或消失，常见于银屑病及亚急性皮炎等。

2. 白塞综合征临床主要表现为复发性口腔溃疡，同时存在以下 4 项中的 2 项即可诊断：①外生殖器溃疡。②眼虹膜睫状体炎。③皮肤可有下肢结节性红斑。④0.9％氯化钠注射液皮肤针刺反应阳性等。

3. （1）有人认为痤疮是雄性激素激发引起，可能由于青春期雄性激素增多，特别是皮肤组织中生物活性较高的双氢睾酮的增多，使皮脂腺发育旺盛，皮脂分泌增加，同时使毛囊皮脂腺导管角化栓塞，导致皮脂淤积于毛囊内堵塞而形成脂栓，即所谓"粉刺"。

（2）毛囊内的痤疮丙酸杆菌、卵圆形马拉色菌、表皮葡萄球菌等，在富有营养并相对缺氧的环境内繁殖较快，并产生溶脂酶、蛋白分解酶及透明质酸酶等。溶酯酶分解皮脂中的甘油酸酯，使其成为游离脂肪酸；蛋白分解酶及透明质酸酶能侵蚀和破坏毛囊壁，使毛囊内容物进入真皮，从而引起毛囊皮脂腺炎症。

（3）部分病人的发病还与遗传、免疫、使用化妆品、饮食刺激和内分泌紊乱等因素有关。

（4）血清锌含量偏低与某些病人发病亦可能有关。

4.（1）试验目的：测验病人的皮肤是否对某项物质具有过敏性，适用于接触过敏性皮炎、职业性皮炎、手部湿疹、化妆品皮炎等。

（2）操作方法：若试验物为液体，则用稀释到对正常人皮肤不起刺激作用的浓度，取 1 cm² 大小、4～6 层厚的纱布块，放入试验液内浸润，取出后挤去多余的液体，然后平放在受试者的前臂内侧或背部正常皮肤上，上覆 3 cm×3 cm 大小的玻璃纸，再用 5 cm×5 cm 大小的胶布固定之。若试验物为粉末，可将其直接放在皮肤试验部，或撒在已用 0.9％氯化钠注射液浸润之纱布上进行。若试验物是固体，则应将其在溶液中溶解后进行，并需将溶液做对照试验。操作前，斑贴试验处皮肤应先用清水洗净。如同时做几个试验，则每两个之间至少应相距 4 cm。每一斑试物应有明确标志及记录。一般在试验物与皮肤接触 24 小时后观察，有时需留置 2～3 日再观察结果，如局部出现红斑、丘疹、水疱时则为阳性。目前多用市售铝制诊断试剂盒，内装标准筛选变应原进行斑贴试验。

5.（1）广义上是指通过性接触传染的，除淋菌性尿道炎以外的尿道炎。

（2）狭义上是指由沙眼衣原体和支原体所引起的泌尿生殖道炎症，一般也将阴道毛滴虫、白假丝酵母菌和单纯疱疹病毒所致的尿道炎包括在内。

（3）由于非淋菌性尿道炎病种多，可单独感染，也可同时感染其他性病，潜伏期较长，临床差异较大，可继发合并症。治疗效果比淋病差，所以流行较广，发病率逐渐增高，部分地区超过淋病。

眼 科 学

视觉是人类最为重要的感觉，人类通过视觉系统获得了外界80%～90%的信息。眼科学的内容包括视觉器官的发生和发育，视觉信号的产生和传递，视功能的评价，以及眼部疾病的病因、发病机制、流行病学、诊断、治疗和预防。

　　眼科学发展迅速而活跃，白内障、青光眼的治疗已渐普及，儿童青少年近视防控、近视激光治疗、年龄相关性黄斑病变、糖尿病视网膜病变的治疗取得很大进展。

§16.1　眼科学基本知识问答

1. 试述全科医师学习《眼科学》的重要性。

　　首先，眼是人体获取外界信息的重要感觉器官，人由眼睛获得大约90%的外界信息。现代社会的工作和生活要求人们不仅具有清晰的视力，还需要良好的视功能。

　　其次，视觉器官与全身其他系统关系密切：①全身常见病常累及眼科。高血压、糖尿病和血液病常发现典型眼底改变，甲状腺功能异常引起眼球突出和眼肌运动障碍等。②一些眼病有全身表现。如原发性闭角型青光眼急性发作时伴有剧烈头痛、恶心、呕吐等症状，急诊可能误诊为神经系统或消化系统疾病，而延误最佳治疗时机。③某些药物有眼科不良反应。例如，阿托品类药物可能使具有闭角型青光眼倾向的人发生急性发作。

2. 试述视觉形成的主要过程。

　　外界物体的形态经过眼球屈光系统（包括角膜、房水、晶状体及玻璃体）聚焦于视网膜上，使光感受器（包括视锥与视杆细胞）产生电位变化，形成神经冲动。此冲动在视网膜内由光感受器通过双极细胞传到神经节细胞，再经过视神经（由神经节细胞之轴突组成）、视交叉、视束、外侧膝状体、视放射，最后到达大脑枕叶的视觉中枢，经过大脑皮质的分析、识别、综合而形成了视觉。

3. 试述眼部有关肌肉的神经支配。

　　面神经支配眼轮匝肌，动眼神经支配提上睑肌、上直肌、下直肌、内直肌、下斜肌，外展神经支配外直肌，滑车神经支配上斜肌，交感神经支配穆勒肌（睑板肌）及瞳孔开大肌，副交感神经支配瞳孔括约肌及睫状肌。

4. 视功能包括哪些检查?

　　（1）视觉心理物理检查：①视力，包括远视力和近视力检查。②视野，中心视野和周边视野检查。③色觉，包括色盲本及FM-100色觉检查。④暗适应检查。⑤对比敏感度检查。⑥立体视觉检查。

　　（2）视觉电生理检查：包括眼电图（EOG）、视网膜电图（ERG）、视觉诱发电位（VEP）、多焦视网膜电图及多焦视觉诱发电位。

（3）双眼功能检查：①调节功能、集合功能，注视、追随、扫视等视觉效能。②视觉分析、视觉空间分析、视听觉整合、视觉运动等视觉认知检查。

5. 外睑腺炎、内睑腺炎及睑板腺囊肿如何鉴别诊断及治疗？

（1）诊断：外睑腺炎、内睑腺炎均属睑腺炎，大多为葡萄球菌，特别是金黄色葡萄球菌感染眼睑腺体而引起。外睑腺炎的炎症反应主要位于睫毛根部的睑缘处，开始时红肿较弥散，有明显的无痛性硬结，严重者可有耳前淋巴结肿大。内睑腺炎被局限于睑板腺内，肿胀比较局限，疼痛明显，睑结膜面局限性充血、肿胀、触痛。睑板腺囊肿是睑板腺特发性无菌性慢性肉芽肿性炎症，以往称为霰粒肿。主要是由于睑板腺出口阻塞，腺体分泌物潴留在睑板内，对周围组织产生慢性刺激而引起，由纤维结缔组织包囊，在相应睑结膜面呈暗红色充血，若无继发感染，则仅有压痛。

（2）治疗：睑腺炎在早期应给予局部热敷及抗生素滴眼液，以便控制感染。当脓肿形成后，应切开排脓。外睑腺炎的切口应在皮肤面，与睑缘相平行，使其与眼睑皮纹一致，可减少瘢痕形成。内睑腺炎的切口常在睑板腺管。当脓肿尚未形成时不宜切开，更不能挤压排脓，否则可引起感染扩散。睑板腺囊肿的治疗，小而无症状者无须处理，待其自行吸收。大者可通过热敷，如不能消退，应手术切刮术，在睑结膜面做与睑缘垂直的切口，刮除囊肿内容物及剥离囊膜壁，将整个囊肿摘除。

6. 试述急性结膜炎的病原学分类及鉴别诊断。

急性结膜炎根据病原学可分为细菌性及病毒性两大类。细菌性的包括急性卡他性结膜炎及淋病奈瑟菌性结膜炎。病毒性的包括流行性角结膜炎及流行性出血性结膜炎。其鉴别诊断如表 16-1 所示。

表 16-1　急性结膜炎鉴别诊断

鉴别要点	潜伏期	畏光流泪	分泌物	结膜下出血	角膜上皮损害	角膜溃疡	耳前淋巴结肿大	分泌物细胞成分	抗生素治疗
急性卡他性结膜炎	1～3 日	－	脓性	偶有小点状	－	－	－	多核性白细胞	有效
急性淋菌性结膜炎	2～4 日	＋	脓性量多	－	－	重者可有	－	多核性白细胞	青霉素效果好
流行性出血性结膜炎	1 日	＋	水样	＋＋＋	＋1 周后消失	－	＋	淋巴细胞为主	无效
流行性角结膜炎	5～7 日	＋	浆液样	＋	＋＋持续长时间	－	＋	淋巴细胞为主	无效

7. 如何诊断和治疗沙眼？

沙眼由沙眼衣原体感染所致，早期诊断较困难。睑结膜的乳头增生和滤泡形成不是沙眼特有，早期只能诊断"疑似沙眼"。

WHO 要求诊断沙眼时至少符合下述标准中的 2 条：①上睑结膜 5 个以上滤泡；②典型

的睑结膜瘢痕；③角膜缘滤泡或 Herbert 小凹；④广泛的角膜血管翳。

对沙眼的治疗主要采用局部点眼药治疗，持续 2 个月以上为好。常用眼药有：左氧氟沙星滴眼液，4 次/d；1% 四环素眼膏或红霉素眼膏，2 次/d。重症病人可合并全身用药，如口服阿奇霉素 1 g，1 次/d，8 周为 1 个疗程。沙眼的后遗症及并发症，多需手术治疗。

8. 试述单纯性疱疹性角膜炎的临床表现及治疗要点。

（1）临床表现：起病前常有感冒史。病人自觉与一般角膜炎相同。检查时可见睫状充血，角膜在早期可呈小点状混浊，继而形成小水疱，水疱破裂并相互连接形成树枝状的表浅溃疡，荧光素染色阳性，角膜知觉减退。如进一步发展，溃疡可变成不规则地图状并继发虹膜睫状体炎。少数病人由于免疫反应，呈现角膜实质层、后弹力层水肿、内皮面有角膜后沉积物（KP）并伴有轻度虹膜睫状体炎，但角膜表面仅呈现浅点状散在染色，称为盘状角膜基质炎。

（2）治疗要点：本病滴用抗病毒药是最主要的治疗方法。治疗目的为抑制角膜内病毒的复制，减轻炎症反应导致的角膜损害。①上皮型角膜炎须给予有效抗病毒药。例如，0.15% 更昔洛韦眼药水或眼膏，0.1% 阿昔洛韦眼药水，3% 阿昔洛韦眼膏。急性期滴眼每 1～2 小时 1 次，晚上涂抗病毒药眼膏。②基质型角膜炎，给予抗病毒治疗的同时还须控制免疫性炎症反应。在抗病毒药物基础上使用局部激素治疗，避免长期大剂量使用激素。③内皮型角膜炎，与基质性角膜炎一样，应给予抗病毒、抗感染治疗。

9. 列表比较结膜充血、睫状充血和巩膜充血的鉴别要点（表 16-2）。

表 16-2　球结膜充血、睫状充血、巩膜充血的鉴别

鉴别要点	起源	部位	颜色	局部压痛	结膜移动充血形态	点 0.1% 肾上腺素	病因
球结膜充血	球结膜血管	越靠近穹隆部则越明显	鲜红色	无	树枝状随之移动	可消	结膜病
睫状充血	角巩膜缘血管网	近角膜缘明显	深红或淡紫色	一般无，睫状体炎时，睫状区可有压痛	毛刷状不移动	不消失	角膜病、色素膜病、青光眼等
巩膜充血	巩膜表层或深层血管	局部明显	紫红色	明显	模糊不清不移动	不消失	巩膜病

10. 何谓干眼？试述干眼的分类及治疗。

干眼是以泪液质或量异常，或动力学异常而出现泪膜稳定性下降为特征的多种疾病的总称，伴有眼部不适和/或眼表组织损害。又称角结膜干燥症。本病分为 5 种类型：①水液缺乏型干眼；②蒸发过强型干眼；③黏蛋白缺乏型干眼；④泪液动力学异常型干眼；⑤混合型干眼。

不同类型的干眼，治疗方法侧重不同，常规治疗方法包括：

（1）治疗原发病：去除病因，如治疗全身性疾病、改善生活和工作环境、停止使用某些药物和化妆品等。

（2）非药物治疗：①湿房镜及硅胶眼罩、泪小点栓塞、软性角膜接触镜；②清洁睑板腺功能障碍病人的眼睑，并热敷及睑板腺按摩；③必要时沟通疏导心理问题。

（3）药物治疗：①人工泪液点眼，建议选用不含防腐剂的剂型；②溴己新等药物口服，促进泪液分泌；③抗炎及免疫抑制治疗。

（4）手术治疗：自体颌下腺移植适合治疗重症干眼。

11. 试述老年性白内障的分类及治疗。

老年性白内障根据晶体混浊部位可分为皮质性、核性、后囊下性三大类。

早期或暂不适于手术的病人，可行保守治疗。但迄今尚无特效药物。老年性白内障成熟期或近成熟期，以及视力减退至一定程度影响生活与工作时，可施行手术摘除。常用手术为超声乳化术白内障摘除术，如无禁忌证，可安放人工晶状体；未安放人工晶状体者，术后应重新配镜。安装人工晶体后根据生活需求，选择看远或看近的眼镜佩戴。

12. 列表说明急性闭角型青光眼与急性虹膜睫状体炎的鉴别诊断（表16-3）。

表16-3　急性闭角型青光眼与急性虹膜睫状体炎鉴别表

鉴别要点	急性闭角青光眼	急性虹膜睫状体炎
症状	眼剧烈胀痛，恶心呕吐	轻度眼痛，畏光、流泪
视力	高度减退	不同程度减退
充血	混合充血	睫状充血或混合充血
角膜	水肿呈雾状混浊	透明，角膜后有沉着物
瞳孔	散大，常呈垂直卵圆形	缩小，常呈不规则形
前房	浅、房水轻度混浊	深度正常，房水混浊明显
眼压	明显升高	多数正常，偏低或稍升高

13. 试述闭角型青光眼和开角型青光眼的治疗原则。

青光眼的治疗目的是保存视功能。治疗方法包括：①降低眼压。通过药物或手术，将眼压控制在不进一步损害视神经的水平，即所谓目标眼压。目标眼压值因人因眼而异，视神经损害程度越重，其目标眼压值也相对较低。②视神经保护性治疗。

（1）闭角型青光眼治疗原则：①先用缩瞳药、β受体阻滞药及碳酸酐酶抑制药或高渗剂等迅速降低眼压，使已闭塞的房角开放。②眼压下降后，应及时选择适当手术，防止再发。

（2）开角型青光眼治疗原则：①先用药物治疗，眼压若不能控制在正常水平或视盘和视野逐渐受到损害时，应考虑手术治疗。②前列腺素类药物为一线用药。若一种药物不能控制眼压，可换另一种药物。如果单一药物未能控制到目标眼压，可联合用药。③长期应用某种抗青光眼药而出现药效降低时，可改用其他降眼压药或联合用药。

14. 降眼压药可分哪六大类？

（1）缩瞳药：如1%～2%毛果芸香碱（匹罗卡品）眼药水。

（2）β受体阻滞药：如0.25%～0.5%噻吗洛尔眼液、布诺洛尔、倍他洛尔、阿替洛尔等。通过抑制房水产生而降低眼压。

（3）肾上腺素受体激动药：如酒石酸、溴莫尼定、阿法根眼液等。

（4）前列腺素类衍生物：如拉坦前列素、曲伏前列素滴眼液。

（5）碳酸酐酶抑制药：如乙酰唑胺片剂。其作用也是抑制房水产生，降低眼压。

（6）高渗剂：能使血液渗透压增高，眼内液体被引出眼球外而迅速降低眼压。常用的有 50％甘油盐水口服液，20％甘露醇和 50％葡萄糖注射液静脉滴注或静脉注射。

15. 试述视网膜脱离的分类及病因。

（1）孔源性视网膜脱离：常有裂孔存在。老年人、高度近视、无晶体眼、人工晶体眼、眼外伤易发。发病诱因有视网膜周边的格子状和囊样变性、玻璃体液化、萎缩和收缩引起玻璃体后脱离，这些诱因又和年龄、遗传、近视、外伤、无晶体等因素有关。玻璃体的牵引在发病机制上更显得重要。

（2）渗出性视网膜脱离：视网膜多无裂孔存在。主要是由于眼的严重炎症、视网膜下出血、眼部或全身循环障碍、脉络膜或眶部肿瘤等造成。如果病因得到控制，脱离的视网膜多可以复位。

（3）牵拉性视网膜脱离：是由于玻璃体视网膜纤维增殖牵拉视网膜所致。

16. 试述中心性浆液性脉络膜视网膜病变的诊断和治疗要点。

（1）诊断要点：①视力可有中、低度视力下降。②视物变小。③视野检查常有中心暗点存在。④不同程度的色觉异常，特别是对蓝色更敏感，看各种颜色都感昏暗。⑤眼前段检查正常。⑥眼底：乳头和血管正常，但黄斑区有一个 1.5～2.0 mm 视盘大小的圆形或卵圆形水肿区，微隆起，边缘有环状反光晕，中心凹反光消失。⑦眼底荧光血管造影：动脉期和静脉早期，在视网膜色素上皮缺损处，出现 1 个或多个荧光渗漏点，有的迅速向上扩展，呈一缕炊烟状喷出，继而从顶端折向两侧呈蘑菇状，称为喷出型荧光渗漏。有的荧光渗漏点向四周弥散，呈墨渍状扩大，称为扩散型荧光。在晚期，由于荧光渗漏较多，可见视网膜神经上皮脱离的轮廓。

（2）治疗要点：本病为自限性眼病，暂无有效药物，有条件者可采用激光封闭黄斑区渗漏点，但应避开中心凹处。用大量激素治疗可能引起大泡性视网膜脱离，故不宜采用。

17. 试述糖尿病视网膜病变的病理过程、分期和治疗。

糖尿病视网膜病变的基本病理过程是视网膜微血管病变，发展过程为：①微血管细胞损害；②微血管扩张、微血管瘤、渗漏；③微血管闭塞；④形成无灌注区；⑤视网膜缺血缺氧；⑥增殖性病变（新生血管）。

糖尿病视网膜病变临床上分为非增殖型（单纯型或背景型）和增殖型（有新生血管）。非增殖型又分为轻、中、重度。轻度仅有微血管瘤。重度有以下改变但无新生血管：①多于 20 处视网膜内出血出现在任一象限中；②静脉串珠样改变分布在 2 个以上象限；③在 1 个以上象限有显著的视网膜内微血管异常。中度介于两者之间。

治疗：①轻、中度非增殖型糖尿病视网膜病变，应严格控制血糖、高血压，定期检查眼底。②重度非增殖型和增殖型糖尿病视网膜病变，应采取门诊全视网膜光凝治疗。黄斑水肿，可行黄斑光凝、玻璃体内注射抗血管内皮生长因子（VEGF）药物或长效糖皮质激素等治疗。不吸收的玻璃体积血、牵拉性视网膜脱离应行玻璃体切割术，术中全视网膜光凝治疗。

18. 试述年龄相关性黄斑变性的疾病特点、临床类型和治疗。

年龄相关性黄斑变性的疾病特点：①多见于 50 岁以上；②双眼先后或同时发病；③进行性视力损害；④60 岁以上老年人群视力不可逆性损害的首要原因。

临床分为 3 类：①干性（萎缩性）年龄相关性黄斑变性。起病缓慢，双眼视力逐渐减退；特征性表现为黄斑区玻璃膜疣、地图样萎缩和色素紊乱。②湿性（新生血管性）年龄相关性黄斑变性。起病急，患眼视力突然下降、视物变形或中央暗点。黄斑区出血隆起，眼底荧光血管造影显示黄斑区新生血管。③息肉样脉络膜血管病变。黄斑区橘红色结节样病灶，可有出血、渗出及色素上皮脱离为典型病例。

治疗：①对湿性黄斑病变，玻璃体内注射抗 VEGF 药物，疗效确切。药物有康柏西普、雷珠单抗、阿柏西普；②软性玻璃膜疣可激光光凝或微脉冲激光照射治疗；③低视力矫治，提高干性黄斑病变有用生活视力。

19. 简述视神经萎缩的病因和诊断。

（1）病因：①青光眼。②视网膜神经纤维或神经节细胞病，如视网膜色素变性、视网膜脉络膜炎症、变性和萎缩。③炎症如脑膜炎、脑炎、脊髓炎、脑脓肿、视神经炎等。④视神经病变和视盘水肿。⑤某些药物中毒，如烟、酒、铅、砷、奎宁等。⑥贫血或维生素缺乏。⑦神经胶质瘤。⑧遗传性疾病，如 Leber 病等。⑨外伤。

（2）诊断要点：①视力有不同程度的下降，严重者视力可丧失。②视野缺损。③眼底检查：原发性视神经萎缩的视盘色淡或变苍白，边缘清楚，网膜血管一般正常；继发性视神经萎缩的视盘边缘不清，视盘生理凹陷消失，其表面的神经胶质组织增殖并扩展至视网膜，视盘颜色亦苍白。

20. 何谓近视眼？形成近视的原因有哪些？

近视眼是指眼在无调节状态下，平行光线经眼屈光系统的折射后，聚焦在视网膜前，即远距离物体不能清晰地在视网膜上成像，这种屈光状态称为近视眼。近视的分类与病因如下。

（1）轴性近视：是指眼轴较长而眼的屈光力正常，这种近视最多见。

（2）屈光性近视：是指眼轴正常但眼的屈光力增强。产生眼屈光力增强的原因，如角膜弯曲度大（如圆锥角膜）、晶体弯曲度增大（如球形晶体）。

21. 近视的常见矫正方法有哪些？

（1）框架眼镜：是最简单安全的矫正方法。对儿童近视者，每半年进行至少一次复查，及时调整眼镜度数。根据双眼视功能情况，选用双焦镜、周边离焦镜、渐进镜等功能性眼镜。

（2）角膜接触镜：①软性接触镜。②硬性接触镜（RGP），是屈光参差，尤其是圆锥角膜及伴角膜瘢痕等的优先选择。③角膜塑形镜（OK 镜）：强调未成年儿童需要有家长监护配合治疗。

（3）手术矫正：主要适用于 18 岁以上度数稳定的近视者。包括全飞秒、半飞秒、准分子等激光角膜屈光手术和有晶状体眼人工晶状体植入术（ICL）。

22. 角膜塑形镜矫正近视的特点。

角膜塑形镜是特殊的硬性角膜接触镜，其矫正近视的特点如下：①特殊设计，夜晚佩戴后中央部角膜曲率变平，提高次日白天裸眼视力。②一般用于近视度数－6.00 D 以下的人群。③近视矫治效果是可逆的；停戴后角膜曲率恢复，近视度数同前。④有控制近视进展的效果。⑤需要专业验配。⑥验配和使用不当可引起角膜炎等并发症。

23. 试述内斜视的主要分型及其特点。

内斜视主要分为两种类型：共同型和非共同型（麻痹性）。

（1）非共同型内斜视：多系成年后发生的斜视，麻痹性斜视是由于一条眼外肌或多条眼外肌麻痹致运动受限所致；限制性斜视是由于肌肉粘连限制或纤维化所致。

（2）共同型内斜视：是儿童斜视中最常见的类型，又分先天性、调节性和部分调节性 3 种。①先天性内斜：在 6 月龄前发生，占所有内斜视的 50%，原因尚不明确，在 6 月龄前就表现出明显的偏斜，各个注视方向的偏斜角基本相等，同时不受调节的影响。②调节性内斜视：中、高度远视或高 AC/A 使调节带动过多集合，出现调节性内斜。戴镜后斜视可完全矫正。③部分调节性内斜视：散瞳或戴镜后斜视度减少，但不能完全矫正。

24. 试述眶内肿瘤的诊断要点。

（1）眼球突出：突眼多为单侧。

（2）突眼方向：常与肿瘤位置有关，突眼朝肿瘤相反方向发展。但眼球后肌锥内的肿瘤使眼球向正前方突出，且触摸不到肿块；泪腺肿瘤使眼球向鼻下方突出，在眶上外方常可摸到肿块；由上颌窦扩展到眶内的肿瘤使眼球向外上方或内上方突出。

（3）眼球运动障碍和复视，视力下降。

（4）眼底检查：一般正常，如见视盘水肿和视网膜皱褶，表示眼球后部受压。

（5）特殊检查：如超声波、CT 检查可显示肿瘤的位置、特征、形态等。

25. 试述眼球穿孔伤的治疗原则。

（1）清创缝合：角膜和巩膜伤口小，伤口对合好，又无眼内组织脱出者，加压包扎患处即可。如伤口大于 3 mm，应在显微镜下进行缝合；如有眼内组织脱出或嵌在伤口上，用抗生素冲洗后将脱出组织送回眼内，污染损坏严重或超过 24 小时，原则上应剪除眼内组织，再行伤口修补。

（2）预防和治疗感染：局部或全身应用抗生素。常规注射破伤风抗毒血清 1 500 U。如眼内有感染，更要选用广谱抗生素如头孢菌素、氨苄西林全身或局部用药。

（3）二期手术：多在伤后 1～2 周，行内眼或玻璃体手术。

（4）眼内异物处理：清创时应考虑同时行异物摘除，若估计取出有困难，可先处理伤口，以后再做眼内异物定位并摘除异物。

（5）初期一般不做眼球摘除。

26. 为什么在眼部化学性烧伤时，碱性烧伤比酸性烧伤更严重？如何现场急救处理？

酸性物质对蛋白质起凝固作用。这种凝固蛋白不溶解于水，故能阻止酸性物质继续渗透。碱性物质对蛋白质的作用与酸不同，它能溶解软化蛋白质，故能很快向周围及深部组织渗透扩散，因此其损害比酸性烧伤更严重。

现场急救：眼化学烧伤后，要争分夺秒进行现场冲洗30分钟以上，冲洗剂可就地取用自来水、井水、河水等，冲洗越彻底越好。冲洗时应翻转眼睑，受伤眼球左右、上下转动，同时应充分暴露穹隆部冲洗。

27. 试述化学性眼烧伤处理要点。

（1）局部或全身应用皮质类固醇，抑制炎症反应，减少新生血管形成。伤后2~3周停用。

（2）预防和治疗睑球粘连：每次换药时用玻璃棒分离睑球粘连，或用环状睑球隔离器装入结膜囊内，以防睑球粘连；如球结膜广泛坏死，应早期切除坏死组织。目前用羊膜移植联合干细胞移植取得了很好的效果。

（3）应用胶原酶抑制药，防止角膜穿孔。可用2.5%~5%半胱氨酸点眼；全身应用四环素类药物，每次0.25 g，每日4次。可点用自体血清、含细胞生长因子药物等。

（4）局部或联合全身抗生素控制感染。

（5）0.5%依地酸钠用于石灰烧伤。

28. 我国主要致盲眼病有哪些？目前国际上使用的盲和视力损伤分级标准是什么？

我国主要致盲眼病有白内障、角膜病、青光眼、年龄相关性黄斑病变、儿童盲、屈光不正和低视力、糖尿病视网膜病变。

盲和视力损伤分级标准：我国采用世界卫生组织（WHO）制定的标准（表16-4）。

表16-4 盲和视力损伤分级标准（WHO，2009）

视力损伤		日常生活视力	
级别	类别	低于	等于或好于
0级	轻度或无视力损伤		0.3
1级	中度视力损伤	0.3	0.1
2级	重度视力损伤	0.1	0.05
3级	盲	0.05	0.02
4级	盲	0.02	光感
5级	盲	无光感	

§16.2 眼科学自测试题（附参考答案）

一、选择题

【A型题】

1. 急性虹膜睫状体炎时，局部治疗首先应该点用 （　　）

A. 抗生素　　B. 抗病毒药　　C. 麻痹扩瞳药　　D. 抗生素加抗病毒药　　E. 抗真菌药

2. 泪道冲洗时，水由下泪小点进入，自上泪小点流出，未见脓性分泌物，其诊断为 （　）

A. 泪小管阻塞　　B. 泪小点阻塞　　C. 泪小管炎　　D. 慢性泪囊炎　　E. 鼻泪管阻塞

3. 前房角是指 （　）

A. 虹膜之后与睫状体之间的间隙　　B. 角膜之后的周边部分　　C. 巩膜、角膜与虹膜睫状体之间的隐窝　　D. 角膜与虹膜睫状体之夹角　　E. 巩膜与虹膜睫状体之夹角

4. 沙眼的病原体是 （　）

A. 细菌　　B. 病毒　　C. 真菌　　D. 衣原体　　E. 螺旋体

5. 细菌性角膜溃疡中最严重的致病菌是 （　）

A. 金黄色葡萄球菌　　B. 肺炎链球菌　　C. 溶血链球菌　　D. 铜绿假单胞菌　　E. 流感嗜血杆菌

6. 交感性眼炎一般发生在穿透性眼外伤后 （　）

A. 2 周　　B. 2～8 周　　C. 1 周　　D. 2～8 个月　　E. 2～8 日

7. 结膜炎的治疗中，下列哪一项是错误的 （　）

A. 冲洗结膜囊　　B. 冷敷　　C. 局部点用抗生素　　D. 全身应用抗生素　　E. 遮盖患眼

8. 急性闭角型青光眼的瞳孔开大是由于高眼压使 （　）

A. 瞳孔括约肌麻痹　　B. 瞳孔开大肌兴奋　　C. 副交感神经抑制　　D. 交感神经兴奋　　E. 交感及副交感神经功能失调

9. 视网膜硬性渗出物是由于 （　）

A. 局部缺血坏死所致　　B. 视网膜深层出血所致　　C. 神经胶质细胞增殖所致　　D. 脂质与变性巨噬细胞所致　　E. 炎症所致

10. 以下治疗青光眼的药物中哪一种的降压机制是使阻塞房角开放 （　）

A. 醋唑磺胺　　B. 甘露醇　　C. 噻吗洛尔　　D. 甘油盐水　　E. 毛果芸香碱

【X 型题】

11. 角膜的组织结构特点是 （　）

A. 具有透明性　　B. 含丰富的感觉神经　　C. 无血管　　D. 角膜前面有泪膜　　E. 由致密且相互交错的胶原纤维组成

12. 视力障碍包括 （　）

A. 视力下降　　B. 夜盲　　C. 复视　　D. 视野缩小　　E. 眼前黑影飘动

13. 睑板腺囊肿的治疗方法为 （　）

A. 可定期观察　　B. 局部热敷　　C. 局部应用糖皮质激素　　D. 手术切除　　E. 全身应用糖皮质激素

14. 急性泪囊炎治疗方法正确的是 （　）

A. 早期局部热敷　　B. 全身和局部使用敏感抗生素　　C. 尽快行泪道冲洗，排出泪囊内的脓液　　D. 脓肿形成后应尽快切开排脓　　E. 应尽快行泪囊鼻腔吻合术

15. 结膜炎常见的眼部临床表现是 （　）

A. 发痒　　B. 异物感　　C. 烧灼感　　D. 流泪　　E. 结膜充血

16. 角膜疾病主要有 （　）

A. 炎症　　B. 外伤　　C. 先天性异常　　D. 变性和营养不良　　E. 肿瘤

17. 下面哪些疾病可以引起并发性白内障 （　）

A. 葡萄膜炎　　B. 青光眼　　C. 视网膜脱离　　D. 糖尿病　　E. 眼球挫伤

18. 属于青光眼危险因素的有 （　　）

A. 高眼压　　B. 糖尿病　　C. 心血管疾病　　D. 近视眼　　E. 青光眼家族史

19. 下列有关眼压的叙述正确的是 （　　）

A. 正常人眼压呈正态分布　　B. 正常人眼压通常在10～21 mmHg　　C. 不能认为>21 mmHg的眼压为病理值　　D. >21 mmHg的可能只是高眼压症　　E. 眼压在10～21 mmHg属于安全眼压，不会发生青光眼

20. 视网膜中央动脉阻塞的临床特征是 （　　）

A. 一眼突然发生无痛性完全失明　　B. 常见视网膜出血　　C. 樱桃红斑　　D. 视网膜动脉变细　　E. 视网膜混浊水肿

21. 以下哪些疾病可导致视神经炎 （　　）

A. 脱髓鞘疾病　　B. 麻疹　　C. 葡萄膜炎　　D. 带状疱疹　　E. 脑炎

22. 屈光不正包括 （　　）

A. 老视　　B. 近视　　C. 远视　　D. 散光　　E. 屈光参差

23. 由糖尿病引起的眼部并发症有 （　　）

A. 虹膜红变　　B. 新生血管性青光眼　　C. 虹膜睫状体炎　　D. 晶状体屈光度变化　　E. 白内障

24. 泪腺的生理作用包括 （　　）

A. 润滑眼球表面　　B. 防止角结膜干燥　　C. 保持角膜光学特性　　D. 杀死病原菌　　E. 抵御眼球表面异物和微生物

25. 弱视病因或诱因有 （　　）

A. 视网膜母细胞瘤　　B. 高度屈光不正　　C. 屈光参差　　D. 角膜斑翳　　E. 青光眼

二、填空题

1. 睑缘炎可分为_____、_____和_____3种。

2. 虹膜睫状体炎的并发症主要有_____、_____、_____。

3. 闭角型青光眼的主要特点是_____。

4. 视网膜脱离是指视网膜的_____与_____的分离。

5. 根据近视度数分类：轻、中度近视为_____，高度近视为_____。

三、判断题

1. 由于视盘没有感光细胞，所以形成了生理盲点。 （　　）

2. 沙眼Ⅲ期表明沙眼严重，具有传染性。（按我国分期法） （　　）

3. 睑板腺囊肿就是慢性睑板腺炎。 （　　）

4. 眼压计分为压陷式和压平式两大类。 （　　）

5. 眼底检查时，每差3个屈光度约等于1.5 mm。 （　　）

6. 毛果芸香碱可以抑制房水产生，从而降低眼压。 （　　）

7. 前房积脓性虹膜炎，口腔黏膜溃疡及外生殖器溃疡为毕夏病的三大主症。 （　　）

8. 原发性视网膜色素变性是一种具有遗传倾向的慢性、进行性视网膜色素上皮及光感受器变性的疾病。 （　　）

9. 眼底视盘边缘模糊称为视盘水肿。 （　　）

10. 有一个45岁病人需做眼底检查，应该用2%后马托品扩瞳。 （　　）

四、名词解释

1. 弱视
2. 青光眼斑
3. 泪溢
4. 屈光性近视
5. 视野

五、问答题

1. 如何诊断和治疗慢性泪囊炎？
2. 试述感染性角膜炎的病因及治疗原则。
3. 试述假性近视眼（调节痉挛）的防治要点。
4. 何谓弱视？试述弱视的病因和分类。
5. 眼球穿孔伤可造成哪些损害？

参考答案

一、选择题

1. C　2. E　3. C　4. D　5. D　6. B　7. E　8. A　9. D　10. E　11. ABC　12. ABCDE
13. ABCD　14. ABD　15. ABCDE　16. ABCDE　17. ABC　18. ABCDE　19. BCD　20. ACDE
21. ABCDE　22. BCDE　23. ABCDE　24. ABCE　25. BCD

二、填空题

1. 鳞屑性　溃疡性　眦性
2. 继发性青光眼　并发性白内障　低眼压及眼球萎缩
3. 高眼压状态下前房角关闭
4. 神经上皮层　色素上皮层
5. $-0.50 \sim -6.0\,D$　$> -6.0\,D$

三、判断题

1. √　2. ×　3. ×　4. √　5. ×　6. ×　7. √　8. √　9. ×　10. ×

四、名词解释

1. 弱视：眼球内部和外部无任何器质性病变，而矫正视力不能达到正常（<0.8）者称为弱视。
2. 青光眼斑：在急性闭角型青光眼急性发作期，晶状体前囊下有时可见小片状白色混浊，称为青光眼斑。
3. 泪溢：泪液排出受阻称为泪溢。
4. 屈光性近视：是指眼轴正常但眼的屈光力增强。产生眼屈光力增强的原因，例如角膜弯曲度大（如圆锥角膜）、晶体弯曲度增大（如白内障）。
5. 视野：是将眼球向正前方固视不动时所见的空间范围。

五、问答题

1. 慢性泪囊炎病人主诉主要是溢泪。检查时压迫泪囊区有脓液或黏液自泪小点流出，据此即可诊断。泪囊冲洗时，如反流物中有脓液或黏液，慢性泪囊炎之诊断亦可成立。

　　冲洗及滴用抗生素药水只能减轻症状，彻底治疗必须行鼻腔泪囊吻合术或泪道探通置管成形术。对于不能耐受手术者，可行泪囊摘除术，但术后泪溢症状仍会存在。

2. (1) 感染性角膜炎的病因：①细菌感染，常见有肺炎链球菌、摩-阿双杆菌、乙型溶血性链球菌、变形杆菌及铜绿假单胞菌等。②真菌感染，常见有曲霉、镰刀菌、白假丝酵母菌等。③病毒感染，常见有单纯疱疹病毒Ⅰ型、水痘-带状疱疹病毒等。

(2) 感染性角膜炎的治疗原则：①病因治疗。根据病因选用抗生素、抗真菌药或抗病毒药。局部滴药是用药的合理途径，严重者亦可合并全身用药。②皮质激素。对上皮未愈合，荧光素染色阳性者，不宜轻易使用。在能肯定病因治疗完全有效时，可慎用。③麻痹扩瞳药。并发虹膜睫状体炎者应及早使用，以防后粘连及促进虹膜睫状体炎及溃疡的痉愈。④角膜不透明体的治疗。早期积极退翳治疗，治疗半年仍无效并严重妨碍视力者，可考虑角膜移植术治疗。

3. 假性近视（调节痉挛）的防治要点如下：

(1) 从小养成良好的用眼卫生习惯，要有正确阅读姿势，不应在躺着、乘车或走路时看书。读书时，眼与阅读物的距离应保持在 30～35 cm；读书时应有良好的照明，勿在暗处或强光直接照射下看书；应避免长时间近距离阅读。工作或看电视，最好每隔 1 小时休息 10 分钟，以松弛调节功能。

(2) 建立眼的保健制度，定期做视力及眼部检查。

(3) 增强体质，注意营养，使眼部与全身均能正常发育。增加阳光下户外活动 2 h/d 对中度远近视应戴合适的眼镜矫正视力。眼镜应经常戴，才有可能保持良好视力和正常调节集合功能。假性近视多由睫状肌痉挛所致，故可使用睫状肌麻痹剂如 1% 阿托品或托吡卡胺眼药水滴眼，调节功能训练或结合雾视疗法（戴 1.5 D 的凸透镜）等使睫状肌松弛以提高视力。

4. 弱视是在视觉发育期间，由于各种原因造成视觉细胞的有效刺激不足，从而造成矫正视力低于同龄正常儿童。一般眼科检查未见黄斑中心凹异常，常常单眼发病，也有双眼发病的。发病率为 2%～4%，是一种可治疗的视力缺陷疾病。

(1) 斜视性弱视：病人有斜视，或曾有过斜视，由于眼位偏斜而发生复视，为消除或克服斜视所造成的复视和视觉紊乱，大脑视皮质中枢就抑制由斜视眼传入的视觉冲动，由于斜视眼黄斑功能长期被抑制而形成弱视。

(2) 屈光性弱视：一眼或两眼屈光不正，两眼屈光参差较大（2.5 D 以上），致使两眼视网膜成像大小不等，融合困难，于是屈光不正较重的一眼可形成弱视。单或双眼均有明显的屈光不正，在儿童期或学龄前均未进行屈光不正矫正（戴眼镜），可发生弱视。

(3) 形觉剥夺性弱视：病人存在有先天性疾病（如先天性白内障、角膜混浊、上睑下垂等），长期妨碍外界物体对视觉的刺激，因而视功能发育受到抑制，逐渐形成弱视。

5. 眼球穿孔伤可造成如下损害：

(1) 眼球组织的直接损伤：角膜穿孔较常见，伤后将遗留瘢痕，影响视力。角膜伤口较长者，常有眼内容物脱出；虹膜或破裂的晶状体囊及皮质嵌入伤口，可产生继发性青光眼；晶体损伤，发生白内障；巩膜穿孔，如伤口较大者，可发生睫状体、脉络膜、视网膜、玻璃体及晶体脱出，常伴有眼球内出血。如作用在眼球上力量过大，还可再穿通眼球，造成双穿孔伤。

(2) 眼球内感染：致伤物可带感染源入眼内，因内无血管组织，抗感染能力很差，容易造成化脓性眼内炎或全眼球炎。

(3) 异物：异物在眼内潴留，能引起炎性反应、机化物形成。金属异物经氧化分解也危害眼内组织，最终造成失明。

(4) 交感性眼炎：一眼的穿通伤或眼内异物，有时可导致健眼发生严重的葡萄膜炎症，即交感性眼炎。

§17

耳鼻咽喉头颈外科学

耳鼻咽喉头颈外科学包括耳鼻咽喉、气管、食管区域疾病的病因、临床表现、治疗及预防，以及相关头颈区域的外科学内容。随着科技的进步与发展，医学各科相互渗透和促进，拓展了耳鼻咽喉科学的范畴，耳显微外科，耳神经外科，侧颅底外科，听力学及平衡科学，鼻内镜外科，鼻神经外科（鼻颅底外科），头颈外科，喉显微外科，嗓音与言语疾病科，小儿耳鼻咽喉科等的出现，大大丰富了耳鼻咽喉科学的内容。

§17.1　耳鼻咽喉头颈外科学基本知识问答

1. 试述分泌性中耳炎的临床特点和处理原则。

分泌性中耳炎是以传导性聋及鼓室积液为主要特征的中耳非化脓性炎性疾病。本病是儿童常见的听力下降的原因，常于冬春起病，主要是上呼吸炎症所致，也可能为肿瘤或者肿瘤放疗后影响咽鼓管功能的结果。其病因主要有咽鼓管功能障碍、中耳局部感染、变态反应和气压损伤等。

（1）临床特点：①听力下降。病人有听力下降和自听增强，儿童常因看电视要调大声音，或者发音不准确而需要怀疑患分泌性中耳炎。②耳闷。耳堵棉球的感觉。③耳鸣。多为低调耳鸣，吹风样或者嗡嗡声。④耳痛。急性期可能轻微耳痛，慢性期常无此症状。⑤听力检查。常为传导性聋，个别病人因积液过多可能导致感音神经性聋。⑥声导抗。平坦型（B型图）是分泌性中耳炎的经典曲线。⑦耳内镜检。鼓膜内陷，鼓室积液征。

（2）处理原则：①抗生素。急性期酌情考虑。②通畅咽鼓管。鼻用激素，酌情使用减充血药，早期可考虑短时间口服糖皮质激素治疗。③黏液促排剂。稀化黏液，促进纤毛摆动。④咽鼓管吹张。以上为保守治疗的措施，如果保守治疗3个月效果欠佳，可以考虑行手术治疗，如鼓膜穿刺抽液，鼓膜切开术，鼓室置管和/或咽鼓管球囊扩张术等。当然，原发疾病如腺样体肥大、慢性鼻窦炎等也可能需要一并处理。

2. 试述急性化脓性中耳炎的临床特点及处理原则。

（1）临床特点：①好发于婴幼儿，因其咽鼓管短、宽、平直，致病菌易直接侵入中耳。常见致病菌为肺炎球菌、流感嗜血杆菌、链球菌、葡萄球菌等。②急性上呼吸道感染细菌侵入中耳。③急性传染病如麻疹、猩红热等，可通过咽鼓管途径并发中耳炎。④急性化脓期全身症状重，小儿可有高热、抽搐、剧烈耳痛、听力减退、烦躁不安等，鼓膜穿破流脓后，发热和耳痛迅即减轻或消失，其他症状亦改善。

（2）处理原则：使用足量抗生素，或按药敏试验选用药物，小儿不宜用耳毒性药物，并应注意全身支持疗法。鼓膜充血、膨出显著或鼓膜已穿孔流脓，但引流不畅者，应及时行鼓膜切开，以帮助引流，并用抗生素滴耳液滴耳。

3. 试述慢性化脓性中耳炎的特点和处理原则。

慢性化脓性中耳炎是中耳黏膜、骨膜或深达骨质的慢性化脓性炎症。

其临床特点为间断流脓、鼓膜紧张部穿孔和听力下降，常为急性中耳炎迁延所致，是耳科常见病，严重者可导致耳源性颅内、颅外并发症。鼓膜的穿孔须与中耳胆脂瘤所致的上皮内陷（非真性穿孔）相鉴别。

治疗原则为祛除病因、控制感染、清除病灶、通畅引流和改善听力。提高听力一般是在清除病灶的基础上行鼓室成形术。

4. 试述中耳胆脂瘤的临床特点和处理原则。

目前国际上将胆脂瘤作为一个独立的疾病进行分类，而不是像以往一样将胆脂瘤型中耳炎归为化脓性中耳炎的一种分型。中耳胆脂瘤分为先天性和后天性，而后天性又分为后天原发性和后天继发性，后者可能继发于化脓性中耳炎，但临床不常见。其临床症状与慢性化脓性中耳炎相似，但其较为特征性的表现为奇臭脓；鼓膜松弛部或紧张部后方内陷袋，袋内可见典型的像豆腐渣样的胆脂瘤。中耳胆脂瘤较易发生颅内、颅外并发症，故须尽早手术，尽量清除胆脂瘤及周围病变，尽量保留或改善听觉功能。

5. 试述耳源性脑脓肿的临床特点。

耳源性脑脓肿是指中耳乳突感染侵入颅内引起的脑脓肿，脓肿多位于颞叶，小脑次之。其临床特点如下。

（1）初期（起病期）：常有畏寒发热、头痛（偏患耳侧）、恶心呕吐、精神萎靡、嗜睡、颈部轻度强直等症状。周围血象示中性粒细胞增多，左移。脑脊液中细胞数及蛋白含量轻度或中度增高。

（2）潜伏期（隐匿期）：一般历时数周，症状常不明显，可有间歇性头痛、低热、食欲减退、嗜睡、反应迟钝等症状。

（3）显症期：脓肿逐渐增大，即可出现颅内压增高、剧烈头痛、呕吐、意识障碍、缓脉、视盘水肿等。颞叶脓肿时可出现运动性、命名性或感觉性失语，同侧偏盲，对侧面部或上下肢偏瘫。小脑脓肿则出现同侧肌张力减低，行走不稳，共济失调、轮替运动障碍、中枢性眼震等症状。

（4）终末期：脓肿破裂或形成脑疝，颞叶脓肿可引起小脑幕切迹疝，小脑脓肿可引起枕骨大孔疝，病人大多死亡。

6. 试述耳源性脑脓肿的处理原则。

（1）抗炎处理：应及早选用足量、有效、可通过血脑屏障的抗生素。特别是抗革兰阴性菌及抗厌氧菌药物联合静脉滴注。

（2）手术处理：治疗耳源性脑脓肿关键是迅速手术引流脓液，如病情危重，颅内压增高，应先考虑在 CT 定位脓肿后钻颅抽脓减压，病情稳定后再行乳突病灶清除。如病情允许，也可先行乳突根治手术，经术腔穿刺抽脓。

（3）处理脑疝：出现脑疝症状应立即静脉推注脱水剂，气管插管，辅助呼吸，及做脑脓肿穿刺引流或脓肿切除等。

（4）降低颅内压。

（5）调节水、电解质平衡。

（6）支持疗法。

7. 试述耳聋的分类及临床分型。

根据耳聋发生的时间，可分为先天性聋（聋哑症）和后天性聋两大类；根据发生部位及性质可分为传导性聋、感音神经性聋和混合性聋三类。

（1）先天性聋：

1）遗传因素：可以为显性遗传，也可以为隐性遗传和伴性遗传。部分病人常有内耳结构不发育或发育不全，或伴有外耳、中耳畸形。

2）孕、产期因素：孕期3个月以内病毒感染、耳毒性药物、早期先天性梅毒、妊娠后期毒血症、分娩时外伤、胎儿窒息等。

（2）后天性聋：

1）传导性聋：由于外耳或中耳病变，使传至内耳声能量出现不同程度的减低，毛细胞神经末梢所感受的刺激减弱，相应产生的神经冲动亦相对减弱，听力出现不同程度的减退。常见原因有：外耳道畸形、外耳道感染肿胀、外耳道肿瘤、外耳及中耳外伤、中耳急慢性炎症、中耳结核、梅毒、鼓室球体瘤、外伤鼓膜穿孔、听骨链中断、咽鼓管阻塞等。

2）感音神经性聋：由耳蜗螺旋器、听神经或大脑听区病变引起，而其中最常见的是螺旋器的损害。常见原因有噪声损害、内耳病毒感染、耳毒性药物、颅脑外伤、听神经瘤、小脑桥脑角病变、突发性聋、老年性聋。

3）混合性耳聋：如严重中耳乳突炎会损害中耳及内耳结构。

8. 试述鼻部外伤的临床特点及处理原则。

（1）临床特点：①外鼻突出于面部，易受碰撞、打击等外伤，表现为鼻肿痛、鼻出血及鼻畸形。②外伤程度决定于外力的强度及方向，以撕裂伤和鼻骨骨折多见，并常伴有鼻中隔损伤，严重者可同时有筛骨及眶壁骨折、颅底骨折及脑膜撕裂等，并可发生脑脊液鼻漏。

（2）处理原则：

1）伤口处理：以止痛、止血、伤口缝合及预防感染为主。

2）骨折修复：对鼻骨骨折的复位应有整复外形和恢复鼻功能双重要求。在外伤后2~3小时内鼻部软组织未明显肿胀时处理，或者受伤后1周左右，待软组织肿胀消退后处理，建议2周内处理。以免畸形愈合。

3）处理脑脊液鼻漏：合并有鼻漏时，取头部抬高卧位。应注意控制感染。鼻腔填塞物不可太紧或尽可能不做填塞。应避免咳嗽、打喷嚏、擤鼻和鼻腔滴药。一般2周内鼻漏可自行停止，严重者需行修补术。

9. 试述急性鼻窦炎的临床特点。

（1）急性鼻窦炎常为急性鼻炎的并发症，变态反应性体质、传染病、全身慢性疾病常为其诱因。其中以上颌窦的发病率最高，筛窦次之，额窦又次之，蝶窦少见。

（2）由于前后组鼻窦的开口彼此邻近，一窦感染可累及多窦，因此临床常见为多鼻窦炎症。

（3）常见致病菌有肺炎链球菌、葡萄球菌、卡他球菌和流感嗜血杆菌等。真菌感染较为少见。

（4）鼻窦炎常继发于上呼吸道感染和急性鼻炎，一般成人较轻，儿童较重，可有畏寒、发热、食欲不振、周身不适的全身症状。

（5）局部症状以鼻塞、流脓涕和头痛为主，急性额窦炎多为前额及眶内上角疼痛，有时累及面颊或球后，呈明显周期性，晨起及上午重，下午缓解。

10. 试述急性鼻窦炎的处理原则。

（1）非手术处理为主。原则是积极控制感染，尽快改善鼻窦引流和对症处理。抗生素的应用在可能条件下应做药敏试验，选择有效药物。

（2）局部处理一般包括用1%麻黄碱呋喃西林及短期鼻内激素滴鼻，同时可配合理疗和中药。有过敏因素者，应配合抗过敏治疗，鼻腔冲洗有助于清除鼻腔分泌物，改善微环境，有利于炎症消退。

11. 试述慢性鼻窦炎的临床特点。

（1）慢性鼻窦炎多为不伴鼻息肉的慢性鼻窦炎和伴息肉的慢性鼻窦炎两大类，常合并哮喘及慢性阻塞性肺疾病等下呼吸道疾病。

（2）临床多窦炎较单独一个鼻窦炎为多见。

（3）致病菌以流感嗜血杆菌及链球菌为多见。

（4）慢性鼻窦炎和变态反应常有密切关系，在处理中值得引起重视。

（5）临床症状以流脓性涕、持续鼻塞、头痛及嗅觉减退为主，全身症状不明显，有时可有易倦、头昏、记忆力减退等。

12. 试述慢性鼻窦炎的处理原则。

（1）病因处理：在加强病因处理的同时，要注意提高机体抵抗力及对变态反应的处理。积极改善鼻和鼻窦的通气引流，鼻内应用减充血剂和糖皮质激素，以期黏膜恢复正常。

（2）保守处理为主，手术主要为解决通气引流和清除不可逆性病变组织。

（3）对全组鼻窦炎可采用负压置换疗法，利用鼻窦压力改变将药液引入鼻窦内。对上颌窦炎，可采用上颌窦穿刺冲洗。对穿刺处理无效者，可采用鼻内镜下手术。

13. 试述变应性鼻炎的临床特点及处理原则。

（1）变应性鼻炎是机体对某些变应原敏感性增高而出现的以鼻腔黏膜病变为主的Ⅰ型变态反应，并常伴有变应性鼻窦炎，可分为常年性及季节性两型。常年性变应性鼻炎较常见，季节性变应性鼻炎又称花粉性鼻炎，常与某一季节的花粉致敏有关，我国以前者居多。本病可发生于任何年龄，但以青壮年多见。

（2）常年变应性鼻炎的变应原可以是室内粉尘、真菌、羽毛、皮毛、尘螨、工业粉尘、鱼虾、海产品、牛奶、磺胺药、抗生素、水杨酸类药物以及肥皂、化妆品、油漆、胶水、消毒剂，如苯扎溴铵、乙醇、碘酊等。

（3）临床典型症状常为阵发性鼻痒，连续喷嚏，流大量清水样涕，且有鼻塞、嗅觉减退、头痛、头昏、头胀、耳鸣等，常在与变应原接触后突然发作，发作时间持续长短与变应原密切相关。

（4）处理原则：避免接触变应原，局部应用减充血剂及糖皮质激素或口服抗组胺药及免疫疗法。

14. 试述常见的鼻腔、鼻窦恶性肿瘤的临床特点及处理原则。

（1）鼻腔、鼻窦恶性肿瘤好发于40～60岁年龄组，男女比例为3:1。

（2）病理学特点：癌多于肉瘤，癌中又以未分化癌和鳞癌为主，约占80%。

（3）原发于鼻窦的恶性肿瘤多于鼻腔恶性肿瘤，鼻窦恶性肿瘤中半数以上发生于上颌窦，筛窦次之，额窦及蝶窦少见。

（4）临床特点：以原发性恶性肿瘤为主，因鼻邻近眼眶及颅底，且部位隐蔽，早期症状少，就诊时常为晚期病人。

（5）上颌窦恶性肿瘤多见于中年男性，早期症状不明显，侵入鼻腔则出现鼻塞、流血涕；侵入眶内，可使眼球向上向前突出；侵入翼腭窝，压迫上颌神经和累及翼内肌，可出现神经痛和张口困难；侵犯牙槽骨，可引起同侧牙槽骨破坏，牙痛及牙齿松动脱落，同侧硬腭亦可隆起或溃烂。面颊部疼痛或麻木可为首发症状。

（6）筛窦恶性肿瘤，向眼眶发展则眼球向前、下、外方突出，产生复视或视力减退，侵入球后眶尖则出现眶尖综合征，向上破坏筛顶可累及硬脑膜及侵入颅内。

（7）原发于上颌窦、筛窦间角的恶性肿瘤，如肿瘤始发于筛窦而向上颌窦发展，则兼有上颌窦和筛窦恶性肿瘤的症状，并常早期出现眶内症状。

（8）原发于蝶窦的恶性肿瘤较少，但可因鼻咽、鼻腔、后组筛窦和颅内恶性肿瘤发展而被累及。

（9）鼻腔、鼻窦恶性肿瘤的处理方法，应根据肿瘤的病理类型，局部侵犯情况，病人体质全面考虑。目前一般多采用综合处理，单纯手术或单纯化疗或单纯放疗均难获满意效果。即使是采用根治手术效果也难满意。放射处理术前、术后均可采用，视具体情况而定。

15. 简述病灶型扁桃体炎的诊断依据。

（1）有反复急性发作史。

（2）如有心脏受累，则心电图可显示心律失常，偶有电压改变。

（3）白细胞总数升高，淋巴细胞增高，可见浆细胞，60%的病例红细胞沉降率增高。

（4）局部检查可见舌腭弓充血，呈暗红色，腭扁桃体有瘢痕及粘连，陷窝浅小，挤压有脓栓和脓液溢出，下颌角淋巴结肿大。

（5）应用机械的、物理的和酶类直接或间接刺激扁桃体进行诱发试验，可观察到一系列反应，如风湿病的疼痛反应，肾炎的尿蛋白、管型，红细胞改变，心电图的改变等。

（6）抗链球菌溶血素 O 反应，一般偏高。

（7）每当扁桃体发炎后可出现上述各项检查异常反应。

16. 试述咽后脓肿的临床特点。

（1）由咽后间隙淋巴结感染而引起，婴幼儿咽后间隙内淋巴结未萎缩，故本病多发于3

岁以下婴幼儿。

（2）临床常先有上呼吸道感染，若未能及时处理，病情发展，可出现发热、咽痛、拒食、反呛等症状，并可有不同程度的呼吸困难和语言含糊，似口中含物。

（3）患儿常头稍后仰偏向患侧，颈淋巴结肿大，压痛。

（4）检查可见口咽或喉咽后壁隆起，局部黏膜充血，脓肿偏咽后壁一侧。检查时动作宜轻巧，以防脓肿突然破裂，脓液吸入呼吸道而导致窒息。

（5）颈侧位 X 线片检查，示颈椎前软组织隆起。颈椎结核引起者，可有骨质破坏征象。

17. 试述咽后脓肿的处理原则。

（1）全身应用抗生素和支持疗法。可经口切开引流：病人应仰卧、头低位，在直视和有效抽吸下，先穿刺抽到脓液后，做纵形 1 cm 切开，用血管钳扩张切口，抽尽脓液。

（2）脓肿抽尽后，若呼吸困难仍无好转，可行气管切开。

（3）成人咽后脓肿多为结核性，发生于椎前间隙内，可采用多次穿刺抽脓，同时注入抗结核药物，不可在咽部切开。

18. 试述鼻咽纤维血管瘤的临床特点。

用"男性青春期出血性鼻咽血管纤维瘤"命名，容易记住以下临床特点：

（1）好发于青年男性，常发生于 10～25 岁。

（2）病理组织改变虽属良性，但由于反复出血，瘤体不断扩展，侵蚀颅底、鼻腔、鼻窦、眼眶等骨壁，可导致各种严重并发症。

（3）常见症状为进行性鼻塞和反复小量或大量鼻出血，病人常有贫血。

（4）瘤体可扩张侵入鼻窦、眶内、翼腭窝、颞窝、面颊部及颅内，并出现眼球突出，面颊部隆起，张口困难，头痛等症状。

19. 试述鼻咽纤维血管瘤的处理原则。

（1）术前 CT、MRI 检查，可了解瘤体基底部位及累及范围。DSA 可了解肿瘤的血供及其范围，并行血管栓塞，以减少术中出血。

（2）不应在无准备条件下做活体组织检查，以防引起严重大出血。

（3）处理原则以手术切除为主，术时可先结扎颈外动脉或行 DSA 血管栓塞和施行控制性低血压，以减少失血量。

20. 试述鼻咽癌的临床特点。

（1）鼻咽癌有明显的地域分布及种族分布特点，我国南方广东、广西、湖南、福建、江西和台湾是世界鼻咽癌高发区，欧洲、美洲、大洋洲等少见。

（2）鼻咽癌高发年龄组为 40～50 岁，男性发病率为女性的 2～3 倍。

（3）鼻咽癌的发生与遗传、病毒及环境因素等有关，特别是鼻咽癌与 EB 病毒感染有密切关系，表现在鼻咽癌病人血清对 EB 病毒各种特异性抗原（壳抗原 VCA、早期抗原 EA、膜抗原 MA、核抗原 EBNA 等）有抗体反应，其几何平均滴度随病情的变化而波动大，因此临床应用 VCA-IgA 及 EA-IgA 作为鼻咽癌诊断及预后观测指标之一。

（4）98％的鼻咽癌属低分化鳞癌，恶性程度高，发展快，短期内即可出现颈部淋巴结转移和脑神经侵犯，且常为病人首次就诊的症状。

（5）鼻咽癌发病部位隐蔽，早期病变常不易被发现。对痰中带血或涕血，一侧耳闭，听力下降，或颈深上段淋巴结肿大，或出现复视、三叉神经痛等病人，一定要详细做鼻咽部检查。

21. 试述鼻咽癌的处理原则。

鼻咽癌处理以放射治疗为首选，可辅以鼻咽腔内后装（内照射）处理。对放疗后残灶或局部复发可考虑手术、化疗或光辐射（激光加光敏剂）处理。

22. 试述急性喉、气管、支气管炎的临床特点。

（1）本病是一种喉、气管及支气管黏膜的急性弥漫性炎症，多发于冬季，多见于 2 岁以下儿童。小儿在患麻疹、流行性感冒、猩红热等急性传染病过程中可并发此病。

（2）急性发作，全身症状明显，常有高热，除有声嘶及哮吼性干咳外，因下呼吸道黏稠分泌物和炎症使支气管及细支气管受阻，患儿开始为吸入性呼吸困难，继而出现吸气、呼气均有困难。

（3）肺部呼吸音粗糙，有干、湿啰音。X 线胸片有助诊断。

23. 试述急性喉、气管、支气管炎的处理原则。

（1）应用足量、广谱抗生素控制感染。为减轻喉阻塞症状，可加用糖皮质激素。

（2）有明显喉阻塞症状或下呼吸道分泌物不易咳出时，应及时行气管切开术，并可滴入抗生素和糜蛋白酶，并采用超声雾化吸入或蒸汽吸入以助抗炎和分泌物的排出。

（3）注意全身支持疗法，注意调节水、电解质平衡，注意心脏情况。

24. 试述急性喉梗阻的常见病因、临床特点。

因喉部或其邻近组织病变引起声门区阻塞或狭窄，出现呼吸困难，称为喉梗阻。

（1）常见病因：①急性喉、气管、支气管炎，急性会厌炎，喉结核。②喉外伤，如挤压伤、切伤、化学或热灼伤。③喉部或气管异物。④过敏性喉水肿。⑤喉部肿瘤，包括良性及恶性肿瘤。⑥双侧声带麻痹。⑦喉先天性畸形，如喉软骨畸形、喉蹼等。

（2）临床特点：①以吸气性呼吸困难为主，伴有喉喘鸣和三凹征。②病变位于声带则伴有声嘶。③发绀。

25. 试述急性喉梗阻的处理原则。

（1）维持呼吸道通畅，Ⅰ度呼吸困难（安静时无喉阻塞症状）和Ⅱ度呼吸困难（安静时有轻度喉阻塞症状），可在严密观察下进行对症处理。Ⅲ度呼吸困难（喉阻塞症状明显）应先行气管切开改善呼吸，再配合相应处理。Ⅳ度呼吸困难应行紧急气管切开，抢救生命。

（2）在处理呼吸困难同时，应特别注意病因处理及全身支持疗法。炎症引起者应使用足量有效抗生素及糖皮质激素，同时要注意监测心肺功能。

26. 试述喉癌的临床分型。

喉癌以鳞癌为主，腺癌及肉瘤极少见。男女发病之比为 7：1。根据癌肿起源部位，可将喉癌分为声门上型（包括声带以上部位如会厌，杓状会厌襞，室带，喉室及杓间区），声门型（声带及前、后联合），声门下型（声带以下，不包括声带底面）。

27. 试述喉癌的诊疗要点。

（1）声门型出现声嘶早，早期诊断率高。声门上型及声门下型晚期症状才较明显，就诊者晚期病人多，且常伴有颈淋巴结转移。

（2）CT、MRI扫描有助于了解肿瘤范围和软骨破坏情况。

（3）纤维喉镜检查及取组织病检是重要的诊断方法。

（4）手术处理是主要手段，应根据病灶部位和侵犯范围行水平半喉、垂直半喉或全喉手术切除。全喉切除术后，可训练食管发音或采用电子喉等恢复发音功能。

（5）颈淋巴结有转移者，应行颈淋巴廓清术。

（6）放射治疗适应证如下：①早期声带癌，声带运动正常。②病变小于1 cm的声门上癌。③全身情况差，不宜手术。④病变范围广，术前放射治疗。

28. 简述气管、支气管异物的临床特点。

（1）3岁以下儿童喉保护功能尚不健全，且常有置物于口中的习惯，在进食时易哭、易笑，故易发生气管、支气管异物梗阻。全身麻醉或昏迷病人也可将异物吸入气管。

（2）气管异物多于支气管异物。而右侧支气管因管腔较大，且其与气管轴线角度小于左侧，所以右侧支气管异物比左侧支气管异物多3～4倍。

（3）气管、支气管异物所引起的局部反应决定于异物的性质、大小、粗糙程度和停留时间。植物性异物反应最重，铁、铜等金属异物次之，玻璃、石子、塑料引起的异物反应则较轻。

（4）刺激性咳嗽、呼吸功能障碍及呼吸道感染是呼吸道异物特征。

（5）由于抗生素的广泛使用，症状多不典型。因此，对疑有异物史的儿童，应全面、仔细进行体格检查及X线检查。

29. 简述气管、支气管异物的处理原则。

（1）不同性质异物引起的反应不同。对植物性异物患儿，应注意全身支持疗法及抗感染处理，注意监测心、肺功能，及时纠正失水、酸中毒。

（2）处理原则：大多应经口取出，可采用直接喉镜下取出法和支气管镜内取出法。若异物过大或形状不规则而不易通过声门区时，可考虑行气管切开取出异物。

（3）异物取出后，应密切观察患儿。有肺不张者，应了解肺不张改善情况，并应注意病儿呼吸情况。若术后呼吸困难改善不明显，应确定有否气胸或异物残留。

30. 简述食管异物的临床特点。

（1）症状、体征与异物大小、形态、性质、停留的部位、停留时间及有无感染有关。

（2）吞咽困难，异物嵌顿于环后及食管入口时，吞咽困难明显。

（3）吞咽疼痛，尖锐异物或继发感染时疼痛较重，异物位于食管上段，疼痛部位多在颈下段或胸骨上窝。异物位于中段，常表现为胸骨后疼痛。

（4）咯血、便血、胸骨后疼痛及胸背疼痛是异物损伤大血管的危险征象。

（5）大型异物可压迫气管后壁，尤其是幼小儿童，可导致其呼吸困难。

31. 简述食管异物的处理原则。

（1）详细询问病史：了解异物的停留时间，异物性质、形态、大小。

（2）口咽及间接喉镜检查：了解口咽及下咽有否异物及梨状窝有否积痰。

（3）X线检查：颈、胸正侧位平片，必要时食管吞钡检查。

（4）食管镜检查及取异物。

（5）抗感染处理及全身支持疗法。

32. 试述阻塞性睡眠呼吸暂停综合征的临床特点。

（1）上呼吸道狭窄或堵塞，主要表现为鼻和鼻咽、口咽和软腭，以及舌根部三个层面的狭窄。

（2）肥胖、舌体肥厚及软腭与咽侧壁脂肪沉积。

（3）内分泌功能紊乱，如肢端肥大症、甲状腺功能减退症等病人。

（4）诊断标准：多导睡眠描记仪检查，成人 7 小时夜间睡眠时间内，发生口、鼻气流停止流通大于 10 秒且睡眠呼吸暂停低通气指数（AHI）大于 5。

33. 试述阻塞性睡眠呼吸暂停综合征的处理原则。

（1）诊断阻塞性睡眠呼吸暂停综合征时，应注意排除中枢性及混合性睡眠呼吸暂停。

（2）非手术处理：采用侧卧睡眠姿势，减肥，禁烟酒，用无创气道正压通气治疗。

（3）手术处理：可行腭垂腭咽成形术或腭咽成形术，对同时患有鼻息肉、鼻中隔偏曲、扁桃体炎、腺样体肥大者应先行处理，再行腭咽成形术。

34. 试述艾滋病在耳鼻咽喉头颈部的临床特点。

40％～70％的艾滋病病人在耳鼻咽及喉头颈部有病征表现，严重影响呼吸和吞咽功能。

（1）耳部：外耳出现紫红色卡波西（Kaposi）肉瘤，感染卡氏肺囊虫、发生鼓室积液及机会性感染性中耳炎等。可出现耳鸣、眩晕，感音神经性聋及面瘫等症状。

（2）鼻及鼻窦：可发生疱疹病毒感染，产生外鼻巨大溃疡，引发鼻部卡波西肉瘤、淋巴瘤及机会性感染性严重鼻炎与鼻窦炎。

（3）口腔及咽喉部：42％的 HIV 感染者伴有口腔及咽部假丝酵母菌感染及卡波西肉瘤，如波及喉部则导致声嘶、喉喘鸣及喉阻塞，如波及食管则产生吞咽痛及吞咽困难。

（4）颈部：可引发卡波西肉瘤、非霍奇金淋巴瘤及分枝杆菌感染，出现颈部淋巴结迅速增大的颈部肿块。常发生头颈部鳞状细胞癌。

35. 试述艾滋病在耳鼻咽喉头颈部病变的处理原则。

（1）处理前必须根据病史、卡波西肉瘤波及范围、机会性感染表现（卡氏肺囊虫感染）等的临床特征，以及免疫功能缺陷指标及 HIV 实验室阳性结果做出准确诊断。

（2）抗 HIV 药，包括反转录抑制药和蛋白酶抑制药。

（3）免疫调节药物干扰素 α 及 IL﹣2 等可改善机体防御功能。

（4）防治机会性感染疾病。

（5）手术处理：机会性感染性中耳炎及鼻窦炎，除敏感药物处理外，严重者应采用积极措施改善引流，如鼓膜切开术、乳突凿开术、上颌窦穿刺术与功能性鼻内镜鼻窦术。喉阻塞致呼吸困难应做气管切开，食管感染致吞咽困难应做食管镜检查与相关处理。

一、选择题

【A型题】

1. 急性化脓性中耳炎早期最有效的处理是 （　　）

A. 抗生素全身应用及滴耳　　B. 抗生素全身应用　　C. 抗生素溶液滴耳　　D. 2％酚甘油滴耳

E. 咽鼓管吹张

2. 婴幼儿容易发生急性化脓性中耳炎的主要原因是 （　　）

A. 咽鼓管短、宽、平直　　B. 咽鼓管峡部较窄　　C. 咽鼓管发育不成熟　　D. 婴幼儿抵抗力低

E. 婴幼儿上呼吸道感染较常见

3. 在慢性化脓性中耳炎的诊断中，哪一项是最必需的检查 （　　）

A. 耳部 X 线摄片　　B. 耳镜　　C. 听力　　D. 咽鼓管吹张　　E. 平衡功能

4. 中耳胆脂瘤最危险的并发症是 （　　）

A. 面瘫　　B. 耳后瘘管　　C. 颅内并发症　　D. 迷路炎　　E. 颈深部感染

5. 中耳胆脂瘤施行乳突根治手术的目的，下列哪项是最重要的 （　　）

A. 修补鼓膜　　B. 保存听力　　C. 清除病灶，预防颅内、外并发症　　D. 改善中耳腔内压力

E. 防止发生眩晕症

6. 鼻外伤引起的脑脊液鼻漏的处理，下述哪项不正确 （　　）

A. 降低颅内压　　B. 鼻腔内药物腐蚀疗法　　C. 鼻腔填塞　　D. 预防感染　　E. 保守治疗无效

者应手术治疗

7. 急性鼻窦炎的临床表现，下述哪项是错误的 （　　）

A. 常为多窦感染　　B. 全身症状明显　　C. 头痛重，有时间规律　　D. 处理以全身用抗生素为主

E. 立即做上颌窦根治术及筛窦开放术

8. 急性化脓性额窦炎出现头痛的时间是 （　　）

A. 夜间　　B. 傍晚　　C. 上午　　D. 下午　　E. 清晨

9. 鼻腔鼻窦恶性肿瘤临床特点，下述哪项是错误的 （　　）

A. 好发于 40～60 岁年龄组　　B. 病理以鳞癌为主　　C. 大多数为蝶窦癌　　D. 以原发为主

E. 就诊时晚期病人多

10. 鼻咽纤维血管瘤的致命危险是 （　　）

A. 中颅底的骨质破坏　　B. 大出血　　C. 局部压迫　　D. 吞咽障碍　　E. 呼吸障碍

11. 鼻咽癌的处理首先应选择 （　　）

A. 手术疗法　　B. 化疗　　C. 放疗　　D. 对症处理　　E. 中药处理

12. 对咽后壁脓肿行检查或处理时，患儿体位应是 （　　）

A. 坐位　　B. 平卧位　　C. 侧卧位　　D. 半卧位　　E. 仰卧垂头位

13. 急性喉梗阻的主要症状是 （　　）

A. 吸气性呼吸困难　　B. 喉痛　　C. 呼气性呼吸困难　　D. 吞咽困难　　E. 阵发性咳嗽和呕吐

14. 对小儿喉、气管、支气管炎施行气管切开的适应证为 （　　）

A. Ⅰ度呼吸困难　　B. Ⅱ度呼吸困难　　C. Ⅲ度呼吸困难　　D. Ⅳ度呼吸困难　　E. 严重声嘶、

咳嗽

15. 耳源性颅内并发症有 （　　）

A. 脑膜炎　　B. 迷路炎　　C. 脑脓肿　　D. 面瘫　　E. Beseld 脓肿

16. 鼻出血的主要局部原因包括 （　　）

A. 鼻和鼻窦外伤　　B. 鼻中隔疾病　　C. 鼻腔炎症　　D. 肿瘤　　E. 变应性鼻炎

17. 诊断腺样体肥大，下列哪些检查有价值 （　　）

A. X线鼻咽侧位片　　B. CT扫描　　C. 鼻咽部触诊　　D. 颈部触诊　　E. 纤维鼻咽镜检查

18. 鼻咽癌的发病特点为 （　　）

A. 无地域分布及种族分布特点　　B. 黄种人鼻咽癌发病率高　　C. 鼻咽癌高发于少年　　D. 鼻咽癌与EB病毒感染有密切关系　　E. 鼻咽癌与饮酒有密切关系

19. 急性会厌炎的临床表现为 （　　）

A. 发热　　B. 咽喉痛　　C. 咳血　　D. 呼吸困难　　E. 吞咽困难

20. 下列哪些部位癌可称为声门上型癌 （　　）

A. 会厌　　B. 真声带　　C. 室带　　D. 杓状会厌襞　　E. 杓间区

二、填空题

1. 分泌性中耳炎的临床特征为_____聋和_____。声导抗提示为_____型图。

2. 中耳胆脂瘤可发生鼓膜_____或_____穿孔，脓臭，并带有_____。乳突X线片可显示鼓隐窝、_____和_____有边缘整齐的圆形透光区。

3. 常见的耳源性颅内并发症有_____、_____、_____、_____。

4. 急性鼻窦炎应以_____为主，处理原则为_____、_____。

5. 上颌窦穿刺是诊断和处理_____的有效处理办法。

6. 鼻腔、鼻窦恶性肿瘤以_____为主，因部位隐蔽，_____症状少，就诊者多为_____。

7. 急性喉梗阻临床特点以_____为主，伴有_____和_____，多数还伴有_____。

8. 喉癌病理类型以_____为主，根据癌肿起源部位可分为_____、_____和_____3型。

9. 喉梗阻常见病因是_____、_____、_____、_____、_____。

10. 小儿气管、支气管异物最典型的症状是_____和_____。

三、判断题

1. 急性化脓性中耳炎常为急性上呼吸道感染或急性传染病的并发症。 （　　）

2. 单纯型慢性化脓性中耳炎一般均应考虑行乳突根治术，以清除病灶。 （　　）

3. 中耳胆脂瘤的重要诊断依据是听力改变。 （　　）

4. 迷路炎和面瘫属耳源性颅内并发症。 （　　）

5. 由于鼻窦开口解剖位置彼此邻近，因此一窦感染常累及多窦。 （　　）

6. 变应性鼻炎可分为常年性和季节性两型，季节性鼻炎又称花粉性鼻炎，且较常见。 （　　）

7. 鼻腔、鼻窦恶性肿瘤以鳞癌为主，肉瘤较少见。 （　　）

8. 成人咽后结核性脓肿，病变位于咽后间隙。 （　　）

9. 临床诊断为鼻咽纤维血管瘤的病人都应做病理活检，以求获得确切诊断。 （　　）

10. 喉癌的病因可能与严重吸烟、饮酒、空气污染、病毒感染及癌前期病变有关。 （　　）

四、名词解释

1. 咽鼓管

2. 脑脊液鼻漏

3. 鼻中隔偏曲

4. 慢性咽炎

5. 喉痉挛

五、问答题

1. 简述听功能检查的主要类型及其所包含的主要检查项目。

2. 简述梅尼埃病的常见临床症状。

3. 试述上颌窦恶性肿瘤的临床表现。

4. 试述鼻源性头痛的特点。

5. 简述耳源性眩晕的常见病因及临床特点。

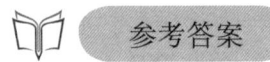

参考答案

一、选择题

1. B　2. A　3. B　4. C　5. C　6. C　7. E　8. C　9. C　10. B　11. C　12. E　13. A　14. C

15. AC　16. ABCD　17. ABCE　18. BD　19. ABDE　20. ACDE

二、填空题

1. 传导性　鼓室积液　B

2. 松弛部　紧张部后上边缘　胆脂瘤样物　鼓窦　乳突

3. 耳源性脑膜炎　耳源性脑脓肿　乙状窦血栓性静脉炎　硬脑膜外脓肿

4. 非手术处理　控制感染　尽快改善鼻窦引流

5. 慢性化脓性上颌窦炎

6. 原发　早期　晚期

7. 吸气性呼吸困难　喉鸣　三凹征　声嘶

8. 鳞癌　声门上型　声门型　声门下型

9. 各种喉部急性炎症及特异性慢性炎症　喉外伤　喉部肿瘤　喉、气管异物　过敏性喉水肿

10. 阵发性咳嗽　吸气性喘鸣

三、判断题

1. √　2. ×　3. ×　4. ×　5. √　6. ×　7. √　8. ×　9. ×　10. √

四、名词解释

1. 咽鼓管：沟通鼓室与鼻咽的管道，成人全长约 35 mm，是维持中耳气压与外界一致的重要通道。

2. 脑脊液鼻漏：脑脊液经颅前窝底、颅中窝底或其他部位的先天性或外伤性骨质缺损、破裂或变薄处，流入鼻腔，称为脑脊液鼻漏。

3. 鼻中隔偏曲：是指鼻中隔偏向一侧或两侧，或局部有突起，并引起鼻腔通气障碍或产生症状者。

4. 慢性咽炎：为咽部黏膜、黏膜下及淋巴组织的弥漫性炎症，常为上呼吸道慢性炎症的一部分，多见于成年人。病程长，症状顽固，较难治愈。

5. 喉痉挛：系喉内痉挛性疾病，多见于 2～3 岁婴幼儿，也可见于成人。小儿喉痉挛可能与血钙过低有关。多发生于营养不良、体弱或佝偻病的儿童。成人喉痉挛与局部刺激、神经系统疾病有关。

五、问答题

1. 听功能检查包括主观测听法和客观测听法两大类。

（1）主观检查的主要项目：语音检查法、表试验、音叉试验、纯音听阈及阈上功能测试、Bekesy 自描听力计检查、语言测听、儿童的行为测听等。

（2）客观检查的主要项目：声导抗检查、听觉诱发电位检查、耳声发射检查等。

2. 梅尼埃病的常见症状为：眩晕、耳鸣、耳聋和其他症状。

3. 上颌窦恶性肿瘤的临床表现：

（1）早期临床表现：①单侧脓血鼻涕，晚期可有恶臭味。②单侧面颊部疼痛或麻木感，肿瘤侵犯眶下神经所致。③单侧鼻塞，多为进行性，肿瘤推压鼻腔外侧壁内移，或破坏鼻腔外侧壁侵入鼻腔所致。④单侧上列磨牙疼痛或松动，肿瘤向下侵及牙槽所致。

（2）后期临床表现：①面颊部隆起或形成瘘管、溃烂。②肿瘤压迫鼻泪管或破坏眶底可致泪溢、眼球向上移位、眼肌麻痹、复视等。③硬腭隆起甚至溃烂、牙槽变形、增厚和牙齿松动或脱落。④顽固性神经痛和张口困难。⑤面部隆起，头痛，耳痛等。⑥颈淋巴结肿大。

4. 鼻源性头痛的特点：①一般都有鼻部症状，如鼻塞、脓涕等，多在窦内脓性物排出后缓解。②鼻急性炎症时加重。③多为深部头痛。④鼻腔黏膜收缩或使用表面麻醉剂后，头痛可以减轻。⑤头痛有一定部位和时间规律。

5. 耳病（主要是内耳疾病）引起的眩晕统称为耳源性眩晕。引起眩晕的常见耳病有良性阵发性位置性眩晕、梅尼埃病、前庭神经炎、迷路炎或迷路瘘管、迷路外伤、迷路膜破裂、药物性前庭耳蜗损害、听神经瘤、晕动病等。耳源性眩晕的临床特点为：

（1）常为突然起病，眩晕剧烈，持续数小时到数日，可自然缓解，常反复发作。

（2）病人感自身或外物旋转性眩晕，常伴耳鸣、耳聋、恶心、呕吐、冷汗、面色苍白、血压下降等自主神经症状，但无意识障碍和其他脑神经症状。

（3）发作期一般都有强弱不等的水平性或旋转性自发性眼震，眼震有快相和慢相，方向固定。

（4）前庭功能检查：功能减退，可有前庭重振现象。

§18

口腔科学

口腔科学的内容不仅包括维护牙齿、牙周及黏膜等组织的健康，最大限度地恢复牙齿的功能，而且还包括口腔颌面部感染、损伤、肿瘤以及先天性畸形、颞下颌关节病变等相关疾病的防治。随着口腔器械设备、材料、技术的迅速发展，口腔科学理论也在不断更新，保存牙齿的概念更加广泛，很多原来无法治疗的牙齿通过种植牙等手段得以保存下来。

§18.1　口腔科学基本知识问答

1. 简述牙髓组织结构的临床意义。

牙髓虽位于髓腔内，但却凭借成牙本质细胞突起与外界有着密切的联系。任何物理和化学的刺激加到牙本质表面时，与该部位相应的牙髓组织必然发生反应。若所受刺激是慢性的、较弱的，则可引起修复性牙本质形成，并可部分造成牙髓组织的各类退行性变；若所受的刺激强烈，则可发生炎症反应。当牙髓发生炎症时，由于牙髓内的血管管壁薄，易于扩张、充血及渗出，使髓腔内的压力增大，而四周又为坚硬的牙本质壁所包围，无法相应扩张以减轻压力，牙髓神经末梢受压而产生剧烈疼痛。

牙髓内的神经在受到外界刺激后，常反应为痛觉，而不能区分冷、热、压力及化学变化等不同感受。这可能是因为牙髓缺乏对这些刺激的感受器。此外，牙髓神经还缺乏定位能力，故牙髓炎病人往往不能准确指出痛牙的部位。

牙髓是结缔组织，有修复再生的能力。但由于受牙髓的解剖条件所限，其修复再生能力是有限的。当牙髓受到非感染性的较轻损伤时，修复一般是良好的。对于新鲜暴露的牙髓，经适当的临床治疗后，牙髓内的未分化间叶细胞可分化为成牙本质细胞，形成牙本质桥。而当牙髓由于感染而发生炎症时，则完全的修复性再生是困难的。这对临床牙髓病的治疗具有参考价值。

2. 试述修复性牙本质的定义。

修复性牙本质又称第三期牙本质。无论是由龋病造成的细菌侵入，还是口腔科钻针造成的热损伤，或是牙本质因磨损暴露后受到机械的、温度的、化学的外界刺激，这些对牙齿的刺激均能造成受累区域的成牙本质细胞的破坏。牙髓中的成纤维细胞或间充质干细胞能转变为具有成牙本质细胞功能的细胞分泌基质，产生矿化作用，在受损伤处相应髓腔壁上形成牙本质，称为修复性牙本质。

3. 简述成釉细胞瘤的病理特征。

成釉细胞瘤是一种常见的牙源性上皮性肿瘤，约占牙源性肿瘤的60%以上。上下颌均可发生，下颌较上颌多见，其中下颌磨牙区和下颌升支部为最常见发病部位。依据临床病理行为的不同，可分为实性/多囊型、骨外/外周型、促结缔组织增生型、单囊型。经典的实性/多囊型成釉细胞瘤，肉眼可见肿瘤大小不一，可由小指头至小儿头般大。剖面常见有囊性和实性两种成分，通常在实性肿瘤的背景下，可有多处囊性区域，故又称多囊型。囊腔内含黄色或褐色液体。实性区呈白色或灰白色。组织学上，典型成釉细胞瘤的上皮岛或条索由两类细胞成分构成，一种为瘤巢周边的立方或柱状细胞，核呈栅栏状排列并远离基底膜，类似于成釉细胞或前成釉细胞；另一种位于瘤巢中央，排列疏松，呈多角形或星形，类似于星网状层细胞。依据组织结构和细胞形态，可分为滤泡型、丛状型、棘皮瘤型、颗粒细胞型、基底细胞型和角化成釉细胞瘤。

4. 简述多形性腺瘤的病理特点。

多形性腺瘤是最常见的唾液腺肿瘤，多发生于腮腺。肉眼观察，多呈不规则结节状。剖面多为实性，灰白色或黄色，有白色条纹，可见囊腔形成，囊腔内含透明黏液，有时可见浅蓝色透明的软骨样组织或黄色的角化物，偶见出血及钙化。肿瘤界限清楚，周围有厚薄不一的包膜，多数肿瘤包膜完整，但是以黏液样结构为主的肿瘤或发生于小唾液腺者包膜可不完整或无包膜。光镜观察，肿瘤细胞的类型多样，组织结构复杂。其基本结构为腺上皮组成的腺管样结构、肌上皮结构、黏液样组织和软骨样组织。

5. 试述婴幼儿口腔黏膜假丝酵母菌感染的临床表现。

多好发部位为唇、舌、颊、软腭及硬腭等部位黏膜。婴幼儿多表现为假膜。最初，受损黏膜充血、水肿，随后表面出现散在的凝乳状斑点，并逐渐扩大而相互融合，形成白色稍凸的片状假膜。假膜由纤维蛋白、脱落的上皮细胞、炎症细胞等构成，内含菌丝。婴儿全身反应多不明显，部分婴儿可有体温轻度升高，拒食与啼哭不安等症状多见。

6. 龋齿的牙体修复过程中窝洞预备的原则有哪些？

（1）除净龋坏牙体组织、感染牙本质，消除感染源，终止龋病过程，避免产生继发龋。

（2）牙体修复是一种生物性治疗技术，在活的牙齿组织上进行治疗。在治疗的全过程中必须充分考虑牙体和牙齿周围组织的特殊生物学特性，严格遵守保守治疗的原则，尽可能地保留健康的牙体组织，在保护牙髓牙本质复合体的前提下开展手术治疗。

（3）采用生物力学和机械力学的基本原理预备窝洞，包括抗力形和固位形结构，确保既防止充填体的松动、脱落，又防止因过度磨除牙体组织造成的牙齿折裂。

7. 试述颌面部的解剖特点及临床意义。

（1）颌面部位置外露，故易受外伤，但罹患疾病后易早期发现而得到及时治疗。

（2）颌面部血管丰富，故抗感染力强，伤口愈合快，但伤后出血多，组织肿胀明显。

（3）颌面部解剖结构复杂，内有面神经、三叉神经、涎腺及其导管等，损伤后会发生面瘫、麻木及涎瘘等并发症。

（4）颌面部皮肤向不同方向形成自然皮纹，故手术切口设计应沿皮纹方向，且部位较隐蔽，如此伤口愈合后瘢痕相对不明显。

（5）颌面部常因先天性或后天性的疾病，导致颌面部畸形和功能障碍。

（6）颌面部与颅脑及咽喉毗邻，当发生炎症、外伤、肿瘤等疾病时，容易波及颅内和咽喉部。

8. 试述颌面颈部淋巴结检查的意义及检查方法。

对口腔颌面部炎症和肿瘤病人的诊断和治疗具有重要意义。检查时病人取坐位，检查者立于病人的右前或右后方，病人头稍低，略偏向检查侧，以使皮肤、肌群松弛，以便于触诊。检查者手指紧贴检查部位，按一定顺序由浅入深滑动触诊。一般顺序为：枕部、耳后、耳前、腮腺、颊部、下颌下及颏下；顺胸锁乳突肌前后缘、颈前后三角直至锁骨上窝。仔细检查颈深、浅淋巴结。触诊检查淋巴结时，应注意肿大淋巴结所在的部位、大小、数目、硬度、活动度、有无压痛、波动感，以及与皮肤或基底部有无粘连等情况。应特别注意健侧、患侧的对比检查。

9. 试述牙髓切断术的定义及其适应证。

年轻恒牙牙髓切断术是在局部麻醉下去除冠方牙髓组织，用盖髓剂覆盖牙髓创面以保存根部正常牙髓组织，使之继续发挥生理功能，并促进牙根部继续发育的方法。适应证为发生于根尖未发育完成的年轻恒牙的龋源性、外伤性或机械性露髓。

10. 试述常见的口腔不良习惯及其危害。

（1）吮指习惯：吮指多为吮拇指或示指，一般从婴儿 3～4 月龄开始出现，2 岁以后逐渐消失。但如果这种习惯持续到 3 岁以后，会出现牙列或颌骨的改变，可能造成明显的牙列和面部的畸形。有吮指习惯者，常见被吮的手指有胼胝，甚至出现指弯曲。

（2）吐舌习惯：成熟的吞咽模式特点为唇部的放松，舌体位于上颌切牙之后，升颌肌群收缩向上提升下颌直到上下颌后牙接触。这种成熟的吞咽模式在儿童 4～5 岁以后方能被观察到。舌体位置的异常及吞咽时舌体偏离正常位置，通常被认为与前牙开𬌗及上颌切牙前突有关。患儿有伸舌习惯时，经常将舌尖伸在上下颌牙齿之间，形成开𬌗，致上下颌牙齿无接触，若此习惯长期持续，由于舌的中央厚于两侧边缘，所以开𬌗间隙呈梭形，两侧后牙咬合尚属正常范围。

（3）异常唇习惯：咬唇习惯多发生在 6～15 岁。以咬下唇多见，女孩较男孩多见。可导致慢性唇炎、面部畸形和颞下颌关节紊乱综合征。

（4）口呼吸：其临床表现有下颌及舌下降，唇肌松弛，开唇露齿，唇外翻，上颌前牙前突，上颌牙弓狭窄，腭穹高拱，形成开𬌗和长面畸形。

（5）偏侧咀嚼：单侧乳牙或恒牙早失，或一侧锁𬌗不能咀嚼，或单侧龋损严重，因此只能用对侧牙齿咀嚼，久之成为习惯，难以改正。主要症状为下颌牙弓出现偏移，下颌前牙中线也向对侧偏移。

（6）夜磨牙习惯：约有 15％ 的儿童和青年人有一定程度的夜磨牙习惯。这会造成磨牙的牙齿牙釉质过快磨耗，使颞下颌关节区出现颞下颌关节紊乱综合征。目前对夜磨牙的病因学争论较多，其中牙源性的因素及精神因素是争论的焦点。

11. 试述牙周袋的临床特征。

牙周袋的临床特征：①牙龈呈暗红色；②牙龈质地松软；③牙龈表面光亮，点彩消失；④有时龈色粉红，且致密；⑤探诊后出血，有时疼痛；⑥有时牙周袋内溢脓。

12. 口腔颌面部局部麻醉的并发症有哪些？

口腔颌面部局部麻醉的并发症有晕厥、过敏反应、中毒反应、注射区疼痛和水肿、血肿、感染、黏膜溃疡。注射针折断、暂时性面瘫、感觉异常、牙关紧闭及暂时性复视或失明亦有发生。

13. 试述颌面部急性牙源性感染和腺源性感染的区别。

（1）牙源性感染：病原为冠周炎、根尖周炎等。多发生于青壮年，病程进展较急，早期有高热，颌面部皮肤有明显炎症。临床上无明显浆液期炎症过程，早期形成脓肿，张口受限严重，切开有多量脓液。

（2）腺源性感染：病原为扁桃体炎、淋巴结炎等。多发生于儿童，病程进展较缓慢，早期为低热，皮肤无明显炎症。临床上有浆液期炎症过程，晚期始形成脓肿，张口受限轻，切开有少量稠脓液。

14. 口腔颌面部损伤病人在发生阻塞性窒息时应如何急救？

（1）及早清除口、鼻腔及咽喉部异物：迅速用手指或器械掏出或用吸引器吸出堵塞物，保持呼吸道通畅。

（2）将后坠的舌牵出：可在舌尖后约 2 cm 处用大圆针和 7 号线穿过舌的全层组织，将舌拉出口外，并使病人头部垫高，采取侧卧位或俯卧位，以利于口腔分泌物或呕吐物的引流，彻底清除阻塞物，解除窒息。

（3）悬吊下坠的上颌骨骨块：当上颌骨折块下坠大，出血多，可能引起呼吸道阻塞或导致误吸时，在现场可临时采用筷子、压舌板等物品横放于上颌双侧前磨牙位置，将上颌骨骨折块向上悬吊，并将两端固定于头部绷带上。有条件时，也可用手法将上颌骨骨折块向上托住，迅速用便携式电钻在梨状孔和颧牙槽嵴处骨折线的两侧钻孔，拧入颌间结扎钛钉，用金属丝作钉间结扎，使上颌骨骨折复位并起到止血作用。

（4）插入通气导管保持呼吸道通畅：对于咽部和舌根肿胀压迫呼吸道的病人，可经口插入通气导管，或置入气管导管，以解除窒息。如情况紧急，又无适当导管时，可用 1～2 根粗针头做环甲膜穿刺，随后改行气管切开术。如呼吸已停止，可紧急做环甲膜切开术进行复苏，随后改行常规气管切开术。

15. 简述颌骨骨折的治疗原则及注意点。

（1）治疗时机：颌骨骨折病人应及早进行治疗。但如合并颅脑、重要脏器或肢体严重损伤，全身情况不佳时，应首先抢救病人的生命，待全身情况稳定或好转后再行颌骨骨折的处理。但应注意，在救治其他部位伤的同时，不能忽视与口腔颌面外科手术的衔接，以免延误治疗。即使由于各种原因延误了早期治疗，也应争取时间作延期处理，防止骨折错位愈合，使后期处理复杂化。

（2）骨折治疗原则：为避免骨折错位愈合，应尽早进行骨折的精确复位。包括骨折的解剖复位，功能稳定性固定，无创外科，早期功能性运动。其中解剖复位有两方面的含义，即兼顾形态与功能。既要恢复颌骨的解剖形态，恢复其特有的高度、宽度、突度和弧度，还要恢复伤前的咬合关系，重建病人原有的关系，恢复咀嚼功能。功能稳定性固定和早期功能运动可以促进骨折的愈合。骨折固定的方法可根据条件选用，目前以手术开放复位坚固内固定为治疗的主流技术。

（3）骨折线上牙的处理：颌骨骨折治疗时常利用牙齿做骨折段的固定，应尽量保存，即使在骨折线上的牙也可考虑保留。但如骨折线上的牙已松动、折断、严重龋坏、牙根裸露过多或有炎症者，应予拔除，以防止骨折感染或并发骨髓炎。

16. 试述龋病的治疗方法。

（1）非手术治疗：

1）药物治疗：是采用化学药物治疗龋损，终止或消除病变。

2）再矿化治疗：是采用人工方法使脱矿的牙釉质或牙骨质再次矿化，恢复其硬度，终止或消除早期龋损。牙釉质早期龋再矿化多采用人工再矿化液来治疗，可获得一定疗效。

3）渗透树脂治疗：是一种阻止早期龋发展的新技术，为龋病光滑面和邻面的非洞病损提供了微创的治疗方法，高渗透性、低黏度、高张力的光固化渗透树脂材料通过毛细虹吸作用浸润到脱矿牙釉质的多孔隙结构中，封闭酸性物质入侵和矿物质溶解流失的通道，在病损内部形成屏障，最终起到再矿化和治疗早期龋的作用。

（2）牙体修复：包括手术和治疗两部分，首先通过牙体手术过程清除已病变或失去支持的牙体组织及细菌，将牙体制备成一定形状的窝洞，使充填体能够长期保持而不松动脱落。为了使牙体组织和充填体能够承受一定的咀嚼压力，选用适当的材料，或充填治疗，或选择嵌体、冠修复恢复牙齿的形态与功能。

17. 试述口腔颌面部感染的特点。

（1）颜面部血液循环丰富，鼻唇部静脉又常无瓣膜，致使在鼻根至两侧口角区域内发生的感染易向颅内扩散，而被称为面部的"危险三角区"。

（2）口腔颌面部正常时即有大量微生物存在，当遭受损伤、手术或全身抵抗力下降时会导致正常微生物生态失调的内源性或外源性感染发生。

（3）颜面及颌骨周围存在较多相互连通的潜在性筋膜间隙，其间含疏松的结缔组织（又称蜂窝组织），形成感染易于蔓延的通道。

（4）面颈部感染可以通过颈深筋膜中层沿气管前间隙、内脏血管隙和内脏血管后隙向颈部和纵隔扩散，形成更为广泛和严重的颈部及纵隔脓肿。

（5）随着广谱抗生素的广泛使用，颌面部感染病原菌耐药的情况越来越普遍。

18. 试述口腔颌面部恶性肿瘤手术失败的主要原因和手术中应严格遵守的"无瘤"原则。

口腔颌面部恶性肿瘤手术失败的主要原因之一为局部复发，因此，在手术中应严格遵守"无瘤"操作：保证切除手术在正常组织内进行；避免切破肿瘤，污染手术野；防止挤压瘤体，以免播散；应行整体切除而不宜分块挖除；对肿瘤外露部分应以纱布覆盖、缝包；表面有溃疡者，可采用电灼或化学药物处理，避免手术过程中污染种植；缝合前应用大量低渗盐水冲洗湿敷；创口缝合时必须更换手套及器械；此外，对可疑肿瘤残存组织或未能切除的肿瘤，可辅以电灼、冷冻、激光、局部注射抗癌药或放射等治疗。

19. 全冠的种类有哪些？

全冠的种类包括：铸造金属全冠、全瓷冠、树脂全冠、树脂-金属混合全冠。

20. 前牙简单桩核冠的牙体预备包括哪些内容?

牙体预备前,对已确定为桩核冠适应证的患牙,再次检查口内情况并参照 X 线片,估计牙根的长度、方向,根管充填情况与根尖周情况,选择器械,调整体位。

(1)冠部剩余牙体预备:

1)全冠的初始预备:无论尚存留多少牙体组织,都应按全冠预备要求初步预备出全冠的空间。

2)去除原有充填物及龋坏组织:去净残冠上所有的旧充填体及龋坏组织,暴露牙体组织。

3)磨除薄弱牙体组织:去除无支持的薄壁弱尖,平整根面剩余牙体组织,确定最终边缘线,保证牙本质肩领处牙体厚度不小于 1 mm,高度不小于 1.5 mm。

(2)根管桩道预备:按 X 线片量好长度,标记在扩孔钻上,根据牙冠高度切除量适当降低标记的工作长度。按根管方向,低速进钻、拉动,切碎根管充填物,根据牙根长度、外形、直径,选择相应型号的根管钻,并预备至所需桩道的工作长度。

1)预成桩的桩道预备包括纤维桩、预成氧化锆陶瓷桩和预成金属桩,根据牙根长度和直径选择合适的型号,用相应型号的根管钻预备;同时试戴预成桩,以桩能被动就位且有一定固位力为宜。

2)铸造金属桩的桩道预备。一般上下颌前牙、上颌第二前磨牙、下颌前磨牙均为单桩道。磨牙如果缺损范围在两个轴壁以下,可在近缺损区选择一个根管预备为单桩道。

21. 固定局部义齿由哪些部分组成? 并简述其作用。

固定局部义齿(固定桥)由固位体、桥体和连接体三部分组成。

(1)固位体是固定桥粘固或粘接于基牙上的构造。桩冠、嵌体、部分冠、全冠都可作固定桥的固位体,临床常用的是全冠类固位体。粘接义齿的固位体可以不同于以上的构造。固定桥靠固位体与基牙连接在一起,并将牙合力通过固位体传给基牙,应有良好的固位力与抗力。

(2)桥体是固定桥的人工牙部分,制作固定桥的目的便是做出桥体,以恢复缺失牙的形态与功能。桥体不是缺隙的三维填充,也非缺失牙简单的模仿,它是需要根据缺牙状态,综合生物学、机械学与美学原则,并在充分考虑如何清洁、保护桥体下方的牙龈组织的基础上,为完成缺失牙的咀嚼功能而特殊设计的,让病人无任何不适的修复体。

(3)连接体是桥体与固位体的连接部分。按其连接方式不同可分为:①固定连接,指将固位体与桥体连接成一个固定整体的连接方式;②非固定连接,指固位体与桥体之间通过栓体、栓道相连的连接方式。

22. 设计可摘的局部义齿有哪些基本要求?

①保护基牙及其他口腔组织的健康;②适当地恢复咀嚼功能;③义齿应有良好的固位和稳定作用;④舒适;⑤美观;⑥坚固耐用;⑦容易摘戴。

23. 简述全口义齿的固位原理。

(1)吸附力:是物体分子之间相互的吸引力,包括附着力和内聚力。附着力是指两种分子之间的吸引力；内聚力是指同种分子之间的相互吸引力。全口义齿的基托组织面和黏膜紧密贴合，其间有一薄层的唾液。基托组织面与唾液之间，唾液与黏膜之间产生附着力，唾液本身分子之间产生内聚力（黏着力），而使全口义齿获得固位。吸附力的大小与基托和黏膜之间的接触面积和密合程度有关，接触面积越大、越密合，其吸附力也就越大。吸附力的大小和唾液的质和量有关，唾液黏稠、流动性小，附着力和内聚力大，可增强义齿的固位。相反，唾液黏稠度低、流动性大，则可降低固位作用。但如果唾液过于黏稠时，唾液不易压缩成一薄膜反而不好。唾液分泌量少、病人口腔干燥时，基托组织面与黏膜之间不能形成完整的唾液膜，吸附力过小，义齿固位困难。

（2）表面张力：要使全口义齿脱位，必须将基托和黏膜之间的唾液分成两层，使空气进入基托和黏膜之间。为防止空气进入基托与黏膜表面之间，要靠唾液内部分子之间的相互吸引力，使外层分子受到内部分子的吸引力，产生向液体内部的趋势，表面形成半月形液面，产生表面张力。当两个物体表面之间的间隙愈小，所形成的半月形液体表面愈完全，表面张力也就越大。当物体表面的间隙变宽，半月形液体表面被牵引，表面张力不能维持两个表面接触或半月形液体表面破裂时，空气就会进入基托的组织面和黏膜之间。全口义齿的固位力中吸附力和表面张力的发挥与义齿基托的覆盖面积、基托与黏膜的密合程度及唾液的黏稠度有直接关系。

（3）大气压力：根据物理学原理，当两个物体之间产生负压，而周围空气不能进入时，外界的大气压力将两个物体紧压在一起，只有在使用一定的力量破坏负压之后，才能将两物分开。同理，当全口义齿受到脱位力时，基托边缘与周围的软组织始终保持紧密的接触，形成良好的边缘封闭，使空气不能进入基托与黏膜之间，从而在基托和黏膜之间形成负压。在大气压力作用下，基托和黏膜组织密贴而不脱位。良好的边缘封闭是义齿获得大气压力固位的前提。任何使全口义齿脱位的力，都首先要破坏边缘封闭，使空气进入基托与黏膜之间，才能使义齿脱位。

24. 试述覆盖义齿的优缺点。

（1）覆盖义齿的优点：

1）义齿修复效果较好：覆盖基牙的存在可防止或减缓基牙周围的牙槽骨吸收，基牙上还可安放各种附着体，使义齿的稳定、固位和支持均强于常规可摘局部义齿或全口义齿。咀嚼时义齿稳固不易脱位，可恢复较高的咀嚼效率。

2）减缓牙槽嵴吸收：①覆盖义齿修复保留了牙根和牙周膜，本体感受器的保留使义齿具有区别咬合力大小和方向的能力，并可判断牙合面间食物的大小，厚薄等，使口腔支持组织免受或减轻咬合创伤，有效防止或减缓牙槽骨的吸收；②保留天然牙或牙根可防止或减轻远中游离鞍基的下沉，从而减小主要基牙上的扭力，减轻软组织和牙槽骨所承受的压力，减缓骨组织的吸收。

3）保护基牙：如果覆盖基牙采用截冠术调整冠根比例，可减小或免除基牙的侧向力和扭力，使牙周膜免受创伤，其松动度随之改善，甚至完全稳固，得以保存较长时间。

4）减轻病人痛苦：①覆盖义齿修复可尽可能地保留病人口内的余留牙，免除病人拔牙的痛苦和等待伤口愈合的时间；②上颌义齿基托，尤其是在使用附着体等固位装置后，可以大大减小面积，使病人更为舒适。

5）义齿易于修理和调整：佩戴覆盖义齿的病人，其神经反射方式无明显改变，可为今后制作全口义齿时正确的颌位记录打下基础。若覆盖基牙因某种原因必须拔除时，只需在拔牙区作衬垫术，即可改变成常规义齿而不需重新制作。

（2）覆盖义齿的缺点：

1）覆盖基牙易龋坏：细菌容易在覆盖基牙周围生长繁殖，从而导致龋坏。多发生在无覆盖的冠面或根面上，或金属顶盖边缘与牙根面交界处，尤以根管口充填物与周围牙本质交界处为好发部位。

2）覆盖基牙易发生牙龈炎症：与龋坏原因相似，覆盖基牙的牙龈炎症也是因缺乏口腔的自洁作用，加之覆盖基牙或牙根上覆盖物的边缘刺激而发生。一旦覆盖基牙出现龈炎，就应该及时处理，否则可发展成牙周炎而导致覆盖基牙丧失。

3）义齿制作相对复杂：如覆盖基牙进行充填或根管治疗并在其上制作金属顶盖或安放附着体，则需花费较多的时间和费用。

25. 何谓种植义齿？

种植义齿是将替代天然牙根的种植体植入颌骨，获取类似于牙固位支持的修复体。种植义齿是牙列缺损或缺失的主要修复方式之一。种植义齿的结构主要分为三部分，即种植体、基台和上部结构。种植体、基台及修复体共同承担固位、支持、牙合力传导和恢复咀嚼功能。种植义齿修复基本解决了传统义齿修复游离端牙缺失或全口牙缺失的固位问题，较好地恢复了咀嚼、美观及发音功能，有效保存了天然牙。

§18.2 口腔科学自测试题（附参考答案）

一、选择题

【A 型题】

1. 孕妇口腔疾病的最佳治疗时期为妊娠　　　　　　　　　　　　　　　（　　）

A. 1 个月内　　B. 1～3 个月　　C. 4～6 个月　　D. 6～8 个月　　E. 8～9 个月

2. 下列哪项不是急性龋的特点　　　　　　　　　　　　　　　　　　　（　　）

A. 多见于儿童或青年人　　B. 质地湿软　　C. 又称干性龋　　D. 病变进展较快　　E. 龋损呈浅棕色

3. 可复性牙髓炎与不可复性牙髓炎的区别要点是　　　　　　　　　　　（　　）

A. 无自发痛，有刺激痛　　B. 有自发痛及刺激痛　　C. 有自发痛史，刺激去除后疼痛立即消失
D. 有自发痛史，刺激去除后疼痛持续较久　　E. 有自发痛，无刺激痛

4. 局部麻醉时出现注射区疼痛和水肿的原因正确的解释是　　　　　　　（　　）

A. 局部麻醉药物变质　　B. 注射针折断　　C. 注射过程中刺破血管　　D. 局部麻醉药物注入腮腺内　　E. 注射时刺伤面神经

5. 拔牙前后不需要常规给予抗生素预防并发症的是 （　　）

A. 糖尿病病人　　B. 慢性肝炎病人　　C. 慢性肾病病人　　D. 风湿性心脏病病人　　E. 先天性心脏病病人

6. 下列感染中应该及早切开引流的是 （　　）

A. 舌下间隙感染　　B. 眶下间隙感染　　C. 颌下间隙感染　　D. 咬肌间隙感染　　E. 腐败坏死性口底蜂窝织炎

7. 舌后坠引起的呼吸困难，其主要抢救措施是 （　　）

A. 清除口腔分泌物　　B. 头低侧卧位　　C 将舌牵向口外　　D. 环甲膜穿刺　　E. 气管切开

8. 复发性疱疹性口炎复发的损害为 （　　）

A. 单个大水疱　　B. 多个散在小水疱　　C. 单个成簇的水疱　　D. 多个成簇的水疱　　E. 糜烂

9. 天疱疮病变发生在黏膜或皮肤的结构是 （　　）

A. 角质层　　B. 颗粒层　　C. 棘细胞层　　D. 基底层　　E. 黏膜下层

10. 青春期龈炎的主要病因是 （　　）

A. 刷牙习惯不良　　B. 牙错颌拥挤　　C. 口呼吸习惯　　D. 戴各种正畸矫治器　　E. 青春期内分泌特别是性激素的改变

11. 在快速进展性牙周炎的治疗中常采用的口服药是 （　　）

A. 四环素　　B. 多西环素　　C. 甲硝唑　　D. 阿莫西林　　E. 米诺环素

12. 青少年牙周炎的主要致病菌为 （　　）

A. 梭形杆菌　　B. 放线杆菌　　C. 牙龈卟啉单胞菌　　D. 变形链球菌　　E. 白假丝酵母菌

13. 急性不可复性盘性前移位的主要症状是 （　　）

A. 关节绞锁　　B. 关节弹响　　C. 张口受限　　D. 关节轻微疼痛　　E. 关节区肿胀

14. 颞下颌关节可复性盘前移位的主要治疗方法是 （　　）

A. 药物　　B. 理疗　　C. 牙合垫　　D. 手术　　E. 针灸

15. 如怀疑有颌下腺导管结石，以下哪种 X 线片检查为首选 （　　）

A. 颌下腺造影　　B. 下颌体腔片　　C. 下颌曲面断层片　　D. 颌下腺侧位片＋下颌横断颌片　　E. 下颌骨侧位片＋下颌横断颌片

16. 以下肿瘤中具有恶性倾向的是 （　　）

A. 牙龈瘤　　B. 血管瘤　　C. 淋巴管瘤　　D. 乳头状瘤　　E. 纤维瘤

17. 以下不宜行普通活检的恶性肿瘤是 （　　）

A. 舌癌　　B. 唇癌　　C. 恶性淋巴瘤　　D. 恶性黑色素瘤　　E. 肉瘤

18. 属于牙源性囊肿的是 （　　）

A. 球上颌囊肿　　B. 始基囊肿　　C. 鼻唇囊肿　　D. 上腭正中囊肿　　E. 鳃裂囊肿

19. 下列哪种维生素缺乏最易引起牙龈出血 （　　）

A. 维生素 A　　B. 维生素 B_1　　C. 维生素 B_2　　D. 维生素 C　　E. 维生素 E

20. 老年人龋病中的常见类型是 （　　）

A. 静止龋　　B. 猖獗龋　　C. 根面龋　　D. 活动龋　　E. 窝沟龋

【X 型题】

21. 具有升颌作用的肌肉有 （　　）

A. 翼内肌　　B. 翼外肌　　C. 咬肌　　D. 颞肌　　E. 二腹肌

22. 口腔超声洁治不宜用于 （　　）

A. 放置心脏起搏器的病人　　B. 乙型病毒性肝炎病人　　C. 肺结核病人　　D. 肿瘤病人

E. 艾滋病病人

23. 引起牙齿楔状缺损的原因有 （　　）

A. 细菌感染　　B. 横刷牙法刷牙　　C. 过多食用糖类　　D. 牙颈部结构薄弱　　E. 牙颈部应力

集中

24. 以下哪些指标是用于确定牙周组织破坏程度的 （　　）

A. 牙石量　　B. 牙龈炎症程度　　C. 牙周袋深度　　D. 结缔组织附着丧失量　　E. 牙槽骨吸收

程度

25. 牙根距离上颌窦底很近，拔牙时易将牙根推入上颌窦内的牙齿有 （　　）

A. 上颌中切牙　　B. 上颌双尖牙　　C. 上颌第一磨牙　　D. 上颌第二磨牙　　E. 上颌尖牙

26. 婴幼儿上颌骨骨髓炎的感染途径主要有 （　　）

A. 血源性感染　　B. 外伤性感染　　C. 接触性感染　　D. 牙源性感染　　E. 医源性感染

27. 下颌骨骨折的临床表现可有 （　　）

A. 骨折段移位咬合错乱　　B. 张口受限　　C. 眼镜征　　D. 骨折的异常活动　　E. 上唇麻木

28. 颞下颌关节紊乱病的发病因素包括 （　　）

A. 精神因素　　B. 社会心理因素　　C. 外伤及微小创伤因素　　D. 𬌗因素　　E. 免疫因素

29. 颌骨囊肿包括 （　　）

A. 根端囊肿　　B. 始基囊肿　　C. 𬌗囊肿　　D. 鳃裂囊肿　　E. 角化囊肿

30. 有关腺样囊性癌描述正确的有 （　　）

A. 又名圆柱瘤　　B. 浸润性不强　　C. 血行转移率高　　D. 区域淋巴结转移率高　　E. 肿瘤细

胞常沿神经生长

二、填空题

1. 舌系带过短临床上表现为_____，或_____，其矫正时间以_____为宜。

2. 急性牙髓炎的最佳处理方法是_____，急性根尖周炎黏膜下脓肿的最佳处理方法是_____。

3. 头颈部恶性肿瘤病人放疗时以及放疗后_____年不能拔牙，以免发生_____。

4. 颌骨骨折治疗原则是尽早进行骨折_____和_____，以恢复正常的_____。

5. 口腔黏膜扁平苔藓是一种以_____介导的炎症疾病。

6. 牙周炎晚期临床表现的四大特征是_____，_____，_____，_____。

7. 颞下颌关节外强直又称颌间挛缩，主要由_____和_____所致。

8. 急性化脓性腮腺炎的病原菌主要是_____，其次是_____。

9. 成釉细胞瘤的治疗方法主要为_____，因该肿瘤有局部浸润周围骨质的特点，故需将肿瘤周围

的骨质至少在_____处切除。

10. 老年人的牙周病治疗方案可分为_____、_____和_____ 3种。

三、判断题

1. 乳牙早失需做间隙保持器，其要求只需保持缺隙的近远中距离适宜。 （　　）

2. 高分化黏液表皮样癌手术方法是腮腺全叶及肿瘤切除，应考虑做选择性颈淋巴清扫术。 （　　）

3. 覆盖义齿的主要优点是保留了患牙的牙根，保持了牙周膜本体感受器。 （　　）

4. 颌骨中央性骨髓炎多由于急性冠周炎所致。 （　　）

5. 髁状突滑出关节窝以外，向前越过关节结节，称为颞下颌关节强直。 （　　）

6. 牙源性角化囊肿镜下所见表层的角化主要是不全角化，呈波状或皱纹状。 （　）

7. 在拔除下颌阻生第三磨牙时必须进行阻力分析。 （　）

8. 乳牙龋病治疗的目的是终止病变的发展，保持乳牙的正常替换。 （　）

9. 牙周炎X线摄片见牙槽骨多呈垂直吸收，牙周创伤X线片见牙槽骨多呈水平吸收。 （　）

10. 植牙术包括牙再植术、牙移植术和牙种植术。 （　）

四、名词解释

1. 修复性牙本质

2. 活髓切断术

3. 固定义齿的固位体

4. 颞下颌关节强直

5. 智齿冠周炎

五、问答题

1. 试述龋病治疗可能发生的意外情况。

2. 试述拔除左下颌第一磨牙需要阻滞麻醉的3条神经。

3. 试述乳牙龋齿的治疗目的。

4. 简述促进口腔健康的方法。

5. 简述颌面部静脉的特点及临床意义。

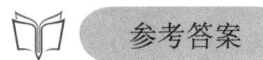

参考答案

一、选择题

1. C 2. C 3. A 4. A 5. B 6. E 7. C 8. D 9. C 10. E 11. C 12. B 13. C 14. C
15. D 16. E 17. D 18. B 19. D 20. C 21. ACD 22. ABCE 23. BDE 24. CDE
25. BCD 26. ABC 27. ABD 28. ABCDE 29. ABCE 30. ACE

二、填空题

1. 舌不能伸出口外　舌上卷或前伸时舌尖部形成沟状切迹　1～2岁

2. 开髓引流　开髓引流及切开排脓

3. 3　放射性颌骨骨髓炎

4. 复位　固定　咬合关系

5. T细胞

6. 牙周袋形成　牙龈炎症　牙槽骨吸收　牙齿松动

7. 外伤　感染

8. 金黄色葡萄球菌　链球菌

9. 手术治疗　0.5 cm

10. 姑息（保守）治疗　根治性治疗　牙保存治疗

三、判断题

1. × 2. × 3. √ 4. × 5. × 6. √ 7. √ 8. √ 9. × 10. √

四、名词解释

1. 修复性牙本质：牙本质因磨损、酸蚀、龋病等因素而暴露时，则造成牙本质细胞不同程度地受到损伤，在受损相对应的髓腔壁上形成新的牙本质以保护牙髓，称为修复性牙本质。

2. 活髓切断术：对不具备盖髓术条件的未感染或感染轻微能部分恢复健康的牙髓，切除其有局限病变的冠髓，保存其正常根髓的方法称为活髓切断术。

3. 固定义齿的固位体：是在基牙上制作的嵌体或冠，与桥体相连，使桥体借固位体与基牙连接在一起，桥体所受牙合力通过固位体传给基牙。

4. 颞下颌关节强直：因关节及关节周围组织器质性病变造成开口困难或完全不能开口者称为颞下颌关节强直。

5. 智齿冠周炎：是指第三磨牙萌出过程中，牙冠周围软组织发生的炎症，常见于 18~25 岁青年。

五、问答题

1. 龋病治疗可能发生的意外情况有：①意外穿破牙髓，引起牙髓炎，牙髓坏死。②充填后发生继发龋，充填物脱落或折裂。③牙齿折断。④损伤牙周组织，引起疼痛。⑤无咬合关系或食物嵌塞。

2. 拔除左下颌第一磨牙需要阻滞麻醉的 3 条神经是：①左下牙槽神经。②左颊神经。③左舌神经。

3. 乳牙龋齿的治疗目的：①终止病变的发展，保护牙髓的正常活力。②避免因龋而引起并发症。③恢复牙体的外形和咀嚼功能，维持牙列的完整性，保护乳牙正常替换，以利于颌骨的正常发育。

4. 口腔健康的方法：①早晚刷牙，饭后漱口。②使用牙线、间隙刷等清洁工具。③使用含氟牙膏。④少吃含糖食品，减少甜食次数。⑤戒除烟酒，不嚼槟榔。⑥不吃过烫或有刺激性的食物。⑦定期进行口腔检查。

5. 面部静脉的特点是静脉瓣少，当受肌肉收缩或挤压时，易使血液反流。故颌面部的感染，特别是由鼻根至两侧口角三角区的感染，如处理不当，易逆行传入颅内，引起海绵窦血栓性静脉炎等严重的并发症。

§ 19

中　医　学

中医学是以中医药理论与实践经验为主体，研究人类疾病转化规律及其预防、诊断、治疗、康复和保健的综合性科学。中医学是在阴阳五行理论指导下，从整体角度研究人体生理、病理、药理及其与自然环境关系，寻求防治疾病最有效方法的学科。整体观念和辨证论治是中医理论的基本特色。通过本章学习，希望读者初步掌握中医药基础理论知识及中药方剂学基本理论知识，并能通过四诊八纲、辨证论治的基本能力处理各类常见疾病。

§19.1　中医学基本知识问答

1. 简述阴阳学说的基本内容及阴阳学说在中医学中的应用。

阴阳，是对自然界相关事物或现象相对属性或同一事物内部对立双方属性的概括，它既可以代表两个相互对立的事物，也可以代表同一事物内部所存在的相互对立的两个方面，故有"阴阳者，有名而无形""阴阳者，一分为二也"之说。阴阳之间的相互关系，包括阴阳的交感相错、阴阳的对立制约、阴阳的互根互用、阴阳的消长平衡和阴阳的相互转化等。

阴阳学说贯穿于中医学术理论体系的各个方面，主要用以说明人体的组织结构、人体的生理功能、人体的病理变化、指导疾病的诊断和防治。

2. 何谓藏象学说？其研究对象包括哪些方面？

藏，指深藏于体内的脏腑组织器官。象，指脏腑组织器官的功能在机体外部的表现和征象。藏象学说是通过对人体生理、病理现象的观察，研究人体各个脏腑组织器官的活动规律及其相互关系的学说。藏象学说研究的对象包括脏腑、经络等组织器官和精、气、血、津液、神的生理功能、病理变化及其相互关系。

3. 按生理功能划分，脏腑可分哪几类？其生理功能特点如何？

脏腑，是内脏的总称，依其生理功能特点分为 3 类：①五脏，即心、肝、脾、肺、肾。②六腑，即胆、胃、小肠、大肠、膀胱、三焦。③奇恒之腑，即脑、髓、骨、脉、胆、女子胞。

五脏多为实质性脏器，其共同的生理功能主要是化生和储藏精气。六腑多为中空管腔性脏器，其共同的生理功能主要是受盛和传化水谷。《素问·五脏别论》："所谓五脏者，藏精气而不泻也，故满而不能实。六腑者，传化物而不藏，故实而不能满也。"奇恒之腑多为中空有腔的脏器，其形类似于"腑"而不同于腑，其生理功能"藏而不泻"，而类似于脏，故称为奇恒之腑（其中胆的属性有交叉重复）。

4. 人体经络系统是由哪些部分组成的？

经络系统是由经脉和络脉组成的。其中经脉包括十二经脉和奇经八脉，以及附属于十二经脉的十二经别、十二经筋、十二皮部；络脉有十五别络、浮络、孙络之分。

5. 十二经脉包括哪些经脉？

十二经脉是手三阴经（手太阴肺经、手厥阴心包经、手少阴心经），手三阳经（手阳明大肠经、手少阳三焦经、手太阳小肠经），足三阴经（足太阴脾经、足厥阴肝经、足少阴肾经），足三阳经（足阳明胃经、足少阳胆经、足太阳膀胱经）的总称，是经络系统的主体，是气血运行的主要通路，故又称"十二正经"。

6. 何谓奇经八脉？

奇经八脉为督脉、任脉、冲脉、带脉、阴跷脉、阳跷脉、阴维脉、阳维脉的总称。奇是奇异的意思，奇经八脉的分布和作用有异于十二正经，又因其与脏腑没有直接的相互络属，相互之间也没有表里关系，故称为"奇经"。

7. 何谓六气、六淫？

风、寒、暑、湿、燥、火本是自然界 6 种不同的气候变化，在正常情况下称为"六气"。由于六气的不断运动变化，决定一年四季气候的不同，即春风、夏暑（火）、秋燥、冬寒、长夏湿。人体在正常情况下具有适应外界气候变化的调节功能，所以六气一般不会使人致病。只有四时气候急剧变化，或出现反常气候，即所谓太过或不及，超过人体适应能力，或人体抵抗力下降、不能适应气候变化时，六气才成为致病因素，侵犯人体而发生疾病。这种情况下的六气，称为"六淫"。淫，有太过或不正之意，故"六淫"又称"六邪"，乃风、寒、暑、湿、燥、火 6 种外感病邪的统称。

8. 简述青、赤、黄、白、黑五色的主病及主要致病机制。

（1）青色：主寒证、痛证、瘀血和惊风。青色属木，主病以肝经和厥阴经脉的病证为主，为气血运行不畅所致。

（2）赤色：主热证，赤甚属实热，微赤为虚热。赤色属火，乃火热内盛，鼓动气血、充盈脉络，血色上荣所致。

（3）黄色：主虚证、湿证、黄疸。黄色属土，乃脾虚湿蕴之象。多为脾失健运，水湿不化，或气血乏源，肌肤失养而致。

（4）白色：主虚证、寒证、失血、夺气。白色属金，为气血不荣之候。阳气虚衰，气血运行迟滞，或耗气失血、气血不充，或寒凝血涩、经脉收缩等均可导致面呈白色。

（5）黑色：主肾虚、水饮和瘀血。黑色属水，为阳虚阴寒，水饮内泛，气血凝滞，经脉肌肤失养而致。其色可见黧黑、紫黑或青黑。

9. 腐苔、腻苔各具什么特点及有何临床意义？

舌苔的腐腻主要反映中焦湿热及胃气的盛衰情况。

（1）腐苔：颗粒粗大，苔厚疏松，状如豆腐渣，边中皆厚，易于刮脱者。多因实热蒸化脾胃湿浊所致。多见于食积痰浊、内痈和湿热口糜。

（2）腻苔：颗粒细小，致密而黏，中厚边薄，刮之不脱者。多因湿浊内蕴、阳气被遏所致。多见于湿浊、痰饮、食积、湿热、顽痰等证。

10. 何谓寸口诊法的三部九候？

寸口又称气口或脉口，其位置在腕后桡动脉所在部位。寸口分寸、关、尺三部。即以桡骨茎突为标记，其内侧为关，关前（腕侧）为寸，关后（肘侧）为尺。寸、关、尺三部各分浮、中、沉三候，合为九候。

11. 浮、沉、迟、数的脉象各有何特征？各主何病？

（1）浮脉：轻取即得，重按反减，举之有余，按之稍弱而不空。主病：主表证，亦主虚证。

（2）沉脉：轻取不应，重按始得。主病：里证，有力为里实，无力为里虚。

（3）迟脉：脉来缓慢，一息脉动不足四至（相当于每分钟脉搏60次以下）。主病：寒证，有力为实寒，无力为虚寒。

（4）数脉：脉来急促，一息脉来五至以上（相当于每分钟脉搏在90次以上）。主病：热证。有力为实热，无力为虚热。

12. 试述中医问诊"十问歌"的内容。

明代医家张景岳在总结前人问诊要点基础上，写成"十问歌"，后人又将其修改补充为："一问寒热二问汗，三问头身四问便，五问饮食六胸腹，七聋八渴俱当辨，九问旧病十问因，再兼服药参机变，妇女尤必问经期，迟速闭崩皆可见，再添片语告儿科，天花麻疹全占验。"

13. 试述中医治疗原则和治疗大法的基本内容。

（1）治疗原则：预防为主（包括未病先防、既病防变）；治病求本（包括正治反治、标本缓急）；调整阴阳（包括损其偏盛、补其偏衰）；扶正祛邪；同病异治，异病同治；因时、因地、因人制宜。

（2）治疗大法：汗法、吐法、下法、和法、温法、清法、消法、补法。

14. 何谓同病异治？试举例说明。

同病异治是因为同病异证，故须异治。而一病多方，系指同一种疾病，由于发病的时间、地区以及病人的反应性不同，或处于不同的发展阶段，其表现出不同的证型，因而要采取不同的治法加以治疗。如同为感冒，可有风寒与风热的不同，治疗有辛温解表与辛凉解表之分。机体有正气盛衰的区别，对于虚人感冒在解表的同时，还得酌情加用补气、养血、滋阴或助阳之品。又如同是外感温热病，由于有卫、气、营、血四个不同的病变阶段，则有解表、清气、清营、凉血等不同治法。

15. 试述温病卫分证的证候及辨证要点、治则及代表方剂。

（1）证候表现：发热，微恶风寒，少汗，全身不适，舌边尖红，苔薄白或微黄，脉浮数，常伴有头痛、口干微渴、咳嗽及咽红肿痛。

（2）辨证要点：发热，微恶风寒，舌边尖红，苔薄白或微黄，脉浮数。

（3）治则：辛凉解表。

（4）代表方剂：银翘散。

16. 试述里热证中常见的证型、临床表现、治则及代表方剂。

（1）气分证：壮热烦渴，尿赤便结，舌红苔黄，脉洪或数。治以辛寒清热，方用白虎汤。

（2）营分证：身热夜甚，心烦不寐，时有谵语，斑疹隐隐，舌质红绛，脉细数。治以清营解毒，透热养阴。方用清营汤。

（3）血分证：壮热或低热，手足抽搐或蠕动，神昏谵语，斑疹紫黑，吐血衄血，舌质深绛。治以清热解毒，凉血散瘀。方用犀角地黄汤（方中犀角用水牛角代）。

（4）热盛动风证：高热口渴，神昏谵语，四肢抽搐，角弓反张，舌红或绛，苔黄，脉弦数。治以凉肝息风，增液舒筋。方用羚角钩藤汤。

（5）肺热炽盛证：发热口渴，咳嗽，气粗而喘，或有胸痛，咽痛，鼻煽气灼，便秘尿黄，舌红苔黄，脉数。治以清热泻肺。方用麻杏石甘汤。

（6）心火上炎证：心胸烦热，口渴面赤，心烦失眠，口舌生疮，甚则赤烂疼痛，舌红苔黄，脉数。治以清心泻火，导热下行。方用导赤散。

（7）肝火上炎证：发热口渴，烦躁易怒，头痛、面赤，或目赤肿痛，或耳暴鸣暴聋，或吐血、衄血，舌红苔黄，脉弦数。治以清肝泻火。方用龙胆泻肝汤。

（8）胃火炽盛证：胃脘灼痛、喜冷，发热口渴，或口臭、牙龈肿痛、齿衄，便结尿黄，舌红苔黄，脉数。治以清胃凉血。方用清胃散。

（9）大肠热结证：发热口渴，大便秘结，腹胀硬满，疼痛拒按，舌红苔黄少津，脉沉数。治以泄热通便。方用大承气汤。

（10）热毒蕴结证：火热壅盛成毒，肌肤生疮疖疔痈，红肿灼痛，化脓溃烂，发热口渴，舌红苔黄脉数。治以清热解毒，消肿止痛，凉血活血。方用仙方活命饮。

17. 简述脾气虚证、脾不统血证与脾气下陷证临床表现的异同。

三者在临床上均有脾气虚证的表现，即脾失健运及气虚证的表现：食少腹胀、纳呆便溏、神疲乏力、少气懒言、舌淡苔白，脉弱。

脾不统血证是指脾气亏虚不能统摄血液，致使血溢脉外所表现的证候，除脾气虚证的表现外，还应有气不摄血导致的各种出血症状，如便血、尿血、崩漏下血、月经量多等。

脾虚气陷证是因脾气虚弱，升举功能减退，脾气不升反降所致，因此除脾气虚证的表现外，还应有脘腹重坠作胀，肛门重坠，甚或脱肛、子宫脱垂等脏器下垂的表现。

18. 简述阴虚证与阳虚证的临床表现。

（1）阴虚证：午后潮热盗汗，颧红，咽干，手足心热，小便短黄，舌红少苔，脉细数。

（2）阳虚证：形寒肢冷，面色白，神疲乏力，自汗，口淡不渴，或喜热饮，尿清便溏，或尿少浮肿，舌质淡胖，脉沉迟无力。

19. 寒证、热证的鉴别要点是什么？

寒热证鉴别点主要在寒热、口渴、面色、四肢、二便、舌脉6个方面。

（1）寒证：恶寒喜热，口不渴，面色白，四肢冷，大便溏稀，小便清长，舌淡苔白润，脉迟。

（2）热证：恶热喜冷，渴喜冷饮，面红赤，四肢热，大便干结，小便短赤，舌红苔黄干，脉数。

20. 简述心脾两虚证的临床表现、治则及代表方剂。

（1）临床表现：心悸，怔忡，健忘失眠，神疲乏力，食少，腹胀便溏，舌淡，脉虚弱。

（2）治疗原则：益气补血，健脾养心。

（3）代表方剂：归脾汤。

21. 简述四君子汤、四物汤、六味地黄汤、肾气丸的临床适用证型。

（1）四君子汤：脾胃气虚证。证见食少便溏，语音低微，倦怠无力，舌淡苔白，脉虚弱。

（2）四物汤：血虚血滞证。证见心悸失眠，头晕目眩，面色无华，月经不调，量少不畅，或经行腹痛，舌淡，脉细或细涩。

（3）六味地黄丸：肾阴虚证。证见腰膝酸软，头晕目眩，耳鸣耳聋，盗汗，遗精，消渴，骨蒸潮热，手足心热，舌红少苔，脉沉细数。

（4）肾气丸：肾阳不足证。证见腰痛脚软，腰以下常有冷感，少腹拘急，小便清长，或夜尿多，阳痿，或水肿，舌淡苔薄白，脉沉细。

22. 临床上如何辨证治疗黄疸中的阳黄病人？

阳黄病因以湿热为主，且湿与热常有所偏盛。辨证当分清湿重于热还是热重于湿。

（1）热重于湿：身目俱黄，黄色鲜明如橘子色。发热烦渴，胁腹部胀满或疼痛，口干而苦，恶心欲吐，小便短少黄赤，大便秘结，舌苔黄腻，脉弦数。治当清热利湿，佐以泻下，方用茵陈蒿汤加味。

（2）湿重于热：身目俱黄，但不如热重者鲜明。头重身困，胸脘痞满，食欲减退，恶心呕吐，腹胀，或大便溏垢，舌苔厚腻微黄，脉弦滑或濡缓。治当利湿化浊，佐以清热退黄。方用茵陈五苓散加减。

23. 何谓广义的痰饮？它有哪几个类型？

痰饮多由外感六淫或饮食、劳逸、七情内伤等，使肺、脾、肾、三焦等脏腑气化功能失常，水液代谢障碍，水津停滞所致。广义的痰饮是诸饮的总称，狭义的痰饮是指诸饮中的一个类型。由于水饮停积的部位不同而分痰饮、悬饮、溢饮、支饮四类，即饮停胃肠者为痰饮，水流胁下者为悬饮，饮溢肢体者为溢饮，饮在胸膈，支撑胸肺者为支饮。

24. 瘀血是如何形成的？其病证有何共同特点？

瘀血指体内有血液停滞，包括离经之血积存体内，或血运不畅阻滞于经脉及脏腑内的血液。其形成有两个方面：一因气虚、气滞、血寒等，使血行不畅而凝滞；二由内伤、外伤、气虚失摄或邪热迫血妄行，造成血离经脉，积存体内而形成瘀血。其共同的致病特点是：疼痛，肿块，出血，肌肤爪甲失荣，舌质紫暗或有瘀点，脉见细涩、沉弦或结代。

25. 试述喘证的辨证要点和治疗法则。

（1）辨证要点：审其虚实。实喘者呼吸深长有余，呼出为快，气粗声高，伴有痰鸣咳嗽，脉数有力。因于外感者，发病急骤，病程短，多有表证；因于内伤者，病程长，反复发作，外无表证。虚喘者，呼吸短促难续，深吸为快，气怯声低，少有痰鸣咳嗽，脉微弱或浮大中空，病势徐缓，时轻时重，遇劳则甚。

（2）喘证的治疗原则：喘证需在分清虚实的基础上确立治疗原则。实喘其治主要在肺，宜祛邪利气，根据寒、热、痰的不同采用温宣、清肃、化痰等法。虚喘治在肺、肾，尤以肾为主，治予培补摄纳，针对脏腑病机，采用补肺、纳肾、益气、养阴等法。如有虚实夹杂，上实下虚者，当分清主次，权衡标本，适当处理。

26. 试述淋证的共同特征及各类淋证的临床特征。

（1）淋证的共同特征：淋证是指小便频数短涩，滴沥刺痛，欲出未尽，小腹拘急，或痛引腰腹的病症，也是诸淋的共同特征。

（2）各类淋证的病因及临床特征：①石淋，以小便排出砂石为主证。②膏淋，淋证而见小便混浊如米泔水或滑腻如脂膏。③血淋，溺血而痛。④气淋，少腹胀满较明显，小便艰涩疼痛，尿有余沥。⑤热淋，小便灼热刺痛。⑥劳淋，小便淋漓不已，遇劳即发。

27. 何谓气随血脱证？试述其临床表现及治则。

气随血脱证是指大出血时引起气脱的证候。多由肝、胃、肺等脏器本有宿疾而脉道突然破裂引起，或外伤、妇女崩中、分娩等引起。

临床表现：以大出血时随即出现气脱之证为诊断依据。主要表现为大出血时突然面色苍白，四肢厥冷，大汗淋漓，甚至晕厥，舌淡，脉微细欲绝，或浮大而散。

治疗原则：益气回阳，救阴固脱。可立即用大剂参附汤合生脉散急救，继续出血者当紧急止血。

28. 简述厥证的主要病机和常见病因。

（1）病机：主要是由于气机突然逆乱，升降乖戾，气血运行失常造成。气机逆乱，有虚实之分。大凡气逆有余者，气逆上冲，血随气逆，或夹痰夹食，壅滞于上，以致清窍闭阻，发为厥证。气虚不足者，清阳不升，气陷于下，血不上荣，以致精明失养，亦可致厥证。

（2）病因：①气厥：恼怒惊骇，情志过极，致气机逆乱，上壅心胸，蒙闭窍隧，而引起昏倒。此外，元气素弱，又遇悲恐，或因疲劳过度，以致阳气消乏，气虚下陷，从而清阳不升，猝然昏厥。②血厥：肝阳素旺，复加暴怒，致血随气逆，气血上壅，清窍不利，昏倒不知。另外，久病血虚及产后或其他疾病失血过多，气随血脱，亦可发生昏厥。③痰厥：形盛气弱之人，嗜食酒酪甘肥之品，脾胃受伤，运化失常，聚湿生痰、痰浊内阻，气机不利，偶因恼怒气逆、痰随气升，上蒙清窍，致突然眩仆而厥。④食厥：饮食不节，积滞内停，转输失常，气机受阻，致窒闷而厥。

29. 中脏腑出现闭证时该怎样进行治疗？

闭证以邪实内闭为主，属实证，急宜祛邪。根据其有无热象，有阳闭和阴闭之分。

（1）阳闭证：乃肝阳暴张，阳升风动，气血上逆，夹痰火上蒙清窍所致。治宜清肝息风，辛凉开窍。先灌服（或鼻饲）局方至宝丹或安宫牛黄丸以辛凉透窍，并用羚羊角汤加减以清肝息风，育阴潜阳。

（2）阴闭证：系痰湿偏盛，风夹痰湿，上蒙清窍，内闭经络而成。治宜豁痰熄风、辛温开窍。急用苏合香丸，温开水化开灌服（或鼻饲）以温开透窍，并用涤痰汤煎服。

30. 试述水肿病阴水的辨证施治。

水肿病阴水多由饮食劳倦，房劳过度，损伤正气所致。或因阳水久延不退，致正气日衰，水邪日盛，转为阴水。表现为里虚寒证，当根据其脏腑受损的情况，区分脾阳虚衰和肾阳衰微施治。

（1）脾阳虚衰：身肿、腰以下为甚，按之凹陷不易恢复，脘腹胀闷，纳减便溏，面色萎黄，神倦肢冷，小便短少，舌质淡，苔白腻或白滑，脉沉缓或沉弱。治则温运脾阳，以利水湿，可用实脾饮加减。

（2）肾阳衰微：面浮身肿，腰以下尤甚，按之凹陷不起，心悸气促，腰部冷痛酸重，尿量减少或增多，四肢厥冷，怯寒神疲，面色灰滞或白，舌质淡胖，苔白，脉沉细或沉迟无力。治则温肾助阳，化气行水。济生肾气汤合真武汤治为主。

✎ §19.2 中医学自测试题（附参考答案）

一、选择题

【A 型题】

1. 下列关于阴阳学说的基本内容的提法哪项是错误的　　　　　　　　　　（　）
A. 阴阳的交感相错　　　B. 阴阳的对立制约　　　C. 阴阳的互根互用　　　D. 阴阳的消长和平衡
E. 阴阳的竞争势不两立

2. 与发育、生殖关系最密切的脏腑是　　　　　　　　　　　　　　　　（　）
A. 心　　B. 肝　　C. 脾　　D. 肺　　E. 肾

3. 中医学认为构成人体的基本物质是　　　　　　　　　　　　　　　　（　）
A. 阴离子、阳离子　　B. 六气　　C. 营卫之气　　D. 精、气、血、津液　　E. 肾气

4. 络脉最细小的分支称为　　　　　　　　　　　　　　　　　　　　　（　）
A. 孙络　　B. 细络　　C. 浮络　　D. 支络　　E. 别络

5. 所谓"六淫"者，以下哪种说法最准确　　　　　　　　　　　　　　（　）
A. 六气　　B. 风、寒、暑、湿、燥、火　　C. 六元　　D. 六种不正常的气候　　E. 风、寒、暑、湿、燥、火 6 种外感病邪的统称

6. 望诊面部呈青色时对下列哪种病证的诊断最有意义　　　　　　　　　（　）
A. 热证　　B. 湿证　　C. 寒证、痛证、瘀血和惊风　　D. 虚证、脱血　　E. 肾虚、痰饮

7. 五色分属五脏，黑色属　　　　　　　　　　　　　　　　　　　　　（　）
A. 肝　　B. 脾　　C. 肾　　D. 肺　　E. 心

8. 脉象：轻取即得，重按稍减而不空，举之泛泛有余。属　　　　　　　（　）
A. 沉脉　　B. 迟脉　　C. 浮脉　　D. 数脉　　E. 洪脉

9. 下列哪项不属中医"十问歌"的内容　　　　　　　　　　　　　　　（　）
A. 问发热恶寒　　B. 问头痛身痛　　C. 问大便、小便　　D. 问住址和婚姻状况　　E. 问既往患过哪些疾病

10. 舌边红赤多见于　　　　　　　　　　　　　　　　　　　　　　　（　）
A. 瘀血内阻　　B. 肝胆热盛　　C. 心火上炎　　D. 阴虚火旺　　E. 气阴两伤

11. 身热、汗出、口渴、咳喘、苔黄舌红证属　　　　　　　　　　　　（　）
A. 邪袭肺卫　　B. 气营两燔　　C. 阳明热盛　　D. 邪热壅肺　　E. 热在上焦

12. 腹部刺痛、固定不移，或按之有块者，应辨证为 （　）

A. 气滞　　B. 血瘀　　C. 寒凝　　D. 热结　　E. 虫病

13. 淋证的共同特征是 （　）

A. 无尿　　B. 尿多　　C. 尿少、尿痛、尿急　　D. 尿血　　E. 小便频数且短涩、滴沥刺痛，欲出未尽，小腹拘急或痛引腰腹

14. 诸淋临床各具特征，下述哪项是错误的 （　）

A. 石淋，以小便排出砂石为主证　　B. 膏淋实证而见小便混浊如米泔水或滑腻如脂膏　　C. 热淋，小便灼热刺痛　　D. 劳淋，小便淋漓不已，遇劳即发　　E. 气淋虚证，小便涩滞，淋漓不宣，少腹满痛

【X 型题】

15. 失神的表现有 （　）

A. 神昏谵语、循衣摸床　　B. 精神倦怠、气短懒言　　C. 猝倒神昏、手撒遗尿　　D. 突然神清、喋喋多言　　E. 反应迟钝、面色少华

16. 张某，男，75 岁。久泻未愈，每日黎明前登厕，泻下清稀，形寒肢冷，腰膝酸软，苔白，脉沉细。治法应该用 （　）

A. 健脾　　B. 理气　　C. 温肾　　D. 固涩　　E. 滋阴

17. 十二经脉的互相衔接，下述哪些是正确的 （　）

A. 阴经与阳经在四肢　　B. 阴经与阴经在胸部　　C. 阳经与阳经在头部　　D. 表里在胸腹部　　E. 阴经与阳经在腹部

18. 六淫致病有明显的季节性，下列哪些是正确的 （　）

A. 春多热病　　B. 夏多暑病　　C. 秋多风病　　D. 冬多寒病　　E. 长夏多湿病

19. 寒证包括 （　）

A. 表寒　　B. 里寒　　C. 虚寒　　D. 实寒　　E. 恶寒

20. 肺热壅盛证的主要表现是 （　）

A. 发热口渴　　B. 胃脘部灼痛　　C. 咳嗽气喘　　D. 鼻煽气灼　　E. 舌红苔白

二、填空题

1. 五脏的生理功能主要是_____和_____精气；六腑的生理功能主要是_____和_____。

2. 气与血的关系，可概括为_____和_____两个方面。

3. 中医治疗大法（八法）是_____、_____、_____、_____、_____、_____、_____、_____。

4. 经络走向中手之三阴，_____；手之三阳，_____。

5. 中医问诊中问汗一项中，睡时汗出，醒则汗止者，为_____汗，多属_____。

6. 中药的所谓四气，就是_____4 种不同的药性；五味是指药物有_____5 种不同的味道。

7. 中风病应注意与_____、_____、_____相鉴别。

8. 治疗表实证首选_____方，治疗表虚证首选_____方。

9. 阳闭症的治则是清肝熄风，辛凉开窍急宜用_____或_____急救。

10. 阴闭证的治法是_____、_____。

三、判断题

1. 藏象学说的"藏"是藏于人体内的气血，"象"是指人体的形象。 （　）

2. 奇恒之腑为脑、髓、骨、髂、脉、女子胞的合称。 （　）

3. 面部白色乃脾虚湿蕴之象。因脾失健运，水湿内停，气血不充。 （　）

4. 黑色为阴寒水盛之色，主肾虚、水饮和瘀血。 （　　）

5. 浮垢苔、脓腐苔、霉腐苔多见于食积痰浊、内痈、湿热口糜。 （　　）

6. 寸口脉分为寸、关、尺三部，每部又分为浮、中、沉三候。 （　　）

7. 寒证与热证的鉴别主要从寒热、口渴、面色、四肢、二便、舌脉六个方面着手。 （　　）

8. 肾藏精的主要生理作用是摄纳肺所吸入的清气。 （　　）

9. 凡是中风都可使用活血化瘀药物治疗。 （　　）

10. 支饮是喘证的一个证候。 （　　）

四、名词解释

1. 六淫

2. 异病同治

3. 脏象

4. 内伤七情

5. 四气五味

五、问答题

1. 试述中医"症"与"证"的主要区别。

2. 简述询问病人寒热时应了解的情况。

3. 何谓异病同治？试举例说明。

4. 试述里寒证的临床表现、病机及治疗原则。

5. 何谓中风？试述其类证的鉴别要点。

参考答案

一、选择题

1. E　2. E　3. D　4. A　5. E　6. C　7. C　8. C　9. D　10. B　11. D　12. B　13. E　14. E
15. AC　16. ACD　17. ABC　18. BDE　19. ABCD　20. ACD

二、填空题

1. 化生　储藏　受盛　传化水谷

2. 气为血之帅　血为气之母

3. 汗法　吐法　下法　和法　温法　清法　消法　补法

4. 从胸走手　从手走头

5. 盗　阴虚内热

6. 寒、热、温、凉　酸、苦、甘、辛、咸

7. 痫证　厥证　痉证

8. 麻黄汤　桂枝汤

9. 至宝丹　安宫牛黄丸

10. 豁痰息风　辛温开窍

三、判断题

1. ×　2. ×　3. ×　4. √　5. √　6. √　7. √　8. ×　9. ×　10. ×

四、名词解释

1. 六淫：是指风、寒、暑、湿、燥、火 6 种外感病邪。

2. 异病同治：是指不同的疾病在其发展过程中，出现相同的病机，表现为相同的证，则应采取相同的方法进行治疗。

3. 脏象：又称藏象。藏指深藏于体内的脏腑组织器官；象指脏腑组织器官的功能在机体外部的表现和征象。

4. 内伤七情：喜、怒、忧、思、悲、恐、惊 7 种情志活动，是内伤病的主要致病因素之一，又称精神致病因素。

5. 四气五味：四气五味是中药药性基本理论之一。四气指寒热温凉 4 种不同的药性，又称四性；五味是指药物有酸、苦、甘、辛、咸 5 种不同的味道。

五、问答题

1. 中医"症"与"证"的主要区别为："症"指症状，是疾病的外在表现，是辨证的主要依据；"证"指证候，是疾病的本质反映，是机体在疾病过程中某一阶段出现的各种症状所反映的病理机制的概括，是辨证所得出的结论。证比症更全面、更深刻、更确切地反映着疾病的本质。

2. 问寒热应注意恶寒、发热的性质，恶寒和发热同时出现多为外感病的初期，是表证的特征；但热不寒，多为里热炽盛；但寒不热，为里寒证；寒热往来为正邪交争的半表半里证。

3. 异病同治，是因为异病同证，故可同治。而多病一方，系指不同的疾病，在其发展过程中，出现相同的病机，表现为相同的证型，则采用相同的治法进行治疗。如久痢、久泻、脱肛、崩漏、子宫脱垂、胃下垂等是几种截然不同的疾病，凡辨证符合气虚下陷者，均可采用益气升提的补中益气汤治疗。

4.（1）临床表现：恶寒喜暖，面色苍白，肢冷蜷卧，口淡不渴，痰、涎、涕清稀，小便清长，大便稀溏，舌淡苔白而润滑，脉迟或紧。

（2）病机：寒邪所伤，气血凝滞，或阳气虚损，不能温煦形体，肌体失养，功能衰退。

（3）治疗原则：温里散寒。

5. 中风又称卒中。因起病急骤，证见多端，变化迅速，与风性善行数变的特征相似，故以中风名之。本病是以猝然昏仆，不省人事，口眼㖞斜，半身不遂，语言不利，或不经昏仆而仅以㖞僻不遂为主证的一种疾病。

鉴别：本病应与痫证、厥证、痉证相鉴别。①痫证：昏迷时四肢抽搐，多吐涎沫，或发出异常叫声，醒后一如常人。②厥证：昏迷时多见面色苍白，四肢厥冷。无口眼㖞斜，手足偏废，亦无四肢抽搐等症。③痉证：项背强直，四肢抽搐，甚至角弓反张，或见昏迷，但无口眼㖞斜及半身不遂。

§20

急诊医学知识

急诊医学又称急救医学或急症医学，它是一门多专业的综合学科，是处理和研究各种急性病变和急性创伤的一门新专业；是指在短时间内，对威胁人类生命安全的意外灾难和疾病，所采取的一种紧急救护措施的学科。

急救医学不处理伤病的全过程，而是把重点放在处理伤病急救阶段，其内容主要是：心、肺、脑的复苏，循环功能引起的休克，急性创伤，多器官功能障碍，急性中毒、理化和环境损伤等。急救医学包括现场抢救、运输、通信调度，以及急救后的后续处理等，即急救医学包括院前处理、医院急诊室、重症监护病房（ICU）三部分。

§20.1　急诊医学概述

【急诊医学的内容】

（一）初步急救

在发病现场对病员的初步急救，应由现场最初目击者迅速进行。这对某些创伤和疾病的救治至关重要。然后再传呼或转送就近的医疗机构进行救治。关键的问题是普及急救知识，只有这样才能在非医护人员和专业医护人员密切配合下，使伤病员得到及时、有效的救护。

（二）危重症医学

危重症是指某些直接威胁病人生命的急症，如休克、急性心肌梗死、急性心力衰竭、严重多发伤、复杂手术后等。各种急性危重症病人可以出现心、肺、脑、肾、肝、能量代谢、氧代谢以及凝血、免疫、内分泌等系统的变化，而且往往同时或连续出现两个以上系统或器官功能不全以至衰竭。因此，抢救急性危重症病人的医护人员，应该掌握跨学科、跨专业的知识和技能，才能满足救治工作需要。

（三）灾难医学

任何给灾区造成重大破坏、严重经济损失、大量伤亡，并在一定程度上损害健康和破坏卫生服务条件的事件，当其规模超过灾难发生地承受的极限，需向其他地区求援时，称为灾难。灾难医学作为一门探讨灾难对人类生存的影响及灾后医疗救护问题的医学分支学科，已有40多年的历史，并在灾难救治和预防工作中发挥了巨大作用。

【急诊医疗体系】

急诊医疗体系，应包括院前急救、医院急诊科（或急诊室）救治和危重症监护病房治疗。

（一）院前急救

院前急救主要由公众自救和急救中心医护人员完成。其任务是通信联络、现场急救和安全护送。院前急救本身并不具备留置病人的床位和必备的现场设备。

1. 通信：应迅速建立健全城乡急救通信"120"传呼号，一旦出事地点发出呼救信号后，规模较大的基层医院或县、市医院（急救中心）即可派遣救护人员随同救护车奔赴现场。

2. 现场急救：主要是维持伤病员的生命和进行初步急救，如心肺复苏、止血、骨折固定等。

3. 安全护送：伤病员经初步急救，由急救人员在救护车内继续治疗，并护送到接收医院。

（二）医院急诊科（或急诊室）救治

1. 急诊科（室）的任务：是及时、迅速、准确地治疗和抢救急、危重症病人，争分夺秒地抢救病人生命。急诊病人不受地区和医疗合同单位的限制。急诊室实行 24 小时应诊。要认真加紧急诊科（室）人才、设备和技术建设，加强管理，提高医疗质量和抢救成功率。同时要积极开展急诊医学的科研和教学工作。

2. 急诊科（室）的建筑要求：急诊科（室）的位置的选择，要从便于就诊和最大限度缩短诊前时间考虑，并自成独立小区。急诊科（室）要设置白天与黑夜都能看清的醒目标志、路标，方便病人就诊。急诊科应备有规定的抢救设备和药品，并有良好的通信设备。

急诊科（室）内应设单独的抢救室和一定数量的留观病床，避免病人往返于门诊部和住院部各处寻找，力争缩短处置时间。

3. 急诊的管理：

（1）急诊应建立业务主管院长领导下的管理体制。急诊工作既要形成独立系统，又要与医院各部门密切协作。急诊值班人员有调动有关人员进行抢救的权利。

（2）急诊医师应由有经验的医师担任。急诊科（室）护理人员要单独建制，长期固定。要有计划地加强急诊人员的专业培训。

（3）急诊工作应严格执行《全国医院工作条例》中有关急诊方面的各项规章制度，并结合实际，建立适合自己医院的急诊工作制度，例如：就诊范围、急诊分诊制度、抢救制度、值班及交接班制度、护理制度、查对制度、观察室工作制度、抢救室工作制度、监护室工作制度、急诊病历书写制度、会议制度、查房制度、病例讨论制度（包括死亡病例）、转诊和转院制度、出诊制度、消毒隔离制度、各级医务人员职责、会议及请示报告制度、卫生工作制度、陪护制度、急诊观察病人须知等。

（4）急诊病人的挂号、收费、检验、取药等应尽量设在急诊科内，以便利病人。

（三）危重症监护病房治疗

危重症病人救治的一般程序是：现场急救→急诊室或手术室处理→重症监护病房（ICU）救治→普通病房。重症监护病房是危重病治疗的重要环节，其特点是收治对象为病情危重、具有完善的监测和治疗措施、拥有训练有素的医疗队伍，为挽救危重症病人的生命创造最佳条件。有条件的医院应建立急诊危重症监护病房（EICU），为连续救治危重症病人提供条件，提高救治成功率。

【现场急救的原则】

近几十年来，随着工业化及生态环境的破坏、自然界气候的变化、城市内高密度的居住环境以及交通和旅游事业的蓬勃发展，突然发生的灾害及伤害事故不断增加。如地震常造成多发伤、感染；洪水造成溺水、眼病、皮肤病、急性胃肠道传染病；火灾造成烧伤、感染、挤压伤及休克；交通事故造成多发性创伤等。快速有效的院前急救可使人员的伤亡减少到最低限度。

现场急救又称初步急救，主要包括以下内容：

1. 时间就是生命：现场抢救时应强调时间就是生命的观念。通过病人的症状搜寻和判断致命的问题，发现或预测可能出现的情况，采取紧急措施挽救和维持生命，而不应像专科医师那样首先去明确疾病的诊断，寻找支持诊断的依据，然后再施以治疗。

2. 脱离现场：现场急救的主要目的是去除威胁受伤者生命安全的因素，然后再采用其他抢救措施。因此，救护人员应帮助伤员迅速离开现场。如火灾的受伤者，可以就地打滚，用身体压灭火苗或用棉被、毯子、大衣等覆盖以隔绝空气灭火。在对电击伤者急救时，必须利用现场不导电的物件，挑开引起触电的线路，或关闭开关及拉下电器设备插头，使伤员脱离电源。遇一氧化碳中毒者，应尽快使病人脱离现场，保持呼吸道通畅，呼吸新鲜空气等。

3. 判断伤情：在火灾、交通事故、地震、空难、暴风雨、泥石流、化学事故等大的自然灾害或人为事故时，往往因伤员太多而救护力量不足。急救人员应首先检查伤员的意识、体温、脉搏、心率及血压、呼吸等情况，以及瞳孔的大小与对光反应，并按此将伤情分类。伤情可分4类，分别以红、黄、绿、黑4种颜色作为标记，并挂在伤员的胸前或绑在手腕上。①绿色为生命体征正常，轻度损伤，能步行。②黄色为中度损伤。③红色为重度损伤，收缩压小于60 mmHg（8 kPa），心率＞120 次/min，有呼吸困难及意识不清。④黑色为无法救治或遇难死亡伤员。对轻度损伤者给予就地处理后，可留在基层医院或家中继续观察、随访。对中、重度伤者必须进行初步的现场急救，如心肺复苏、止血、骨折的固定等，再尽快送往附近的专科或综合性医院抢救治疗。

4. 紧急处理：现场急救的关键是心、肺、脑复苏，保持呼吸道通畅、包扎止血、骨折固定、基础支持治疗等。

（1）简要、重点询问病史：向伤者及事故目击者询问受伤的时间、受伤的机制、有否昏迷等病史。

（2）迅速判断有无威胁生命的征象：救护人员抵达现场后应先做快速、全面的粗略检查，及时发现伤者神志、瞳孔、呼吸、心跳、血压及出血情况。优先处理下述3种凶险情况：呼吸道阻塞、出血和休克。对心跳呼吸停止者，应立即施以胸外心脏按压、人工呼吸、吸氧、电除颤、静脉内药物注射等心肺复苏措施；对于神志不清者，在保持其呼吸道通畅的同时观察和记录神志、瞳孔、呼吸、脉搏和血压的变化。

（3）保持呼吸道通畅：及时清除口咽异物，吸净气管、支气管中的血液和分泌物。昏迷病人可用口咽通气管，必要时可气管插管，对有呼吸功能障碍者应予以辅助通气。

（4）处理外出血：立即予以包扎、止血。如面色苍白、皮肤湿冷、脉搏微弱、血压偏低，为低血容量性休克，应迅速建立两条静脉通路，快速输入生理盐水或乳酸林格液1 000～2 000 mL。

（5）处理骨折：四肢长骨骨折可用小夹板、树枝及木棍、木板等固定。固定的范围要超过骨折的上、下关节，以减轻搬运过程中的疼痛及周围软组织、血管、神经的进一步损伤。

如条件许可，开放性骨折应尽早清创，以免伤口再污染，增加继发急性骨髓炎的机会。

【转诊和运送】

1. 适时转诊：因现场急救和药品的条件有限，在现场对伤病员进行初步处理及建立有效的呼吸与循环后，应将部分病人转运到就近的综合医院或专科医院，以使病人获得进一步的检查及治疗。转诊指征如下：

（1）在地震、火灾、车祸等事故中，按伤情应分批转运。

（2）因溺水、重度电击伤及其他原因引起心搏骤停者，在现场经心肺复苏，生命体征平稳后，宜及时转送。

（3）休克、意识障碍、呼吸困难、心脑血管疾病、大出血和重度烧、烫伤者。

（4）多发性创伤及骨折者。

（5）各种中毒者，经处理后症状好转，但仍需转院明确毒物的性质。中、重度一氧化碳中毒者，应送往专科医院进行高压氧治疗。

（6）被毒蛇、毒虫咬伤者，现场进行伤口处理后，应紧急转送至综合性医院进一步治疗。

（7）对眼、气管、支气管异物，全科医师处理困难时，需立即将其转入专科医院治疗。

（8）原因不明的晕厥、癫痫、咯血、呕血等，经初步治疗后，即便症状缓解或消失，仍应转诊以明确诊断。

（9）高热疑为重症感染、烈性传染病者，在给予降温的同时，应积极组织转院。

（10）腹痛原因不明、症状未缓解者，随访过程中腹痛程度发生变化，病情有反复者。

2. 转诊运送的注意事项：危重症病人进行现场急救后，应根据伤情不同而合理地送入最近的、适合的医疗机构，以便进一步检查及治疗。对某些急症如急性心肌梗死、多发性创伤、气管异物等，应送入有处理经验的医疗中心，使病人获得更好的诊治。因此，基层医师应对所在省、市、地区综合性或专科医院的专业特点、医疗设施、医疗水平有比较详细的了解，以便在运送伤病员到医院前与接诊人员联系，让伤员到达后能得到及时、有效的治疗。转诊运送中具体注意事项如下：

（1）转送既要快速，又要平稳安全，避免颠簸。一般伤者的头部应与车辆行驶的方向相反以保持脑部血供。

（2）伤病员的体位和担架应固定好，以免紧急刹车时加重病情。

（3）伤病员在车内的体位要根据病情放置，如平卧位、坐位、侧卧位等。

（4）腹腔内脏脱出的伤员，应保持仰卧位，屈曲下肢，腹部保温。

（5）骨盆损伤的伤员，应仰卧于硬板担架上，双膝略弯曲，其下加垫。

（6）疑有脊柱骨折的伤员，应由4人同侧托住伤员的头、肩背、腰臀部及下肢，放置于硬板上。

（7）疑有颈椎骨折及脱位者，搬运时应由一人扶持、固定头颈部，保持颈椎和胸椎线一致，切勿过屈、过伸或旋转。伤者应躺在硬板担架上，颈部两侧各放置一沙袋，使颈椎在运送过程中位于较固定的状态。

（8）昏迷、呕吐病人应取头低位且偏向一侧，防止呕吐物吸入呼吸道引起窒息。

（9）鼻腔异物者，应保持低头姿势，以免异物掉入气管中。

对于危重症病人，医师最好护送病人到医院，详细记录现场及途中抢救经过，心搏骤停时间，心肺复苏过程，用药的时间、品种、剂量和出入水量等。途中注意观察血压、脉搏、呼吸等重要生命体征，并继续给予吸氧、补液等支持治疗，并向接诊医生递交抢救记录，做详细的介绍。随车还应备足途中所需氧气、抢救药品及器械。

转运病人前，应向家属说明转诊的目的及途中可能发生的情况。转运前还应与转诊医院急诊室电话联系，使病人到达后就能得到诊断和治疗。

【现场急救后续处理】

1. 对于危重症病人，如心跳呼吸骤停、严重创伤、急性大出血、大面积烧伤等随时可以危及生命的病人，应于现场急救后迅速转运至有条件的医疗单位进行救治。

2. 对于病情稳定的急诊伤员，经现场急救后可视具体情况进行不同的后续处理。对轻度的一氧化碳中毒、单纯的软组织损伤、Ⅰ度烧烫伤、较轻的电击伤、反射性晕厥、病因明确且病情稳定的上消化道出血等，可去就近医疗单位就诊。

§20.2　急诊医学基本知识问答

1. 何谓猝死？

猝死（sudden death）是指自然发生，出乎意料地突然死亡。世界卫生组织规定发病后6小时内死亡者为猝死，多数作者主张定为1小时，但也有人将发病后24小时内死亡者归入猝死之列。

2. 猝死的常见病因有哪些？

（1）心脏疾病：冠心病（尤以急性心肌梗死）、心肌病、恶性心律失常、病态窦房结综合征、先天性与获得性长QT间期综合征。

（2）颅脑疾病：脑室出血或广泛性脑出血、蛛网膜下腔出血、脑疝。

（3）呼吸疾病：哮喘发作、急性喉痉挛、急性肺动脉栓塞、呼吸道分泌物或咯血阻塞窒息。

（4）其他疾病：癫痫大发作、急性坏死性胰腺炎、重症感染、休克、内环境紊乱、急性中毒、过敏性疾病等。

3. 何谓心脏性猝死？

心脏性猝死是指急性症状发作后 1 小时内发生的以意识骤然丧失为特征的，由心脏原因引起的自然死亡。80％的心脏性猝死由冠心病及其并发症引起，而这些冠心病病人中的75％有心肌梗死病史。各种心肌病引起的心脏性猝死占 5％～15％。

4. 试述猝死型冠心病的病理学基础及其临床意义。

冠心病猝死主要是由于在动脉粥样硬化的基础上发生冠状动脉痉挛或栓塞，引起心肌急性缺血，造成局部电生理紊乱，引起暂时的严重心律失常（尤其是心室颤动）所致。但这种情况是可以逆转的，因此冠心病病人应尽量减轻精神和体力负荷等诱发因素，并在医师监护下及时做扩冠、解痉、抗凝、活血化瘀等对症治疗。若急性发作心脏停搏，应就地施行有效的徒手心肺复苏及尽早电除颤，这对降低冠心病猝死具有十分重要的意义。

5. 何谓临床死亡？

临床死亡是指心搏和呼吸停止。一般在心搏停止 5～8 分钟内，称为临床死亡期，这时从外表看，人体生命活动已经消失，但组织内微弱的代谢过程仍在进行；脑中枢功能活动不正常，但尚未进入不可逆转的状态。处于临床死亡期的病员是可能被复苏的。若心搏停止超过 8 分钟，则病人进入生物学死亡期，此时机体细胞已发生退行性变化，病人是无法被复苏的。

6. 试述心脏停搏（cardiac arrest）的定义。

心脏停搏并非仅指心脏停止跳动或血液停止循环，其确切的定义是：心脏射血功能的突然终止。

7. 心脏停搏可分为哪几种类型？

根据心脏停搏的定义、临床表现、开胸肉眼观察和心电图监测资料，心脏停搏可分为 3 种类型：

（1）无脉性电活动（pulseless electrical activity，PEA）：心搏极弱，心室尚有自身节律，心室肌有慢而极弱的收缩。心脏呈断续、微弱的跳动，频率在 30～40 次/min 或以下，心电显示无规律性的、宽而畸形的、振幅低的 QRS 波。此时心脏每搏输出量近于零。

（2）心室纤维颤动：心室肌肉呈不规则颤动，心电图示心室颤动波，其频率为 200～500 次/min，肉眼可见心脏蠕动或颤动，此时心脏不能搏血。

（3）心搏完全停止：即心室停顿。肉眼见心脏处于静止状态，心肌色紫，肌张力下降，心电显示无心电波形，描记呈一直线。绝大多数病人心脏停止于舒张状态，亦有停止于收缩状态的，此时心脏触之坚硬，称为"石样心"，其复苏更为困难。

（4）无脉性室性心动过速：心室肌肉呈规律的快速搏动，心电图呈现连续出现的宽大畸形的 QRS 波，频率在 100～250 次/min，但心室收缩太快导致心脏无法正常射血，每搏输出量接近于零，无法触摸到大动脉搏动，故称无脉性室性心动过速。因无法产生灌注，此时对病人的处理应等同于心室颤动。

8. 试述心脏停搏的诊断标准。

①意识突然丧失。②大动脉（颈动脉和股动脉）搏动消失。③心音消失。④呼吸呈叹息样或停止。⑤面色苍白或发绀。⑥瞳孔散大固定。以上6条以第①、②条最重要，据此即可确诊。

9. 心内途径给药有何不足之处？

一般采用静脉内或气管内给予复苏药物，其显效速度及复苏效果并不逊于心内注药，又可避免暂时中断对心脏的按压。心内注射药物的缺点是易损伤心脏血管、心肌及肺脏等。如果心内注射未达心室腔，而误入心肌内，可形成异位兴奋灶，诱发心律失常，甚至引起心肌出血或坏死。

10. 试述复苏抢救中气管内给药的方法及其优点。

气管内给药为复苏给药提供了一条新的途径，其药物显效时间较静脉内注药为快，其作用时间因药物可在小支气管内暂时储存，逐渐被吸收，也比静脉内注药者长。故在未能建立静脉通道前，采用气管内给药是一种行之有效的方法。气管内给药的方法为：置病人头高位，用注射用水10 mL稀释药物后，直接注入气管导管内，然后行加压呼吸，促使药物在肺内扩散和吸收。气管内给药剂量一般为静脉剂量的2～2.5倍。目前，肾上腺素、异丙肾上腺素、阿托品及利多卡因等由气管内给药已列为常规给药途径之一。

11. 试述心源性休克的病因。

（1）心室射血功能受损或机械障碍：如广泛心肌梗死、重症心肌炎、严重心功能不全、慢性心律失常、肺动脉栓塞、瓣膜穿孔及各类晚期心脏疾病等。临床上以心肌梗死并心源性休克最为常见。

（2）心室充盈的机械性障碍：如急性心脏压塞、缩窄性心包炎、心房黏液瘤、重度二尖瓣狭窄等。

12. 试述心源性休克的诊断标准。

①收缩压<90 mmHg，或高血压病人血压较原血压下降20%以上。②意识改变：意识模糊，嗜睡，烦躁不安或昏迷。③末梢循环血管收缩，出现皮肤湿冷或发绀。④尿量每小时少于0.5 mL/（kg·h）。⑤纠正引起心输出量和血压下降的因素，如低血容量、心律失常、低氧血症等以后，休克仍然存在。

下列动力学参数有助于诊断：心脏指数（CI）<2.2 L/（min·m²），肺小动脉楔压（PAWP）>18 mmHg，中心静脉压（CVP）>10 cmH₂O，总外周阻力（TPR）>1 400 dyne（达因）。

13. 气胸可分为哪几类？

气胸可分为下述3类：①自发性气胸，又可分为原发性和继发性两类。②外伤性气胸，系胸壁的直接或间接损伤所致。③医源性气胸，系诊断和治疗操作失误所致。

14. 急性呼吸窘迫综合征（ARDS）的高危因素有哪些？

（1）直接肺损伤因素：严重肺感染、胃内容物吸入、肺挫伤、吸入有毒气体、淹溺、氧中毒等。

（2）间接肺损伤因素：脓毒症、严重的非胸部损伤、严重的烧伤、胰腺炎、休克、大量输血、体外循环、弥散性血管内凝血等。

15. 试述 ARDS 的柏林诊断标准。

（1）急性起病，在明确的 ARDS 高危因素后 1 周内出现呼吸道症状或呼吸道症状加重。

（2）胸片或肺部 CT 证实存在与肺水肿症状一致的双肺阴影。

（3）呼吸衰竭不能完全用心力衰竭或液体过负荷解释。

（4）存在氧合障碍，以氧合指数评估，即动脉氧分压（PaO_2）/吸氧浓度（FiO_2）≤300 mmHg。

16. 试述机械通气治疗 ARDS 的目的和主要措施。

机械通气的目的是提供充分的通气和氧合，以支持器官功能。机械通气治疗的主要措施是：

（1）呼气末正压通气（PEEP）：可使呼气末肺容量增加，使萎陷的小气道和肺泡开放；肺泡内正压可减轻肺泡水肿，从而改善肺泡弥散功能和通气/血流比例，减少肺内分流，达到改善氧合功能和肺顺应性的目的。PEEP 应从低水平（5 cmH$_2$O）开始，一般 PEEP 水平为 10～15 cmH$_2$O，维持 PaO_2 大于 60 mmHg，而 FiO_2 小于 0.6。

（2）小潮气量通气：一般 6～8 mL/kg，使吸气平台压控制在 30～35 cmH$_2$O 或以下，防止肺泡过度充气。

17. 引起肺栓塞的病因有哪些?

肺栓塞是指肺动脉或其分支被阻塞，相应肺组织血液供应减少或中断。本病多见于老年人、长期卧床的慢性病病人及手术或创伤后。肺栓塞的病因包括血栓栓塞、空气栓塞、脂肪栓塞、羊水栓塞及瘤栓栓塞等，而以深静脉血栓形成所引起的血栓栓塞为最常见。大多数肺栓塞是由盆腔和大腿深静脉血栓引起的。静脉淤滞是形成血栓的主要因素，长期卧床和固定的病人危险性最大。其他易患因素包括长骨骨折、恶性肿瘤、新近发生的心肌梗死、充血性心力衰竭、真性红细胞增多症和镰状细胞贫血、肥胖等。妊娠或服用避孕药者也有发生肺栓塞的危险。

18. 试述急性肾损伤（AKI）的病因。

（1）肾前性因素：血管内循环容量降低导致流经肾脏的血流量减少，如果肾脏无法通过自身代偿维持肾血流，则将出现肾实质损害进而出现肾小管坏死，从而导致 AKI 发生。

（2）肾性因素：原因众多，最常见的原因是急性肾小管坏死，包括各种原因引起的肾小管缺血以及肾毒性药物或毒物导致的中毒性肾小管坏死；此外还包括肾血管病变、急进性肾小球肾炎、风湿免疫性疾病、肾脏外伤或占位性病变等。

（3）肾后性因素：自肾脏以下尿路梗阻可导致肾积水，压迫肾实质尤其是肾小囊内压严重升高时，可出现急性肾损伤，双侧尿路梗阻或单侧梗阻伴对侧肾缺如，及肾功能损害、神经源性膀胱、前列腺增生、尿道损伤等均可以导致肾后性 AKI。

19. 急性肾损伤少尿期发生高钾血症的因素有哪些?

①少尿使尿钾排泄减少。②病人处于高分解状态，体内蛋白质分解，释放出钾离子。

③酸中毒时细胞内钾移至细胞外。④大量输陈旧血。⑤输入大剂量青霉素钾盐。⑥摄入含钾多的食物或饮料等。

20. 急性肾损伤高钾血症应如何紧急处理?

最有效的疗法为血液透析。在透析前可采取以下紧急处理措施：①5％碳酸氢钠250 mL静脉滴注。②10％葡萄糖酸钙10 mL稀释后缓慢静脉注射。③25％葡萄糖200 mL加普通胰岛素12～16 U静脉滴注。④钠型离子交换树脂15～20 g加入25％山梨醇溶液100 mL中口服，每日3～4次。⑤限制高钾食物，纠正酸中毒，不输库存血，清除体内坏死组织。⑥利尿药如呋塞米20 mg静脉推注。

21. 试述急性肾损伤少尿期的补液原则和观察补液量的指标。

（1）补液原则：严格计算24小时出入水量。24小时补液量为显性失液量及非显性失液量之和减去内生水量，如接受肾替代治疗可适当增加补液量。

（2）观察补液量的指标：①皮下无脱水或水肿征象。②每日体重不增加。若每日体重增加超过0.5 kg，提示补液过多。③血清钠浓度正常。若偏低，且无失盐基础，提示体液潴留。④中心静脉压在6～10 cmH$_2$O。若高于12 cmH$_2$O，提示体液过多。⑤胸部X线片血管影正常，若显示肺充血征，提示体液潴留。⑥心率快，血压升高，呼吸频速，若无感染征象，应怀疑体液过多。⑦床旁彩超评估如出现肺部B线增加、腔静脉增宽或变异度下降，应怀疑液体过多。

22. 试述腹腔外脏器或全身性疾病引起的急性腹痛的常见病因。

（1）胸部疾病：如急性心肌梗死、急性心包炎、大叶性肺炎、胸膜炎。

（2）变态反应性疾病：如腹型过敏性紫癜和腹型风湿热。

（3）中毒及代谢性疾病：如慢性铅中毒、糖尿病酮症酸中毒、血紫质病、低钙血症和低钠血症。

（4）结缔组织病：如腹部脏器梗死、血栓性脉管炎和系统性红斑狼疮。

（5）其他：如急性溶血、腹型癫痫、带状疱疹、疱疹、神经症等。

23. 试述急性化脓性腹膜炎的主要病因。

（1）腹腔内空腔脏器穿孔或破裂。

（2）腹腔内出血。

（3）腹腔内化脓性感染。

（4）腹腔内脏器缺血坏死。

（5）腹部手术污染。

（6）其他部位细菌经血液循环、泌尿系或穿透腹壁等进入腹腔内。

以上改变可由外伤、感染、肿瘤及肠管、胆管和血管的梗阻，以及腹腔外病变累及腹腔脏器等原因引起。

24. 试述急性腹痛剖腹探查的指征。

（1）腹部有明显压痛、肌紧张和反跳痛等腹膜刺激征，病因不明或经治疗反而加重。

（2）腹内有游离气体和/或移动性浊音。

（3）腹腔穿刺抽得脓性或血性渗液或不凝固血。

（4）腹内可扪及明显触痛的肿块。

（5）腹内脏器可疑坏死。

（6）虽无上述情况，但全身情况渐趋恶化，又能排除腹外病变引起的急性腹痛。

25. 容易并发休克的急腹症有哪些？

急性坏死性胰腺炎，胃、十二指肠溃疡穿孔，绞窄性肠梗阻，急性坏疽性胆囊炎，急性化脓性胆管炎，泌尿系梗阻并感染，急性腹腔内大出血以及肠系膜血管栓塞等均可并发休克。

26. 何谓上消化道出血？常见的病因有哪些？

Treitz 韧带以上的消化道出血称为上消化道出血。常见病因为：①消化性溃疡出血，约占上消化道出血的半数以上。②急性胃黏膜病变，包括应激性溃疡、糜烂出血性胃炎等。③食管静脉曲张破裂出血。④肿瘤，其中以胃癌出血较多见，平滑肌瘤、息肉亦可引起出血。⑤其他病变，如血液系统疾病、尿毒症、局部血管畸形等。⑥胆道出血。

27. 如何估计消化道出血的程度？

（1）根据出血量及临床表现划分为轻度、中度及重度出血（表 20-1）。

表 20-1　消化道出血分度

程度	出血量（占全身总血量）	临床表现	血红蛋白（g/L）
轻度	<400 mL（<10%）	黑便或呕血，血压稳定，可有头昏	无变化
中度	400～1 000 mL（20%）	头昏、心悸、血压不稳定，可出现少尿，输血后血压迅速恢复	70～100
重度	>1 000 mL（30%）	出血性休克临床表现	<70

（2）根据血压及治疗反应划分为 5 度。

0 度：显性出血，血压稳定，不需输血。

Ⅰ度：只需输液即可维持血压稳定。

Ⅱ度：需补液。输血少于 400 mL。

Ⅲ度：需补液。输血少于 1 000 mL。

Ⅳ度：输血超过 1 000 mL，血压仍不稳定。

28. 试述消化道出血的主要治疗方法。

（1）一般治疗：禁食禁饮，保持呼吸道通畅，防呕吐误吸，监测生命体征。

（2）失血性休克的治疗：输液、输血，纠正水、电解质代谢紊乱，保持生命体征稳定。

（3）病因药物治疗：对消化性溃疡、出血性胃炎等采用 H_2 受体阻断药及质子泵抑制剂治疗。肝硬化病人应注意护肝，并采用降低门脉压的药物治疗，如普萘洛尔、奥曲肽。

（4）内镜治疗：通过内镜可进行下述治疗。①钛夹钳夹止血。②硬化剂注射止血。③激光止血。④电凝止血。⑤微波止血。⑥热电极止血。⑦套扎止血。⑧经内镜注射药物止血等。

（5）介入止血，选择性腹腔动脉造影：局部注入加压素使血管收缩止血，或栓塞出血动脉止血。

（6）必要时剖腹手术治疗。

（7）中医中药治疗。

29. 何谓全身炎症反应综合征（SIRS）？

全身炎症反应综合征（systemic inflammatory response syndrome，SIRS）是指机体对不同原因的严重损伤所产生的系统性炎症反应，其具备以下临床表现中的 2 项：①体温>38 ℃ 或<36 ℃。②心率>90 次/min。③呼吸急促，频率>20 次/min，或过度通气，$PaCO_2$<32 mmHg。④血白细胞计数>$12×10^9$ 或<$4×10^9$/L，或未成熟（杆状核）中性粒细胞比例>10%。SIRS 的诱发因素常见为感染性因素，少数为非感染性。

30. 试述脓毒症及脓毒症休克的定义及诊断。

脓毒症是指机体对感染反应失调而引起的危及生命的器官功能障碍，因此脓毒症的诊断应包括明确的或可疑的感染以及出现危及生命的器官功能障碍。脓毒症休克是在脓毒症的基础上，出现持续性低血压，在充分容量复苏后仍需血管活性药物来维持平均动脉压（MAP）≥65 mmHg，以及血乳酸水平>2 mmol/L。脓毒症及脓毒症休克诊断流程及 qSOFA、SOFA 评分见图 20-1 及表 20-2、表 20-3。

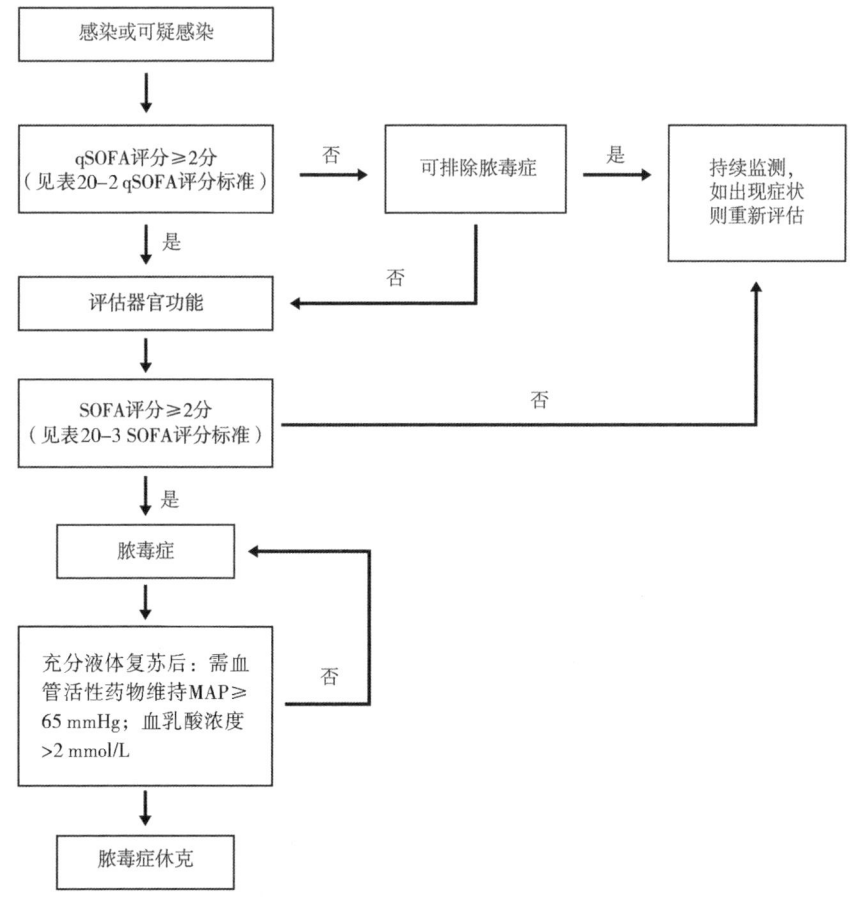

图 20-1 脓毒症及脓毒症休克诊断流程

表 20-2　qSOFA 评分标准

项目	标准
呼吸频率	≥22 次/min
意识	改变
收缩压	≤100 mmHg

表 20-3　SOFA 评分标准

系统	0	1	2	3	4
呼吸系统					
PaO_2/FiO_2 [mmHg(kPa)]	≥400(53.3)	<400(53.3)	<300(40)	<200(26.7) +机械通气	<200(26.7) 机械通气
凝血系统					
血小板 ($×10^3/\mu L$)	≥150	<150	<100	<50	<20
肝脏					
胆红素 [mg/dL($\mu mol/L$)]	<1.2(20)	1.2~1.9 (20~32)	2.0~5.9 (33~101)	<6.0~11.9 (102~204)	≥12.0(204)
心血管系统	MAP≥70 mmHg	MAP<70 mmHg	多巴胺<5 或多巴酚丁胺（任何剂量）[a]	多巴胺 5.1~15 或肾上腺素 0.1 或去甲肾上腺素 0.1[a]	多巴胺>15 或肾上腺素>0.1 或去甲肾上腺素>0.1[a]
中枢神经系统					
GCS 评分（分）[b]	15	13~14	10~12	6~9	<6
肾脏					
肌酐 [mg/dL($\mu mol/L$)]	<1.2(110)	1.2~1.9 (110~170)	2.0~3.4 (171~299)	3.5~4.9 (300~440)	>4.9(440)
尿量(mL/d)				<500	<200

注：a. 儿茶酚胺类药物给药剂量单位为 $\mu g/(kg \cdot min)$，给药至少 1 小时；b. GCS 评分为 3~15 分，分数越高代表神经功能越好。

31. 何谓多器官功能障碍综合征（MODS)？

多器官功能障碍综合征（multiple organ dysfunction syndrome，MODS）是 SIRS 进一步发展的严重阶段，是指机体在遭受急性严重感染、严重创伤、大面积烧伤等突然打击后，同时或先后出现两个或两个以上器官功能障碍的临床综合征。MODS 发病急，进展快，病死率高。病人在发生 MODS 之前大多器官功能良好，发生之后一经治愈，一般不留官的永久性损伤，也不转为慢性。因此，MODS 不包括慢性疾病终末期发生的多个器官功能障碍或衰竭。

32. 多器官功能障碍综合征的病因及其诱因有哪些?

常见的病因有:①严重创伤,如多发伤及大面积烧伤等。②大手术后,如肝叶切除、胰十二指肠切除、主动脉瘤切除后。③各种原因的休克或缺血-再灌注损伤后。④快速大量输液或输血引起的超负荷反应。⑤严重感染,如肺部感染、弥漫性腹膜炎、脓毒性休克、重症肝炎、流行性出血热、钩端螺旋体病、恶性疟疾及暴发型伤寒等。

常见的激发诱因:长时间低氧血症、麻醉意外、脏器功能储备降低及免疫功能低下等。

33. 一般认为服毒后几小时进行洗胃较为合理?

对服毒物者应尽早进行洗胃,以清除胃内毒物,但吞服强酸、强碱或其他腐蚀剂者除外。一般认为服毒后 6 小时内进行洗胃较为合理,但也不要固执于这个期限,因服食大量毒物之后,可能还有不少毒粒或粉末较长时间嵌入胃黏膜皱襞内而仍未排至肠道,这时洗胃仍然有意义。

34. 有机磷杀虫剂中毒有哪些中毒症状?

有机磷杀虫剂是一种神经毒物,可抑制胆碱酯酶活性,致乙酰胆碱蓄积,使中枢神经系统和胆碱能神经先过度兴奋,继而转入抑制和衰竭。其中毒症状为:

(1) 毒蕈碱样症状(M 样症状):抑制心血管系统,出现心率缓慢、血压下降;胃平滑肌收缩,出现腹痛、恶心、呕吐、腹泻;膀胱逼尿肌收缩,出现尿失禁;汗腺和唾液腺分泌增加,出现大汗、流涎;痰液增多,呼吸困难,双肺大量啰音;双侧瞳孔缩小等。

(2) 烟碱样症状(N 样症状):骨骼肌兴奋,出现肌痛、肌束挛缩、肌肉纤维颤动,晚期可转为肌力减退和肌麻痹,呼吸肌麻痹致呼吸停止。严重者可出现心肌炎,心室扩大,房颤及房室传导阻滞。

(3) 中枢神经系统症状:头晕、头痛、怠倦无力、言语不清、昏迷及阵发性惊厥、癫痫样抽搐,瞳孔不等大,脉搏及呼吸减慢,呼吸停止而死亡。

35. 试述有机磷杀虫剂中毒的解毒药物。

有机磷杀虫剂的毒性主要是对体内乙酰胆碱酯酶的抑制,引起乙酰胆碱积蓄,因此可用下列两类药物解毒:

(1) 胆碱酯酶复能药:解磷定(碘解磷定)、氯解磷定、双复磷和双解磷等能使被抑制的胆碱酯酶恢复活性。

(2) 抗胆碱药:①阿托品能拮抗乙酰胆碱对副交感神经和中枢神经系统毒蕈碱受体的作用,对毒蕈碱样症状和对抗呼吸中枢抑制有效,但对烟碱样症状和胆碱酯酶活力的恢复没有作用,应与胆碱酯酶复能药合用。②戊乙奎醚作为新型抗胆碱药,具体作用强、双抗 M 及 N 受体、副作用小、中毒率低等优点,目前已成为中毒解救的首选。

36. 全血胆碱酯酶活力测定对诊断有机磷杀虫剂中毒有何价值?

全血胆碱酯酶活力测定是诊断有机磷杀虫剂中毒和判断中毒程度的重要指标,胆碱酯酶活力降到正常的 90% 以下,即有诊断意义。在判断病情时,下述分级标准有参考价值:轻度中毒时,血胆碱酯酶活力降至 70%～50%,若降至 50%～30% 则为中度中毒,重度中毒时血胆碱酯酶活力降至 30% 以下。

37. 如何诊断杀虫脒中毒？

急性杀虫脒中毒的诊断并不困难，可根据杀虫脒大量皮肤接触、吸入或口服史诊断。病人中毒后出现不同程度的以意识障碍、发绀、出血性膀胱炎为主的全身中毒症状和体征。尿中杀虫脒及其代谢产物 4-氯-邻甲苯胺增高［正常值：总量为 (0.02 ± 0.025) mg/L，其中杀虫脒为 (0.01 ± 0.023) mg/L，4-氯-邻甲苯胺为 (0.01 ± 0.16) mg/L］。血中高铁血红蛋白增高。严重中毒时血清单胺氧化酶降低。心电图可出现心律失常和心肌损害。

38. 杀虫脒中毒的治疗措施有哪些？

（1）制止毒物继续吸收：可用肥皂水清洗皮肤，口服者用 2% 碳酸氢钠溶液洗胃并口服活性炭。

（2）加速毒物排泄：输液和利尿。

（3）促进杀虫脒降解：可用烟酰胺。

（4）处理发绀：高铁血红蛋白血症引起的发绀可用亚甲蓝 $1\sim2$ mg/kg，加入 50% 葡萄糖注射液中缓慢静脉注射，$4\sim6$ 小时后可重复，直至发绀消退。此外，大剂量维生素 C、高渗糖、辅酶 A 有协同作用。

（5）对出血性膀胱炎可口服碳酸氢钠碱化尿液。

（6）防治感染和并发症。

39. 试述常用杀鼠剂磷化锌及安妥的中毒特点和防治办法。

（1）磷化锌中毒：口服后在胃内生成磷化氢和氯化锌，前者能抑制细胞色素氧化酶，主要影响神经系统，导致意识障碍或惊厥；后者具有强腐蚀性，引起胃肠黏膜损害，出现溃疡或出血。严重中毒者有肌肉震颤、心律失常、休克、肝肾损害。可立即用 0.5% 硫酸铜 $200\sim500$ mL 反复多次洗胃，直至洗出液无蒜臭味为止，以后再用 3% 过氧化氢溶液或 $1:5\,000$ 高锰酸钾溶液洗胃，以使残剩的磷化锌氧化为磷酸盐而失去毒性。

（2）安妥中毒：本品可增加毛细血管通透性，口服后对黏膜有刺激作用，而引起胃肠症状。吸收后主要损害肺毛细血管，引起肺水肿、胸腔渗液、肺出血、肝肾损害及一过性血糖升高。中毒后应立即洗胃导泻，半胱氨酸 100 mg/kg 静脉注射。

40. 试述杀鼠剂敌鼠、溴敌隆及华法林中毒的临床特征和防治办法。

此类药的毒理作用在于干扰肝脏对维生素 K 的利用，使凝血因子 Ⅱ、Ⅴ、Ⅶ减少，降低血液凝固性和破坏毛细血管壁，引起出血。中毒后一般在第 3 日开始发生出血倾向。治疗除去除毒物外，应给予足量维生素 K_1 静脉注射，每次 $10\sim20$ mg，每日 $6\sim8$ 次，持续 7日。严重病例应输血或输凝血因子。

41. 试述巴比妥类药物中毒的主要临床表现。

常用的巴比妥类药物有巴比妥、苯巴比妥、异戊巴比妥、司可巴比妥、硫喷妥钠等。中毒程度分为三度。①轻度：嗜睡但易唤醒，言语不清，感觉迟钝，对外界尚有一定的反应。②中度：沉睡，反射存在或消失，无呼吸循环障碍，可有唇、手指或眼球震颤。③重度：昏迷，可有四肢强直、腱反射亢进、踝痉挛、巴宾斯基征阳性、肌肉松弛、瞳孔缩小或散大、呼吸浅慢、不规则或呈潮式呼吸、血压下降、低体温。最终可因呼吸及循环衰竭而死亡。

42. 试述急性河豚中毒的机制与临床症状。

我国东南沿海地区的居民常因进食河豚而引起急性中毒。河豚含河豚毒素，其毒性较剧毒的氰化钠还要大1 000倍左右。毒素主要存在于睾丸、卵巢、卵、肝和血液之中，肌肉中无毒素。

河豚毒素主要作用于周围神经与脑干中枢神经，使之发生麻痹。首先引起周围感觉神经麻痹，继而引起运动神经麻痹，最后才累及脑干和中枢。可出现舌尖发麻、上睑下垂、肢体瘫痪、窒息、休克等症状。心电图检查大部分病人有不同程度的心脏传导阻滞，中毒愈重，心电图改变愈严重。

43. 我国对人类危害较大的毒蛇有哪些？

我国的毒蛇有23属50种，隶属四科。其中对人类危害较大的毒蛇主要有10种，其中陆地毒蛇9种，海蛇1种，均属剧毒蛇，如五步蛇（尖吻蝮）、蝰蛇、蝮蛇、烙铁头、竹叶青、金环蛇、银环蛇、眼镜蛇、眼镜王蛇、海蛇。

44. 蛇毒按其毒理作用可分为哪几类？

蛇毒是由毒蛇毒腺分泌的一种毒性蛋白和多种酶类以及少量蛋白类物质。按其中毒机制可分为3类。

（1）神经毒素：主要存在于海蛇科和眼镜蛇科蛇毒中，主要由银环蛇、金环蛇和海蛇咬伤引起。其主要致病作用是对机体产生神经肌肉阻滞作用，导致骨骼肌运动麻痹，引起横纹肌松弛麻痹。由头颈部肌肉逐渐发展，涉及胸肌、肋间肌、膈肌，使胸廓活动明显减弱，肺通气受到限制，而导致外周性呼吸麻痹。一般于咬伤后1～3小时出现头晕、四肢乏力、流涎、视物模糊、眼睑下垂、声音嘶哑、言语不清、吞咽困难、共济失调、颈项强直、牙关紧闭，严重者呼吸衰竭、昏迷，甚至死亡。但咬伤局部仅有轻度麻木感，齿痕较小，且无渗液。

（2）血液循环毒素：主要存在于蝰蛇、五步蛇、竹叶青蛇毒中。主要影响循环及血液系统。咬伤处剧痛、肿胀明显，并迅速向肢体近端蔓延。局部有广泛瘀斑、红肿、坏死，并有已溶解的血液从齿痕处流出，附近淋巴结肿大。毒素吸收后引起发热、烦躁不安、谵妄、心律失常、皮肤黏膜出血、呕血、便血、咯血、鼻出血等出血倾向，以及黄疸、贫血等溶血表现。严重者可因循环衰竭和急性肾衰竭而死亡。

（3）混合毒素：主要存在于蝮蛇、眼镜蛇、眼镜王蛇中。对神经、血液和循环系统均有损害，但有所偏重。如眼镜蛇咬伤以神经毒为主；蝮蛇咬伤以血循毒为主，亦有复视等神经症状，此为蝮蛇咬伤特征。

45. 胰蛋白酶为什么能治疗毒蛇咬伤？

蛇毒是一种毒性蛋白质，而胰蛋白酶是一种强有力的蛋白水解酶，它能中和蛇毒中的毒性蛋白质赖氨酸，使蛇毒分解、破坏，同时还具有抗组织坏死作用。用胰蛋白酶治疗毒蛇咬伤，可在咬伤部位做皮下环封，用药越早越好，且可重复使用，具有收效快、疗程短、使用方便、价格便宜、安全阈大的优点。

46. 治疗毒蛇咬伤的特效制剂是什么？

抗蛇毒血清是治疗毒蛇咬伤的最有效制剂，有单价、双价和多价制品近百种，但疗效以针对性单价抗蛇毒血清为佳。应及早足量使用，必要时重复给药或多药联用。

抗蛇毒血清可以引起血清反应，使用前应先做皮内试验并做好发生过敏反应的急救准备。如皮内试验有轻度过敏表现，可采用脱敏注射。

47. 简述钩吻（水莽草、断肠草、大炮叶）中毒的临床特点及治疗要点。

钩吻含有毒性极强的神经毒。中毒后首先表现口咽、腹部烧灼样疼痛，流涎，恶心，呕吐、口干及吞咽困难，常伴有腹泻及腹胀。继之出现语言不清、眩晕、四肢麻木、肌无力、复视、失明、眼睑下垂、瞳孔散大。晚期则出现类似破伤风样的痉挛症状。最后因呼吸麻痹、窒息、休克等而致死。中毒后应立即洗胃、导泻和输液。阿托品或士的宁可对抗钩吻碱的迷走神经抑制作用，可用新斯的明 1 mg，肌内注射，每 6 小时 1 次。新鲜热羊血灌服有效，每次 200 mL，共 1~2 次，其解毒机制尚不明了。

48. 试述毒蕈中毒的临床类型及治疗要点。

（1）临床类型：各种毒蕈中毒早期均有吐泻症状，因所含毒素不一，引起各种不同的临床表现。临床上可分为胃肠炎型、神经型、精神异常型、溶血型及肝坏死型 5 型。

（2）治疗：用 1∶2 000 高锰酸钾液或 0.5% 鞣酸液或浓茶等反复洗胃，然后再灌入通用解毒剂或药用炭，最后灌入硫酸镁导泻。用阿托品治疗可解除毒蕈碱中毒症状。可用二巯丁二钠和二巯基丙磺酸钠等巯基解毒药治疗肝坏死型毒蕈中毒。对于有溶血、出血倾向、中毒性心肌炎、中毒性脑病及肝损害者可用肾上腺皮质激素治疗；对于中、重度毒蕈中毒者，应尽早行血液透析或血液灌流治疗。

49. 试述常见的细菌性食物中毒的鉴别要点。

食物中毒一般均以恶心、呕吐、腹痛、腹泻等急性胃肠炎为主要特征，各类细菌性食物中毒的鉴别要点如下。

（1）沙门菌及副溶血弧菌食物中毒：常有畏寒及发热，且后者可呈阵发性腹部绞痛及洗肉水样大便。

（2）变形杆菌食物中毒：除了表现为胃肠型以外，尚有过敏型，主要症状为皮肤潮红、头痛、酒醉貌及荨麻疹。

（3）葡萄球菌食物中毒：呕吐最为显著，可呕出胆汁及血液。

（4）肉毒杆菌食物中毒：一般无恶心呕吐、腹痛腹泻等表现，以神经系统症状为主要临床表现，眼肌、咽肌瘫痪多见，表现为眼睑下垂、瞳孔扩大、复视、吞咽及呼吸困难、声音嘶哑等。可出现吸入性肺炎、腹胀及尿潴留。神志始终清晰，知觉存在，但死亡率较高。

50. 试述引起常见的细菌性食物中毒的食物种类。

沙门菌食物中毒常由变质的肉类、禽类、蛋类及动物内脏致病。副溶血弧菌食物中毒由海产品及盐腌渍品致病。变形杆菌食物中毒常由隔夜剩饭菜及变质的肉类、鱼类致病。葡萄球菌食物中毒常由变质的淀粉食物、鱼类、肉类、乳和乳制品致病。肉毒杆菌食物中毒常由变质的罐头食物、腊肠、腊肉、蜂蜜、家制臭豆腐及豆瓣酱等致病。

51. 何谓淹溺?

淹溺是指呼吸道淹没于液体中而导致窒息的过程。由于呼吸道被水、污泥等物堵塞（湿性淹溺占90%），或因喉头、气管发生反射性痉挛（干性淹溺占10%），从而造成窒息和缺氧，甚至呼吸心跳停止而死亡称为溺亡。

52. 淡水与海水淹溺的病理生理改变有何异同?

淡水和海水吸入都可引起反射性呼吸道关闭、肺泡上皮和毛细血管损伤、肺泡表面活性物质灭活及肺顺应性降低而致缺氧，但形成肺泡通气障碍的机制两者则不相同。

（1）淡水淹溺：淡水进入肺泡以后，由于渗透压低，肺泡面积大（约100 m^2），很快就经肺泡壁吸收入血，造成血稀释，在2分钟左右就可以使血容量增加1倍。吸入的水主要在静脉系统存留，静脉压迅速增高，动脉压很快降低，血细胞大量溶解，血红蛋白和钾离子释出，钠离子因血稀释而减少，因高血钾很快就可以引起心室纤颤或心搏骤停。血氧含量在数分钟内就降到原来的1/10，造成脑缺氧和心肌缺氧，成为中枢性衰竭的原因。

（2）海水淹溺：海水的含盐量约为3.5%，渗透压高，能经肺泡壁将血中液体吸出，使肺泡内充满了含蛋白的血色黏稠液，还可能使部分肺泡破裂，严重地影响血液氧合，数分钟内可使血氧含量降到原来的1/10。海水中的盐类可迅速进入血液，3分钟左右血钠含量增加2/3，钙含量增加1倍，镁含量增加数倍，造成严重的电解质紊乱，但并不出现心室纤颤。心搏停止的原因主要是缺氧，出现的时间较迟，同时有全身组织普遍缺氧和代谢分解产物的增加，这些改变也较为迟缓，因此溺于海水的人死亡较晚，可抢救时机也较长。

53. 溺水早期的死亡原因是什么?

溺水整个发病过程非常迅速，病理生理变化十分复杂，往往可在4～5分钟或6～7分钟内使病人溺死。淹溺致死的原因是：①水、泥沙、喉头痉挛所致的呼吸道梗阻、窒息。②血液电解质紊乱，高钾血症所致的心室纤颤。③急性肺水肿。④跳水时，可因头部撞击硬物引起颅脑外伤，在水中发生昏迷、死亡。

54. 如何对溺水者进行急救?

（1）迅速将病人营救出水。

（2）迅速清除口鼻道内水、异物，保持呼吸道通畅。

（3）进行人工通气，可采用口对口、口对口鼻等方法，有条件的应提供氧疗，必要时气管插管及机械通气治疗。

（4）如病人出现心脏骤停，立即行心肺复苏（CPR）。

（5）尽快将病人转送至医院，防治急性肺损伤及其他脏器功能损伤，维持液体及电解质和酸碱平衡，防治低体温。

55. 触电对人的致命作用是什么?

电流对人体的伤害，可概括为电流本身及电能的光热效应所引起的破坏作用。触电对人的致命作用主要是造成心室纤颤，导致心脏停搏。另外是对延髓呼吸中枢的危害，引起呼吸中枢抑制、麻痹、呼吸停止。光电效应可造成电灼伤。

56. 如何对电击伤进行现场急救？

（1）切断电源，立即关闭电源开关。如关闭有困难，可使用绝缘的木棍等物将病人与电源分开；未脱离电源前，不得接触病人。

（2）对于轻度电击病人，仍有迟发型心律失常可能，应至少心电监护48小时；如出现心律失常，可在监护下使用对应的抗心律失常药。

（3）如电击病人出现呼吸心跳骤停，应立即开始心肺复苏，对于室颤者仍可使用电除颤以恢复窦性心律。应注意电击对全身脏器的损害，保护脑、心、肾等脏器的功能，维持酸碱和电解质平衡。

（4）对于严重电烧伤病人，应迅速补液扩容，按烧伤对创面进行处理；对于电流通过全身的病人，应及时排查深部组织的损伤，据伤情选用切开、清创或手术治疗。有伤口者均需抗破伤风治疗。

57. 何谓热衰竭（中暑衰竭)？

热衰竭是指高温引起大量汗液分泌和血管扩张所致血容量不足及周围循环衰竭。其主要临床表现是：面色苍白，皮肤冷汗，脉弱或数，血压偏低。病人通常失盐和失水都较严重，常有软弱无力、头痛、恶心、呕吐、肌肉痛性痉挛、烦躁、手足搐搦、肌肉共济失调等症状。实验室检查表现为血钠降低和血液浓缩。

58. 试述重症中暑的处理原则及主要措施。

据统计，中暑病人体温超过41.6 ℃时的死亡率为21％，低于41.6 ℃时的死亡率为10％。昏迷超过3小时预后差。因此，一旦确诊为重症中暑者，必须紧急抢救。治疗原则为：迅速降温，纠正水、电解质与酸碱紊乱，积极防治休克及脑水肿。其主要措施为：

（1）降温措施：①环境降温，使室温保持在22～25 ℃，室内放置冰块，并用电风扇向病人吹风。②冰水敷擦，在颈项、头顶、腋下及腹股沟加置冰袋，头部可用冰枕、冰帽，全身皮肤用冰水或冷水拭浴，还可使用降温毯。③冷水浸溶，病人取半坐卧位，浸于27～30 ℃的水中，水面与病人乳头连线齐平。④用冰盐水进行胃或直肠灌洗，也可用20 ℃或50 ℃ 0.9％氯化钠注射液进行腹膜透析或血液透析，或将自体血液体外冷却后回输体内降温。⑤药物降温，可用氯丙嗪25～50 mg加入5％葡萄糖注射液500 mL中静脉滴注，如2小时后仍无效，可重复1次，用药过程中应进行血压监测。目的是使核心温度在半小时内降至39 ℃以下，在2小时内降到38.5 ℃以下。但需持续监测、防止低体温。

（2）保持呼吸道通畅，充分供氧。危重者高压氧治疗。

（3）维持循环功能：如有周围循环衰竭导致血压降低时，可缓慢静脉滴注5％葡萄糖氯化钠注射液1 500～2 000 mL，保持尿量每小时30 mL以上为宜。

（4）并发症的治疗：有心力衰竭者，应及早应用快速洋地黄制剂。有DIC者，应使用肝素。有脑水肿者，应用20％甘露醇、糖皮质激素和呋塞米及头部低温治疗。有急性肾衰竭者，应注意限制水、盐的输入。必要时应用抗生素，可防止内毒素所致的休克，并给予质子原抑制剂预防应激性溃疡。

59. 何谓减压病？如何治疗？

从事高压作业的人员，如潜水员、沉箱工人、在高压氧舱内工作的医务人员等，在高压下较长时间暴露后，如迅速转入常压，就会由于高压下过量溶解在体内的氮气释放，在组织和血液内形成气泡，产生血管内栓塞和神经末梢的压迫症状，此即称为减压病。减压病因体内气泡形成的数量与部位不同，可产生轻重不同的临床表现。轻者皮肤瘙痒，出现皮疹，关节疼痛。重者则可致截瘫、出血、昏迷、休克、死亡。根据高气压下停留和减压不当的病史，加之典型的临床表现，此病不难诊断。

减压病唯一有效的治疗方法是加压治疗或高压氧治疗，同时应给予对症治疗和处理并发症。医务人员不应以任何原因延误病人的加压治疗。

§20.3 常用急救技术训练

§20.3.1 心肺复苏术

心搏骤停是临床上最严重的紧急情况，循环停止后，脑供氧中断 10 秒内意识丧失；30 秒内脑血流图波变平，呼吸停止；60 秒内瞳孔散大；4～5 分钟内大脑皮质产生永久性损害。因此，抢救应分秒必争。

引起心搏骤停的原因包括：多种病因引起的心源性猝死（以急性心肌梗死最为多见），以及各种突发意外事件（如溺水、自缢、电击或雷击、严重创伤、脑血管意外等）、麻醉意外、手术意外、药物中毒、严重过敏等非心源性猝死。以下介绍有关心搏骤停抢救的基本概念：

1. 心肺脑复苏（CPCR）：是指采用徒手和/或辅助设备来维持呼吸、心脏骤停病人人工循环和呼吸最基本的抢救方法，包括胸外心脏按压（circulation，C）、开放气道（airway，A）、人工通气（breathing，B）、电除颤以及药物治疗、脑组织保护等，目的是尽快使自主循环恢复，最终达到脑神经功能良好的存活。

2. 心肺复苏（cardio-pulmonary resuscitation，CPR）：是指对心脏骤停病人采取的恢复循环和呼吸功能的一系列措施，是心肺脑复苏（CPCR）的重要手段和方法，其目的是恢复和重建心脏和肺脏的有效功能，为达到心肺脑功能的完全恢复打下基础。鉴于心跳、呼吸骤停的病例，既可发生在医院内，也可发生在各类事故现场或病人发病的任何地点，因此必须在发病现场以最快的速度进行心肺复苏，才有可能有效提高抢救的成活率。

3. 基础生命支持（basic life support，BLS）：即指现场心肺复苏，又称现场急救，是指专业或非专业人员在发病和/或致伤现场对心搏骤停病人进行病情判断评估和采取徒手抢救措施，目的是使病人恢复自主循环和呼吸。

本节所叙主要是心肺复苏的具体操作方法。

【适应证】

1. 病人突然倒地，意识丧失。

2. 呼吸停止或呈濒死叹息样呼吸。

3. 10 秒内未能扪及脉搏跳动。非专业人员不需要检查脉搏，如果发现病人突然倒下没有意识，且呼吸不正常，即可判定为心搏骤停，立即开始胸外心脏按压。

【禁忌证】

1. 胸壁开放性损伤。

2. 肋骨骨折。

3. 胸廓畸形或心脏压塞。

4. 凡已确诊心、肺、脑等重要器官功能衰竭无法逆转或晚期癌症者。

如遇上述禁忌证，应迅速改用开胸心脏按压。

【现场心肺复苏操作步骤】

基础生命支持（BLS）包括快速识别心搏骤停和启动急救系统、早期心肺复苏等生存链中的前三个环节，具体操作步骤如下。

1. 排除环境危险因素：判定事发地点环境中有无危险因素，如可能导致触电的电源、可能垮塌的建筑物及环境中是否存在有毒气体等。如有危险因素应予及时排除或转移；如无危险，则尽量不移动病人。

2. 判断意识及安置体位：急救人员轻拍病人并靠近耳旁大声呼叫："喂，你怎么了？"如病人无反应，应立即给予病人平卧位，如怀疑颈椎损伤，应注意轴线翻身，以上检查 10 秒内完成。

3. 启动急救医疗服务系统：在尽可能不影响抢救时间的前提下，设法尽早拨打急救电话（"120"），启动急救医疗服务系统，告知病人具体人数、具体方位、已提供的急救措施。

4. 检查脉搏：专业人员检查脉搏时间不超过 10 秒，如果没有明显感觉到脉搏，应立即开始 30 次的胸外心脏按压；若有脉搏，应给予人工呼吸，人工呼吸吹气频率应达到 10～12 次/min，并每 2 分钟检查 1 次脉搏。

5. 胸外心脏按压（circulation，C）：迅速将病人仰卧于硬板床或地上，抢救者以病人足侧的手的示指及中指沿病人肋弓处向中间滑移，在两侧肋弓交点处找到胸骨下切迹，该切迹上方两横指处即为按压区（图 20 - 2），或采用两乳头连线与胸骨中线交点处为按压区。定位后，抢救者两手掌根重叠，一手指尖抬起，另一手叠放其上并扣紧手指，以掌根部压在按压区上（图 20 - 3A）。按压时，抢救者双臂应伸直，肘部不可弯曲（图 20 - 3B），利用上半身体重量垂直向下用力按压，按压要有力要快，按压深度成人要大于 5 cm，按压频率应达 100～120 次/min，按压与放松时间相等，放松时确保胸廓充分回弹，但手掌不可离开胸壁，尽量减少按压过程中被打断。

6. 开放气道（airway，A）：畅通呼吸道是进行人工呼吸的首要步骤，为尽量减少胸外按压的中断时间，开放气道速度要快。病人仰卧，松解衣领及裤带，清除口中污物及呕吐物并取出活动性义齿，具体方法如下：

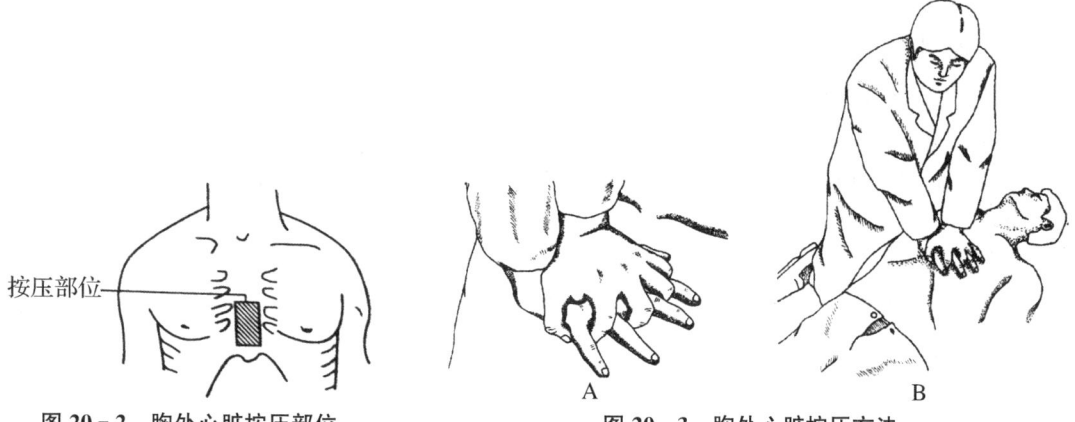

图 20-2　胸外心脏按压部位

按压部位

图 20-3　胸外心脏按压方法

（1）仰头抬颏法：是徒手开放气道最常用的手法。病人仰卧，抢救者一手置于其前额，以手掌小鱼际侧用力向后压以使其头后仰，另一手的示指和中指放在下颏骨的下方骨性结构上，将颏部同时向前抬起（图 20-4）。

（2）托下颌法：适用于头颈部外伤者。抢救者将双手放在病人头部两侧，紧握下颌角，用力向上托起下颌（图 20-5）。此手法不适用于怀疑颈椎损伤者，专业人员必须掌握。

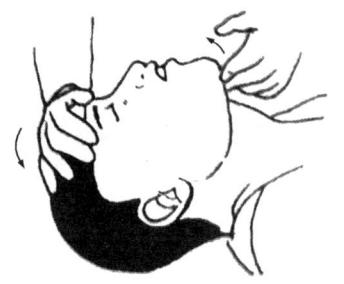

图 20-4　仰头抬颏法

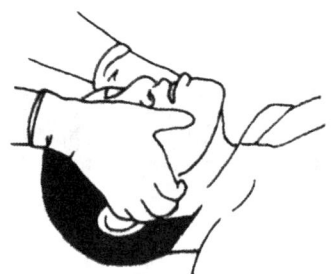

图 20-5　托下颌法

7. 人工呼吸（breathing，B）：呼吸道通畅后，立即施行人工呼吸。具体可采用以下 3 种方法。

（1）口对口人工呼吸：是一种最常用的、能快速有效的向肺部供氧的急救措施。方法：开放气道后，抢救者用放在病人额部手的拇指和示指将鼻孔捏紧，防止吹入的气体从鼻孔漏出，吸气后用嘴包住病人口，口对口将气吹入，然后松开病人鼻孔，让病人被动地呼出气体（图 20-6）。一次人工呼吸完成后，抢救人员进行第二次人工呼吸，两次人工呼吸间隔约 1 秒。

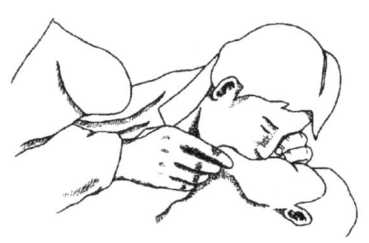

图 20-6　口对口人工呼吸

（2）口对鼻及口对口鼻人工呼吸：当病人牙关紧闭不能张口或口腔有严重损伤时，可改用口对鼻人工呼吸。抢救婴幼儿时，因婴幼儿口鼻开口较小，位置又很靠近，可行口对口鼻人工呼吸。

（3）面罩和呼吸皮囊人工呼吸：当病人在院内发生呼吸心跳骤停，应用面罩和呼吸皮囊可给予手控的正压通气，病人吸入的氧浓度更高，可以提高 CPR 成功率。

口对口、口对鼻人工呼吸只是一种临时性抢救措施，因为吸入氧的百分比只有 15%～18%，对于需要长时间心肺复苏者，远远达不到足够动脉血氧合的标准。因此，在徒手心肺复苏的同时应积极准备气管插管以获得足够的氧气供应。无论哪种人工呼吸方法，潮气量均应控制在 400～500 mL，避免过度通气。

8. 电除颤（defidrillation，D）：心室纤颤约占全部心搏骤停的 2/3，终止室颤最有效的方法是电除颤，目前强调除颤越早越好。

方法：将相应电极板涂好导电膏分别置于右侧锁骨下和左侧第 5 肋间与腋中线交界处，按充电钮充电到双相波功率 200 J，单相波 360 J，再按非同步放电按钮放电，除颤后立即开始心肺复苏，做 5 组 CPR 后再检查心律和脉搏，除颤放电时，操作者及其他人员切勿碰到病床及病人，以免触电。

公众启动除颤（PAD）：能提供这样的机会，即使是远离医院等急救系统的场所，也能在数分钟内对心脏停搏病人进行除颤（图 20-7）。PAD 要求受过训练的急救人员（包括警察、消防员等），在 5 分钟内使用就近预先准备的自动体外除颤仪（AED）对心脏停搏病人实施电击除颤。目前许多国家已开始实施 PAD，初步实践表明，其可使心脏停搏院前急救生存率明显提高（49%）。

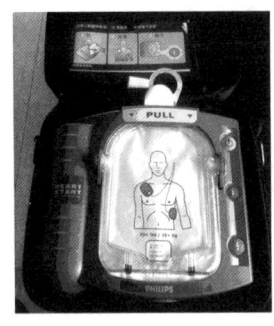
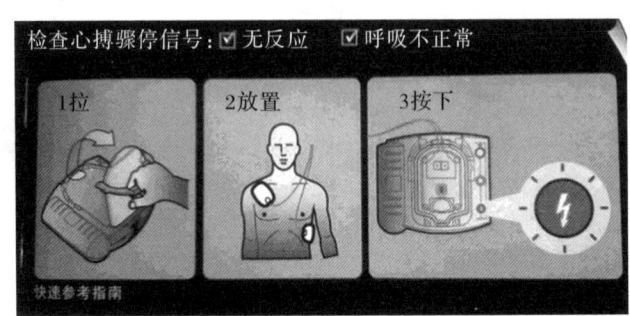

图 20-7　公众启动除颤

【胸外心脏按压与人工呼吸注意事项】

1. 胸外心脏按压的注意事项：

（1）按压部位要准确，按压力量应平稳，避免冲击式按压或猛压，避免出现胃内容物反流、肋骨骨折等并发症。

（2）病人头部应适当放低以避免按压时呕吐物反流至气管，也可防止因头部高于心脏水平而影响脑血流灌注。

（3）尽可能避免因分析心律、检查脉搏和其他治疗而中断胸外心脏按压，每次中断按压时间要＜10秒。

（4）按压与通气比例是30：2，每个周期为5组CPR，时间大约2分钟。

（5）按压期间要密切观察病情，判断复苏效果。按压有效的指标是按压时可触及颈动脉搏动、肱动脉收缩压≥60 mmHg、有知觉反射、散大的瞳孔开始缩小、呻吟或出现自主呼吸。

2. 人工呼吸的注意事项：

（1）成人每次吹气量以病人胸廓有明显隆起为准，每次吹气时间约1秒，如有脉搏而呼吸停止，吹气频率在10～12次/min。

（2）成人进行现场心肺复苏（CPR）时，无论单人或双人实施抢救操作，心脏按压与呼吸比例均是30：2，即按压胸部30次，吹气2次；儿童进行现场心肺复苏时，如为单人进行抢救操作，心脏按压与呼吸比例是30：2；如为双人进行抢救操作，心脏按压与呼吸比例是15：2。

（3）吹气速度和压力均不宜过大，以防咽部气体压力超过食管内压而造成胃扩张。使用呼吸皮囊给予人工呼吸时，一定要检测压力阀正常工作，按压皮囊适度，防止给气过多。

（4）通气良好的标志是有胸部的扩张和听到呼气的声音。

（5）若有高级人工气道，如气管内插管，且两人做CPR，应每6～8秒给予1次人工呼吸，在给予人工呼吸过程中，不中断胸外按压。

【特殊情况处理】

1. 婴幼儿复苏：1岁以内为婴儿，1～3岁为幼儿，其复苏基本原则同成年人，但有如下特殊之处。

（1）意识判断：婴幼儿对语言无法正确反应，术者可用手拍击其足跟部或压眼眶，如有哭泣，则为有意识。

（2）人工呼吸：以仰头抬颏法畅通呼吸道。口对口鼻呼吸为主。可一手托颏，以保持气道平直；疑有颈椎损伤，用托下颌法开放气道。

（3）检查脉搏：婴幼儿颈部脂肪肥厚，颈动脉不易触及，可检查肱动脉。术者大拇指放在上臂外侧，示指和中指轻轻压在内侧即可感觉搏动与否。

（4）胸外按压部位及方法：婴幼儿按压部位应为两乳连续与胸骨正中线交界点下一横指处，多采用平卧位双指按压法，以一手示指和中指于双乳头连线下方垂直下压，或用环抱法（又称后托法），即双拇指重叠下压。下压深度至少为胸部前后径的1/3。

（5）胸外按压频率与人工呼吸比例：婴儿胸外按压频率应大于100次/min，其比例为（15～30）：2。

2. 溺水复苏：由于心搏骤停不是即刻发生，自然界的水温降低了组织氧耗量，复苏时间要延长40分钟，并注意治疗低体温，这类病人有假死状态。

3. 电击伤复苏：电击伤有假死存在，于复苏同时加用降温措施，复苏时间也应适当延长，国内外均有超过40分钟复苏成功的报道。

4. 外伤病人复苏：创伤所致心脏停搏的存活率一般很低，有大量失血者应同时积极补充血容量，有开放伤口应局部止血，警惕隐匿性内出血。疑有颈椎骨折，应防止任何向前、向后、向一侧或转头活动。如必须转动，头、颈、胸和躯体应予以支持并作为一个整体翻动。对贯穿性胸伤病人，应立即做开胸术并进行开胸按压，同时进行口对口人工呼吸。有呼吸动度异常者，应注意张力性气胸。

【并发症】

1. 肋骨骨折：常发生于胸壁弹性差，骨质脆性大的老年人。主要原因是加压时着力点选择不当或骤用暴力所致。

2. 气胸或血气胸：主要是由于肋骨骨折或心脏及肺脏穿刺伤，可合并血胸，亦可发展为张力性气胸。

3. 腹腔脏器损伤出血：可由肋骨骨折端刺伤或按压着力点施于剑突上，致肝脏损伤出血，亦可损伤胃、脾、横结肠、主动脉等。

4. 肺脂肪、骨髓栓塞：胸壁受压后肋弓变形弯曲，造成肋骨和胸骨髓腔细小骨折和髓内压力过高，使脂肪和骨髓进入静脉，形成不同程度的肺脂肪或骨髓栓塞，造成通气血流比例失调，常使心肺复苏失败。

【问答】

1. 胸外心脏按压的机制是什么？

按压主要是引起胸内压力普遍性增高，胸内动脉、静脉以及胸腔外的动脉压亦相应增高，但周围静脉压力仍低，从而形成周围的动静脉的压力梯度，使血液自动脉（高压）流向静脉（低压）。对心脏的按压也能部分驱动血流。放松时，胸腔内压力下降，静脉血回流至右心，而动脉血因主动脉瓣关闭，反流量甚少。实验室及临床观察证明，按压时胸腔内压力升高与血压和颈动脉搏动强度呈正相关。

2. 试述 8 岁以下儿童胸外心脏按压应注意的事项。

（1）婴儿颈动脉不易触及，可检查肱动脉。

（2）婴儿按压部位：两乳头连线与胸骨正中线交点下一横指处（儿童应在胸骨中部）。

（3）按压方法：用示指和中指两个手指头按压，或采用环抱法及双拇指重叠下压。

（4）下压深度：胸廓前后径的 1/3。

（5）频率：国内为 100 次/min，国外为 100～120 次/min。

（6）单人按压与人工呼吸之比为 30：2，双人为 15：2。

3. 胸外心脏按压常见的错误有哪些？

（1）按压除掌根部贴近胸骨外，手指也压在胸壁上，易引起肋骨骨折。

（2）定位不当：若按压部位偏下，易使剑突受压折断而致肝破裂。

（3）按压用力不垂直，尤其是摇摆式按压不仅无效，更易出现肋软骨骨折等严重并发症。

（4）按压时，抢救者肘部弯曲，用力不当，致使按压深度不够。

（5）放松时，如手掌根离开胸骨，定位点未能充分松弛，胸部仍承受足够的压力，致使血液难以回到心脏。

§20.3.2 胸内心脏按压术

【适应证】

1. 胸外心脏按压无效。

2. 引起心搏骤停的疾病本身需要手术，如心脏压塞、心脏外伤、心房黏液瘤导致心内梗阻、心室动脉瘤、大块肺动脉栓塞，以及需要迅速心脏复温（如冻伤）等。

3. 胸廓畸形，如严重脊柱弯曲、鸡胸、一侧全肺切除术后的心脏移位等，不能行胸外心脏按压。

4. 肥胖体质，胸外除颤无效。

【禁忌证】

1. 凡已明确其心、肺、脑等重要器官功能衰竭无法逆转者，如晚期癌症、慢性消耗性疾病致死者。

2. 若切开皮肤，伤口有渗血，表示循环未停，应中止开胸。

3. 未建立有效的人工呼吸时，不能开胸心脏按压。

【准备工作】

1. 开胸包、剪刀、刀片、手套、手术衣、碘酊、乙醇、胶布等。

2. 药物：0.9%氯化钠注射液、肾上腺素、利多卡因等。

3. 找家属谈话，并签字。

【操作方法】

1. 仰卧位，头部放低 5°～10°，左臂外展，手术者站在伤员左侧。

2. 用手术刀沿左胸乳头下一肋间（第 4 或第 5 肋间）切开胸腔，切口从胸骨左缘开始，止于左腋中线。分层切开肋间肌和胸膜，经肋间隙进入胸腔，不切除肋骨。

3. 牵开肋骨，将右手伸入胸腔，摸到心尖，迅速证实是停止跳动还是处于心室纤颤状态。在左膈神经之前与神经平行切开心包，将手伸入心包，立即行心脏按压术。

4. 心脏按压术的操作方法：

（1）推压法：右手伸到心脏后侧，用手指向胸骨的背侧挤压心脏。

（2）单手按压法：右手握住心脏，拇指和大鱼际在前，另四指在后，间断挤压心脏。挤压时压力必须均匀，不要仅用指尖抓捏，以免造成心肌撕裂或心室壁穿孔。

（3）双手按压法：将右手放在心脏后面，左手的四指放在心脏前面，双手同时用力，间断地挤压心脏。

5. 心脏按压术的频率：视心脏的充盈程度而定，一般为 60～70 次/min。为促进心脏复跳，增强心肌张力，提高按压效果，可向左心室内注射 0.1%肾上腺素 0.3 mg。必要时可重复注射。

6. 在心脏按压过程中，如果发现心室纤颤，应继续按压，争取时间和条件进行除颤。

7. 经按压心脏恢复跳动后，如收缩有力，即可停止按压；若收缩无力，可在心脏收缩期予以辅助性按压。

8. 心脏复跳后，不要立即关胸，但需注意止血。至少应观察半小时，以便当心脏再次发生停搏时能及时进行心脏按压。

9. 待心跳恢复并能维持满意的循环功能后，应行完善的止血，用 0.9％氯化钠注射液冲洗胸腔，并于左腋中线第 8 肋间隙处放置闭式引流管，然后方可关闭胸腔。

10. 为防止感染，可于胸腔内注入庆大霉素 8 万 U。皮肤用碘酊、乙醇消毒后包扎伤口。

【问答】

胸内心脏按压有哪些优缺点？

优点：

（1）可直视和触摸心肌，正确判断心肌有无跳动，是否有室颤存在等，观察心肌色泽，了解心肌张力。以便指导合理按压、除颤和给药。

（2）便于施行左心室内注射，可避免误伤肺和冠状血管。

（3）便于观察心跳复苏和复苏后心跳是否有力。

（4）可避免胸外心脏按压引起的肋骨骨折、血气胸等危险。

总之，与胸外心脏按压相比，胸内心脏按压具有心脏指数大、平均循环时间短、动脉血流量多、心脏充盈较好、心室排空较完全等优点，其产生的循环效果优于胸外心脏按压。

缺点：

（1）必须有开胸和消毒设备，不便于现场急救。

（2）开胸需要一定的时间和较高的技术。

（3）直接心脏按压有时可造成心肌损伤，甚至发生心脏穿孔。

（4）感染和出血的机会增多。

（5）如未能取得家属和单位同意时可能引起纠纷。

§20.3.3 心内注射术

【适应证】

1. 任何原因所致心搏骤停，进行心脏按压，同时需要向心内注射一定药物促进心脏复跳者。

2. 胸外及胸内电击除颤，应同时心内注射药物。

3. 没有除颤设备时，可用药物心内注射除颤。

【禁忌证】

出血性疾病及心搏未停者。

【准备工作】

1. 器械准备：5 mL 或 10 mL 的消毒注射器及 9 号长针头、聚维酮碘、乙醇、棉签。

2. 心内注射所需的药品。

【操作方法】

1. 病人取卧位。

2. 用碘酊、乙醇在穿刺部位自内向外进行常规皮肤消毒。

3. 用空针抽取心内注射所用的药物。

4. 用9号穿刺针在第4肋间胸骨左缘1～2 cm处垂直刺入4～5 cm，抽得回血后将药液快速注入。

5. 注射完毕后，拔出穿刺针，以乙醇棉签按压针孔。

【问答】

心内注射的注意事项有哪些?

穿刺针要长，以确保能进入心脏；穿刺部位要准确，避免引起气胸或损伤冠状血管。

§20.3.4 环甲膜穿刺术

【适应证】

1. 急性上呼吸道梗阻，尤其是声门区阻塞，严重呼吸困难，来不及行普通气管切开。

2. 需紧急开放气道，但无条件行气管插管或气管切开时。

【禁忌证】

1. 无绝对禁忌证。

2. 已明确呼吸道阻塞发生在环甲膜水平以下时，不宜行环甲膜穿刺术。

【操作准备】

备消毒手套、治疗盘（聚维酮碘、75%乙醇、棉签、局部麻醉药）、无菌的10 mL注射器及18号粗穿刺针。

【操作步骤】

1. 如果病情允许，病人应尽量取仰卧位，垫肩，头后仰。不能耐受上述体位者，可取半卧位。

2. 颈中线甲状软骨下缘与环状软骨弓上缘之间即为环甲膜穿刺点（图20-8）。

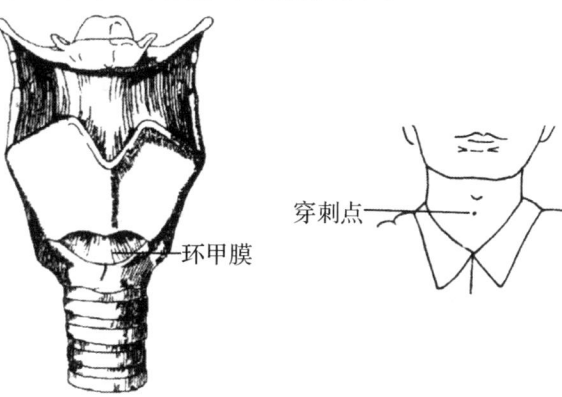

图20-8 环甲膜及环甲膜穿刺点

3. 用聚维酮碘或75%乙醇进行常规皮肤消毒。

4. 戴无菌手套，检查穿刺针是否通畅，无菌注射器抽2～5 mL生理盐水备用。

5. 穿刺部位局部用2%利多卡因麻醉，危急情况下可不用麻醉。

6. 以左手固定穿刺部位皮肤，将气管固定于拇指与示指之间，右手持18号穿刺针垂直刺入，注意勿用力过猛，出现落空感即表示针尖已进入喉腔（图20-9）。接带生理盐水的注射器，回抽应有空气；或用棉花纤维在穿刺针尾测试，应可见纤维随呼吸摆动，确定无疑后，适当固定穿刺针。

7. 术后处理：①可经穿刺针接氧气管给病人输氧。②病人情况稳定后，尽早行气管切开。

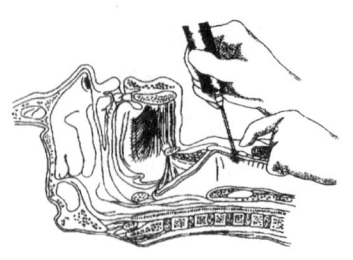

【注意事项】

1. 该手术是一种急救措施，应争分夺秒，在尽可能短的时间内实施完成。

2. 作为一种应急措施，穿刺针留置时间不宜过长，一般不超过 24 小时。

图 20-9　环甲膜穿刺手法

3. 如遇血凝块或分泌物阻塞穿刺针头，可用注射器注入空气，或用少许生理盐水冲洗，以保证其通畅。

【问答】

1. 环甲膜穿刺的目的是什么？

环甲膜穿刺的目的是通过穿刺建立一个新的呼吸通道，缓解病人呼吸困难或窒息。

2. 环甲膜穿刺应注意哪些事项？

（1）该手术是一种急救措施，应争分夺秒，在尽可能短的时间内实施完成。

（2）作为一种应急措施，穿刺针留置时间不宜过长，一般不超过 24 小时。

（3）如遇血凝块或分泌物阻塞穿刺针头，可用注射器注入空气，或用少许 0.9% 氯化钠注射液冲洗，以保证其通畅。

3. 环甲膜的位置如何确定？

甲状软骨下缘与环状软骨上缘之间即环甲膜。

§20.3.5　气管切开术

【适应证】

1. 各种原因引起喉梗阻，造成呼吸困难。

2. 各种原因引起下呼吸道分泌物阻塞。

3. 各种原因引起呼吸衰竭或呼吸停止，需行人工机械呼吸。

4. 某些头颈部手术，因口腔插管影响手术操作。

5. 需要长时间行机械通气的病人。

【准备工作】

1. 严重呼吸困难者，准备气管插管，若气管切开过程中出现呼吸停止时立即插管，或气管切开前先插管，以免术中出现意外。

2. 器械准备：气管切开包、手套、治疗盘（碘酊、乙醇、棉签、2%普鲁卡因、1%地卡因）、抽吸器、橡皮导尿管、头灯、氧气等。

【操作方法】

1. 体位：①病人取仰卧位，肩下垫高，头向后仰，颈部伸直并保持正中位，使气管向前突出。②不能仰卧位者，取半坐位或坐位，但肩下仍需垫高，头向后仰伸。若头后仰伸使呼吸困难加重，可将头稍前屈，做切口后再后仰（图 20 - 10）。

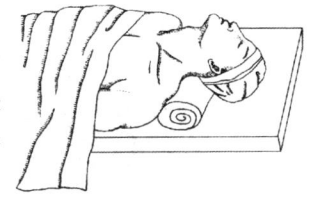

2. 消毒：用碘酊、乙醇进行常规皮肤消毒，消毒范围直径约 20 cm。打开气管切开包。戴无菌手套，检查切开包内器械，选择适当大小的气管套管，并将内管取出，套入通管心，检查套管系带是否结实。铺无菌巾。

图 20 - 10　气管切开术体位

3. 麻醉：2％普鲁卡因或 1％利多卡因加肾上腺素少许，自甲状软骨下缘至胸骨上切迹做颈前正中皮下浸润麻醉，气管两侧也可注射少量麻醉药。若病人已昏迷或紧急情况下，可不予麻醉（图 20 - 11）。

4. 切口：术者用左手拇指、中指固定喉部，示指按喉结以定中线。自环状软骨下缘至胸骨上切迹稍上做颈前正中切口，切开皮肤，皮下及颈浅筋膜（图 20 - 12）。

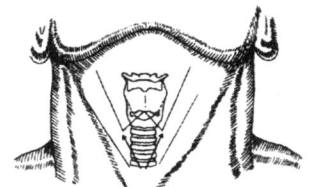

图 20 - 11　局部麻醉部位

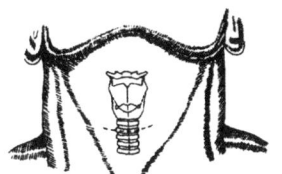

图 20 - 12　切口设计

5. 分离气管：用止血钳自白线处分离两侧胸骨舌骨肌及胸骨甲状肌（图 20 - 13），并将肌肉均匀地拉向两侧，暴露气管。甲状腺峡部通常位于第 2、第 3 气管环前壁，若甲状腺峡部较大，影响手术操作，则沿甲状腺峡部下缘与气管前筋膜之间分离，然后用甲状腺拉钩，将甲状腺峡部向上牵引，即暴露气管（图 20 - 14）。将气管前筋膜稍加分离，气管环即清晰可见。在分离气管过程中应始终保持气管居中，且经常用手指触及气管位置，以免损伤邻近重要组织。

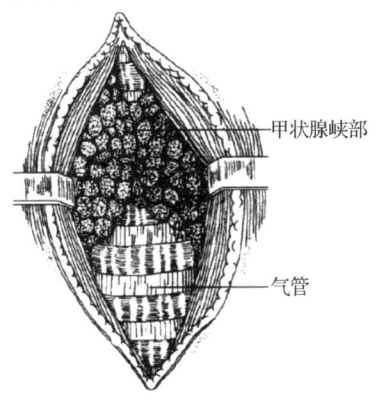

图 20 - 13　分离舌骨下肌群

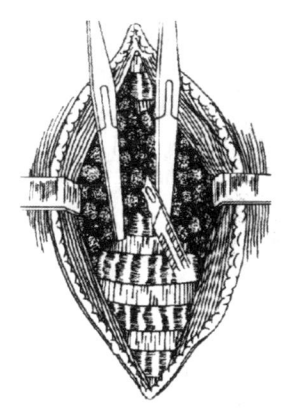

图 20 - 14　切断甲状腺峡部

6. 确认气管：①视诊：分离气管前筋膜后可见到白色的气管环。②触诊：手指可触及有弹性的气管环。③穿刺：用空针穿刺可抽到气体（图 20 - 15）。

7. 切开气管：切开气管前，向气管内注入 1％地卡因 0.5 mL，以防切开气管后出现剧烈咳嗽。用尖刀于第 2～3 环正中自下向上挑开前壁。注意刀刃不宜插入太深，以免损伤气管后壁及食管壁（图20-16）。

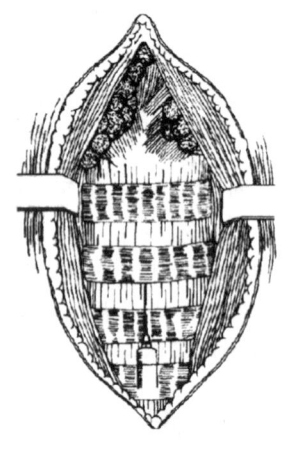
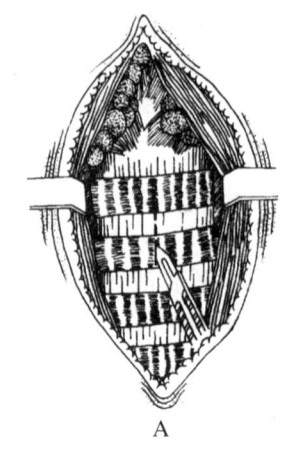
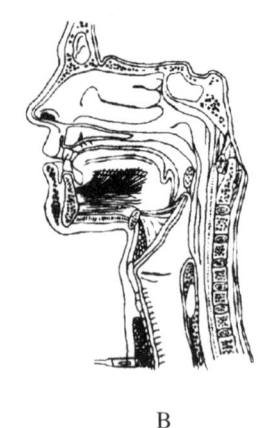

图20-15 确认气管

图20-16 于第2～3气管环处切开气管

8. 插入套管：气管切开后，立即用气管撑开器或中弯血管钳撑开，插入气管套管，迅速取出通管心，套入内管（图20-17）。暂用手指固定套管。若分泌物较多立即用接有抽吸器的导尿管或吸痰管自套管内抽吸。

9. 切口处理：①分别检查气管前壁两侧切口缘是否内翻，若内翻应用蚊齿钳向外挑起。②仔细检查伤口有无活动性出血，并予以妥善处理。③固定气管套管，系带打死结。④皮肤切口上端缝合1～2针。⑤正中剪开一块纱布，垫衬于气管套管底板下，以保护切口（图20-18）。

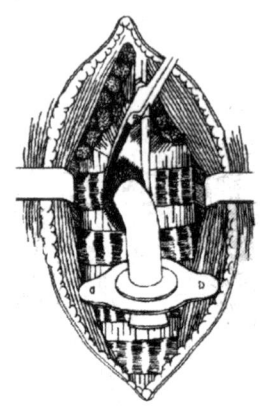
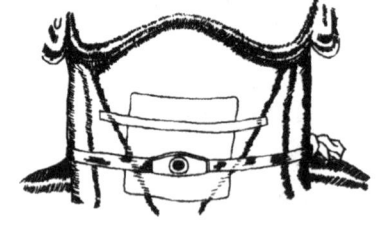

图20-17 撑开气管切口，插入套管

图20-18 系带打死结固定气管套管

10. 术后注意病人呼吸情况及有无皮下气肿、气胸、纵隔气肿等，若发生并发症应作相应处理。

【问答】

1. 气管切开术有哪些并发症？

气管切开术常见的并发症有皮下气肿、气胸、纵隔气肿、出血、急性肺水肿、呼吸停止、套管脱出、气管食管瘘及拔管困难等。

2. 拔管困难常见原因是什么?

拔管困难多发生于小孩,常见原因有:①气管前壁塌陷。多见于小孩,因小孩气管软骨较软,加之切口太小,套管较大,强行插入套管容易引起气管前壁塌陷。②切口周围有肉芽组织形成。③喉、气管狭窄。常因损伤环状软骨或第 1 气管环引起。④气管内分泌物较多。⑤病因未除,如气管异物未取出。⑥功能性呼吸困难,常见于长期带管的小孩。⑦气管套管过大。

3. 气管切开术后出血如何处理?

气管切开术后短期内出血应考虑术中止血不彻底,应在做好重新气管切开准备的前提下打开伤口,寻找出血点,予以妥善止血。若术后 2 周以后出血,多为无名动脉损伤所致。其原因是:①伤口感染。②切口过低过长。③选用套管不当,套管过粗过长抵于气管前壁引起气管壁及血管壁糜烂出血。④血管位置变异。遇此情况应及时更换气管套管,同时抗感染,酌情早日拔管,以免引起致死性大出血。

§20.3.6　急救止血术

【出血分类及特点】

各种原因所致出血达总血量 20% 以上时(>800 mL)即出现明显的休克症状,失血量达总量的 40% 就有生命危险。因此急性大出血应立即采取止血措施。

(一) 出血分类

1. 外出血:血液自伤口向体外流出。

2. 内出血:血液由破裂的血管流入组织、脏器和体腔内。胃肠、肺、肾、膀胱等体腔与外界相通,可表现为呕血、咯血、血尿、便血。与外界不相通者,如腹腔内、骨盆、腹膜后,主要表现为失血性休克,血红蛋白与红细胞压积持续降低。

(二) 出血特点

1. 动脉出血:血色鲜红,血液流出呈喷射状或搏动式冲出。因血液急速漏出,血管断端需结扎才能止血,危险性大。

2. 静脉出血:血色暗红,血液持续缓慢地流出,仅用压迫填塞即可止血。但深部大静脉也需结扎才能止血。

3. 毛细血管出血:血色鲜红,血液从创面渗出。加压包扎或伤口缝合后出血可停止。

(三) 防止急性大出血

如遇异物如竹扦子、刀、剑等插入体内,千万不可在现场拔出异物,例如钢筋从左前胸刺入,经过心脏,现场应将伤口与钢筋一起包扎固定。如不便移动,可锯断超长部分,送到医院开胸探查,邻近伤及心肌做好荷包缝合后拔出异物,有可能保全生命,否则迅速大出血或急性心脏压塞均可猝死,失去抢救机会。

【止血适应证】

1. 周围血管创伤性出血。

2. 某些特殊部位创伤或病理血管破裂出血，如鼻出血不止、肝破裂、食管静脉曲张破裂出血等。

3. 减少手术区域内的出血。

【止血方法与步骤】

（一）手压止血法

用手指、手掌或拳头压迫出血区域近侧动脉干，暂时性控制出血（图20-19）。压迫点应放在易于找到的动脉径路上，压向骨骼方能有效。如头、颈部出血，可指压颞动脉、面动脉、颌动脉（图20-20）；上肢出血，可指压锁骨下动脉、肱动脉、肘动脉、尺动脉、桡动脉（图20-21~图20-23）；下肢出血，可指压股动脉、腘动脉、胫动脉（图20-24、图20-25）。

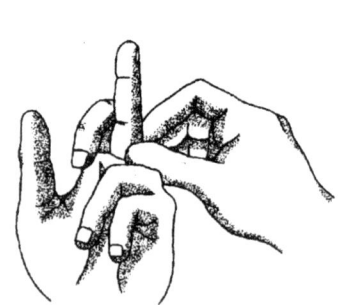

图 20-19　手压止血法

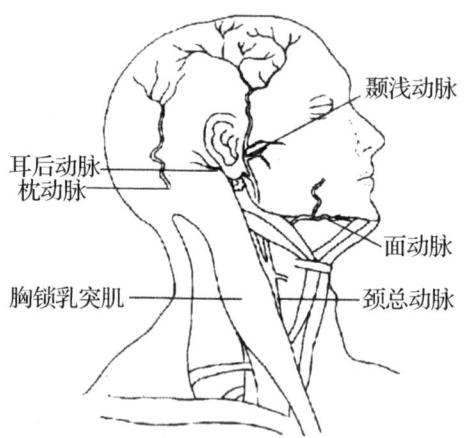

图 20-20　头颈部动脉止血压迫部位

颞浅动脉

耳后动脉
枕动脉

面动脉

胸锁乳突肌

颈总动脉

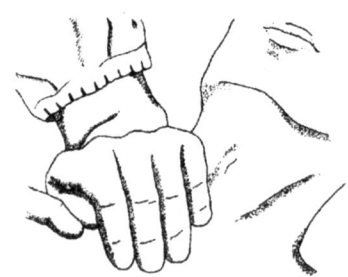

图 20-21　肩部、腋部出血止血（压迫锁骨下动脉）

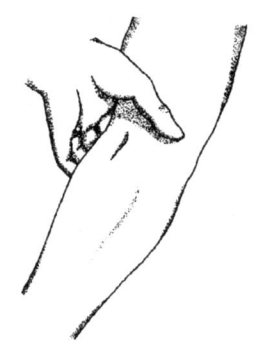

图 20-22　上肢压迫止血

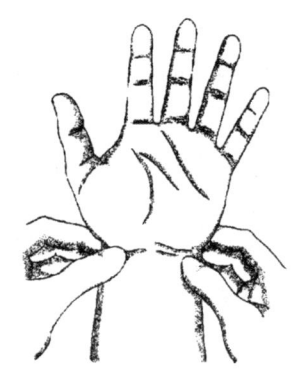

图 20-23　手掌出血压迫止血

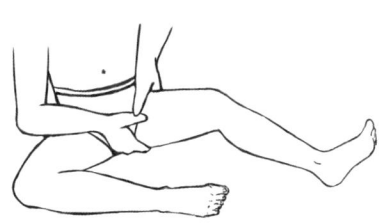

图 20-24　股动脉压迫止血

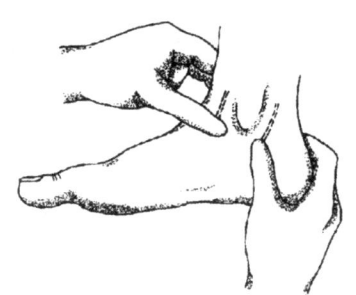

图 20-25　足部出血止血

（二）加压包扎止血法

用厚敷料覆盖伤口后，外加绷带缠绕，略施压力，以能适度控制出血而不影响伤部血运为度。四肢小动脉或静脉出血、头皮下出血及躯干体表出血的多数病人均可通过加压包扎获得止血目的（图 20-26）。

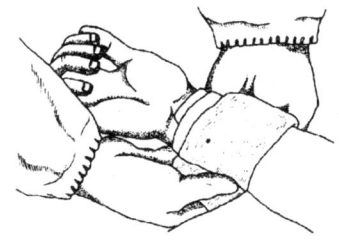

图 20-26　加压包扎止血

（三）强屈关节止血法

前臂和小腿动脉出血不能制止，如无合并骨折或脱位时，立即强屈肘关节或膝关节，并用绷带固定，即可控制出血，以利迅速转送医院进一步治疗。

（四）填塞止血法

广泛而深层软组织创伤，腹股沟或腋窝等部位活动性出血以及内脏实质性脏器破裂，如肝粉碎性破裂出血，可用灭菌纱布或子宫垫填塞伤口，外加包扎固定。在做好彻底止血的准备之前，不得将填入的纱布抽出，以免发生大出血时措手不及。

（五）止血带法

用于四肢外伤广泛出血及动脉破裂大出血。

1. 避免用绳索、电线等作止血带，最好选用充气止血带（图 20 - 27），其次是用三角巾折成布条或用 2 cm 宽的帆布带或其他无弹性、结实的布带，以绞棒绞紧，使远端伤口停止渗血，动脉停止搏动，即可固定绞棒。止血带下应垫 2～3 层纱布。橡皮止血带容易过紧或过松，止血效果不明显。

2. 止血带绕扎部位：扎止血带的标准位置在上肢为上臂上 1/3，下肢为股中、下 1/3 交界处。目前主张把止血带扎在紧靠伤口近侧的健康部位。有利于最大限度地保存肢体。上臂中、下 1/3 部扎止血带容易损伤桡神经，应视为禁区。前臂和小腿由于存在骨间动脉，不适于运用止血带（图 20 - 28）。

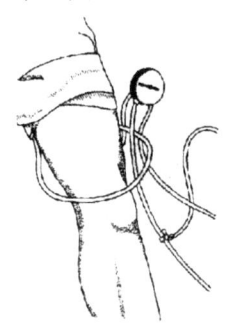
图 20 - 27　充气止血带止血

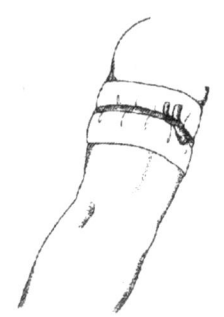
图 20 - 28　橡皮管止血

3. 上止血带的松紧要合适：压力是使用止血带的关键问题之一。止血带的松紧，应该以出血停止，远端以不能摸到脉搏为度。过松时常只压住静脉，使静脉血液回流受阻，反而加重出血。使用充气止血带，成人上肢需维持在 300 mmHg（40 kPa），下肢以500 mmHg（66 kPa）为宜。

4. 持续时间：原则上应尽量缩短上止血带的时间，通常可允许 1 小时左右，最长不宜超过 3 小时。记录上止血带时间，如需超过 1 小时，则每隔 1 小时放松 3～5 分钟。

5. 止血带的解除：在输液、输血和准备好有效的止血手段后，在密切观察下放松止血带。若止血带缠扎过久，组织已发生明显广泛坏死时，在截肢前不宜放松止血带。

6. 止血带不可直接缠在皮肤上，扎止血带的相应部位要有衬垫，如三角巾、毛巾、衣服等均可。

7. 要求有明显标志，说明扎止血带的时间和部位。

8. 使用止血带易发生的错误：

（1）对可用其他方法止血的病人滥用止血带。

（2）使用绳索、电线等不合格的止血带代用品，不仅起不到止血作用，反而会造成局部伤害。

（3）止血压力不足，未能阻断动脉血流，却造成静脉回流障碍，反而助长出血。

（4）止血带压迫过紧，引起周围神经损伤。

（5）缠扎部位和方法不当，不仅止血不佳，甚至促使局部皮肤损害或肢体坏死。

9. 桡神经是臂丛最大的分支，起自臂丛后索，向下绕过肱骨桡神经沟，由后面转到上臂前外侧，至肘部在肱肌和肱桡肌之间分为浅深两支。若在上臂中下部上止血带，常常有导致桡神经损伤的危险。

（六）手术止血法

结扎血管、修复血管或吻合血管等效果最理想，但现场抢救难以做到，可先用止血钳夹住喷血的大血管，然后包扎固定，再送到有条件的地方行手术止血。注意不可盲目钳夹，以免损伤邻近神经和组织。

此外，各种病理性大出血必要时也应手术止血。

【止血注意事项】

1. 需要施行断肢（指）再植者不用止血带。

2. 特殊感染截肢不用止血带，如气性坏疽截肢。

3. 凡有动脉硬化症、糖尿病、慢性肾病肾功能不全者，慎用止血带或休克裤。

【问答】

1. 急救止血法适用于哪些情况？

（1）周围血管创伤性出血。

（2）某些特殊部位创伤或病理性血管破裂，如肝破裂、食管静脉曲张破裂等。

（3）减少手术区域内的出血。

2. 使用止血带易发生哪些错误？

（1）对可用其他方法止血的病人滥用止血带。

（2）使用绳索、电线等不合格的止血带代用品，不仅不起止血作用，反而造成局部伤害。

（3）止血压力不足，未能阻断动脉血流，却造成静脉回流障碍，反而助长出血。

（4）止血带压迫过紧，引起周围神经损伤。

（5）缠扎部位和方法不当，不仅止血不佳，甚至促使局部皮肤损害或肢体坏死。

3. 上、下肢扎止血带的标准位置在哪里？

扎止血带的标准位置在上肢为上臂上 1/3，下肢为股中、下 1/3 交界处。亦可选用在紧靠伤口近心侧的健康部位。

4. 上臂中、下 1/3 部扎止血带有何危险？

桡神经是臂丛最大的分支，起自臂丛后索，向下绕过肱骨桡神经沟，由后面转到上臂前外侧，至肘部在肱肌和肱桡肌之间分为浅深两支，若在上臂中下部上止血带，常常导致桡神经损伤。

§20.3.7 包扎法

【包扎方法】

（一）绷带卷包扎法

有环形包扎、螺旋反折包扎、"8"字形包扎和帽式包扎等（图20-29、图20-30）。

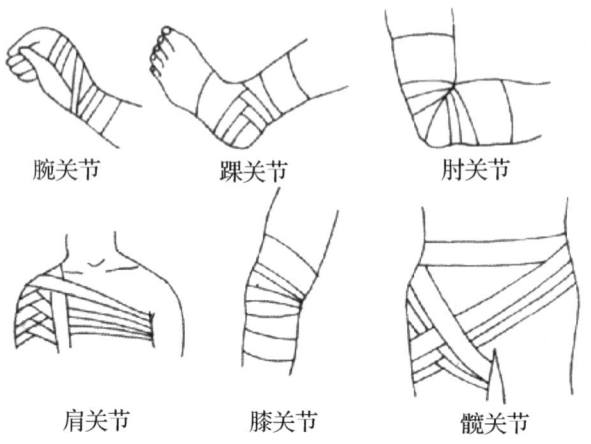

腕关节　　　　踝关节　　　　肘关节

肩关节　　　　膝关节　　　　髋关节

图 20‑29　绷带包扎法

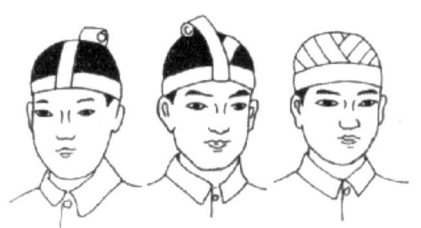

图 20‑30　帽式绷带包扎法

（二）三角巾包扎法

三角巾制作较方便，包扎时操作简捷，且能适应各个部位，但不便于加压，也不够牢固，可用于战伤急救和现场急救。必要时可用毛巾包扎，其方法与三角巾包扎类似。

（三）开放性气胸急救包扎

应将伤口封闭，再用绷带包扎（图20-31），之后尽快转送至医院。如呼吸困难加重或怀疑发展至张力性气胸，可使用简易排气装置，能使胸腔内气体排出，恢复负压。具体方法是于注射器尾部套上一指套，固定之，并在指套顶端扎一小孔，然后于第2肋间做胸腔穿刺。针尖进入胸膜腔后，当病人呼气时胸腔压力增大，将指套吹大，孔扩大，气体通过孔排出；吸气时，胸腔为负压，指套被"吸"瘪，孔缩小，有利于肺泡扩张，胸膜腔内气体减少（图20-32）。

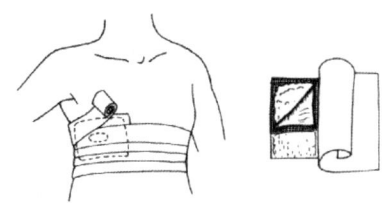

图 20‑31　开放性气胸急救包扎法

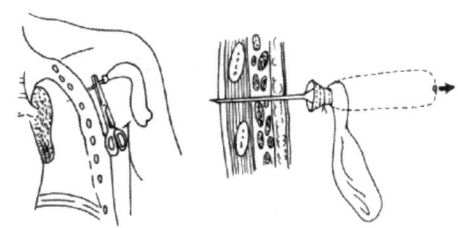

图 20‑32　胸腔简易排气法

（四）腹部外伤包扎

如有肠管脱出，绝对不能将肠管还纳入腹腔，以免造成腹腔感染。可用盆碗之类倒扣在肠管脱出部位，然后包扎。当脱出肠管较多、腹壁缺损较大时，可用清洁无毒塑料膜保护脱出肠管，然后覆盖无菌敷料包扎（图 20‑33）。

【注意事项】

无论何种包扎，均要求尽量达到包好后不移动，松紧适度。

【问答】

简述包扎的目的。

包扎的目的是保护伤口，减少污染，固定敷料和夹板，帮助止血。常用包扎物品为绷带和三角巾。现场急救可将衣裤、巾单等裁开作包扎用。

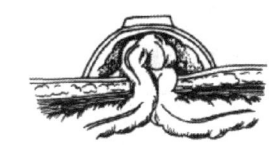

图 20‑33　肠管膨出包扎法

§20.3.8　固定术

【方法】

（一）夹板固定

适用于四肢骨折，尤其是开放骨折合并出血，以减少搬运途中的震动和出血。固定前牵引伤肢矫正畸形，然后将肢体摆放在适当位置，固定于夹板上（图 20‑34）。多发骨折损伤可侧斜身体固定在木板上。大腿根部骨折情况特殊，可用夹板固定，也可用枕头、沙袋支持固定。

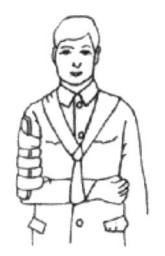
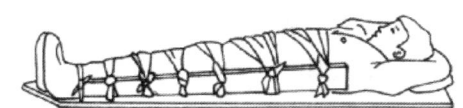

图 20‑34　夹板固定

（二）自体固定

将上臂缚在胸廓上或将受伤下肢固定于健肢或将患指固定于健指等（图20-35）。

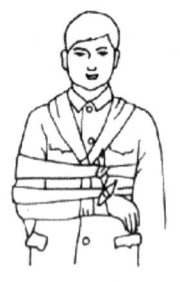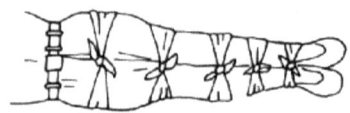

图 20-35　自体固定

（三）颈托固定

颈椎骨折可应用颈托进行固定。

【注意事项】

1. 固定范围应包括或超过骨折远、近端的关节，既要牢靠不移，又不可过紧。

2. 刺入体腔内的异物与钳夹深部血管断端的止血钳也应与伤口一起包扎固定，使异物在体内不发生移动。

3. 手一般要固定于功能位（图20-36）。

4. 夹板与肢体间或自体固定时骨骼突起处均应放置棉垫、纱布或三角巾等，以加强固定效果并防止压伤。

【问答】

简述固定术的目的。

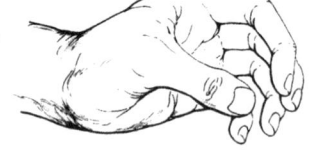

图 20-36　手功能位图

固定的目的是制动减轻疼痛，稳定受伤肢体，避免异物、骨折片再次损伤血管和神经等，以及帮助防治休克。

§20.3.9　给氧法

通过吸氧提高动脉血氧分压和动脉血氧饱和度，增加动脉血氧含量，纠正各种缺氧状态，促进组织的新陈代谢，维持机体生命活动。

【准备】

1. 操作者准备：着装整齐，洗手，根据情况戴口罩。熟悉病人病情。

2. 病人准备：缓解紧张情绪，积极配合治疗。测量生命体征，评估意识状态。

3. 用物准备：吸氧装置一套、鼻导管、小药杯盛冷开水、纱布、扳手、弯盘、橡胶管、棉签、胶布、玻璃接管、输氧记录单、安全别针、倒入1/3～1/2蒸馏水于湿化瓶中。

4. 环境准备：如有火炉应距氧气源5 m以上，距暖气片1 m以上，并告之家属和病人不许吸烟或使用火源，切实做好四防，保证安全。

【实施】

（一）装氧气表和湿化瓶

1. 打开氧气瓶上的总开关，放出少量氧气冲走气门上的灰尘后关上。

2. 接氧气表并旋紧。

3. 接湿化瓶，用橡胶管连接氧气表。

4. 检查氧气表上的小开关是否关闭。先开氧气瓶总开关，后开氧气表小开关。检查氧气流出道是否漏气、是否通畅及全套装置是否适用。关氧气表小开关，备用（图20-37）。

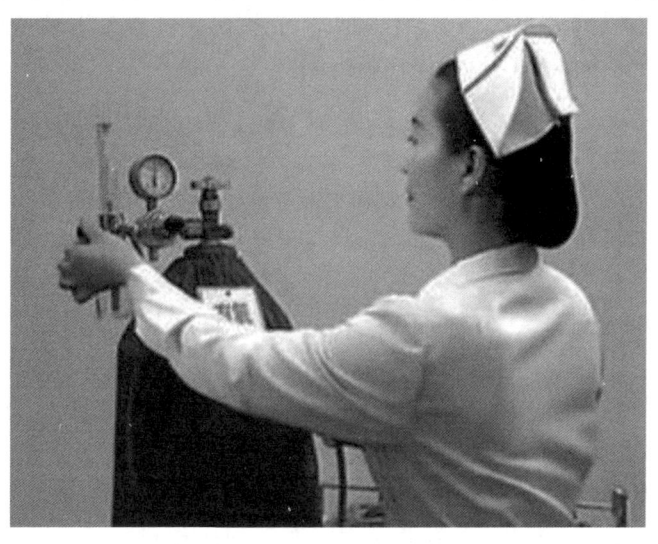

图20-37　给氧

（二）输氧

1. 将氧气瓶和用物推至床旁，对床号、姓名，向病人解释。

2. 用湿棉签清洗并检查鼻孔。

3. 连接鼻导管或鼻塞，打开氧气表小开关，调节氧流量（小儿1～2 L/min，成人2～4 L/min，重症缺氧4～6 L/min）。

4. 检查鼻导管是否通畅。自鼻孔轻轻插入鼻导管，插入约自鼻尖到耳垂的2/3长度，如无呛咳，将鼻导管用胶布固定于鼻翼两侧及面颊部。如用鼻塞，则将鼻塞轻轻塞入鼻孔，鼻塞大小以塞住鼻孔为宜。

5. 记录吸氧开始时间及流量，签全名。向病人及家属交代用氧注意事项。

6. 经常巡视病人，观察缺氧情况是否改善。

（三）停氧

1. 拔出鼻导管，擦净鼻部。

2. 关氧气瓶开关。关氧气表小开关。

3. 记录停氧时间，签全名。

4. 操作完毕，整理床单位，清理用物。

【注意事项】

1. 严格遵守操作规程，注意用氧安全，切实做好"四防"，即防震、防火、防热、防油。氧气筒应放于阴凉处，周围严禁烟火和易燃品，至少距火炉 5 m、暖气 1 m，避免引起爆炸。氧气瓶存放时应固定，搬运时防止倾倒或撞击。

2. 用氧过程中，应经常观察缺氧症状有无改善，每 4 小时检查一次氧气装置有无漏气，以及是否通畅等。鼻导管持续用氧者，每班更换导管 1 次，双侧鼻孔交替插管。及时清除鼻腔分泌物，防止导管阻塞而失去供氧作用。

3. 用氧气时，应先调流量后插管，停氧时应先拔出导管再关闭氧气开关，以免因开错开关而致大量氧气突然冲入呼吸道而损伤肺组织。

4. 氧气瓶内氧气不可用尽，压力表上指针降至 5 kg/cm^2 时即不可再用，以防止灰尘进入筒内，于再次充气时引起爆炸。

5. 对未用或已用空的氧气瓶，应分别悬挂"满"或"空"的标志，以便及时调换氧气瓶，并避免急用时搬错而影响抢救工作。

【问答】

1. 简述给氧的适应证。

（1）低氧血症：理论上，凡是低氧血症都是氧疗的适应证。但由于机体有一定的代偿和适应机制，因此氧疗应限于中等程度以上的缺氧和有临床表现的病人。目前较公认的氧疗的标准是 PaO$_2$<8.00 kPa（60 mmHg）。

（2）血氧正常的缺氧：能发生组织缺氧而没有明显低氧血症的情况有心输出量降低、急性心肌梗死、贫血、CO 中毒、氰化物中毒、严重创伤和麻醉后的恢复。在这些情况下，PaO$_2$ 对判断是否需要氧疗及氧疗后缺氧是否改善并不是恰当的指标。对这些疾病，临床上通常认为不管 PaO$_2$ 是否处于需要氧疗的水平，一般均给予氧疗。

2. 简述鼻导管给氧的具体方法。

（1）单侧鼻导管法：消毒导尿管一根，插入一侧鼻孔，长度为自病人鼻尖至外耳道口长，然后胶布固定，接上氧气瓶，给氧流量 2 L/min，吸入氧浓度可达 30%左右。

（2）双侧鼻管法：用两根软塑料管插入两侧鼻孔，进入 1 cm，用带子固定于头部。给氧流量 4～6 L/min，吸入浓度达 45%。

（3）注意事项：加强湿化，防止呼吸道黏膜干燥，预防糜烂及溃疡发生。

3. 简述面罩给氧的具体方法。

（1）重复呼吸式：此种面罩无呼吸活瓣装置，病人呼出的二氧化碳气体不能排出，而与吸入的氧气混合，因此吸入氧气中二氧化碳浓度会越来越高。

（2）带呼吸活瓣的面罩：此种面罩不形成重复呼吸，氧流量 6～8 L/min，吸入之氧浓度为 60%～90%，适用于高浓度氧的病人，但病人常有不适感，只适于短期使用。

（3）带有侧孔的面罩：氧进入面罩的气流与由面罩侧孔带入部，接上麻醉机，根据病情可连续加压给氧，或间歇加压给氧（一次 15～30 分钟，每日 4～6 次）。

§20.3.10　洗胃法

【适应证】

1. 清除胃内各种毒物。

2. 治疗完全或不完全性幽门梗阻。

3. 急、慢性胃扩张。

4. 为某些手术做术前准备。

【禁忌证】

1. 腐蚀性胃炎（服入强酸或强碱）。

2. 食管或胃底静脉曲张。

3. 食管、贲门狭窄或梗阻。

4. 严重心肺疾患。

5. 消化性溃疡及胃癌应慎用。

【准备工作】

1. 详细询问现病史，全面复习病历，认真确定适应证，特别要注意有无消化道溃疡、食管阻塞、食管静脉曲张、胃癌等病史。

2. 器械准备：治疗盘内备漏斗洗胃管、镊子、纱布（用无菌巾包裹）、橡胶围裙、液状石蜡、棉签、弯盘、大水罐或量容器内盛洗胃液（灌洗溶液成分、浓度及量按需要准备）、压舌板、开口器、治疗巾，输液架，盛水桶2只。使用电动洗胃机洗胃时，应检查机器各管道衔接是否正确牢固，运转是否正常。电源是否已接地线。

3. 洗胃液准备：常用的洗胃液有下列几种，可酌情选用。

（1）温水：对原因不明的急性中毒可用温水灌洗，或加入少许食盐。

（2）高锰酸钾：为强氧化剂，一般用1∶5 000的浓度，此时液体呈浅红色。有机磷农药1605（对硫磷）中毒时，不宜用高锰酸钾，因其能使1605氧化成毒性更强的1600（对氧磷）。

（3）碳酸氢钠：一般用1‰溶液。常用于有机磷农药中毒，因其能使有机磷分解失去毒性。碳酸氢钠洗胃液不能用于敌百虫中毒，因敌百虫在碱性环境下变成毒性更强的敌敌畏。

（4）茶叶水：含有鞣酸，具有沉淀重金属、生物碱等毒物的作用，且来源容易。

【操作方法】

（一）人工洗胃法

1. 若病人清醒且合作，可先用棉签或压舌板刺激咽喉催吐，以减轻洗胃的困难及并发症。

2. 病人取坐位或半坐位，中毒较重者取左侧卧位。置橡胶围裙围于病人胸前，如有活动义齿应先取下，置盛水桶于近旁，置弯盘于病人口角处。

3. 证实胃管已插入胃内后即可洗胃。将漏斗放置于低于胃部的位置，挤压橡胶球，抽尽胃内容物，并留取标本送检。

4. 举漏斗高过头部 30～50 cm，将洗胃液慢慢倒入漏斗 300～500 mL，当漏斗内尚余少量溶液时，迅速将漏斗降低至低于胃的位置，并倒置于盛水桶，利用虹吸作用引出胃内灌洗液。若引流不畅时，可挤压橡胶球吸引，直至排尽灌洗液，然后再高举漏斗，注入溶液，如此反复灌洗，直至洗出液澄清无味为止。

（二）自动洗胃机洗胃法

1. 按常规方法插入胃管。

2. 将配好的胃灌洗液放入塑料桶（或玻璃瓶）内。将 3 根橡胶管分别与洗胃机的药管、胃管和污水管口连接。将药管的另一端放入灌洗液桶内（管口必须在液面以下），污水管的另一端放入空塑料桶（或玻璃瓶）内。胃管的一端和病人洗胃管相连接。调节好药量大小。

3. 接通电源后按"手吸"键，吸出胃内容物。再按"自动"键，机器即开始对胃进行自动冲洗，冲洗干净后停机。洗胃过程中如发现有食物堵塞管道，水流缓慢、不流或发生故障，可交替按"手冲"和"手吸"两键，重复冲吸数次直到管道通畅后，再将胃内存留液体吸出。胃内液体吸净后，再按"自动"键，自动洗胃即继续运行。

4. 洗毕，将药管、胃管和污水管同时放入清水中，按"清洗"键，机器自动清洗各部管腔。清洗完毕，将胃管、药管和污水管同时提出水面，当洗胃机内的水完全排净后，按"停机"键关机。

【注意事项】

1. 插管时动作要轻快，切勿损伤食管黏膜或误入气管。

2. 当中毒物质不明时，应抽内容物送检。洗胃液选择温开水或等渗盐水，待毒物性质明确后，再用对抗剂洗胃。

3. 记录灌洗液名称及液量，洗出液的颜色和气味，病人目前情况，并及时送检标本。

4. 洗胃过程中要随时观察病人的血压、脉搏和呼吸的变化，如病人感到腹痛，洗出血性灌洗液或出现休克现象时，应立即停止操作，并通知医师，进行处理。

5. 注意观察灌入液与排出液量是否相等，灌入量明显多于排出量时可引起急性胃扩张。

6. 如有必要，可经胃管注入泻药或其他药物，然后拔出胃管。

【问答】

1. 常用的洗胃液有哪些？如何选择？

常用的洗胃液有下列几种：

（1）温水：对原因不明的急性中毒可用温水灌洗，或加入少许食盐。

（2）高锰酸钾：为强氧化剂，一般用 1∶5 000 的浓度，此时液体呈浅红色。有机磷农药 1605（对硫磷）中毒时，不宜用高锰酸钾，因其能使 1605 氧化成毒性更强的 1600（对氧磷）。

（3）碳酸氢钠：一般用 1‰ 溶液。常用于有机磷农药中毒，因其能使有机磷分解失去毒性。碳酸氢钠洗胃液不能用于敌百虫中毒，因敌百虫在碱性环境下变成毒性更强的敌敌畏。

（4）茶叶水：含有鞣酸，具有沉淀重金属、生物碱等毒物的作用，且来源容易。

2. 洗胃的目的是什么？

（1）清除毒物：凡吞服有毒药物的早期急需清除胃内毒物或刺激物，以减少吸收中毒。

（2）减轻胃黏膜水肿，防止急性胃扩张：幽门梗阻病人，进食后常有潴留现象，引起上腹饱胀、恶心、呕吐不适，通过胃灌洗，将胃内潴留食物吸出，亦可避免呕吐所致窒息或误吸入肺部造成感染。

（3）为某些手术或检查做准备。

§20.3.11　呼吸机的临床应用

【适应证】

1. 严重通气不足：如慢性阻塞性肺部疾病引起的呼吸衰竭、哮喘持续状态，各种原因引起的中枢性呼吸衰竭和呼吸肌麻痹等。

2. 严重换气功能障碍：急性呼吸窘迫综合征、严重的肺部感染或内科治疗无效的急性肺水肿。

3. 减少呼吸功耗：胸部和心脏外科手术后，严重胸部创伤等。

4. 心肺复苏。

5. 替代自主呼吸，如各种原因引起的呼吸停止或减弱。

【应用指征】

1. 临床指征：呼吸浅、慢、不规则，极度呼吸困难，呼吸欲停或停止，意识障碍，呼吸频数，呼吸频率＞35 次/min。

2. 血气分析指征：pH＜7.20～7.25。$PaCO_2$＞9.33～10.7 kPa（70～80 mmHg）。PaO_2 在吸入 FiO_2 0.40、30 分钟后仍＜6.67 kPa（50 mmHg）。

【禁忌证】

1. 未经减压及引流的张力性气胸，纵隔气肿。

2. 中等量以上的咯血。

3. 重度肺囊肿或肺大疱。

4. 低血容量性休克未补充血容量之前。

5. 急性心肌梗死。

以上均为相对禁忌证。

【准备工作】

1. 检查呼吸机各项工作性能是否正常，各管道间的连接是否紧密、有无漏气，各附件是否齐全，送气道或气道内活瓣是否灵敏。

2. 检查电源和地线。

3. 氧气钢瓶内或中心供氧压力是否足够 [氧气压力＞1 MPa（10 kg/cm²）]。

4. 湿化器是否清洁。

【操作方法】

1. 呼吸机与病人的连接方式：

(1) 面罩：适用于意识清楚的合作者，短期或间断应用，一般为 1～2 小时。

(2) 气管插管：用于半昏迷或昏迷的重症者，保留时间一般不超过 72 小时，如经鼻、低压力套囊插管可延长保留时间。

(3) 气管切开：用于长期机械通气的重症病人。

2. 呼吸机的调节：

(1) 通气量：潮气量一般为 10～15 mL/kg，慢性阻塞肺部疾病常设在 8～10 mL/kg；急性呼吸窘迫综合征（ARDS）、肺水肿、肺不张等肺顺应性差者可设在 12～15 mL/kg。

(2) 吸气/呼气时间：阻塞性通气障碍时吸：呼为 1：2 或 1：2.5，并配合慢频率；限制性通气障碍时吸：呼为 1：1.5，并配合较快频率。应用呼吸机时一般呼吸频率为 16～20 次/min。

(3) 通气压力：肺内轻度病变时常 15～20 cmH_2O，中度病变为 20～25 cmH_2O，重度病变需 25～30 cmH_2O。

(4) 给氧浓度：低浓度氧（24％～40％）不超过 40％，适用于慢性阻塞性肺疾病病人。中浓度氧（40％～60％）适用于缺 O_2 而 CO_2 潴留时。高浓度氧（＞60％）适用于 CO 中毒、心源性休克，吸入高浓度氧不应超过1～2 日。

3. 通气方式：

(1) 控制通气（CMV）：病人的呼吸频率、通气量、呼吸道压力完全受呼吸机控制，适用于重症呼吸衰竭病人的抢救。具体方法包括：①容量控制通气，是最常用的呼吸方式，优点是可以保证通气量。②容量控制通气＋长吸气，又称自动间歇肺泡过度充气，在容量控制的基础上，每 100 次呼吸中有一次相当于 2 倍潮气量的长吸气。③压力控制通气，其优点是呼吸道压力恒定，不易发生肺的气压伤。

(2) 辅助通气（AMV）：在自主呼吸的基础上，呼吸机补充自主呼吸通气量的不足，呼吸频率由病人控制，吸气的深度由呼吸机控制，适用于轻症或重症病人的恢复期。

(3) 呼气末正压通气（PEEP）：呼吸机在吸气时将气体压入肺脏，在呼气时仍保持呼吸道内正压，至呼气终末仍处于预定正压水平。一般主张终末正压在 5～10 cmH_2O，适用于肺顺应性差的病人，如急性呼吸窘迫综合征（ARDS）及肺水肿等。

(4) 持续呼吸道正压通气（CPAP）：是在病人自主呼吸的基础上，呼吸机在吸、呼两相均给予一定正压，把呼吸基线从零提高到一定的正值，使肺泡张开，用于肺顺应性下降及肺不张、阻塞性睡眠呼吸暂停综合征等。

(5) 间歇指令通气（IMV）和同步间歇指令通气（SIMV）：在自主呼吸的过程中，呼吸机按照指令定时、间歇地向病人提供预订量的气体，称为 IMV。如呼吸机间歇提供的气体与病人呼吸同步，称为 SIMV。呼吸机的频率一般为 2～10 次/min。优点是保证通气量，又有利于呼吸肌的锻炼，作为撤离呼吸机的过渡措施。

4. 选择适当的通气方式。

5. 接通电源，打开呼吸机电源开关，调试呼吸机的送气是否正常，确定无漏气。然后将呼吸机送气管道末端与病人面罩或气管导管或金属套管紧密连接好，呼吸机的机械通气即已开始。

6. 机械通气开始后，立即听诊双肺呼吸音。如果呼吸音双侧对称，即可将气管导管或金属套管上的气囊充气（4～6 mL），使气管导管与气管壁间的空隙密闭。

7. 在呼吸机通气期间，可根据病人自主呼吸情况选择控制通气或辅助通气。监测血气变化及病人的生命体征变化，要自始至终保证呼吸道通畅。

8. 病人自主呼吸恢复，达到停机要求时，应及时停机。

【问答】

1. 呼吸机的治疗作用有哪些?

①改善通气功能。②改善换气功能。③减少呼吸功耗。④用于提高肺内局部药物浓度达到治疗目的。

2. 呼吸机吸气压力或潮气量过大对循环有何影响?

①静脉回心血量减少。②心脏舒张末期充盈减少。③心输出量减少致低血压、尿量减少。④肺循环阻力增加、加重右心后负荷。

3. 机械通气有哪些常见的并发症?

①呼吸性碱中毒。②肺气压伤。③低血压。④呼吸性酸中毒。⑤肺部感染。⑥呼吸机肺，即呼吸窘迫综合征。

4. 试述呼吸机脱机指征及脱机方法。

（1）脱机指征：

1）导致使用呼吸机的原发病已解除或得到基本控制。

2）肺通气及换气功能良好：拥有正常的自主呼吸节律，且呼吸机支持参数已达到脱机标准，如 $FiO_2 \leqslant 40\%$、$PEEP < 5$ cmH$_2$O、$PS < 8$ cmH$_2$O 状态下病人呼吸频率及氧饱和度均能保持正常，或动脉血气氧合指数 $PaO_2/FiO_2 > 200$ mmHg。

3）在脱机之前应尽量纠正异常的客观指标：体温、心率及血流动力学状态、血红蛋白水平、营养状况、呼吸肌肌力、意识状态等。

（2）脱机方法：目前国内外较为公认的脱机方法为自主呼吸试验（SBT），即经 T 管给氧或低压力水平自主呼吸支持（$PEEP < 5$ cmH$_2$O、PS 5～8 cmH$_2$O）或 CPAP 模式呼吸支持（$PEEP = 5$ cmH$_2$O）维持 30～120 分钟。且病人需符合以下要求：

1）无精神状态的改变，如嗜睡、昏迷、兴奋、焦虑、大汗等。

2）无呼吸做功增加的表现，如使用辅助呼吸肌、胸腹矛盾呼吸等。

3）呼吸指标稳定：呼吸频率 $\leqslant 35$ 次/min、呼吸频率改变不超过 50%；血气 pH $\geqslant$ 7.32、$PaCO_2$ 上升 $\leqslant 10$ mmHg、在 $FiO_2 < 40\%$ 情况下 $PaO_2 \geqslant 60$ mmHg 或 $SpO_2 \geqslant 90\%$。

4）血流动力学稳定：心率 < 120 次/min、心率改变不超过 20%；收缩压 > 90 mmHg 且 < 180 mmHg、血压改变不超过 20% 且不需要使用血管活性药物。

没有通过 SBT 的病人，应采用不导致呼吸肌疲劳的机械通气方式查找 SBT 失败的原因。一般每 24 小时可进行一次自主呼吸试验。

5. 试述应用呼吸机时通气方式的选择。

常用通气方式有间歇正压通气、高频通气、呼吸终末正压通气、压力支持通气、间歇指令通气和同步间歇指令通气。

间歇正压通气适用于无自主呼吸病人。有自主呼吸，但通气量不足时可选择压力支持通气。严重低氧血症可选用高频通气和呼气终末正压通气。急性呼吸窘迫综合征则宜用呼气终末正压通气。间歇指令通气和同步间歇指令通气则用于停机的过渡准备。

§20.4 常见急症及处理

§20.4.1 多发伤的急救

多发伤是指同一致伤因素对有两个以上脏器或解剖部位的损伤，且其中一处危及生命，多见于车祸、高处坠落、爆炸、塌方等事故。

多发伤常因其创伤范围广、失血量多、生理紊乱重、代偿功能低、伤情变化快而于伤后的几分钟内即威胁伤员的生命，因此多发伤应视为一个独立的临床综合征。

【临床特点】

1. 生理紊乱严重，伤情变化快，病死率高，抢救中往往几分钟内决定生死。早期死亡的主要原因是脑外伤、胸外伤和休克；后期主要因败血症和多器官功能衰竭致死。

受伤至抢救的间隔时间对预后有重要影响，受伤后的 1 小时是抢救的关键时刻，被称为受伤后的"黄金 1 小时"。

2. 休克发生率高：常见于胸、腹或胸腹联合伤，多为低血容量性休克与心源性休克。

3. 严重低氧血症：严重多发伤早期低氧血症高达 90%，按临床特点可分为呼吸困难型和隐蔽型，前者缺氧现象很明显，后者仅有烦躁不安，易被忽视。

4. 容易误诊漏治：开放损伤与闭合伤常共存，明显伤与隐蔽伤常同在，病人意识障碍的影响、医师检查不细或缺乏对多发伤的诊治经验是造成漏诊漏治的重要原因。

5. 手术处理上的矛盾：多发伤 50% 以上需要手术治疗，手术的顺序必须抓住危及生命的要害，以抢救生命为首要原则。

6. 并发症多：最常见的并发症是由多发伤而引起的一个或多个脏器功能障碍。

【诊断步骤】

首先要尽快做出紧急诊断，立即实施抢救措施。紧急诊断内容包括窒息、心肺损伤、大出血及休克等。然后一边抢救，一边做出全面诊断。诊断时应注意以下几点：

1. 首先观察呼吸、脉搏、血压等生命体征，以及意识、面容、体位等，判断有无危及生命的损伤。

2. 详细检查局部伤情。对开放性损伤，仔细检查伤口，注意其形状、出血、污染、异物、渗出物等。

3. 检查重要器官情况：应以心脏、肺、腹部、脊柱和头部、骨盆、四肢、动脉及神经系统为重点，防止漏诊。颅脑外伤应注意神志和瞳孔变化，胸部损伤应注意呼吸情况、肋骨骨折和血气胸，腹部损伤应注意有无脾、肝、肾脏损伤和肠管破裂，以及腹部压痛、腹肌紧张情况。

【多发伤的急救】

（一）救治目的

1. 保护心、肺、肝、肾和脑的重要功能。

2. 避免感染败血症和多器官功能障碍的发生。

3. 维持神经系统功能，防止成为植物人。

（二）救治原则

1. 抢救生命：治疗行动要迅速及时，树立抢救生命第一的观点，先治疗后诊断或边治疗边诊断。

2. 先救命，后治伤：要特别注意可迅速致死又可逆转的以下 3 种严重情况。

（1）通气障碍：病人常表现为烦躁不安、呼吸困难、发绀，其中以上呼吸道梗阻为常见。不首先解决呼吸障碍，任何抢救措施均无济于事。应迅速开放气道、去除梗阻因素。

（2）纠正循环障碍：常见原因是血液丢失，血管外渗造成的血容量不足，心脏压塞，开放性气胸造成的纵隔摆动，张力性气胸时的纵隔移位。

（3）活动性大出血：活动性出血若不迅速止血，往往由于血容量极度下降而致死。

（三）紧急处理程序（VIPC）

VIPC 程序即指换气（ventilation）、灌注扩容（infusion）、心脏监护（pulsation）、控制出血（control bleeding），是严重多发伤抢救成败的关键，因此应根据病人的实际情况抓住重点，安排合理的抢救程序，以利于提高抢救成功率，降低死亡率。

§20.4.2　猝　死

猝死系指出乎意料的突然死亡。通常把症状发生后 1 小时以内的死亡称为猝死。心源性猝死占猝死总数的 80% 左右。

【病因】

（一）心源性猝死

各种心肌炎、心肌病、心脏瓣膜病、先天性心脏病、急性肺心病、急性心脏压塞、肺动脉栓塞等均可引起猝死，但以冠心病最多见，尤其是在急性心肌梗死的早期更容易发生。

（二）非心源性猝死

1. 突然意外事件：如溺水、自溢、电击和雷击、严重创伤、脑血管意外等。

2. 严重酸中毒、高血钾、低血钾。

3. 各种原因引起的休克和中毒。

4. 手术及临床诊疗操作意外：如心包或胸腔穿刺，小脑延髓池穿刺，心导管检查，心、脑血管造影和支气管镜检查，气管插管等均有发生手术意外之可能性，应予尽量避免。

5. 麻醉意外。

6. 药物中毒或过敏：某些抗快速心律失常药物如奎尼丁、普鲁卡因胺、洋地黄等的应用，静脉过快注射氨茶碱、氯化钙、普萘洛尔、利多卡因、维拉帕米等均有可能致猝死。青霉素及某些血清制品可因严重过敏引起猝死。

【抢救和预防】

猝死的抢救是尽快实施人工心肺脑复苏，必要时应行胸内心脏按压术，并加强以下各项工作。

1. 普及现场心肺复苏知识：要使广大基层医务人员和某些非医务人员如警察、民兵、汽车司机、列车员及大、中学生等都能掌握此项技术，力争在发病后尽早开始实施有效的心肺复苏，这将大大提高存活率。

2. 积极防治心脏病：特别要加强对冠心病的防治。对有可能演变为心搏骤停的心律失常要及时发现，认真治疗。

3. 加强安全用药：对某些抗快速心律失常药物应严格掌握适应证，按规程使用。对某些容易产生严重过敏反应的药物及血清制品，使用前一定要做过敏试验。

4. 充实急救装备：基层医疗单位应配备气管插管、气管切开器械，简易呼吸器，心脏电除颤器等设备，以便于现场急救。

§20.4.3　上消化道大出血

上消化道出血系指屈氏韧带以上的消化道包括食管、胃、十二指肠或胰胆等病变引起的出血。上消化道大出血一般指在数小时内失血量超过 1 000 mL。临床表现主要为呕血和黑便，可伴有血容量减少，甚至急性循环衰竭。其病情危急，病死率在 10% 左右。治疗应首先积极抗休克，然后查找出血的部位和病因，进行针对性治疗。

【病因】

大多数系上消化道本身病变所致，少数是全身疾病的局部表现。国内最常见的病因依次是消化性溃疡、肝硬化所致的食管胃底静脉曲张破裂、急性胃黏膜损害、胃癌，少见的病因有食管裂孔疝、食管炎、贲门黏膜撕裂症、十二指肠炎、胃平滑肌瘤、胃黏膜脱垂、胆道或憩室出血等。

【临床表现】

取决于病变的性质、部位，以及出血的量与速度。

（一）呕血与黑便

上消化道大出血后，一般均有黑便，大部分病人伴有呕血。呕血多呈咖啡色，亦可呈鲜红色或伴有血块。黑便呈柏油样，黏稠而发亮。当出血量大时，血液在肠道停留时间较短，未充分氧化，也可呈暗红色血便。

（二）失血性周围循环衰竭

其程度随出血量大小和失血速度而异。有人主张用休克指数来估计失血量。休克指数＝脉率（次/min）/收缩压（mmHg），正常值为0.58，表示血容量正常。指数＝1，失血量800～1 200 mL；指数＞1，失血量1 200～2 000 mL。

（三）实验室检查

1. 隐血实验：呕吐物或大便隐血实验阳性，消化道出血超过5 mL即可出现大便OB阳性。

2. 血尿素氮增高：上消化道大出血后数小时后血尿素氮即可升高，1～2日达高峰，3～4日内降至正常。若再次出血，仍可再次升高，称为肠性氮质血症，是由于大量血液进入小肠，含氮产物被吸收，同时因周围循环衰竭使肾血量与肾小球滤过率下降所致。

3. 血红蛋白测定：红细胞计数与红细胞压积在大出血后3～4小时出现降低，平均在出血后32小时降至最低，可作为病情观测的指标之一。

4. 白细胞计数：大出血后2～5小时，白细胞计数可升达（10～15）×10⁹/L，血止后3～4日降至正常，但在肝硬化、脾功能亢进时白细胞计数可以不增加。

【诊断】

急性上消化道大出血病人常伴有不同程度的休克，在检查确定出血的病因和部位之前，应先积极抗休克治疗，然后抓紧时间询问病史与体格检查，选择必要的实验室检查和特殊检查以明确诊断，为后续治疗提供依据。

（一）病史

如消化性溃疡史、肝病和肝硬化史、近期服用对胃黏膜有损害的药物史、酗酒史、某些应激状态等。

（二）体格检查

黄疸、肝掌、蜘蛛痣、腹壁静脉曲张、肝（脾）大、腹水等体征表示肝硬化，上腹压痛可能提示消化性溃疡，上腹扪及包块或左锁骨上内侧淋巴结肿大提示胃癌的可能。

（三）实验室检查

重点化验应包括血常规、红细胞压积、出凝血时间、血型和交叉配血、肝功能、血尿素氮等。

（四）特殊检查

1. 纤维内镜检查：诊断正确率高达80%～90%。内镜检查最好时机是出血后24小时内，同时还可经内镜进行紧急止血治疗。

2. 上消化道钡餐检查：适于出血已经停止，生命体征平稳的病人，一般宜在出血停止后2日内进行。

3. 选择性动脉造影：当消化道出血经内镜和X线钡餐检查无阳性发现，而病人仍有活动性出血时，可采用肠系膜上动脉造影，而且还可通过造影导管滴注血管升压素等血管收缩药或注入人工栓子止血。

4. 放射性核素扫描：经内镜及X线检查阴性的病例，可做放射性核素扫描。采用锝-99m（^{99m}Tc）标记病人的红细胞，再静脉注入病人体内。当有活动性出血，且出血速度达到 0.1 mL/min，核素便可以显示出血部位。注射一次^{99m}Tc 标记的红细胞，可以测病人消化道出血24 小时。

【治疗】

急性上消化道出血治疗流程见图 20-38。

（一）迅速补充血容量

用大号针头静脉输液，也可经颈内或锁骨下静脉置管输液并测定中心静脉压。可用生理盐水、林格液、右旋糖酐、血浆代用品等。开始补液宜快，可同时输血，以尽量恢复血容量。对肝硬化病人，尽可能采用新鲜血，因库血含氨较多，可诱发肝性脑病。对心、肺、肾疾患及老年病人，要防止因输液、输血过多而起肺水肿。充分补液后血压仍不稳定的病人，应予去甲肾上腺素或多巴胺维持重要脏器的灌注。

（二）止血措施

根据出血病因和部位的特点，选择不同的止血治疗，主要止血措施如下：

1. 内镜下止血：内镜检查及止血起效快、效果好，可同时明确出血部位及病情，及时评估止血效果，目前已成为上消化道出血的最常用的非药物止血方法。高危型急性上消化道出血应在 24 小时内行内镜检查，静脉曲张出血应在 12 小时内行内镜检查，经积极液体复苏仍有血流动力学不稳定者应行急诊内镜治疗。

2. 药物止血：

（1）抑酸药物：包括质子泵抑制剂（PPI）和 H_2 受体拮抗剂（H_2RA），可抑制胃酸分泌，降低对出血点的侵蚀作用，促进血小板和纤维蛋白形成，预防再出血，是上消化道出血治疗的首选药物。PPI 包括奥美拉唑、泮托拉唑、艾司奥美拉唑等，高危病人需大剂量 PPI 治疗，用法为 80 mg 艾司奥美拉唑静脉推注后以 8 mg/h 维持至少 72 小时。H_2RA 包括西咪替丁或雷尼替丁等。

（2）胃黏膜保护药：为口服药物，可在胃壁形成保护层，保护胃黏膜，治疗及预防再出血。常用药物包括铝碳酸镁、磷酸铝凝胶、硫糖铝等。

（3）生长抑素及其类似物：可抑制扩血管激素的释放，收缩内脏血管、减少门脉血流和压力，同时抑制胃泌素、胃酸和胃蛋白酶的分泌。主要应用于食管-胃底静脉曲张破裂出血的治疗，用法：生长抑素 250 μg 静脉推注后以 250 μg/h 持续静脉滴注，维持 3～5 日；或奥曲肽 50 μg 静脉推注后 50 μg/h 静脉滴注维持 3～5 日。

（4）血管升压素及其类似物：作用与生长抑素类似，研究表明其与生长抑素止血的疗效无显著差异，但缩血管效果过强，可导致心脏和外周血管缺血等副作用。常用药物包括：血管升压素 0.4 U/kg 静脉注射后以 0.4～1 U/（kg·min）持续静脉滴注；或特利加压素 1 mg/4 h持续静脉滴注。

（5）其他措施还包括：口服冰生理盐水加去甲肾上腺素、凝血酶或云南白药或静脉滴注维生素 K$_1$ 等，疗效并不确切，可作为辅助用药使用。氨甲环酸、酚磺乙胺等药物对死亡率和再出血率无改善，且有导致血栓的风险，需谨慎使用。

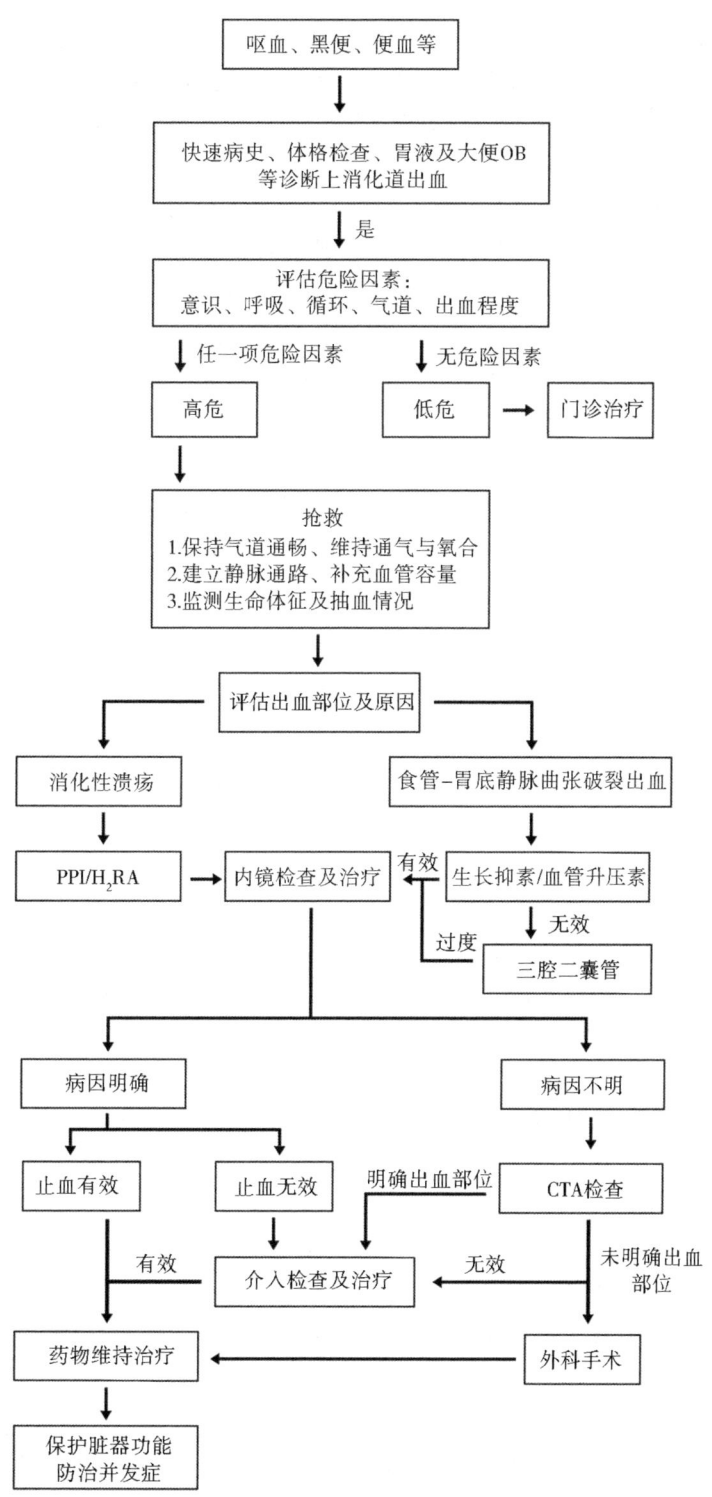

图 20-38　急性消化道出血治疗流程

3. 其他止血方法：

（1）介入止血治疗：经血管造影可明确出血部位、出血血管情况时，可在介入下行血管栓塞或止血治疗，对于食管-胃底静脉曲张破裂出血的病人，介入下经颈静脉肝内门体分流术（TIPS）可有效控制出血。

（2）三腔二囊管压迫止血：食管-胃底静脉曲张破裂出血病人，如果内镜治疗效果不佳或无法及时内镜下治疗者，可考虑使用三腔二囊管临时控制出血，但仅能作为过渡治疗方法短期应用。方法为 8～24 小时放气一次，止血后持续放气，观察 24 小时无出血则可拔管。

（3）手术治疗：经上述治疗仍不能控制出血的病人，可考虑手术治疗，切除病变的消化道，或行脾脏切除及门体分流术。

（三）对症支持治疗

除了液体复苏和积极的止血治疗，对于上消化道出血的病人，需预防误吸、保护其他脏器功能、纠正电解质紊乱、清除肠道积血、预防肝性脑病，肝硬化合并上消化道出血病人应预防性使用抗生素。

§20.4.4　中　暑

中暑是高温环境引起的体温调节功能障碍，散热功能衰竭和水电解质丢失过量所致疾病。根据发病机制和临床表现不同，重症中暑由重到轻可分为热射病、热衰竭和热痉挛。

【病理病机】

在高温（室温＞35 ℃）或强辐射的环境下劳动，又无足够的防暑降温措施时，可发生中暑。即使气温不太高，但湿度高，通风不良时亦可发生。促发中暑的诱因有：年老、体弱、肥胖、疲劳、饮酒、饥饿、脱水、失盐、糖尿病、心血管疾病、甲状腺功能亢进，以及服用阿托品和其他抗胆碱能药影响汗腺分泌或先天性汗腺缺乏等。

【临床表现】

炎夏烈日下暴晒或生产环境有炉窖等热源的辐射，会增加人体的受热量和影响人体散热，使体内热蓄积而导致体温调节中枢功能障碍，心输出量减少，汗腺功能衰竭，进一步使体内热蓄积更多，引起高热、无汗和意识障碍等。

1. 热射病：起初有乏力、头痛、眩晕恶心，由大汗而汗闭，继而高热，可达 41 ℃以上，并出现嗜睡、谵妄和昏迷。脉搏快而充实。可出现脑水肿、肺水肿、心力衰竭、呼吸衰竭、肾衰竭，亦可出现休克或弥散性血管内凝血甚至死亡。实验室检查有白细胞总数和中性粒细胞增高，代谢性酸中毒、轻度低钠和低钾血症存在。

2. 热衰竭：高热环境下病人因出汗过多和心血管功能紊乱，引起低血容量和低盐血症，临床主要表现为休克及中枢神经功能损害称为热衰竭。病人初有头痛、头晕、恶心，继有口渴、胸闷、面色苍白、皮肤湿冷、脉细弱、血压降低，重者出现循环衰竭，可有晕厥、手足抽搐等。实验室检查可有血液浓缩、低钠和低血钾症。

3. 热痉挛：与热衰竭发病机制相似，除口渴、乏力、恶心、心悸等一般表现外，尚有肌肉的痛性痉挛，常发生于四肢肌肉及腹肌，也可发生于肠平滑肌，呈阵发性发作。单纯病例无发热，实验室检查有低钠、低氯血症。重症病人可有低钙、低镁血症或高钾血症。

【诊断】

结合季节、气温、劳动环境和临床表现，诊断并不困难。有时热射病需与脑型疟疾、流行性乙型脑炎、病毒性脑膜炎、中毒性菌痢、脑卒中等相鉴别。热衰竭需与消化道和异位妊娠等内出血、低血糖和其他引起虚脱和休克的疾病鉴别。热痉挛伴腹痛者需与急腹症鉴别。

【治疗】

热衰竭与热痉挛病人应及时移到通风阴凉处，并口服或静脉补充水和盐水。肌肉痛性痉挛不需按摩，否则会使疼痛加重。除尽快补充钠、氯的缺失之外，尚应适量补充钙、镁等电解质。热射病来势凶险，死亡率高达25％以上，应积极抢救治疗。

（一）快速降温

1. 物理降温：根据条件使用冰水擦浴、4℃水浴、低温毯等，配合冰帽和电扇，腋窝、腹股沟放置冰袋，也可由双腔管注入冰冷的平衡盐液灌洗胃和结肠，待肛温降至38.5℃时，暂时停止降温，继续观察。

2. 药物降温：氯丙嗪有调节体温中枢及扩张血管、降低代谢与氧消耗的作用，剂量25～50 mg加入500 mL液体中静脉滴注。年老体弱者要减少剂量，并对体温和血压行动态监测。

（二）支持治疗

畅通气道，吸氧、静脉补充平衡盐液，纠正酸中毒和电解质紊乱。早期使用肾上腺皮质激素静脉滴注，可平缓降温、防止溶血、防止脑水肿。疑有脑水肿和急性肾衰竭者可试用甘露醇。休克用升压药，但不宜用血管收缩性升压药，心力衰竭时可静脉用洋地黄类药物。

§20.4.5　淹　溺

人淹没于液体中，由于水、泥沙、杂草等物堵塞呼吸道（湿溺死，占80％～90％），或喉头、气管发生反射性痉挛而引起窒息和缺氧，甚至呼吸心跳骤停而死亡（干溺死，占10％～20％）。

淡水淹溺时，导致肺不张，大量淡水迅速进入血液循环，致血液稀释及溶血，血钠、氯化物、钙浓度降低，死于心室颤动、心力衰竭、脑水肿。

海水淹溺时，由于海水为高渗液，使大量液体从血管腔渗出到肺泡将体液吸出，产生严重低血容量及血液浓缩，血钠、氯化物和镁浓度增加，死于急性肺水肿、心力衰竭。

【诊断】

1. 溺水史。要注意水质及时间长短，注意是否伴有头颅损伤、颈椎骨折等。

2. 救出水时多已昏迷，呼吸停止，或有微弱心跳或已停搏，四肢冰冷，发绀、口鼻溺出泡沫液体。

3. 轻者呼吸加快、咳嗽，重者有肺水肿。部分发生呼吸窘迫综合征。

4. 重者可有烦躁不安，言语、视力障碍、癫痫、心室颤动、昏迷等。

5. 血气分析：有明显低氧血症及代谢性酸中毒。

6. 白细胞计数：淹溺后 24 小时周围白细胞总数可高达 $40 \times 10^9/L$ 左右。

7. 尿常规：可有短时间蛋白尿及管型尿，偶有血红蛋白尿。

8. 海水淹溺者血清钠、钙、镁、氯、钾均增高，淡水淹溺者血清钾增高，血清钠、钙、氯均降低。

9. X 线胸部检查：轻症者可有对称的肺门周围浸润，重症者则有两肺弥漫性肺水肿。或有不同程度的肺炎。

【治疗】

1. 清理呼吸道：将病人救出后，应立即除去口鼻淤泥、杂草及呕吐物，拉出舌头。若尚有心跳、呼吸，可将病人腹部置于抢救者的屈膝的大腿上，头部下垂，然后用手平压背部，使气管内及口咽的积水倒出。

2. 人工呼吸：呼吸停止者立即进行口对口人工呼吸，心跳停止者必须同时进行胸外心脏按压。吹气量要大，足以克服肺内阻力才有效。经短期抢救，呼吸不恢复者，不可轻易放弃，应至少坚持 3～4 小时，转院途中应持续进行心肺复苏抢救。有条件者可做气管插管，正压给氧或开胸心脏挤压，并应用人工呼吸机间歇正压给氧或呼气末正压给氧。

3. 纠正代谢酸中毒：立即静脉滴注 5％碳酸氢钠 150～200 mL，以后再根据检测电解质及血气分析结果酌情纠正。

4. 对淡水溺水血液稀释者，应适当限制入量，可静脉滴注 3％氯化钠溶液 500 mL，或 7.5％氯化钠溶液 200 mL。必要时可重复一次。

5. 对海水淹溺者应注意纠正血浓缩及血容量不足，可予 5％葡萄糖溶液或右旋糖酐 40 纠正血液浓缩。

6. 防治急性肺损伤：应早期（24～48 小时内）应用地塞米松 30～40 mg 首剂，续贯 10～20 mg 每 6 小时用药一次维持，或甲泼尼龙 30 mg/kg 防治肺水肿及 ARDS，应用不超过 72 小时。

7. 防治脑水肿：昏迷、抽搐、血压高、心率慢，提示颅内压高，可静脉注射 20％甘露醇 250 mL，每日 2 次，或静脉注射呋塞米 40 mg、白蛋白输注亦可应用地塞米松 1～5 mg/kg，连续 2～3 日。冰帽头部降温。

8. 防治感染：早期使用广谱抗生素控制呼吸道感染，再根据呼吸道分泌物培养，合理选择有效抗生素。

9. 有支气管痉挛者，可经呼吸道吸入解痉剂，或在纠正缺氧的同时慎用氨茶碱，一般为 5 mg/kg，静脉缓慢滴注。

10. 意识障碍者，可静脉滴注 FDP（1,6-磷酸果糖）、ATP、肌苷、辅酶 A、细胞色素 C 等，以促进脑功能恢复。

§20.4.6 一氧化碳中毒

常见于冬季取暖或沐浴时通风不良，采矿坑道和炼钢及化肥生产中防护不严，火灾现场，以及煤气管道泄漏等情况。

【中毒表现】

1. 轻度中毒：头痛、头晕、失眠、视物模糊、耳鸣、恶心、呕吐、全身乏力、心动过速、短暂昏厥。血中碳氧血红蛋白为 10％～20％。

2. 中度中毒：除上述症状加重外，口唇、指甲、皮肤黏膜出现樱桃红色，多汗，血压先升高后降低，心动过速，心律失常，烦躁，一时性感觉和运动分离（即尚有思维，但不能行动）。症状继续加重，可出现嗜睡、昏迷。经及时抢救，可较快清醒。一般无并发症和后遗症。血中碳氧血红蛋白为 30％～40％。

3. 重度中毒：病人迅速进入昏迷状态。初期四肢肌张力增加，或有阵发性强直性痉挛。晚期肌张力显著降低。病人面色黄白或青紫，血压下降，瞳孔散大，最后因呼吸麻痹而死亡。经抢救存活者可有严重合并症及后遗症。

4. 后遗症：中、重度中毒病人有神经衰弱、震颤麻痹、偏盲、失语、智力障碍、中毒性精神病、癫痫或去皮质强直。部分病人可发生继发性脑病。

【诊断】

1. 中毒史：有发生中毒的环境和条件。

2. 中毒表现。

3. 实验检查：测定血液碳氧血红蛋白（HbCO）对明确诊断有重要意义。其快速简易测定方法以下可选用。

（1）取病人血 0.6 mL（3 滴）加蒸馏水 3 mL，再加 10％氢氧化钠 2 滴，混匀。血中若有碳氧血红蛋白存在，则溶液保持淡粉红色（称为碳氧血红蛋白阳性）。于 15、30、50、80 秒后溶液变成草黄色，即分别表示 HbCO 饱和度为 10％、25％、50％、75％。对照实验正常，因正常人血液中不含碳氧血红蛋白，溶液呈绿色反应（阴性）。

（2）取蒸馏水 10 mL 加病人血液 3～5 滴煮沸。正常人血液为褐色，而含 HbCO 者仍为红色。

（3）取病人血 0.2 mL，稀释 100 倍，于分光镜下检查吸收光谱 HbCO，可显示特殊吸收带。

【救治要点】

1. 改善组织缺氧，保护重要器官：

（1）立即将病人移至通风、空气新鲜处，解开领扣，清除呼吸道分泌物，保持呼吸道通畅。必要时行口对口人工呼吸或气管插管，或行气管切开。冬季应注意保暖。救治时应注意病人意识状态，有条件时监测生命体征。

（2）氧气疗法：其目的是加速碳氧血红蛋白的离解，恢复血红蛋白的运氧能力。氧气疗法包括：①高压氧治疗：有条件者行高压氧治疗，效果最佳。可显著降低死亡率，改善预后，减轻脑损伤。②常压下吸氧：吸氧的氧流量为 $8\sim10$ L/min。

（3）保护心脑等重要器官：可用细胞色素 C 30 mg，$1\sim2$ 次/d，静脉滴注（用前做皮肤试验）。或将三磷酸腺苷 20 mg、辅酶 A 50 U、普通胰岛素 4 U，加于 25％ 葡萄糖 250 mL 中静脉滴注。

（4）有脑血管痉挛、震颤性麻痹者，可用阿托品或山莨菪碱静脉注射。

2. 防治脑水肿：应用高渗脱水剂如 20％ 甘露醇与高渗葡萄糖液交替静脉滴注。或并用利尿药及地塞米松。脑水肿多出现在中毒后 $2\sim4$ 小时。昏迷病人可予以低温脑保护。

3. 纠正呼吸障碍：可应用呼吸兴奋药如洛贝林等。重症缺氧深昏迷 24 小时以上者可行气管切开。呼吸停止者立即人工呼吸。必要时气管插管加压给氧，使用人工呼吸器。

4. 纠正低血压：发现休克征象者立即抗休克治疗。

5. 对症处理：惊厥者应用苯巴比妥、地西泮镇静。震颤性麻痹服苯海索 $2\sim4$ mg，每日 3 次。瘫痪者肌内注射氢溴酸加兰他敏 $2.5\sim5$ mg，每日 1 次。口服 B 族维生素和地巴唑，配合针灸、按摩疗法。

6. 预防感染：必要时应予抗生素预防感染。

【并发症】

中度以上 CO 中毒者，经治疗后可基本恢复正常，但经 $4\sim6$ 周后，病人病情可突然加重，出现抽搐、瘫痪、失语、昏迷等症状，如不及时救治，可遗留严重后遗症，甚至造成死亡，此即 CO 中毒继发性脑病，临床应予特别注意。我们建议，中度以上 CO 中毒病人，在进行初步救治以后，应尽早送到有高压氧治疗设施的医院进行彻底治疗，以避免和减少 CO 中毒继发性脑病的发生。

§20.4.7　急性酒精中毒

急性酒精中毒即为醉酒。长期过量饮酒还会导致脂肪肝、酒精性肝硬化等慢性酒精中毒的病变。

【诊断要点】

1. 中毒史：有一次服用过量酒精或饮酒史；小儿有因发热酒精擦浴史；呼吸有强烈酒味；呼吸或抽血检测酒精浓度检测超正常指标。

2. 中毒表现：急性中毒临床表现一般可分 3 期。

（1）兴奋期：开始有头昏、无力、兴奋、自感欣快、颜面潮红、语言增多、说话直爽、有时粗糙无礼、喜怒无常，有时说话滔滔不绝，有时则寂静入睡。

（2）共济失调期：兴奋后出现动作笨拙，步态不稳，精神错乱，中毒性脑病。

（3）昏迷期：呕吐，二便失禁，面色苍白，皮肤发绀，口唇微紫，瞳孔正常或散大，昏迷，心动过速，呼吸缓慢而有鼾声，体温偏低，甚至因呼吸麻痹而死亡。

3. 实验室检查：可疑病人测定其呕出物或血中乙醇浓度有助于诊断，目前我国酒驾标准中规定，每 100 mL 血液中酒精含量≥80 mg 即判断为醉驾。

【救治要点】

轻症病人一般无须特殊治疗，卧床休息，侧卧保持呼吸道畅通、保暖即可；重症病人应迅速救治。

1. 催吐洗胃：乙醇吸收较快，短时间内洗胃可清除胃内残留乙醇。立即探咽催吐，继用温开水或盐水，或 2‰碳酸氢钠反复洗胃。

2. 促进乙醇氧化，使病人清醒：

(1) 静脉滴注葡萄糖溶液、维生素 B_6、胰岛素等。

(2) 肌内注射维生素 B_1、烟酸。

(3) 应用纳洛酮对抗急性酒精中毒引起的中枢神经系统的抑制，常用量为 0.4～0.8 mg，稀释后静脉注射。

3. 对症处理：

(1) 兴奋期烦躁不安者可用地西泮和水合氯醛。

(2) 呼吸抑制、严重昏迷者可用可拉明、洛贝林，并吸入氧气。

(3) 脑水肿应限制入水量、注射利尿药或静脉滴注 20％甘露醇。

(4) 低血压、休克者给予扩容，应用血管活性药物，纠正酸中毒等。

(5) 注意病人醉酒期间有无颅脑外伤、有无合并服用其他药物，过于兴奋病人注意保护肢体，防止二次损伤及伤人。

§20.4.8 巴比妥类中毒

凡巴比妥类药物用量过大均可引起中毒，见于小儿误服、成人用药过量及自杀等情况。

【药物品种】

1. 长效：巴比妥类和苯巴比妥。

2. 中效：异戊巴比妥和戊巴比妥。

3. 短效：司可巴比妥。

4. 超短效：硫喷妥钠。

【诊断要点】

1. 中毒史：有误服过量或注射过快巴比妥类药物史。

2. 中毒表现：一般与药物剂量、种类及时间相关。

(1) 轻度中毒：头痛，眩晕，乏力，语言不清，嗜睡，视物模糊，眼球震颤，瞳孔缩小，恶心，呕吐，各种形态的皮疹，呼吸稍快，血压正常或偏低，还可引起阴茎水肿。

(2) 重度中毒：开始病人可表现狂躁、谵妄、惊厥、四肢强直；继而进入抑制期，出现瞳孔散大（对光反射存在）、全身弛缓，浅反射消失，脉搏细数，血压下降，尿少或尿闭，中毒性肝炎等表现；最后可因呼吸抑制或因呕吐物吸入发生窒息而死亡。

3. 实验室检查：采集病人血液、尿、胃内容物测定巴比妥盐有助于确诊。有的病例可见肝功能异常。

【救治要点】

1. 洗胃：立即用 1：2 000～1：3 000 高锰酸钾溶液或生理盐水、温开水反复洗胃。服药时间超过 4～6 小时者仍需洗胃。洗胃愈早、愈彻底愈好。昏迷病人洗胃应防止胃内容物反流进入气管引起窒息或吸入性肺炎。

2. 促进毒物排泄：

（1）快速输液：静脉滴注 5％～10％葡萄糖溶液或生理盐水。24 小时输液量应达 2 000～3 000 mL，心功能不全者应减少输液量。

（2）利尿脱水：快速静脉滴注 20％甘露醇 250 mL，于 15～20 分钟滴完，或于甘露醇中加入呋塞米 20～40 mg 静脉滴注。应注意及时补钾，并观察血清钾、钠和心功能的变化。

（3）导泻：洗胃后由胃管注入硫酸钠 15～20 g，或注入生大黄煎液 30 g，或注入药用活性炭浮悬液，以促进毒物排泄。禁用硫酸镁，以避免镁离子吸收后加重中枢神经系统抑制。

（4）血液净化：对于危重症病人，合并脏器功能损害、口服致死剂量药物或重度中毒的病人，应尽早予血液净化治疗，首选血液灌流。

（5）碱化尿液：静脉滴注 5％碳酸氢钠，维持尿液 pH 为 7.8～8.0 时，可使毒物排出量增加 10 倍。

3. 中枢兴奋药的应用：仅适用于重症中毒者、呼吸高度抑制者及昏迷病人。

（1）贝美格（美解眠）：首选 50～100 mg 加入生理盐水或葡萄糖注射液 100 mL 静脉滴注，每分钟 40～50 滴，直至呼吸改善，肌张力及反射恢复正常后减量或间断给药。

（2）汉防己毒素：6 mg 溶于生理盐水中，以每分钟 1 mL 的速度静脉注射，至产生肌肉颤动和角膜反射恢复为止。

（3）苯甲酸钠 0.25～0.5 g 或尼可刹米 1～3 mL，每半小时至 4 小时交替注射 1 次，苏醒后减半量至停药。

4. 防止并发症：肺部感染者应用青霉素。出现皮疹时应用抗组胺药。休克者给予抗休克处理，并维持水、电解质平衡。保护气道，维持呼吸，必要时气管插管或气管切开。

§20.4.9　有机磷农药中毒

有机磷杀虫剂是我国目前使用最广泛的农药，以甲胺磷，对硫磷（1605）、乐果、敌敌畏为引起中毒的主要品种。

【诊断要点】

1. 中毒史：有误服、自服或接触有机磷农药史，大多数病人呕吐物有大蒜样臭味。

2. 中毒表现：

（1）M 样症状（毒蕈碱样症状）：因副交感神经末梢兴奋，出现腺体分泌增多和平滑肌痉挛，从而导致流泪、流涎、大汗、皮肤湿冷（腋下最为明显）、尿频、气道分泌物增加、恶心呕吐、瞳孔缩小、心率减慢、支气管及腹部平滑肌痉挛等表现。

（2）N样症状（烟碱样症状）：因乙酰胆碱蓄积在神经肌肉接头，持续刺激突触上的烟碱受体引发一系列症状，如面部、眼睑、四肢及其他部位横纹肌持续发生肌纤维颤动，导致肌肉痉挛和强直，严重时可出血肌力减退、呼吸肌麻痹、瘫痪等。

（3）中枢神经症状：因乙酰胆碱刺激中枢神经而出现的症状，包括头晕、头痛、意识改变、昏迷等。

3. 实验室检查：

（1）全血胆碱酯酶测定：是诊断有机磷中毒及判断中毒程度的重要指标。国内制成胆碱酯酶测定纸和简易测定箱，适用于乡镇医疗单位。

（2）血尿、胃内容物和大便排泄物测定有机磷。

4. 用特效解毒剂协助诊断：

（1）解磷定：当不具备测定胆碱酯酶条件时，对有接触有机磷史又具特殊临床表现的病人，如果用解磷定治疗有效，便可认为是有机磷农药中毒。

（2）阿托品试验：对可疑病例给予阿托品 1～2 mg 肌内注射或静脉注射，10 分钟后若心率减慢，毒蕈碱样症状减轻，则支持有机磷中毒诊断；如出现阿托品过量反应，则不是有机磷中毒。

【救治要点】

1. 脱离毒物接触：吸入或接触者，应立即撤离有毒物的环境，除去污染的衣服和鞋袜。用肥皂水或 2％碳酸氢钠彻底清洗污染部位。应注意头发和指甲的彻底清洗。

2. 洗胃：口服中毒者，应尽早探咽导呕，排除毒物，并用 2％碳酸氢钠溶液或 1∶5 000高锰酸钾溶液，或清水洗胃。敌百虫中毒禁用碳酸氢钠，对硫磷中毒禁用高锰酸钾。

3. 加速毒物的排泄：

（1）输液：静脉滴注 5％葡萄糖注射液或 5％葡萄糖氯化钠注射液。

（2）利尿：注射呋塞米。

（3）导泻：洗胃后从胃管注入 50％硫酸镁或硫酸钠 50～60 mL（深昏迷者不用硫酸镁）以导泻排毒。

（4）血液净化治疗：中毒后 1～4 日内进行，每日连续，首选血液灌流。

4. 胆碱酯酶复活剂：常用品种有解磷注射液、解磷定。以上制剂均应稀释后缓慢静脉滴注。如注射速度太快、剂量过大或未经稀释而静脉注射，均可发生中毒。两药如能与阿托品合用，可提高疗效。解磷注射液与氯磷定合用效果更好。

（1）解磷注射液：轻度中毒用量为 1～2 mL；中度中毒 2～4 mL；重度中毒 4～6 mL。

（2）解磷定：轻度中毒用量成人 0.4 g/次，小儿每次 15 mg/kg。中度中毒成人首次量为 0.8～1.0 g，以后 0.4～0.8 g/次，每 2 小时 1 次或静脉维持；小儿每次 20～30 mg/kg。重度中毒成人首次量为 1.0～1.2 g，以后 0.4 g/次，每小时重复给药 1 次；小儿每次

30 mg/kg静脉滴注。

（3）氯解磷定：轻度中毒用量为成人 0.25～0.5 g/次，必要时 2～4 小时重复给药1次。中度中毒成人 0.5～1 g/次，每 2 小时 1 次，可重复 2～3 次。重度中毒成人 1.0～1.5 g/次，每 2 小时 1 次，可重复 2～3 次。小儿用量为每次 15～30 mg/kg，肌内注射。

5. 抗胆碱药：

（1）阿托品：临床较少单独应用阿托品，推荐与胆碱酯酶复活剂联用。

1）轻度中毒：1～3 mg 静脉注射，15～30 分钟 1 次。阿托品化后逐渐改为 0.5～1 mg 肌内注射，每 2～6 小时 1 次，疗程 3～5 日。

2）中度中毒：5～10 mg 静脉注射，15～30 分钟 1 次。阿托品化后逐渐改为 1～4 mg 静脉注射或肌内注射，每 1～6 小时 1 次，疗程 5～7 日。

3）重度中毒：10～20 mg 静脉注射，每 10～15 分钟 1 次。阿托品化后逐渐减量，延长间歇时间，疗程 7～10 日。

阿托品化指用药后病人出现瞳孔扩大、口渴、皮肤干、面色潮红、心率增快、肺部啰音消失等表现。若出现阿托品中毒症状，如皮肤干燥、高热、腹胀、尿潴留、结膜充血、脉速而弱、兴奋、狂躁、摸空、阵发性强直性抽搐等，应立即停药，给予镇静药及毛果芸香碱。

（2）盐酸戊乙奎醚：新型抗胆碱药，可同时拮抗 M 样和 N 样受体，半衰期长、副作用小、给药量少，对比阿托品优势明显，已成为临床首选抗胆碱药，一般使用肌内注射，达到阿托品化即可减量至维持：①轻度中毒 1～2 mg。②中度中毒 2～4 mg。③重度中毒 4～6 mg，45 分钟后可追加 1～2 mg。维持剂量为 1～2 mg，每 8～12 小时 1 次。

6. 对症支持处理：

（1）保持气道通畅，如缺氧、呼吸困难时给氧，并注射呼吸兴奋药，以改善呼吸和兴奋呼吸中枢。

（2）出血性膀胱炎者静脉滴注 5％碳酸氢钠以碱化尿液，并采用止血药、激素及抗生素。

（3）脑水肿时静脉滴注 20％甘露醇。

（4）变性血红蛋白血症者，静脉注射亚甲蓝。

（5）心肌炎者补钾和给予能量合剂。

§20.4.10　杀虫脒中毒

目前常用的有机氮农药为杀虫脒（Chlordimeform），又名氯苯脒。其他尚有杀螨脒、去甲杀虫脒，克死螨双甲脒等。误服本类农药，皮肤接触或吸入其雾滴均可发生中毒。

【中毒表现】

1. 轻度中毒：头昏、头痛、呕吐、四肢无力、嗜睡。

2. 重度中毒：出现昏睡、高铁血红蛋白血症和出血性膀胱炎三大症状群。小便发黄，逐渐变红，伴尿频、尿急、尿痛及下腹部疼痛，蛋白尿、血尿。严重者发绀，瞳孔散大，阵发性抽搐，血压下降，昏迷甚至呼吸停止。

【诊断】

1. 中毒史：有误服、自服或皮肤接触杀虫脒史。

2. 中毒症状：见上述"中毒表现"。

3. 实验室检查：尿蛋白定性(＋)～(＋＋＋＋)。尿中红细胞(＋＋)～(＋＋＋＋)，有时可见血凝块。少量白细胞，无管型，中段尿培养阴性。

【救治要点】

1. 脱离毒物接触：

(1) 立即停止使用杀虫脒。

(2) 用清水或肥皂水，或2％碳酸氢钠溶液彻底清洗污染的皮肤，除去毒物。

(3) 口服者用2％碳酸氢钠溶液，或1∶5 000高锰酸钾溶液洗胃。

2. 促进毒物排泄：口服者洗胃后再以50％硫酸镁60 mL导泻（口服或从胃管滴入），促进排毒。可灌入活性炭加强对毒物的吸附。

3. 血尿（出血性膀胱炎）处理：

(1) 输液：加速毒物排出。

(2) 口服碳酸氢钠碱化尿液。

(3) 应用止血药，解痉止痛药和抗生素。

(4) 应用肾上腺皮质激素。

4. 对症处理：

(1) 呼吸困难：保持呼吸道通畅，给氧并交替注射洛贝林和山莨菪碱。

(2) 脑水肿者静脉滴注20％甘露醇脱水。心肌炎者补充钾剂，并使用能量合剂，以保护心肌；心力衰竭者给予毛花苷C。

(3) 高铁血红蛋白血症：可静脉注射亚甲蓝5 mL或大剂量维生素C。1～2小时后可再重复给药1～2次。

§20.4.11　灭鼠剂中毒

常用灭鼠剂有磷化锌、安妥、乱鼠等。最常见的为磷化锌中毒，多见于幼儿误食或自杀等。

【诊断要点】

1. 服毒史：有误服或自杀服药史。

2. 中毒表现：

(1) **胃肠道症状**：上腹部不适，咽部与胃部烧灼感，恶心、呕吐、腹泻、腹痛、烦渴，呕吐物与大便带蒜臭味。

(2) **肝损害症状**：肝区疼痛、肝大、黄疸、出血倾向及肝功能异常。

（3）循环系统症状：由于心肌损害可致传导阻滞、心律失常、休克，甚至周围循环衰竭。

（4）神经系统症状：发热、头昏、嗜睡、惊厥、昏迷、脑水肿，或有抽搐及肌束震颤。

（5）肾和肺损害症状：血尿、蛋白尿、肺出血、肺水肿等。

3. 实验室检查：取可疑食物，病人呕吐物，第一次洗胃液做毒物鉴定以确诊。

【救治要点】

1. 催吐：口服中毒病人可探咽催吐，或口服 1‰硫酸铜溶液 4 mL，每 5 分钟 1 次，直至出现呕吐为止；或苦丁香 1～3 g 煎汁服；或盐酸阿扑吗啡 5 mL 皮下注射。

2. 洗胃和导泻：以 1：5 000 高锰酸钾每次 500 mL 或 1.5‰硫酸铜溶液 500 mL 洗胃，反复进行直至洗出胃液澄清并无蒜味为止。洗胃后由胃管注入液体石蜡 100～200 mL，或由胃管注入硫酸铜 30 g。禁止由胃管注入硫酸镁，因其在胃内可与磷化锌的反应物氯化锌作用，生成卤碱，造成卤碱中毒。

3. 促进毒物排泄：维持水、电解质平衡，静脉滴注葡萄糖生理盐水，应用甘露醇或呋塞米以利尿，加速毒物排泄。

4. 对症及支持治疗：呼吸困难或肺水肿时，吸氧并用茶碱，必要时静脉注射强心药如毛花苷 C 等。给予护肝治疗。

§20.4.12 毒蛇咬伤

我国有蛇类 160 余种，毒蛇 50 余种，能致人死亡的有 10 余种。主要的毒蛇有蝰蛇、竹叶青蛇、五步蛇、金环蛇、银环蛇、海蛇、眼镜王蛇、眼镜蛇、蝮蛇、烙铁头蛇等。毒蛇咬伤的临床特点是发病急，进展快，病情重，往往并发多器官功能衰竭致死。

【病因】

毒蛇有毒牙，毒腺。咬伤人时，其毒液经毒牙注向伤口，经淋巴和血液循环扩散，引起局部和全身中毒。蛇毒成分甚为复杂，主要由毒性蛋白液、多肽和多种酶类组成，可分为神经毒、血液循环毒和混合毒三类。

【临床表现】

1. 血液循环毒类症状：血液循环毒类包括心脏毒、凝血毒、抗凝血毒、溶血毒及蛋白水解酶，常见于蝰蛇、五步蛇、烙铁头、竹叶青等毒蛇咬伤。伤口局部剧痛，肿胀迅速向肢体近端蔓延。常有广泛的瘀斑、水疱、伤口流血，局部淋巴结肿痛、发红。竹叶青咬伤者，全身中毒症状较轻。五步蛇和蝰蛇咬伤，以广泛出血及溶血为特征，可引起血压下降、心律失常和急性肾衰竭或急性弥散性血管内凝血（DIC）。

2. 神经毒类症状：多见于银环蛇、金环蛇及海蛇咬伤。局部疼痛、肿胀、麻木。齿痕小、无渗液。1～6 小时后才出现四肢无力、流涎、恶心、吞咽困难、头昏眼花、视物模糊、眼睑下垂、复视、语言障碍、四肢瘫痪、呼吸浅慢，或有窒息、瞳孔散大、对光反射消失、昏迷、抽搐。严重者可发生呼吸、心搏骤停。

海蛇咬伤中毒还可引起全身肌肉酸痛，出现弛缓性瘫痪，肌红蛋白尿，急性肾衰竭，高血钾及严重心律失常。

3. 混合毒类症状：常见于眼镜蛇、眼镜王蛇及蝮蛇。伤口红肿疼痛逐渐加重，范围迅速扩大，伤口流血不多，但很快闭合变黑。伤口周围有水疱及血疱，组织坏死较多见。常有局部淋巴结肿大。全身中毒症状于伤后2～6小时出现，表现为困倦嗜睡、胸闷呕吐、肌肉无力、吞咽困难、语言障碍、流涎和心律失常等。严重者血压下降，终因循环衰竭和呼吸麻痹而死亡。蝮蛇咬伤中毒，局部组织坏死较少见，全身症状以早期出现眼睑下垂、复视为特征，易并发急性肾衰竭。

【诊断与鉴别】

1. 是否毒蛇咬伤：可根据蛇的形态特点加以判断。但主要靠牙痕和中毒症状轻重鉴别。无毒蛇牙痕为锯齿状，有毒蛇为一对或3～4个较深的牙痕。无毒蛇咬伤一般无全身症状，局部症状亦较轻。

2. 何种毒蛇咬伤：根据蛇的形态和临床表现判定何种毒蛇咬伤（图20-39）。

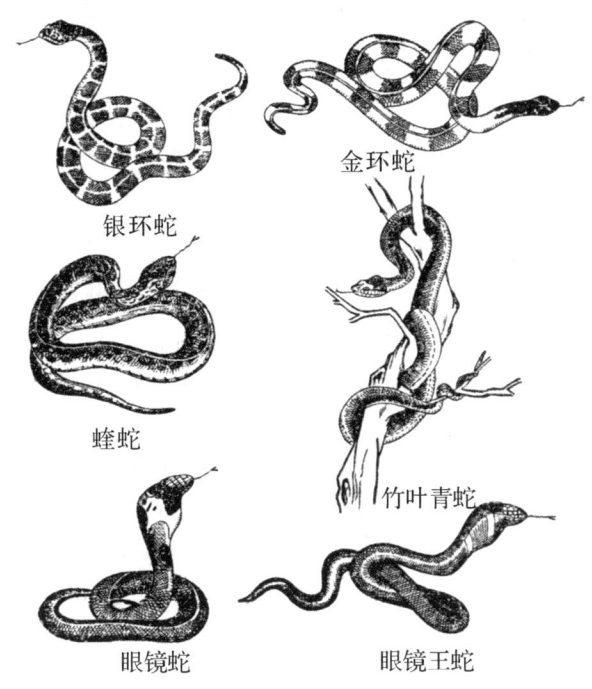

银环蛇

金环蛇

蝰蛇

竹叶青蛇

眼镜蛇

眼镜王蛇

图 20-39　常见毒蛇

【治疗】

（一）局部紧急处理

目的为阻止蛇毒扩散吸收。

1. 缚扎：咬伤后应立即就地取材，于伤口近心端缚扎，以阻止静脉、淋巴回流为度。每30分钟应松解1～2分钟。在局部伤口得到有效排毒或全身应用抗蛇毒血清后，即可解除缚扎。咬伤超过12小时则不需要缚扎。

2. 扩创排毒：毒蛇咬伤12小时内可用温冷开水冲洗伤口，并用1％高锰酸钾、3％过氧化氢溶液等反复冲洗伤口及周围皮肤。若发现毒牙，应即用镊子取出。局部冲洗后，常规消毒，以0.5％普鲁卡因做局部封闭。以牙痕为中心做"×"形切口，深达真皮。如咬伤超过24小时或伤口已坏死，或被五步蛇和蝰蛇咬伤后伤口流血不止，则不作扩创术。

（二）早期综合治疗

1. 抗蛇毒血清：由一种毒蛇的蛇毒制成的抗蛇毒血清称为单价血清，只能中和同种蛇毒。若用数种毒蛇的蛇毒制成的抗蛇毒血清称为多价血清，能治疗其中任何一种毒蛇咬伤，但疗效不及单价血清。部分病人对抗蛇毒血清可发生过敏反应，应用前必须做过敏试验：以0.1 mL抗蛇毒血清加1.9 mL生理盐水，然后吸取0.1 mL经稀释后的血清在前臂内侧做皮内注射，观察15～20分钟，注射部位无丘疹隆起，周围无红晕和蜘蛛足者为阴性，才可注射。有时为争取时间，亦可先静脉推注地塞米松20～30 mg再缓慢滴注稀释后的抗蛇毒血清，以15～20滴/min的速度滴注，观察15～20分钟，若无反应，即可按常规速度滴入。如在用药过程中发生过敏性休克反应，速用1％肾上腺素0.5 mL皮下注射及地塞米松5～10 mg静脉注射。

抗蛇毒血清特异性高，疗效确切，应用越早越好。

2. 胰蛋白酶或α-糜蛋白酶局部封闭：胰蛋白酶或α-糜蛋白酶能直接破坏蛇毒。常用胰蛋白酶2 000 U或α-糜蛋白酶5～10 mg，加0.25％普鲁卡因5～20 mL，以牙痕为中心行局部浸润注射或进行伤肢近心端套封，深至深筋膜。

3. 肾上腺皮质激素：它具有显著的抗炎症、抗过敏、抗毒血症、抗休克和稳定溶酶体膜的作用。一般用地塞米松0.5～1 mg/（kg·d），分3次静脉注射。重症病例可用3～5日，逐渐减量至停药。

4. 抗组胺药：毒蛇咬伤后常使用抗组胺药物，如异丙嗪25 mg，3次/d；马来酸氯苯那敏4 mg，3次/d。

5. 抗胆碱酯酶药：眼镜蛇毒、海蛇毒、银环蛇类神经毒能竞争性结合于运动终板（突触后）的乙酰胆碱受体，取代乙酰胆碱；蝮蛇毒及银环蛇β类神经毒作用于突触前，即抑制运动神经末梢线粒体的氧化磷酸化，影响突触小泡释放胆碱。抗胆碱酯酶药能间接使胆碱能神经兴奋，常用药有新斯的明、吡定斯的明、美斯的明，0.5～1 mg/次，肌内注射每4～6小时可重复一次。

（三）中医辨证论治

根据"治蛇不泄，蛇毒内结，二便不通，蛇毒内攻"的实践经验，应用解毒、利尿、通便的方法，一般归纳为三大类。

1. 火毒型（以血循毒症状为主）：治则为清热解毒，凉血化瘀。基础方：紫花地丁15 g、蒲公英10 g、金银花15 g、半边莲30 g、黄芩15 g、黄柏15 g、白芷10 g、生地黄10 g、龙胆15 g、牡丹皮10 g、犀角1 g（以水牛角代）、冬青10 g、生大黄（后下）20 g、生甘草6 g。

2. 风毒型（以神经毒症状为主）：治则为止痉，解毒，祛风。基础方：半边莲30 g、青木香 15 g、徐长卿 15 g、制南星 10 g、贝母 10 g、蜈蚣 4 条、全蝎 10 g、僵蚕 10 g、白芷 10 g、羌活 10 g、防风 10 g、生大黄 10 g、白附子 10 g。

3. 风火毒型（以混合毒症状为主）：治则为清热解毒凉血熄风。基础方：黄芩 10 g、黄柏 10 g、黄连 10 g、大黄（后下）20 g、生地黄 15 g、全蝎 10 g、蜈蚣 3 条、贝母 10 g、半边莲 30 g、青木香 20 g、徐长卿 15 g。

根据上述基础方，灵活机动、随症加减。

4. 常用中成药：南通蛇药（季德胜蛇药）、上海蛇药片、广州蛇伤解毒片，外敷、内服。

（四）对症及支持疗法

1. 输液：可纠正水、电解质平衡紊乱，促进毒液的排泄，增加必要的热量。但应适当控制液体量，以免输液过多，特别是生理盐水过多造成心脏负担过重，甚至导致心力衰竭、肺水肿。输液过多还会使血浆渗出增多、增快，加重组织水肿，甚至加重出血。一般每日限制在 1 500～2 000 mL。

2. 输血：若有失血性休克，输血是必要的，但必须掌握输血时机。如五步蛇咬伤导致休克与急性弥散性血管内凝血（DIC）时，过早输血会使休克病人更难复苏。因为凝血毒素具有选择性作用，它可直接使纤维蛋白凝固，不需要任何凝血因子参加，也不受肝素对抗，故蛇伤休克与 DIC 时，宜在凝血机制恢复正常后，采取少量多次输新鲜血，才能达到治疗的效果。

3. 抗感染：蛇伤伤口常易发生混合性感染，甚至特殊感染如破伤风及气性坏疽。因此，常规应用抗生素及破伤风抗毒素或免疫球蛋白是必要的。一般选用两种以上的有效抗生素，静脉推注。为防止破伤风的感染，常规肌内注射破伤风抗毒素时，若有过敏者应脱敏注射。

4. 蛇伤禁用与慎用药：吗啡、氯丙嗪、巴比妥类、苯海拉明等中枢抑制药。慎用筒箭毒碱等横纹肌抑制药，以免发生呼吸肌麻痹。慎用肝素、双香豆素、枸橼酸钠等抗凝血药，以免发生大量出血。

【危重病人救治】

（一）呼吸衰竭的处理

呼吸衰竭是眼镜蛇科的金环蛇、银环蛇、眼镜王蛇、蝮蛇、海蛇咬伤致死的重要原因。一般表现呼吸困难，危重者呼吸停止。临床上常以 3 种形式出现：外周性呼吸麻痹（呼吸肌麻痹）、呼吸器官功能衰竭和中枢性呼吸衰竭。其共同表现为早期呼吸困难，有胸闷、呼吸浅促（＞35 次/min），严重者有"三凹征"，20％的病人呼吸暂停。呼吸衰竭导致的低氧血症表现为早期躁动、嗜睡、面色苍白、心动过速、发绀、肌肉抽搐或震颤、昏迷等，并可致多系统器官功能受累、衰竭。

1. 现场处理：首先将病人上衣松开，清除口腔和鼻腔分泌物，并将病人头部后仰，以免舌根后倒影响呼吸。如呼吸严重困难或停止，立即行口对口或口对鼻人工呼吸。

2. 迅速建立静脉输液通道：尽早静脉滴注精制抗蛇毒血清。静脉滴注前先静脉注射地塞米松 10～20 mg，可免做抗蛇毒血清皮试。

3. 当病人出现眼睑下垂、吞咽困难、口角流涎、四肢无力、呼吸浅慢、发绀时，即应在口对口人工呼吸的基础上，经鼻导管高频喷射通气给氧。一旦自主呼吸停止，立即行气管插管或气管切开，采用呼气末正压通气或间歇指令通气。

（二）急性肾衰竭的处理

血循毒和混合毒蛇咬伤致急性肾衰竭是死亡的主要原因之一，但这种急性肾脏损害大多数是可逆性的，只要度过危险期，绝大多数可以完全恢复。

1. 及早应用抗蛇毒血清和中草药如半边莲、车前子、冬瓜皮、茅根、鱼腥草等煎剂内服。

2. 解痉、扩血管药的应用：多巴胺 20 mg、酚妥拉明 20 mg、呋塞米 40 mg 加入 5% 葡萄糖溶液中静脉滴注，2～3 次/d。山莨菪碱 20 mg 加入生理盐水中静脉注射，1～2 次/d。

3. 利尿脱水药的应用：20% 甘露醇 250 mL 静脉滴注，1～2 次/d。

4. 保护肾脏，碱化尿液：使用 5% 碳酸氢钠，按每日 5 mL/kg 计算，静脉滴注，一日不超过 300 mL，使尿量偏碱或中性化，连续 2～3 日。忌用对肾脏有损害的药物。

5. 少尿或无尿期的处理：少尿期出现在蛇咬伤后 5～7 日。第 8～14 日将进入无尿期。病人多死于肺水肿、高钾血症、感染等。治疗重点是防治水中毒、高钾血症及代谢性酸中毒、继发感染、胃肠道出血及营养不良等。

（1）严格控制液体摄入："宁少勿多"，量出而入。实际应用可以 400～500 mL 为基数，加上前一日的尿量及引流液等排出量。

（2）高血钾的处理：血钾大于 7 mmol/L 时可能出现心室颤动，甚至心脏于舒张期停搏而死亡。治疗包括：①10% 葡萄糖酸钙 10～20 mL 静脉注射。②5% 葡萄糖 200 mL 加胰岛素 25～50 U 静脉滴注。③透析疗法：上述处理无效时，可紧急采用腹膜透析、结肠透析或血液透析。

（3）控制感染：可选用青霉素、红霉素、头孢菌素类。禁用氨基糖苷类抗生素。

（4）中医辨证论治：以活血化瘀、益气利尿为原则。热盛血瘀、发热、口渴、肌肤发斑、衄血、舌质红绛、苔干黄、脉数者宜凉血解毒、活血化瘀，以犀角地黄汤（犀角、生地黄、赤芍、牡丹皮）加减。

火毒瘀滞、高热、谵语、衄血、血尿、咯血、斑疹紫暗、舌质深绛紫暗、苔焦黄、脉滑数或细数者宜用紫雪丹（石膏、寒水石、磁石、滑石、犀角、羚羊角、青木香、沉香、玄参）。

6. 多尿期的治疗：

（1）及时处理水电解质紊乱：多尿期开始并不表示病情稳定，最初数日仍有氮质血症、高血钾及酸中毒等，后期可能出现低血钾，均应及时处理。

（2）维持机体氮平衡。

（3）中医辨证论治：①肾阴亏损：微热虚烦、颧红、口干思饮、头晕耳鸣、肢酸腿软、舌红无苔、脉细数者，可滋阴补肾，用二至丸（墨旱莲 60 g，女贞子、枸杞子、车前子各

30 g）加减。②温热蕴脾：纳呆厌食、恶心、头昏、心烦舌质红、苔黄、脉实者，用黄连温胆汤（陈皮、茯苓、枳实、竹茹、甘草、黄连、大枣）清热化湿。

（三）弥散性血管内凝血（DIC）的处理

被血循毒类毒蛇咬伤后常由于出血毒素、凝血毒素、抗凝血毒素及蛋白水解酶、卵磷脂水解酶等引起DIC，诊断一般并不难。其防治措施如下：

1. 血循毒类蛇咬伤切忌切开排毒以免出血不止。

2. 一旦疑有DIC时，应立即给予相应的抗蛇毒血清和有效的蛇伤解毒剂治疗。

3. 中医辨证论治：蛇伤DIC的证候，可用黄芩12 g、黄柏12 g、黄连12 g、生地黄15 g、金银花15 g、牡丹皮12 g、半边莲30 g、犀角1 g、甲珠5 g。亦有用单味墨旱莲30 g煎剂治疗，收到明显的止血效果。

4. 改善微循环：右旋糖酐40和双嘧达莫合用。右旋糖酐40成人每日应限制在1 000 mL之内，一般连用3～5日。

5. 纠正酸中毒，抗休克，改善缺氧等均属重要。

6. 输血：一般蛇伤DIC进展期不宜输血，应在凝血机制恢复正常后，采取少量多次输血，才能达到理想的治疗效果。

§20.4.13　狂犬病

狂犬病（rabies）又称恐水病，由狂犬病毒所致。人多因病兽咬伤而感染。人感染狂犬病毒后大多数不发病，仅极少数病人发病，表现为恐水、怕风、流涎、恐惧不安、咽肌痉挛或进行性瘫痪。病死率几乎达到100％。

【病因】

狂犬病是由狂犬病毒所致。狂犬病毒属弹性病毒科，以侵犯中枢神经系统为主。除人外，狗、猫、狼、牛、羊等多种温血动物都可患狂犬病。患病的动物是本病的传染源，并以前三者最重要。人多因病兽咬伤而感染。当人被病兽咬伤后，病毒在伤口部位横纹肌细胞内增殖，并沿周围传入神经迅速上行达背根神经节，侵入中枢神经系统，引起急性弥漫性脑脊髓炎，病变尤以大脑的海马回、延脑、中脑、基底神经节等处为重。特异性病理变化为神经细胞质内的内基小体（Negri body）为狂犬病毒集落。

【症状】

人被动物咬伤后是否发病与咬伤的严重程度有关，发病时间短的可在咬伤后几天，长的可间隔十几年。发病时多有发热、头痛、乏力、恶心及食欲不振。多数病人已愈合的伤口部位及其附近出现麻木、发痒、刺痛或蚁走感，并有恐惧不安，对痛、声、风等敏感，病人喉头有紧缩感。2～4日后出现典型的恐水症状。病人烦躁，极度恐惧不安，恐水。最初不敢饮水，稍后当病人喝水、看见水或听到水声，甚至说到"水"字即引起咽肌痉挛或全身抽搐。外界刺激如风、光、声也可引起恐水症状的出现，此时病人可有高热、大汗、流涎，部分病人出现精神失常、定向障碍、幻觉、谵妄。病情继续发展可很快出现瘫痪，并因呼吸循环衰竭死亡。

【诊断】

根据病兽咬伤史及典型症状即可作临床诊断，病人脑脊液、唾液标本抗原检查阳性率高，周围白细胞及中性粒细胞轻至中度增高。非典型者应与破伤风和癔症等鉴别。

【治疗】

治疗以对症支持治疗为主。应加强隔离和注意医护人员的防护。应单间房隔离病人，避免一切不必要的刺激（如风、光、声等）。医护人员应穿隔离衣，戴口罩和手套。病人的分泌物和排泄物须严格消毒。

在病人处于兴奋期症状发作时可用大剂量镇静药，如静脉注射地西泮 $10\sim20$ mg/次，或用氯丙嗪、异丙嗪，必要时可用盐酸氯胺酮等。与此同时维持呼吸循环功能的稳定非常重要，要对病人进行呼吸、循环功能的监护。补充水、电解质及热量，脑水肿时可用 20% 甘露醇 200 mL 静脉注射。必要时做气管切开及间歇正压给氧，心动过速、心律失常或血压升高时可用 β 受体阻滞药或强心药。

【预防】

1. 犬的管理：捕杀野犬，对家犬、猎犬、警犬及科研用犬应登记并注射疫苗。狂犬或疑似狂犬应立即击毙并焚烧或深埋，不要煮食以免被传染。

2. 伤口处理：正确的处理方法是立即用 20% 肥皂水或 0.1% 苯扎溴铵等彻底清洗伤口半小时，伤口深者用注射器灌洗（注意：肥皂水不可与苯扎溴铵同时使用），再用 75% 乙醇或 2% 碘酊涂擦，伤口严禁缝合及包扎。如有高效价免疫血清，皮试阴性后可在伤口周围做浸润注射，同时按需要给予抗生素及破伤风抗毒素。

3. 预防注射：

（1）暴露后预防：是指被犬或其他可能携带狂犬病毒的动物咬伤后的疫苗接种。我国以犬咬伤最为常见。凡被犬咬伤、抓伤者，均需接种疫苗。我国常用地鼠肾细胞疫苗，共需接种 5 次，每次 2 mL，肌内注射，于 0、3、7、14 和 30 日完成。如严重咬伤者可全程注射 10 针，于咬伤当日至第 6 日每日接种一次，随后于 10、14、30、90 日各接种一次。

（2）暴露前预防：主要用于高危人群如兽医、山洞探险者、从事狂犬病毒研究的实验人员和动物管理人员。疫苗初种共肌内注射 3 次（0、7、21 日），每次 2 mL，2～3 年加强注射一次。

4. 免疫球蛋白注射：马或人源性抗狂犬病毒免疫球蛋白（HRIG）和免疫血清主要用于暴露后预防。HRIG 用量为 20 U/kg，马抗狂犬病毒血清为 40 U/kg 或 0.5 mL/kg。总量一半在伤口周围行局部浸润注射，剩余部分做臀部肌内注射。对马血清过敏者可行脱敏注射。

§ 20.4.14　食物中毒

食物中毒是指食物被某种细菌（如沙门菌）、细菌毒素（如葡萄球菌毒素、肉毒杆菌毒素）或含有重金属、农药污染或其他毒物的食物，以及食用有毒的动、植物（如河豚、毒蕈）之后引起的症状。致病微生物引起的中毒症状一般以腹痛、恶心、呕吐、腹泻、发热等症状为主，非致病微生物引起的中毒症状视毒物的性质而定。

【中毒原因】

1. 某些致病性微生物污染食品并急剧繁殖，以致食品中含有大量活菌，如沙门菌属；或产生大量毒素，如金黄色葡萄球菌产生的肠毒素。

2. 有毒化学物质混入食品并达到能引起急性中毒的剂量，如农药的污染。

3. 食品本身含有毒成分，如河豚含有河豚毒素，而加工、烹调方法不当，未能将其除去。

4. 食品在储存过程中，由于储藏条件不当而产生了有毒物质，如马铃薯发芽产生龙葵素。

5. 因摄入有毒成分的某些动植物，如食入毒藻的海水鱼、贝，采用有毒蜜源植物酿的蜂蜜。这些动植物起着毒素的转移与富集作用。

6. 某些外形与食物相似，而实际含有毒成分的植物，被作为食物误食而引起中毒，如毒蕈等。

7. 食品从生产加工直到销售食用整个过程中，有很多因素可以使食品具有毒性。如未经检疫的病死家畜肉加工的肉制品、掺假的牛乳加工的奶粉、不新鲜的鱼类生产的罐头，都曾引起食物中毒。使用不符合食品卫生要求的食品添加剂或加工助剂（含砷等毒性物质）也曾造成食物中毒。生产工艺、设备、容器和包装材料不符合卫生要求也可使食品污染带有毒性，如熟肉制品加工制作时生熟不分，交叉污染而引起食物中毒。

总之，可能使食品产生毒性的有害物质多种多样，食品被污染的途径也异常复杂。因此，应十分重视，严加预防。

【症状】

食物中毒以呕吐和腹泻为主要表现，常在食后 1 小时到 1 日内出现恶心、剧烈呕吐、腹痛、腹泻等症状，继而可出现脱水和血压下降而致休克。肉毒杆菌污染所致食物中毒病情最为严重，可出现吞咽困难、失语、复视等症状。常见食物中毒有：

1. 河豚中毒：食用后 0.5～3 小时出现症状，开始为恶心、呕吐、腹痛，然后腹泻，严重者四肢肌肉麻痹，运动不协调，甚至呼吸浅而慢，血压下降、昏迷、瞳孔扩大，最后呼吸麻痹死亡。

2. 毒蕈中毒：毒蕈在我国有百余种，因其所含毒素不一，所引起症状各异。可有恶心、呕吐、腹痛、腹泻等胃肠炎症状，溶血性贫血、黄疸、血红蛋白尿、肝脾肿大等溶血表现，中毒性肝炎及烦躁不安、谵妄、幻觉、惊厥等精神神经系统症状。严重者呼吸抑制、昏迷、死亡。

3. 肉毒中毒：潜伏期一般 6～36 小时，长者可达 8～10 日，症状有头痛、恶心、呕吐、乏力、腹胀、视力障碍和言语、咀嚼、吞咽困难等，重者可死亡。

4. 农药中毒：食用被有机磷等农药污染的蔬菜、瓜果后出现头晕、疲乏、恶心、腹痛、肌肉跳动等症状，严重者出现昏迷、抽搐、大小便失禁、瞳孔缩小等。

5. 亚硝酸盐中毒：表现为唇、指甲及面色发绀，以及心跳快、头晕、头痛、乏力、恶心、呕吐等症状。严重者呼吸困难、心律不齐、昏迷、血压下降等。

【预防】

1. 注意个人卫生，如餐前、便后清洁双手，以免沾污食物或食具。

2. 双手接触过未煮熟的肉类如家禽、鱼等后，要清洗干净；用过的器皿及用具宜以热水冲洗。

3. 烹调用具如刀、砧板要经常清洗，并保持干爽，以免细菌滋生成为传播细菌的途径，污染其他食物。

4. 购买食品时，要注意生产日期，必须在保质期前食用。包装开启后要尽快食用，不可放入冰箱过久。

5. 新鲜蔬菜及水果，必须反复清洗干净，以防农药残留。

6. 食物必须煮熟透，生或半生食物（如牛肉）易中毒；翻热食物时要反复翻转，确保食物热透。

7. 食品生产、加工、储存过程中避免毒物污染。

8. 注意保护生活环境，避免空气、水源、土壤受毒物污染。

9. 避免误食河豚、鱼胆、毒蕈等。

【诊断】

1. 食物中毒的发生与进食有关：中毒病人在相近时间内均食用过某种共同的中毒食品，未食用者不发病，发病者均是食用者，停止食用该种中毒食品后，发病很快停止。

2. 有食物中毒特征性的临床表现：发病急剧，潜伏期短，病程亦较短。同一起食物中毒的病人在很短的时间内同时发病，很快形成发病高峰、相同的潜伏期，并且临床表现基本相似或相同，一般无人与人之间直接传染，其发病曲线没有尾峰。

3. 实验室资料：从不同病人和中毒食品中检出相同的病原，但由于报告的延误可造成采样不及时或采不到剩余中毒食品或者病人已用过药，或其他原因未能得到检验资料的阳性结果，通过流行病学的分析，可判定为原因不明的食物中毒。

对原因不明的食物中毒，流行病学的分析报告至关重要，该报告必须满足食物中毒流行病学特征的要求，必要时可由3名副主任医师以上的食品卫生专家进行评定。

对各类不同的食物中毒诊断标准略有不同，要做出明确的诊断和鉴别诊断，患病者应及时报告和就诊，食品卫生医师应具有一定业务技术水平。应详细耐心询问病史，包括毒物接触史、服药史、发病情况及主要症状等。同时进行现场调查，测定病人血、尿、大便、呕吐物中的毒性物质，并对或其代谢产物进行定性、定量分析，排除类似表现的其他疾病，可明确中毒的诊断。

【治疗】

1. 清除毒物：彻底清除未吸收的毒物，如催吐、洗胃、灌洗肠道、导泻、利尿等。根据不同的情况，选择合适的处理。洗胃在服毒物6小时内最好，但超过6小时亦应施行。

不必过分强调配制特殊洗胃液，选用清水更方便、迅速。阻止毒物继续吸收，其疗效及经济效益远胜于毒物吸收中毒后再采用的各种解毒及治疗措施。

2. 特殊治疗：

（1）细菌性食物中毒病人可用抗生素治疗。

（2）肉毒中毒病人应尽早使用多价抗毒血清，注射前要做过敏试验。

（3）急性有机磷中毒使用解毒剂阿托品、解磷定等。

3. 对症治疗：止痛、止泻，纠正酸中毒及补液，抢救循环衰竭和呼吸衰竭等。

4. 支持治疗：改善病人内环境，增加抵抗力，防止并发症以及重视护理工作、良好的营养、心理治疗等。

5. 严密监护：危重症病人要加强监护，保持气道通畅，及时发现问题，迅速处理。

§20.5　急诊医学自测试题（附参考答案）

§20.5.1　急诊医学自测试题一

一、选择题

【A 型题】

1. 成年人胸外心脏按压，下列哪项正确 （　）

A. 按压部位在胸骨下段，剑突上约 2 cm 处　　B. 按压时以使胸廓下陷 2 cm 为度　　C. 必须与人工呼吸同步进行　　D. 胸外心脏按压放松时手掌根离开胸骨　　E. 按压频率以 80 次/min 为宜

2. 心脏性猝死最常见的病因是 （　）

A. 心肌病　　B. 冠心病　　C. 恶性心律失常　　D. 急性泵衰竭　　E. 病态窦房结综合征

3. 肾性急性肾衰竭最常见的原因 （　）

A. 急性肾小球性肾炎综合征　　B. 肾血管性疾病　　C. 严重的急性间质性肾炎　　D. 急性肾小管坏死　　E. 慢性肾脏疾病的急性发作

4. 急性腹痛伴休克，最常见的病因是 （　）

A. 急性心肌梗死　　B. 大叶性肺炎　　C. 胃、十二指肠溃疡穿孔　　D. 急性坏死性胰腺炎　　E. 急性坏疽性胆囊炎

5. 急性上消化道出血最常见的病因是 （　）

A. 消化性溃疡出血　　B. 应激性溃疡　　C. 食管静脉破裂出血　　D. 胃癌　　E. 胆道出血

6. 一般在服毒后几小时内洗胃最有效 （　）

A. 48　　B. 24　　C. 12　　D. 8　　E. 4～6

7. 下列哪一种临床类型不是毒蕈中毒的类型 （　）

A. 胃肠炎型　　B. 神经型　　C. 精神异常型　　D. 溶血型　　E. 肾坏死型

8. 抢救巴比妥类中毒所致呼吸衰竭的首要措施是 （　）

A. 呼吸兴奋药的应用　　B. 洗胃　　C. 保持呼吸道通畅，人工辅助呼吸　　D. 激素的应用　　E. 利尿药的应用

9. 毒蛇咬伤最有效的早期治疗方法是 （　　）

　　A. 局部注射胰蛋白酶　　　B. 局部清创　　　C. 单价抗蛇毒血清　　　D. 多价抗蛇毒血清　　　E. 中医中药

10. 毒蛇咬伤最有效的局部早期处理方法是 （　　）

　　A. 胰蛋白酶局部注射或套封　　　B. 拔除毒牙　　　C. 伤口近心端肢体结扎　　　D. 局部伤口烧灼

E. 局部外敷中草药

11. 下列哪一种食物中毒以神经系统症状为主要临床表现，且病死率较高 （　　）

　　A. 沙门菌食物中毒　　　B. 嗜盐菌食物中毒　　　C. 变形杆菌食物中毒　　　D. 葡萄球菌食物中毒

E. 肉毒杆菌食物中毒

12. 下列哪一种食物中毒可呈阵发性腹部绞痛，大便呈洗肉水样 （　　）

　　A. 沙门菌食物中毒　　　B. 变形杆菌食物中毒　　　C. 嗜盐菌食物中毒　　　D. 葡萄球菌食物中毒

E. 肉毒杆菌食物中毒

13. 海产品或盐腌渍品常引起下列哪一类食物中毒 （　　）

　　A. 沙门菌食物中毒　　　B. 嗜盐菌食物中毒　　　C. 变形杆菌食物中毒　　　D. 葡萄球菌食物中毒

E. 肉毒杆菌食物中毒

14. 减压病最有效的治疗是 （　　）

　　A. 吸入高浓度氧气　　　B. 肝素治疗　　　C. 成分输血　　　D. 加压治疗　　　E. 对症治疗

15. 有机磷杀虫剂中毒的特效解毒剂为 （　　）

　　A. 亚甲蓝　　　B. 二巯丙醇　　　C. 阿托品　　　D. 纳洛酮　　　E. 乙酰胺

16. 下列病人优先处理的是 （　　）

　　A. 多发性骨折　　　B. 脑震荡　　　C. 开放性（张力性）气胸　　　D. 尿道损伤　　　E. 自发性气胸

17. 有关骨折急救处理，下列哪项错误 （　　）

　　A. 首先应止血及包扎伤口　　　B. 无夹板时，可用树枝、木棍（板）等做临时固定支架　　　C. 可将伤员上肢缚于胸壁侧面，两下肢绑在一起固定　　　D. 脊椎骨折病人最好俯卧位抬送　　　E. 搬动脊椎骨折病人时，应采取一人抱肩，一人抬腿的方法

18. 猝死最常见的病因是 （　　）

　　A. 冠心病　　　B. 脑出血　　　C. 急性肺动脉栓塞　　　D. 癫痫大发作　　　E. 急性坏死性胰腺炎

【X 型题】

19. 下列哪些项目符合肾后性尿路梗阻的诊断 （　　）

　　A. 有泌尿系结石、盆腔脏器肿瘤或手术史　　　B. 突然发生完全性无尿或间歇性无尿　　　C. 有肾绞痛与肾区叩击痛　　　D. 尿常规检查无明显改变　　　E. B 超或 X 线泌尿系检查对诊断帮助很大

20. 治疗氨基甲酸酯类杀虫药中毒时，下列哪项措施是正确的 （　　）

　　A. 用肥皂水彻底清洗污染的皮肤　　　B. 用 2％碳酸氢钠溶液洗胃　　　C. 用阿托品拮抗乙酰胆碱的作用　　　D. 应该用胆碱酯酶复能药治疗　　　E. 加强输液和利尿

21. 心搏骤停的诊断标准是 （　　）

　　A. 呼吸停止或喘息样呼吸　　　B. 瞳孔散大　　　C. 心音遥远　　　D. 意识突然丧失　　　E. 10 秒内摸不到脉搏

22. 海水淹溺时，其水、电解质紊乱的原因是 （　　）

　　A. 严重低血容量　　　B. 血液稀释　　　C. 血钠增高　　　D. 镁浓度增加　　　E. 血浆蛋白减少

23. 张力性气胸病人 （　　）

A. 胸腔抽气后压力不再上升　　　B. 肺萎陷轻　　　C. 纵隔移位明显　　　D. 胸腔压力常呈正压

E. 常需采用胸腔闭式引流

24. 急性肾衰竭高钾血症最有效的处理方法包括　　　　　　　　　　　　　　　　　（　　）

A. 限制入水量，使中心静脉压维持在 6～10 cmH$_2$O　　B. 血液透析　　C. 注意补镁　　D. 静脉缓慢注射钙剂　　E. 服用利尿药螺内酯

25. 急性肾小管坏死少尿期尿液检查常表现为　　　　　　　　　　　　　　　　　　（　　）

A. 尿量＜400 mL/24 h，或正常　　　B. 尿相对密度多在 1.015 以下　　　C. 尿渗透压浓度＞350 mmol/L　　　D. 尿钠含量降低，多在 40 mmol/L 以下　　　E. 尿肌酐与血肌酐之比常＜10

二、填空题

1. 心搏骤停可分为_____、_____、_____、_____4 种类型。

2. 广义而言，急性肾衰竭可分为_____、_____和_____三大类。

3. 急性肾衰竭时，产生高血压的因素是_____和_____。

4. 影响毒物毒性作用的因素是_____、_____、_____和_____。

5. 对中毒所致的昏迷病人应观察下述变化：_____、_____、_____和_____。

6. 常引起惊厥的毒物有_____、_____、_____和_____。

7. 常见的容易引起心律失常的 5 种药物是_____、_____、_____、_____和_____。

8. 淹溺是指人淹没于水中，由于_____或_____而造成窒息和缺氧。

9. 热衰竭是指_____和_____而致周围循环衰竭。

10. 成年人复苏术，心脏按压与人工呼吸频率的比例，单人复苏为_____。

11. 进行胸外心脏按压时，按压频率要求每分钟不小于_____次，成人按压幅度至少为_____cm，婴儿和儿童的按压幅度约_____cm。

12. 开胸心脏按压，切开皮肤时伤口有渗血，应采取_____。

13. 心内注射部位，一般选择_____处垂直刺入。

14. 骨折急救的目的是：_____，_____，_____。

15. 诊断高热惊厥的首要标准之一是：首次发病年龄在 4 个月至_____岁，最后复发年龄不超过_____岁。

三、判断题

1. 处于临床死亡期的病人是可以被复苏的。　　　　　　　　　　　　　　　　　　（　　）

2. 心搏骤停是指心脏突然衰竭而不能搏出足量的血液以保证脑的存活。　　　　　　（　　）

3. 心跳停止 5～8 分钟，称为临床死亡期。　　　　　　　　　　　　　　　　　　（　　）

4. 在常温、常压下人脑所能耐受完全性缺血缺氧而不出现死亡或不可逆脑损害的时间，最长不超过 4～5 分钟。　　　　　　　　　　　　　　　　　　　　　　　　　　　　　　　　（　　）

5. 每日尿量少于 400 mL 者称为无尿。　　　　　　　　　　　　　　　　　　　　（　　）

6. 血液透析和腹膜透析是目前治疗急性肾衰竭高钾血症的最有效疗法。　　　　　　（　　）

7. 多器官衰竭是指在严重创伤、大手术、休克及感染后，机体在短期内出现两个或两个以上的器官同时或先后发生功能不全以致衰竭的临床综合病症。　　　　　　　　　　　　　　（　　）

8. 饮入汽油、煤油等有机溶剂时，可先服用液状石蜡 150～200 mL，使其溶解而不被吸收，然后进行洗胃。　　　　　　　　　　　　　　　　　　　　　　　　　　　　　　　　　　　（　　）

9. 腹膜透析疗法对于具有脂溶性的毒物（如有机磷杀虫药等）中毒透析效果很好。　　（　　）

10. 催眠药及苯二氮䓬类药中毒病人大多有昏迷、肌肉松弛性麻痹、瞳孔反射存在、呼吸抑制、体

温降低等临床表现。 （　）

11. 对各个衰竭器官的支持疗法是防治多器官衰竭最重要的手段。 （　）

12. 五步蛇（尖吻蝮）是神经毒类毒蛇。 （　）

13. 水莽草中毒晚期出现类似破伤风样的痉挛，最后因呼吸麻痹、窒息，甚至死亡。 （　）

14. 在抢救电击伤所致心搏骤停时，肾上腺素应列为禁忌。 （　）

15. 一般说来，低压电触电常引起心室纤颤。 （　）

四、名词解释

1. 猝死

2. 临床死亡

3. 休克

4. 急性肾衰竭

5. 心力衰竭

五、问答题

1. 试述急性化脓性腹膜炎的主要病因。

2. 试述急性腹痛剖腹探查的指征。

3. 试述冻僵病人复温的措施。

4. 何谓急性高原反应？

5. 简述急性一氧化碳中毒迟发性脑病。

📖 参考答案

一、选择题

1. A　2. B　3. D　4. D　5. A　6. E　7. E　8. C　9. C　10. A　11. E　12. C　13. B　14. D　15. C　16. C　17. E　18. A　19. ABCDE　20. ABCE　21. ADE　22. ACDE　23. CDE　24. ABD　25. ABE

二、填空题

1. 心室纤维颤动　心跳完全停止　无脉性室性心动过速　无脉性电活动

2. 肾前性　肾性　肾后性

3. 肾缺血肾素分泌增多　水过多引起容量负荷过多

4. 毒物的理化性质　毒物的剂量　接触时间　个体的易感性

5. 瞳孔大小　有否惊厥及瘫痪　呼吸气味　呼吸节律

6. 窒息性毒物　异烟肼　有机氯杀虫剂　拟除虫菊酯杀虫剂

7. 拟肾上腺素药　洋地黄　奎尼丁　普鲁卡因胺　锑剂

8. 呼吸道被外物堵塞　喉头气管发生反射性痉挛

9. 高温引起大量汗液分泌　血管扩张所致血容量不足

10. 30：2

11. 100　5　4

12. 终止开胸

13. 第 4 肋间胸骨左缘 1～2 cm

14. 防治休克　防止伤肢软组织再损伤及污染　创造输送条件

15. 3　6～7

三、判断题

1. √　2. √　3. √　4. √　5. ×　6. √　7. √　8. √　9. ×　10. √　11. √　12. ×　13. √　14. ×　15. √

四、名词解释

1. 猝死：是指自然发生，出乎意料地突然死亡。世界卫生组织规定发病后 6 小时内死亡者为猝死，多数作者主张定为 1 小时，但也有人将发病后 24 小时内死亡者归入猝死之列。

2. 临床死亡：是指心跳和呼吸停止。一般在心搏停止 5～8 分钟，称为临床死亡期。这时从外表看，人体生命活动已经消失，但组织内微弱的代谢过程仍在进行；脑中枢功能活动不正常，但尚未进入不可逆转的状态。处于临床死亡期的病人是可能被复苏的。若心跳停止超过 8 分钟，则病人进入生物学死亡期，此时机体细胞已发生退行性变化，病人是无法被复苏的。

3. 休克：是机体有效循环血容量减少、组织灌注不足，细胞代谢紊乱和功能受损的病理过程，它是一个由多种病因引起的综合征。氧供给不足和需求增加是休克的本质，产生炎症介质是休克的特征，因此恢复对组织细胞的供氧、促进其有效的利用，重新建立氧的供需平衡和保持正常的细胞功能是治疗休克的关键环节。

4. 急性肾衰竭：是由各种原因引起的肾功能在短时间（几小时至几日）内突然下降而出现的临床综合征。肾功能下降可发生在原来无肾功能不全的病人，也可发生在原已稳定的慢性肾脏病者，突然有急性恶化。急性肾衰竭主要表现为氮质废物血肌酐（Cr）和尿素氮（BUN）升高，水、电解质和酸碱平衡紊乱，及全身各系统并发症。常伴有少尿（＜400 mL/d），但也可以无少尿表现。急性肾衰竭发病率、病因学和结局高度依赖所涉及的人群和所应用的急性肾衰竭的定义。

5. 心力衰竭：是各种以及疾病导致心功能不全的一种综合征，绝大多数情况下是指心肌收缩力下降使心排血量不能满足机体代谢的需要，器官、组织血液灌注不足，同时出现肺循环和/或体循环淤血的表现。

五、问答题

1. 急性化脓性腹膜炎的主要病因如下：

（1）腹腔内空腔脏器穿孔或破裂。

（2）腹腔内出血。

（3）腹腔内化脓性感染。

（4）腹腔内脏器缺血坏死。

（5）腹部手术污染。

（6）其他部位细菌经血行、泌尿等或穿透腹壁等进入腹腔内。

以上改变可由外伤、感染、肿瘤及肠管、胆管和血管的梗阻，以及腹腔外病变累及腹腔脏器等原因引起。

2. 急性腹痛剖腹探查的指征：

（1）腹部有明显压痛、肌紧张和反跳痛等腹膜刺激征，病因不明或经治疗反而加重。

（2）腹内有游离气体和/或移动性浊音。

（3）腹腔穿刺抽得脓性或血性渗液或不凝固血液。

（4）腹内可扪及明显触痛的肿块。

（5）虽无上述情况，但全身情况渐趋恶化，又能排除腹外病变引起的急性腹痛。

（6）腹内脏器可疑坏死。

3. 冻僵病人复温的措施有：①将病人用棉被或毛毯裹好放置温暖环境，复温速度为 0.3～2 ℃/h。②对中、重度冻僵病人，应用电热毯、热水袋或 40～42 ℃温水浴，复温速度为 1～2 ℃/h。③可输注加热（37～44 ℃）液体或吸入加热（45 ℃）湿化氧气，或将各种灌洗液加热至 40～42 ℃进行胃、直肠、腹膜腔、胸腔灌洗升温，复温速度为 0.5～1 ℃/h。④可经血液透析复温，体外循环是快速复温的重要措施，复温速度为 10 ℃/h。

4. 急性高原反应很常见，未适应者在 1 日内登上海拔 2 500～3 000 m 以上地区后 6～72 小时即可发生。表现为双额部疼痛、心悸、胸闷、气短、厌食、恶心、呕吐、乏力，精神神经系统可出现过度饮酒时相似的抑制症状。有些病人出现发绀。一般在高原停留 24～48 小时后症状缓解，数日后症状消失。少数病人可发展成为高原肺水肿、高原脑水肿。

5. 急性一氧化碳中毒病人在意识障碍恢复后，经过 2～60 日的假愈期，出现下列情况之一者为迟发性脑病：①精神意识障碍。②锥体外系精神障碍。③锥体外系神经损害表现。④大脑皮质局灶性功能障碍。⑤周围神经炎。

✎ §20.5.2 急诊医学自测试题二

一、选择题

【A 型题】

1. 休克早期的表现下列哪项应除外   （   ）

A. 皮肤苍白   B. 呼吸加快   C. 烦躁不安   D. 脉压＜20 mmHg   E. 恶心、呕吐

2. 下列哪项引起右心室后负荷增加   （   ）

A. 主动脉瓣关闭不全   B. 房间隔缺损   C. 慢性阻塞性肺气肿   D. 三尖瓣关闭不全

E. 室间隔缺损

3. 急性肺水肿 X 线检查的典型改变是   （   ）

A. Kerley B 线   B. 右下肺动脉增宽   C. 肺门舞蹈症   D. 两肺弥散性小片状影   E. 肺门蝶形密度增高影

4. 三度房室传导阻滞时，下列哪项心电图改变一般不出现   （   ）

A. 心室夺获   B. 房室分离   C. P 波与 QRS 波无关   D. 室性逸搏心律   E. PR 间期＜RR 间期

5. 易发生心肌梗死的部位依次为下列哪项   （   ）

A. 左冠状动脉回旋支、左冠状动脉主干、右冠状动脉、左冠状动脉前降支   B. 左冠状动脉主干、左冠状动脉前降支、右冠状动脉、左冠状动脉回旋支   C. 左冠状动脉前降支、右冠状动脉、左冠状动脉回旋支、左冠状动脉主干   D. 左冠状动脉主干、左冠状动脉前降支、右冠状动脉、左冠状动脉回旋支   E. 右冠状动脉、左冠状动脉前降支、右冠状动脉、左冠状动脉回旋支、左冠状动脉主干

6. 男，52 岁，突发心前区闷痛，四肢厥冷，出汗而就诊。检查：血压 90/65 mmHg（12.0/9.0 kPa），脉搏 106 次/min，尿相对密度 1.024，CVP 31 mmHg（4.1 kPa）。治疗首先使用的药物应是   （   ）

A. 呋塞米   B. 硝普钠   C. 毛花苷 C   D. 右旋糖酐 40   E. 阿拉明

7. 尿毒症性高钾血症最有效的治疗方法是 （ ）

A. 静脉滴注碳酸氢钠　　B. 静脉滴注葡萄糖酸钙　　C. 静脉滴注高渗葡萄糖和胰岛素　　D. 血液透析　　E. 口服钠型阳离子交换树脂

8. 提示难于撤机的呼吸浅快指数值应为 （ ）

A. ＜80　　B. ＞80　　C. ＞100　　D. ＞105　　E. ＞110

9. 毒蛇咬伤后易致失血性休克的最常见毒蛇是 （ ）

A. 金环蛇　　B. 蝮蛇　　C. 五步蛇　　D. 眼镜蛇　　E. 海蛇

10. 关于心肺复苏，下列叙述哪项不正确 （ ）

A. 目击病人发生心脏停搏即可先行胸外心脏按压　　B. 基础生命支持的常规操作程序是先行开放呼吸道，然后行人工呼吸　　C. 心搏骤停者均应予胸外心脏按压　　D. 心肺复苏术30分钟后无心肌活动者可终止抢救　　E. 有条件时对心脏停搏者应首先实施心脏电击除颤

11. 徒手心肺复苏时，心脏按压与人工呼吸的频率比例宜为 （ ）

A. 5∶1　　B. 5∶2　　C. 10∶1　　D. 15∶1　　E. 30∶2

12. 急性吗啡类中毒的特效解毒药是 （ ）

A. 安易醒　　B. 解氟灵　　C. 纳洛酮　　D. 硫代硫酸钠　　E. 亚硝酸异戊酯

13. 急性下壁心肌梗死的心电图改变主要表现在下列哪些导联 （ ）

A. $V_1 \sim V_3$　　B. Ⅱ、Ⅲ、aVF　　C. $V_1 \sim V_5$　　D. Ⅰ、AVL、V_5　　E. $V_2 \sim V_4$

14. 下列疾病出现心绞痛发作时，何者不宜用硝酸甘油 （ ）

A. 主动脉瓣关闭不全　　B. 主动脉瓣狭窄　　C. 梗阻性肥厚型心肌病　　D. 稳定型心绞痛　　E. 变异型心绞痛

15. 重度有机磷农药中毒病人发生急性肺水肿，最重要的抢救措施是 （ ）

A. 机械通气PEEP治疗　　B. 静脉注射呋塞米　　C. 静脉注射阿托品　　D. 静脉注射解磷定　　E. 静脉缓慢注射毛花苷C

16. 男，52岁，因昏迷1日入院。实验室检查：血清钠150 mmol/L，血清钾5 mmol/L，血清氯102 mmol/L，BUN 10.2 mmol/L，血糖34 mmol/L，血pH 7.24，尿蛋白（＋），尿酮体（＋）。急诊首要治疗是 （ ）

A. 皮下注射胰岛素50 U，静脉滴注50 U　　B. 小剂量胰岛素＋5%葡萄糖注射液静脉滴注　　C. 小剂量胰岛素＋低渗盐水静脉滴注　　D. 小剂量胰岛素＋等渗盐水静脉滴注　　E. 5%碳酸氢钠静脉滴注纠正酸中毒

17. 院前急救中，早期电除颤要求在下列哪项时限内完成 （ ）

A. 病人发病后5分钟内　　B. 目击者发现病人5分钟内　　C. 急救医师到达现场5分钟内　　D. 接到求救后5分钟内　　E. 开始救助后5分钟内

18. 在急性肺动脉栓塞的诊断中，下列哪项检查意义最大 （ ）

A. CK增高　　B. CK-MB增高　　C. AST增高　　D. LDH增高　　E. D-Dimer增高

19. 女，30岁，患急性化脓性扁桃体炎在某医院注射青霉素后突然呼吸困难，喉头喘鸣，嘴唇发绀。医务人员立即给予肾上腺素皮下注射的同时，缓解呼吸困难的措施宜首选 （ ）

A. 鼻导管吸氧　　B. 面罩吸氧　　C. 放置口咽管　　D. 环甲膜穿刺　　E. 气管内插管

20. 下列哪项不属于外科急腹症 （ ）

A. 急性胆囊炎　　E. 急性胰腺炎　　C. 急性胃炎　　D. 急性阑尾炎　　E. 急性肠梗阻

21. 脑复苏的治疗包括 ( )

A. 维持动脉血压　　B. 维持机体正常体温　　C. 降低颅内压　　D. 避免或减轻使脑代谢需求增加的因素　　E. 减轻脑组织的再灌注损伤

22. 洗胃术在下列哪些病人中不能使用 ( )

A. 有食管胃底静脉曲张者　　B. 有食管或贲门狭窄或梗阻者　　C. 口服强酸或强碱中毒者
D. 有幽门梗阻者　　E. 有严重心肺功能障碍者

23. 糖皮质激素在 AIL 和 ARDS 的治疗中具有下列哪些作用 ( )

A. 防止或减轻高呼吸道压对肺的损伤　　B. 减少肺泡毛细血管内膜损伤　　C. 减少肺微血管内血栓形成　　D. 拮抗肺内炎症　　E. 促使肺间质液吸收并抑制后期肺纤维化

24. 急性上消化道出血是指发生在下列哪些器官部位的急性出血 ( )

A. 食管　　B. 胃十二指肠　　C. 回肠　　D. 胰腺　　E. 胆道

25. 较适合胸、腹部伤口包扎的急救材料是 ( )

A. 纱布　　B. 四头带　　C. 绷带　　D. 三角巾　　E. 伤员衣裤撕成的布条

二、填空题

1. 休克时微循环的障碍常分为_____、_____以及_____。

2. 心肺脑复苏分为_____、_____2 个阶段。

3. 急性右心梗死所致急性右心衰竭,不宜使用_____药物和_____药物。

4. 急性左心衰竭主要的临床表现为_____,突出的症状为_____。

5. 心室颤动一旦发生,最简单的除颤方法是_____。

三、判断题

1. 休克的实质是组织器官处于灌注不足的状态。 ( )

2. 大咯血病人宜高流量给氧以改善缺氧、防止窒息。 ( )

3. 急性肺损伤病人出现肺间质水肿时,宜及早给予利尿药。 ( )

4. 对于非心室颤动和非室性心动过速心律失常,电除颤不应作为首选。 ( )

5. 上消化道出血停止的最可靠指标是排出的大便由黑色转呈黄色。 ( )

四、名词解释

1. 全身炎症反应综合征(SIRS)

2. 多发伤

3. 呼气末正压通气(PEEP)

4. 高血压危象

5. 仰头抬颏法

五、问答题

1. 试述感染性休克的抢救原则。

2. 试述心脏停搏的临床表现。

3. 试述复苏失败的原因。

4. 试述机械通气的主要作用。

5. 试述使用呼吸机的主要并发症及产生原因。

一、选择题

1. D　2. C　3. E　4. A　5. C　6. D　7. D　8. D　9. C　10. C　11. E　12. C　13. B　14. C　15. C　16. D　17. D　18. E　19. D　20. C　21. ACDE　22. ABCE　23. BCDE　24. ABDE　25. BD

二、填空题

1. 缺血期　淤滞期　衰竭期（或不可逆期）

2. 基础生命支持　高级生命支持

3. 利尿　扩血管

4. 急性肺水肿　呼吸困难

5. 心前区叩击

三、判断题

1. √　2. ×　3. ×　4. √　5. √

四、名词解释

1. 全身炎症反应综合征（SIRS）：是由感染或非感染因素刺激宿主触发炎症过度反应的结果，这些因素刺激免疫系统，释放体液和细胞因子，对血管张力和渗透性产生影响，导致微循环障碍、休克或器官衰竭，即多器官功能障碍综合征（MODS）。

2. 多发伤：是指在同一伤因打击下，人体同时或相继有两个以上的解剖部位或脏器受到严重损伤，且其中至少一处危及生命。

3. 呼气末正压通气（PEEP）：是指呼气末时，呼吸道内压不下降到零，而是达到所需的预定正压水平，人为地使呼气末呼吸道、肺泡内压高于大气压。

4. 高血压危象：是指在原发性或继发性高血压疾病过程中，周围小动脉发生暂时性强烈痉挛，引起以收缩压升高为主的血压急骤升高，出现一系列临床表现的危急状态。

5. 仰头抬颏法：为心肺复苏时畅通呼吸道的方法，即救治者将一手置于病人前额使头部后仰，另一手的示指与中指置于下颌骨近下颏处，使病人下颏抬起。

五、问答题

1. 感染性休克的抢救原则如下：①补充有效循环血量。②适当使用血管活性药物。③积极控制感染，清除感染灶。④根据病情应用糖皮质激素。⑤纠正水、电解质和酸碱紊乱。⑥防治并发症及支持治疗。

2. 心脏停搏的临床表现有：①心音消失。②大动脉脉搏触不到、血压测不出。③意识突然丧失或伴有短阵抽搐，抽搐常为全身性，持续时间长短不一，可长达数分钟。④呼吸断续，叹息样，继之呼吸停止。⑤瞳孔散大。

3. 复苏失败的原因有：①现场抢救不及时。②BLS操作不正确。③ALS应用不当。④病人属于终末期的心脏停搏类型。⑤存在不能纠正的影响复苏的因素，如气胸、心包内大量积液、病人心脏原安装有人工瓣膜、胸外按压时打不开人工瓣膜、胸廓严重畸形、呼吸道内存在大量堵塞物等。

4. 机械通气的主要作用有：①改善通气功能，维持适当肺泡通气，纠正严重的呼吸性酸中毒。②改善气体交换功能，维持有效的气体交换，使用呼吸机可延长吸气或呼气时间，改善通气/血流比值，减少分流，从而改善换气功能。③减少呼吸功的消耗，使呼吸肌疲劳得以缓解。④预防性机械通气，用于疾病状态或术后呼吸衰竭和肺不张的预防。

5. 使用呼吸机的主要并发症及产生原因如下：①有效通气量不足，表现为低氧血症和高碳酸血症。②通气过度，多由于潮气量过大或呼吸频率过快所致的通气量过大，表现为低碳酸血症。③呼吸道阻塞，多为分泌物阻塞呼吸道或气管导管固定不当导致单肺通气，表现为呼吸道压力异常升高。④肺部感染，为呼吸机治疗期间最常见的并发症。⑤气压伤，多由于呼吸机使用不当或呼吸道压力太高导致肺大疱、气胸、皮下气肿、纵隔气肿等。

§20.5.3 急诊医学自测试题三

一、选择题

【A型题】

1. 人体内有效循环血量的丧失达下列哪项时，机体将无法代偿而出现休克的临床症状 （ ）

A. >5% B. >8% C. >10% D. >20% E. >40%

2. 室性心动过速与室上性心动过速的鉴别，下列哪项最有意义 （ ）

A. 心室率>160 次/min B. 心电图 QRS 宽大畸形 C. 既往发现室性期前收缩 D. 心电图示心室夺获及室性融合波 E. 心脏增大

3. 急性心肌梗死早期（24 小时内）的死亡原因主要是 （ ）

A. 心源性休克 B. 心律失常 C. 心力衰竭 D. 心脏破裂 E. 心肌梗死后心绞痛

4. 尿毒症病人在纠正酸中毒过程中常易发生抽搐，其主要原因是 （ ）

A. 常口服氢氧化铝凝胶致钙吸收减少 B. 尿毒症肠炎腹泻致血钙下降 C. 血磷增高致血钙相对降低 D. 血浆清蛋白降低致血钙减少 E. 碱性环境中游离血钙降低

5. 毒蛇咬伤早期局部最佳用药为 （ ）

A. 中草药局部外敷 B. 胰蛋白酶局部注射 C. 高锰酸钾溶液冲洗 D. 0.5%普鲁卡因局部及套式封闭 E. 季德胜蛇药片局部外敷

6. 混合毒类毒蛇是 （ ）

A. 银环蛇 B. 竹叶青 C. 五步蛇 D. 眼镜王蛇 E. 蝮蛇

7. 临床死亡的概念应除外 （ ）

A. 呼吸停止 B. 瞳孔缩小 C. 脑电图静止 D. 面色发绀 E. 脉搏消失

8. 目前认为，一般经口摄入毒物几小时之内仍应洗胃 （ ）

A. 6 B. 12 C. 18 D. 24 E. 36

9. 急性亚硝酸盐类中毒的特效解毒药是 （ ）

A. 亚甲蓝 B. 纳洛酮 C. 氟马西尼 D. 乙酰胺 E. 二巯丙磺酸钠

10. 临床上最常见的心肌梗死类型是 （ ）

A. 急性前壁心肌梗死 B. 急性下壁心肌梗死 C. 急性心尖区心肌梗死 D. 急性前间壁心肌梗死 E. 急性心内膜下心肌梗死

11. 男，54 岁，反复咳嗽、咳痰 6 年，常发于冬春季及受凉感冒后，近 2 年出现活动后气促，1 周来咳脓痰并有低热。体格检查：T 38 ℃，双肺呼吸音低，有散在干啰音及粗湿啰音，WBC 11.4×10^9/L，N 0.83。该病人应诊断为 （ ）

A. 支气管扩张 B. 支气管哮喘合并肺部感染 C. 慢性支气管炎并阻塞性肺气肿 D. 慢性支气管炎急性发作 E. 慢性肺脓肿

12. 女，38 岁，患风湿性心脏病二尖瓣狭窄，经常出现呼吸困难、咳嗽，偶咯血痰等症状。在当地反复治疗 2 年后，上述症状逐渐减轻，但出现食欲不振、肝区胀痛、水肿，这提示 （ ）

A. 内科治疗有效 B. 二尖瓣狭窄程度加重 C. 合并二尖瓣关闭不全 D. 出现风湿活跃

E. 右心室受累

13. 男，57 岁，教师，近半个月常于夜间有发作性心前区疼痛，每次持续约 15 分钟，但白天仍上班，昨夜又突然发作而痛醒，出冷汗，今来院急诊。心电图示 V_3～V_6 导联 ST 段抬高。该病人可诊断为（　　）

A. 急性前壁心肌梗死　　B. 卧位性心绞痛　　C. 中间综合征　　D. 变异型心绞痛　　E. 心内膜下心肌梗死

14. 女，48 岁，既往病史不详，过劳后突发呼吸困难，咳粉红色泡沫痰。体格检查：两肺满布湿啰音，心尖部舒张期隆隆样杂音，心电图示窦性节律，心率 120 次/min，右心室肥厚。急诊处置下列哪项不宜采用（　　）

A. 吗啡　　B. 呋塞米　　C. 硝普钠　　D. 普萘洛尔　　E. 毛花苷 C

15. 急性肺动脉栓塞的血栓来源主要是（　　）

A. 上肢静脉　　B. 肾静脉　　C. 右心房　　D. 盆腔静脉　　E. 下肢深静脉

16. 呼吸复苏的首选方法是（　　）

A. 口对口呼吸　　B. 气囊面罩　　C. 经口气管插管　　D. 经鼻气管插管　　E. 气管切开

17. 诊断肺动脉栓塞最敏感的无创检查方法是（　　）

A. 肺动脉造影　　B. 放射性核素肺通气灌注扫描　　C. MRI　　D. 螺旋 CT　　E. DSA

18. 急性胰腺炎发作时，下列哪项检查结果不可能增高（　　）

A. WBC　　B. LDH　　C. 血糖　　D. 血钙　　E. 血清淀粉酶

19. 老年病人，反复咳嗽、咳痰 10 多年，近 2 年气促明显，活动后加重，就诊当日上午上厕所时突感气促加重，伴胸痛。体格检查：双肺呼吸音减弱，叩诊呈过清音，左上肺呈鼓音。急诊检查首选下列哪项（　　）

A. 胸部 X 线　　B. 心电图　　C. 血气分析　　D. 肺功能检查　　E. 血常规

20. 多发伤的紧急处理程序应为（　　）

A. 控制出血→抗休克→解除窒息→封闭胸腔开放伤口→骨折固定　　B. 解除窒息→抗休克→控制出血→封闭胸腔开放伤口→骨折固定　　C. 骨折固定→解除窒息→控制出血→封闭胸腔开放伤口→抗休克　　D. 封闭胸腔开放伤口→控制出血→抗休克→解除窒息→骨折固定　　E. 解除窒息→控制出血→封闭胸腔开放伤口→抗休克→骨折固定

【X 型题】

21. 急性心肌梗死的并发症包括（　　）

A. 急性左心衰竭　　B. 乳头肌功能失调或断裂　　C. 心律失常　　D. 心脏破裂　　E. 栓塞

22. 急性有机磷农药中毒的洗胃方法下列哪些正确（　　）

A. 敌百虫用 2‰ 碳酸氢钠　　B. 甲胺磷用 3‰ 碳酸氢钠　　C. 对硫磷（1605）用 0.02‰ 高锰酸钾　　D. 乐果用 0.05‰ 高锰酸钾　　E. 敌敌畏用 2‰ 碳酸氢钠

23. 急性心源性肺水肿与 ARDS 具有鉴别意义的是前者具有（　　）

A. 端坐体位　　B. 发绀明显　　C. X 线胸片呈毛玻璃样改变　　D. PAWP 显著增高　　E. 利尿药使用效果较好

24. 对中毒毒物的抗毒能力多遵循下列哪些规律（　　）

A. 老年、儿童低于青、中年成人　　B. 女性常低于男性　　C. 身体衰弱、罹患疾病者低于身体强健者　　D. 机体免疫能力差者低于免疫能力强者　　E. 对某一毒物而言，敏感者抗毒能力低于不敏感者

25. 外伤经现场处理后暂不宜立即转送的情况有（　　）

A. 生命体征不稳定　　B. 颅脑外伤可能出现脑疝　　C. 颈部损伤存在呼吸功能障碍　　D. 骨折未

复位　　E. 外露内脏尚未妥善处理

二、填空题

1. 失血性休克最重要的治疗措施是_____。

2. 急性肾衰竭时产生高血压的因素是_____和_____。

3. 呼吸机与病人连接方式有_____、_____、_____。

4. 心肺脑复苏的三大基本要素是_____、_____和_____。

5. 中心静脉压（CVP）过高说明_____、_____，过低说明_____。

三、判断题

1. 休克期纠正代谢性酸中毒的最根本措施在于及时监测动脉血压和补充碱液。　　　（　）

2. 常温下，心搏骤停超过 3～4 分钟脑细胞即有不可逆损害。　　　（　）

3. 哮喘严重发作时多表现为极度呼吸困难，呼吸音明显减低，哮鸣音消失。　　　（　）

4. 咯血时防治窒息比大咯血失血休克的抢救更重要。　　　（　）

5. 创伤失血过多时，为防治 ARDS 应尽量补足胶体溶液，以保持血容量正常。　　　（　）

四、名词解释

1. 急性肺栓塞

2. 昏迷

3. 氧合指数

4. 高血压脑病

5. 中毒时限

五、问答题

1. 试述急性左心衰竭血管扩张药的选用原则。

2. 试述复苏有效的指征。

3. 在哪些情况下可终止心肺复苏（CPR）？

4. 试述多发伤的临床特点。

5. 试述急性中毒的一般治疗原则和方法。

📖 **参考答案**

一、选择题

1. C　2. D　3. B　4. E　5. B　6. D　7. B　8. D　9. A　10. B　11. D　12. E　13. D　14. E
15. E　16. A　17. B　18. D　19. A　20. E　21. BDE　22. BDE　23. ADE　24. ABCE　25. ABCE

二、填空题

1. 止血

2. 肾素分泌增多　水容量负荷过多

3. 面罩　气管插管　气管切开

4. 胸外心脏按压　人工呼吸　电除颤

5. 心功能不全　容量负荷过重　血容量不足

三、判断题

1. ×　2. √　3. √　4. √　5. ×

四、名词解释

1. 急性肺栓塞：是指内源性或外源性栓子阻塞肺动脉主干和/或其分支引起急性肺循环功能障碍为主要临床表现的临床综合征。

2. 昏迷：是指觉醒状态和意识内容均出现严重障碍的一种病理状态。

3. 氧合指数：是指病人动脉血氧分压与其吸氧指数的比值。

4. 高血压脑病：是指高血压病程中发生急性脑血液循环障碍，引起脑水肿和颅内压增高而产生的系统临床表现。

5. 中毒时限：毒物进入人体后到临床救治开始的这一段时间范围称为中毒时限。

五、问答题

1. 急性左心衰竭血管扩张药的选用原则如下：①肺充血、肺水肿为主而无明显周围循环灌注不足时，选静脉扩张药。②心输出量减低、有明显周围循环灌注不足，但肺充血并不严重，选用小动脉扩张药。③若两者兼有，则宜选用动、静脉扩张药。④用药期间应注意血流动力学监测，防止药物的不良反应。

2. 复苏有效的指征为：①心电图出现交接区、房性或窦性心律并能听到规则而持续的心脏搏动音。②有可触之的大动脉搏动。③收缩压在 60 mmHg 以上。④面、口唇颜色由发绀转为红润。⑤瞳孔变化由大变小，对光反应逐渐恢复。⑥出现脑功能恢复的迹象，如病人手脚开始抽动、挣扎、肌张力增加、吞咽动作出现和自主呼吸恢复等。

3. 临床上终止心肺复苏的标准即为心脏死亡。在已规范进行 BLS 和 ACLS 达到 30 分钟以上，且符合下列条件之一时，可考虑终止心肺复苏（CPR）：①无自主心脏搏动和呼吸，心电图为一直线；②有心电活动，但属于无法维持正常循环的室性蠕动波、无脉性电活动等临终节律；③各种慢性疾病终末期、晚期肿瘤或无法逆转的临床危重状态，虽心脏在药物、按压刺激下仍有跳动，但无法维持自主心率和呼吸的病人，家属强烈要求放弃抢救（病人家属应取得一致意见并签字要求停止抢救）。

4. 多发伤的临床特点有：①应激反应严重、伤情变化快、死亡率高。②伤势重、休克发生率高。③低氧血症发生率高。④损伤部位多。⑤表面伤情易掩盖潜在的危重情况。⑥伤后并发症和感染发生率高。

5. 急性中毒的一般治疗原则和方法如下：

（1）现场急救：应使病人迅速脱离中毒环境，脱除污染衣物等，维持基本生命体征。

（2）清除毒物：清除体表污染毒物，以清洗为主，要求彻底；清除胃肠道毒物，包括催吐、洗胃、导泻和灌肠，使用毒物吸附、沉淀、中和、氧化剂，使用利尿、血液透析、血液灌流等方法。

（3）合理使用有效解毒药物。

（4）对症及支持治疗：包括生命支持、保护重要脏器功能。

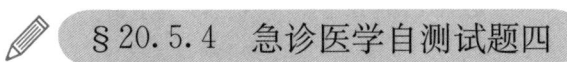

§20.5.4 急诊医学自测试题四

一、选择题

【A 型题】

1. 反映早期休克比较敏感的指标是   （ ）

A. 血压   B. 脉搏   C. 皮肤温度   D. 意识   E. 尿量

2. 糖皮质激素的抗休克作用应除外   （ ）

A. 稳定细胞膜和溶酶体膜   B. 增加心输出量，降低外周阻力   C. 维持血管壁的完整性，降低

毛细血管壁通透性　　　D. 抑制花生四烯酸代谢产物　　　E. 促进垂体 β-内啡肽的分泌

3. 神经毒类毒蛇咬伤后所致呼吸衰竭最佳治疗为　　　　　　　　　　　　　（　　　）

A. 及时清理伤口　　B. 大剂量呼吸兴奋药　　C. 血液透析　　D. 机械辅助通气　　E. 血浆置换

4. 呼气末正压通气（PEEP）的作用是　　　　　　　　　　　　　　　　　（　　　）

A. 使肺泡扩张，减少肺泡气压伤　　B. 增加肺内分流，提高动脉氧分压　　C. 增加肺泡通气量，增加肺泡气-动脉血氧分压差　　D. 提高肺顺应性，增加功能残气量　　E. 降低呼吸做功，增加心输出量

5. 急性心肌梗死急性期要慎用洋地黄的原因是　　　　　　　　　　　　　（　　　）

A. 减慢心率　　B. 降低血压使组织灌注不足　　C. 加重肺淤血，使缺氧更明显　　D. 增加心肌耗氧，加重心肌缺氧　　E. 增加心室壁张力，使心肌收缩力增加

6. 下列哪种情况属于急诊血液透析的禁忌证　　　　　　　　　　　　　　（　　　）

A. BUN＞30 mmol/L　　B. Cr＞908 μmol/L　　C. 血钾＞6.5 mmol/L　　D. 严重酸中毒　　E. 休克

7. 混合毒类毒蛇咬伤后最危险的情况是　　　　　　　　　　　　　　　　（　　　）

A. 呼吸衰竭　　B. 急性肾衰竭　　C. 心力衰竭　　D. DIC　　E. 败血症

8. 急性呼吸窘迫综合征的治疗，下述哪项错误　　　　　　　　　　　　　（　　　）

A. 应针对病因积极治疗　　B. 应尽量提高吸氧浓度，以纠正呼吸窘迫　　C. 严格控制补液量　　D. 尽量予晶体液以维持血容量基本正常　　E. 类固醇激素应早期大量使用

9. 对心搏骤停的成人病人施行首次电除颤时，一般除颤电能为双相波　　　（　　　）

A. ＜200 J　　B. 200 J　　C. 300 J　　D. 360 J　　E. ＞360 J

10. 一氧化碳中毒病人发生昏迷应尽早给予　　　　　　　　　　　　　　　（　　　）

A. 高压氧治疗　　B. 高流量氧治疗　　C. 鼻导管吸氧　　D. 脱水降颅内压　　E. 盐皮质激素

11. 机械通气时潮气量的选择常用　　　　　　　　　　　　　　　　　　　（　　　）

A. 5 mL/kg　　B. 10 mL/kg　　C. 15 mL/kg　　D. 20 mL/kg　　E. 25 mL/kg

12. 男，25 岁，1 日前突起畏寒发热，体温达 39.8 ℃，并出现咳嗽，痰中带血，左胸刺痛放射到左肩部。体格检查：左肺呼吸音低，无啰音。为明确诊断，最有意义的检查是　　　　（　　　）

A. 血常规　　B. 血培养　　C. 心电图　　D. X 线胸片　　E. 痰涂片

13. 女，60 岁，突感心前区疼痛，血压 70/50 mmHg，经用右旋糖酐 40、多巴胺、间羟胺等处理后血压仍不升，中心静脉压 18 cmH$_2$O，四肢厥冷且发绀。应给予以下哪项处理　　　（　　　）

A. 硝普钠　　B. 去甲肾上腺素　　C. 毛花苷 C　　D. 异丙肾上腺素　　E. 呋塞米

14. 神经-体液活化对充血性心力衰竭的影响下述哪项错误　　　　　　　　（　　　）

A. 心肌收缩活动增强　　B. 心肌耗氧分压增加　　C. β受体上调　　D. 心室肥厚扩张　　E. 心肌细胞凋亡

15. 肺动脉栓塞病人血清酶学检查时下列哪项增高一般不明显　　　　　　（　　　）

A. CK　　B. CK-MB　　C. AST　　D. LDH　　E. ALT

16. 在血浆胶体渗透压正常时，心源性肺水肿是否出现取决于下列哪种因素　（　　　）

A. 肺动脉压（PAP）　　B. 心输出量（CO）　　C. 肺毛细血管楔压（PCWP）　　D. 心排血指数（CI）　　E. 右心房压

17. 男，56 岁，因急性腹痛诊断为"急性肠梗阻"，入院时血压 60/40 mmHg。急诊处理原则包括（　　　）

A. 非手术内科保守治疗　　B. 立即外科手术治疗　　C. 积极内科治疗，病情好转后择期手术治疗

D. 积极抗休克，血压稳定后紧急手术　　E. 边抗休克边手术治疗

18. 多发伤后最常见的并发症有 （　　）

A. 感染或败血症　B. 脏器破裂　C. 脏器衰竭　D. 出血　E. 骨折

19. 下述疾病中最易导致休克的有 （　　）

A. 急性阑尾炎　B. 急性胰腺炎　C. 胆道感染　D. 急性胃十二指肠溃疡穿孔　E. 脾破裂出血

20. 现场急救时对扎入体内的异物应按下述哪项处理 （　　）

A. 立即将扎入体内的异物拔出　　B. 将露出体外的异物外端去除后包扎　　C. 将扎入体内的异物消毒后缓慢拔除　　D. 将扎入体内的异物与身体一并包扎固定　　E. 将扎入体内的异物与身体皮肤缝合固定

【X 型题】

21. 心脏停搏的临床表现有 （　　）

A. 意识丧失　B. 大动脉搏动消失　C. 反射消失　D. 瞳孔散大　E. 呼吸停止

22. 下述有关 ARDS 的治疗哪些正确 （　　）

A. 积极有效地治疗其基础疾病　　B. 积极纠正组织器官的缺氧　　C. 及早使用利尿药，以改善肺水的异常分布　　D. 提高血浆胶渗压减少肺水肿生成　　E. 尽早短期使用糖皮质激素有助于防止肺纤维化发生

23. PEEP 治疗 ARDS 的有利作用有 （　　）

A. 降低吸氧浓度　B. 减少肺内分流　C. 改善肺的顺应性　D. 减少呼吸肌做功　E. 增加心排血量

24. 使用橡皮止血带止血时应注意的事项包括 （　　）

A. 使用后要记录上止血带的具体时间　　B. 持续绑扎不得超过 1 小时　　C. 上止血带位置应远离伤口　　D. 每隔 1 小时应至少松解止血带 1 次　　E. 松带时要做好防止出血的准备

25. 机械辅助通气的作用有 （　　）

A. 纠正严重呼吸性酸中毒　B. 维持有效的气体交换　C. 减少肺内分流　D. 缓解呼吸肌疲劳　E. 预防术后肺不张

二、填空题

1. 休克发生后最重要的治疗措施是＿＿＿＿＿。

2. 心脏停搏病人的心电图表现分为＿＿＿＿、＿＿＿＿、＿＿＿＿以及＿＿＿＿。

3. 阿片类急性中毒后可出现＿＿＿＿、＿＿＿＿和＿＿＿＿三联征表现。

4. 急性心肌梗死后溶栓治疗的时间窗为＿＿＿＿。

5. SIRS 时由于物质代谢的变化使机体具有应激状态的特点，即＿＿＿＿和＿＿＿＿。

三、判断题

1. 低血容量性休克发生后首要的治疗措施是纠正休克发生的原因。（　　）

2. 急性心肌梗死后溶栓治疗的时间窗为 12 小时。（　　）

3. 心脏停搏的主要依据是意识丧失、反射消失。（　　）

4. 张力性气胸病人抢救的首要措施是气管插管、上呼吸机。（　　）

5. 新鲜创伤的伤口应尽可能予以急诊清创。（　　）

四、名词解释

1. 心脏性猝死

2．代偿性抗炎症反应综合征（CARS）

3．反常性高碳酸血症

4．休克指数

5．肺梗死

五、问答题

1．简述胸外心脏按压的机制。

2．试述脑死亡的诊断要点。

3．试述胃肠道毒物清除的方法。

4．试述机械辅助通气的适应证。

5．何谓上消化道出血？常见的病因有哪些？

参考答案

一、选择题

1．B　2．E　3．D　4．D　5．D　6．E　7．B　8．B　9．B　10．A　11．B　12．E　13．A　14．C　15．E　16．C　17．E　18．E　19．E　20．D　21．ABDE　22．ABE　23．ABCD　24．ABDE　25．ABCDE

二、填空题

1．补充有效循环血量

2．心室颤动　心室停顿　心脏电-机械分离　无脉性室性心动过速

3．呼吸抑制　昏迷　瞳孔缩小

4．12 小时

5．高代谢　低白蛋白血症

三、判断题

1．×　2．√　3．√　4．×　5．√

四、名词解释

1．心脏性猝死：是指由于疾病或意外的伤害因素造成心搏突然停止而引起的死亡。

2．代偿性抗炎症反应综合征（CARS）：是指细菌感染、创伤、休克等损伤，使机体产生的可引起免疫功能降低和感染易感性增加的内源性抗炎症反应。

3．反常性高碳酸血症：是指成功复苏后，因呼吸停止或呼吸抑制而蓄积在肺前血管床和组织的二氧化碳转至血液循环而未及时运至肺部，血液中的二氧化碳明显增高。

4．休克指数：是指脉搏与收缩血压的比值。

5．肺梗死：是指内源性或外源性栓子阻塞肺动脉和/其分支，引起急性肺循环功能障碍并伴有肺出血或肺坏死的临床综合征。

五、问答题

1．胸外心脏按压的机制常用"胸泵"机制和"心泵"机制来解释。

（1）"胸泵"机制：是指胸外心脏按压时胸膜腔内压增高，胸内大血管、左心室等受到基本相同的胸膜腔内压而将血液挤出。因胸腔入口处大静脉的压陷与颈静脉瓣的作用阻止了血液的反流，加之动脉壁较静脉为厚、管腔相对较小，抗血管萎陷的能力大于静脉，因而保持开放，按压时血液只能从动脉向前流

动，主动脉压明显增高，推动血液向胸膜腔外大动脉流动。按压放松时，胸膜腔内压回复到按压前，静脉受压松解而管腔开放，体循环血液又可从静脉返回心脏，但动脉血受主动脉瓣的阻挡不能回心，部分流入冠状动脉保持心脏供血。

（2）"心泵"机制：是指胸外心脏按压的压力施于心脏，将心脏压向坚硬的脊柱，使心脏内血液被排出而流向动脉，按压松弛后，心脏在恢复原状时将静脉血被动吸回心脏。胸外心脏按压时，二尖瓣和三尖瓣关闭，主动脉瓣开放，放松时则二尖瓣和三尖瓣开放，主动脉瓣关闭，从而使血液正向流动。

2. 脑死亡的诊断要点包括：①深度昏迷（GCS记分为3分）。②无自主呼吸。③瞳孔散大固定。④脑电图呈一直线。⑤脑干反射消失。

3. 胃肠道毒物的清除方法如下：

（1）催吐：目前一般采用喝洁净清水加舌根刺激方法催吐。每次喝水量300～500 mL为宜，以免造成喝水量超过胃的容积性舒张能力而导致毒物被冲入肠道。吐根糖浆具有较好的催吐效果，但多数药房已不备药。阿扑吗啡副作用较多，目前已被淘汰。昏迷病人、腐蚀性毒物中毒者、食管静脉曲张病人、主动脉瘤病人、孕妇等均不能使用催吐方法。

（2）洗胃：目前认为，一般经口摄入毒物6小时之内仍应洗胃。洗胃时可向病人胃内注入清水500 mL左右，然后放出液体。洗胃应力求洗净，直至洗出清澈、无味的液体为止，一般需要3～5 L的液体量。洗胃液主要为洁净清水，温度以不高于37 ℃为宜。

（3）导泻和灌肠：洗胃后或经口摄入超过6小时者可采用此法。导泻可用50%硫酸镁溶液约25 g或10%硫酸钠溶液15～30 g。

4. 机械辅助通气的适应证有：①心脑肺复苏。②各种中枢神经系统疾病所致的呼吸衰竭。③神经肌肉疾病引起的呼吸衰竭。④ARDS等非心源性肺水肿及肺炎、支气管哮喘等引起的呼吸衰竭。⑤慢性呼吸衰竭等慢性阻塞性肺部疾病。⑥胸部外伤。⑦围手术期用于预防呼吸衰竭和肺不张。

5. 屈氏（Treitz）韧带以上的消化道出血称为上消化道出血。常见病因为：①消化性溃疡出血，约占上消化道出血的半数以上。②急性胃黏膜病变，包括应激性溃疡、糜烂出血性胃炎等。③食管静脉曲张破裂出血。④肿瘤，其中以胃癌出血较多见，平滑肌瘤、息肉亦可引起出血。⑤其他病变，如血液系统疾病、尿毒症、局部血管畸形等。⑥胆道出血。

§21

治疗学科

临床治疗涉及的内容十分广泛，本章并未就有关治疗学的内容进行全面阐述，而是根据目前医院所设的治疗科室进行了简要介绍。本章介绍的是临床输血学、放射治疗学、高压氧医学、临床营养学的相关内容。

§21.1　临床输血学

§21.1.1　临床输血学基本知识问答

1. 红细胞有多少血型抗原？

截至 2023 年 7 月，研究发现红细胞有 45 个系统及其他未列入血型系统的抗原，共有 390 种血型抗原，其中最重要的是 ABO 血型系统。

2. 如何区别 ABO 血型？

利用红细胞膜上的抗原和血清中的抗体进行鉴别。如红细胞膜上有 A 抗原，血清中存在抗 - B 抗体，则为 A 型；红细胞膜上有 B 抗原，血清中存在抗 - A 抗体，则为 B 型；红细胞膜上有 A 和 B 抗原，血清中无抗 - A 和抗 - B 抗体，则为 AB 型；红细胞膜上无 A 和 B 抗原，血清中存在抗 - A、抗 - B 抗体、抗 - A，B 抗体，则为 O 型。

3. 何谓 ABO 正、反定型？

ABO 正定型血型鉴定是指用已知的标准血清鉴定未知的红细胞上的 ABO 血型抗原。反定型是指用已知血型的标准试剂红细胞鉴定未知血清中的 ABO 血型抗体。

4. 如何进行交叉配血试验？

交叉配血试验是将受血者血清与供血者红细胞（主侧）和供血者血清与受血者红细胞（次侧）分别进行抗原、抗体反应。交叉配血用的病人血液应是输血前 3 日以内的血标本，但反复多次输血的病人，应采取输血后的血标本，而且是冷藏且无污染者。

5. 何谓 Rh 血型？

Rh 血型系统可能是红细胞血型中最复杂的一个血型系统，其临床重要性仅次于 ABO 血型系统。Rh 系统有 56 种抗原，最常见且一般实验室方法可以鉴定的有 D、E、e、C、c 5 种抗原。这 5 种抗原也是与临床关系最密切的，其中又以 D 抗原性最强，能引起溶血性输血反应和新生儿溶血病。

6. 红细胞血型抗体筛查试验有什么意义？

输血前对病人进行血型抗体筛查试验，可以发现有临床意义的意外抗体，避免溶血性输血反应。必要时对供血者血清进行抗体筛查，可以减少意外抗体进入受血者体内而发生反应的概率。

7. 红细胞血型抗体筛查适用于一些什么情况？

交叉配血不合及有输血史、妊娠史或短期内需要接受多次输血者必须做抗体筛查试验。此外，红细胞血型抗体筛查还适用于：①ABO 血型鉴定发现受检者血清中有意外抗体时。②供血者血清抗体筛查。③输血前受血者血清抗体筛查。④输血后溶血性输血反应疑为同种免疫引起时。⑤孕妇血清的抗体检查。⑥新生儿溶血病血液中抗体检查。⑦直接抗球蛋白试验阳性红细胞上抗体的检查。抗体筛查试验出现阳性结果应做特异性鉴定，若为阴性，并不意味着血清中无意外抗体，因很多情况可出现假阴性或漏检。

8. 为什么不提倡输全血？

（1）全血中除红细胞外，其余成分浓度低，有的在储存过程中已丧失功能或活性，起不到治疗作用。

（2）全血中细胞碎片多，血浆中乳酸、钠、钾、氨等成分含量高，如全血输入越多，病人的代谢负担越重。

（3）全血中血液成分复杂，容易产生同种免疫，导致输血不良反应。

（4）对血容量正常的贫血病人，特别是老人和小儿，输全血可加重心脏负荷，可发生肺水肿和心力衰竭。

（5）全血未去掉血浆，传播疾病和导致过敏的可能性比成分输血更大。

9. 在什么情况下可以输全血？

一般而言，血容量不足且有进行性出血的急性大量失血病人可以考虑输注部分全血。全血能同时提高血液携氧能力和补充血容量。但临床适用全血的情况并不多见。

10. 哪些病人不宜输用全血？

（1）血容量正常的慢性贫血病人。

（2）低血容量已被纠正的急性贫血病人。

（3）心功能不全或心力衰竭的贫血病人。

（4）老年人、婴幼儿及慢性病体质弱者。

（5）需要长期和反复输血的病人。

（6）以往输血或多次妊娠已产生白细胞抗体的病人。

（7）对于血浆蛋白过敏并产生了相应抗体的病人。

（8）可能施行造血干细胞移植的病人。

11. 何谓成分输血？

将全血中各种有效成分用物理方法分离成高纯度、高浓度的制品，根据病人的具体情况选择输用，这种更有效、更合理的输血方法称为成分输血。

12. 成分输血有什么优点？

成分输血的优点是一血多用，节约血源，制品浓度与纯度高、疗效好、混入其他成分少，能最大限度地降低输血反应和疾病的传播。

13. 简述目前临床常采用的各种成分血的特点和适应证。

（1）浓缩红细胞（CRC）：浓缩红细胞是从全血中分离出部分血浆而制成的，血细胞比容为 0.65～0.8，运氧能力和体内存活率与全血相同。适用于：①各种急性失血的输血。②各种慢性贫血。③高钾血症，肝、肾、心功能障碍者输血。④小儿、老年人输血。浓缩红细胞中残余的白细胞、血小板与全血相同，故目前已少用浓缩红细胞。

（2）悬浮红细胞（CRCs）：悬浮红细胞是用离心方法除去大部分（90%）血浆，加入适量红细胞添加剂后制成，因而含有全血中的全部红细胞，但还有一定量的白细胞、血小板和少量血浆。其作用和适用范围与浓缩红细胞相同。

（3）少白细胞的红细胞（LPRC）：LPRC 是为了减少全血或红细胞制品中的白细胞给受血者带来输血反应的一种安全输血的制品，可以采用过滤器法、手工洗涤法和机器洗涤法等制取，目前多采用过滤器法，过滤后白细胞去除率为 96.3%～99.6%、红细胞回收率＞90%。LPRC 同样起增强运氧能力作用，适用于：①由于输血产生白细胞抗体，引起发热等输血不良反应的病人。②防止产生白细胞抗体的输血（如器官移植的病人）。但该制品并不能预防输血相关移植物抗宿主病（TA-GVHD）。

（4）洗涤红细胞（WRC）：一般用 0.9%氯化钠注射液将红细胞洗涤 3～4 次，它可以降低白细胞、血小板数以及血浆蛋白含量，是一种减少同种免疫输血反应的良好措施。洗涤结果，白细胞去除率＞80%、血浆去除率＞90%、红细胞回收率＞70%。它同样可以增强运氧能力，适用于：①对血浆蛋白有过敏反应的贫血病人。②IgA 缺乏症病人。③阵发性睡眠性血红蛋白尿症病人。④高钾血症及肝肾功能障碍需要输血者。⑤非同型造血干细胞移植的病人。⑥新生儿输血、宫内输血及授血等。

（5）冰冻红细胞（FTRC）：采取降低红细胞保存温度（－120 ℃或－65 ℃）的办法，使红细胞代谢率达到几乎停止的状态，此时红细胞代谢耗能最少，从而避免代谢毒性产物的积累，达到延长红细胞保存期的目的。冷冻红细胞可以长期保存，低浓度甘油超速冷冻的红细胞可以保存 10 年以上，其作用亦为增强运氧能力，适用人群除同洗涤红细胞外，还可用于稀有血型病人及有特殊情况病人的自体红细胞保存等使用等。

（6）血小板制品：可分为手工分离浓缩血小板（PC-1）和机器单采浓缩血小板（PC-2），两者均需 22 ℃±2 ℃轻振荡保存。①手工分离浓缩血小板：200 mL 全血制备者，血小板含量为≥$2.0×10^{10}$/袋（20～25 mL）；400 mL 全血制备者血小板含量≥$4.0×10^{10}$/袋（40～50 mL）。②机器单采浓缩血小板（PC-2）：本制品系用细胞分离机单采技术，从单个供血者循环血液中采集。血小板含量为≥$2.5×10^{11}$/袋（150～250 mL），红细胞含量＜0.4 mL。

浓缩血小板的作用是止血，适用于：①血小板减少所致的出血。②血小板功能障碍所致的出血。③体外循环心脏手术。④使用抗血小板药物。为了达到治疗目的，用手工法制备者，由于血小板含量少，需用多个供血者的血小板，反复多次输注。如此，往往使受血者容易形成同种免疫和输注无效，故有条件者最好采用机器单采血小板。

（7）新鲜冰冻血浆（FFP）：FFP 系采取的全血在 6～8 小时内离心后，去掉红细胞的血浆。它含有全部凝血因子，血浆蛋白为 60～80 g/L、纤维蛋白原 2～4 g/L、其他凝血因子 0.7～1.0 U/mL。其作用为补充凝血因子和扩充血容量，适用于：①补充全部凝血因子

（包括不稳定的因子Ⅴ和因子Ⅷ）。②大面积烧伤、创伤。

（8）普通冰冻血浆（FP）：FP来源是新鲜冰冻血浆保存一年后者，即改为普通冰冻血浆；普通冰冻血浆在20℃以下可保存4年。普通冰冻血浆与新鲜冰冻血浆相似，但前者缺乏因子Ⅴ和因子Ⅷ，其作用是补充稳定的凝血因子和血浆蛋白。适用于：①主要用于补充稳定凝血因子的缺乏，如因子Ⅱ、Ⅶ、Ⅸ、Ⅹ等。②手术、外伤、烧伤、肠梗阻等大出血或血浆大量丢失。目前普通冰冻血浆在临床上已很少使用。

（9）冷沉淀凝血因子（Cryo）：冷沉淀是新鲜冰冻血浆在1～6℃解冻后沉淀的白色絮状物，主要含因子Ⅷ、纤维蛋白原、血管性血友病因子（vWF）、因子ⅩⅢ和纤维结合蛋白等成分。400 mL全血制备的冷沉淀为2 U（20～30 mL），适用于：①血友病A。②血管性血友病。③纤维蛋白原缺乏症等。冷沉淀与其他血液成分和血液制品一样，有传播传染病的危险，特别是长期反复输注的病人应警惕。

（10）机器单采粒细胞（GRANs）：本制品系用细胞分离机单采技术从单个供血者循环血液中采集，每袋内含粒细胞$\geqslant 1\times 10^{10}$。作用为提高机体抗感染能力。适用于中性粒细胞低于$0.5\times 10^9/L$，并发细菌感染，经抗生素治疗48小时仍无效者及先天性粒细胞功能障碍者。由于浓缩白细胞对机体的不良反应大以及其他原因，因之很少应用于临床，并应从严掌握剂量。

14. 输注血浆有些什么不良反应？

（1）传播病毒的危险：对献血者检测的项目有一定局限性，即使已检测的项目亦不能完全排除假阴性。

（2）同种抗原抗体反应：血浆中混入少量血细胞抗原和血浆蛋白中各种抗原类型，都能激发受血者产生同种抗体，进而发生各种免疫反应。

（3）过敏反应：特别是荨麻疹和发热反应比较多见。

（4）其他：给血容量正常的人输注血浆，可使循环超负荷，重者引起肺水肿。给血浆蛋白浓度正常的人输注血浆，可破坏体液胶体渗透压平衡。血浆中含有抗凝剂，输注过多可使肝功能异常病人出现低钙。

15. 输注血浆有哪些禁忌证？

不可将血浆用于扩容、补充清蛋白和增强免疫力。对血浆过敏和严重心肾功能不全病人，均不宜输注血浆。

16. 为什么浓缩白细胞的应用日益减少？

（1）所谓输注浓缩白细胞，实际上是输注粒细胞。粒细胞抗原性强，异型粒细胞输注容易发生同种免疫反应，粒细胞输注后容易并发严重的肺部并发症，还能传播病毒如巨细胞病毒等。

（2）浓缩白（粒）细胞常混有大量免疫活性的淋巴细胞，对免疫功能低下的病人，可导致危险的输血相关移植物抗宿主病（AT-GVHD）。

（3）新型抗生素不断发展，无菌层流病房亦广泛应用，其抗菌和控制感染的效果并不比输注浓缩白细胞差。

17. 输注粒细胞的适应证有哪些？

适用于粒细胞缺乏或粒细胞功能明显异常的治疗性输注。通常每次输注剂量为 1～3 单位。

（1）一般规则：①骨髓粒系增生极度减低者经粒细胞集落刺激因子（G-CSF）或粒细胞-巨噬细胞集落刺激因子（GM-CSF）治疗 5 日以上，中性粒细胞仍持续 $\leqslant 0.5 \times 10^9/L$，且伴有严重的细菌或真菌感染时，可输注。②中性粒细胞功能明显异常并伴有严重的细菌或真菌感染时，可输注。

（2）特殊情况及说明：①为了减少输注无效发生，以及先天性或后天性（如肿瘤放化疗后等）免疫功能严重低下、造血干细胞移植等病人，宜选择人类白细胞抗原（HLA）配合型单采粒细胞。②在条件允许的情况下，所有输注病人，宜选择辐照单采粒细胞。③单采粒细胞输注后宜及时观察病人，感染缓解情况，实时调整输注剂量。

18. 何谓输血相关移植物抗宿主病（TA-GVHD)？

TA-GVHD 是由于输入异体血中的淋巴细胞视受血者 HLA 抗原性不同的细胞为异体细胞，进行攻击而发生的免疫反应。该病潜伏期一般为 8～10 日，症状严重，治疗效果差，死亡率在 90％以上。

19. 简述血小板输注的适应证。

适用于血小板计数减少和/或功能异常引起的出血的治疗性输注，或具有潜在性出血倾向的预防性输注。通常每输注 1 个治疗量单采血小板或 10 单位浓缩血小板可升高血小板计数（20～30）$\times 10^9/L$。

（1）一般规则：

1）血小板计数 $>50 \times 10^9/L$，可不输注；若存在血小板功能异常并伴有明显出血，可输注。

2）血小板计数（10～50）$\times 10^9/L$，伴有明显出血，应输注。

3）血小板计数 $\leqslant 10 \times 10^9/L$，应立即输注。

（2）特殊情况及说明：

1）存在其他止血异常（如遗传性或获得性凝血障碍等）或存在高出血风险因素（如发热、败血症、贫血、肿瘤放化疗后等），血小板计数 $<30 \times 10^9/L$ 时，应输注。

2）急性大出血后大量输血和/或大量输注晶体液或人工胶体液导致稀释性血小板减少；伴有明显出血和体外循环、体外膜肺（体外膜氧合器）等情况下引起的急性血小板减少，血小板计数 $<50 \times 10^9/L$ 和/或血小板功能异常时，应输注。

3）血栓弹力图（TEG）显示 MA 值降低，伴有明显出血，应输注。

4）内科系统疾病病人实施各种有创操作前，血小板计数应达到下列安全参考值，否则应输注，包括：①轻微有创操作时，血小板计数 $>20 \times 10^9/L$；②留置导管、胸膜腔穿刺（胸穿）、腰椎穿刺（腰穿）、肝活检、经支气管活检时，血小板计数 $>50 \times 10^9/L$；③成人急性白血病病人血小板计数 $>20 \times 10^9/L$，大多可承受腰穿而无严重出血并发症；④骨髓穿刺和活检操作前一般无须输注血小板。

5）需反复输血的病人宜选择输注去白细胞单采血小板；由于免疫因素导致血小板输注无效的病人宜输注 HLA/HPA 配合型单采血小板；先天性或后天性（如肿瘤放化疗后等）免疫功能严重低下的病人宜输注辐照或去白细胞单采血小板；造血干细胞移植的病人宜输注 HLA 配合型辐照单采血小板。

6）由于免疫因素导致血小板输注无效并可能伴危及生命的出血时，在无 HLA/HPA 配合型单采血小板的情况下，可适当放宽要求一次性输注未经 HLA/HPA 配型的血小板成分剂量。

7）血栓性血小板减少性紫癜和肝素诱导血小板减少症等病人应慎用血小板成分。

8）血小板输注后宜及时观察病人出血改善情况，通过血小板计数增加校正指数（CCI）和/或血小板回收率（PPR），和/或血栓弹力图检测等，实时调整输注剂量。

20. 输注血小板成分有哪些不良反应？

除可能发生与输全血相同的不良反应以外，还可发生以下不良反应。

（1）与粒细胞和血浆输注相同的不良反应：因浓缩血小板中混杂有血浆蛋白、中性粒细胞及 T 淋巴细胞等。

（2）循环超负荷：输注手工分离的血小板成分含血浆容量较多，易导致循环超负荷，特别是老年人和儿童。

（3）感染：血小板悬液保存于 22 ℃±2 ℃条件下，时间过长，容易滋生细菌，导致受血者感染。

（4）同种免疫：包括血小板输注无效、粒细胞减少、血小板减少性紫癜等。

（5）血管收缩反应：这是由于血小板在制备过程中受损，释放 5-羟色胺等血管活性介质所致。

21. 何谓自体输血？

自体输血又称自身输血，是指收集病人自身血液，以后在需要时进行回输。主要优点是既可节约库存血，又可减少输血反应和疾病传播，且不需检测血型和进行交叉配合试验。

22. 自体输血主要有哪些方式？

自体输血有以下 3 种类型。

（1）储存式自体输血：术前一定时间采集病人自身的血液进行保存，以备择期手术、术后或将来使用。

（2）稀释式自体输血：一般在麻醉后、手术主要出血步骤开始前，抽取病人一定量自身血在室温下保存备用，同时输入胶体液或等渗晶体液补充血容量，适度稀释血液，降低血细胞比容，使手术出血时血液的有形成分丢失减少。然后根据术中失血及病人情况将自身血回输给病人。

（3）回收式自体输血：血液回收是指用血液回收装置，将病人体腔的积血、手术中的失血及术后引流血液进行回收、抗凝、过滤、洗涤等处理，然后回输给病人。

23. 可以经输血感染的疾病有哪些？

目前已知与输血相关的感染有乙型病毒性肝炎、丙型病毒性肝炎、丁型病毒性肝炎、戊型病毒性肝炎、艾滋病、梅毒、登革热、回归热、鼠咬热、疟疾、人 T 细胞白血病/淋巴瘤病毒、巨细胞病毒和弓形虫感染等。

24. 输血反应有哪些？

（1）速发反应：①免疫反应，如溶血反应、非溶血性发热反应、过敏性休克反应、荨麻疹、非心源性肺水肿。②非免疫反应，如高热（细菌污染）、充血性心力衰竭、物理因素引起的溶血反应（如血液本身因素）、空气栓塞等。

（2）迟发反应：①免疫反应，如溶血、移植物抗宿主病（GVHD）、紫癜等。②非免疫性反应，如各种经血传染病、铁超负荷等。

（3）其他：如出血倾向、低钾血症、碱中毒、枸橼酸盐中毒、微血栓形成等。

25. 简述输血的并发症。

输血的并发症包括：①发热反应。②过敏反应。③溶血反应。④细菌污染反应。⑤循环超负荷反应。⑥疾病传播。⑦免疫抑制。⑧输血相关的急性肺损伤。⑨输血相关性移植物抗宿主病。此外，大量输血后还可能出现低体温、碱中毒、低血钙、高血钾等并发症。

26. 简述输血发热反应的原因。

（1）免疫反应：常见于经产妇或多次接受输血者。

（2）致热原：输血器具或制剂被致热原（如蛋白质、死菌或细菌代谢产物等）污染，并随血液输入体内，引起发热反应。

（3）细菌污染和溶血：输入这种血液，早期可表现为发热。

27. 简述输血发热反应的处理。

（1）分析产生输血发热反应的病因，并做相应处理。

（2）反应轻者可减慢输血速度，病情重者应停止输血。

（3）对症处理：畏寒与寒战时应注意保温，发热时可服用阿司匹林，还可肌内注射异丙嗪 25 mg 或哌替啶 50 mg。

28. 哪些疾病可通过输血传播？并简述其预防办法。

病毒和细菌性疾病可经输血途径传播。病毒包括 EB 病毒、巨细胞病毒、肝炎病毒、HIV 和人类 T 细胞白血病病毒（HTLV）Ⅰ型、Ⅱ型等。细菌性疾病如布鲁菌病等。其他还有梅毒、疟疾等。其中以输血后肝炎和疟疾多见。预防措施有：①严格掌握输血适应证。②严格进行献血员检测。③在血制品生产过程中采用有效手段灭活病毒。④自体输血。

29. 简述大量输血对人体的影响及其处理原则。

大量输血是指 24 小时内，用库存血细胞置换病人全部血容量或数小时内输入血量超过 2 000 mL，失血速度 150 mL/min。大量输血后可出现如下症状：①低体温（输入大量冷藏血）。②碱中毒（枸橼酸钠在肝转化成碳酸氢钠）。③暂时性低血钙（输入大量含枸橼酸钠的血制品）。④高血钾（一次输入大量库存血）及凝血异常（凝血因子被稀释和低体温）等变化。当临床上有出血倾向及 DIC 表现时，应输浓缩血小板。多数体温正常、无休克者可以耐受快速输血而不必补钙，提倡在监测血钙下予以补充钙剂。在合并碱中毒情况下，往往不出现高血钾，除非有肾功能障碍。此时监测血钾水平很重要，若血钾高又合并低血钙，应注意对心功能的影响。

30. 简述自体输血的禁忌证。

自体输血的禁忌证包括：①血液已受胃肠道内容物、消化液或尿液等污染。②血液可能受肿瘤细胞沾污。③肝、肾功能不全的病人。④已有严重贫血的病人，不宜在术前采血或以血液稀释法做自体输血。⑤有脓毒症或菌血症。⑥胸、腹腔开放性损伤超过4小时或血液在体腔中存留过久者。

31. 常用的血液成分有哪些？

常用的血液成分分为血细胞、血浆和血浆蛋白成分三大类。

（1）血细胞成分：①红细胞成分，包括浓缩红细胞、洗涤红细胞、冰冻红细胞和去白细胞的红细胞，主要用于急性失血、慢性贫血及反复输血者。②白细胞成分，因输注后合并症多，现已少用。③血小板成分，可用于血小板功能异常或血小板低下引起的凝血功能异常的病人。

（2）血浆成分：有新鲜冰冻血浆、冰冻血浆和冷沉淀凝血因子3种，可用于血友病和某些出血性疾病。

（3）血浆蛋白成分：①白蛋白制剂，用于肝硬化或其他原因所致的低蛋白血症。②免疫球蛋白，用于预防病毒性肝炎等传染病和某些重症感染。③浓缩凝血因子，用于血友病及各种凝血因子缺乏症。

32. 常用的血浆代用品有哪些？

血浆代用品又称血浆增量剂，是指经天然加工或合成的高分子物质制成的胶体凝物，可以代替血浆以扩充血容量。临床常用有右旋糖酐、羟乙基淀粉和凝胶制剂。

33. 引起新生儿溶血病的血型抗体有哪些？

发生新生儿溶血病的产妇血型多为O型和/或Rh（D）阴性，因而以抗-A、抗-B、抗-A，B以及抗-D等多见。除此还可见于抗-K、抗-S、其他Rh抗体、抗-M、抗-Fya、抗-Fyb。

34. 新生儿溶血病的实验室诊断要检查哪些内容？

新生儿溶血病胎儿的母亲一般并无特殊的临床表现，因而产前的实验室检查颇为重要。除了解产妇的妊娠史、分娩史、输血治疗史及健存子女血型和健康状况外，实验室诊断应包括以下内容：

（1）证明母婴之间血型不合〔首先是ABO血型和Rh（D）血型〕，最好也了解父亲血型。

（2）证明产妇血清中有与患儿红细胞抗原相应的致病性不完全抗体。③证明患儿红细胞已被相应的血型免疫性抗体致敏。

35. 何谓免疫性抗体？有哪些性质？

经妊娠或异型输血等免疫而产生的抗体，称为免疫性抗体，实质上为IgG抗体。免疫性抗体在盐水介质中不能与相应的血型抗原产生肉眼可见的红细胞凝集（但可使之致敏），必须用血清白蛋白、酶介质或用抗球蛋白试验等才能使之凝集。IgG抗-A（抗-B）可通过胎盘。免疫性抗体又称为温抗体或不完全抗体。

§21.1.2 临床输血学自测试题（附参考答案）

一、选择题

【A 型题】

1. 对血浆成分过敏的病人输血应首选 （   ）

A. 浓缩红细胞   B. 洗涤红细胞   C. 少白细胞的红细胞   D. 冷冻红细胞   E. 照射红细胞

2. 严重肝脏疾病伴有凝血因子缺乏出血病人输血宜首选 （   ）

A. 保存的液体血浆   B. 新鲜冷冻血浆   C. 洗涤红细胞   D. 羧甲淀粉   E. 白蛋白

3. CPD-A（枸橼酸钠、磷酸盐、葡萄糖-腺嘌呤）全血保存有效期为 （   ）

A. 10 日   B. 21 日   C. 28 日   D. 30 日   E. 35 日

4. 全血保存期的标准是根据输注 24 小时体内红细胞存活率为 （   ）

A. 40%   B. 50%   C. 60%   D. 70%   E. 90%

5. 新生儿溶血病当胆红素超过 342 μmol/L 时，应首选 （   ）

A. 光照疗法   B. 换血疗法   C. 宫内输血   D. 药物疗法   E. 液体疗法

6. 多次输注血小板可产生 （   ）

A. 胆固醇增高   B. 白细胞增高   C. 白蛋白增高   D. 淋巴细胞增高   E. 抗血小板抗体

7. 补充不稳定凝血因子宜选用 （   ）

A. 新鲜全血   B. 红细胞制剂   C. 普通血浆   D. 羧甲淀粉   E. 新鲜冰冻血浆

8. 重型珠蛋白生成障碍性贫血患儿输血宜首选 （   ）

A. 浓缩红细胞   B. 少白细胞的红细胞   C. 洗涤红细胞   D. 冷冻红细胞   E. 年轻红细胞

9. 临床输血中，非溶血性输血发热反应多考虑与哪种因素有关 （   ）

A. HLA 抗体   B. CH50 增高   C. C3 增高   D. C4 增高   E. IgA 增高

10. 目前引起输血后肝炎的主要肝炎病毒为 （   ）

A. 甲型肝炎病毒   B. 乙型肝炎病毒   C. 丙型肝炎病毒   D. 戊型肝炎病毒   E. 庚型肝炎病毒

11. 溶血性输血反应主要是 （   ）

A. 由 HLA 抗原抗体反应所致   B. 由 Ig 聚合体或抗原抗体反应所致   C. 由红细胞血型不合所致   D. 由输入 HLA 不合的 T 细胞所致   E. 由于血浆蛋白过敏所致

12. 保存温度对血小板活性影响很大，适宜温度为 （   ）

A. 4～6 ℃   B. 8～10 ℃   C. 室温   D. 18～22 ℃   E. 20～24 ℃

13. ABO 血型不合的新生儿溶血病患儿换血首选 （   ）

A. O 型红细胞＋AB 型血浆   B. 与患儿同型的全血   C. AB 型红细胞＋O 型血浆   D. 与母亲同型的全血   E. O 型洗涤红细胞＋AB 型血浆

14. 输全血不适宜于 （   ）

A. 大手术   B. 大创伤   C. 大出血   D. 粒细胞严重减少   E. 换血

15. 非溶血性发热性输血反应首先考虑 （   ）

A. Rh 血型不合　　B. ABO 血型不合　　C. 血小板抗原抗体所致　　D. 白细胞抗原抗体所致
E. 血浆蛋白所致

【X 型题】

16. 大量输血时可致　　　　　　　　　　　　　　　　　　　　　　　　（　　）
A. 心脏负荷加重　　B. 凝血异常　　C. 枸橼酸中毒　　D. 高脂血症　　E. 低蛋白血症

17. ABO 血型"改变"可见于　　　　　　　　　　　　　　　　　　　　（　　）
A. 肠道腺癌病人　　B. 白血病病人　　C. 骨髓瘤病人　　D. 肺炎病人　　E. 自身免疫性溶血性贫血病人

18. 成分输血的优点包括　　　　　　　　　　　　　　　　　　　　　　（　　）
A. 减少输血反应　　B. 减少病人心脏负担　　C. 提高治疗效果　　D. 节约血源　　E. 减低输血传染病的发生

19. 下列哪些情况血小板输注剂量需增加至 1.5 U/10 kg　　　　　　　　（　　）
A. 感染　　B. 脾大　　C. 肝大　　D. 全身水肿　　E. DIC 高凝阶段

20. ABO 血型物质可以　　　　　　　　　　　　　　　　　　　　　　（　　）
A. 辅助鉴定血型　　B. 中和"天然"抗体　　C. 预测胎儿 ABO 血型　　D. 存在于每人唾液中
E. 和血浆混合后，可以中和相应抗体

二、填空题

1. 骨髓移植或器官移植病人输血时宜选用_____。

2. ACD-A（A 为腺嘌呤）全血保存有效期为_____日。

3. 对有输血史、妊娠史或短期内需接受多次输血病人应做_____试验。

4. 受血者配血试验的血标本必须是输血前_____日之内的。

5. 产生 Rh 抗体一般有 3 条途径，包括_____、_____以及_____。

6. Rh 抗体主要是通过_____和_____产生的。

7. 输注血浆的不良反应包括：_____、_____、_____和_____。

8. B 亚型血很易误判为_____型。

9. 输注血浆的禁忌证包括_____和_____的病人。

10. Rh 阴性者接受 Rh 阳性血，可产生 Rh 抗体，如果再次接受 Rh 阳性血，即可产生严重的_____。

三、判断题

1. 孕妇血液中存在 IgG 血型抗体即有可能引起新生儿溶血病。　　　　　　　　　　（　　）

2. 自身免疫性溶血性贫血病人如必须输血时，应输注少白细胞红细胞或洗涤红细胞。　（　　）

3. 临床常把血浆用于扩容、补充白蛋白和增强免疫力。　　　　　　　　　　　　　（　　）

4. 一个人的血型在一生中不会改变，但因某些疾病可使血型抗原发生"暂时"变化。　（　　）

5. 成分输血能最大限度地降低输血反应和疾病的传播。　　　　　　　　　　　　　（　　）

四、名词解释

1. 血型亚型

2. 交叉配血试验

3. 红细胞血型抗体筛查试验

4. 成分输血

5. 人类白细胞抗原（HLA）

五、问答题

1. 血型是否只指 ABO 血型？

2. 何谓免疫性抗体？有哪些性质？

3. 新生儿溶血病是如何发生的？

4. 粒细胞抗原和抗体有何临床意义？

5. 为什么说全血并不"全"？

参考答案

一、选择题

1. B 2. B 3. E 4. D 5. B 6. E 7. E 8. C 9. A 10. C 11. C 12. E 13. E 14. D 15. D 16. ABC 17. ABC 18. ABCDE 19. AB 20. ABCE

二、填空题

1. 辐照红细胞

2. 28

3. 抗体筛查

4. 3

5. 输血 妊娠 注射

6. 输血 妊娠免疫

7. 传播病毒的危险 多种免疫反应 过敏反应 循环超负荷

8. O

9. 对血浆过敏 严重心、肾功能不全

10. 溶血性输血反应

三、判断题

1. √ 2. √ 3. × 4. √ 5. √

四、名词解释

1. 血型亚型：是指属于同一血型抗原，但抗原的结构、功能和抗原位点数有一定差异的血型。

2. 交叉配血试验：是将受血者血清与供血者红细胞和供血者血清与受血者红细胞分别进行抗原、抗体反应。交叉配血用的病人血清应是输血前 3 日以内的血标本，如反复多次输血病人，应采取输血后的血标本而且是冷藏且无污染者。

3. 红细胞血型抗体筛查试验：输血前对病人进行血型抗体筛查试验，以发现有临床意义的不规则抗体，避免溶血性输血反应；必要时对供血者血清进行抗体筛查，可以减少意外抗体进入受血者体内而发生反应。

4. 成分输血：将全血中各种有效成分用物理方法分离成高纯度、高浓度的血液成分，根据病人的具体情况选择输用。这种更有效、更合理的输血方法称为成分输血。

5. 人类白细胞抗原（HLA）：组织移植过程中，引起移植排斥的抗原称为移植抗原，又称组织相容性抗原。引起快而强的排斥应答的抗原系统，称为主要组织相容性系统（MHS）。编码 MHS 的基因称为主

829

要组织相容性复合物（MHC）。人类的 MHC 通常称为 HLA 基因或 HLA 基因复合体，其编码产物为 HLA 分子或 HLA 抗原，即人类白细胞抗原（HLA）。

五、问答题

1. 血型是人体血液的一种遗传性状，自发现红细胞 ABO 血型系统以来，截至 2023 年 7 月，已发现 45 个血型系统、约 390 种血型抗原，还发现白细胞、血小板均有其各自的血型系统。血清中的免疫球蛋白和酶等也有型的差异。故血型不只是指红细胞血型，更不能局限于 ABO 血型，它是人体各种血液成分的遗传多态性标记。

2. 经妊娠或异型输血等免疫而产生的抗体，称为免疫性抗体，实质上为 IgG 抗体。免疫性抗体在盐水介质中不能与相应的血型抗原红细胞凝集（但可使之致敏），必须用血清白蛋白、酶介质或用抗球蛋白试验等才能使之凝集。IgG 抗-A（抗-B）可通过胎盘。免疫性抗体又称温抗体或不完全抗体。

3. 新生儿溶血病（hemolytic diseaseof newborn，HDN）是发生在新生儿时期的一种疾病，主要原因是母婴血型不合。孕母体内 IgG 类血型抗体通过胎盘进入胎儿体内，胎儿红细胞被母亲的同种抗体包被，被包被的红细胞在分娩前后加速破坏，使胎儿发生以溶血为主要损害。这是一种被动免疫性疾病。这种抗体是针对胎儿红细胞上父源性的血型抗原的。

免疫性抗-A、抗-B 和抗-Rh（特别是抗-D）以及凡是以 IgG 性质出现的血型抗体，理论上都可引起新生儿溶血病。

4. 粒细胞抗原和抗体的临床意义：粒细胞同种抗体可破坏粒细胞而导致粒细胞减少症。在输血时，受血者粒细胞抗体与供血者粒细胞相应抗原结合可引起输血性发热反应，有的可出现非心源性肺水肿，严重者可出现致死性的肺部反应。

5. 说全血并"不全"是因为：血液保存液是针对红细胞而设计的，只对红细胞有保存作用。其他如粒细胞破坏最快，24 小时即丧失功能；血小板需在 22 ℃±2 ℃振荡条件下保存，4 ℃保存 1 日后即明显破坏；因子Ⅷ24 小时活性下降 50%，因子Ⅴ保存 3～5 日也损失一半。全血中除红细胞外，其他成分均不够一个治疗量。

§21.2　放射治疗学

§21.2.1　放射治疗学基本知识问答

1. 放射治疗使用的放射源主要有哪三类？

（1）放出 α、β、γ 射线的放射性同位素。

（2）产生不同能量 X 线的 X 线治疗机和各类加速器。

（3）产生电子束、质子束、负 π 介子束以及其他重粒子束的各类加速器。

2. 试述放疗照射量和吸收剂量的概念。

（1）照射量 X（exposure）：是指 $X(\gamma)$ 辐射在质量为 dm 的空气中释放的全部次级电子(正负电子)完全被空气阻隔时，在空气中形成的同一种符号的离子总电荷的绝对值（不包含因吸收次级电子发射的韧致辐射而产生的电离）dQ 与 dm 的比值。即 $X=dQ/dm$。照射量的单位为 C/kg，未定义专用名。曾用单位为伦琴（R），1 R＝2.58×10^{-4} C/kg。照射量

是用以衡量 $X(\gamma)$ 辐射致空气电离程度的一个物理量，不能用于其他类型辐射（如中子或电子束等）和其他物质。

（2）吸收剂量 D（absorbed dose）：为电离辐射给予质量为 dm 的介质的平均授予能 $d\varepsilon$，即 $D = d\varepsilon/dm$。吸收剂量的单位为 J/kg，专用名为戈瑞（Gray，符号表示为 Gy），1 Gy=1 J/kg。曾用单位为拉德（rad），1 Gy=100 rad=100 cGy。吸收剂量是度量单位质量受照物质吸收辐射能量多少的一个物理量，它在辐射效应的研究中是极为重要的。吸收剂量适用于任何类型和任何能量的电离辐射，以及适用于受到照射的任何物质。

3. 试述放射性活度和半衰期的概念。

（1）放射性活度 A（activity）：是指一定量的放射性核素在一个很短的时间间隔内发生的核衰变数 dN 除以该时间间隔 dt 之商，即 $A = dN/dt = A_0 \exp(-\lambda t)$。活度的国际单位是贝可勒尔（Bq），衍生单位有 MBq，GBq。在此之前，放射性活度单位是居里（Ci）。这些单位之间的关系可表示为：1 Ci=3.7×10^{10} Bq=3.7×10^4 MBq=3.7×10 GBq。

（2）半衰期（$T_{1/2}$）：放射性核素其原子核数目衰变到原来数目一半所需的时间称为放射性核素的半衰期。半衰期与衰变常数 λ 的关系为：$T_{1/2} = \ln2/\lambda = 0.693/\lambda$。

4. 试述组织体模比和组织最大剂量比的定义及其影响因素。

组织体模比（tissue phantom ratio，TPR）：为模体中射线中心轴某一深度的吸收剂量 D_d 与空间同一位置校准深度处的吸收剂量 D_c 的比值，即 $TPR = D_d/D_c$。当校准深度处的吸收剂量 D_c 用最大剂量深度的吸收剂量 D_{d_m} 替代时，作为组织体模比的特例，定义该参数为组织最大剂量比（tissue maximum ratio，TMR）。即 $TMR = D_d/D_{d_m}$。影响 TPR 和 TMR 值的因素有射线能量、射野尺寸和深度。TPR 和 TMR 都不受源皮距的影响。

5. 试述放射治疗临床剂量学四原则。

（1）肿瘤剂量要求准确。

（2）靶区剂量分布要求均匀，剂量变化梯度不能超过±5%。

（3）治疗计划设计应尽量提高靶区剂量，降低照射区正常组织受照范围。

（4）保护肿瘤周围重要器官免受照射，至少不能使它们超过其最大耐受量。

6. 何谓放疗外照射？

根据放射源的远近分为外放射和内放射。放疗外照射又称远距离放疗，放射线从人体外一定距离的机器（如^{60}Co 机器为 75 cm、直线加速器为 100 cm）发出照射肿瘤。这种射线能量高，穿透力强，肿瘤能得到相对均匀的放疗剂量。放疗外照射是目前放疗应用较多的一种方法。

7. 试述医用加速器用于常规放疗时的适应证。

医用加速器适应证广泛，可用于头颈、胸腔、腹腔、盆腔、四肢等部位的原发或继发肿瘤，以及手术后残留的术后治疗，或术前的治疗等。

（1）单纯根治的肿瘤：鼻咽癌、早期喉癌、早期口腔癌、鼻窦癌、早期恶性淋巴瘤、髓母细胞瘤、基底细胞癌、肺癌、精原细胞瘤、食管癌等。

（2）与化疗合并治疗肿瘤：小细胞肺癌、中晚期恶性淋巴瘤等。

（3）与手术综合治疗：上颌窦、耳鼻喉癌、胶质神经细胞瘤、肺癌、胸腺瘤、胃肠道癌、软组织肉瘤等。有计划性的术前放疗、术中放疗、术后放疗。

（4）姑息性放疗：骨转移灶的止痛放疗、脑转移放疗、晚期肿瘤的姑息减症治疗。

8. 何谓医用电子直线加速器？

医用电子直线加速器是一种为放射治疗提供符合临床治疗要求的 X 线或电子束辐射的医用治疗装置。加速器有多种类型，电子直线加速器是目前最具应用前景的加速器。其含义如下：

（1）医用：表示设备的用途是用于人体肿瘤治疗的，应符合医疗设备的特殊要求。

（2）电子：表示被加速的电子是粒子，而非质子或其他重离子。

（3）直线：表示电子束在加速过程中的运动轨迹是一条直线。

（4）加速器：表示是一种应用高能物理理论进行束流加速的装置。

9. 试述加速器产生的高能电子束的特点。

（1）高能电子束表面剂量高，一般都在 75%～80% 或以上。

（2）高能电子束有特定的射程，在一定深度后剂量迅速下降，可以较好地保护病变后的正常组织和器官。

（3）选择不同能量的高能电子束可以治疗不同深度的肿瘤。

（4）高能电子束随着深度的增加，百分深度剂量很快达到最大剂量，然后形成高剂量"坪区"，"坪区"内剂量随深度变化不大，单野照射就可以使得靶区剂量分布均匀。高能电子束的这些剂量学特点，决定了临床用它来治疗表浅的或偏心的肿瘤和遭侵袭的淋巴结时，具有高能 $X(\gamma)$ 射线所不能及的突出优点。

10. 何谓立体定向放射治疗？

立体定向放射治疗（stereotactic radiotherapy）是指利用专门设备通过立体定向定位、摆位技术实现多个小照射野聚焦式的放射治疗。它是立体定向放射手术（stereotactic radio surgery，SRS）和立体定向放射治疗（stereotactic radiotherapy，SRT）的统称。SRS 采用单次大剂量照射，SRT 采用分次大剂量照射，SRS 是 SRT 的一个特例。使用 $^{60}Co\gamma$ 射线进行立体定向放射治疗的设备俗称 γ 刀，使用医用电子加速器的高能 X 射线进行立体定向放射治疗的设备俗称 X 刀。

11. 何谓近距离放射治疗？它有哪几种照射方式？

近距离治疗（brachytherapy）是与远距离治疗（外照射）相对而言的，是指将封装好的放射源，通过施源器或输源导管直接置入病人的肿瘤部位所进行的照射。其基本特征是放射源贴近肿瘤组织，肿瘤组织可以得到有效的杀伤剂量，而邻近的正常组织，由于辐射剂量随距离增加而迅速跌落，受量较低。近距离照射很少单独使用，一般作为外照射的辅助治疗手段。从照射方式上讲，可分为腔内、管内、术中、组织间植入照射和体表敷贴。根据放射源在体内的置放时间，可分为暂时性驻留和永久性置入。

12. 近距离照射高剂量率、中剂量率和低剂量率的划分依据是什么？

参考点剂量率在 0.4～2 Gy/h 称为低剂量率照射，参考点剂量率在 2～12 Gy/h 称为中剂量率照射，参考点剂量率大于 12 Gy/h 称为高剂量率照射。

13. 简述现代近距离治疗的特点。

现代近距离治疗具有四大特点：①后装技术。②放射源微型化和程控步进电机驱动。③高剂量率治疗。④计算机设计治疗计划。

14. 何谓"三维适形放射治疗"和"调强适形放射治疗"？

三维适形放射治疗（3DCRT）是一种可以提高治疗增益比的放射治疗技术，是指高剂量区分布的形状在三维方向上与病变（靶区）形状一致的放射治疗。为达到剂量的三维适形，必须满足下述必要条件：①在照射野方向上，照射野的形状必须与（病变）靶区形状一致。②要使靶区内及表面的剂量处处相等，必须要求每一个射野内各点的输出剂量率能按所要求的方式进行调整。满足上述第一个条件的三维适形放射治疗称为经典适形放射治疗（CCRT）；同时满足上述两个条件的三维适形放射治疗称为调强适形放射治疗（IMRT）。对于调强适形放射治疗来说，调强（强度调整）是手段，适形（剂量适形）是目的。

15. 简述外照射中应用的几个靶区的概念。

（1）肿瘤区（gross target volume，GTV）：指临床检查和各种影像学技术能够发现的肿瘤，包括原发灶和转移淋巴结（远地转移灶）。

（2）临床靶区（clinical target volume，CTV）：指按一定的时间剂量模式给予一定剂量的临床灶（肿瘤区）、亚临床灶以及肿瘤可能侵犯的范围。

（3）内靶区（internal target volume，ITV）：在病人坐标系中，由于呼吸或器官运动或照射中 CTV 体积和形状的变化所引起的 CTV 外界运动的范围，称为内边界（internal margin，IM）。内边界的范围，定义为内靶区。

（4）计划靶区（planning target volume，PTV）：ICRU62 号报告中将由病人坐标系通过治疗摆位转换到治疗机坐标系中，以及治疗机照射野位置的变化等因素引起的 ITV 的变化范围称为摆位边界（setup margin，SM）。SM 的范围称为计划靶区。

16. 试述各种细胞对放射线的敏感度。

每种细胞经一定量的放射线照射后都会受到或轻或重的损伤，损害重的细胞可死亡，所以各种细胞对放射线有不同的敏感度，按实验和临床结论来分类，各类细胞对放射线的敏感度由高至低排序如下：

（1）淋巴组织。

（2）血液白细胞（尤其是粒细胞）。

（3）上皮细胞：①某些分泌腺的基底上皮细胞，如腮腺上皮细胞。②睾丸的基底上皮细胞（精原细胞）与卵巢的滤泡细胞。③皮肤与黏膜的基底上皮细胞。④肺与肝的上皮细胞。⑤肾小管上皮细胞。⑥腺上皮细胞。

（4）内皮细胞。

（5）结缔组织细胞。

（6）肌细胞、骨细胞、脂肪细胞和神经细胞。

17. 影响放射治疗的临床因素有哪些？

（1）全身情况：营养不良或贫血会降低敏感度，恶病质更无法耐受全部疗程。

（2）年龄：年轻人肿瘤敏感性高，但转移机会多；老年人肿瘤敏感性低，耐受性差。

（3）肿瘤分化程度：成熟细胞的分化程度高，其放疗敏感性低；反之，分化程度低，放疗就较敏感。

（4）肿瘤部位和瘤床组织：宫颈癌和食管癌同是鳞状细胞癌，因子宫颈的周围组织耐受量高，给予大量放疗较少损害，治疗效果好；食管周围组织耐受力低，易造成食管穿孔，治疗效果就差。

（5）肿瘤的大小和分型：肿瘤过大势必影响效果。肿瘤大体分为糜烂型、菜花型、结节型、溃疡型，其疗效也按上述顺序逐次下降。

（6）肿瘤的临床期别及有无合并症：肿瘤早期较晚期敏感，有合并症特别是合并感染时使放射敏感性下降。

18. 何谓肿瘤的综合治疗？

肿瘤的综合治疗是根据病人的机体情况、肿瘤的病理类型、侵犯范围（病期）和发展趋势，有计划、合理地应用现有的治疗手段，以期较大幅度地提高肿瘤治愈率、延长生存期、提高病人生活质量。它包括放射治疗与手术综合治疗、放疗与化疗综合治疗及术前放疗、化疗等。

19. 试述肿瘤组织的放射敏感性。

根据肿瘤组织来源和肿瘤分化程度，可将肿瘤组织的放射敏感性分为三类。

（1）高度敏感的肿瘤：恶性淋巴瘤、精原细胞瘤、白血病、肾母细胞瘤、神经母细胞瘤、无性细胞瘤等。放射量（35～40）Gy/（4～6）周则能杀灭肿瘤。

（2）中等度敏感的肿瘤：大多数上皮性肿瘤属这一类，如鳞状上皮癌、未分化癌、低分化腺癌等。放射量需（50～70）Gy/（5～7）周才能杀灭肿瘤。

（3）放射抗拒的肿瘤：细胞高度分化的肿瘤，如软组织肉瘤、骨肉瘤、大多数神经源性肿瘤等。这类肿瘤宜手术治疗，但可配合术后放疗，亦可进行近距离腔内和插植放疗，使肿瘤局部达到高剂量，而邻近的正常组织由于辐射剂量随距离增加而急剧下降，不会造成严重损伤，从而使正常器官得到保护。

20. 何谓根治性放疗？

通过放疗达到杀灭肿瘤的目的，病人健康可基本恢复。包括对放射线敏感或中等敏感的肿瘤，如鼻咽癌、早期喉癌、扁桃体癌、宫颈癌、软腭癌、鼻腔癌、皮肤癌、中上段食管癌、鼻腔及鼻窦癌、淋巴瘤、髓母细胞瘤、室管膜瘤、肺癌、骨尤因肉瘤、精原细胞瘤等。

21. 何谓姑息性放疗？

晚期肿瘤或放疗抗拒的肿瘤，通过放疗可改善临床症状，达到止痛、止血，缓解肿瘤压迫，减轻痛苦，抑制肿瘤生长的目的。一般只给予肿瘤根治量 $1/3\sim1/2$ 的剂量。

22. 术前放疗有何意义？

由于放射线对癌细胞具有抑制作用，术前放疗可以使肿瘤缩小，减少癌性粘连和肿瘤的转移，提高切除率。目前常用于上颌窦癌、舌癌、中段食管癌、喉癌、直肠癌、炎性乳癌等。

23. 术后放疗有何意义？

通过放疗杀灭术后手术野或区域淋巴结引流内的亚临床病灶，减少手术后的复发，提高手术疗效。常用于以下情况：

（1）手术后病理证实为恶性淋巴瘤及各种胚胎性癌。对放疗敏感的肿瘤都应做术后放疗，包括原发灶和区域淋巴结放疗。

（2）对放疗敏感的肿瘤由于不能完全切除，宜做术后放疗，使残余的肿瘤再由放疗得到根治。

（3）肿瘤虽已切除，但此类肿瘤易自淋巴管扩散转移者，术后应对有关淋巴引流区放疗。

24. 放疗后常见的皮肤和黏膜放射反应表现如何？

恶性肿瘤放疗时对正常组织会引起一定损害，称为放射反应。

（1）皮肤反应：红斑、色素沉着、干性脱皮、湿性脱皮及坏死。常规治疗时不应该出现皮肤坏死，只有在 6 周之内皮肤接受超出 75 Gy 时，皮肤局部才可能出现坏死。放疗几个月或几年后皮肤可出现远期反应，表现为毛细血管扩张、皮肤萎缩、皮下组织增生和纤维化等。

（2）黏膜反应：最初表现为黏膜充血水肿，局部疼痛，继而出现黏膜上皮脱落糜烂，出现纤维性渗出物，形成白膜。

25. 试述皮肤和黏膜放射反应的处理方法。

干性脱皮和瘙痒时可给予 1% 冰片滑石粉。出现湿性脱皮时应立即停止放疗，局部涂抹 2% 硼酸软膏、四环素可的松软膏，也可清洁换药后干燥暴露，经上述处理一般 $10\sim14$ 日可痊愈。

鼻咽、鼻腔、口腔和喉部的黏膜反应可致局部干燥和疼痛，宜保持口腔清洁，用复方氯己定含漱液或朵贝液，或 4% 碳酸氢钠溶液漱口，生理盐水鼻咽冲洗，复方薄荷油或淡鱼肝油滴鼻，口服维生素 B_2 片及中药导赤散。

26. 试述头部常见的几种放疗反应及其处理方法。

（1）下颌骨损伤：下颌骨坏死是口腔肿瘤放疗的严重并发症，$60\sim70$ Gy 照射后发生率高达 20% 左右，其与照射野的大小、牙齿和颊部卫生状况以及有无合并感染等因素密切相关。预防方法为放疗前常规口腔处理，拔除龋齿和残根，除去金属冠，并经常保持口腔清洁。放疗前拔牙者，需在拔牙后 $10\sim14$ 日才能放疗。放疗后 3 年内不宜拔牙。为预防放射性龋齿和放射性下颌骨骨髓炎，放疗时可应用塑料口腔筒，免遭不必要的照射。

（2）唾液腺损伤：黏液细胞容易受到损害而发生纤维化。20 Gy/2 周后腮腺功能受抑制；剂量超过 40 Gy 后，腮腺唾液的产生停止；大于 60 Gy 将难以恢复。治疗期间宜保持口腔清洁，中药可用增液汤等。

（3）晶体损伤：放射剂量 5～12 Gy 时可产生白内障，如治疗需要，不能避开晶体时，晶体的受量应尽量不超过 12 Gy。

（4）脑和脊髓损伤：全脑照射＞60 Gy、10 cm 脊髓照射＞45 Gy，可出现脑软化和放射性脊髓炎。脊髓炎早期反应为屈颈时从颈部或腰部沿背向下肢或四肢放射的触电感，严重者可发生颈或胸段脊髓横断性损害。放射性脑损伤，潜伏期 1～7 年，表现为精神症状、记忆力减退、定向障碍、呆滞、答非所问等。治疗可给予激素、血管扩张药及各种神经营养药物等。

27. 试述放射性肺炎的临床特征及处理方法。

放射性肺炎一般有两种表现形式：早期表现为急性放射性肺炎，通常发生在放疗后 1～3 个月。后期的放射性肺损伤表现为肺组织纤维化，多发生于照射后 6 个月左右，表现为刺激性咳嗽、咳少量白色黏液痰、胸闷、气短等非特异性呼吸道症状。严重病例可出现高热、胸痛、呼吸困难、不能平卧、剧烈咳嗽、咯血痰，甚至发展为呼吸衰竭而致死的情况等。胸部 X 线照片见放射野内出现小点状和网状阴影，在肺的放射高剂量区有致密阴影，伴纤细的条索状阴影向周围放射。肺纤维化明显时肺呈局部收缩状态，即以放射野为中心收缩，使纵隔、肺门移位，横膈上抬。放射性肺炎的发生和照射体积、照射总量密切相关。当肺照射面积 100 cm² 时照射量 30～35 Gy，以及全肺照射 15～25 Gy 就可能发生放射性肺炎。在放疗时应避免与大剂量博来霉素、平阳霉素合并应用。治疗可采用其他大剂量抗生素和肾上腺皮质激素。

28. 试述放射性心脏损伤的临床特征及处理方法。

当心脏放射量超过 45 Gy 时，有 5％的病人可因放射诱发心包炎、全心内膜炎或冠心病。急性心包炎可在照射后 6～48 个月出现，心包积液通常在照射后 6～12 个月出现。有症状时可用肾上腺皮质激素和护心治疗。照射心脏部位时，不宜与大剂量多柔比星同时应用。

29. 试述放射性直肠炎的临床表现和处理方法。

直肠照射面积 100 cm²、剂量超过 60 Gy/6 周时，易发生放射性直肠炎（多见于宫颈癌和直肠癌放疗后），表现为直肠刺激症状，如大便次数增多，里急后重；便血、直肠溃疡和狭窄，严重时可发生直肠阴道瘘。长期便血可引起贫血。治疗方法宜抗炎，低渣饮食，应用皮质激素，严重者需手术治疗。

30. 试述放射性膀胱炎的临床表现和处理方法。

全膀胱照射剂量超过 60 Gy/6 周可能出现放射性膀胱炎（多见于宫颈癌和膀胱癌放疗后），表现为尿频、尿急、排尿困难、血尿等，严重时可发生膀胱阴道瘘，且常合并泌尿道感染。治疗宜用抗炎、止血及对症治疗。重度损害者，必要时考虑手术治疗。

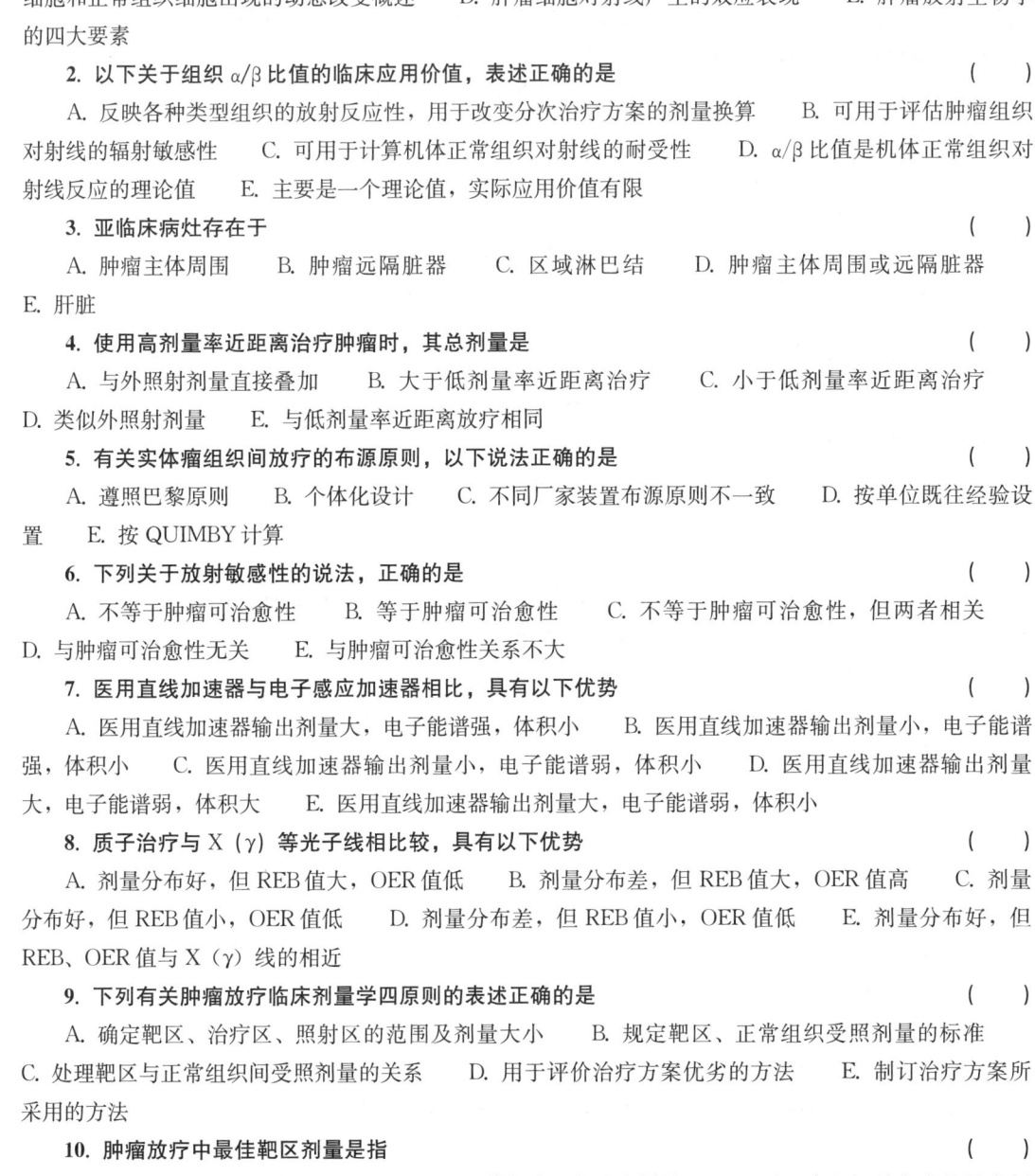

§21.2.2 放射治疗学自测试题（附参考答案）

一、选择题

【A型题】

1. 放射生物学中的4R原则是 （　）

A. RBE，OER，SER，PR　　B. 正常组织细胞呈现的放疗反应表现分类　　C. 在分次放疗中肿瘤细胞和正常组织细胞出现的动态改变概述　　D. 肿瘤细胞对射线产生的效应表现　　E. 肿瘤放射生物学的四大要素

2. 以下关于组织 α/β 比值的临床应用价值，表述正确的是 （　）

A. 反映各种类型组织的放射反应性，用于改变分次治疗方案的剂量换算　　B. 可用于评估肿瘤组织对射线的辐射敏感性　　C. 可用于计算机体正常组织对射线的耐受性　　D. α/β 比值是机体正常组织对射线反应的理论值　　E. 主要是一个理论值，实际应用价值有限

3. 亚临床病灶存在于 （　）

A. 肿瘤主体周围　　B. 肿瘤远隔脏器　　C. 区域淋巴结　　D. 肿瘤主体周围或远隔脏器　　E. 肝脏

4. 使用高剂量率近距离治疗肿瘤时，其总剂量是 （　）

A. 与外照射剂量直接叠加　　B. 大于低剂量率近距离治疗　　C. 小于低剂量率近距离治疗　　D. 类似外照射剂量　　E. 与低剂量率近距离放疗相同

5. 有关实体瘤组织间放疗的布源原则，以下说法正确的是 （　）

A. 遵照巴黎原则　　B. 个体化设计　　C. 不同厂家装置布源原则不一致　　D. 按单位既往经验设置　　E. 按 QUIMBY 计算

6. 下列关于放射敏感性的说法，正确的是 （　）

A. 不等于肿瘤可治愈性　　B. 等于肿瘤可治愈性　　C. 不等于肿瘤可治愈性，但两者相关　　D. 与肿瘤可治愈性无关　　E. 与肿瘤可治愈性关系不大

7. 医用直线加速器与电子感应加速器相比，具有以下优势 （　）

A. 医用直线加速器输出剂量大，电子能谱强，体积小　　B. 医用直线加速器输出剂量小，电子能谱强，体积小　　C. 医用直线加速器输出剂量小，电子能谱弱，体积小　　D. 医用直线加速器输出剂量大，电子能谱弱，体积大　　E. 医用直线加速器输出剂量大，电子能谱弱，体积小

8. 质子治疗与 X（γ）等光子线相比较，具有以下优势 （　）

A. 剂量分布好，但 REB 值大，OER 值低　　B. 剂量分布差，但 REB 值大，OER 值高　　C. 剂量分布好，但 REB 值小，OER 值低　　D. 剂量分布差，但 REB 值小，OER 值低　　E. 剂量分布好，但 REB、OER 值与 X（γ）线的相近

9. 下列有关肿瘤放疗临床剂量学四原则的表述正确的是 （　）

A. 确定靶区、治疗区、照射区的范围及剂量大小　　B. 规定靶区、正常组织受照剂量的标准　　C. 处理靶区与正常组织间受照剂量的关系　　D. 用于评价治疗方案优劣的方法　　E. 制订治疗方案所采用的方法

10. 肿瘤放疗中最佳靶区剂量是指 （　）

A. 肿瘤得到最大控制率的最小剂量　　B. 肿瘤致死的最小剂量　　C. 无正常组织并发症的最大剂

量　　　D. 得到肿瘤最大控制率且正常组织无并发症的剂量　　　E. 不超过正常组织耐受量的最大剂量

11. 下列哪个部位被侵犯，提示上颌窦癌预后不良　　　　　　　　　　　　　（　　）

A. 顶壁　　　B. 内壁　　　C. 前壁　　　D. 底壁　　　E. 内壁＋底壁

12. 颅骨脊索瘤是一种较为少见的原发颅内肿瘤，其好发于　　　　　　　　（　　）

A. 鞍背　　　B. 蝶骨体区　　　C. 筛板下区　　　D. 斜坡区　　　E. 岩谷区

13. 对于宫颈癌放射治疗后的复诊，下列表述错误的是　　　　　　　　　　（　　）

A. 定期复诊　　　B. 复诊时可根据情况决定是否补充治疗　　　C. 坚持阴道冲洗　　　D. 如果治疗结束时效果很好，无须复查　　　E. 外地病人可在附近医院复诊后将结果寄回原治疗单位存档

14. 目前近距离治疗效果最好的实体瘤类型是　　　　　　　　　　　　　　（　　）

A. 胃癌　　　B. 食管癌　　　C. 肝癌　　　D. 子宫颈癌　　　E. 直肠癌

15. LET 是指　　　　　　　　　　　　　　　　　　　　　　　　　　　　（　　）

A. 单位粒子径迹能量传递　　　B. 能量线性传递　　　C. 与氧再合有关　　　D. 与相对生物效应有关

E. 与能量传递无关

【X 型题】

16. 立体定向放射外科及立体定向放射治疗的治疗精度影响因素包括　　　　（　　）

A. 机械精度　　　B. 靶定位精度　　　C. 固定系统精度　　　D. 摆位准确性　　　E. 放射治疗部位

17. 脑转移瘤的主要治疗手段　　　　　　　　　　　　　　　　　　　　　（　　）

A. 激素治疗　　　B. 外科治疗　　　C. 外照射治疗　　　D. X 刀　　　E. 静脉化疗

18. 全脑放疗适应证　　　　　　　　　　　　　　　　　　　　　　　　　（　　）

A. 中枢神经系统恶性淋巴瘤　　　B. 多发脑转移瘤　　　C. 大脑胶质瘤病　　　D. 多灶性恶性胶质瘤

E. 脑膜瘤

19. IMRT 的流程包括　　　　　　　　　　　　　　　　　　　　　　　　（　　）

A. 确定治疗体位及固定，在 CT 模拟机上确定扫描中心　　　B. 勾画靶区及危及器官　　　C. 填写剂量处方及要求　　　D. 设计、计算和优化照射野　　　E. 验证、确认治疗计划

20. 目前常用的分割照射方式　　　　　　　　　　　　　　　　　　　　　（　　）

A. 超分割　　　B. 加速超分割　　　C. 后程加速超分割　　　D. 分段照射　　　E. 隔日照射

二、填空题

1. 放射损伤的 4R 是指＿＿＿＿、＿＿＿＿、＿＿＿＿、＿＿＿＿。

2. 肿瘤细胞放射损伤的关键靶点为＿＿＿＿。

3. 放疗的四大支柱为＿＿＿＿、＿＿＿＿、＿＿＿＿、＿＿＿＿。

4. 根据肿瘤放射治疗的目的，可以将其分为＿＿＿＿和＿＿＿＿。

5. 放疗治疗计划的评估方法主要有＿＿＿＿和＿＿＿＿。

三、判断题

1. 单位时间内的照射量的增量称为照射量率。　　　　　　　　　　　　　（　　）

2. 靶点位置的精度是立体定向治疗的第一要素。　　　　　　　　　　　　（　　）

3. 立体定向治疗过程可分为定位、计划、摆位、监控、随访五个阶段。　（　　）

4. 头模治疗误差主要来自定位阶段。　　　　　　　　　　　　　　　　　（　　）

5. X（γ）光子能直接引起物质原子电离或激发。　　　　　　　　　　　　（　　）

四、名词解释

1. 放射性活度

2. 肿瘤的致死剂量

3. 正常组织耐受量

4. 剂量建成效应

5. 生物半衰期

五、问答题

1. 试述细胞放射性损伤的分类。

2. 放疗中常用的放射线有哪些?

3. 试述近距离后装治疗的概念和类型。

4. 试述术中放疗的优点。

5. 放射线会致癌吗?

参考答案

一、选择题

1. E   2. A   3. A   4. C   5. A   6. C   7. A   8. A   9. D   10. E   11. D   12. D   13. D   14. D   15. A   16. ABCD   17. ABCD   18. ABCD   19. ABCDE   20. ABCD

二、填空题

1. 细胞的再增殖   细胞周期再分布   乏氧细胞再氧合   细胞损伤的修复

2. DNA

3. 放射物理学   放射生物学   放射技术   临床肿瘤学

4. 根治性放疗   姑息性放疗

5. 等剂量曲线   DVH 图

三、判断题

1. √   2. √   3. ×   4. √   5. ×

四、名词解释

1. 放射性活度:指单位时间内原子核衰变的数目。

2. 肿瘤的致死剂量:通过放射治疗使绝大部分肿瘤细胞死亡而达到控制肿瘤、局部治愈的放射剂量。

3. 正常组织耐受量:各种不同组织接受射线照射后能够耐受而不致造成不可逆性损伤所需要的最大剂量。

4. 剂量建成效应:高能 X 线进入人体组织后,其最大剂量值不在人体组织表面,而在距体表一定距离的组织内,此现象称为剂量建成效应。

5. 生物半衰期:是指生物体内的放射性核素由于生物代谢作用,活度减少一半所需的时间。

五、问答题

1. 细胞放射性损伤分为致死性损伤、亚致死性损伤、潜在致死性损伤:

(1) 致死性损伤:指不可逆的、不可修复的损伤,最终不可挽回地走向死亡。

（2）亚致死性损伤：指照射后经过一段充分的时间能够完全被细胞修复的损伤。

（3）潜在致死性损伤：这是一种照射后受环境条件影响的损伤，在一定条件下损伤可以修复。

2. 放疗中常用的放射线主要有三类：

（1）放射性同位素放出的 α、β、γ 线。

（2）X 线治疗机和各类加速器产生的不同能量的 X 线。

（3）各类加速器产生的电子束、快中子、质子束、负 π 介子束以及其他重粒子束等。

3. 近距离后装治疗是将放射源施器器放置于人体管腔、瘤体外表或用针插植到瘤体中，通过计算机控制系统，使放射源直接在瘤体外表或瘤体内部放疗。它包括腔、管、组织间插植，及术中置管和模型敷贴 5 种类型。

4. 术中放疗的优点包括：①直视下照射部位准确。②术中放疗用的是高能电子束照射，在适宜能力下能保护比肿瘤深的正常组织。③邻近的正常组织可以推到照射野外。④治疗时间短。⑤全身反应与骨髓损伤小。⑥不增加手术并发症与死亡率，术后恢复不延长，可随后继续按计划进行外放疗或化疗。

5. 可以肯定地说放射性线会致癌。但放射致癌的定义是在放射治疗完毕后至少十年以后，在放射区域出现的与原肿瘤病理类型不同，或病理类型相同但分化程度不同的恶性肿瘤，出现这种情况的病人只是极少数，而且这种情况如果能及时发现与治疗，效果还是很好的。

由于环境被放射性物质污染，生活在这种环境的人群长期慢性承受射线，其癌症发病率比正常人群高，这种情况称为辐射致癌，与放射致癌是两个概念。

§21.3　高压氧医学

§21.3.1　高压氧医学基本知识问答

1. 简述高压氧的发展史。

高压氧疗法已有 100 多年的历史，20 世纪 90 年代以后获得快速发展，应用领域不断扩大，已成为临床不可缺少的治疗手段之一。自 1963 年起，至今已召开了二十届国际高气压医学会议，第十一届和第十六届会议在我国举行。我国第一个高压氧治疗舱建于 1964 年，中华高压氧医学会于 1992 年成立，至今全国已有多种类型的高压氧舱 1 万多台座，从业医务人员达数万人。

2. 何谓高压氧与高压氧疗法？

机体处于高气压环境中所呼吸的与环境压相等的纯氧或高浓度氧，称为高压氧。利用吸入高压氧治疗疾病的方法称为高压氧疗法。

3. 何谓标准大气压？

标准大气压值的规定，随着科学技术的发展经过了几次变化。最初规定在温度 0 ℃、纬度 45°、晴天时海平面上的大气压强为标准大气压，其值大约相当于 76 cmHg 高。后来发现，在这个条件下的大气压强值并不稳定，它受风力、温度等条件的影响而变化，于是就规定 76 cmHg 高为标准大气压值。但是后来又发现 76 cmHg 高的压强值也是不稳定的，汞的密度大小受温度的影响而发生变化。

为了确保标准大气压是一个定值，1954 年第十届国际计量大会决议声明，规定标准大气压值为：1 标准大气压＝101 325 N/m²

一个标准大气压＝76 cmHg＝101 293 Pa＝0.101 MPa

在高压氧治疗中，一般将标准大气压（常压）定为 0.10 MPa。此压力略相当于 10 m 水深处的压力。

4. 何谓常压、附加压、绝对压、地方大气压？

（1）常压（标准大气压强）：地球纬度 45°的海平面上，温度 0 ℃时，测出每平方厘米面积所承受的压强为 760 mmHg，称为 1 个标准大气压强，也就是常压。

（2）附加压（表压）：常压以外增加的压强为附加压。其大小可通过压力表显示出来，又称表压。常压时表压显示为"0"。测血压时血压计所显示的压力就是附加压。

（3）绝对压（ATA）：单位面积上所承受的压强称为绝对压，临床应用高压氧治疗时，常用绝对压作为治疗压力。绝对压＝常压＋附加压（表压）。

（4）地方大气压：不同地区大气压强并不一致，因为不同纬度、温度、不同海拔高度下的大气压是不同的，例如拉萨地区大气压强仅为标准大气压的 65％左右。地球上每个不同的大气压强称为地方大气压。确切地说，高压氧治疗应以地方大气压为基准。

5. 试述高压氧的治疗方法。

高压氧治疗包括治疗前准备、加压、稳压吸氧和减压等程序。高压氧治疗的压力单位是绝对压（大气压＋附加压），可以用 ATA 表示（2ATA 即为 2 个大气压），也可用 MPa 表示（2 ATA＝0.2 MPa）。

6. 试述高压氧治疗原理。

（1）增加血氧含量，提高血氧分压：人体血液中的血红蛋白（Hb）含量是相对固定的，且常压下吸空气时氧合血红蛋白（HbO_2）的饱和度已达 97％左右，此时并无多大增加运氧能力的空间。高压氧下，随着治疗压力的不断增高，溶解在血浆中的氧量也会成正比例增加。因此，高压氧治疗主要是增加血浆中的物理溶解氧。在 0.3 MPa 氧下溶解氧量比常压吸空气时增加 20 倍，可以实现无血生存。也就是说，此时去除全部血液中的血红蛋白，机体也可依靠溶解在血浆中的氧气保证生存需要。

（2）提高血氧有效弥散能力：高压氧下氧分子数量增加，血氧分压升高，氧从毛细血管向组织的弥散能力增强，弥散距离增加，有利于改善组织缺氧。0.3 MPa 氧压下，有效弥散半径从 30 μm 增加到 74 μm。

（3）机体储氧量增加：常温常压下，每千克组织储氧 13 mL，耗氧量为 3～4 mL/（kg·min），因此循环阻断安全时限为 3～4 分钟。在 0.3 MPa 氧下，储氧量可增至 53 mL/kg，循环阻断时间可增至 8～12 分钟。

（4）抑制厌氧菌生长：这是治疗气性坏疽等厌氧菌感染的基础。

（5）抗微生物作用：高压氧可以抑制某些革兰阳性菌和革兰阴性菌，可增强白细胞的吞噬能力，并可增强某些抗菌药（如磺胺类药、抗结核药等）的药效。

（6）高压氧对气泡的作用：高压氧可使血液和组织中的气泡压缩和溶解在体液中，再经呼吸排出，因此高压氧对减压病、气栓症疗效显著。

（7）增强放疗和化疗对肿瘤的疗效。

7. 高压氧舱有哪几种类型？各有何特点？

高压氧舱是高压氧疗法的专用设备，大多用钢材制成。由于应用范围不同，加压舱有各种不同形式，但基本是相同的。主要有以下两种类型。

（1）氧气加压舱：包括成人用的单人舱以及专供婴儿用的婴幼儿氧舱。这类氧舱的体积小，只能容纳一个病人，舱内直接充满高压氧气，病人在舱内吸纯氧。因此也可称之为纯氧舱。纯氧舱的特点是：造价低，运输方便，用于一般治疗，不利于危重症病人的抢救。

（2）空气加压舱：舱的体积大，整个舱体为2～3个舱室连在一起，分别称为手术舱、治疗舱和过渡舱。用压缩空气加压，病人在舱内戴面罩吸氧。可在舱内进行手术、治疗、抢救等医疗工作。这种大型舱有利于对一批病人同时进行治疗，允许医护人员进入舱内护理病人，有利于抢救及治疗垂危病人，但造价比较贵。近年来，部分单人舱也改用空气加压，以求降低舱内氧浓度，提高治疗安全性。

8. 高压氧治疗的急症适应证有哪些？

高压氧治疗的急症适应证有：急性一氧化碳中毒及其中毒性脑病、急性气栓症、急性减压病、有害气体（硫化氢、液化石油气、汽油等）中毒、厌氧菌感染（气体坏疽、破伤风等）、休克、视网膜动脉栓塞、心肺复苏后急性脑功能障碍（电击伤、溺水、缢伤、窒息、麻醉意外等）、脑水肿、肺水肿、挤压伤及挤压综合征、急性末梢循环障碍、急性脊髓损伤，断肢（指、趾）再植术后等。

9. 列表简示高压氧治疗的非急症适应证（表21-1）。

表21-1 非急症适应证

内科疾病	外科疾病	其他
冠心病(心绞痛、心肌梗死等)	脑外伤（脑震荡、脑挫伤、颅内血肿清除术后）	突发性耳聋
快速性心律失常（心房颤动、期前收缩、心动过速）	周围神经损伤	视网膜静脉血栓形成
心肌炎	颅内良性肿瘤术后	中心性浆液性脉络膜视网膜病变
支气管哮喘及喘息性支气管炎	脑血管疾病术后	视网膜震荡
缺血性脑血管性疾病（脑动脉硬化症、脑血栓、脑梗死等）	骨髓炎	视神经损伤
血管神经性头痛	骨折及愈合不良	病毒性脑炎
面神经炎（贝尔面瘫）	无菌性骨坏死	放射性损伤（骨、软组织损伤、膀胱炎等）
高原病	慢性皮肤溃疡（动脉供血障碍、静脉淤血、压疮、糖尿病及慢性骨髓炎等所致）	玫瑰糠疹

内科疾病	外科疾病	其他
持续性植物状态	麻痹性肠梗阻	带状疱疹
多发性硬化	周围血管疾病（脉管炎、雷诺病、深静脉血栓形成等）	牙周病（炎）
癫痫（非原发性）	冻伤	
眩晕综合征（梅尼埃综合征）	烧伤	
糖尿病及其并发症	整形术后	
消化性溃疡	植皮术后	
溃疡性结肠炎	运动性损伤	
药物及化学物中毒		

10. 试述高压氧治疗的禁忌证。

（1）绝对禁忌证：①未处理的气胸。②服用双硫仑；服用抗肿瘤药如博来霉素、顺铂、多柔比星。③早产和/或低体重的新生儿。

（2）相对禁忌证：①胸部外科手术围手术期；②呼吸道传染性病毒感染；③中耳手术围手术期；④未控制的癫痫；⑤高热；⑥先天性球形红细胞增多症；⑦幽闭恐惧症；⑧颅底骨折伴脑脊液漏；⑨妊娠 3 个月以内；⑩未控制的高血压；⑪糖尿病病人血糖控制不稳定；⑫闭角型青光眼；⑬肺大疱；⑭心动过缓（小于 50 次/min）；⑮未处理的活动性出血；⑯结核空洞；⑰严重肺气肿；⑱新生儿支气管肺发育不良。

11. 高压氧治疗病人在入舱前要做哪些准备？

（1）病人必须经高压氧专科医师检查同意并签署知情同意书后再参与治疗。

（2）严禁将火柴、打火机和汽油等易燃物品以及电动、闪光玩具、爆竹等带入舱内，有以上物品者，入舱前必须交给工作人员保管。另外，机械手表、钢笔、助听器等也不宜带入舱内，以免加压后损坏。

（3）单人纯氧舱严禁穿易产生静电火花的服装（氯纶、腈纶、尼龙、膨体等化学纤维织物）入舱。

（4）在每次进舱主动向高压氧舱医务人员反映病情变化，进行必要的观察、检查或治疗。

（5）服从医务人员指导，掌握适应高压环境的配合动作，如咽鼓管咽口开张动作及如何有效吸氧等。

（6）正确使用紧急呼叫装置，切勿乱动舱内设施。

（7）除非紧急情况，一般不宜在饱餐后、酒后及疲劳状态下立即入舱。入舱前解好大、小便。

12. 试述不同压力下吸氧的安全时限。

常压下连续吸氧不得超过 12～24 小时。0.2 MPa 氧压下，连续吸纯氧不得超过 150 分钟。0.25 MPa 下，不得超过 120 分钟。0.3 MPa 下，不得超过 40 分钟。

13. 试述高压氧治疗的主要毒副作用。

（1）减压病：系治疗中减压方法不当所致，高压氧治疗中发生率很低。

（2）气压伤：系治疗中加压或减压操作不当，致使体内腔窦器官产生不均匀受压所致，包括中耳气压伤、鼻旁窦气压伤、肺气压伤等。

（3）氧中毒。

（4）其他：如幽闭恐惧症、血压效应等。

14. 何谓氧中毒？

高压环境中，长时间吸入高浓度的氧或纯氧，可以造成人体组织结构和功能的损害，称为氧中毒。

15. 试述氧中毒的分型和临床表现。

氧中毒可同时累及机体任何细胞，根据临床主要损害可分为三型。

（1）肺型氧中毒：又称慢性氧中毒，已有肺部疾病者容易发生。在常压下长时间吸入高于 40%～60% 浓度的氧，即有发生肺型氧中毒的可能。在 0.2 MPa 下连续吸纯氧 3～6 小时，即可出现肺型氧中毒的早期改变，病人开始表现为胸骨后不适，吸气时疼痛、咳嗽等，继而出现肺活量减少、脉率减慢、血压下降等症状，最后可致呼吸困难甚至窒息。检查肺部可有散在啰音和实变体征。X 线检查，肺纹理明显增加或出现片状阴影。病理检查显示增生性肺炎改变。

（2）神经型中毒：又称"氧惊厥"。典型症状是伴有意识丧失的全身性抽搐，酷似癫痫大发作，脑电变化亦与癫痫大发作相同。抽搐发生前常有短时间的前驱症状，如苍白、出汗、心悸、胸闷、烦躁，以及面、手等处小肌肉颤动。少数病人可有视觉障碍、幻听、情绪异常等反应。抽搐症状一般于停止吸氧 5～10 分钟内消失。神经型氧中毒多于 0.25 MPa 以上吸氧时发生，但在较低压力下亦偶有发生。

（3）高压氧对眼的毒副作用：高压氧一般可引起视网膜血管收缩，在过高的压力下长时间吸氧，可能引起视敏度下降、屈光和视野等改变，亦有报告发生白内障和视网膜电流图消失或视网膜脱离者。

16. 高压氧治疗时对病人体内的导管应如何护理？

病人带导管入舱时，在舱内要注意保持管道通畅，妥善固定管子，使之既不移位，又不掉入体内或脱出。了解各种管道的通向及作用，切勿弄错。注意观察引流物的性质、颜色及量，防止逆流。在减压开始时，开放所有引流管，如吸引管、胃管、脑室引流管、胸腹腔引流管、导流管、导尿管等，并及时吸出分泌物，保持引流通畅，以免因减压时空气膨胀而造成对软组织的压迫损伤或坏死。对有气管插管（带气囊）病人，加压时应适当加注空气，保证起密闭作用，减压时应开放气囊，以免空气膨胀造成气囊破裂或压迫气管造成损伤。最好在入舱前注入 0.9% 氯化钠注射液使气囊鼓起，由于水的不可压缩性，加减压时无压缩或膨胀之虑。

17. 高压氧下静脉输液有何特点？

高压氧治疗时需要输液的病人，宜选用软性塑料包装输液袋，采用排气管分离式输液器，加压阶段和稳压阶段静脉输液过程与舱外输液过程相同，但随着减压的进行，静脉输液瓶内及莫菲滴管内的气体膨胀，瓶内压力增高，使液体滴速加快，气体有进入静脉造成气栓的危险，故输液瓶内应插入足够长的针头至液平面以上，以保证排气，排气孔朝上，防止液体从通气管内喷射而出。同时尽量将莫菲滴管内的液平面调到较高的水平，控制滴速，警惕皮管爆胀或发生气栓危险，尤其是锁骨下腔静脉穿刺补液者更应严密注意。

18. 试述氧舱火灾应急处理原则。

当舱内发生火灾意外事故时，操作人员应沉着果断地做出如下处理：

（1）迅速关闭供氧、供气阀门，切断总电源开关。

（2）启用舱内水喷淋系统或舱内灭火器。

（3）迅速打开排气阀、操作安全阀手柄及舱外紧急排气阀应急排气，力争 2 分钟内快速减至常压。

（4）指导舱内人员戴好吸氧面具呼吸，避免呼吸道损伤及窒息。安抚舱内人员情绪。

（5）设法迅速打开舱门，救出舱内人员。

（6）打开灭火器，将余火熄灭。

（7）通知医院相关科室进行抢救。如发生减压病应设法加压救治。

（8）立即如实报告上级。

（9）保护现场。

（10）查清起火事故原因。

（11）及时总结并向有关单位报告。

19. 试述气性坏疽的高压氧治疗方案。

治疗压力为 0.25～0.30 MPa。采用"三日七次疗法"，即第 1 日治疗 3 次，第 2 和第 3 日各 2 次，以后改为常规治疗方案。

20. 简述一氧化碳中毒的高压氧治疗原则及方法。

急性一氧化碳中毒进行高压氧治疗的原则：①迅速排出体内一氧化碳；②恢复血红蛋白运输氧气的能力；③促进脑、心、肺、肝等重要器官功能恢复。

高压氧治疗的方法：

（1）治疗压力：①脱离现场 2 小时以内的早期中毒病人，应尽快采用较高压力的高压氧治疗，加速一氧化碳的排出。治疗压力可采用绝对压 2.8 ATA。②脱离现场 8 小时的病人，治疗压力采用 2～2.5 ATA 即可。

（2）治疗时间及疗程：

1）首次高压氧治疗吸氧时间，应根据治疗压力来定。在 3 ATA 压力下吸氧不应超过 40 分钟，在 2 ATA 压力下吸氧不应超过 80 分钟。第 2、第 3 应改为每日 1 次；有必要也可每日 2 次，以后改为每日 1 次。

2）疗程：①年龄较轻、昏迷时间短于 4 小时的病人，意识恢复后再连续治疗 1～2 个疗程。②昏迷时间较长（超过 4 小时）的病人，应连续进行高压氧治疗 1 个疗程。③病情严重，昏迷时间过久，较长时间处于植物状态的病人，应间断进行高压氧治疗。

一、选择题

1. 高压氧治疗 CO 中毒的主要机制是 （ ）

A. 血液中物理溶解氧量增加　　B. 血液中结合氧量增加　　C. 血液中血红蛋白增加　　D. 氧和血红蛋白的亲和力增加　　E. 机体的摄氧能力增强

2. 高压氧的绝对禁忌证之一是 （ ）

A. 急性鼻窦炎病人　　B. 有颅骨缺损者　　C. 妇女月经期与妊娠期　　D. 未经处理的气胸　　E. 活动性肺结核

3. 标准大气压是指下列哪种条件下物体在单位面积上所承受的压力 （ ）

A. 在海平面上温度为 4 ℃时　　B. 在赤道海平面上，温度为 0 ℃时　　C. 在赤道海平面上，温度为 4 ℃时　　D. 在纬度为 45°的海平面上，温度为 0 ℃时　　E. 在纬度为 45°的海平面上，温度为 4 ℃时

4. 在高压氧舱内输液有发生气栓症的危险，主要发生在 （ ）

A. 加压过程中　　B. 减压过程中　　C. 高压氧治疗整个过程中均可发生　　D. 0.3 MPa 以上的高压氧治疗中　　E. 0.2 MPa 以下的高压氧治疗中

5. 氧气加压舱急排放应能使最高工作压降至表压 0.01 MPa 的时间不超过 （ ）

A. 1 分钟　　B. 1.5 分钟　　C. 2 分钟　　D. 2.5 分钟　　E. 3 分钟

6. 高压氧治疗的含义是 （ ）

A. 在常压下呼吸纯氧　　B. 在超过常压的环境下吸 30％以下浓度的氧气　　C. 在超过一个大气压的密闭的环境下呼吸纯氧或高浓度的氧气　　D. 在超过一个绝对压的环境下吸氧与 CO_2 的混合气体　　E. 在高压环境下吸空气

7. 每次治疗完毕，舱内的紫外线空气消毒时间是 （ ）

A. 10 分钟　　B. 20 分钟　　C. 30 分钟　　D. 1 小时　　E. 1.5 小时

8. 高压氧治疗时临床上常用的压力单位是 （ ）

A. 大气压　　B. 表压　　C. 绝对压　　D. 附加压　　E. 氧压

9. 常压下连续吸纯氧的安全时限为 （ ）

A. 4～6 小时　　B. 8～12 小时　　C. 12～24 小时　　D. 24～48 小时　　E. 48 小时以上

10. 外界气压降低时，机体中氮的脱饱和速度最慢的组织是 （ ）

A. 血液　　B. 淋巴　　C. 脂肪　　D. 肌肉　　E. 脑灰质

11. 高压氧治疗气性坏疽的作用是 （ ）

A. 抑制梭状芽孢杆菌的生长　　B. 抑制外毒素的产生　　C. 阻止组织坏死，促进伤口愈合　　D. 增强抗毒血清的作用　　E. 增强抗生素的效力

12. 惊厥型氧中毒发生的原因可能是 （ ）

A. 压力在 0.25 MPa 上　　B. 脑内酪氨酸生成减少　　C. 脑内 H_2O_2 浓度升高　　D. 常压下持续吸氧超过 8 小时　　E. 乙酰胆碱酯酶活性降低

13. 医用氧气的质量标准应达到 （ ）

A. 无杂质，无有害气体　　B. 氧浓度不少于 99.5％　　C. 水汽不高于 5 mL/瓶　　D. 温度不高于

22 ℃　　E. 二氧化碳浓度不高于 0.05％

14. 高压氧对循环系统的影响包括　　　　　　　　　　　　　　　　　　　（　　）

A. 心率减慢　　B. 心输出量减少　　C. 血流减慢　　D. 心脏负荷加重　　E. 血循环时间缩短

15. 高压氧治疗气性坏疽的治疗原则是　　　　　　　　　　　　　　　　　　（　　）

A. 一经确诊, 简单清创, 立即行高压氧治疗　　B. 对疑似气性坏疽病人也应做预防治疗　　C. 应同时使用广谱抗生素及注射抗毒血清　　D. 待截肢后再行高压氧治疗　　E. 体温超过 40 ℃时不宜行高压氧治疗

16. 人在高气压环境下并不会被"压扁", 这是因为　　　　　　　　　　　　　（　　）

A. 人体是有弹性的　　B. 水的不可压缩性　　C. 人体有强大骨架的支持　　D. 人体各部位均匀受压　　E. 高压氧治疗的压力人体尚可耐受

17. 在高压氧下哪些微生物的生长会受到抑制　　　　　　　　　　　　　　　（　　）

A. 厌氧菌　　B. 某些兼性厌氧菌　　C. 某些需氧菌　　D. 各种细菌　　E. 病毒

18. 氧瓶使用后, 瓶内应保留 1 kg/cm² 的剩余压力, 目的在于　　　　　　　　（　　）

A. 表明该瓶未作过其他用途　　B. 外界杂质不易进入瓶内　　C. 再充气时, 瓶无需清洗　　D. 保护减压器不易损坏　　E. 备取样验证气体性质

19. 影响减压病发生的因素包括　　　　　　　　　　　　　　　　　　　　（　　）

A. 机体所受压力的大小　　B. 高压下暴露时间　　C. 减压速度　　D. 环境温度　　E. 病人体质

20. 惊厥型氧中毒可能发生在　　　　　　　　　　　　　　　　　　　　　（　　）

A. 0.15 MPa 高压氧治疗吸氧过程中　　B. 常压下持续吸氧 8 小时以上时　　C. 0.25 MPa 以上高压氧治疗过程中　　D. 在 0.3 MPa 高压氧治疗吸氧停止后　　E. 0.23 MPa 以上的高压氧治疗过程中

二、填空题

1. 一个标准大气压为＿＿＿＿＿mmHg, 约为＿＿＿＿＿kPa, 相当于每平方厘米面积上承受＿＿＿＿＿kg 压力。

2. 常压下连续吸纯氧的安全时限为＿＿＿＿＿小时。0.2 MPa 下连续吸纯氧为＿＿＿＿＿分钟。0.25 MPa 下连续吸氧的安全时限为＿＿＿＿＿分钟。0.3 MPa 下连续吸氧的时限为＿＿＿＿＿分钟。

3. 高压氧舱内灭火装置禁用＿＿＿＿＿或＿＿＿＿＿灭火。

4. 氧中毒的类型分为＿＿＿＿＿、＿＿＿＿＿、＿＿＿＿＿。

5. 按国家标准, 空气加压的高压氧舱内, 氧浓度不能超过＿＿＿＿＿。

6. 燃烧的三要素是＿＿＿＿＿、＿＿＿＿＿、＿＿＿＿＿。

7. 高压氧治疗时由于方法不当, 加压时可能使病人患＿＿＿＿＿, 稳压时可能使病人患＿＿＿＿＿, 减压时可能使病人患＿＿＿＿＿。

8. 高压氧治疗气性坏疽普遍采用＿＿＿＿＿疗法, 即第 1 日治疗＿＿＿＿＿次, 第 2 日治疗＿＿＿＿＿次, 第 3 日治疗＿＿＿＿＿次。治疗压力应取＿＿＿＿＿MPa。

9. "氧分压"是指氧气在＿＿＿＿＿中的压强, "氧张力"是指溶解在＿＿＿＿＿中的氧分压。

10. 高压氧下血氧含量的增加主要是＿＿＿＿＿氧量的增加。

三、判断题

1. 高压氧下心率增快, 心输出量增加。　　　　　　　　　　　　　　　　　（　　）

2. 高压氧治疗时, 采用间歇吸氧是为了防止减压病。　　　　　　　　　　　　（　　）

3. 高压氧舱内禁用二氧化碳灭火器。　　　　　　　　　　　　　　　　　　（　　）

4. 减压时, 舱内病人身上的引流管都要关闭。　　　　　　　　　　　　　　　（　　）

5. 妊娠者发生中度以上一氧化碳中毒时，原则上应做高压氧治疗。 (   )

四、名词解释

1. 高压氧疗法

2. 高压氧舱

3. 附加压

4. 绝对压

5. 标准大气压

五、问答题

1. 试述高压氧治疗的作用机制。

2. 试述气性坏疽的高压氧治疗方案。

3. 何谓氧中毒？

4. 高压氧下静脉输液有何特点？

5. 简述高压氧治疗适应证的分类。

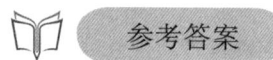

参考答案

一、选择题

1. A   2. D   3. D   4. B   5. A   6. C   7. C   8. C   9. C   10. C   11. ABC   12. ABCE
13. ABCE   14. ABC   15. ABC   16. BD   17. ABC   18. ABC   19. ABCD   20. CDE

二、填空题

1. 760   100   1

2. 12～24   150   120   40

3. 二氧化碳   四氯化碳

4. 肺型   脑型   眼型

5. 23%

6. 火种   易燃物   氧气

7. 气压伤   氧中毒   减压病

8. 3日7次   3   2   2   0.25～0.3

9. 空气   液体

10. 血浆物理溶解

三、判断题

1. ×   2. ×   3. √   4. ×   5. √

四、名词解释

1. 高压氧疗法：是指将病人置于超过1个大气压的密闭的特殊环境中，呼吸高浓度的氧气进行疾病治疗的一种方法。

2. 高压氧舱：创造高气压环境和向舱内供氧的设备，称为高压氧舱。高压氧舱由金属或有机玻璃制成。为了保证在高压氧舱内的安全、有效治疗，高压氧舱有一系列复杂装置，包括供氧供气系统、排氧通风系统、医疗监护系统，以及通信照明、空气调节、消防灭火系统等，此外还有操作控制系统、氧气供应系统等。

3. 附加压：是指在大气压的基础上人为增加的压力，压力表上所显示的数值就是附加压，又称表压。

4. 绝对压：是指单位面积上实际所承受的压强。

5. 标准大气压：摄氏零度条件下，在纬度 $45°$ 的海平面上的大气压称为标准大气压。经测量，标准大气压为 760 mmHg/cm²，即每平方厘米承受 760 mmHg（约 1 kg）的压力。

五、问答题

1. 高压氧治疗的作用机制为：①提高体内血氧分压、血氧含量及血氧张力，增加机体储氧量。②加强血氧弥散能力。③收缩血管，减少渗出，防止水肿。④抑制厌氧菌生长。⑤增强肿瘤细胞对化疗和放疗的敏感性。⑥加速组织内气泡的溶解和吸收。

2. 治疗压力为 0.25～0.30 MPa。采用"三日七次疗法"，即第 1 日治疗 3 次，第 2 和第 3 日各 2 次，以后改为常规治疗方案。

首次治疗也可采用 0.30 MPa 吸氧 30～60 分钟，减压至 0.25 MPa，吸氧 60～120 分钟（间歇时间同常规治疗方案）。

3. 高压氧环境下，长时间吸入高浓度的氧或纯氧，可以造成人体组织和功能的损害，称为氧中毒。

4. 高压氧治疗时需要输液的病人，宜选用软性塑料包装输液袋，采用排气管分离式输液器，加压阶段和稳压阶段静脉输液过程与舱外输液过程相同，但随着减压的进行，静脉输液瓶内及莫菲滴管内的气体膨胀，瓶内压力增高，使液体滴速加快，气体有进入静脉造成气栓的危险，故输液瓶内应插入足够长的针头至液平面以上，以保证排气，排气孔朝上，防止液体从通气管内喷射而出。同时尽量将莫菲滴管内的液平面调到较高的水平，控制滴速，警惕皮管爆胀或发生气栓危险，尤其是锁骨下腔静脉穿刺补液者更应严密注意。

5. 高压氧治疗分为急症适应证和非急症适应证，以及探索性适应证，几乎涉及临床所有专科，治疗病种在 150 种以上。

§21.4　临床营养学

§21.4.1　临床营养学概述

营养是指生物从外界摄入食物，在体内经过消化、吸收、代谢，以满足其自身生理功能和从事各种活动需要的生物学过程。临床营养学是研究病人营养的一门科学，内容包括机体代谢及其应激后的变化、营养状况评价、营养治疗方式的选择、治疗膳食的适用对象与配膳原则、营养制剂的种类及其特点、肠内与肠外营养支持的适应证、营养输入通路的建立及其监护、营养治疗的实施原则、并发症的防治等。临床营养已成为临床综合治疗的重要组成部分。

一、能量与营养物质代谢

人体在正常生命活动过程中需要不断摄取各种营养物质，通过转化和利用以维持机体的新陈代谢。营养物质进入人体后，参与体内一系列代谢过程，通过合成代谢使人体结构得以生长、发育、修复及繁殖。通过分解代谢，这些营养物质作为能源提供机体生命活动必不可少的能量，同时产生废物排出体外。能量与营养代谢是临床营养实践的理论基础。

（一）能量代谢

人体所需要的能量主要来自食物中的营养素，包括糖类、蛋白质和脂类，它们是植物吸收太阳能并转变为化学能储存下来的物质。人体能量消耗由基础能量代谢的消耗、体力活动能量消耗、食物热效应和生长发育的能量消耗四方面构成。能量摄入和能量消耗保持平衡是制定能量需要量、供给量的理论依据。

（二）营养物质代谢

1. 糖类：又称碳水化合物，按照其聚合度分为糖（1～2）、寡糖（3～9）、多糖（≥10）三类。人只能吸收单糖，双糖以上的糖首先要在小肠消化成单糖才能吸收。人体内血糖来源于肠道吸收、肝糖原分解或肝内糖异生作用。血糖的去路则为周围组织及肝脏的摄取利用，在氧供应充足时进行有氧氧化，在缺氧情况下进行糖酵解。机体对糖代谢的精确调节主要依靠激素起作用，胰岛素和胰高糖素是糖代谢的主要调节激素，儿茶酚胺、糖皮质激素及生长激素则在应激时发挥作用。

2. 蛋白质：蛋白质是生命存在的形式，没有蛋白质就没有生命。蛋白质的消化从胃开始，在胃蛋白酶作用下被分解为多肽及少量氨基酸。进一步消化在小肠进行，在胰蛋白酶、糜蛋白酶、弹性蛋白酶和羧肽酶等联合作用下，蛋白质被彻底分解成可以吸收的小分子肽和游离氨基酸。氨基酸和小分子肽在小肠被吸收，肠黏膜细胞上具有转运氨基酸的载体蛋白，能与氨基酸及 Na^+ 形成三联体，将氨基酸转入细胞。氨基酸代谢是蛋白质代谢的中心内容，氨基酸不但可合成蛋白质及新的含氮化合物，还可分解供能。

3. 脂类：膳食中的脂类主要是脂肪，此外还有少量磷脂和胆固醇等。小肠上段是脂类消化的主要场所，在胆汁酸盐、胰脂酶、磷脂酶 A_2、胆固醇酯等的作用下，脂肪及类脂消化形成单酰甘油、脂肪酸、胆固醇、溶血磷脂等。上述各种消化产物在胆盐微粒的作用下被小肠黏膜细胞吸收并再合成脂肪入血循环。脂肪是人体能量的储存形式，在禁食、饥饿等需要时动员被其他组织氧化利用。

4. 维生素：维生素是维持机体正常生理功能及细胞内特异代谢反应所必需的一类微量有机化合物，可分为脂溶性和水溶性两大类，前者有维生素 A、D、E、K，后者有 B 族维生素与维生素 C。不同维生素有不同的体内代谢过程与生理功能。

5. 矿物质：人体组织几乎含有自然界存在的各种元素，除碳、氢、氧、氮构成机体有机物质和水分外，其余各种元素无论存在形式如何与含量多少，统称为矿物质。矿物质可分为常量元素和微量元素两大类，常量元素包括钙、磷、镁、钾、钠、氯、硫 7 种，必需微量元素有铁、锌、硒、碘、铜、钼、铬、钴、锰、镍、锡、钒、硅、氟共 14 种。不同矿物质有不同的体内代谢过程与生理功能。

6. 膳食纤维：膳食纤维是一种不能被人体消化的碳水化合物，分为非水溶性和水溶性纤维两大类。纤维素、半纤维素和木质素是 3 种常见的非水溶性纤维，存在于植物细胞壁中；而果胶和树胶等属于水溶性纤维，存在于自然界的非纤维性物质中。膳食纤维对促进良好的消化和排泄固体废物有着举足轻重的作用。适量地补充纤维素，可使肠道中的食物增大变软，促进肠道蠕动，从而加快排便速度，防止便秘和降低肠癌的风险。另外，纤维素还可调节血糖，有助于预防糖尿病；又可以减少消化过程对脂肪的吸收，从而降低血液中胆固醇、甘油三酯的水平，具有防治高血压、心脑血管疾病的作用。食物中的纤维素主要来源于水果、蔬菜和粗粮等。

二、营养状况评价

营养状况是指营养素满足生理需要的程度。营养评价是通过膳食调查、人体测量、生化检验、临床检查等方法来确定营养素的摄入和消耗是否达到平衡，以及各种营养素的储备和盈虚情况，从而判断病人的营养状况，以便纠正不合理的营养，增强机体抵抗力，促进病人康复。

（一）营养状况评价内容

1. 膳食调查：通过对病人饮食习惯、每日各种食物摄入量的计算，结合受检者当时疾病、生活环境和生理活动的特殊需要，评定膳食构成的主要优缺点，找出存在的问题，为制订合理的营养治疗方案和平衡膳食提供依据。

2. 人体测量：包括身高、体重、上臂围、上臂肌肉、皮褶厚度等测量，用以了解人体脂肪和骨骼肌的储备情况。

3. 生化及实验室检查：反映蛋白质营养状况的评定指标有血清白蛋白、前清蛋白、转铁蛋白、维生素 A 结合蛋白、血红蛋白、肌酐身高指数、氮平衡、血浆氨基酸谱等。反映免疫功能的评定指标有总淋巴细胞计数、迟发性超敏皮肤试验等；以及血脂测定、血糖测定、维生素负荷试验及有关酶的活性测定、微量元素测定等。

4. 临床检查：常用既往病史及身体检查发现与营养不良有关的体征和症状，如口角炎、舌炎与维生素 PP、维生素 B_2 缺乏，鸡胸、O 形腿、X 形腿与维生素 D 缺乏等。

（二）营养状况综合评价指标

包括营养评定指数（NAI）、预后营养指数（PNI）和主观全面评定（SGA）。

1. 预后营养指数（PNI）：是评价外科病人术前营养状况及预测术后并发症发生危险性的综合指标。用公式表示为：

PNI（%）＝158－16.6（ALB）－0.78（TSF）－0.20（TFN）－5.8（DHST）

其中，PNI 表示预后营养指数；ALB 表示血清白蛋白（g%），TSF 表示三头肌皮褶厚度（mm）；TFN 表示血清转铁蛋白（mg%）；DHST 表示迟发性超敏皮肤试验（硬结直径＞5 mm 者，DHST＝2；＜5 mm 者，DHST＝1；无反应者，DHST＝0）。

评定标准：PNI＜30%，表示发生术后合并症及死亡的可能性均很小；30%≤PNI＜40%，表示存在轻度手术危险性；40%≤PNI＜50%，表示存在中度手术危险性；PNI≥50%，表示发生术后合并症及死亡的可能性均大。

2. 主观全面评定（SGA）：又称全面临床评定（GCA），其特点是以详细的病史与临床检查为基础，省略人体测量和实验室及生化检查。其理论基础是如果身体组成改变，会导致进食与消化吸收的改变，以及肌肉的消耗和身体功能及活动能力的改变。主观全面评定的主要指标包括体重改变、饮食状况、胃肠道症状、活动能力、应激反应、肌肉消耗情况、三头肌皮褶厚度及有无水肿 8 项，各分 A、B、C 3 级，其中至少有 5 项指标属于 C 或 B 级者，可被定为中或重度营养不良。

§21.4.2 营养治疗方法

营养治疗是通过膳食营养措施对疾病进行治疗的方法，突出营养素、食物、膳食 3 个层次。营养治疗方式分肠外营养、肠内营养、膳食营养（包括药膳食疗）三大类。

【肠外营养】

在病人胃肠功能不良，不能或不允许经肠营养的情况下，肠外营养是唯一的营养支持途径。肠外营养液配制需按一定的规程和严格遵循无菌操作的要求，其配制和输注可采用串联输注、并连输注、单瓶混合营养液输注、全合一营养液输注等方法。临床常用肠外营养配方（供参考）：30％英脱利匹特（脂肪乳注射液）250 mL、11.4％乐凡命（复方氨基酸注射液）750 mL、10％葡萄糖注射液 1 500 mL、50％葡萄糖注射液 100 mL、维他利匹特（脂溶性维生素注射液）1 支、水乐维他（注射用水溶性维生素）1 支、安达美（多种微量元素注射液）1 支、格利福斯（甘油磷酸钠）1 支，其总热量为 7 929.7 kJ（1 895 kcal）。该配方含非蛋白热量 6 485.2 kJ（1 550 kcal），氮 13.5 g（非蛋白热卡/氮＝115∶1），糖类 200 g，脂肪 75 g。

（一）肠外营养制剂的组成

1. 糖类制剂：主要为葡萄糖制剂（5％、10％、50％）。在糖类中，葡萄糖最符合人体生理要求，能被所有器官利用。

2. 脂肪制剂：包括脂肪乳剂（20％、30％）、低磷脂脂肪乳注射液、中链/长链脂肪乳注射液等。

3. 蛋白质、氨基酸制剂：包括 11 氨基酸注射液-833、复方结晶氨基酸注射液、14 氨基酸注射液-823、17 种复合结晶氨基酸注射液、凡命、乐凡命、复合氨基酸注射液（18）、5％氨基酸注射液、复方氨基酸注射液（3％、5％、10％）、肾必氨注射液、支链氨基酸 3H 注射液等。

4. 电解质与微量元素制剂：包括安达美、格利福斯等。

5. 维生素制剂：包括水乐维他、维他利匹特等。

（二）肠外营养治疗的适应证

肠外营养治疗总体来说适用于不能经口进食者、不宜经口进食者、口服不能满足营养要求者三种情况。

1. 肠外营养治疗的强适应证：①肠功能障碍，如短肠综合征、小肠疾病、放射性肠炎、严重腹泻及顽固性呕吐、胃肠道梗阻。②重症胰腺炎。③高代谢状态危重病人。④严重营养不良。⑤大剂量化疗、放疗或接受骨髓移植病人。

2. 肠外营养治疗的中适应证：①肠外瘘。②炎性肠道疾病。③大手术创伤的围手术期营养治疗。④严重营养不良的肿瘤病人。⑤重要脏器功能不全病人。

3. 肠外营养治疗的弱适应证：①营养状况良好的轻度应激者。②术后或应激后短期胃肠功能恢复者。③已确定或被认为不可治愈的疾病状态。

（三）肠外营养的输入途径

肠外营养治疗是对不能或不能充分经胃肠道摄取营养者，经胃肠外途径输给其每日所需的各种营养物质，以预防或纠正营养不良的一种临床治疗方法。肠外营养的输入途径主要有经中心静脉输注和经外周静脉输注两类。

1. 经中心静脉输注法：经中心静脉留置导管可输注高浓度、高渗营养液，以供病人足量的能量与营养素，主要适用于因病使机体对营养素需求量明显增加的病人和需长期肠外营养治疗的病人。

2. 经外周静脉输注法：一般适用于预期只需短期（不超过 2 周）肠外营养治疗的病人、接受部分肠外营养治疗的病人，以及肠外营养治疗应用葡萄糖和脂肪乳剂双能源的病人。

（四）肠外营养治疗的并发症

1. 机械性并发症：①气胸。②血胸、液胸。③动脉损伤。④神经损伤。⑤胸导管损伤。⑥空气栓塞。⑦导管栓塞。⑧静脉血栓形成。

2. 感染性并发症：主要指导管性败血症和内源性败血症两种。

3. 代谢性并发症：①糖代谢紊乱，如高血糖、高渗透压、非酮性昏迷、低血糖。②氨基酸代谢紊乱。③脂肪代谢紊乱。④水、电解质代谢紊乱及酸碱平衡紊乱。⑤微量元素缺乏，如锌缺乏、铜缺乏、铬缺乏。⑥维生素缺乏。

（五）肠外营养治疗的监测

肠外营养的监测内容一般可分为常规监测和特殊监测两大类。

1. 常规监测指标：①每日的出入水量。②体温、脉率及呼吸的变化。③尿糖和血糖。④血清电解质浓度。⑤血液常规检查。⑥肝、肾功能。⑦血脂浓度。⑧血脂廓清试验。⑨体重。⑩人体测量。⑪氮平衡。⑫血清蛋白质浓度。⑬血气分析。

2. 特殊监测指标：①血清渗透压（血液有无高渗监测）。②24 小时尿钠、尿钾定量。③胆囊 B 超检查（肝胆系统有无淤胆监测）。④肌酐身高指数。⑤血清氨基酸谱分析。⑥血清微量元素和维生素浓度。⑦尿 3-甲基组氨酸含量。⑧迟发型皮肤超敏试验。⑨微生物污染的监测。

【肠内营养】

肠内营养系采用口服或管饲等方式经胃肠道提供代谢需要的能量及营养素的营养治疗方式，其应用原则是"如果肠道功能基本正常就使用肠内营养"。临床常用肠内营养制剂有百普力、百普素、安素、能全素、能全力、瑞素、瑞代、匀浆膳等。

（一）肠内营养制剂的分类及组成

1. 要素型肠内营养制剂：①水解蛋白为氮源的要素膳。②氨基酸为氮源的要素膳。

2. 非要素型肠内营养制剂：①匀浆膳。②整蛋白质为氮源的肠内营养制剂。

3. 组件型肠内营养制剂：①蛋白质组件。②糖类组件。③脂肪组件。④维生素组件。⑤矿物质组件。

4. 特殊应用型肠内营养制剂：①婴儿用肠内营养制剂。②肝衰竭用肠内营养制剂。③肾衰竭用肠内营养制剂。④肺疾患用肠内营养制剂。⑤创伤用肠内营养制剂。⑥先天性氨基酸代谢缺陷专用膳。

（二）要素型肠内营养制剂的基本组成及特点

1. 要素型肠内营养制剂的基本组成：

（1）氮源：L-氨基酸、蛋白质完全水解物或蛋白质部分水解物。按蛋白质可把要素型肠内营养制剂分为标准含氮量（热量比率8%）和高含氮量（热量比率17%）两型。

（2）脂肪：红花油、葵花子油、玉米油、大豆油或花生油。按脂肪可把要素型肠内营养制剂分为低脂肪型（热量比率0.9%~2%）、高脂肪型（热量比率9%~31%）和中链三酰甘油型三型。

（3）糖类：葡萄糖、双糖、葡萄糖低聚糖或糊精。

（4）维生素和矿物质：国产要素制剂除个别产品外，不含生物素和胆碱。

2. 要素型肠内营养制剂的特点是：①营养全面。每提供 8 400~12 600 kJ（2 000~3 000 kcal）热量时，要素型肠内营养制剂中各类营养素可满足推荐的膳食供给量标准。②无须消化即可直接或接近直接吸收。③成分明确。④不含残渣或残渣极少（一般配方中不含膳食纤维）。⑤不含乳糖：适用于乳糖不耐受者。⑥适口性差：氨基酸和短肽造成要素型肠内营养制剂的气味及口感不佳。

（三）肠内营养治疗的适应证

肠内营养的可行性主要取决于小肠是否具有能吸收所提供的各种营养素的功能，以及肠道是否能耐受肠内营养制剂。所以，当病人因原发疾病或因治疗的需要而不能或不愿经口摄食，或摄食量不足以满足需要时，均可考虑肠内营养治疗。临床实践中，具体有以下几种情况适合肠内营养：①意识障碍、昏迷病人和某些神经系统疾病。②吞咽困难和失去咀嚼能力的病人。③上消化道梗阻或手术病人。④高代谢状态病人，如严重创伤、大面积烧伤等。⑤消化道瘘病人。⑥术前准备和术后营养不良病人。⑦炎性肠道疾病。⑧短肠综合征。⑨胰腺疾病。⑩慢性营养不良病人。⑪脏器功能不全病人。⑫肠外营养的补充或过渡。⑬其他如器官移植病人、家庭肠内营养治疗者等。

【膳食营养】

病人膳食包括医院常规膳食、试验膳食和治疗膳食。另外，药膳是食物与药食同源食物相结合烹制的一种特殊膳食，也属治疗膳食范畴。医院常用膳食参见表21-2。

表 21 - 2 医院常用膳食

膳食种类		适应范围	膳食要点
基本膳食	普通饮食	无发热、咀嚼功能和消化功能正常，不受膳食限制者	除少用煎炸和不易消化的食物外，与正常人饮食基本相同
	软食	低热、消化不良、疾病恢复期、口腔疾患的病人及老人、幼儿	食物切碎煮烂，少用粗纤维蔬菜，不用油煎、油炸
	半流食	发热病人，口腔或食管疾病，消化道及其他手术后消化功能差者	以半流体的食物为主，如面条、面片、水饺等
	全流食	高热、急性胃肠炎、咀嚼吞咽困难、消化道手术后病人	只用流体食物，极易吞咽和消化，如牛奶、豆浆、肉汤等
常用治疗膳食	鼻饲流质(普通)	昏迷、吞咽障碍等病人	牛奶、豆浆、混合奶等
	（高蛋白）	需要高营养但不能主动进食者	多用优质蛋白质的食物
	清流质	防止胀气的腹部手术后	禁用牛奶、豆浆和过多甜食，选用稀藕粉、米汤等
	匀浆膳	用于昏迷病人及口腔、喉、胃肠手术后病人	将肉、蛋、牛奶、豆浆、馒头、水果等用匀浆机捣碎成均匀流质
	要素膳	胃肠道瘘、严重灼伤、重度营养不良	不需或稍经消化即可吸收的全营养要素
	低渣膳食	消化道疾病：肠炎、痢疾、伤寒等以及下消化道手术前后病人	清淡、少粗纤维、易消化的全流、半流食或软食
	高蛋白膳食	营养不良、烧伤、术后等病人	鱼、肉、鸡、蛋、奶、墨鱼、甲鱼等
	低蛋白膳食	急性肾炎、尿毒症、肝衰竭等	每日蛋白质不超过40 g
	限钠膳食	高血压、妊娠中毒症、心肾疾病等	低盐（供钠 2 000 mg/d）、无盐（供钠 1 000 mg/d）、低钠（供钠 500 mg/d）
	低脂肪膳食	肝脏、胰腺、胆道及胆囊疾患、高脂血症等	每日脂肪限 50 g 以下
	低胆固醇膳食	胆道及心血管疾病病人	每日胆固醇限 300 mg 以下
	糖尿病膳食	糖尿病	属定量称重膳食、依医嘱执行
	减肥膳食	需减体重者	根据病情制定方案
	低嘌呤膳食	痛风病人及无症状高尿酸血症者	痛风急性期每日嘌呤摄入量限制在150 mg以内，禁食含嘌呤多食物，如动物内脏、肉汁等
	低铜膳食	肝豆状核变性	低铜、高蛋白饮食
	低苯丙氨酸膳食	苯丙酮尿症	禁用富含蛋白质食物，限用米、面
	药膳	各种病人，尤以体虚、癌症、放疗、化疗病人为主	药物、食物与调料配合，经特殊烹调而成

续表

	膳食种类	适应范围	膳食要点
试验膳食	胆囊造影膳食	协助胆囊造影检查	油煎蛋两个、烹调油 50 g
	隐血试验膳食	检查消化道出血	选用无色蔬菜，禁用动物血、肉、鱼等
	肌酐试验膳食	用于重症肌无力病人，测定内生肌酐清除率及肌酐总数	全日蛋白质总量不超过 40 g
	干膳食	用以检验尿沉淀及尿浓缩功能	用含水分少的食物，如馒头、米饭、面包
	钠钾定量试验膳食	诊断原发性醛固酮增多症	称重膳食，须由营养专业人员调配
	钙磷定量试验膳食	诊断甲状旁腺功能亢进症	称重膳食，须由营养专业人员调配

【中医饮食疗法】

（一）中医饮食疗法的基本特点

中医饮食疗法是在中医理论指导下，应用食物来防病治病，促进机体康复的一种疗法。

1. 整体观念：①天人相应整体观。中医认为人处于天地之间，生活于自然环境之中，作为自然界的一部分，人和自然具有相通相应的关系。人体饮食应因时、因地进行调整。②人体自身整体观。中医认为人体的各个部分都是有机地联系在一起的，这种相互联系的关系是以五脏为中心，通过经络的作用而实现的。

2. 平衡阴阳：身体失健患有疾病无一不是阴阳失调所致，如阴阳之偏盛或偏衰，因此饮食治疗应以调整阴阳平衡为基本指导思想。

3. 食药同源：食物也具有类似药物的四气五味、升降浮沉、归经、功效等属性。中医对食物的认识是宏观的、整体的，不以成分论其价值的高低，而是以性味之偏对应身体之不平衡的状态，或以功效之用调理身体之偏。食药同源是中医营养学有别于现代营养学最具特色的一点。

（二）药膳食疗的中医学原理

1. 以阴阳五行为指导：人体必须保持"阴平阳秘"才能维持正常生理。用于治疗的食物要辨认阴阳属性，才能作针对性的调节。

2. 以气血津液为基础：中医理论认为人体的基本生命活动物质是气、血、津液，它们流行、润泽、营养于全身，并转化成各种生理功能。利用药食补充气血津液之不足在药膳食疗中尤为常见。

3. 脏腑功能是关键：气血津液等基本生命物质的功能活动，主要反映五脏六腑的生理功能，因此药膳食疗的作用最终体现在脏腑功能的调整。

4. 辨证论食是准则：辨证，即根据病人的症状、体征，综合地做出疾病诊断；论食，即根据诊断给予相应的药食治疗。

（三）中医食物的味与性

1. 食物的味：中医在长期以食疗病的实践中发现，不同滋味的食物作用往往不同，而滋味相同的食物却常有共同之处。这里所说的食物"味"，既是指食物的具体味道，也可能是一种抽象的概念。食物主要有 5 种味：辛、苦、甘、酸、咸。辛味的食物有发散、行气的作用，如干姜、葱白、陈皮等。苦味的食物有清热、泻火、除湿、泻下的作用，如苦瓜、杏仁等。甘味的食物有补益、和中、缓急作用，如大枣、饴糖、南瓜、荔枝、桂圆等。酸味的食物有收敛、固涩等作用，如乌梅、石榴等。咸味的食物能软坚散结、泻下通便，如海藻、海带等。食物除五味外，还有淡味，淡味有渗湿、利尿作用，如玉米须、冬瓜、黄瓜等。

2. 食物的性：食物的"性"是指食物具有寒、凉、温、热 4 种性质，中医称为"四性"或"四气"。"四气"是古人根据食物作用于人体所产生的反应归纳总结出来的。凡适用于热性体质或病症的食物，就属于凉性或寒性食物；凡适用于寒性体质或病症的食物，则属于温性或热性食物。依"四气"可将食物分为 3 类，即温热、寒凉以及介于两者之间的平性食物。凡属温热食物多有温经、散寒、助阳、活血、通络等作用，如韭菜、茴香、葱白、香菜、狗肉、牛肉、羊肉、鸡肉、干姜、辣椒等。凡属寒凉性食物多有滋阴、清热、泻火、凉血、解毒等作用，如鸭肉、鳖肉、鹅肉、马齿苋、苦瓜、莲藕、海带、紫菜、西瓜、茄子、丝瓜、绿豆、茶叶等。凡属平性食物大都具有补益、滋养等作用，如牛奶、大豆、莲子、粳米、小米、圆白菜等。

§21.4.3　临床营养学基本知识问答

1. 营养、食物、营养素、膳食的概念是什么？

（1）营养：是指生物从外界摄入食物，在体内经过消化、吸收、代谢以满足其自身生理功能和从事各种活动需要的必要生物学过程。

（2）营养素：是指食物中能被人体所吸收、利用、代谢并在人体内有特殊功能的有效成分，具有三大基本功能即提供能量、构建机体和修复组织、调节代谢以维持正常生理功能。

（3）食物：是生物为了生存和生活所必须摄入体内的营养物质。食物可视为营养素的载体。

（4）膳食：即人们日常食用的饮食，它是由多种食物组成的。膳食可视为含有多种营养素的多种食物的混合体。

2. 简述人体需要的营养素分类及来源。

营养素是指人类通过摄入食物获得其生理和生活必需的各种营养成分，按传统的分类方法分六大类，即蛋白质、脂类、糖类、矿物质、维生素和水。随着营养科学的发展，其他膳食成分如膳食纤维和植物化学物等也有逐渐成为一大类的趋势。

（1）蛋白质：来源于动物性食物和植物性食物。前者的主要食物来源有肉、鱼、禽、蛋、奶等，后者主要来源有米、面、玉米、豆及豆制品等。

（2）脂类：来源于动物性脂肪和植物性脂肪。前者主要来源于各种动物的油脂、肥肉及奶油等，后者主要来源有豆油、花生油、芝麻油、茶油、椰子油等。

（3）糖类：来源于粮谷类、薯类、豆类等食物。

（4）维生素：分脂溶性维生素和水溶性维生素两大类。前者来源于动物性食物和食用油，后者主要来源于蔬菜、水果和粮谷类食物。

（5）无机盐：分常量元素和微量元素，来源于各类食物。

（6）膳食纤维和植物化学物：主要来源于蔬菜、水果及粗粮等。

3. 从 5 个层次简述人体构成。

人体是以物质为基础的一个有机体，根据人们对人体认识的程度，可以从 5 个层次上来认识人体，即原子水平、分子水平、细胞水平、组织水平以及整体水平。

（1）原子水平：人体内含有元素 60 多种，主要为氧、氢、碳、氮、钙及磷等。

（2）分子水平：人体是由蛋白质、脂类、糖类、水及矿物质等构成的。

（3）细胞水平：人体是由细胞、细胞外液及细胞外固体组成的。

（4）组织水平：人体是由组织、器官及系统构成的。这样体重就等于脂肪组织、骨骼肌、骨、血及其他如内脏器官等的总和。

（5）整体水平：人体是一个完整的整体，在一定的时间内人体各水平相对稳定，所以可以通过身高、体重、皮褶厚度、体重指数等人体测量学指标确定各个水平上身体构成及状况。

4. 试述"膳食营养素参考摄入量"的定义和概念。

在"膳食营养素推荐供给量"基础上发展起来的"膳食营养素参考摄入量"是一组每日平均膳食营养素摄入量的参考值。与"膳食营养素推荐供给量"相比，"膳食营养素参考摄入量"更具有实际意义，它同时从预防营养素缺乏和预防慢性疾病两方面来考虑人类的营养需求，提出了膳食对于良好健康状态作用的新观念。"膳食营养素参考摄入量"包括以下 4 项内容：

（1）平均需要量：是某一特定性别、年龄及生理状况群体中 50% 个体对某营养素需要量的平均值。

（2）推荐摄入量：相当于传统的膳食营养素推荐供给量，可以满足某一特定群体中绝大多数（97%～98%）个体的需要，长期摄入推荐摄入量营养水平，可以维持组织中有适当储备。

（3）适宜摄入量：是通过观察或实验获得的健康人群某种营养素的摄入量，其准确性不如推荐摄入量。

（4）可耐受最高摄入量：是平均每日可以摄入某营养素的最高限量，该量对一般人群中几乎所有个体都是安全的。当从食物、饮水及补充剂中某营养素摄入总量超过可耐受最高摄入量值越多，损害人体健康的危险性就越大。

5. 人体能量消耗主要有哪几个方面？

人体能量消耗有以下 4 方面：

（1）静息代谢的能量消耗：是维持身体正常功能和稳态的能量消耗，占总能量消耗的 60%～75%，与一部分自主神经活动有关。静息代谢系指在温度适宜及安静休息状态下的能量代谢，比基础代谢消耗的能量稍大。

（2）体力活动能量消耗：是肌肉活动所需的能量消耗，约占总能量消耗的30%，是人体总能量消耗的第二大部分。

（3）食物热效应：即食物特殊动力作用，是食物在消化、吸收、运转、代谢和储存过程所需的能量，约占总能量消耗的10%。食物热效应在餐后1小时达最高，4小时后消失。任何来源的能量摄入均会引起这一反应，而以蛋白质最高。

（4）生长发育的能量消耗：仅针对处于生长发育阶段的儿童及孕妇。

6. 何谓完全蛋白和不完全蛋白、必需氨基酸和非必需氨基酸？

（1）完全蛋白：蛋白质的氨基酸组成中含有全部人体必需氨基酸，数量充足，比例适当，可维持生命又能促进生长发育，这种蛋白质称为完全蛋白。

（2）不完全蛋白：蛋白质组成中缺乏一种或几种人体必需氨基酸称为不完全蛋白。

（3）必需氨基酸：凡人体不能合成或合成速度不能满足机体需要，必须从食物中摄取的氨基酸称为必需氨基酸。人体所需要的必需氨基酸有8种，即亮氨酸、异亮氨酸、赖氨酸、蛋氨酸、苯丙氨酸、苏氨酸、色氨酸、缬氨酸。对于婴幼儿来说，组氨酸也是必需氨基酸。

（4）非必需氨基酸：在人体内可以合成或可由其他氨基酸转变而来的氨基酸称为非必需氨基酸。

7. 何谓限制氨基酸？何谓蛋白质互补作用？

在某一蛋白质中有一种或几种必需氨基酸缺乏或数量不足，致使必需氨基酸之间的比例不合，影响人体对蛋白质的利用，限制了此种蛋白质的营养价值，这种缺乏或数量不足的氨基酸称为限制氨基酸。根据某种食物中氨基酸缺乏的程度不同而分为第一、第二……限制氨基酸。如谷类食物蛋白质中赖氨酸含量最少，其次为苯丙氨酸，则赖氨酸是谷类食物蛋白质中的第一限制氨基酸，苯丙氨酸为第二限制氨基酸。豆类食物蛋白质中蛋氨酸含量最少，蛋氨酸即为豆类食物蛋白质的第一限制氨基酸。将上述两种食物或多种食物混合食用，由于氨基酸的种类和数量互相补充，提高了蛋白质的生物价值，这种现象称为蛋白质的互补作用。

8. 何谓膳食纤维？包括哪些物质？

膳食纤维是不能被人体消化道分泌的消化酶所消化的，且不被人体吸收利用的多糖和木质素。膳食纤维包括一大类具有相似生理功能的物质，按溶解性可将其分为可溶性膳食纤维和不溶性膳食纤维。可溶性膳食纤维主要是植物细胞壁内的储存物质和分泌物、部分半纤维素、部分微生物多糖和合成类多糖，如果胶、魔芋多糖、瓜儿胶、阿拉伯胶等。不溶性膳食纤维包括纤维素、不溶性半纤维素和木质素，还包括抗性淀粉、一些不可消化的寡糖、美拉德反应的产物、虾蟹等甲壳类动物表皮中所含的甲壳素、植物细胞壁的蜡质与角质和不被消化的细胞壁蛋白。

9. 简述膳食纤维的生理作用。

（1）增加饱腹感，降低对其他营养素的吸收：膳食纤维进入消化道内，在胃中吸水膨胀产生饱腹感，延缓胃中内容物进入小肠速度并降低营养素的吸收。

（2）降低血胆固醇，预防胆结石：膳食纤维能阻碍中性脂肪和胆固醇的吸收，还可减少胆汁酸的再吸收。

（3）预防糖尿病：膳食纤维能延缓葡萄糖吸收，还可增加组织细胞对胰岛素的敏感性，预防糖尿病。

（4）改变肠道菌群：膳食纤维能被肠内细菌分解与发酵，改变肠内菌群的构成与代谢。

（5）促进排便：膳食纤维吸水及微生物发酵都能促进粪便排泄。

10. 何谓必需脂肪酸？有何主要生理功能？

必需脂肪酸是指人体不可缺少而自身又不能合成，必须由食物供给的多不饱和脂肪酸，如亚油酸、亚麻酸等。必需脂肪酸的主要生理功能如下：

（1）组织细胞的组成成分，对线粒体和细胞膜的结构特别重要。它们也是脑和神经组织内脂肪的重要组成成分。

（2）对胆固醇代谢的影响：胆固醇与必需脂肪酸结合后，才能在体内转运与进行正常代谢。若缺乏则胆固醇不能正常运转与代谢，并可能在血管内沉积。

（3）动物的精子形成也与必需脂肪酸有关。

（4）必需脂肪酸的另一重要作用是作为前列腺素在体内合成的前体。

（5）对于 X 线引起的一些皮肤损伤，必需脂肪酸有保护作用。

11. 食物脂类营养价值应从哪几个方面评价？

食物脂类营养价值主要从以下 4 个方面进行评价。

（1）消化率：食物脂肪的消化率与其熔点密切相关，熔点低于体脂的脂肪（如植物油）消化率可高达 98%，熔点高于体脂的脂肪消化率约 90%。

（2）必需脂肪酸含量：必需脂肪酸含量越高的脂肪，其营养价值就越高。

（3）脂溶性维生素含量：脂溶性维生素存在于多数食物的脂肪中，以鲨鱼肝油中的含量为最多，奶油次之，猪油内不含维生素 A 和维生素 D，所以营养价值较低。

（4）脂类稳定性：稳定性的大小与不饱和脂肪酸的多少和维生素 E 的含量有关。不饱和脂肪酸是不稳定的，容易氧化、酸败。维生素 E 有抗氧化作用，可防止脂类酸败。

12. 维生素如何分类？有何共同特点？

根据维生素的溶解性可将维生素分成脂溶性维生素和水溶性维生素两大类。

（1）脂溶性维生素：包括维生素 A、D、E、K，其共同特点为：①化学组成仅含有碳、氢、氧。②不溶于水而溶于脂肪及有机溶剂。③在食物中它们常与脂类共存，在酸败的脂肪中容易破坏。④在体内消化、吸收、运输、排泄过程均与脂类密切相关。⑤摄入后大部分储存在脂肪组织中。⑥大剂量摄入容易引起中毒。⑦如摄入过少，可缓慢出现缺乏症状。

（2）水溶性维生素：包括 B 族维生素和维生素 C。其共同特点为：①自然界中几种维生素常共同存在，其化学组成除含有碳、氢、氧外，还含氮、硫、钴等元素。②易溶于水而不溶于脂肪及有机溶剂中，对酸稳定，易被碱破坏。③与脂溶性维生素比较，水溶性维生素及其代谢产物较易自尿中排出，体内没有非功能性的单纯储存形式。④当机体饱和后，多摄入的维生素必然从尿中排出。⑤若组织中的维生素枯竭，则给予的维生素将大量被组织利用，故从尿中排出减少，因此可利用负荷试验对水溶性维生素的营养水平进行鉴定。⑥绝大多数水溶性维生素以辅酶或辅基的形式参与酶的功能。⑦水溶性维生素一般无毒性，但极大量摄入时也可出现毒性。⑧如摄入过少，可较快地出现缺乏症状。

13. 简述锌的生理功能。

锌是人体必需的营养素，分布于人体所有组织、器官、体液及分泌物中，在微量元素中居第2位。锌具有多种生理功能，主要有：①体内很多酶的组成成分或激活剂。②DNA聚合酶的组成成分。③促进食欲，这可能是锌参与涎蛋白的构成。④促进性器官正常发育。⑤有利皮肤、毛发、骨骼和牙齿的正常成长。⑥参与维生素 A 还原酶和维生素结合蛋白的合成。⑦参与免疫功能。

14. 植物化学物的概念是什么？分成哪几类？

在人类常用的谷类、豆类、蔬菜、水果、坚果等植物性食物中，除了含有蛋白质、脂类、糖类、维生素和矿物质以外，还含有一些生物活性成分，泛称为植物化学物。植物化学物也存在于一些药食同源的植物中，由于它们对防治癌症和心血管疾病等慢性疾病起到一定作用，故近年来逐渐成为营养科学研究的热点之一。主要的植物化学物如下。

（1）酚化合物：食物中的酚化合物有类黄酮、多酚、酚酸、单宁等。类黄酮是天然抗氧化剂，有抗诱变、抗癌作用，并能抑制血小板凝集。茶多酚有抗癌、降胆固醇、降血压等作用。

（2）有机硫化合物：植物性食物中常含的有机硫化合物有异硫氰酸盐、葱属含硫化合物和二硫醇硫酮等，具有抑癌、防癌等作用。

（3）萜类化合物：重要的萜类化合物有苎烯、柠檬苦素类化合物和皂角苷。实验研究表明，植物中的萜类化合物具有强抗氧化活性，能延长癌潜伏期，降低血胆固醇浓度。

（4）植物多糖：根据来源，植物多糖可分为真菌多糖、人参多糖、枸杞多糖、甘薯多糖、银杏多糖、灵芝多糖、黄芪多糖、香菇多糖等，具有抗肿瘤、提升免疫能力等作用。

（5）核酸：核酸可分为脱氧核糖核酸和核糖核酸两类，存在于所有动植物细胞中，与遗传、衰老、肿瘤发生和一些退行性疾病有重要关系。

15. 简述我国人民膳食结构特点及膳食指南建议的内容。

我国人民现阶段是以植物性食物为主，动物性食物为辅，即粮豆菜为主要食物，肉蛋奶为辅助食物的东亚型膳食模式。这种膳食结构防止了西方国家高热能、高蛋白质、高脂肪、低谷物、低纤维素的膳食结构的弊病，但存在着动物性食品不足，蛋白质质量不高，某些微量元素和维生素不足的缺点。

《中国居民膳食指南》针对2岁以上的所有健康人群提出的饮食指南建议为：①食物多样，谷类为主。②吃动平衡，健康体重。③多吃蔬果、奶类、大豆。④适量吃鱼、禽、蛋和瘦肉。⑤少油少盐，控糖限酒。⑥杜绝浪费、兴新食尚。

16. 何谓膳食模式？试述其分类及特点。

膳食是由多种食物组成的，构成居民膳食中主要食物的种类、数量及其比例称为膳食模式，又称膳食组成或食物结构。可分为以下 3 种类型。

（1）"三高一低"类型：以高能量、高脂肪、高蛋白、低膳食纤维为特点。动物性食物为主，谷物消费少，容易发生营养过剩，是发达国家和地区的膳食模式。

（2）"两低一高"类型：是发展中国家和地区的膳食模式，以植物性食物为主，蛋白质和脂肪摄入不足，动物性食物缺乏，能量基本能满足需要，易导致营养不良、体质低下。

（3）合理膳食类型：相对而言，以日本为代表的膳食模式更接近合理膳食类型，它结合了东西方膳食的特点，能量、蛋白质、脂肪摄入量基本符合营养要求，动、植物性食物消费量比较均衡，鱼贝类摄入量较大。

17. 试述合理膳食的概念及其要求。

合理膳食又称平衡膳食或健康膳食，它是指能达到合理营养要求，促进人体健康、预防疾病的膳食。所谓合理营养是一个综合性的概念，它既要通过膳食调配提供满足人体生理需要的能量和各种营养素，又要考虑合理的膳食制度和烹调方法，以利于各种营养物质的消化、吸收与利用，同时还应避免膳食构成的比例失调、某些营养素过多以及在烹调过程中营养素的损失或有害物质的形成。合理膳食的要求为：①提供种类齐全、比例合适的营养素。合理膳食应由多种具有不同特点的食物搭配而成，包括谷薯类、动物性食物、乳豆类、蔬菜水果类、油脂类五大类。②提供数量充足的能量和营养素：膳食应以满足不同个体膳食营养素参考摄入量标准为宜。③食物新鲜卫生。④正确的烹调加工。⑤良好的进餐制度和环境。

18. 简述老年人的膳食要求。

（1）饮食多样化，吃多种多样的食物才能利用食物营养素互补的作用，达到全面营养的目的。

（2）主食中包括一定量的粗杂粮，如全麦面、玉米、小米、荞麦、燕麦等。

（3）每日饮用牛奶或食用奶制品，牛奶及其制品是钙的最好食物来源。

（4）吃大豆或其制品，其所含的大豆异黄酮和大豆皂苷可防治心脑血管疾病和骨质疏松症。

（5）适量食用动物性食品，如禽肉和鱼类等。

（6）多吃蔬菜、水果，其所含的膳食纤维可预防老年便秘。

（7）饮食清淡、少盐，选择用油少且易于消化的烹调方法，如蒸、煮、炖、焯等。

19. 试述婴儿辅食添加时间、种类及方法。

随着婴儿的生长发育，单纯的母乳喂养已不能满足婴儿对能量和各种营养素的需求，必须及时添加适当的辅食。

（1）婴儿辅食添加时间：应从 4～6 月龄开始。因为早于 4 月龄添加辅食增加胃肠道感染及食物过敏危险，迟于 6 月龄添加辅食增加婴儿营养不良危险。

（2）婴儿辅食添加种类：

1）淀粉类辅食：4 月龄以上的婴儿唾液腺及肠内淀粉酶活力增强，可添加大米粉。

2）蛋白质类辅食：蛋类是首选的补充蛋白质的辅食，5～6 月龄起添加鱼泥或禽肝泥。

3）维生素、矿物质类辅食：主要是新鲜蔬菜和水果，4~5月龄婴儿即可由菜汁、果汁逐渐向菜泥、果泥过渡。

4）脂肪类辅食：主要是含有必需脂肪酸的各种植物油、深海鱼油等，可在粥、面或菜泥中拌入熟的植物油。

（3）婴儿辅食添加方法：从食物的品种上，婴儿首先添加的辅食是谷类及其制品，然后是蛋黄、细嫩的蔬菜、水果、鱼类，再后是肉类、全蛋、豆类等。从食物的感官性状上，辅食的添加应从稀到稠，从细到粗，从软到硬。从食物的数量上，应从少到多，如蛋黄可先试喂1/4个，逐渐增至1/2个及1个。一般应在对一种新食物试食习惯后再试另一种食物。

20. 简述孕期营养的重要性与膳食要求。

妊娠妇女体内发生了一系列生理变化，无论其营养状况如何，均要适应代谢与生理变化的需要。孕期每日热能和各种营养素的需要量均较非孕期增加。孕期营养的好坏与妊娠的并发症、合并症以及婴儿出生时状况有密切关系，对于优生、优育具有重要意义。对妊娠妇女具体的膳食要求：

（1）能量：从妊娠第4个月起（妊娠中、后期）每日能量需要量比非孕期增加836 kJ（200 kcal）。

（2）蛋白质：孕中期应比非孕时每日增加蛋白质15 g，孕后期增加20 g，其中优质蛋白应占1/2以上，应多选富含优质蛋白的食物如鸡、鱼、虾、瘦肉、肝、奶类、蛋类、豆制品等。

（3）脂肪：一般认为孕妇脂肪摄入以脂肪热比25％为宜。

（4）糖类：孕妇为避免饥饿，预防酮症，每日至少要摄入150 g糖类，糖类热比应占62％。

（5）维生素：多吃各种蔬菜水果，适当增加一点粗粮，补充维生素A、B族维生素、维生素C、维生素D、维生素E。

（6）无机盐和微量元素：供给充足的无机盐和微量元素，选食海带、紫菜、贝壳、虾等。

（7）限制油炸食品和食糖以及甜食的摄入量。

21. 何谓药膳？

中医药膳是具有保健、防病、治病等作用的特殊膳食。在传统中医学理论指导下，将不同药物与食物进行合理的组方配伍，采用传统和现代科学技术加工制作，具有独特色、香、味、形、效的膳食品，既能果腹及满足人们对美味食品的追求，同时又能发挥保持人体健康、调理生理功能、增强机体素质、预防疾病发生、辅助疾病治疗及促进机体康复等作用。药膳主要由两大类原料组成，即药物与食物。药膳中常用的药物和食物有人参、黄芪、当归、阿胶、枸杞子、山药、大枣、鸡、鸭、猪肉、羊肉等，常可制成药膳菜肴、药膳主食、药膳饮料、药膳罐头、汤羹、糕点、糖果、蜜饯等。

22. 简述中医饮食疗法的特点。

中医饮食疗法是在中医理论指导下，应用食物来防病治病，促进机体康复的一种疗法。

其基本特点如下。

（1）整体观念：①天人相应整体观。中医认为人处于天地之间，生活于自然环境之中，作为自然界的一部分，人和自然具有相通相应的关系。人体饮食应因时、因地进行调整。②人体自身整体观。中医认为人体的各个部分都是有机地联系在一起的，这种相互联系的关系是以五脏为中心，通过经络的作用而实现的。

（2）平衡阴阳：身体失健患有疾病无一不是阴阳失调所致，如阴阳之偏盛或偏衰，因此饮食治疗应以调整阴阳平衡为基本指导思想。

（3）食药同源：食物也具有类似药物的四气五味、升降浮沉、归经、功效等属性。中医对食物的认识是宏观的、整体的，不以成分论其价值的高低，而是以性味之偏对应身体之不平衡的状态，或以功效之用调理身体之偏。食药同源是中医营养学有别于现代营养学最具特色的一点。

（4）脾胃为本：脾胃为饮食营养之本，气血生化之源，饮食营养应首先重视调理脾胃。

23. 试述医院基本膳食的种类与适应范围。

医院基本膳食又称医院常规膳食，是医院一切治疗膳食的基本形式。包括：

（1）普通膳食：简称普食，同正常健康人平时用的膳食相同，是一种热量充足，营养素全面，比例恰当的平衡膳食。主要适用于无发热、咀嚼和消化功能正常的病人。

（2）软食：特点是质地软、少渣、易咀嚼，是由半流质膳食向普食过渡的中间膳食。适用于轻度发热、咀嚼困难、消化功能减退的病人以及老年人、婴幼儿。

（3）半流质膳食：是介于软食与流质膳食之间，外观呈半流质状态，细软、更易于咀嚼和消化的膳食。适用于发热较高者，消化道疾病（如腹泻、消化不良）病人，口腔疾病病人，耳鼻喉术后病人以及身体虚弱者。

（4）流质膳食：是极易消化、含渣很少、呈流体状态或在口腔内能融化为液体的膳食，一般分5种形式，即流质、浓流质、清流质、冷流质和不胀气流质。流质膳食适用于极度衰弱、无力咀嚼者，高热、急性传染病病人，病情危重者，术后病人以及肠道手术术前准备等。

24. 低盐、无盐、低钠膳食有何不同？

低盐、无盐、低钠膳食统称为限钠膳食，根据限钠的程度不同分为：

（1）低盐膳食：限钠量在2 000 mg/d以下，全日烹调用食盐量成人不超过2～3 g（酱油10～15 mL），6岁以上儿童每日不超过1 g，1～6岁每日不超过0.5 g，1岁以下每日不超过0.25 g，禁用一切咸食如酱菜、香肠、各种荤素罐头。

（2）无盐膳食：全日供给钠1 000 mg左右，除低盐所禁食物外，烹调时不加盐或酱油。

（3）低钠膳食：全日钠供给量控制在500 mg以内，除无盐饮食要求外，还应限制食用碱制馒头、发酵粉制作的糕点、饼干以及含钠高的蔬菜如空心菜、芹菜等。

25. 试述低嘌呤饮食的特点、适用对象与膳食原则。

（1）低嘌呤饮食的特点：限制全日膳食中嘌呤的摄入量在150～250 mg/d，减少外源性嘌呤的来源，降低血清尿酸的水平。调整膳食中成酸食物和成碱食物的配比，增加水分的摄入量，促进尿酸排出体外，防治急性痛风的发作。

（2）低嘌呤饮食的适用对象：急性痛风、慢性痛风、高尿酸血症、尿酸性结石。

（3）低嘌呤饮食的膳食原则：①限制嘌呤，禁用含嘌呤高食物如动物内脏、沙丁鱼、浓肉汤等。②限制能量，使体重控制在理想体重下限，一般每日供热为 6.28～7.53 MJ（1 500～1 800 kcal）。③适量的蛋白质和脂肪，蛋白质的供给按理想体重为 0.8～1.0 g/（kg·d），脂肪的供给量可占总能量 20%～25%。④足量维生素和矿物质，宜供给富含 B 族维生素和维生素 C 的食物。⑤供给大量水分，液体量维持在 2 000 mL/d 以上。⑥多吃素食为主的碱性食物，避免饮酒及酒精饮料。

26. 试述麦淀粉膳食的特点、适用对象与膳食原则。

（1）麦淀粉膳食的特点：以麦淀粉为主食，部分或者全部替代谷类食物，减少植物蛋白质，目的是减少体内含氮废物的积累，减轻肝肾负荷，根据肝肾功能限定摄入的优质蛋白质量，改善病人的营养状况，使之接近或达到正氮平衡，纠正电解质紊乱，维持病人的营养需要，增加机体抵抗力。

（2）麦淀粉膳食的适用对象：急性肾衰竭、慢性肾衰竭、肝性脑病。

（3）麦淀粉膳食的膳食原则：①能量按 126～147 kJ/（kg·d）［30～35 kcal/（kg·d）］充足供给。②蛋白质根据肝肾功能受损程度确定其质与量。③盐：伴有水肿和高血压时应限制盐的摄入，视病情可选用少盐或无盐饮食。④钾、钙、镁、磷：高者限制摄入，低者适当补充。⑤足量的维生素。

27. 简述住院病人的营养评价。

营养评价就是通过膳食调查、人体测量和临床生化检验等方法来确定营养素的摄入和消耗是否达到平衡以及各种营养素的储备和盈虚情况，从而判断病人的营养状况，以便纠正不合理的营养，增强机体抵抗力，促进病人康复。营养评价方法包括：

（1）膳食调查：通过对病人饮食习惯、每日各种食物摄入量的计算，结合受试者当时疾病、生活环境和生理活动的特殊需要，评定膳食构成的主要优缺点，找出存在的问题，为制订合理的营养治疗方案和平衡膳食提供依据。

（2）人体测量：包括身高、体重、上臂围、上臂肌肉、皮褶厚度等测量，用以了解人体脂肪和骨骼肌的储备情况。

（3）临床生化检验及其他检查：常用的检查有：肌酐身高指数（CHI）；尿 3-甲基组氨酸值、血清白蛋白、血清运铁蛋白、前清蛋白、维生素 A 结合蛋白、氮平衡试验、维生素负荷试验及有关酶的活性测定、微量元素测定、淋巴细胞计数、迟发性超敏皮试等。以上几项检查主要了解蛋白质的储备、免疫功能、维生素和无机盐的情况。除此以外还有综合评价指标如营养评价指数（NAI）、预后营养指数（PNI）和主观全面评定（SGA）。

28. 试述冠心病的膳食营养治疗原则。

（1）禁烟、禁酒。

（2）能量：能量摄入要达到维持理想体重或适宜体重，防止肥胖。

（3）脂肪：减少脂肪的摄入，脂肪占总能量的 25％ 以下。限制饱和脂肪酸（S），适当增加多不饱和脂肪酸（P），使每日 P/S 比值达到 1～1.5。减少胆固醇的摄入，每日胆固醇的摄入量限制在 300 mg 以下。多吃鱼，因鱼油在防治冠心病中有重要的价值。

（4）糖类：占总能量的 50％～60％。主食除米面外，多吃各种杂粮，其营养丰富并含有较多的膳食纤维。也可以用土豆、山药、藕、芋艿、慈姑等根茎类食物，代替部分主食，这样可以避免主食过分单调。限制蔗糖和果糖的摄入。

（5）蛋白质：摄入适量蛋白质，每日 1.0 g/kg 左右，约占总能量的 15％ 以上。每日可饮脱脂牛奶 250 mL 左右，并可以吃一个鸡蛋白。每周可吃 2～3 个整鸡蛋。鱼类肉质嫩，易于消化吸收，含有丰富的多不饱和脂肪酸，可每周吃 2～3 次，每次 200 g 左右，烹饪方法以清炖和清蒸为主。黄豆及其制品含植物固醇较多，有利于胆酸的排出，可减少胆固醇的合成。

（6）供给充足的维生素和矿物质，多食用富含维生素 C 的新鲜蔬菜与水果，及富含蛋氨酸、钾、镁、铜、碘的海藻类。膳食纤维每日摄入 20～25 g 为宜。

29. 试述心肌梗死的膳食营养要求。

（1）急性期：应完全卧床休息，开始给予流食，如米汤、藕粉、去油肉汤、菜汁等，少量多餐，每日总能量约 3 347 kJ（800 kcal），尽量避免胀气或带刺激性的食物如豆浆、牛奶、浓茶和咖啡等。病情好转时可选用半流食，如粥、面条、馄饨、面片汤、肉末、碎菜等，仍应少量多餐，每日能量约 5 020 kJ（1 200 kcal），注意保持大便通畅，逐渐过渡到软食。注意水和电解质的平衡，食物中水的含量应与饮水及输液量一并考虑，以适应心脏的负荷能力。如伴有高血压和心力衰竭，应限制钠盐。镁对缺血性心肌病有良好的保护作用，含镁丰富的食物包括有色蔬菜、小米、面粉、肉、海产品等。避免低钾血症的出现，增加含钾丰富的食物。

（2）恢复期：应防止复发，其膳食原则同冠心病。

30. 试述心力衰竭的膳食营养治疗原则。

（1）适当限制蛋白质和能量的摄入，以减轻心脏负担。心力衰竭症状明显时，每日供给蛋白质 25～30 g，能量 2.5 MJ（600 kcal），逐渐加蛋白质至 40～50 g，能量 4.2～6.3 MJ（1 000～1 500 kcal）。病情稳定后，蛋白质的每日摄入宜 0.8 g/kg；能量以维持体重或稍低于理想体重为宜。脂肪在胃内停留时间长，影响消化，建议每日不超过 60 g。其余的能量由糖类供给，少食用甜食。

（2）减轻钠、水潴留。限制钠盐，根据充血性心力衰竭的轻、中、重的程度，分别给予每日限钠 1 500、1 000 或 500 mg 的膳食。液体每日限制摄入量为 1 000～1 500 mL。

（3）维持电解质的平衡，应注意钾、钙、镁等的平衡调整。

（4）维生素应充足，包括 B 族维生素与维生素 C 等。

（5）为减少胃肠胀气诱发心力衰竭，应少食多餐。

31. 试述高血压的膳食营养治疗原则。

高血压膳食是在限制能量平衡膳食的基础上，减少食盐，增加含无机盐与维生素的蔬菜、水果、干鲜豆类、奶和鱼类。

(1) 避免肥胖，应控制总能量并加强锻炼。

(2) 限制膳食中的钠盐，对大多数高血压病人，建议食盐控制在 2～5 g/d。

(3) 相对地增加钾的摄入量。

(4) 膳食中应有足量的钙和镁。

(5) 蛋白质的质与量应满足需要，每日 1.0 g/kg 左右，多选择鱼类、大豆及其制品作为蛋白质来源，对防治高血压及脑卒中有利。

(6) 限制饮酒。

(7) 其他如茶叶有利尿与降压作用。

32. 试述呼吸功能不全病人营养治疗原则。

(1) 采用高蛋白质、高脂肪、低糖类的膳食或胃肠外营养液。

(2) 蛋白质、脂肪、糖类的热量比分别为 20%、20%～30%、50%～60%。

(3) 每日蛋白质摄入量为 1.5～2.0 g/(kg·d)，热氮比为(150～180)∶1。

(4) 每日适量补充各种维生素及微量元素，依据临床情况调整电解质用量，特别注意补充影响呼吸肌功能的钾、镁、磷等元素。

33. 试述便秘的营养治疗。

治疗便秘首先要建立良好的饮食习惯和排便习惯，规律进食，摄入充足的膳食纤维，养成定时排便的习惯，多喝水，多运动。饮食治疗要根据便秘的不同类型来决定。

(1) 迟缓性便秘：①高纤维饮食。多供给含粗纤维的食物以刺激肠道、促进胃肠运动、增加排便能力，如多食用蔬菜、水果、粗粮、生拌的瓜果、豆类等。每日 10～15 g 膳食纤维，包括可溶性（如果胶）和不可溶性纤维。②多饮水。保持肠内足够的水分，有利于粪便排出。③多食用富含 B 族维生素的食物。可促进消化液分泌，维持和促进肠蠕动，有利于排便，如粗粮、酵母、豆类及其制品等。维生素 B_1 能增加肠的蠕动，粗粮、豆类中富含维生素 B_1。④多食易产气的食物，如豆类、洋葱、萝卜、黄瓜、蒜苗等，以促进肠的蠕动；蜂蜜、生甘蓝、生萝卜在肠内发酵产生气体，也可增加肠蠕动。⑤适当增加高脂肪和润肠食物的摄入量，禁用烟酒及辛辣食物等。花生油、芝麻油、豆油、菜籽油均可润肠，有利于缓解便秘。

(2) 痉挛性便秘：①无粗纤维的低渣饮食。由低渣半流质改为低渣软食，禁食蔬菜及水果。②适当增加脂肪摄入量，脂肪润肠，脂肪酸增加肠蠕动，但不宜过多，每日应少于100 g。③多饮水，保持肠内粪便中水分充足，以利于排便。④禁食刺激性食物如酒、浓茶、咖啡、咖喱等。

(3) 梗阻性便秘：由器质性病变引起者应去除病因，不完全梗阻者可考虑给予清流质。

34. 试述消化性溃疡的饮食治疗原则。

(1) 少量多餐，定时定量，每日 5～7 餐，每餐量不宜多，减少对胃肠道的负担。

(2) 避免机械性和化学性刺激食物，如香料、胡椒、辣椒、咖啡、可可等。戒烟酒，忌选粗纤维蔬菜和加工粗糙的食品，如粗粮、芹菜、韭菜、雪菜、竹笋等。

（3）低脂，不需严格限制脂肪，因为脂肪可以抑制胃酸分泌，适量脂肪对胃黏膜没有刺激。

（4）应供应适量的蛋白质以维持机体需要。蛋白质对胃酸起缓冲作用，可中和胃酸，蛋白质在胃内的消化产物又可促进胃酸分泌。

（5）多食糖类。糖类每日可供给 300～350 g。选择易消化食物如厚粥、面条、馄饨等。蔗糖不宜太多，以避免使胃酸分泌增加，引起胀气。

（6）供给丰富维生素。选富含 B 族维生素、维生素 A 和维生素 C 的食物，适当食用富含 B 族维生素的粗粮。

（7）烹调方法以蒸、煮、炖、烩为主，不宜采用爆炒、干炸、滑溜、烟熏等方法。进食时保持心情舒畅，要细嚼慢咽，以利于消化。

35. 试述胃癌的饮食防治。

（1）不食盐腌食品或不新鲜的食品，以减少亚硝胺的前体物质硝酸盐、亚硝酸盐和仲胺的摄入，注意饮水卫生。

（2）增加维生素 C、维生素 E 和硒的摄入。多摄入十字花科蔬菜，如洋白菜、花椰菜、菜花等，对预防肿瘤，尤其是消化道肿瘤的发生有作用。此外猕猴桃在胃内有阻断亚硝胺形成的作用，可以起到防治胃癌的作用。

（3）保护胃黏膜，避免高盐、过硬、过烫饮食。

（4）保持能量平衡，蛋白质、脂肪和糖类的比例要合适，蛋白质摄入保证量足质优。

（5）饮食定时定量，宜少量多餐，避免暴饮暴食。胃癌已进入晚期而不能手术者，饮食以令病人感到舒适可口为原则。

（6）手术前要从营养上做好术前的准备，宜选用管喂饮食，补充足够的能量和各种营养素，也可用高蛋白流质饮食。对吞咽困难、进食不足者，应辅以静脉营养或肠内营养治疗。术后 2～4 日内采用完全静脉营养或经空肠造瘘管饲，以后逐渐恢复经口进食，由半量清流质饮食逐步过渡，到全量流质饮食，再过渡到普通饮食。

36. 试述脂肪肝的营养治疗。

（1）控制能量摄入，防止肥胖而诱发脂肪肝。

（2）适当提高蛋白质摄入量，有利于肝细胞的修复与再生。某些氨基酸如蛋氨酸、胱氨酸、色氨酸、苏氨酸和赖氨酸等有抗脂肪肝作用，应适当增加摄入。

（3）减少糖和甜食摄入，防止过多糖类转变为脂肪。

（4）控制脂肪和胆固醇，脂肪总量每日不宜超过 40 g，适当控制含高胆固醇食物的摄入量。

（5）补充维生素和矿物质。注意补充富含叶酸、胆碱、肌醇、烟酸、维生素 E、维生素 C、维生素 B_{12}、钾、锌、镁等食物和制剂。

（6）饮食多样化，主食应粗细搭配，多食用蔬菜、水果和藻类，以保证摄入足量的膳食纤维。

37. 试述肝炎的饮食营养治疗。

（1）能量供给适当，以能够维持正常体重为宜，成人 105～126 kJ/（kg·d）。摄入能量过少可导致蛋白质过度消耗；过高的热量会导致脂肪肝，对肝功能的改善和恢复带来不利影响。

（2）供应质优、量足、产氨少的蛋白质。为促进肝组织的恢复，膳食中蛋白质供给应稍高，以 1.2～1.5 g/(kg·d) 为宜，过高的蛋白质摄入会增加肝脏负担。

（3）脂肪不宜过分限制，全日脂肪供给量一般不超过 60 g，或占全日总能量的 25% 左右。

（4）糖类供应要充足，全日总量为 300～400 g。

（5）供给充足的维生素及矿物质，必要时补充微量营养素制剂。

（6）避免食用高脂肪、刺激性食物及酒类。

（7）少食多餐，每日进餐 4～5 次。

38. 试述肾病综合征的饮食原则。

肾病综合征的疾病代谢特点为低蛋白血症、水钠潴留及高脂血症，因此其饮食原则如下：

（1）适量蛋白饮食：因尿中丢失大量蛋白引起低蛋白血症，血浆胶体渗透压降低，水肿顽固难消。如肾功能良好可给予适量蛋白饮食，以纠正和防止血浆蛋白降低、贫血及营养不良性水肿。发生氮潴留时应限制蛋白摄入，可在低蛋白饮食基础上适当放宽，全日供给50 g 左右。

（2）供给足够能量：能量供给按 146 kJ/(kg·d)。

（3）限制钠盐：食盐不超过 2 g/d 或酱油 10 mL。禁食含钠食品和含钠高的蔬菜。

（4）脂肪适量：脂肪应占总能量≤30%，限制胆固醇和脂肪酸摄入量，增加多不饱和脂肪酸和单不饱和脂肪酸摄入量。

（5）足量维生素和矿物质：应选择富含铁及 B 族维生素和维生素 A、维生素 C 的食物。

39. 试述慢性肾小球肾炎的饮食原则。

（1）限制蛋白质：一般按 0.8～1.0 g/(kg·d) 供给，其中优质蛋白质占60%。有氮质血症时，按病情限制蛋白质。

（2）限制钠摄入：水肿和高血压病人应限制食盐，每日 2～3 g 为宜。水肿严重时，控制食盐 2 g/d 以下或给予无盐饮食。

（3）保证能量供给：可按 146～167 kJ/(kg·d) 供能，总能量为 9 196～10 868 kJ/d。

（4）足量维生素：注意补充含铁及 B 族维生素、维生素 A、维生素 C 和叶酸等丰富的食物。

（5）根据病情变化调整饮食：尿液偏酸时多选用碱性食物如蔬菜、水果和奶类。大量蛋白尿时适当放宽蛋白质供给并以优质蛋白为主。

40. 糖尿病营养治疗的目的是什么？

在保证机体正常生长发育和正常生活的前提下，纠正已发生的代谢紊乱，减轻胰岛 B 细胞的负荷。

（1）纠正代谢紊乱：通过摄入有针对性的合理饮食，控制血糖、血脂及补充蛋白质等。

（2）减轻胰岛负荷：合理饮食可以使胰岛细胞得到休息，恢复其部分功能。

（3）改善整体健康水平：通过针对性调整饮食，可促进青少年生长发育，满足孕妇营养。

（4）有利于减肥：低热量膳食可减肥及增强胰岛素敏感性。

（5）降低餐后高血糖：合理进食富含膳食纤维的食物可降低餐后高血糖。

（6）有利于防治并发症：由于血糖控制、血脂降低等，有利于防治糖尿病的并发症。

41. 试述高脂血症营养膳食治疗原则。

高脂血症是指血中脂类物质的浓度超出正常范围，其饮食治疗原则如下：

（1）减少总热量以能维持标准体重为宜，少吃多餐，避免过饱。

（2）减少膳食中脂肪的总量，特别应减少饱和脂肪酸的摄入量。脂肪占总热量20％～30％，多不饱和脂肪酸、单不饱和脂肪酸、饱和脂肪酸各占1/3。

（3）高胆固醇血症者，应采用低胆固醇、低饱和脂肪酸，并适量补充含多不饱和脂肪酸丰富的饮食。每日胆固醇的摄入量不多于200～300 mg。

（4）高甘油三酯血症者应控制糖类，尤其是简单糖类，如不吃或少吃精制糖。应严格控制体重。

（5）适量的蛋白质，每日每千克体重1 g，动物性蛋白质不宜过多，应选用豆类及豆制品代替部分动物蛋白质。

（6）采用多种糖类，限制单糖和双糖的摄入，增加一定量的粗粮、杂粮、蔬菜和水果等含膳食纤维多的食品。

（7）供应充足的烟酸和维生素 C、维生素 E。

（8）多吃富含锌、铬的食物和其他特殊营养成分食物，如香菇、木耳、洋葱、大蒜、海生植物。

（9）多吃鱼，特别是海鱼。深海鱼油含 ω-3 系列脂肪酸，有降血脂作用。

42. 试述肥胖的营养治疗原则。

肥胖是指由于能量摄入超过能量消耗导致体内脂肪储存过多而引起的体重增加，超过标准体重20％。膳食营养治疗即通过减少能量摄入以减少体内脂肪储备，减轻体重，控制肥胖的一种有效方法。肥胖的营养治疗原则如下：

（1）控制能量摄入，使之低于消耗：根据肥胖程度，每日能量摄入比平时减少2 090～4 180 kJ，减少能量应循序渐进，不能过快、过猛，以免影响健康。

（2）保证营养平衡：在限制能量的范围内，合理安排蛋白质、脂肪、糖类的摄入量，保证无机盐和维生素的供给充足。①蛋白质供热比占20％或按1.2 g/(kg·d)供给，其中优质蛋白质应占50％，以减少体组织分解和饥饿感。②限制脂肪摄入量，供热比应为20％～25％，其中饱和脂肪应低于7％，控制烹调用油在10～20 g/d。③糖类的摄入量可适当减少，一般占总能量的55％～60％。④新鲜水果和蔬菜应作为无机盐、维生素的主要来源，水果和蔬菜含有较多的膳食纤维和水，有充饥功能。

（3）注意烹调方法：食物以汆、煮、炖、拌、卤等方法制备，以减少烹调用油及脂摄入量。为了减少水在体内的潴留，同时应限制食盐和酱油、味精的摄入。

（4）养成良好的生活习惯：一日三餐，定时定量。少吃零食、甜食和饮料，避免睡前吃夜宵。吃饭细嚼慢咽。

（5）配合积极的体育锻炼，必要时选择适合的药物治疗，能够达到理想的效果。

43. 简述肠外营养制剂的种类和内容。

（1）糖类制剂：主要为葡萄糖制剂（5％、10％、50％）。在糖类中，葡萄糖最符合人体生理要求，能被所有器官利用。

（2）脂肪制剂：包括脂肪乳剂（20％、30％），低磷脂脂肪乳注射液，中链/长链脂肪乳注射液，结构脂肪乳，鱼油脂肪乳，多种油脂肪乳等。

（3）蛋白质、氨基酸制剂：包括11氨基酸注射液-833，复方结晶氨基酸注射液，14氨基酸注射液-823，17种复合结晶氨基酸注射液，凡命，乐凡命，复合氨基酸注射液（18），5％氨基酸注射液，复方氨基酸注射液（3％、5％、10％），肾必氨注射液，支链氨基酸3H注射液等。

（4）电解质与微量元素制剂：包括安达美（多种微量元素注射液）、格列福斯（甘油磷酸钠）等。

（5）维生素制剂：包括水乐维他（注射用水溶性维生素）、维他利匹特（脂溶性维生素注射液）等。

44. 简述肠外营养治疗的适应证。

肠外营养治疗总体来说适用于不能经口进食者、不宜经口进食者、口服不能满足营养要求者3种情况。

（1）肠外营养治疗的强适应证：①肠功能障碍，如短肠综合征、小肠疾病、放射性肠炎、严重腹泻及顽固性呕吐、胃肠道梗阻。②重症胰腺炎。③高代谢状态危重病人。④严重营养不良。⑤大剂量化疗、放疗或接受骨髓移植病人。

（2）肠外营养治疗的中适应证：①肠外瘘。②炎性肠道疾病。③大手术创伤的围手术期营养治疗。④严重营养不良的肿瘤病人。⑤重要脏器功能不全病人。

（3）肠外营养治疗的弱适应证：①营养状况良好的轻度应激者。②术后或应激后短期胃肠功能恢复者。③已确定或被认为不可治愈的疾病状态。

45. 简述肠外营养治疗的并发症。

（1）机械性并发症：①气胸。②血胸、液胸。③动脉损伤。④神经损伤。⑤胸导管损伤。⑥空气栓塞。⑦导管栓塞。⑧静脉血栓形成。

（2）感染性并发症：主要指导管性败血症和内源性败血症两种。

（3）代谢性并发症：①糖代谢紊乱：高血糖、高渗透压、非酮性昏迷，低血糖。②氨基酸代谢紊乱。③脂肪代谢紊乱。④水、电解质代谢紊乱。⑤微量元素缺乏：锌缺乏、铜缺乏、铬缺乏。⑥维生素缺乏。⑦酸碱平衡紊乱。

46. 简述肠内营养治疗的禁忌证。

肠内营养治疗不宜或应慎用于下列情况：

（1）完全性机械性肠梗阻、胃肠道出血、严重腹腔感染。

（2）严重应激状态早期、休克状态、持续麻痹性肠梗阻。

（3）短肠综合征早期宜采用肠外营养治疗4～6周，以后再逐渐过渡至肠内营养。

（4）高流量空肠瘘缺乏足够的小肠吸收面积，肠内慢速滴注会增加漏出量。严重吸收不良者不能贸然进行管饲，以免加重病情。

（5）持续严重呕吐、顽固性腹泻病人，严重小肠、结肠炎者。

（6）胃肠道功能障碍或某些要求肠道休息的情况。

（7）急性胰腺炎的急性期不宜过早进行肠内营养者。

（8）3月龄内婴儿、糖尿病及糖代谢异常者、氨基酸代谢异常者，不宜应用要素膳。

47. 试述胃大部切除后的饮食治疗。

（1）第一阶段：饮食特点是采用不需咀嚼的低糖高脂肪高蛋白质液体食物，为顺利进入第二阶段做好准备。每日6餐，每餐由30～40 mL开始，逐步增加至每餐150～200 mL。食物可采用鸡汤、鱼汤、排骨汤、蛋花汤或米汤混合等。

（2）第二阶段：饮食特点是采用半流质食物，每日6餐，主食可选用米粥、面包、面条、面片、花卷、馒头、饼干等，副食可选用煮蛋、瘦肉、鱼虾类、豆腐、少渣的蔬菜（如去皮的瓜茄类等）、果泥、菜泥等。

（3）第三阶段：饮食特点是采用软饭，每日6餐。应注意进食时避免饮用汤和饮料。

48. 简述肠瘘的营养治疗。

早期积极控制感染，腹腔引流。肠外途径补充丢失的液量和电解质，纠正水、电解质、酸碱紊乱。营养支持方式中首选肠外营养（PN），PN可大量减少胃肠液分泌（50%～70%），同时胃肠反应也减少。热量供给以葡萄糖和脂肪为主，为105～126 kJ/(kg·d)。氮源可从普通氨基酸中获得，一般1 g/(kg·d)即可满足病人需要。个别病人因周围静脉耐受性差，可改用短期中心静脉进行营养支持。对小肠瘘，可加用生长抑素或生长抑素类似物。肠瘘口小、流量少的病人，可采用管饲或口服要素型或短肽型肠内营养制剂。若为低位瘘，情况已稳定并可耐受自然食物者，可少量给予流食，并逐步过渡到少渣清淡半流食。

49. 试述烧伤病人肠外营养治疗的指征。

（1）30%以上大面积烧伤分解代谢旺盛，肠内营养无法满足其需要者。

（2）烧伤后有消化系统并发症，包括应激性溃疡、消化道出血、胃潴留、肠麻痹及肠功能衰竭。

（3）并发严重感染或多脏器功能不全（如MODS）的病人，长期处于严重烧伤应激状态下，组织自身消耗又非外源性营养素所能纠正的严重代谢紊乱者。

（4）重症吸入性损伤，气管切开长期留置气管套管及应用人工呼吸机的病人。

（5）烧伤合并意识障碍的病人，常为合并中毒或颅脑损伤的病人。

（6）口腔和消化道化学烧伤的病人。

（7）颈前部、颏部深度烧伤，病人不能咀嚼或吞咽者。

（8）其他原因不能进食或拒绝进食的烧伤病人。

50. 简述烧伤病人的饮食治疗原则。

烧伤是一种全身损害性创伤，饮食治疗应根据病情变化和病程进行调整。

（1）休克期：前1～2日应禁食，给予肠外营养。2～3日后可给予米汤为主的试餐，给予多种维生素饮料，不必过多强调热量和蛋白质，以保持食欲。

（2）感染期：肠外营养、肠内营养和口服相结合，除高维生素膳食外应逐渐增加蛋白质和热量，改善负氮平衡，优质蛋白质应达供给量的70%。

（3）康复期：给予高蛋白质、高热量、高维生素，丰富而全面的营养膳食。选择质量高、体积小、易消化吸收的食物，必要时给予浓缩食品。少食多餐，食物多样化。根据病人的口味和消化情况，采用不同的烹调方法，供给色、香、味俱佳的食物。

§21.4.4　临床营养学自测试题（附参考答案）

一、选择题

【A型题】

1. 天然牛奶中缺乏哪种营养素　　　　　　　　　　　　　　　　　　　　　（　　）

A. 优质蛋白质　　B. 钾　　C. 铁　　D. 钙　　E. 乳糖

2. 以下不属于人体必需微量元素的是　　　　　　　　　　　　　　　　　　（　　）

A. 钠　　B. 铁　　C. 碘　　D. 硒　　E. 锌

3. 以下属于人体必需氨基酸的是　　　　　　　　　　　　　　　　　　　　（　　）

A. 半胱氨酸　　B. 谷氨酸　　C. 酪氨酸　　D. 缬氨酸　　E. 天冬氨酸

4. 影响基础代谢的因素不包括　　　　　　　　　　　　　　　　　　　　　（　　）

A. 年龄　　B. 性别　　C. 体型　　D. 内分泌　　E. 体力活动

5. 动脉硬化病人宜食用　　　　　　　　　　　　　　　　　　　　　　　　（　　）

A. 低蛋白饮食　　B. 低纤维膳食　　C. 低胆固醇饮食　　D. 低盐膳食　　E. 高钾低钠膳食

6. 以下哪种食物血糖指数最低　　　　　　　　　　　　　　　　　　　　　（　　）

A. 红枣　　B. 黄瓜　　C. 柿子　　D. 香蕉　　E. 红果

7. 低脂膳食不适用于　　　　　　　　　　　　　　　　　　　　　　　　　（　　）

A. 脂肪肝　　B. 胰腺炎　　C. 胆囊疾患　　D. 冠心病　　E. 贫血

8. 属于不饱和脂肪酸是　　　　　　　　　　　　　　　　　　　　　　　　（　　）

A. 棕榈酸　　B. 月桂酸　　C. 二十二碳六烯酸（DHA）　　D. 丁酸　　E. 硬脂酸

9. 急、慢性肾衰竭病人宜用下列哪种膳食　　　　　　　　　　　　　　　　（　　）

A. 高蛋白饮食　　B. 高纤维膳食　　C. 少渣膳食　　D. 麦淀粉膳食　　E. 低铜膳食

【X型题】

10. 以下属于抗氧化的微量营养素是　　　　　　　　　　　　　　　　　　　（　　）

A. 硒　　B. 维生素D　　C. 维生素B_1　　D. 维生素C　　E. 维生素E

11. 膳食纤维包括　　　　　　　　　　　　　　　　　　　　　　　　　　　（　　）

A. 纤维素　　B. 半纤维素　　C. 果胶　　D. 木质素　　E. 抗性淀粉

12. 痛风的营养治疗原则有 ( )

A. 限制嘌呤　　B. 低热量饮食　　C. 低脂饮食　　D. 摄入充足的液体　　E. 避免饮酒及酒精饮料

13. 以下促肠功能代偿的物质有 ( )

A. 中、短链脂肪酸　　B. 纤维素（特别是果胶）　　C. 谷氨酰胺　　D. 蛋氨酸　　E. 亮氨酸

14. 肠外营养的并发症有 ( )

A. 气胸　　B. 空气栓塞　　C. 血胸　　D. 导管性败血症　　E. 误吸

15. 要素型肠内营养制剂的特点是 ( )

A. 营养全面　　B. 无须消化即可直接或接近直接吸收　　C. 成分明确　　D. 不含残渣或残渣极少　　E. 适口性差

二、填空题

1. 人体能量消耗由_____、_____、_____和_____四方面构成。

2. 营养状况评价是对从_____、_____、_____及_____中获得的信息进行分析评价。

3. 营养治疗方式有_____，_____，_____。

4. 肠外营养制剂包括_____、_____、_____、_____、_____、_____等几大类。

5. 肠内营养制剂按组成可分为_____、_____、_____和_____四类。

6. 目前肠内营养的应用原则是_____。

7. 中医食物"味"，既是指食物的具体味道，也是一种抽象的概念，主要有五种味：_____、_____、_____、_____、_____。

8. 食物的"性"是指食物具有_____、_____、_____、_____四种性质，中医称为"四性"或"四气"。

9. 儿童糖尿病每日总热能计算方法为_____。

10. 淀粉多糖是可利用多糖，是由数百至数千个单糖构成的大分子，常见的有_____和_____。

三、判断题

1. 富含植物纤维的藻类和豆类食品食后吸收快，血糖升高也快。 ( )

2. 低嘌呤饮食禁用的食物有肝、肾、沙丁鱼、牛奶、肉汁等嘌呤含量高的食物。 ( )

3. 肝性脑病食物蛋白质选择以大豆蛋白为主，严重时暂禁动物蛋白。 ( )

4. 肠外营养液配制时可将磷酸盐、安达美和电解质都加入氨基酸内。 ( )

5. 妊娠糖尿病总热能按理想体重的30～35 kcal/(kg·d)计算。 ( )

四、名词解释

1. 必需脂肪酸

2. 必需氨基酸

3. 食品添加剂

4. 维生素

5. 营养素

五、问答题

1. 何谓优质蛋白质？

2. 何谓绿色食品？

3. 简述食品添加剂的含义。

4. 何谓食品等值交换份?

5. 试述合理食谱的要求。

📖 参考答案

一、选择题

1. C　2. A　3. D　4. E　5. C　6. B　7. E　8. C　9. D　10. ADE　11. ABCD　12. ABCDE
13. ABC　14. ABCD　15. ABCDE

二、填空题

1. 静息代谢的能量消耗　体力活动能量消耗　食物热效应　适应性生热作用

2. 膳食　生化　人体测量　临床研究

3. 肠外营养　肠内营养　膳食营养

4. 糖类制剂　脂肪制剂　氨基酸制剂　电解质制剂　维生素制剂　微量元素制剂

5. 要素制剂　非要素制剂　组件制剂　特殊治疗用制剂

6. 如果肠道功能基本正常,就使用肠内营养

7. 辛　苦　甘　酸　咸

8. 寒　凉　温　热

9. 全天总热能(kcal)＝1000＋年龄×(70～100)

10. 淀粉　糖原

三、判断题

1. ×　2. ×　3. √　4. ×　5. ×

四、名词解释

1. 必需脂肪酸:有几种不饱和脂肪酸是维持机体不可缺少,但在体内不能合成,必须每日从膳食中摄取,这些不饱和脂肪酸称为必需脂肪酸,它们是亚油酸、亚麻酸、花生四烯酸。

2. 必需氨基酸:指人体自身不能合成,或合成速率不能满足需要而必须从食物中摄取的氨基酸。其有8种,即亮氨酸、异亮氨酸、赖氨酸、蛋氨酸、苯丙氨酸、苏氨酸、色氨酸、缬氨酸。另外,组氨酸是婴幼儿必需氨基酸。

3. 食品添加剂:是有意识地一般以少量添加于食品,以改善食品的外观、风味和组织结构或储存性质的非营养物质。

4. 维生素:是维持人体正常生理功能所需的一类小分子有机化合物,广泛存在于天然食物中。人体需要维生素量很小,但几乎不能合成,各有其特殊生理功能。其常分为脂溶性和水溶性两大类。

5. 营养素:食物中能被人体所吸收、利用、代谢并在人体内有其特殊功能的有效成分称为营养素。营养素总共有40多种,可分为蛋白质、脂类、糖类、无机盐、维生素、水和膳食纤维七大类。

五、问答题

1. 优质蛋白质又称完全蛋白质,其蛋白质中的必需氨基酸构成比例与人体组织蛋白质中的氨基酸构成比较相似,易被人体利用。动物性食物中如蛋、乳、肉、鱼中蛋白质以及植物中豆类蛋白质均为优质蛋白质。

2. 绿色食品是遵循可持续发展原则,按照特定生产方式生产,经专门机构认定,使用绿色食品标志

商标的无污染的安全、优质、营养类食品。

3. 食品添加剂是指用于改善食品品质、延长食品保存期、便于食品加工和增加食品营养成分的一类化学合成或天然物质。食品添加剂是为改善食品色、香、味等品质，以及为防腐和加工工艺的需要而加入食品中的化合物质或者天然物质。目前我国食品添加剂有 23 个类别，2 000 多个品种，包括酸度调节剂、抗结剂、消泡剂、抗氧化剂、漂白剂、膨松剂、着色剂、护色剂、酶制剂、增味剂、营养强化剂、防腐剂、甜味剂、增稠剂、香料等。

4. 食品等值交换份：是用来进行食物交换的单位。凡食物所含蛋白质、脂肪、糖类及热能相似的食物归纳为一类，每类食物营养价值基本相等，在同一类中的不同食物彼此可以互相交换而不影响营养素的摄入量，用这种方法进行食物交换就称为等值交换份。可用于等值交换份的食物常分为六大类：①粮谷类。②蔬菜类。③水果类。④瘦肉类。⑤乳、豆类。⑥油脂类。

5. 合理食谱的要求为：①膳食内容需保证营养平衡。②具有吸引力。③能促进消化。④有合理的膳食制度。

§22

康复医学

康复医学是一门新兴的学科，是20世纪中期出现的一个新的概念。它是以研究病、伤、残者功能障碍的预防、评定和治疗为主要任务，以改善病、伤、残者的躯体功能，提高生活自理能力，改善生存质量为目的的一个医学专科，与预防医学、保健医学、临床医学并称为"四大医学"。康复医学服务的对象是各种原因引起的功能障碍者、慢性病病人、亚健康人群及不断增长的老年人群。物理治疗、作业治疗、言语治疗、康复工程、康复护理、中医治疗、心理咨询、文体治疗、社会服务是常用的康复治疗手段。

§22.1　康复医学基本知识问答

1. 试述康复预防、康复评定和康复治疗的内容。

（1）康复预防：分为一级预防、二级预防、三级预防。①一级预防：预防各类病、伤、残的发生，可降低残疾发生率70%。如产前检查、孕期及围产期保健；防止意外；早期干预并积极治疗各类疾病、慢性病等。②二级预防：限制或逆转由身体结构损伤造成的活动受限或残疾，可降低残疾发生率10%～20%。如早期发现并采用有效手段治疗病、伤、残，以改善或提高其功能，如临床治疗、早期康复治疗。③三级预防：防止活动受限、避免残疾发展为参与受限或残障，最大程度地减少残疾或残障给个人、家庭和社会所造成的影响。如康复医学中常用的各项物理治疗、作业治疗、言语治疗、心理治疗、辅具使用等。

（2）康复评定：是收集评定对象的病史和相关资料，通过检查和测量，对结果进行比较、综合、分析、解释，最后形成结论和障碍诊断的过程。康复医疗始于评定，止于评定，可分为：初期评定（康复治疗开始前）、中期评定（康复治疗中）、末期评定（康复治疗结束后）。根据评定结果来制订或修改治疗计划，并对治疗效果进行客观评价。

（3）康复治疗：指通过各种有效的康复治疗手段，最大程度地改善病、伤、残者的功能障碍。应早期介入（生命体征稳定后）、综合实施（临床处理与康复治疗）、病人主动参与、生命周期/疾病全程全覆盖。

2. 试述国际残疾分类：ICIDH 模式与 ICF 模式。

（1）1980年，《国际病损、残疾、残障分类》（ICIDH）将残疾分为病损、残疾、残障三类。

1）病损（impairment，病伤、残损）：现改称为"身体结构受损"，是生物器官系统水平上的残疾。指心理上、生理上、解剖结构上或功能上的任何丧失或异常，可分为智力残损、其他心理残损、语言残损、听力残损、视力残损、内脏（心肺、消化、生殖器官）残损、骨骼（姿势、体格、运动）残损、畸形、多种综合的残损。

2）残疾（disability）：现改称为"活动受限"，是个体水平上的残疾。指由于残损使能力受限或缺乏，以致人们不能按正常的方式和范围进行活动。可分为行为残疾、交流残疾、生活自理残疾、运动残疾、身体姿势和活动的残疾、技能活动残疾、环境适应残疾、特殊技能残疾、其他活动方面的残疾。

3）残障（handicap）：现改称为"参与限制"，是社会水平的残疾。指由于残损或残疾，而限制或阻碍一个人完成正常的（按年龄、性别、社会和文化等因素）社会作用，可分为定向识别（时、地、人）残障、身体自主残障（生活不能自理）、行动残障、就业残障、社会活动的残障、经济自理残障、其他残障。

（2）国际功能、残疾和健康分类（ICF模式，图22-1）：ICF包括身体功能和结构、活动和参与，以及背景性因素（个体因素和环境因素）两大部分。在ICF评价体系中，个体的健康状态取决于上述因素之间的交互作用。其中身体功能和身体结构、活动与参与是ICF的主体与核心。

1）身体功能和身体结构：是两个不同但相互平行的部分，如"视功能"是身体功能，"眼及其相关结构"是身体结构。结构损伤可以是解剖结构上的畸形、缺失或显著变异，结构的损伤也可以导致身体功能的失常或缺失。

2）活动和参与：活动是由个体执行一项任务或行动；参与是投入一种生活情景中。活动受限是个体在进行活动的时候可能遇到的困难；参与受限是个体投入生活情景中可能经历的问题。

背景性因素：代表个体生活或生存的全部背景，包括环境因素和个人因素。

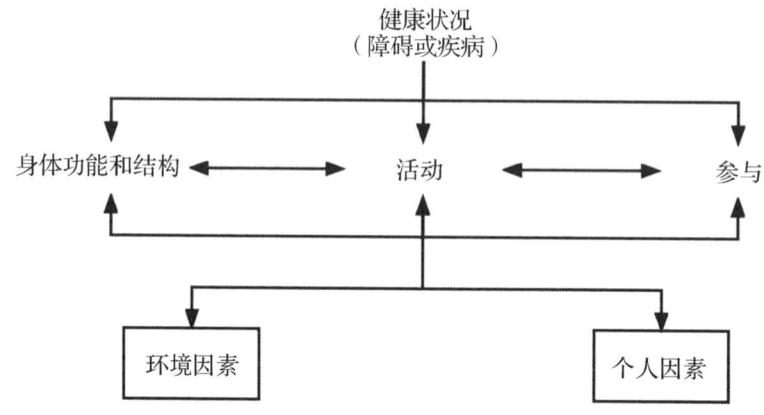

图 22-1　ICF 理论模式图

3. 何谓社区康复？

社区康复是指利用本社区的资源（人、财、物、技术），因地制宜地为康复对象提供康复服务，开展社区和家庭的康复。主要提供病、伤、残者恢复期及后期康复服务，开展残疾预防工作，同时也提供教育、社会、职业康复。社区康复在康复治疗中发挥着重要的作用，是分级诊疗中基层首诊的基础。

4. 何谓职业康复？

职业康复是以重返工作岗位为目的，通过个体化的康复治疗，来降低受伤风险和提升康复对象工作能力的一种系统康复服务。帮助身体障碍者或伤病者就业或再就业，重返社会。主要内容包括：职业能力评估，工作分析（医疗机构内或现场），功能性能力评估，工作模拟评估，工作强化训练（医疗机构内或现场），工作重整和体能强化，工作行为训练、工作模拟训练及工作安置。

5. 教育康复是指什么？

教育康复是指通过特殊教育而进行的康复活动，尤其是指对躯体器官有障碍和/或精神智力有障碍的儿童给予康复性的教育活动。如盲人需通过盲文，聋哑人需通过手语等方法进行教育。

6. 试述康复医学模式及工作流程。

康复医学工作模式：康复医学是以病人为中心的团队工作模式。由康复医师首诊并负责整个团队，团队成员包括：物理治疗师（physiotherapist，PT）、作业治疗师（occupational therapist，OT）、言语治疗师（speech therapist，ST）、心理治疗师（psychotherapist）、假肢与矫形器师（prosthesis and orthosis，P&O）、文体治疗师（recreation therapist，RT）、康复护士（nurse，NR）、社会工作者（social worker，SW）等。

康复医学工作流程如下：

（1）评价：通过问诊、诊察、化验、康复功能检查评定及诊断思考，根据残疾的原因、病期及经过、全身状况、现有残疾及并发症，以及精神、心理、智力状况、年龄、性别、社会及经济背景等，重点对残疾人的功能障碍进行综合评价。

（2）设定预期目标：包括目标设定程序，目标的阶段性，目标设立的目的。

（3）治疗程序表的制订：包括预防对策在内的各种治疗手段程序表。

（4）治疗实施：根据总的治疗方针，按处方上的治疗种类实施。

（5）再评价：根据进行治疗后病人的恢复情况，再次进行客观的判定，了解对方是否按预期恢复，据此修正和补充程序表。

（6）决定去向：通过反复再评价，确认病人恢复已达顶点、症状已固定之后，决定病人今后的去向，如回归原工作还是换工作，并提出复职注意和限制事项。

7. 试述康复领域和康复方式的含义。

（1）康复领域：康复是范围广泛的综合性事业，它包括医疗康复、物理治疗、作业治疗、康复护理、言语治疗、心理辅导、文体治疗、传统治疗、康复工程、教育康复、职业康复和社会康复。

（2）康复方式：有机构康复（IBR）、社区康复（CBR）和居家康复（CRS）。机构康复是指集中康复专业人才和利用较完善的康复设备在机构内对病人开展比较系统、规范的康复治疗。包括综合医院中的康复医学科门诊和住院病人的康复，临床相关学科内开展的床旁康复；康复专门机构内开展的康复，如康复医院、康复门诊等。

8. 如何制订康复治疗处方？

康复处方与内服药的处方很不相同，治疗师要按照医师处方亲手进行治疗。康复医师要充分掌握有关康复的知识，治疗师也要掌握专业知识和技术。由于康复医学涉及范围广泛，康复对象包括内科、骨科、肿瘤科、小儿科、神经科等专科病人，故制订康复治疗处方时应由专科医师与康复医师共同商讨后，由康复专科医师开出处方。处方要求有治疗目的、治疗项目、治疗部位、用量、治疗时间、次数、禁忌和注意事项等。现以右肩关节周围炎为例，以消炎止痛、松解粘连、增加关节活动度为目的康复处方举例如下。

（1）超声波 1.0～1.5 W/ cm² 右肩部治疗，移动法按摩 5～10 分钟，1 次/d。或用超短波对置法微热量 15 min/次，1 次/d。

（2）右肩深按和揉捏运动：10～15 分钟。

（3）右肩主动和辅助运动：中度牵拉，肋木训练，头顶滑轮，用 2.75 kg 沙袋作 Codman 锻炼，禁用暴力。

9. 简述预防医学、临床医学、康复医学的区别与联系。

（1）预防医学：侧重研究流行病学、卫生学、环境保护、安全防护等，以预防疾病的发生。采用社会措施、宣传教育与医学卫生方法等对疾病进行预防，也包括残疾的预防，减少各种病损的发生，促进健康、特殊防护，此为一级预防。

（2）临床医学：侧重研究疾病的诊断技术、治疗手段和处理方法，如手术、药物及其他治疗方法。也包括残疾的早期诊断，合理治疗，限制或逆转由病损造成的残疾，此为二级预防。

（3）康复医学：又称第三医学，它不只满足于做出疾病的诊断和处理，而侧重于研究病、伤、残所致各种障碍的原因、后果与恢复的可能性，以及恢复的方法。其目的是消除或减轻病、伤、残所造成的功能障碍，最大限度地恢复其生活与劳动能力，防止残疾转化为残障。康复治疗以物理治疗、运动疗法、作业疗法、言语矫治等功能训练方法，以及代偿和重建等方法为主，辅以必要的手术、药物治疗。康复的核心是功能的康复和整体的康复，即必须从生理上、心理上和社会、教育、职业活动上进行全面康复，此为三级预防。

10. 何谓制动综合征？有哪些临床表现？

由于疾病、外伤所致运动功能丧失，或因长期卧床和制动而引起的一系列病理生理反应，在临床上表现出的综合征称为制动综合征。其临床表现如下：

（1）中枢神经系统：主要表现为感觉异常，痛阈降低，运动功能减退，情绪失常，焦虑抑郁和智力缺陷等。

（2）肌肉系统：常表现为肌力减退，耐力减退，肌肉萎缩，协调不良。

（3）骨骼系统：骨质疏松，关节纤维变性与关节强直，活动障碍等。

（4）心血管系统：常有心率加快，心力储备减少，直立性低血压，静脉血栓形成等。

（5）呼吸系统：常表现为肺活量减少，最大主动通气量降低，通气/血流比值变化，咳嗽机制受限。

（6）消化系统：食欲不振，便秘。

（7）内分泌与泌尿系统：多尿，尿钠排出增加，尿钙过多，肾结石等。

（8）皮肤系统：皮肤萎缩，压疮。

11. 如何预防和处理制动综合征？

包括感觉刺激，主动肌肉运动，恰当的姿势与活动范围的锻炼，心血管锻炼，被动倾斜（起立床），呼吸锻炼与咳嗽训练，适当的营养摄入，以及皮肤卫生等。

12. 康复辅助器的使用目的是什么？

康复辅助器是重要的康复手段，包括技术性辅助装置（需能源驱动、自动化程度高）和自主器具（无能源驱动，由人工操作）两大类，主要是通过代偿或补偿的方法来矫治使用者的畸形、弥补功能缺陷和预防功能进一步退化。

13. 何谓康复促进技术？

康复促进技术是通过增加各种传入的感知觉刺激，如触摸、关节被动运动、皮肤表面冷热刺激、词语指示等，促进瘫痪肌群收缩或痉挛肌群放松的一种方法。其原理为适当的持续性刺激，促使神经肌肉反应活跃，从而使某些医疗体操动作或日常生活活动得以完成，常用的有神经肌肉促进技术，多用于治疗偏瘫及脑性瘫痪。

14. 常用的康复评定方法有哪些？

最常用的有肌力测定、关节活动度测定、步态分析、电诊断（包括古典的时值测定、强度-时间曲线、直流-感应电检查）和肌电图、神经传导速度测定、神经反射检查、诱发电位，以及日常生活活动能力的测定、心理测验、智力测验、残损分析、心肺功能检查、代谢及有氧活动能力的测定，语言及视听能力检查与评定、职业能力检查与评定等。

15. 何谓电诊断？

电诊断是一种神经电生理检查，应用定量的电流刺激来观察神经和肌肉的电兴奋性，从而诊断疾病的方法。电诊断包括直流-感应电测定、时值测定、强度-时间曲线测定、强度-频率曲线测定和肌电图、神经传导速度测定、神经反射检查、诱发电位等。

16. 日常生活活动能力评定有哪些主要内容？

日常生活活动能力（ADL）包括穿衣、进食、洗漱、如厕、入浴、室内移动（轮椅、拐杖支具）、交流（口头、笔谈）、起居以及与生活有关联的活动（家务劳动、缝纫、育儿、购物和上下车等）。评定方法是让病人实地进行每一项测验项目，通过观察以了解病人能够完成或不能完成哪些活动，并将病人的能力在质和量两方面与健全人进行比较，并做出其生活活动能力判定。常用的为三级评定，即完全自主、部分需人帮助、完全需人帮助。评定的方法有 Barthel 法、Katz 法、PULSES 法。

17. 步态分析有何意义？何谓步态周期和病理步态？

人类步态是一种主体活动，以双下肢为主，是人体多部位多种活动协调形成的一种行为。如果身体骨骼、关节、肌肉或神经伤残，则会产生病理步态。精神心理因素对步态也有影响，可导致步态异常。分析步态类型有助于对疾病做出诊断和治疗评估，对病理机制进行研究，并决定如何使用矫形器、义肢之类的治疗措施。它是康复评定的主要内容之一，也可作诊断性治疗。

（1）步态周期：指一侧下肢完成从足落地到再次落地的时间过程，根据下肢在步行时的空间位置分为支撑相和摆动相。正常人支撑相占 60%，摆动相占 40%。

（2）病理步态（异常步态）：产生异常步态的原因有关节活动受限、疼痛、肌无力、肢体短缩、感觉障碍、运动不协调等。常见的病理步态有疼痛步态（见于下肢疼痛、患肢无力），跨阈步态（见于足下垂），偏瘫步态（又称划圈步），斜肩步态（见于双下肢不等长），股四头肌步态（见于股四头肌瘫痪、膝后伸，上身前倾），臀大肌步态（见于臀大肌瘫痪、髋伸无力、躯干后仰、步行时前后摆动、快步步幅短缩呈鹅步），臀中肌步态（见于臀中肌瘫痪、患侧骨盆抬高、躯干向健侧摆呈鸭步），慌张步态（见于帕金森病和其他基底节的疾病），剪刀或交叉步态（见于大脑性瘫痪），酩酊或醉汉步态（见于小脑性共济失调）等。

18. 作业治疗的定义和目的各是什么？作业治疗的评定内容包括哪些？

作业治疗是一门指导病人参与选择性活动的科学和艺术。目的是消除病态，保持健康，增强病人参与社会、适应环境、创造生活的能力。作业评定包括：感觉运动功能评定、认知综合功能评定、日常生活能力评定、社会心理功能评定和环境评估。

19. 试述物理疗法的定义及作用机制。

在现代医学中，应用自然界和人工的各种物理因子与物理方法，如电、光、声、磁、冷、热、机械和放射能等作用于机体，以预防和治疗疾病的方法，称为物理疗法或理学疗法。

物理疗法对人体的作用可分为直接作用和间接作用。直接作用是指各种物理因子与物理方法直接引起局部组织的生物物理和生物化学的变化。间接作用是指物理因子与物理方法作用于人体后，通过热、电化学或光化学的变化，而引起体液改变；或通过神经反射与经络穴位而发挥作用。

20. 试述电疗法的定义及分类。

用电治疗疾病的方法称为电疗法。根据其采用的电流频率不同，常分为低频电疗法（采用 $0\sim1\,000$ Hz 的低频电流）、中频电疗法（采用 $1\sim100$ kHz 的中频电流）、高频电疗法（采用 $100\sim300$ GHz 的高频电流）三大类。低频电疗法包括有经皮电刺激疗法、神经肌肉电刺激疗法、功能电刺激疗法等。中频电疗法包括等幅正弦中频电疗法、正弦调制中频电疗法、脉冲调制中频电疗法等。高频电疗法包括短波、超短波疗法、分米波疗法等。此外，还有直流电疗法、静电疗法等。

21. 简述超声波疗法的定义和作用机制及临床应用范围。

超声波是一种机械弹性振动波，它有与光波相似的物理性质。应用超声波治疗疾病的方法称为超声波疗法。超声波作用于人体时可产生微细按摩效应、温热效应、空化效应以及多种理化效应，在临床主要应用于软组织损伤、神经炎、神经痛等的治疗，促进炎症渗出的吸收，减少瘢痕形成，松解组织粘连，以及促进组织器官修复和功能改善等。

22. 简述光疗法的定义、分类及临床应用。

应用人工光源或日光辐射治疗疾病的方法称为光疗法，常用的有红外线疗法、紫外线疗法和激光疗法等。红外线有改善局部血液循环、松弛肌肉痉挛和镇痛作用，常用于治疗慢性软组织劳损、扭伤和炎症等。紫外线是一种光化学辐射线，长波紫外线有抗过敏、抗佝偻病和治疗银屑病作用。中波紫外线有调节机体代谢、增强免疫力、刺激组织再生和上皮修复作用，常用于治疗慢性溃疡及经常感冒者。短波紫外线具有强烈的杀菌作用，常用于治疗软组织急性炎症。激光具有消炎、止痛、促进组织再生、降血压及切割作用，常用于治疗慢性炎症、溃疡等。

23. 简述温热治疗的临床应用范围。

温热疗法包括湿温布、热敷袋、石蜡、热气、蒸汽、温水喷淋及冲洗等。温热由于物理作用使组织温度升高，能促进炎症产物及废物溶解吸收，增强局部营养，并有消除肌肉痉挛及强直的作用，因此常用于外伤后疼痛、残肢痛、慢性类风湿关节炎、关节周围炎、骨质增生性腰腿痛、手术后疼痛、肌肉痛等，以缓解疼痛、缓解中枢性肌痉挛和肌强直。

24. 寒冷疗法的作用机制是什么?

寒冷疗法是利用冰、冰水、氯乙烷、干冰等将低温作用于人体表面而发挥治疗作用的疗法。它的主要作用机制是使血管收缩继之扩张，降低毛细血管通透性（抑制浮肿）和新陈代谢（抑制炎症），降低肌肉活动（抑制肌痉挛）。治疗开始时疼痛加重，继之减轻（寒冷麻醉，疼痛缓解）。常用于治疗外伤的急性期或后遗症，如疼痛、肿胀、落枕、烧伤、急性腰痛和关节炎的急性症状等。

25. 试述磁疗的定义及其主要作用。

利用磁场作用于人体的病变部位或穴位，以达到治疗疾病的方法称为磁疗。它的主要治疗作用有镇痛、镇静、消炎、消肿、降低血压。对胃肠道有减少渗出，促进吸收和影响运动功能的作用。磁疗常用于治疗急慢性软组织扭损伤、肌纤维组织炎、颈椎病、乳腺小叶增生、静脉炎、泌尿道结石、胆结石、腮腺导管结石、耳郭囊肿、中央性视网膜脉络膜炎、婴儿腹泻、支气管炎、神经衰弱、毛细血管瘤、高血压、冠心病、关节炎、结肠炎、盆腔炎、月经不调等。

26. 物理因子治疗法的相对禁忌证和绝对禁忌证有哪些?

物理治疗中的声、光、电、磁、热等物理因素，多数都可以引起局部或全身产生热量，血液循环旺盛和代谢增强，周围血管扩张，甚至血压下降，心跳、呼吸加快等反应。同时许多物理因素对于核酸、酶、生物膜以及能量代谢有显著的影响或某种作用。基于上述原因，物理因子治疗存在一些相对禁忌证和绝对禁忌证。如肿瘤、结核在没有使用足够量的抗癌、抗结核药物和其他治疗前进行物理因子治疗，则可能引起结核、癌肿的扩散。如果在积极的、足够量的药物和其他有效处理下进行治疗，不但没有害，相反还可提高治疗效果。如利用发热治疗能提高肿瘤对放疗和化疗的敏感性以及局部药物浓度。发热治疗还可引起肿瘤细胞原生质体结构的破坏，溶酶体膜不稳定，DNA、RNA 和蛋白质的合成受到抑制。物理因子治疗对某些疾病或疾病的某一阶段是绝对禁忌的，如活动性出血期疾病或有出血倾向、高热、妇女月经期下腹部、机体极度衰弱者、皮肤感觉丧失者等，高频电疗、超声波、热疗等为绝对禁忌证。如特别需要者，要极为小心，采用高频电疗时，须无热量。另外，病人对某些物理因子治疗过敏时，也视为禁忌证。

27. 试述运动疗法的定义。

运动疗法又称治疗性运动，系通过力学的作用，根据疾病的特点和身体的功能状况，借助治疗器械和/或治疗者的手法操作以及病人自身的参与，通过主动和/或被动运动方式来改善机体局部或整体功能，增强体魄，提高生活素质的一种治疗和/或锻炼方法，也是康复医学的基本治疗方法之一。根据能量消耗可分为放松性运动、力量性运动、耐力性运动。根据肌肉收缩的形式分为等长收缩和等张收缩、等速运动。根据动力来源可分为主动运动和被动运动。

28. 主动、被动运动的适应范围有什么不同？

根据动力来源运动疗法可分为主动运动和被动运动。主动运动包括随意运动、助力运动、抗阻力运动这3种形式。主动运动需要肌力达到2级以上才能进行。被动运动指在运动时病人完全不用力、肌肉不收缩、肢体处于放松状态，由外力完成整个运动过程。它具有防止骨关节粘连僵直、肌萎缩，维持关节现有活动度并改善肢体血循环，提高整体功能的作用。被动运动常用于肌力<2级，或者需要保持关节活动范围但又不能或者不宜进行主动运动的情况下，如按摩、关节松动术，器械持续性被动运动（CPM）和牵引治疗等。

29. 简述运动疗法的治疗作用和临床应用。

（1）治疗作用：①维持和改善运动器官的功能。②增强心肺功能。③促进代偿功能的形成和发展。④提高神经系统的调节能力。⑤增强内分泌系统的代谢能力。

（2）临床应用：神经系统疾病如脑血管意外、颅脑外伤、脊髓损伤、周围神经损伤等；运动器官疾病如四肢骨折、关节手术后、颈肩腰腿痛、骨质疏松症。内脏器官疾病如高血压、冠心病、肺气肿等。代谢性疾病如糖尿病、高脂血症、肥胖症等。

30. 运动疗法的禁忌证有哪些？

运动疗法项目很多，不同于体育运动，在疾病的不同时期，只要按照科学性、针对性和循序渐进的原则进行，都能起到良好的作用，一般无绝对禁忌证。从现代运动治疗学的范畴来看，在疾病急性期或各种原因卧床的重症病人，仍然可以实施适当的运动疗法，如颅脑外伤、脑血管意外、昏迷、心肌梗死急性期都可以做肢体的被动运动和自己完成远端肢体关节的主动运动。关键在于选择好适当的治疗项目，掌握好适宜的运动强度。运动疗法的相对禁忌证为感染性疾病、发热（体温>38 ℃）、出血性疾病与出血倾向、器官功能失代偿、严重衰弱、腹主动脉瘤等。

31. 言语与吞咽障碍治疗包括哪些内容？

言语障碍的治疗是指通过各种手段对言语障碍病人进行针对性治疗，以帮助其改善言语功能，使病人重新获得最大的沟通与交流能力。常用的手段有言语训练或借助于交流替代设备如交流板、交流手册、手势语等。常用的言语治疗及训练方法：针对失语症的Schuell刺激促进法、阻断去除法、程序学习法、脱抑制法等；针对构音障碍的松弛训练、呼吸训练、下颌及舌与唇的训练、语音训练、克服鼻音化训练、韵律训练等。

吞咽障碍的治疗是指恢复或提高病人的吞咽功能，改善身体的营养状况；改善因不能经口进食所产生的心理恐惧和抑郁；增加进食的安全，减少失误误咽、误吸入肺的机会，减少吸入性肺炎等并发症的机会。常用的吞咽训练方法：营养方式的改变、摄食训练、吞咽器官运动训练、吞咽器官感觉训练、气道保护手法、电刺激、球囊扩张术、通气吞咽说话瓣膜、辅助器具口内矫治、手术治疗等。

32. 脑瘫的评定内容包括哪些？

脑瘫的评定内容包括小儿身体发育，躯体发育，如肌力、肌张力、关节活动度、原始反射或姿势性反射、平衡反应、协调能力、站立和步行能力（步态），以及心理、智力及行为评定，语言功能评定，感知觉功能评定，日常生活活动能力评定以及功能独立能力评定。

33. 脑卒中急性期和恢复期的康复治疗目标各是什么？

（1）急性期：预防压疮、呼吸道和泌尿系统感染、深静脉炎及关节挛缩和变形等并发症。尽快地从床上的被动运动过渡到主动运动，为主动运动训练创造条件。尽早开始床上的生活自理活动，为恢复期功能训练做准备。

（2）恢复期：改善步态，恢复步行能力。增强肢体协调性和精细运动能力，提高和恢复日常生活活动能力。适时应用辅助器具以补偿患肢的功能。重视心理、社会及家庭环境改造，使病人重返社会。

34. 脊髓损伤神经平面的评定标准是什么？脊髓休克期结束的评定标准是什么？

神经平面是指身体双侧有正常的运动和感觉功能的最低脊髓阶段。确定损伤平面时应注意主要以运动损伤平面为依据，但在 T2～L1 节段主要以感觉损伤平面为依据。平面的确定是通过检查关键肌的徒手肌力和关键点的痛觉和轻触觉来确定的（关键点的确定是由美国脊髓损伤学会和国际脊髓学会根据神经支配的特点选出的）。确定损伤平面时，该平面关键肌的肌力必须≥3 级，该平面以上关键肌的肌力必须正常。如 SCI 病人肱三头肌肌力≥3 级，而伸腕肌肌力为 5 级，则损伤平面定为 C7。在评定时，需同时检查身体两侧的运动损伤平面和感觉损伤平面，并分别记录（右：运动，左：运动；右：感觉，左：感觉）。

出现以下两个指征之一即表示脊髓休克期的结束：可以引出球海绵体反射，损伤水平以下出现任何感觉运动或肌肉张力升高或痉挛。

35. 试述骨折后的康复目标。

早期（骨折固定期）：消除肿胀，缓解疼痛。后期（骨折愈合期）：消除残余肿胀，软化和牵伸挛缩的纤维组织，增加关节活动范围和肌力，重新训练肌肉的协调性和灵巧性。

36. 试述周围神经损伤康复治疗的目的。

早期是防治各种并发症（炎症，水肿，再次损伤如烫伤、割伤等）。晚期是促进受损神经再生，促进运动功能和感觉功能恢复，防止肢体发生挛缩畸形，最终改善病人的日常生活和工作能力，提高生活质量。

37. 试述脊髓损伤四瘫病人常出现自主神经反射亢进的临床表现和处理方法。

（1）临床表现：突然出现头痛、大汗淋漓、憋气、皮肤潮红、心动过速或过缓、血压增高、烦躁等。引起这一反射亢进的原因是因损伤水平以下不良刺激如膀胱充盈、压疮、肌肉痉挛、便秘等。

（2）处理：①血压升高，应采取头高位。②检查膀胱是否充盈，留置尿管是否通畅，并做出处理。③检查肛门大便是否淤积，有淤积应立即通便。④调整病人情绪。⑤药物对症处理。⑥如有深部感染，应予抗感染治疗。

一、选择题

【A 型题】

1. 康复医学是一门 ( )

A. 研究残疾人和病人的行为学　　B. 研究残疾人和病人的社会心理学　　C. 是一门语言矫治学　　D. 是一门有关促进病、伤、残者恢复身体、精神和社会生活功能为目标的学科　　E. 是一门有关促进残疾人恢复的特殊教育学

2. 下列哪项不是康复护理的主要内容 ( )

A. 改善功能障碍的护理　　B. 功能训练的护理　　C. 心理护理　　D. 替代护理　　E. 专业技术护理

3. 康复的对象是 ( )

A. 截瘫、偏瘫病人　　B. 智力低下、语言障碍病人　　C. 各种功能障碍的人　　D. 心肺功能障碍的病人　　E. 精神病人

4. 一个步态周期是指 ( )

A. 从一侧足的足跟着地起，到同一侧足跟再次着地为止的连续过程所用的时间　　B. 从一侧足的足尖着地起，到同一足的足跟着地为止的连续过程所用的时间　　C. 从一侧足尖着地起，到另一侧足的足跟着地为止的连续过程所用的时间　　D. 从一侧足的足跟着地起，到双足的足跟着地为止所用的时间　　E. 从一侧足跟着地起，到双足再下一次足尖着地为止的连续过程

5. 康复评估的特点是 ( )

A. 重点是与生活自理、学习、劳动有关的综合功能评估　　B. 重点是运动能力的评估　　C. 主要是医学心理学的检查　　D. 职业能力的评估　　E. 针对病因的评估

6. 以下几种常见的病理步态哪一种是正确的 ( )

A. 疼痛步态常见于足下垂　　B. 划圈步态常见于偏瘫病人及足内翻病人　　C. 剪刀步态常见于小儿麻痹后遗症　　D. 斜肩步态常见于股四头肌瘫痪　　E. 慌张步态常见于小脑性共济失调

7. 矫形器的使用目的包括 ( )

A. 主要是预防或矫正畸形，减轻疼痛，补偿功能活动，支承体重，稳定肢体　　B. 主要是防止骨折和扭伤　　C. 主要是为了加强肌力训练，发展肌肉　　D. 主要是用于各种手术的保护　　E. 主要用于纠正足下垂

8. 根据热的基本移动形式，以下哪一种说法是正确的 ( )

A. 温湿布、热敷袋、石蜡、热气、蒸汽属传导方式的热　　B. 高频电流属于辐射方式的热　　C. 红外线、电光浴属于"内源热"　　D. 超声波属于转换成高频振动的热　　E. 温水的喷淋及冲洗属转换成机械振动的热

9. 神经纤维生长速度每日平均为 ( )

A. 1～2 mm　　B. 2.5 mm　　C. 3 mm　　D. 3～4 mm　　E. 4～5 mm

10. 不是超短波疗法的绝对禁忌证的是 ( )

A. 妇女月经期下腹部　　B. 使用足够剂量抗癌药的癌症病人　　C. 戴人工心脏起搏器者　　D. 机体极度衰弱者　　E. 高热病人

11. 运动疗法的禁忌证是 （　　）

A. 脑血管意外　　B. 截瘫　　C. 急性心肌梗死　　D. 颅脑外伤　　E. 严重衰弱病人

12. 超短波疗法的禁忌证为 （　　）

A. 神经痛　　B. 小儿骨骺部　　C. 冠心病　　D. 关节僵直　　E. 安装有心脏起搏器者

【X 型题】

13. 常用的康复治疗方法有 （　　）

A. 物理疗法　　B. 作业疗法　　C. 言语疗法　　D. 心理辅导　　E. 药物治疗

14. 恶性肿瘤康复治疗的主要目的包括 （　　）

A. 增进食欲　　B. 延长存活时间　　C. 消除心理障碍　　D. 改善功能　　E. 提高生活质量

15. 关于国际功能、残疾和健康分类（ICF）描述正确的是 （　　）

A. ICF 包括身体结构和功能　　B. ICF 包括活动和参与　　C. ICF 的背景因素中包括个体因素

D. ICF 评定中包括对病损、残疾、残障的评估　　E. ICF 的背景因素中包括环境因素

二、填空题

1. 残疾的三级预防：一级预防是_____，二级预防是_____，三级预防是_____。

2. 世界卫生组织按照《国际病损、残疾、残障分类》将残疾分为病损、残疾和残障，现已将病损改称为_____、残疾改称为_____、残障改称为_____。

3. 康复诊断（评估）主要是指_____评估，包括对_____、_____、_____、_____、_____、_____功能的评估。

4. 肌力强弱通常分为_____级。3 级肌力可做_____运动。

5. 低中频脉冲电流和紫外线抗痉挛作用，主要通过_____、_____起作用。

6. 电诊断是应用定量的电流刺激来观察神经和肌肉的_____的物理诊断方法。

7. 应用振动频率在_____以上，正常人耳听不到的机械振动波作用于人体治疗疾病的方法称为超声波疗法。

8. 和一般光线比较，激光有如下特征：_____、_____、_____、_____。

9. 直流电进入人体的途径主要是通过_____。

10. 药物离子导入体内的原理是根据电学的_____、_____的原理。

三、判断题

1. 被动运动是全靠外力帮助来完成的运动。（　　）

2. 助力运动是以助力为主，主动运动为辅的运动。（　　）

3. 被动运动时，运动要达到有疼痛才能起到治疗效果。（　　）

4. 剪刀步态是脊髓损伤病人的常见步态。（　　）

5. 跑步、爬山、划船、骑自行车、游泳都是一种无氧训练。（　　）

6. 矫形器的使用目的只是为了预防畸形，而不能作为补偿功能活动。（　　）

7. 短波、超短波电容场作用深度可达骨骼，而直流电、低中频电流主要在皮肤层，其次为肌层。（　　）

8. 小剂量紫外线促进人体组织细胞生长繁殖，中剂量紫外线则杀伤细胞或致癌。（　　）

9. 目前认为激光对生物体的作用主要有热效应、电磁效应、光化效应、机械效应。（　　）

10. 间动电流是将 50 Hz 正弦电流经半波或全波整流后，经正弦脉冲仪以不同方式叠加在直流电上组成的中频电流。（　　）

四、名词解释

1. 自我护理训练

2. 康复护理

3. 作业治疗

4. 社区康复

5. 职业康复

五、问答题

1. 试述康复医学的定义。

2. 试述康复医学的特点。

3. 试述康复医学与临床医学的关系。

4. 简述康复医学的内容。

5. 试述康复护理的原则和特点。

参考答案

一、选择题

1. D 2. D 3. C 4. A 5. A 6. B 7. A 8. A 9. A 10. B 11. E 12. E 13. ABCD

14. BCDE 15. ABCE

二、填空题

1. 减少各种病损残的发生 限制或逆转伤、病、残发展造成的残疾 防止残疾发展为严重残障

2. 身体结构受损 活动受限 参与限制

3. 功能 运动 感觉 知觉 言语 认知 职业 社会生活方面

4. 六 主动

5. 反射性交互抑制 神经兴奋性降低

6. 电兴奋性

7. 2 万次/s

8. 发散角度小（或方向性好） 光谱纯（或单色性好） 能量密度高（或亮度大或强度大） 相干性好

9. 汗腺孔

10. 同性相斥 异性相吸

三、判断题

1. √ 2. × 3. × 4. × 5. × 6. × 7. √ 8. × 9. √ 10. ×

四、名词解释

1. 自我护理训练：如协助病人进食，指导饮食动作。帮助和训练病人独立完成日常生活活动动作，如假肢、矫形器、辅助工具的使用指导及训练技术。掌握康复的其他有关技术，如运动疗法、作业疗法、心理疗法、语言矫治等。

2. 康复护理：是指在康复过程中，根据总的康复医疗计划，围绕全面康复的目标，紧密配合康复医师和其他康复专业人员的工作，对伤、残、病者和慢性病者进行护理。康复护理的内容包括护理评估、护理措施和健康教育。

3. 作业治疗：是通过选择性的作业活动去治疗有身体及精神疾患或伤残人士。目的是使病人在生活的各方面可达到最高程度的功能水平和独立性。按功能可分为：功能性作业治疗、职业作业治疗、娱乐活动、作业宣教和咨询、环境干预、辅助技术。

4. 社区康复：是指利用本社区的资源（人、财、物、技术），因地制宜地为康复对象提供康复服务，开展社区和家庭的康复。主要提供病、伤、残者恢复期及后期康复服务，开展残疾预防工作，同时也提供教育、社会、职业康复。社区康复在康复治疗中发挥着重要的作用，是分级诊疗中基层首诊的基础。

5. 职业康复：是以重返工作岗位为目的的，通过个性化的康复治疗来降低受伤风险和提升康复对象工作能力的一种系统康复服务。通过康复治疗，帮助身体障碍者或伤病者就业或再就业，促进他们参与或重新参与社会。主要内容包括：职业能力评估，工作分析（医疗机构内或现场），功能性能力评估，工作模拟评估；工作强化训练（医疗机构内或现场），工作重整和体能强化，工作行为训练、工作模拟训练及工作安置。

五、问答题

1. 康复医学是以研究病、伤、残者功能障碍的预防、评定和治疗为主要任务，以改善病、伤、残者的躯体功能，提高生活自理能力，改善生存质量为目的的一个医学专科，与预防医学、保健医学、临床医学并称为"四大医学"。

2. 现代康复医学与保健、预防、临床医学比较，具有以下特点：其主要对象是残疾者、慢性病和老年病且有功能障碍者，应按照"功能训练、全面康复、重返社会"三项原则指导康复工作。康复医学大量使用有关功能方面的评估、训练、代替、补偿、增强和适应等技术和心理学、社会学的方法，并采用科际间康复协作的工作方法，对病人进行康复治疗。康复的最终目的是使有功能障碍者有能力参加社会生活，即意识清楚，有辨人、辨时、辨向的能力，个人生活能自理，可以行动（步行或乘坐交通工具或利用轮椅），可进行家务劳动或消遣性作业，可进行社交活动，有就业能力，以求经济上能自给。

3. 在现代医学体系中，保健、预防、医疗和康复都是必要的组成部分，它们相互联系组成统一体。在实践中，康复医学与临床医学相互渗透的形式是：

（1）利用临床手段矫治或预防残疾。

（2）从临床处理的早期起就引入康复治疗。康复医师及治疗师参与临床治疗计划的制订和实施，如加速康复外科（ERAS）、早期床旁康复等。

（3）临床医师与康复医务人员组成"康复协作组"进行跨科协作，如参与各类疾病的多学科诊疗模式（MDT）等。

（4）把康复护理列为临床常规护理内容之一，以利于病人身心功能障碍的防治。

（5）在临床专科设置康复医护人员或康复病床，开展专科康复治疗。

4. 康复医学由康复预防、康复评定和康复治疗三部分组成，针对的对象是由各种原因引起的功能障碍者、由各种原因引起的慢性病病人和亚健康人群及不断增长的老年人群。物理治疗、作业治疗、言语治疗、康复工程、康复护理、中医治疗、心理咨询、文体治疗、社会服务是常用的康复治疗手段。

5. 一般护理以"替代护理"为主，康复护理则更侧重于"自我护理"和"协同护理"。根据不同疾病、功能障碍程度，在康复护理评估后，即在病情允许的条件下，通过耐心地引导、鼓励、帮助和训练残疾病人，充分发挥其潜能，使他们部分或全部地照顾自己，同时鼓励家属参与，以适应新的生活，为重返社会创造条件。

§ 23

临床诊疗技术操作训练

医学临床"三基"包括医学临床基本理论、医学临床基本知识和医学临床基本技能。医学临床基本技能包括诸多方面的内容，例如，诊断操作基本技能、治疗操作基本技能、护理操作基本技能和医技操作基本技能等。本章所述为临床辅助诊断和治疗的一些基本技术操作训练，包括穿刺技术、插管技术、切开技术、无菌技术和清创、换药术等，并在各项技术操作训练之后均附有问答题。

§23.1　临床诊疗技术操作

§23.1.1　注射与输液

一、皮内注射法

【目的】

将小剂量药液注射于表皮和真皮之间。

1. 用于各种药物过敏试验，以观察局部反应。

2. 用于预防接种。

3. 用于局部麻醉的先驱步骤。

【准备工作】

1. 用物：注射盘内备一次性无菌注射器（1 mL、5 mL）、0.5％聚维酮碘、75％乙醇、棉签、弯盘、启瓶器、砂轮、无菌纱布、无菌持物镊，按医嘱备药液及急救药盒等。

2. 向病人说明目的，消除其顾虑，必须询问病人有无药物过敏史，如有过敏史则不能用过敏的药物做皮试。

【操作方法】

1. 按医嘱要求配制药液，置于无菌盘内并核对信息。

2. 备齐用物携至病人处，核对解释。

3. 选定注射部位，用75％乙醇消毒皮肤，待干。忌用含碘消毒剂，以免出现碘过敏反应而引起结果判断的混淆。

4. 将注射器内空气排尽，左手绷紧注射部位皮肤，右手持注射器，针头斜面向上，与皮肤呈5°角刺入真皮与表皮之间。待针头斜面完全进入皮内，放平注射器，左手拇指固定针栓，准确注入药液0.1 mL，使局部形成一圆形隆起的皮丘，皮肤变白，毛孔变大。

5. 注射完毕，迅速拔出针头，切勿按揉。嘱病人留观15～20分钟，随时观察反应。

6. 如做对照试验，须更换另一注射器及针头，在另一侧相应部位注入 0.1 mL 等渗盐水，20 分钟后，对照观察反应。

【问答】

1. 如何选择皮内注射的部位？

（1）皮肤试验：取前臂掌侧下 1/3 处。

（2）预防接种：常选用三角肌下缘部位注射。

（3）局部麻醉时，在需麻醉的局部皮内注一皮丘，再行局部麻醉。

2. 简述青霉素过敏试验的注意事项。

青霉素过敏试验时需注意：①初次用药、停药超过 3 日以上或药物批号有更换时必须做过敏试验。②试剂现配现用。③试验前备好急救药盒，内有注射器及 0.1％肾上腺素 1 mg、地塞米松 5 mg、盐酸异丙嗪 250 mg。④皮试后 20 分钟内不得离开注射室，首次用药后须观察 30 分钟，注意观察病人反应，做好急救准备。⑤如对皮试结果阳性存疑者需做 0.9％氯化钠注射液对照，确实为阳性者做好记录，并告知病人。

3. 临床上常需做皮试的药物有哪些？

临床上常需做皮试的药物有：青霉素类、破伤风抗毒素、普鲁卡因、链霉素等。

二、皮下注射法

【目的】

将小剂量药液注入皮下组织。

1. 需迅速达到药效，但又不能用静脉途径给药或不宜口服者。

2. 局部供药，如局部麻醉用药。

3. 预防接种，如各种菌苗、疫苗的预防接种。

【准备工作】

用物：注射盘内备 1～2 mL 一次性无菌注射器，备皮肤消毒剂、棉签、弯盘、无菌纱布、无菌持物镊，按医嘱备药液、无菌盘。

【操作方法】

1. 按医嘱要求配制药液，置于无菌盘内。

2. 携用物至病床边，核对无误。

3. 选择注射部位，常规皮肤消毒，待干。

4. 将药液吸入注射器，排尽空气。

5. 左手绷紧局部皮肤，右手持注射器，示指固定针栓，针头斜面向上，与皮肤呈30°～40°，过度消瘦的病人可捏起其注射部位皮肤，迅速刺入针头的 2/3。固定针栓，抽吸无回血，即可推注药液。

6. 注射毕，用干棉签轻压针刺处，快速拔针，按压至无液渗出。清理用物。

【问答】

1. 如何选择皮下注射的部位？

皮下注射通常选择上臂三角肌下缘、双侧腹部和大腿前外侧上 1/3 等部位。

2. 经常皮下注射的病人，注射时应注意哪些事项？

（1）应注意更换部位，如糖尿病病人注射胰岛素，必须建立轮流交替注射部位的计划，以免影响药液吸收及局部组织萎缩。

（2）注射少于 1 mL 药液时，必须用 1 mL 注射器抽吸药液，以保证注药剂量准确。

三、肌内注射法

【目的】

1. 和皮下注射相同，适宜于注射刺激性较强或药量较大的药物。

2. 不宜或不能做静脉注射，又要求比皮下注射更迅速产生疗效者。

【准备工作】

1. 查对注射卡，检查药品质量。

2. 准备合适的注射器，抽吸好药液。

3. 用无菌巾铺治疗盘，内放抽好药液的注射器和针头、皮肤消毒剂、棉签、弯盘、注射卡，根据需要备急救药。

【操作方法】

1. 携用物至床旁，行"三查七对"。向病人做好解释工作，取得合作。

2. 协助病人取正确体位，选择注射部位。

3. 常规消毒皮肤，待干。排尽注射器内空气。

4. 左手绷紧皮肤，右手持针，将针梗1/2～2/3垂直快速刺入。消瘦者及病儿可用手指紧捏肌肉注射。

5. 回抽注射器确认无回血，固定针头，缓慢注入药液。

6. 注射毕，以干棉签按压针眼处，迅速拔针。

7. 观察反应。

【问答】

1. 简述肌内注射部位的选择和定位方法。

肌内注射一般选择肌肉较厚，离神经、血管较远的部位。常用臀大肌，其次为臀中肌、臀小肌、股外侧肌及上臂三角肌。

（1）臀大肌注射定位法：注射时应避免刺伤坐骨神经。定位方法有两种：

1）十字法：从臀裂顶点向左或右侧画一水平线，然后从髂嵴最高点作一垂线，在外上方1/4处为注射部位，避开内角。

2）连线法：取髂前上棘和尾骨连线的外上1/3处为注射部位。

（2）臀中肌、臀小肌注射定位法：

1）示指尖与中指尖分别置于髂前上棘和髂嵴下缘处，使髂嵴、示指、中指构成一个三角形，注射部位在示指和中指构成的角内。

2）髂前上棘外侧三横指处（小儿以自己的手指宽度为标准）。

（3）股外侧肌注射定位法：部位为大腿中段外侧，成人大约7.5 cm宽，位于膝上10 cm，髋关节下 10 cm 左右的区域。

（4）上臂三角肌注射定位法：部位为上臂外侧肩峰下 2～3 横指处。

2. 肌内注射的注意事项有哪些？

（1）切勿把针头全部刺入，以防针梗从根部衔接处折断。万一针头折断，应保持局部与肢体不动，速用血管钳夹住断端拔出，如全部埋入肌内，需请外科医师手术取出。

（2）需长期进行肌内注射的病人，注射部位应交替更换，并用细长针头，可避免或减少硬结的发生。

（3）需要两种药液同时注射时，要注意配伍禁忌并根据药液量、黏稠度和刺激性的强弱，选择合适的注射器和针头。

（4）2 岁以下婴幼儿不宜选用臀大肌注射，因为有损伤坐骨神经的危险。宜选用臀中肌、臀小肌处注射。

（5）避免在瘢痕、硬结、发炎、皮肤病及旧针眼处进行注射；瘀血及血肿部位亦不宜进行注射。

四、静脉注射法

【目的】

1. 不宜口服、不宜皮下或肌内注射，又需要迅速发生药效时，可采用静脉注射法。

2. 做诊断性检查，由静脉注入药物，如做肝胆管、肾、胆囊等 X 线造影检查。

3. 输液或输血。

4. 静脉营养治疗。

【准备工作】

治疗盘内盛无菌注射器和针头、无菌持物钳、皮肤消毒剂、棉签、药液、砂轮、止血带、弯盘、注射单、输液贴、小枕。按医嘱备药液、无菌盘。

【操作方法】

1. 按医嘱要求配制药液，放入无菌盘内。

2. 携用物至床边，"三查八对"。做好解释工作，取得合作。

3. 选择合适静脉，在穿刺部位垫小枕。在穿刺处近心端约 6 cm 处系止血带，常规消毒皮肤，待干。嘱病人握拳。

4. 排尽注射器内空气，再次查对药物。

5. 左手拇指绷紧注射部位皮肤，右手持注射器使针头与皮肤成 15°～30°，从静脉上方或侧方刺入皮下，再沿静脉方向潜行刺入静脉，见回血再顺静脉进针少许，嘱病人松拳，固定针头。

6. 松开止血带，缓慢注入药液。

7. 注射完毕，用干棉签按压静脉穿刺处皮肤，迅速拔出针头，按压至无出血。观察注射后有无不良反应。

【问答】

1. 静脉注射常用的静脉有哪些？

静脉注射常用的静脉有：肘窝的贵要静脉、正中静脉、头静脉或手背、足背、踝部等处浅静脉。（婴幼儿头皮静脉亦常选用。）

2. 静脉注射时应怎样选择静脉？

静脉注射时应选择粗直、弹性好、不易滑动、易于固定的静脉，并应避开关节和静脉瓣。

3. 如何静脉注射刺激性强的药物？

对组织有强烈刺激的药物，应另备0.9％氯化钠注射液的注射器（三通接头也可）和尼龙针，注射时先做穿刺，并注入少量0.9％氯化钠注射液，证实针头确在血管内，再取下注射器（或打开三通接头将药液注入），换另一有药液的注射器进行注射，注射完后再推入少许0.9％氯化钠注射液，以免药液漏至组织外引起组织坏死。

4. 刺激性强的药物如漏出血管外，如何处理？

刺激性强的药物漏出血管外时，应立即用0.9％氯化钠注射液配成0.25％普鲁卡因进行局部封闭。如果是碱性药液外漏，可加入适量维生素C同时封闭。

五、经外周静脉置入中心静脉导管（PICC）输液法

经外周静脉置入中心静脉导管（PICC）输液法是由周围静脉穿刺置管，并将导管末端置于上腔静脉中下1/3或锁骨下静脉进行输液的方法。此法具有适应证广、创伤小、操作简单、保留时间长、并发症少的优点，常用于中、长期的静脉输液或化疗用药等，一般静脉留置导管可在血管内保留7日至1年（图23-1）。

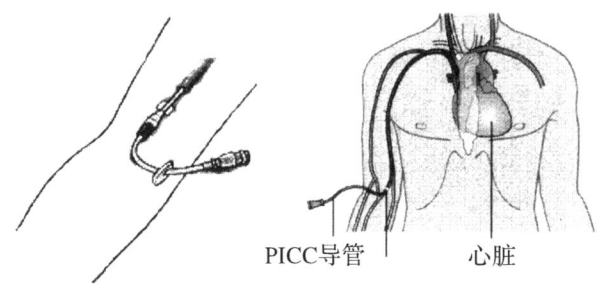

PICC导管　　心脏

图23-1　PICC示意图

【适应证】

1. 需要长期静脉输液，但外周浅静脉条件差，不易穿刺成功者。

2. 需反复输入刺激性药物，如化疗药物。

3. 长期输入高渗透性或黏稠度较高的药物，如高浓度葡萄糖溶液、脂肪乳、氨基酸等。

4. 需要使用压力或加压泵快速输液者，如输液泵。

5. 需要反复输入血液制品，如全血、血浆、血小板等。

6. 需要多次测定中心静脉压者。

【禁忌证】

1. 病人身体条件不能承受插管操作，如凝血机制障碍、免疫抑制者慎用。

2. 已知或怀疑病人对导管所含成分过敏者。

3. 既往在预插管部位有放射治疗史。

4. 既往在预插管部位有静脉炎和静脉血栓形成史、外伤史、血管外科手术史。

5. 局部组织因素，影响导管稳定性或通畅者。

【准备】

（一）病人准备

1. 向病人说明穿刺目的。

2. 向病人介绍 PICC 置管的配合方法。

3. 病人签署知情同意书。

（二）用物准备

1. PICC 穿刺套件：PICC 导管、延长管、连接器、导管固定装置（思乐扣）、皮肤保护剂、肝素帽或正压接头。

2. PICC 穿刺包：治疗巾 3 块、孔巾、止血钳或镊子 2 把，直剪刀，3 cm×5 cm 小纱布 3 块，6 cm×8 cm 纱布 5 块，大棉球 6 个，弯盘 2 个。

3. 其他物品：注射盘，无菌手套 2 副，0.9％氯化钠溶液 500 mL，20 mL 注射器 2 个，10 cm×12 cm 透明敷贴，皮肤消毒液（0.5％氯己定溶液，或 75％乙醇＋聚维酮碘，或 2％碘酊＋75％乙醇），抗过敏无菌胶布，皮尺、止血带。

4. 视需要准备：2％利多卡因，1 mL 注射器，弹力或自粘绷带。

（三）操作者准备

1. 评估病人合作程度与有无禁忌证。

2. 确定穿刺点：选择粗、直、弹性好的肘部大静脉，首选贵要静脉，次选正中静脉，头静脉为末选。

3. 测量导管预置长度及臂围：上臂外展与躯干呈 90°，测量自预穿刺点至右胸锁关节，再下行至第 3 肋间隙的长度即为预置达上腔静脉的长度（成人一般为 45～48 cm）；如将此长度减去 2 cm 即为达锁骨下静脉的长度，在肘窝上 9 cm 处测双臂臂围并记录。

【操作方法】

1. 病人皮肤消毒：打开 PICC 穿刺包，戴无菌手套，将一块治疗巾铺于穿刺肢体下，用已备消毒液消毒 3 遍，消毒范围上下直径 20 cm，两侧至臂缘。

2. 建立无菌区：更换无菌手套，冲洗手套滑石粉，铺孔巾及治疗巾，并将 PICC 穿刺套件及所需无菌用物置于无菌区域中。

3. 预冲导管：用注射器抽吸 0.9％氯化钠注射液 20 mL 冲洗导管，检查导管是否通畅，再将导管置于 0.9％氯化钠注射液中。

4. 助手协助扎止血带。以 15°～30°进行静脉穿刺，成功后助手协助松开止血带。单独推进套管鞘，拔出针芯。

5. 送管：一手固定套管鞘，一手缓慢匀速送入导管，PICC 顶端至腋静脉时嘱病人向穿刺侧转头并将下颌压肩膀，以防导管误入颈静脉，继续送管至预定长度。抽回血拔出套管鞘，穿刺点压迫止血，缓慢抽出导丝（注意勿带出导管）；修正导管长度至保留于体外 5 cm。

6. 安装连接器。

7. 冲管，接肝素帽或正压接头。

8. 导管固定：先用无菌胶布固定 PICC 导管连接器，穿刺点置无菌纱布，透明无菌敷贴加压粘贴，透明敷贴盖住连接器的翼型部分一半左右，再用胶布交叉固定连接器和肝素帽。

9. X 线确认：经 X 线确认导管在预置位置后即可按需进行输液。

10. 记录：穿刺日期和时间、病人姓名、年龄、疾病诊断、导管型号、穿刺位置、置管长度、导管顶端到达位置、上臂臂围。

11. 拔管方法：拔管时应沿静脉走向，轻轻拔出，拔出后立即压迫止血（有出血倾向的病人，压迫止血时间要超过 20 分钟），并用无菌纱布块覆盖伤口，再用透明敷贴粘贴 24 小时，以免发生空气栓塞和静脉炎，并对照穿刺记录观察导管有无损伤、撕裂、缺损。

【问答】

1. 简述 PICC 的一般维护。

一般维护：第一个 24 小时必须换药。以后伤口愈合良好，无感染、渗血时，每 7 日更换敷料一次。如伤口敷料松开、潮湿时，随时更换。如穿刺部位有红肿、皮疹、渗出、过敏等异常情况，可缩短更换敷料时间，并要连续观察局部变化情况。每次更换敷料时应严格执行无菌操作，贴膜要自下向上撕取，并注意固定导管，防止脱管。更换后记录日期。洗澡时要用保鲜膜包裹穿刺部位，洗澡后要更换敷料。

在使用 PICC 输液前应用聚维酮碘棉签擦拭肝素帽 30 秒，静脉治疗前后要用不小于 10 mL 的注射器抽取生理盐水冲洗管腔。在输血制品、营养液等高浓度液体后，用 20 mL 生理盐水进行脉冲式冲管。如输液速度较慢或时间较长时，应在使用中用生理盐水冲管，以防止堵管。

2. 简述 PICC 输液的注意事项。

（1）送管时速度不宜过快，不能强行置入，可将导管退出少许再行置入。

（2）勿将导管放置或滞留在右心房或右心室内，如导管进入右心房或右心室，可发生心律失常、心肌穿孔、心包积液，甚至发生急性心脏压塞。

（3）乙醇和丙酮等物质会对导管材质造成损伤，因此当使用含该类物质的溶液清洁护理穿刺部位时，应等待其完全干燥后再加盖敷料。

（4）置管后应密切观察穿刺局部有无红、肿、热、痛等症状，如出现异常，应及时测量臂围并与置管前臂围相比较。观察肿胀情况，必要时行 B 超检查。

（5）置管后应指导病人进行适当的功能锻炼，但应避免置管侧上肢过度外展、旋转及屈肘运动，勿提重物，避免物品及躯体压迫置管侧肢体。

（6）输血或血制品、抽血、输脂肪乳等高黏性药物后应立即用 0.9％氯化钠注射液 20 mL 脉冲式冲管，不可用重力式冲管。

（7）疑似导管移位时，应再行 X 线检查，以确定导管尖端所处位置；禁止将导管体外部分移入体内。

（8）应注意及时发现静脉炎、导管堵塞、静脉血栓等并发症，并做相应处理。

六、颈外静脉输液法

颈外静脉穿刺中心静脉置管，是一种从颈外静脉导入且末端位于中心静脉的深静脉置管技术，适用于长期静脉输液、肿瘤化疗、肠外营养、老年病人输液、NICU 病人及反复采血、输入血制品者。但此技术对护理人员的操作技术、无菌观念、专业知识水平有着更高的要求，护理人员必须正确掌握相关知识，对穿刺使用后出现的各种并发症如渗液、红肿、导管堵塞、感染等问题有良好的应对和处理方法。

【适应证】

1. 抢救危重症病人，建立长期输液途径，或周围静脉不易穿刺者。

2. 为周围循环衰竭的危重症病人测量中心静脉压，或行静脉内高营养治疗。

【准备】

1. 如系短期输液，准备工作同一般密闭式周围静脉输液。

2. 如系长期输液，可采用颈外静脉穿刺中心静脉置管，除一般密闭式周围静脉输液用物外，另备无菌穿刺包、生理盐水、无菌手套、敷贴。

【操作方法】

1. 携用物至床旁，对床号、姓名，做好解释说明。

2. 备 3～4 条约 10 cm 长的胶布或备专用敷贴。

3. 挂输液瓶于输液架上，固定通气管，将调节器夹紧。

4. 使病人去枕平卧，头偏向一侧，肩下垫薄枕，充分暴露穿刺部位，操作者站在床头。打开无菌穿刺包，戴手套，消毒皮肤，铺孔巾。

5. 选择穿刺点。助手以示指按压颈静脉三角区处，使颈外静脉充盈。

6. 用 1％普鲁卡因在预定穿刺点旁 2 mm 处进行局部麻醉。再用尖刀片于穿刺点上刺破皮肤。

7. 手持穿刺针呈 45°角进针，入皮肤后呈 25°角，沿颈外静脉方向穿刺。见回血后按住针孔，右手将硅胶管快速由针孔插入 10～11 cm，同时放开按针孔的左手。见硅胶管内回血即拔出穿刺针，接上输液管。穿刺处经消毒后覆盖无菌敷贴，固定硅胶管。

8. 根据病情调节好输液速度，向病人或家属交代有关事项，整理床单位及用物。

9. 输液完毕，用 0.4％枸橼酸钠等渗盐水 1～2 mL 注入硅胶管内，用无菌静脉帽塞住针栓，再用别针固定于敷料上。

【问答】

颈外静脉输液法应注意哪些事项?

(1) 硅胶管内如有回血,须及时用 0.4% 枸橼酸钠等渗盐水冲注,以免硅胶管被血块堵塞。

(2) 遇输液不畅,应注意有无下列情况:硅胶管弯曲,影响液体输入;硅胶管滑出血管外。

(3) 拔管时,硅胶管末端接上空针,边抽吸边拔管,防止残留小血块进入血液循环造成血栓。

(4) 如果用于输液时可用普通管腔较粗的针头穿刺,然后置入硅胶管,也可用动静脉套管针直接穿刺固定。如测量中心静脉压时,用粗针头刺入静脉后,先置入导引钢丝,然后拔出针头,将导管套在导引钢丝上顺势插入血管达预计深度后,退出引导钢丝,固定导管。

(5) 对危重症病人或血容量明显不足者,静脉穿刺时应重视静脉被刺中时的手感,估计已刺中而无回血时,应以注射器缓慢回抽以鉴别(此类病人往往没有回血,但可抽到)。

§23.1.2　穿刺术

一、股静脉穿刺术

【操作目的】

1. 急救时输液、输血。

2. 采取血标本。

【操作准备】

治疗盘内放皮肤消毒剂、棉签、弯盘、无菌干燥 10 mL 注射器及 7~8 号针头、试管、输血或输液用物。如行股静脉插管则准备静脉内导管。

【操作步骤】

1. 携用物至床旁,向病人做好解释工作以取得合作。病人仰卧,下肢稍外展外旋。

2. 常规消毒穿刺部位皮肤及操作者左手示指、中指。

3. 用左手示指或中指在腹股沟韧带中部,扪准股动脉最明显处并固定。右手持注射器,使针头和皮肤呈直角或 45°,在股动脉内侧 0.5 cm 处刺入,然后缓缓将空针上提并抽吸活塞,见抽出暗红色血液后即固定针头位置(图 23-2、图 23-3)。

4. 如需注射药物,则于注射完毕后迅速拔针,局部用无菌纱布加压止血至不出血为止。

5. 如需采血,则于采取足量血液后拔出针头,无菌棉签压迫止血,将抽取的血液标本顺管壁缓慢注入标本管,贴标签送检。

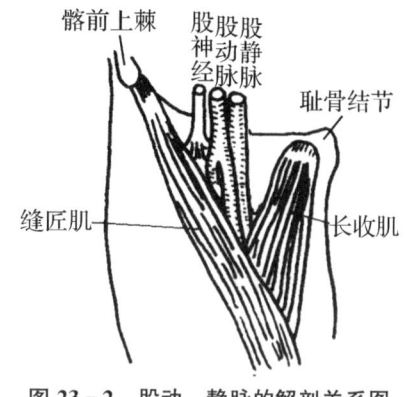

图 23 - 2　股动、静脉的解剖关系图

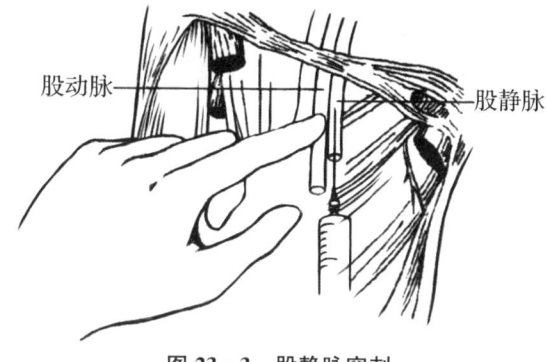

图 23 - 3　股静脉穿刺

6. 如需长期输液，则应经留置针引入导管放置于下腔静脉。

【操作须知】

1. 严格无菌操作，防止感染。

2. 如抽出为鲜红色血液，提示穿入股动脉，应立即拔出针头，用无菌纱布紧压穿刺处 5～10 分钟，直至无出血为止。

3. 抽血或注射完毕，立即用无菌纱布压迫数分钟直至局部无出血，以免引起局部出血或血肿。

4. 尽量避免多次反复穿刺，以免形成血肿。

【问答】

1. 如何确定股静脉穿刺注射的部位？

股静脉位于股三角区股鞘内。穿刺点位于紧靠股动脉内侧 0.5 cm 处。

2. 股静脉穿刺时应注意哪些事项？

股静脉穿刺时应注意：①严格无菌操作，防止感染。②如抽出为鲜红色血液，提示穿入股动脉，应立即拔出针头，用无菌纱布紧压穿刺处 5～10 分钟，直至无出血为止。③抽血或注射完毕，立即用无菌纱布压迫数分钟，以免引起局部出血或血肿。④尽量避免多次反复穿刺，以免形成血肿。

二、胸膜腔穿刺术

【适应证】

1. 诊断性穿刺，以确定积液的性质。

2. 穿刺抽液或抽气以减轻对肺脏的压迫或抽吸脓液治疗脓胸。

3. 胸腔内注射药物或行人工气胸治疗。

【禁忌证】

出血性疾病及体质衰弱者和病情危重难以耐受操作者应慎用。

【准备工作】

1. 向病人说明穿刺的目的，消除顾虑及精神紧张。

2. 器械准备：胸腔穿刺包、手套、治疗盘（聚维酮碘、棉签、胶布、局部麻醉药）、椅子、痰盂。如需胸腔内注药，应准备好所需药品。

【操作方法】

1. 病人体位：病人取坐位，面向椅背，两手前臂平放于椅背上，前额伏于前臂上。不能起床者，可取半坐卧位，患侧前臂置于枕部（图23-4）。

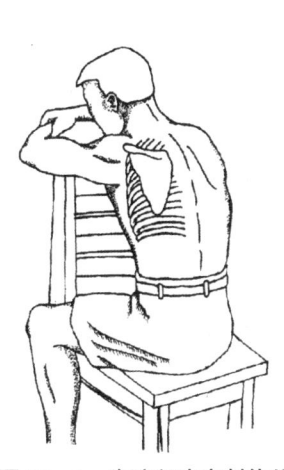

图23-4 胸腔积液穿刺体位

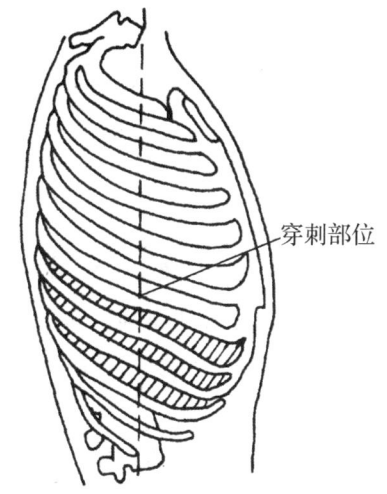

图23-5 胸腔积液穿刺部位（腋中线第6～7肋间）

2. 穿刺点定位：

（1）胸腔穿刺抽液：先进行胸部叩诊，选择实音明显的部位进行穿刺，穿刺点可用记号笔在皮肤上做标记。穿刺点常选择：①肩胛下角线第7～9肋间。②腋后线第7～8肋间。③腋中线第6～7肋间（图23-5）。④腋前线第5～6肋间。

（2）包裹性胸腔积液：可结合X线及超声波定位进行穿刺。

（3）气胸抽气减压：穿刺部位一般选取患侧锁骨中线第2肋间或腋中线第4～5肋间（图23-6）。

3. 消毒：分别用聚维酮碘在穿刺点部位，自内向外进行皮肤消毒，消毒范围直径约15 cm。解开穿刺包，戴无菌手套，检查穿刺包内器械，注意穿刺针是否通畅，铺盖消毒孔巾。

4. 局部麻醉：以5 mL注射器抽取2％利多卡因5 mL，在穿刺点肋骨上缘做自皮肤到胸膜壁层的局部麻醉，注药前应回抽，观察无气体、血液、胸腔积液后，方可推注麻醉药。

5. 穿刺：

（1）普通穿刺针穿刺抽液：先用止血钳夹住穿刺针后的橡皮胶管。以左手固定穿刺部位局部皮肤，右手持穿刺针（用无菌纱布包裹），沿麻醉部位经肋骨上缘垂直缓慢刺入，当针锋抵抗感突然消失后表明针尖已进入胸膜腔，接上50 mL注射器。

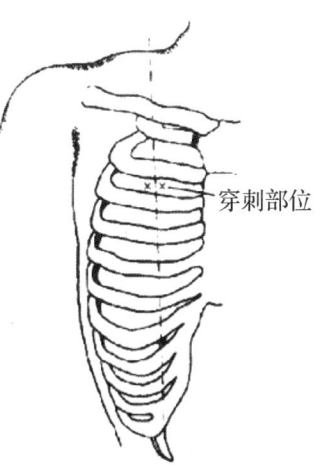

图23-6 气胸穿刺部位（锁骨中线第2肋间）

由助手松开止血钳，助手同时用止血钳协助固定穿刺针。抽吸胸腔液体，注射器抽满后，助手用止血钳夹紧胶管，取下注射器，将液体注入盛器中，计量并送化验检查。抽液量首次不超过 600 mL，以后每次不超过 1 000 mL（图 23 - 7）。

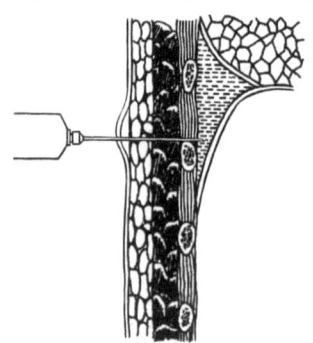

图 23 - 7　穿刺针进入肋间隙抽出胸腔积液

（2）三通活栓式穿刺针穿刺：穿刺前先将活栓转到与胸腔关闭处，进入胸腔后接上注射器，转动三通活栓，使注射器与胸腔相通，然后进行抽液。注射器抽满液体后，转动三通活栓，使注射器与外界相通，排出液体。

（3）胸腔内注药：在抽液完后，将药液用注射器抽好，接在穿刺针后胶管上，回抽少量胸腔积液稀释，然后缓慢注入胸腔内。

（4）气胸抽气减压治疗：在无特殊抽气设备时，可以按抽液方法，用注射器反复抽气，直至病人呼吸困难缓解为止。

6. 术后处理：

（1）穿刺抽液、抽气或注药完毕后拔出穿刺针，覆盖无菌纱布，稍用力压迫穿刺部位，以胶布固定，嘱病人静卧休息。

（2）观察术后反应，注意并发症，如气胸、肺水肿等。

【问答】

1. 胸腔穿刺的目的是什么？

（1）诊断性穿刺：确定胸腔内有无液体；通过穿刺液化验及病理检查，确定积液的性质或病因。

（2）治疗性穿刺：通过抽液或抽气，减轻胸腔内压迫。胸腔内注入药物治疗脓胸、胸膜炎，行人工气胸治疗等。

2. 为什么胸腔穿刺须从肋骨上缘进针？

因为肋间神经及动、静脉沿肋骨下缘走行，经肋骨上缘穿刺可避免损伤血管和神经。

3. 为什么胸腔穿刺抽液量，每次不应超过 600～1 000 mL？

胸腔穿刺抽液量过多、过快，会使胸腔内压突然下降，肺血管扩张，液体渗出增多，可造成急性肺水肿。

4. 胸腔穿刺时出现胸膜反应有哪些表现？如何处理？

胸腔穿刺时胸膜反应表现为头晕、面色苍白、出汗、心悸、胸部压迫感或剧痛、血压下降、脉细、肢冷、昏厥等。发现胸膜反应，应立即停止抽液，让病人平卧。观察血压、脉搏的变化。必要时皮下注射 0.1‰肾上腺素 0.3～0.5 mL，或静脉注射葡萄糖注射液。

5. 为什么胸腔穿刺抽液或抽气应选择不同穿刺部位?

由于重力关系，坐位或半卧位时，气体集中在胸膜腔上方，液体则集中在胸腔下部，故抽气时穿刺点选择在胸腔上部，抽液时选择胸腔下部实音明显的部位。

6. 胸腔穿刺有哪些并发症? 如何处理?

除胸膜反应外，尚有血胸、气胸、穿刺口出血、胸壁蜂窝织炎、脓胸、空气栓塞等。血胸多由于刺破肋间动、静脉所致。发现抽出血液，应停止抽液，观察血压、脉搏、呼吸的变化。

(1) 气胸：少量气胸可由于胶管未夹紧、漏入空气所致，不必处理。明显气胸多由于刺破脏层胸膜所致，可按气胸处理。

(2) 穿刺口出血：可用消毒棉球按压止血。

(3) 胸壁蜂窝织炎及脓胸：均为穿刺时消毒不严格引起细菌感染，需用抗生素治疗，大量脓胸应行闭式引流。

(4) 空气栓塞：少见，多见于人工气胸治疗时，病情危重可引起死亡。

三、胸膜腔闭式引流术

【适应证】

1. 气胸：中等量以上的气胸。

2. 血胸：难以自行吸收或难以用穿刺抽吸法消除的血胸。

3. 脓胸：量较多，脓液黏稠或合并有食管、支气管瘘者。

4. 开胸手术后均需做胸膜腔闭式引流。

【准备工作】

1. 器械准备：胸腔闭式引流手术包、胸腔引流瓶和引流管、手套、治疗盘（碘酊、乙醇、局部麻醉药、纱布、棉签、胶布等）、外用 0.9％氯化钠注射液。

2. 确定引流部位：根据病情选定插管部位。

3. 体位：依病人情况采取仰卧位、坐位或半坐位。取半坐位时病人宜靠近床边，上肢抬高抱头或置于胸前，头转向健侧。

【操作方法】

1. 肋间切开插管法：多用于病情较紧急、危重或小儿脓胸病人。

(1) 消毒铺单后，在确定插管的肋间以 2％利多卡因做局部浸润麻醉。

(2) 用刀在皮肤上做一约 3 cm 长小切口。

(3) 以中号直血管钳伸入切口、贴近肋骨上缘向深部逐渐分离，撑开肋间肌，最后穿入胸腔。用血管钳扩大创口，为插入胸管开辟大小合适的通道。

(4) 以血管钳夹住胸腔引流管末端，再用另一血管钳纵行夹持引流管的前端或将钳尖插在引流管的侧孔内，经胸壁切口插入胸腔。退出血管钳，将胸腔引流管往前推送，使侧孔全部进入胸腔。插管深度以管端在胸腔内 3～4 cm 为宜。如用蕈形管做引流，则使蕈形头刚好留在胸腔内。

（5）紧密缝合切口 1～2 针，利用缝线将引流管固定于胸壁。引流管末端连接于水封瓶内（图 23－8、图 23－9）。

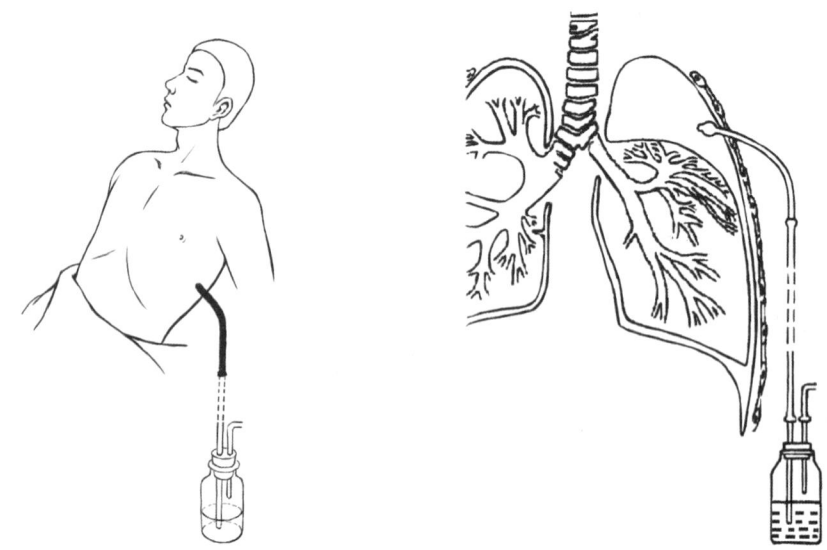

图 23－8　引流管固定于胸壁，末端连接于水封瓶内　　　　图 23－9　气胸闭式引流

2. 套管针置管法：此种引流术插入的引流管较小，用于排除胸腔内气体或引流较稀薄的液体。

（1）麻醉方法同前。于选定引流部位做 1～2 cm 皮肤切口。左手拇指及示指固定好切口周围软组织，右手握住带有闭孔器的套管针，示指固定在距针尖 4～6 cm 处，以防刺入过深。套管针紧贴肋骨上缘，用稳重而持续的力量来回转动使之逐渐刺入，当套管针尖端进入胸腔时有突然落空感。

（2）退出闭孔器，将末端被血管钳夹闭的引流管自套管针的侧孔插入，送入胸腔。

（3）一手固定引流管，另一手退出套管。当套管尖端露出皮肤时，用第 2 把血管钳靠近皮肤夹住引流管前端，松开夹在管末端的第 1 把血管钳，以便套管完全退出。

（4）调整引流管深度，缝合皮肤切口，固定引流管，末端连接于水封瓶。

3. 切肋插管法：此法可插入较粗的引流管，常用于脓液黏稠的慢性脓胸。因须切除小段肋骨，宜在手术室内施行。

【问答】

1. 为什么分离肋间组织或胸腔穿刺应沿肋骨上缘进行？

肋间血管和神经走行于肋骨下缘，为避免其损伤，分离肋间组织或插套管针时，应紧贴肋骨上缘进行。

2. 胸腔引流管插入的深度以多少为宜？为什么？

成人以管端插入胸腔内 3 cm 左右为宜。儿童为防止引流管插入过深或脱出，可用蕈形管，使蕈形头恰好插入胸腔内即可。

3. 如病人同时有多量液胸和气胸，是否需要插两根胸管分别引流？

一般不需要。因为胸腔插管引流后，随着液体排出和肺脏复张，加上鼓励病人咳嗽和深呼吸，气体也能排出。如果引流不通畅，则需插两根胸管分别引流。

4. 胸腔插管后为什么要接水封瓶？插在液面下的玻管长度以多少为宜？

正常情况下胸膜腔压力随呼吸而改变，一般呼气时压力为$-0.294\sim-0.490$ kPa（$-3\sim-5$ cmH$_2$O），吸气时压力为$-0.782\sim-0.978$ kPa（$-8\sim-10$ cmH$_2$O）。为了防止胸膜腔内的负压将空气吸入胸腔，造成肺萎陷，所以应接水封瓶。插在液面下玻管长度以$2\sim3$ cm为宜，过深时，胸内空气不易逸出。

5. 某气胸病人做插管闭式引流术后，气体源源不断从水封瓶溢出，数量持久不减少，应想到哪些原因？

（1）如系胸外伤病人，可能有较大的肺裂伤或支气管断裂。

（2）如系自发性气胸，可能有小支气管与胸膜腔相通。

（3）如插管处的胸壁切口较大或皮肤缝合不严，吸气时空气可以从管周进入胸腔，呼气时由管内排出。

6. 某气胸病人插管引流后出现大量皮下气肿，可能的原因是什么？如何处理？

（1）常见原因：①引流管欠通畅。②插管部位皮肤缝合严密，但肋间软组织和插管之间有较大空隙，空气由管周逸入皮下。

（2）处理方法：使引流管通畅；缝合肋间软组织，消除其与插管之间的空隙，或重新插管；胸带加压包扎插管部位软组织。

7. 胸腔插管引流后，水封瓶内液柱无波动或波动微弱，可能的原因是什么？

可能的原因有：①引流管扭曲。②血块或脓块堵塞。③胸壁切口狭窄压迫引流管。④肺膨胀或膈肌上升将引流管口封闭。⑤包扎创口时折压引流管。

8. 置胸腔闭式引流管后的病人，术后可否放置在低矮的位置上休息？为什么？

置胸腔闭式引流管后的病人，不应放在低矮的位置上休息。因为一般情况下虽吸气时胸膜腔内的压力波动在$-0.782\sim-0.978$ kPa（$-8\sim-10$ cmH$_2$O），呼气时为$-0.294\sim-0.490$ kPa（$-3\sim-5$ cmH$_2$O），但在用力深吸气时，胸腔内压力可达-4.9 kPa（-50 cmH$_2$O），此时引流瓶中的液体有可能被吸入胸膜腔。

四、腹膜腔穿刺术

【目的】

1. 抽液做化验和病理检查，以协助诊断。

2. 大量腹水引起严重胸闷、气短者，适量放液以缓解症状。

3. 腹腔内注射药物。

4. 进行诊断性穿刺，以明确腹腔内有无积脓、积血。

【禁忌证】

1. 严重肠胀气。

2. 妊娠。

3. 因既往手术或炎症致腹腔内有广泛粘连者。

4. 躁动、不能合作或肝性脑病先兆病人。

【准备工作】

器械准备：腹腔穿刺包、手套、治疗盘（聚维酮碘、棉签、胶布、局部麻醉药）。

【操作方法】

1. 嘱病人排尿，以免刺伤膀胱。

2. 取平卧位或斜坡卧位。如放腹水，背部先垫好腹带。

3. 穿刺点选择（图 23 - 10）。

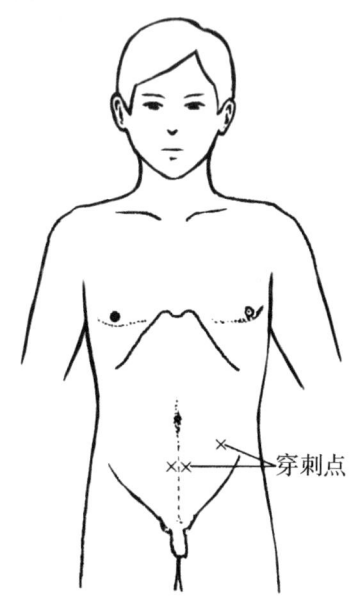

图 23 - 10　腹腔穿刺点选择

（1）脐和髂前上棘间连线外 1/3 和中 1/3 的交点为穿刺点。放腹水时通常选用左侧穿刺点。

（2）脐和耻骨联合连线的中点上方 1 cm，偏左或右 1～1.5 cm 处。

（3）若行诊断性腹腔灌洗术，应在腹中线上取穿刺点。

4. 常规消毒皮肤，术者戴无菌手套，铺无菌孔巾，并用利多卡因 2 mL 做局部麻醉，须深达腹膜。

5. 做诊断性抽液时，可用 7 号针头连接注射器，直接由穿刺点"Z"形进针（垂直进针穿过皮肤后改 45°～60°斜行穿过皮下结缔组织 1～2 cm，再垂直进针）刺入，抵抗感突然消失时，表示已进入腹腔。抽液后拔出穿刺针，揉压针孔，局部涂以聚维酮碘，盖上无菌纱布，用胶布固定。

6. 腹腔内积液不多，腹腔穿刺不成功，为明确诊断，可行诊断性腹腔灌洗，采用与诊断性腹腔穿刺相同的穿刺方法，把有侧孔的塑料管置入腹腔，塑料管尾端连接一盛有 500～

1 000 mL 0.9%氯化钠注射液的输液瓶，倒挂输液瓶，使 0.9%氯化钠注射液缓缓流入腹腔，当液体流完或病人感觉腹胀时，把瓶放正，转至床下，使腹内灌洗液借虹吸作用流回输液瓶中。灌洗后取瓶中液体做检验。拔出穿刺针，局部碘酊消毒后，盖无菌纱布，用胶布固定。

7. 腹腔放液减压时，用 8 或 9 号针从穿刺点"Z"形进针徐徐刺入，进入腹腔后腹水接上大针筒开始抽液，或接上引流器打开夹闭器自然流出。放液不宜过多、过快，一般每次不超过 3 000 mL。放液完毕夹闭夹闭器拔出穿刺针，用力按压局部，碘酊消毒后盖上无菌纱布，用胶布固定，缚紧腹带。

【问答】

1. 为什么放腹水时要严密观察病情？

因大量放腹水后，可导致病人水盐代谢失衡，血浆蛋白丢失，甚至发生虚脱、休克、肝性脑病等。

2. 诊断性腹腔穿刺时，抽出全血样液体，如何辨别是腹腔内出血，抑或穿刺本身所造成的出血？

腹腔内出血因腹膜的脱纤维作用而使血液不凝。可将全血样液体置玻片上观察，若血液迅速凝固，多系穿刺针误刺血管所致。若不凝固，即为腹腔内出血。

3. 防止腹水沿穿刺针路外渗有哪些方法？

防止腹水沿穿刺针路外渗的方法有：①"Z"形穿刺。②蝶形胶布固定弥合针路。③术后仰卧或向非穿刺点方向侧卧。④用火棉胶封闭。

五、骨髓穿刺术

【适应证】

1. 各种白血病诊断。

2. 有助于缺铁性贫血、溶血性贫血、再生障碍性贫血、恶性组织细胞病等血液病的诊断。

3. 诊断部分恶性肿瘤，如多发性骨髓瘤、淋巴瘤、骨髓转移肿瘤等。

4. 寄生虫病检查，如找疟原虫、黑热病病原体等。

5. 骨髓液的细菌培养。

【禁忌证】

血友病者禁做骨髓穿刺。有出血倾向的病人，操作时应特别注意。

【准备工作】

1. 术者准备：穿工作服，戴无菌帽和口罩，洗手，戴无菌手套。

2. 器械准备：

(1) 备骨髓穿刺包（图 23 - 11）。

(2) 备无菌手套，治疗盘（聚维酮碘、棉签、胶布、局部麻醉药等），需做细菌培养者准备培养基。

【操作方法】

1. 穿刺部位：髂前上棘后 1～2 cm 处。

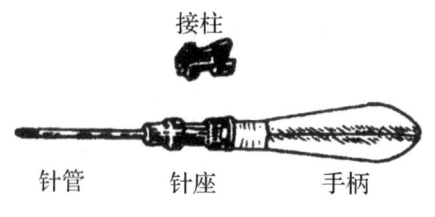

接柱

针管　　　针座　　　手柄

图 23-11　骨髓活检穿刺针

2. 病人仰卧。

3. 消毒穿刺区皮肤，解开穿刺包，戴无菌手套，检查穿刺包内器械，铺无菌孔巾。

4. 在穿刺点用2%利多卡因做皮肤、皮下、骨膜麻醉。

5. 将骨髓穿刺针的固定器固定在离针尖1～1.5 cm处。用左手的拇指和示指将髂嵴两旁的皮肤拉紧并固定。以右手持针向骨面垂直刺入。当针头接触骨质后，将穿刺针左右转动，缓缓钻入骨质。当感到阻力减少且穿刺针已固定在骨内直立不倒时为止。

6. 拔出针心，接上无菌干燥的10 mL或20 mL注射器，适当用力抽吸，即有少量红色骨髓液进入注射器。吸取0.1～0.2 mL骨髓液做涂片用。如做骨髓液细菌培养则可抽吸1～2 mL。若抽不出骨髓液，可放回针心，稍加旋转或继续钻入少许，再行抽吸。

7. 取得骨髓液后，将注射器及穿刺针迅速拔出。在穿刺位置盖以消毒纱布，按压1～2分钟后用胶布固定。迅速将取出的骨髓液滴于载玻片上作涂片。如做细菌培养，则将骨髓液注入培养基中。

【问答】

1. 判断骨髓取材良好的指标是什么？

（1）抽吸骨髓一瞬间，病人有特殊的疼痛感。

（2）抽出的骨髓液内含有脂肪小粒。

（3）显微镜下可见骨髓特有的细胞。如巨核细胞、浆细胞、组织细胞、原始及幼稚粒细胞、红细胞。

（4）骨髓细胞分类计数中杆状核细胞与分叶核细胞之比大于血片细胞分类中的杆状核细胞与分叶核细胞之比。

2. 骨髓穿刺有哪些部位？

骨髓穿刺一般选髂前上棘为穿刺点，必要时亦可选用髂后上棘、脊椎棘突、胸骨、胫骨粗隆前下方等部位。

3. 2岁以下小孩骨髓穿刺选择哪一部位为好？

2岁以下小孩骨髓穿刺点以胫骨粗隆前下方为好，因为其他常用穿刺部位尚未骨化好。

4. 胸骨骨髓穿刺的位置、进针方向及进针深度如何？

胸骨中线第2肋间水平为穿刺点。进针方向使与骨面成30°～45°，向头侧倾斜。进针深度约1 cm。

5. 骨髓取材做细胞学检查，抽吸骨髓液多少量为恰当？

抽吸0.2 mL为恰当，因为抽吸过多，骨髓液将被血液稀释。

6. 骨髓穿刺前对穿刺针应进行哪些方面的检查？

针管（或称针套）与针心长短、大小是否配套。针心插入针管内，针心柄上的凸出的栅应能嵌入针管柄上的凹口内，使针心不转动。此外还需检查：针管尖端与针心端方向是否一致，针尖锐利否，固定器能否固定，穿刺针与注射器乳头是否密合。

7. 骨髓穿刺时抽不出骨髓液有哪些可能原因？

（1）穿刺位置不佳，未达到骨髓腔。

（2）针管被皮下组织或骨块阻塞。

（3）某些疾病可能出现"干抽"，如骨髓纤维化、骨髓有核细胞过度增生（慢性粒细胞性白血病等）。

六、腰椎穿刺术

【适应证】

1. 脑和脊髓炎症性病变的诊断。

2. 脑和脊髓血管性病变的诊断。

3. 区别阻塞性和非阻塞性脊髓病变。

4. 早期颅内压增高的诊断性穿刺。

5. 鞘内给药。

6. 蛛网膜下腔出血腰椎穿刺放出少量血性脑脊液以缓解症状。

【禁忌证】

1. 颅内占位性病，尤其是颅后窝占位性病变。

2. 脑疝或疑有脑疝者。

3. 腰椎穿刺处局部感染或脊柱病变。

【准备工作】

器械准备：腰椎穿刺包、手套、闭式测压表或玻璃测压管、治疗盘（聚维酮碘、棉签、胶布、2％普鲁卡因），需做培养者，准备培养基。

【操作方法】

1. 病人取侧卧位，其背部和床面垂直，头颈向前屈曲，屈髋抱膝，使腰椎后凸，椎间隙增宽，以利进针（图 23－12）。

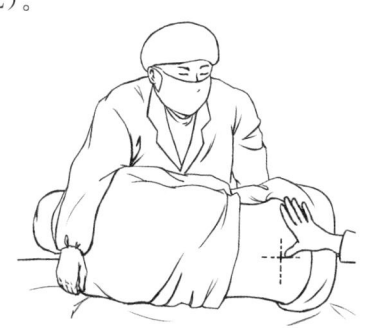

图 23－12 腰椎穿刺体位

2. 定穿刺点：通常选用腰椎 3～4 间隙，并做好标记（图 23－13）。

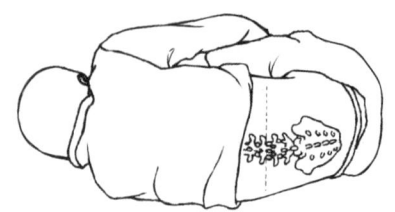

图 23－13　腰椎穿刺点（第 3～4 腰椎间隙）

3. 自中线向两侧进行常规皮肤消毒。打开穿刺包，戴无菌手套，并检查穿刺包内器械，铺无菌孔巾。

4. 在穿刺点用 2% 普鲁卡因做局部麻醉。

5. 术者用左手拇指尖紧按住两个棘突间隙的皮肤凹陷，右手持穿刺针，于穿刺点刺入皮下，使针垂直于脊背平面或略向头端倾斜并缓慢推进，当感到阻力突然减低时，针已穿过硬脊膜进入蛛网膜下隙，再进少许即可（图 23－14）。成人进针深度 5～6 cm。

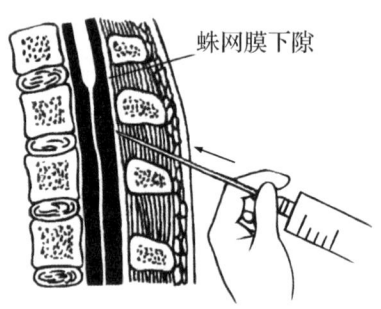

蛛网膜下隙

图 23－14　插入腰穿针至蛛网膜下隙

6. 拔出针心，可见脑脊液滴出。接测压表（或测压管），让病人双腿慢慢伸直，可见脑脊液在测压表内随呼吸波动，记录脑脊液压力（图 23－15）。取下测压表，用无菌试管接取脑脊液 2～4 mL，送化验室检查。

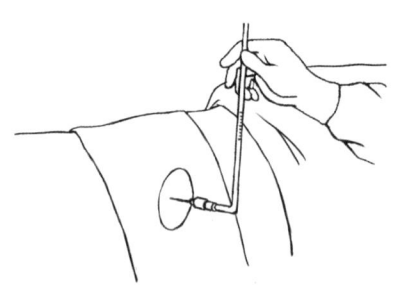

图 23－15　脑脊液测压

7. 插入针心，拔出穿刺针。穿刺点以碘酊消毒后盖以消毒纱布，用胶布固定。

8. 术毕，嘱去枕平卧 4～6 小时。

【问答】

1. 脑脊液的正常压力是多少？

侧卧位腰椎穿刺的正常压力为 0.69～1.76 kPa（70～180 mmH$_2$O），或40～50 滴/min。超过 1.96 kPa（200 mmH$_2$O）时提示颅内压增高。

2. 腰椎穿刺压腹试验的意义如何？

压腹的目的是了解穿刺针头是否在椎管蛛网膜下隙内。用手掌深压腹部，可见脑脊液压力迅速上升。压迫去除后，压力迅速下降。如穿刺针不通畅或不在蛛网膜下隙内，则压腹时压力不升。

3. 从脑脊液外观怎样区别穿刺损伤？

正常脑脊液为无色透明液体。血色或粉红色脑脊液常见于穿刺损伤或出血性病变。区别方法：用三管连续接取脑脊液，如果管中红色依次变淡，最后转清，则为穿刺损伤出血；如各管皆为均匀一致的血色，则为出血性病变。

4. 试述腰椎穿刺压颈试验的意义和方法。

压颈试验的意义是区别椎管内有无阻塞，其方法为：腰椎穿刺成功后，接测压表（管），于测初压后，助手用拇指和示指同时压迫颈静脉，先轻压，后重压，先压一侧，后压两侧。正常人在两侧被压迫后，脑脊液压力可上升 0.98～2.93 kPa（100～300 mmH$_2$O），松手后又会降至初压水平，称为压颈试验通畅（梗阻试验阴性）。若不上升或不降至初压水平，称为压颈试验不通（梗阻试验阳性）。脑出血或颅内压明显增高时，禁做此试验。

七、耻骨上膀胱穿刺术

【适应证】

1. 急性尿潴留、导尿未成功或无导尿条件者。

2. 需穿刺法置管建立膀胱造瘘者。

【禁忌证】

1. 膀胱未充盈者。

2. 有下腹部手术史，腹膜反折与耻骨粘连固定者。

【准备工作】

器械准备：膀胱穿刺包、手套 2 副、治疗盘（聚维酮碘、胶布、局部麻醉药）、引流瓶或引流袋。

【操作方法】

1. 仰卧位，可不剃毛。下腹部用聚维酮碘消毒，术者戴手套，铺巾，检查器械用物。

2. 在耻骨联合上 2 横指中线处做局部麻醉达膀胱壁。

3. 用普通腰椎穿刺针于局麻点刺入皮肤，使与腹壁成 45°倾斜向下、向后刺向膀胱。在刺入 3～4 cm 时，拔出针心，用 50 mL 注射器试行吸尿。如无尿，在维持空针抽吸的情况下，继续向深处推进，至有尿抽出时，将穿刺针再缓缓送入 1～2 cm。抽出首次尿液送常规检查及培养。固定穿刺针，防止摆动，并保持深度。反复抽吸，将尿抽尽后把针拔出。

穿刺部位用聚维酮碘消毒后，覆盖无菌敷料，用胶布固定。

4. 需穿刺置管引流者，应在穿刺点用尖刀做皮肤小切口，用套管针刺入膀胱、拔出针心，将相应粗细之导管放入膀胱，然后拔出套管针，缝合切口，固定导管，将引流管接无菌瓶及一次性引流袋。

【问答】

1. 膀胱穿刺针及导管无尿外溢应如何处理?

首先应考虑穿刺针是否已进入膀胱，必要时再进入一定的深度或适当调整穿刺针的位置；若仍无尿，应考虑针孔被血凝块堵塞，可用 0.9%氯化钠注射液冲洗；膀胱挫伤或出血性膀胱炎，若膀胱内充满血块时，应放弃穿刺，改行耻骨上膀胱造口术。

2. 耻骨上膀胱穿刺术的注意事项有哪些?

①严格掌握适应证及禁忌证。②穿刺前必须确定膀胱已极度充盈。③严格无菌操作，防止感染发生。④穿刺点切忌过高，以免误刺入腹腔。⑤穿刺针方向必须斜向下、后方，且不宜过深，以免误伤肠管。⑥抽吸尿液时，应固定好穿刺针，防止摆动并保持深度，以减少膀胱损伤，并保证抽吸效果。⑦膀胱穿刺后，应及时安排下尿路梗阻的进一步处理，防止膀胱充盈时针眼处尿外渗。⑧尽量避免反复膀胱穿刺。过多穿刺可致膀胱出血及膀胱内感染。⑨膀胱穿刺术后，应适当使用尿路抗感染药。

八、体表肿块穿刺活检术

【适应证】

体表可扪及的任何异常肿块，都可穿刺活检，如乳腺肿块、淋巴结等。

【禁忌证】

1. 凝血机制障碍。

2. 非炎性肿块局部有感染。

3. 穿刺有可能损伤重要结构。

【准备工作】

1. 穿刺部位皮肤准备，如剃毛。

2. 器械准备：消毒的穿刺针及 20～30 mL 注射器、碘酊、乙醇、局部麻醉药及标本处理器皿等。

穿刺针分为粗针和细针两类。粗针有 Vim-silverman 针、Trucut 针、Jamshidi 针。细针有 22～23 号 Chiba 针、20～23 号腰穿针、7～8 号普通注射针。

【操作方法】

1. 粗针穿刺：

(1) 聚维酮碘消毒穿刺局部皮肤及术者左手拇指和示指，检查穿刺针。

(2) 穿刺点用利多卡因做局部浸润麻醉。

(3) 术者左手拇指和示指固定肿块，右手持尖刀做皮肤戳孔。

(4) 穿刺针从戳孔刺入达肿块表面，将切割针心刺入肿块 1.5～2 cm，然后推进套管针使之达到或超过切割针尖端，两针一起反复旋转后拔出。

（5）除去套管针，将切割针前端叶片间或取物槽内的肿块组织取出，用10％甲醛（福尔马林）液固定，送组织学检查。

（6）术后穿刺部位盖无菌纱布，用胶布固定。

2. 细针穿刺：

（1）聚维酮碘消毒穿刺局部皮肤及术者左手拇指和示指。检查穿刺针。

（2）术者左手拇指与示指固定肿块，将穿刺针刺入达肿块表面。

（3）连接20～30 mL注射器，用力持续抽吸形成负压后刺入肿块，并快速进退（约1 cm范围）数次，直至见到有吸出物为止。

（4）负压下拔针，将穿刺物推注于玻片上，不待干燥，立即用95％乙醇固定5～10分钟，送细胞病理学检查。囊性病变则将抽出液置试管离心后，取沉渣检查。

（5）术后穿刺部位盖无菌纱布，用胶布固定。

【问答】

1. 体表肿块穿刺有哪些并发症？

（1）粗针穿刺可引起出血、血肿形成和感染。

（2）淋巴结结核或恶性肿瘤穿刺后可能遗留不易愈合的窦道。

（3）粗暴穿刺可能损伤邻近的组织和器官，如胸膜、气管、食管、血管和神经等。

2. 穿刺取样细胞学检查有哪些优点？

（1）操作简便，诊断迅速，正确率一般为80％～95％。

（2）活细胞易于观察，可见到冷冻切片所看不到的轻度恶性迹象。

（3）恶性肿瘤组织结构松散，黏合性差，易吸出较多的细胞成分。

3. 体表肿块穿刺取样活检假阴性的原因有哪些？

（1）肿块直径小于1 cm，穿刺不易准确或未获得足够的穿刺物。

（2）未穿刺到病变最明显的组织。

（3）肿瘤中心变性、坏死，无法诊断。

（4）某些组织或细胞难以鉴别。

4. 疑为恶性肿瘤穿刺活检时应注意哪些事项？

（1）不能切除的恶性肿瘤应在放疗或化疗前穿刺，以明确病理诊断。

（2）可切除的恶性肿瘤，宜在术前7日内穿刺，以免引起种植转移。

（3）穿刺通道应在手术中与病灶一同切除。

（4）穿刺应避开恶性肿瘤已破溃或即将破溃的部位。

5. 对疑为结核性的肿块进行穿刺时应注意哪些事项？

（1）应采用潜行性穿刺法。

（2）穿刺物为脓液或干酪样物，则可注入异烟肼或链霉素。

（3）避免其他细菌感染，术后立即抗结核治疗。

6. 粗针和细针穿刺各有何特点？

（1）粗针穿刺所得标本多，一次成功率高。

（2）细针穿刺造成的损伤和痛苦小，可在肿块内不同方向，或在肿块的不同部位反复穿刺。

§23.1.3 插管术

一、胃插管术

【适应证】

1. 胃扩张、幽门狭窄及食物中毒等。

2. 钡剂检查或手术治疗前的准备。

3. 昏迷、极度厌食者插管行营养治疗。

4. 口腔及喉手术须保持手术部位清洁者。

5. 胃液检查。

【禁忌证】

严重的食管静脉曲张、腐蚀性胃炎、鼻腔阻塞、食管或贲门狭窄或梗阻，严重呼吸困难。

【准备工作】

1. 训练病人插管时的配合动作，以保证插管顺利进行。

2. 器械准备：备消毒胃管、弯盘、钳子或镊子、10 mL 注射器、纱布、治疗巾、液状石蜡、棉签、胶布、夹子及听诊器。

3. 检查胃管是否通畅，长度标记是否清晰。

4. 插管前先检查鼻腔通气情况，选择通气顺利一侧鼻孔插管。

【操作方法】

1. 病人取坐位或半卧位。

2. 用液状石蜡润滑胃管前段，左手持纱布托住胃管，右手持镊子夹住胃管前段，沿一侧鼻孔缓慢插入到咽喉部（14～16 cm），嘱病人做吞咽动作，同时将胃管送下，插入深度为 45～55 cm（相当于病人发际到剑突的长度）（图 23-16、图 23-17），然后用胶布固定胃管于鼻翼处。

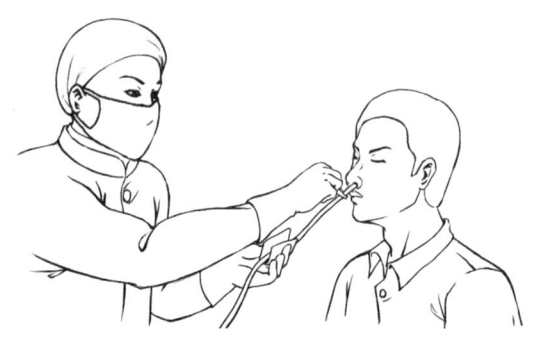

图 23-16　胃插管术手法

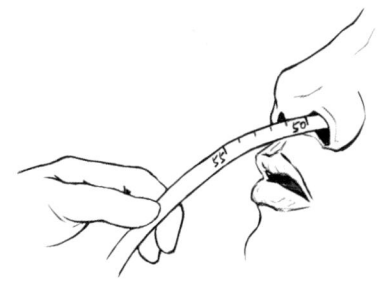

图 23－17　胃管插入深度

3. 检查胃管是否在胃内：

（1）抽：胃管末端接注射器抽吸，如有胃液抽出，表示已插入胃内。

（2）听：用注射器从胃管内注入少量空气，同时置听诊器于胃部听诊，如有气过水声，表示胃管已插入胃内。

（3）看：将胃管末端置于盛水碗内应无气体逸出，若有气泡连续逸出且与呼吸相一致，表示误入气管内。

4. 证实胃管在胃内后，将胃管末端折叠用纱布包好，用夹子夹住，置病人枕旁备用。

【问答】

1. 胃插管的指征有哪些？

（1）诊断：抽取胃液进行分析检查。

（2）治疗：①清除胃内毒物或刺激物。②对不能进食或拒绝进食者可经胃管灌注流质食物、药物及水分。③胃肠减压。

（3）术前准备。

2. 哪些情况下不宜行胃插管术？

下述情况不宜行胃插管术：重度食管静脉曲张、食管狭窄及腐蚀性食管炎、胃炎。

3. 如何提高昏迷病人插胃管的成功率？

昏迷病人吞咽和咳嗽反射消失，不能合作，插管前使病人头后仰，胃管插入 15 cm 至会厌部时，以左手托起头部，使下颌靠近胸骨柄，以增大咽喉部通道的弧度，继续插管，胃管即可沿后壁滑行至胃内。

4. 试述胃管插入后抽不出胃液有哪些可能。

（1）胃管误插入气管内。

（2）胃管盘曲在口腔内。

（3）胃管阻塞。

5. 如何估计不同年龄和体型的病人胃管插入的深度？

病人发际到剑突的长度即相当于鼻孔到胃内的长度。

6. 插胃管不顺畅时应考虑什么情况？

插胃管不顺畅时应考虑胃管是否盘曲在口腔内，可嘱病人张开口，检查口腔内有无胃管。

二、胃肠减压术

【适应证】

1. 急性胃扩张。

2. 胃、十二指肠穿孔。

3. 腹部较大型手术后。

4. 机械性及麻痹性肠梗阻。

【禁忌证】

1. 食管狭窄。

2. 严重的食管静脉曲张。

3. 严重的心肺功能不全，支气管哮喘。

4. 食管和胃腐蚀性损伤。

【准备工作】

1. 检查胃、十二指肠引流管是否通畅。

2. 备减压抽吸装置：手提式或电动低压抽吸器。如无上述装置，可用注射器代替。

3. 其他：治疗盘、弯盘、纱布、胶布、注射器、液状石蜡、0.9%氯化钠注射液、治疗巾、止血钳或镊子等。

【操作方法】

1. 病人取坐位或卧位，胸前铺塑料布或治疗巾。

2. 按常规方法插胃管。插入深度为 55～60 cm。

3. 将胃、十二指肠引流管接减压抽吸装置，低压抽吸。

【问答】

1. 胃肠减压术的目的是什么？

胃肠减压术的目的是吸出胃或十二指肠的积液、积气，减轻胃或十二指肠内压力，缓解病人的有关症状或达到治疗的目的。

2. 胃肠减压期间应注意哪些事项？

①注意胃肠减压管是否通畅，每 2～4 小时应用少量温水冲洗一次胃管。②记录每日胃管吸出物的量，注意吸出物有无异常，并做好口腔护理。③经胃管注药后，应关闭或夹住胃管 1～2 小时，避免药物被吸出。

3. 成年人胃肠引流管插入深度是多少？

成年人胃肠减压术胃管插入深度为 55～60 cm。

4. 胃肠减压抽吸应相隔多长时间？

胃肠减压抽吸每隔 1～2 小时抽吸一次。

三、导尿术

【适应证】

1. 无菌法取尿标本做检查或做尿细菌学检查。

2. 解除尿潴留。

3. 测定膀胱内残余尿量。

4. 测定膀胱容量和膀胱内压力改变，测定膀胱对冷热刺激的感觉及膀胱本体觉。

5. 行膀胱注水试验，鉴别膀胱破裂。

6. 注入对比剂，进行膀胱造影检查。

7. 危重症病人观察尿量变化。

8. 腹部或盆腔手术前的常规导尿。大型手术中持续引流膀胱，防止膀胱过度充盈及观察尿量。

9. 进行下尿路动力学检查。

10. 膀胱内药物灌注或膀胱冲洗。

11. 探测尿道有无狭窄；了解少尿或无尿原因。

【禁忌证】

急性尿道炎、急性前列腺炎、急性附睾炎、月经期。

【准备工作】

器械准备：导尿包、持物钳、无菌引流袋、胶布、聚维酮碘、无菌试管、治疗巾、棉片及便盆。若导尿是为做下尿路特殊治疗或检查，则还应做好相应的器械及药品的准备。

【操作方法】

（一）女病人导尿术

1. 备齐用物推至床边，查对床号、姓名，向病人做好解释工作，使其配合操作。

2. 嘱病人清洗外阴，或协助重症病人清洗。

3. 病人取仰卧屈膝位，脱去一侧裤腿，盖另一侧腿部，两腿略向外展，露出外阴，对侧腿部用棉被或毛毯遮盖，注意保暖。

4. 垫治疗巾于臀下，打开会阴消毒包，左手戴手套，右手持血管钳夹聚维酮碘棉球消毒大腿内侧上 1/3、阴阜、大阴唇、小阴唇，最后一个棉球消毒尿道口直至肛门。顺序由外向内，自上而下，每个棉球限用 1 次。污棉球及手套放弯盘内移至车下，洗手。

5. 取无菌导尿包置病人两腿之间并依序打开。

6. 戴无菌手套，铺孔巾，使孔巾和导尿包包布连接形成一无菌区。

7. 按操作顺序排列无菌用物。用液状石蜡棉球润滑导尿管前端后置弯盘内备用。将另一弯盘移近外阴处，左手分开并固定小阴唇，右手持血管钳夹聚维酮碘棉球自上而下，由内向外分别消毒尿道口及双侧小阴唇，最后再次消毒尿道口，每个棉球限用一次。用过的血管钳、棉球置弯盘内移至床尾。

8. 左手继续固定小阴唇，右手将盛导尿管的弯盘置于孔巾口旁，用血管钳持导尿管对准尿道口轻轻插入 4～6 cm，见尿液流出再插入 2～3 cm 左右（气囊导尿管再插入 5～7 cm），松开左手，固定导尿管，将尿液引入无菌弯盘内或留取中段尿标本（图 23-18）。

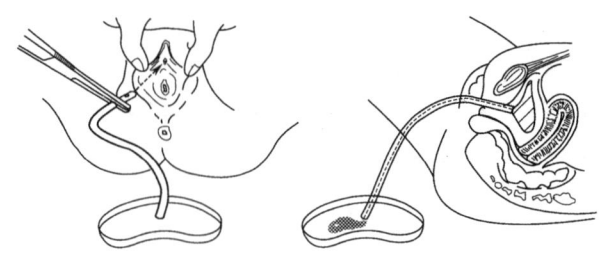

图 23‑18 插入导尿管（女性）

9. 如需留置导尿管者，要妥善固定导尿管。常用的固定方法有：

（1）胶布固定法（临床不常用）：用宽 4 cm、长 12 cm 胶布一块，上 1/3 贴于阴阜上，下 2/3 剪成三条分别贴于导尿管及两侧大阴唇上，或用 2～3 条胶布分别将导尿管固定在一侧大阴唇和大腿内侧上 1/3 处（图 23‑19）。

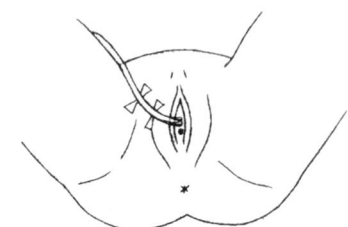

图 23‑19 女病人导尿管外部固定法

（2）带气囊导尿管固定法：将导尿管插入膀胱后，向气囊内注入 0.9％氯化钠注射液 5～10 mL，夹紧气囊末端，轻拉导尿管以证实导管已固定。

10. 导尿完毕，拔出导尿管或根据需要留置导尿管。

11. 撤去用物，擦净外阴，协助病人穿好裤子，整理床单位及用物。与病人交流，了解病人对导尿的反应，根据病人具体情况进行健康教育。

12. 做好记录，送检标本。

（二）男病人导尿术

1. 用物准备、病人导尿体位及消毒方法同女病人导尿术。

2. 操作者戴一次性手套，右手持止血钳夹消毒棉球消毒大腿内侧上 1/3 阴阜、阴囊、阴茎。左手用无菌纱布裹住阴茎，将包皮向后推，用聚维酮碘棉球擦拭，自尿道口向外旋转消毒龟头、包皮及冠状沟，一个棉球限用一次。外阴清洗完毕脱手套。

3. 取无菌导尿包放于病人两腿之间依次打开；戴无菌手套，铺孔巾，使孔巾下缘连接包布构成一无菌区。

4. 润滑导尿管前端置弯盘内，左手用纱布裹住阴茎，自尿道口向外旋转的方法消毒尿道口及龟头，最后再次消毒尿道口。用过的棉球及血管钳放入弯盘内移开。

5. 右手持止血钳夹导尿管轻轻插入 20～22 cm，见尿液流出，再插入 2～3 cm，将尿液引入无菌弯盘内，如需要留取尿液作培养，用试管或培养器留取中段尿，止血钳夹紧导尿管（图 23‑20、图 23‑21）。如系使用带气囊导尿管留置导尿，则应在插入导尿管见尿液留出后，再插入 5～7 cm。

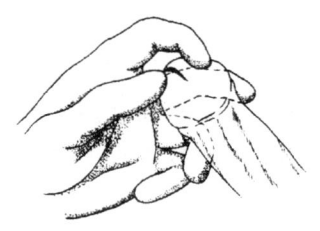

图23-20 分开尿道口（男性）

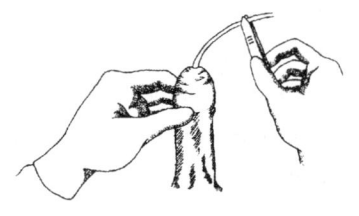

图23-21 插入导尿管（男性）

6. 如需留置导尿管者，要妥善固定导尿管。常用的固定方法有带气囊导尿管固定法：将导尿管插入膀胱后，向气囊内注入0.9％氯化钠注射液5 mL，夹紧气囊末端，轻拉导尿管以证实导管已固定（图23-22）。

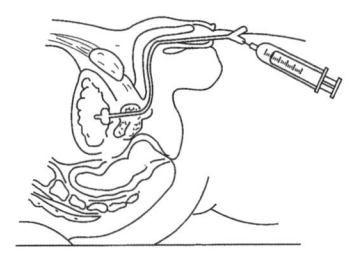

图23-22 气囊导尿管固定法

7. 导尿完毕，拔除导尿管。撤下孔巾，用纱布擦净外阴部，脱手套，协助穿裤，撤去绒毯、橡胶单及治疗巾，整理床单位及用物。

8. 洗手，做记录，留置尿标本者，将尿标本贴好标签后送检。

【问答】

1. 导尿时应注意哪些事项？

（1）严格遵守无菌操作，防止感染。

（2）操作须轻巧，避免损伤尿道或增加病人痛苦。

（3）导尿管前端插入部分应涂抹足够润滑剂。

（4）导尿管管径大小适当，不宜过粗。男性成年人以F14～18号导尿管为宜。

（5）膀胱过度充盈的病人，导尿时尿液放出速度不能过快，否则可能产生休克或膀胱出血。首次放尿不超过500 mL，排尿宜慢。

2. 留置导尿管应怎样处理？

1. 应注意尿道口护理，根据不同导尿管材质定期更换导尿管。

2. 应接封闭式无菌引流袋，防止尿路逆行感染。

3. 鼓励病人多饮水，并适当使用尿路消炎药。

§23.1.4　无菌和隔离技术

无菌技术是指在医疗、护理操作过程中，防止一切微生物侵入人体和防止无菌物品、无菌区域不被污染的操作技术。

隔离是采用各种方法、技术，防止病原体从病人及携带者传播给他人的措施。为保护医务人员和病人，避免感染和交叉感染，应加强手卫生，根据情况使用帽子、口罩、手套、鞋套、护目镜、防护面罩（面屏）、防水围裙、隔离衣、防护服等防护用品。本节仅就穿、脱隔离衣和防护服的方法进行具体介绍。

一、无菌技术基本操作方法

【准备】

1. 操作者准备：衣帽整齐、剪指甲、取下手表、洗手、戴口罩。

2. 环境准备：操作室定期消毒，保持室内环境和治疗台清洁、干燥、宽敞。操作前半小时停止清扫地面、避免不必要的人群流动。

3. 用物准备：备容器及持物钳、敷料缸、棉签、消毒液瓶、无菌溶液、无菌巾包、小无菌物品包、有盖方盘或储槽内盛无菌物品、无菌手套、弯盘、笔、清洁治疗盘2个。仔细检查无菌物品、无菌溶液的名称、灭菌日期、是否在有效期内。

【实施】

（一）无菌持物钳使用法

1. 检查无菌持物钳包，打开包取出容器，将无菌持物钳置于容器内。记录开包日期、时间并签名，有效期4小时。

2. 取放无菌持物钳时，应打开容器盖，将钳端闭合垂直取出，不可触及容器边缘。

3. 使用无菌持物钳时应保持钳端向下，在腰部以上范围活动。用后立即放回容器中，并松开关节，将钳端打开。

4. 无菌持物钳只能用来夹取无菌物品，不能触碰非无菌物品，也不能用于换药或消毒皮肤。到远处取物应连同容器一起搬移，就地取出使用。如有被污染或可疑情况时应重新灭菌（图23-23）。

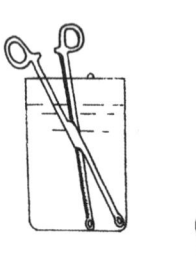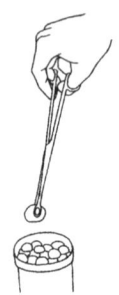

（二）无菌包使用法

1. 取无菌包查对包外标签（物品名称、灭菌日期、指示胶带是否变色、包布是否干燥等）。

2. 放置：无菌包平放在清洁、干燥、平坦台面。

图23-23 无菌持物钳使用法

3. 开包：依次揭开包布四角，注意手只能接触包布外面（图23-24）。

4. 取物：使用无菌持物钳夹取所需物品，放在备妥的无菌区。

5. 回包：按原折痕包盖。

6. 记录：注明开包日期、时间并签名，限24小时内使用。

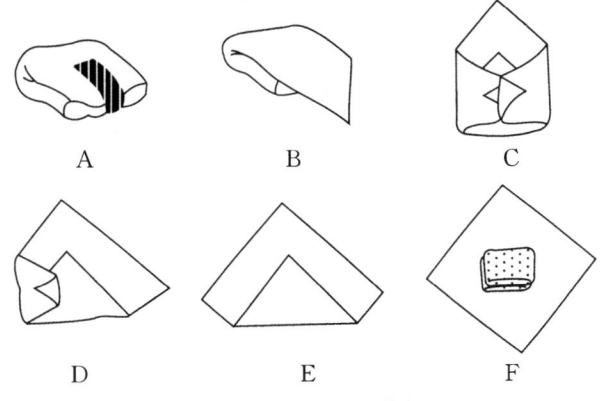

图 23 - 24　打开无菌包

（三）铺无菌盘法

1. 单巾铺盘法：①治疗盘放于治疗台合适位置。②检查无菌巾包，查看灭菌质量及有效期。③取一块无菌巾，轻轻展开，双折边缘对齐平铺于治疗盘上，将上层呈扇形折至对侧，开口向外。④放入无菌物品后，将无菌巾扇形折叠层遮盖于物品上，边缘对合整齐盖严，将开口处向上翻折两次，两边向下翻折一次，露出治疗盘边缘。注明铺盘时间，无菌盘 4 小时内有效。

2. 双巾铺盘法：①治疗盘放于治疗台合适位置。②检查无菌巾包，查看灭菌质量及有效期。③打开无菌巾包，用无菌持物钳夹取一块无菌巾，按原痕将其包折好。④双手捏住无菌巾两角轻轻展开，由对侧向近侧平铺于治疗盘上，无菌面向上。⑤放入无菌物品后，夹取另一块无菌巾，双手将其展开后由近侧向对侧覆盖于无菌盘上，边缘剩余部分分别向上反折，不暴露无菌物品。注明铺盘时间，无菌盘 4 小时内有效。

（四）无菌容器使用法

1. 打开无菌容器盖，将盖内面朝上，平放于桌上，夹取无菌物品后立即由近侧向对侧盖严。

2. 手托无菌容器底部，不触及容器内面及边缘（图 23 - 25）。

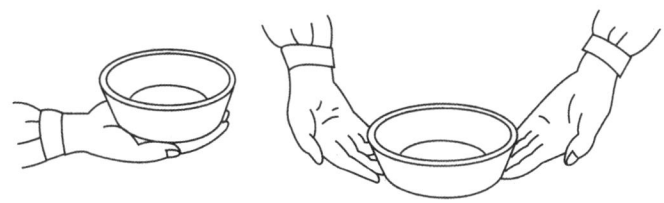

图 23 - 25　手持无菌容器

（五）取无菌溶液法

1. 检查无菌溶液名称、有效期，以及质量是否合格。

2. 揭开瓶盖，消毒瓶塞，待干后打开。

3. 瓶签向掌心握住溶液瓶，先倒出少许溶液旋转冲净瓶口，再由原处倒出适量溶液于容器内，盖上瓶盖，消毒翻转部分后立即盖严（图 23 - 26）。

4. 注明开瓶时间。已开启的溶液可保存 24 小时。

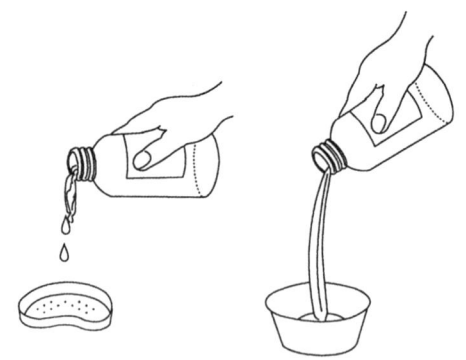

A. 冲洗瓶口　　　B. 倒无菌溶液至无菌容器中

图 23－26　倒取无菌溶液

【问答】

简述无菌技术操作的基本原则。

（1）保持环境清洁：无菌操作环境应清洁、宽敞、明亮。操作前 30 分钟停止清扫地面及更换床单等，减少人群走动，以降低室内空气中的尘埃。30 分钟前通风，用消毒液浸湿的抹布湿抹治疗台、治疗盘、治疗车。治疗室每日紫外线消毒 1 次。

（2）工作人员整洁：衣帽穿戴整齐，操作前剪指甲，洗手，戴口罩，不能戴首饰。必要时穿无菌衣，戴无菌手套。

（3）妥善保管无菌物品：无菌物品不可暴露在空气中，必须存放在无菌包和无菌容器内。无菌包或无菌容器外要标明物体名称、灭菌日期，并按灭菌日期的先后摆放。无菌包在未被污染时可用 7 日。

（4）正确取用无菌物品：取用无菌物品必须使用无菌持物钳；无菌物品一经取出，即使未使用，也不可放回无菌容器内或无菌包中。

（5）操作中保持无菌：进行无菌操作时，操作者的身体应与无菌区域保持一定距离，并面向无菌区；手臂保持在腰部或操作台面水平以上，不可跨越无菌区，手不可触及无菌物品。

二、外科手消毒

外科手消毒是指外科手术前医护人员通过机械刷洗和化学消毒方法清除并杀灭双手、前臂和上臂下 1/3 的暂居菌和减少常居菌的过程，以达到消毒皮肤的目的。

【准备工作】

1. 洗手前必须更换手术室专用衣、裤、鞋，自身衣服不得外露。

2. 戴好外科口罩、帽子，口罩必须遮住口与鼻孔，帽子应完全遮住头发。

3. 修剪指甲，除去甲缘下积垢。不得戴假指甲。

【操作方法】

手臂的消毒包括清洁和消毒 2 个步骤。先用肥皂液或洗手液，按"七步洗手法"彻底清洁双手、前臂和上臂下 1/3，去除表面各种污渍，然后用消毒剂做皮肤消毒。目前常用的消毒剂有乙醇、异丙醇、氯己定、聚维酮碘等；消毒方法有刷洗法、冲洗法和免冲洗法。

（一）刷洗法

1. 用肥皂或洗手液清洗双手及手臂，流动水冲净（图 23 - 27）。

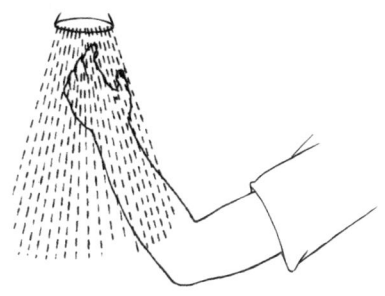

图 23 - 27　冲洗方法

2. 用无菌刷接取适量洗手液或外科手消毒液，按顺序洗指尖、手指、手背、前臂、肘部至肘关节上 10 cm，左、右手臂交替进行，时间约 3 分钟（根据洗手液说明）。洗手时要注意甲缘、甲沟、指蹼、掌纹及腕部皱褶处的刷洗。洗手过程中，应保持双手位于胸前并高于肘部，使水由手部顺肘部流下，以免造成污染（图 23 - 28）。

3. 用流动水自指尖至肘部冲洗。

4. 用无菌干毛巾自手指向上臂方向依次擦干，不能超过洗手范围区域，不能回擦。（图 23 - 29）

5. 保持双手拱手姿势，自然干燥。此后双手不得下垂，不能接触未经消毒的物品。

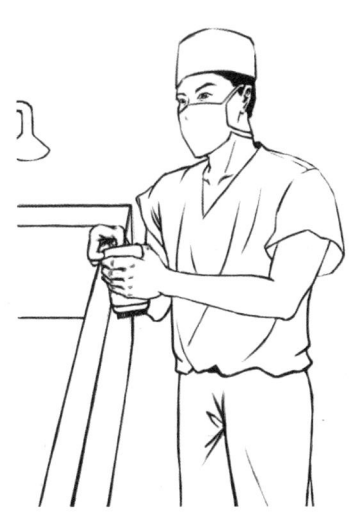

图 23 - 28　消毒毛刷刷洗

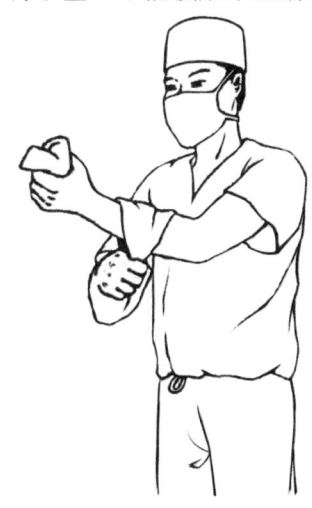

图 23 - 29　无菌干毛巾拭干

（二）冲洗法

1. 用肥皂或洗手液清洗双手及手臂，流动水冲净。

2. 取适量的手消毒剂揉搓双手的每个部位、前臂和上臂下 1/3，认真揉搓 2～6 分钟。

手消毒剂的取液量、揉搓时间及使用方法应遵循产品使用说明书。

3. 用流动水冲净双手、前臂和上臂下 1/3。

4. 用无菌干毛巾自手指向上臂方向依次擦干，不能超过刷手范围区域，不能回擦。

5. 保持双手拱手姿势，自然干燥。此后双手不得下垂，不能接触未经消毒的物品。

（三）免冲洗法

1. 用肥皂或洗手液清洗双手及手臂，流动水冲净。

2. 取适量的手消毒剂涂抹至双手的每个部位、前臂和上臂下 1/3，并认真揉搓直至消毒剂干燥。手消毒剂的取液量、揉搓时间及使用方法应遵循产品使用说明。

3. 保持双手拱手姿势，不得下垂，不能接触未经消毒的物品。

【问答】

1. 外科手消毒的目的是什么？

外科手消毒的目的是消灭手术人员手及臂部皮肤表层及部分深层的细菌，以免造成手术人员手上所携带的细菌直接污染术野。

2. 外科手消毒效果要求是什么？

外科手消毒，监测的细菌菌落总数应 $\leqslant 5\ \mathrm{CFU/cm^2}$。

3. 外科手消毒应遵循的原则是什么？

（1）先洗手，后消毒。

（2）不同病人的手术之间、手套破损或手被污染时，应重新进行外科手消毒。

三、穿无菌手术衣

【适用范围】

任何一种洗手方法都不能完全消灭皮肤深处的细菌，这些细菌在手术过程中可逐渐移行到皮肤表面并迅速繁殖生长，故洗手之后必须穿上无菌手术衣，戴上无菌手套方可进行手术。

【准备工作】

1. 穿无菌手术衣、戴无菌手套前，手术人员必须正确完成外科手消毒。

2. 巡回护士应提前打开无菌手术衣包、无菌手套备用。

【操作方法】

（一）穿对开式手术衣

1. 从已打开的无菌衣包内取出无菌手术衣，选择手术间较空旷的地方穿衣（图 23-30A）。先认准衣领，用双手提起衣领的两角（图 23-30B），充分抖开手术衣（图 23-30C），注意将手术衣的内面对着自己。

2. 看准袖筒的入口，将衣服轻轻抛起，顺势将双手迅速同时伸入袖筒内（图 23-30D），两臂向前平举伸直，不可高举过肩。巡回护士在后面拉紧衣带，双手即可伸出袖口（图 23-30E）。

3. 穿衣者戴好手套，双手交叉，身体略向前倾，用手指夹住腰带递向后方，由巡回护士在背后接住并系好腰带及背部衣带（图23-30F）。

4. 穿好无菌手术衣后，双手应保持在腰以上、胸前及视线范围内。

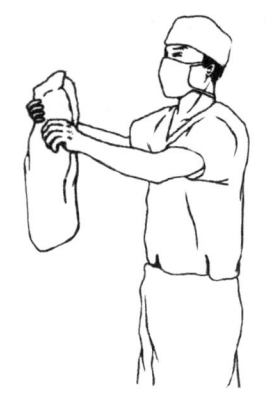

A. 拿起手术衣并辨别方向轴

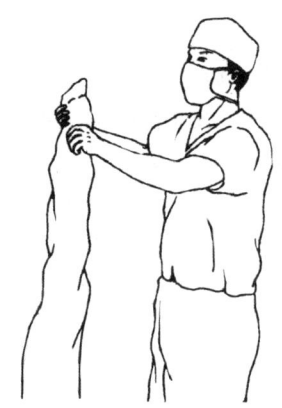

B. 手提衣领两端

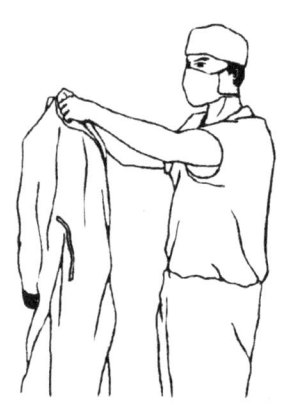

C. 充分抖开全衣

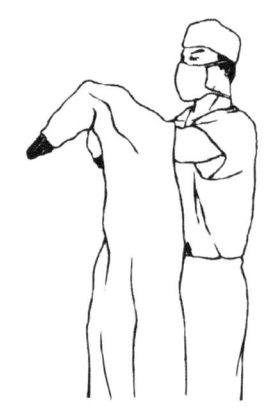

D. 抛起手术衣，双手插入衣袖

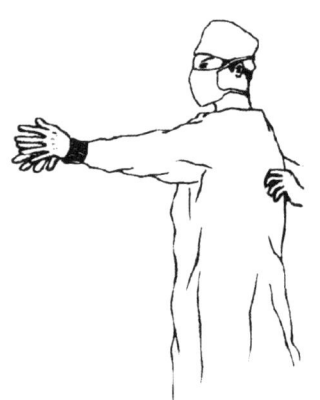

E. 巡回护士协助穿衣

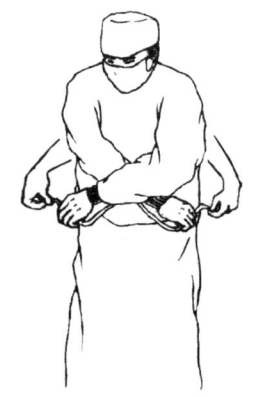

F. 双手交叉提起腰带，巡回护士协助系腰带

图 23-30　穿无菌手术衣

（二）穿全遮盖式手术衣

1. 从已打开的无菌衣包内取出无菌手术衣，选择手术间较空旷的地方穿衣。

2. 先认准衣领，用双手提起衣领的两角，充分抖开手术衣，将手术衣内面朝向自己。

2. 看准袖筒的入口，将衣服轻轻抛起，顺势将双手迅速同时伸入袖筒内。两臂向前平举伸直，不可高举过肩。

3. 巡回护士在穿衣者背后抓住衣领内面，协助拉袖口，并系住衣服后带。

4. 穿衣者戴好无菌手套。

5. 穿衣者解开腰间活结，将腰带递给已戴好手套的手术人员，或由巡回护士用无菌持物钳夹持腰带绕穿衣者一周后交穿衣者，自行系于腰间。

6. 穿好无菌手术衣后，双手应保持在腰以上、胸前及视线范围内。（图23-31）

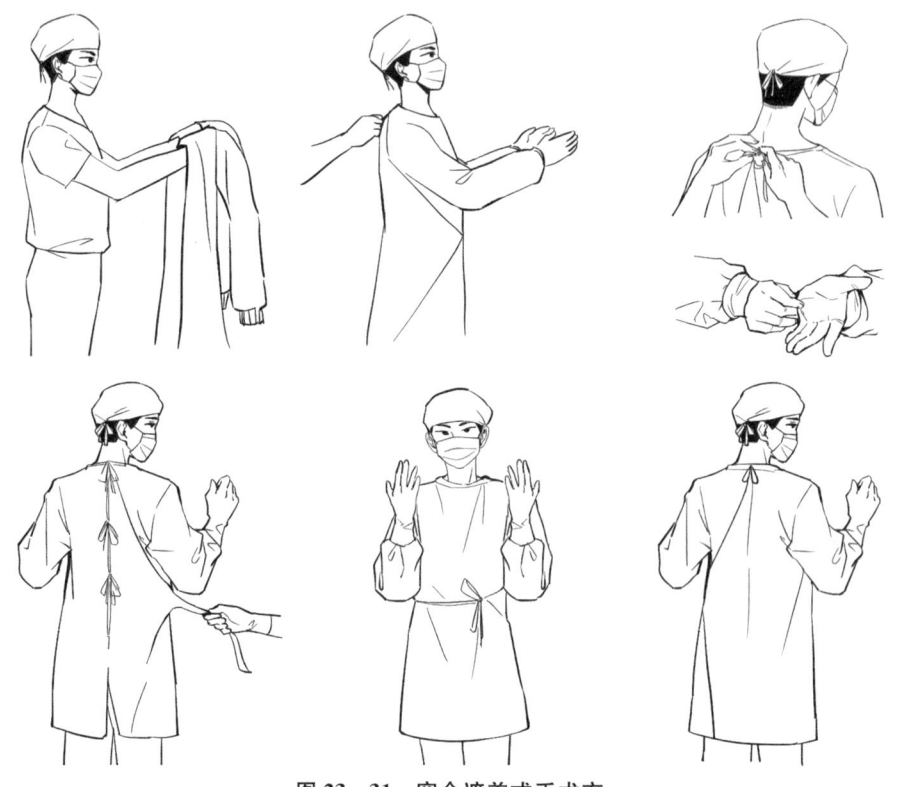

图23-31 穿全遮盖式手术衣

【问答】

穿无菌手术衣时应注意什么？

（1）穿无菌手术衣必须在手术间内比较空旷的地方进行。一旦接触未消毒的物件，应立即更换。

（2）若发现手术衣有破洞，应立即更换。

（3）穿好手术衣后，如手术不能立即开始，应将双手插入胸前特制的衣袋中，并选择手术间内较空旷处站立等待。

四、戴无菌手套

【适用范围】

下列各类小型手术一般不在手术室而是在床旁进行。进行这类手术时，术者也不需穿无菌手术衣，但必须在洗手后戴无菌手套。

1. 穿刺术：如胸腔穿刺、腹腔穿刺、骨髓穿刺、腰椎穿刺、膀胱穿刺、体表肿块穿刺活检等。

2. 切开术：如静脉切开、脓肿切开引流、中心静脉压测定术等。

3. 清创术：如清创缝合等。

【准备工作】

1. 在戴无菌手套前，手术人员必须洗手。

2. 备好无菌手套包。

【操作方法】

（一）开放式戴无菌手套法

1. 取出手套包装内的无菌滑石粉包，将滑石粉撒在手心，然后均匀地抹在手指、手掌和手背上（一次性手套已涂滑石粉，可省略此步骤）。

2. 掀开手套袋，捏住手套口向外翻折部分（即手套内面），取出手套，分清左、右侧。注意不能用手接触手套外面。对好两只手套，使两只手套的拇指对向前方并靠拢。

3. 左手捏住并显露右侧手套口，将右手插入手套内，戴好手套（图23-32A）。

4. 用已戴好手套的右手指插入左手手套口翻折部的内面（即手套的外面）（图23-32B），帮助左手插入手套并戴好。

5. 分别将左、右手套的翻折部翻回，并盖住手术衣的袖口，注意已戴手套的手只能接触手套的外面无菌面（图23-32C～E）

6. 用无菌生理盐水冲洗手套上的滑石粉（图23-32F）。

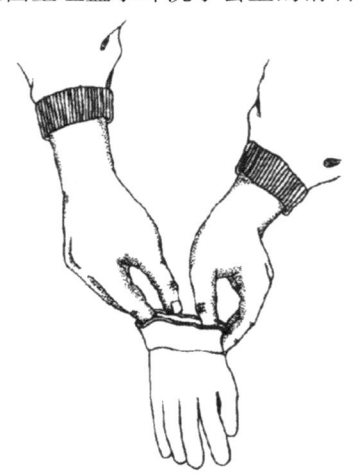

A. 先戴右手手套

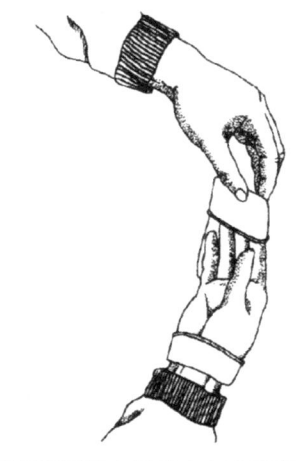

B. 戴好手套的右手插入左手手套翻折部

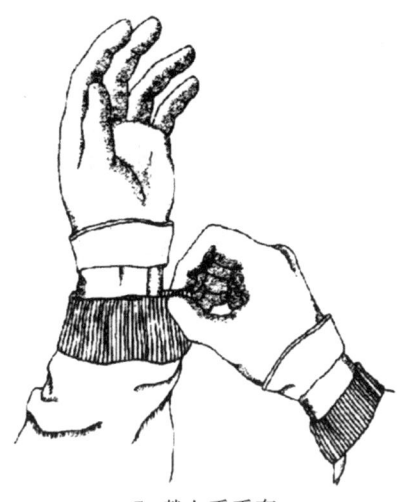

C. 戴左手手套

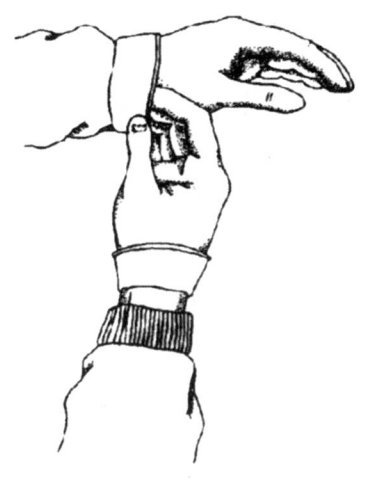

D. 左手手套翻折部翻回 a

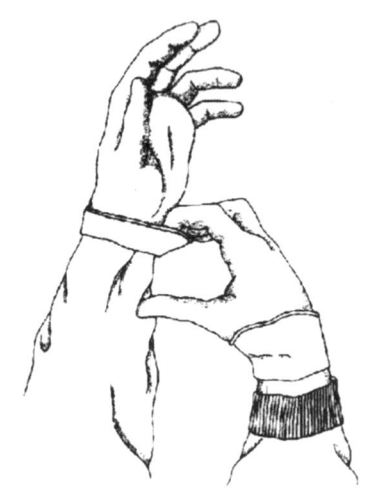

E. 左手手套翻折部翻回 b

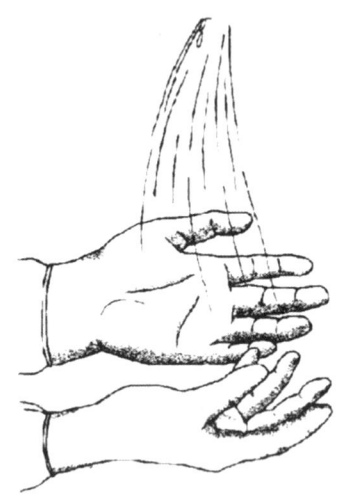

F. 冲洗滑石粉

图 23 - 32　戴无菌手套

（二）无接触式戴无菌手套法

1. 穿无菌手术衣者双手伸入袖管后，不要伸出袖口，袖筒内将无菌手套包装打开，平放于无菌台面上（图 23 - 33A）。

2. 左手隔着衣袖将左手手套的大拇指与袖筒内的左手大拇指对正，右手将手套边反翻向左手背，左手五指张开伸进手套（图 23 - 33B、C）。

3. 同法戴右手手套（图 23 - 33D）。

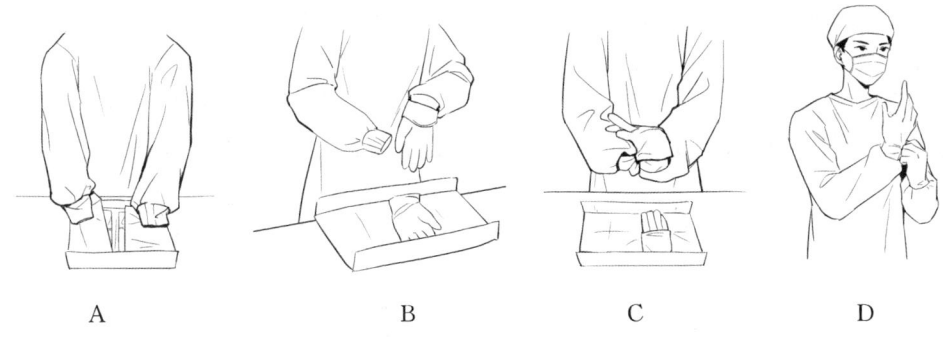

| A | B | C | D |

图 23-33 闭合式戴无菌手套法

【问答】

1. 戴无菌手套需注意哪些事项?

(1) 手术人员应根据自己手的大小选择合适的手套。

(2) 一定要掌握戴无菌手套的原则,即未戴手套的手,只允许接触手套内面,不可触及手套外面;已戴手套的手则不可触及未戴手套的手或另一手套的内面。

(3) 手套破损须及时更换,更换时应以手套完整的手脱去应更换的手套,但勿触及该手的皮肤。

2. 脱手套应注意哪些事项?

(1) 脱手套时应翻转脱下,手套外面(污染面)在内,注意勿使手套污染面接触皮肤。

(2) 脱手套后应洗手。

五、穿、脱隔离衣

【适用范围】

1. 接触经接触传播的感染性疾病病人,如传染病病人、多重耐药菌感染的病人,需穿隔离衣。

2. 接触需要实施保护性隔离的病人(如大面积烧伤、器官移植和早产儿等)的医护人员均需穿隔离衣。

3. 诊疗、护理时可能受到病人血液、体液、分泌物、排泄物喷溅时,需穿隔离衣。

【准备工作】

1. 穿衣前须戴好帽子、口罩,取下手表、卷袖过肘,并行清洁洗手。

2. 准备型号合适的布制隔离衣或一次性隔离衣。

【操作方法】

(一) 穿隔离衣

1. 手持衣领取下隔离衣,清洁面朝自己将衣领向外折,对齐肩缝,露出袖笼(图 23-34A)。

2. 一手持衣领,一手伸入袖内并上抖,换手持衣领,依法穿好另一袖,两手上举,将衣袖尽量抖上(图 23-34B~D)。

3. 两手持衣领顺边缘向后扣好领扣，然后系好袖口（图23-34E、F）。注意系领口时衣袖不可触及衣领、面部和帽子。

4. 双手在腰带下约5 cm处平行向后移动至背后，捏住身后衣服正面的边缘，两侧对齐，然后向一侧按压折叠，腰带在背后交叉到前面系一活结（图23-34G～K）。

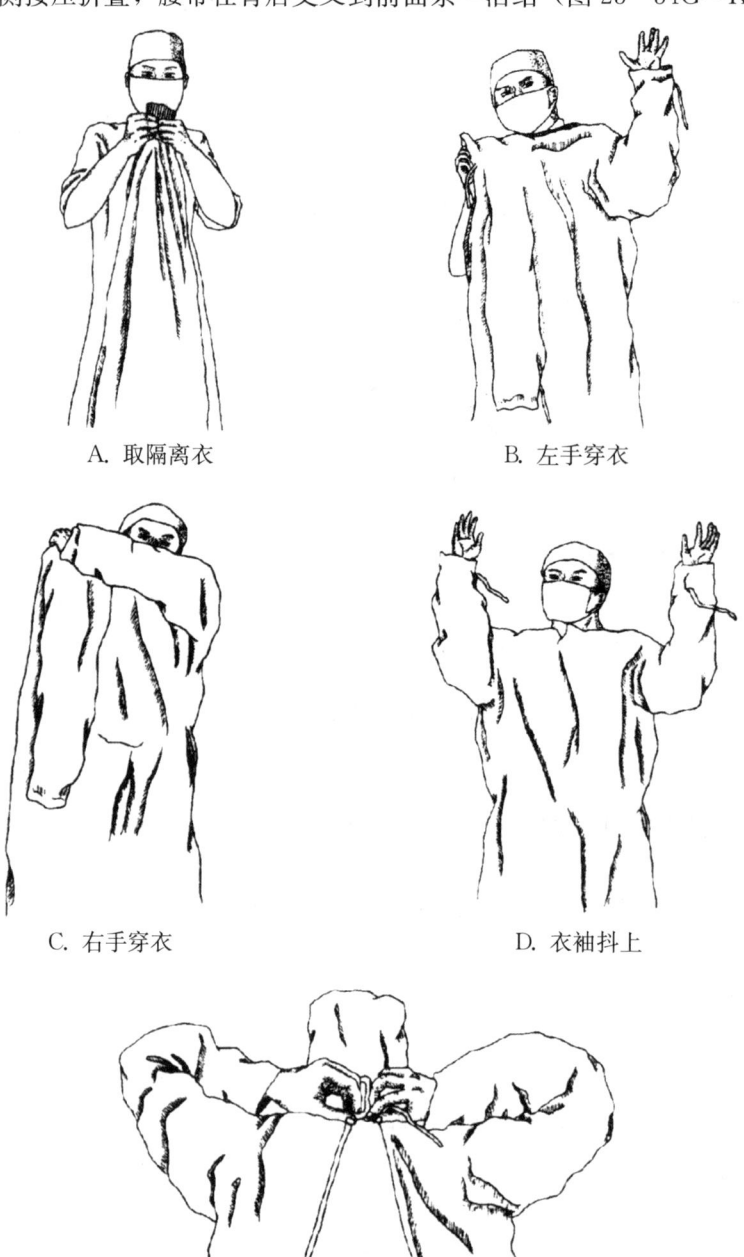

A. 取隔离衣   B. 左手穿衣

C. 右手穿衣   D. 衣袖抖上

E. 扣好衣领

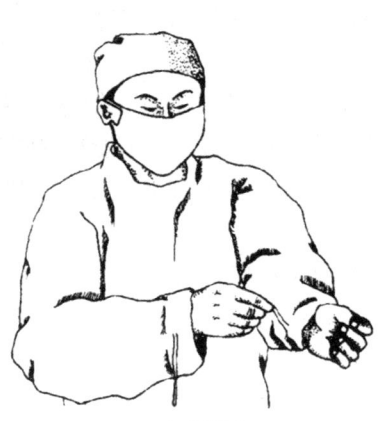

F. 扣好袖扣

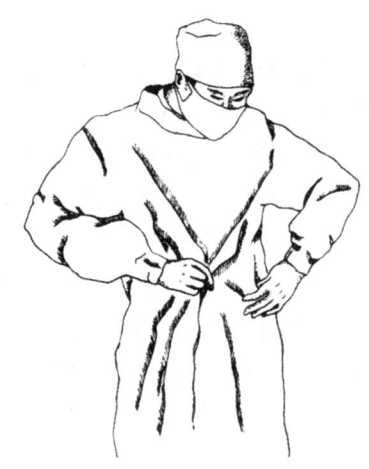

G. 捏住左侧边缘

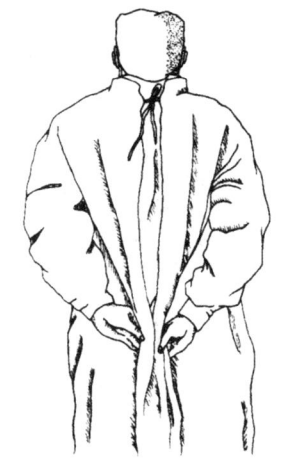

H. 捏住右侧边缘后，对齐两侧衣边

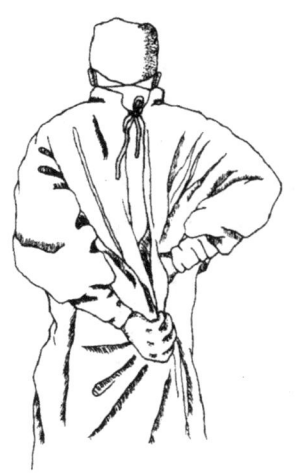

I. 将两侧衣边折叠

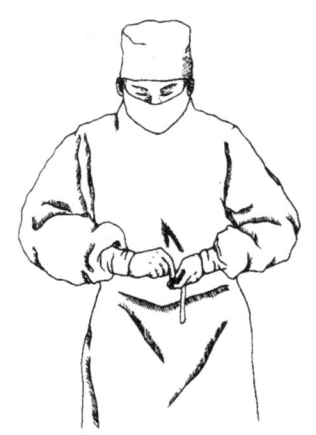

J. 系好腰带到前面打结

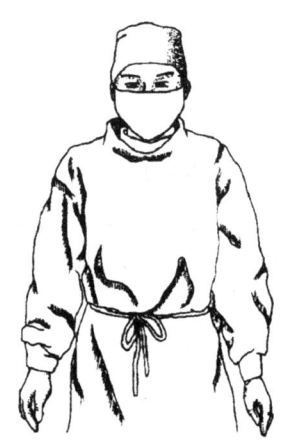

K. 穿衣完毕

图 23－34　穿隔离衣

（二）脱隔离衣

1. 解开腰带并在前面系活结，再解袖口，在肘部将部分袖子塞入工作服袖下，尽量暴露双手前臂（图23-35A、B）。

2. 双手于消毒液中浸泡清洗，并用毛刷按前臂、腕部、手掌、手背、指缝、指甲、指尖顺序刷洗2分钟，再用清水冲洗干净（图23-35C）。消毒双手时注意不能沾湿隔离衣。

3. 洗手后拭干，解开衣领，一手伸入另一手的衣袖口内，拉下衣袖包住手，用遮盖着的手将另一袖的外面拉下来包住手（图23-35D、E）。

4. 两手于袖内先后退出衣袖，手持衣领，整理后按规定挂好（图23-35F～H）。

5. 如将隔离衣送洗，应使污染面向内，卷成包裹状，投入污衣袋中。

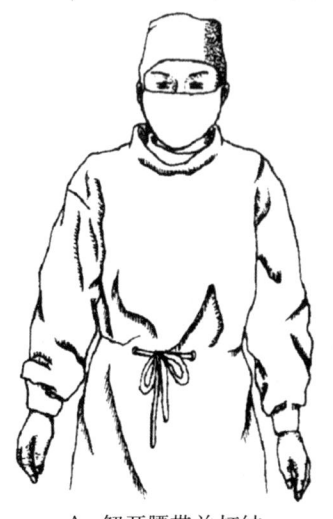

A. 解开腰带并打结

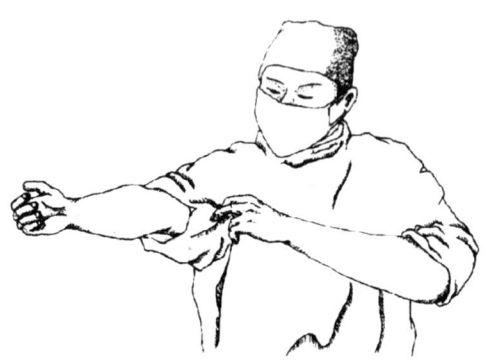

B. 拉袖口到肘部

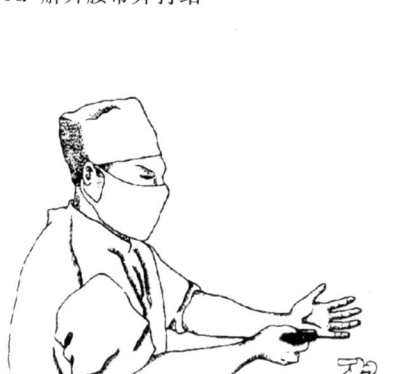

C. 刷洗双手

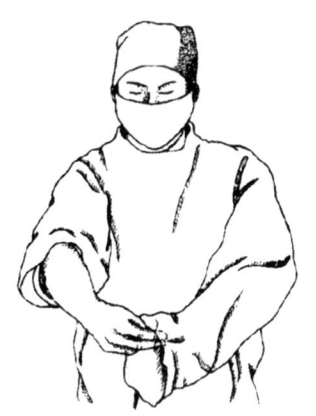

D. 拉左衣袖过手

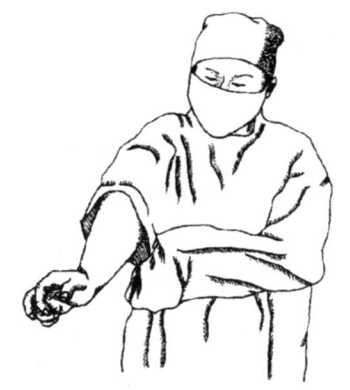

E. 退右手入袖内

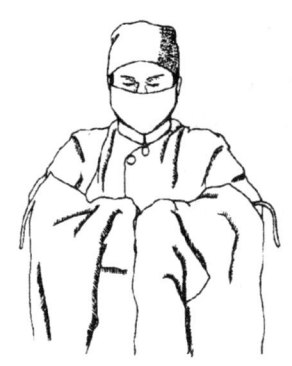

F. 退下隔离衣

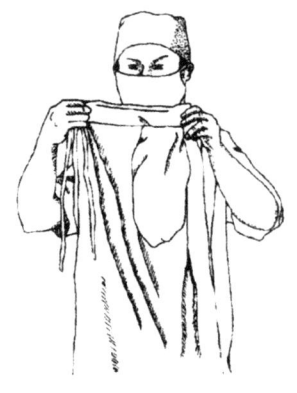

G. 折好隔离衣使清洁面向外

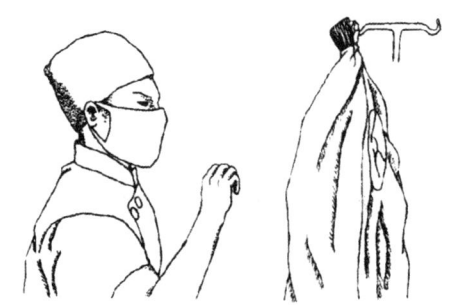

H. 挂好隔离衣

图 23–35 脱隔离衣

【问答】

1. 请指出已使用过的隔离衣的污染区与清洁区。

已使用过的隔离衣的正面是污染区，衣里及衣领是清洁区。穿脱时应避免污染区与清洁区互相碰触，以保持清洁区不受污染。

2. 已穿过的隔离衣如需继续穿用，应如何挂放？

隔离衣如挂在污染区，应将污染面折叠在外；如挂在清洁区，则清洁面在外。

3. 使用隔离衣有哪些注意事项？

（1）隔离衣只能在隔离区域内使用，不得进入清洁区。不同病种的传染病病人不能共用隔离衣。

（2）穿衣前应检查隔离衣型号，有无潮湿、破损，长短须能全部遮盖工作服。

（3）隔离衣应每日更换，如有溅湿或清洁面受污染时，应立即更换。

（4）依照不同隔离分区正确挂放。

六、穿、脱医用防护服

【适应范围】

医用防护服是临床医务人员在接触甲类或按甲类传染病管理的传染病病人时所穿的一次性防护用品，要求具有良好的防水、抗静电、过滤效率且无皮肤刺激性，穿脱便利，接合部紧密，袖口、脚踝口应为弹性收口。

近些年来，多种新发的烈性传染病如埃博拉病毒病、中东呼吸综合征、人感染高致病性禽流感、传染性非典型性肺炎等不断出现，且具有极强的传染性和极高的病死率，因此医用防护服的使用对医护人员的自身保护和防止疾病感染扩散均具有十分重要的意义。

【准备工作】

1. 用品准备：根据不同级别的防护需求，准备必要的防护用品。主要的防护用品包括：医用防护服、防护口罩、手套、防护面罩（面屏）、护目镜等，必要时应将口罩、护目镜换为正压面罩或全面型呼吸防护器（图 23-36）。

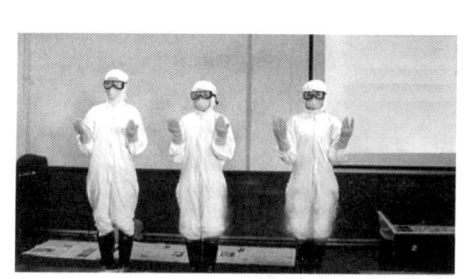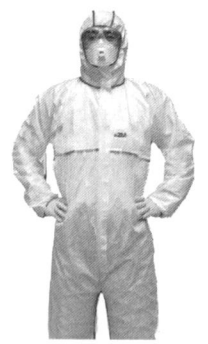

图 23-36　医用防护服

2. 人员准备：医用防护装备具有多种不同的产品，使用前应详细了解使用产品的特点性能、使用方法和使用注意事项等。使用前应进行穿戴防护装具的训练。

【操作方法】

由于防护服的式样较多，应根据防护用品的具体情况确定防护用品穿脱顺序。工作结束后，脱防护用品的顺序设定原则上是先脱污染较重和体积较大的物品，后脱呼吸道、眼部等最关键防护部位的防护用品。穿戴防护用品的顺序设定以方便脱防护用品为原则，对于常见的防护服，一般可按下列顺序穿脱防护用品。

1. 穿戴防护用品顺序。①步骤1：戴帽子，须完全遮住头发。②步骤2：戴医用防护口罩，一只手托着口罩，扣于面部适当的部位；另一只手将口罩带戴在合适的部位，压紧鼻夹，紧贴于鼻梁处。检查口罩是否漏气。③步骤3：戴内层手套。④步骤4：穿防护服。⑤步骤5：戴上防护目镜。⑥步骤6：穿上鞋套或靴套。⑦步骤7：穿隔离服。⑧步骤8：戴外层手套，将手套套在防护服和隔离服袖口外面。⑨步骤9：检查穿戴完整性，及防护服活动延展性。

2. 脱掉防护用品顺序。①步骤1：进入一缓冲间，脱隔离服，卫生手消毒。②步骤2：

脱护目镜或防护面屏。可复用物品投入指定容器消毒液中。卫生手消毒。③步骤3：脱掉防护服、外层手套、靴套，投入医疗废物桶。卫生手消毒。④步骤4：进入二缓冲间，脱内层手套，卫生手消毒。⑤步骤5：摘防护口罩，不要接触口罩外面，仅接触口罩系带并将口罩摘下，投入医疗废物桶。卫生手消毒。⑥步骤6：用手指反掏进帽子，将帽子轻轻摘下，里面朝外，投入医疗废物桶。卫生手消毒。⑦步骤7：戴医用外科口罩。

【注意事项】

1. 医用防护服使用人员必须在使用前进行反复操作训练。

2. 穿脱防护服的场所应设置穿衣镜。

3. 脱防护服时应严格按照区域进行，每个步骤完成后均应进行卫生手消毒。

4. 现场所有用过的一次性防护用品，包括防护服（隔离衣）、口罩、乳胶手套、脚套等可在现场焚毁。非一次性防护用品要进行高压蒸汽灭菌或药物浸泡灭菌。

§23.1.5　洗手与卫生手消毒

洗手是指医护人员用流动水和洗手液（肥皂）揉搓冲洗双手，去除手部皮肤污垢、碎屑和部分微生物的过程。卫生手消毒是指医务人员用手消毒剂揉搓双手，以减少手部暂居菌的过程。洗手和卫生手消毒均可以有效清除手上的各种暂居菌，切断通过手传播感染的途径。需注意戴手套不能代替手卫生，摘手套后应洗手或卫生手消毒。

【目的】

清除致病性微生物，预防感染与交叉感染，避免污染无菌物品和清洁物品。

【应用范围】

医务人员洗手与卫生手消毒指征：

1. 下列情况医务人员应洗手和/或使用手消毒剂进行卫生手消毒：

（1）接触病人前。

（2）清洁、无菌操作前，包括进行侵入性操作前。

（3）体液暴露风险后，包括接触病人黏膜、破损皮肤或伤口、血液、体液、分泌物、排泄物、伤口敷料等之后。

（4）接触病人后。

（5）接触病人周围环境后，包括接触病人周围的医疗相关器械、用具等物体表面后。

2. 下列情况应洗手：

（1）手部有血液或其他体液等肉眼可见的污染时。

（2）可能接触艰难梭菌、肠道病毒等对速干手消毒剂不敏感的病原微生物时。

3. 手部没有肉眼可见污染时，宜使用手消毒剂进行卫生手消毒。

4. 下列情况下，医务人员应先洗手，然后进行卫生手消毒：

（1）接触传染病病人的血液、体液和分泌物，以及被传染性病原微生物污染的物品后。

（2）直接为传染病病人进行检查、治疗、护理或处理传染病病人污物之后。

【操作前准备】

1. 操作者准备：衣帽整洁，修剪指甲，取下手表。

2. 用物准备：洗手池、水龙头、流动水、洗手液（肥皂）、手消毒剂、干手用品。

3. 环境准备：清洁、宽敞，物品放置合理、取用方便。

【操作步骤】

1. 在流动水下，淋湿双手。

2. 取适量洗手液（肥皂），均匀涂抹至整个手掌、手背、手指和指缝。

3. 认真揉搓双手至少15秒，注意清洗双手所有皮肤，包括指背、指尖和指缝，具体揉搓步骤如下（六步洗手法）：

（1）掌心相对，手指并拢，相互揉搓（图23-37A）。

（2）手心对手背，沿指缝相互揉搓，交替进行（图23-37B）。

（3）掌心相对，双手交叉指缝相互揉搓（图23-37C）。

（4）弯曲手指使关节在另一手掌心旋转揉搓，交替进行（图23-37D）。

（5）一手握住另一手大拇指旋转揉搓，交替进行（图23-37E）。

（6）将5个手指尖并拢放在另一手掌心旋转揉搓，交替进行（图23-37F）。

4. 在流动水下彻底冲净双手，擦干，取适量护手液护肤。

5. 擦干宜使用纸巾。

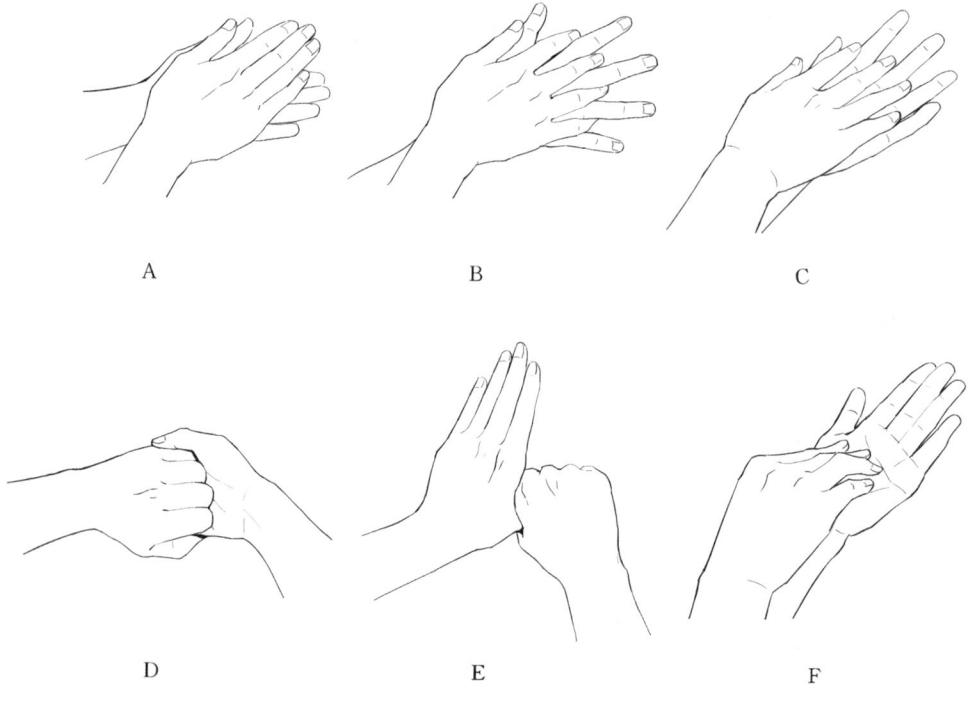

图 23-37　六步洗手法

1. 卫生手消毒效果要求是什么？

卫生手消毒后，监测的细菌菌落总数应≤10 CFU/cm²。

2. 如何选择手消毒剂？

（1）卫生手消毒时首选速干手消毒剂（含醇类消毒剂），过敏人群可选用其他手消毒剂。

（2）针对某些对乙醇不敏感的肠道病毒感染时，应选择其他有效的手消毒剂。

§23.1.6 切开技术

一、静脉切开术

【适应证】

1. 急需输液、输血，而静脉穿刺有困难。

2. 需要长时间输液，估计静脉穿刺不能维持过久。

3. 做某些特殊检查，如心导管、中心静脉压测定以及静脉高价营养治疗等。

【禁忌证】

1. 下腔静脉及下肢静脉栓塞；或有出血倾向。

2. 下肢有感染灶。

【准备工作】

器械准备：静脉切开包、剪刀、刀片、手套、治疗盘（聚维酮碘、棉签、局部麻醉药、胶布）。

【操作方法】

1. 病人仰卧，选好切开部位。临床上，多采用内踝上方的大隐静脉（图23-38A）。除踝部大隐静脉以外，还可采用其他部位静脉置管（图23-38B、C）。

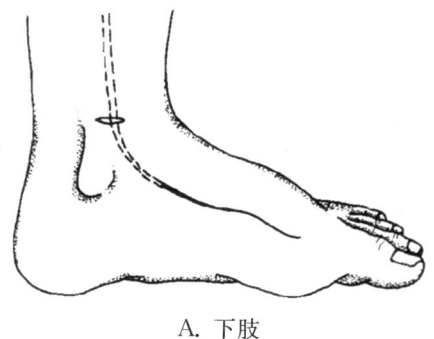

A. 下肢

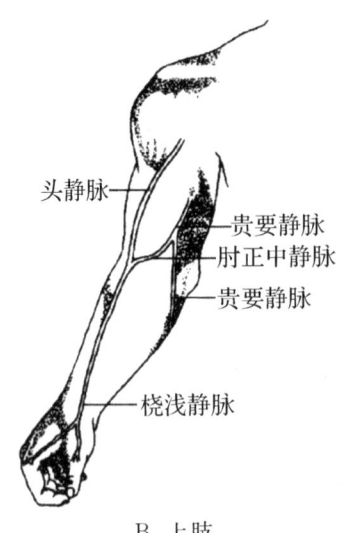

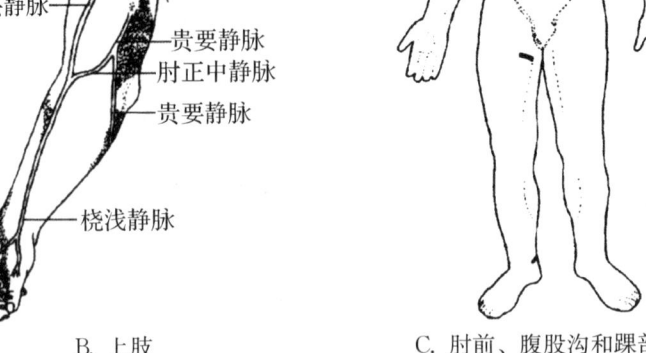

头静脉

贵要静脉

肘正中静脉

贵要静脉

桡浅静脉

B. 上肢

C. 肘前、腹股沟和踝部

图 23-38　静脉切开术切口

2. 消毒局部皮肤；打开静脉切开包，戴无菌手套；检查包内器械；铺无菌巾。

3. 以 1％利多卡因 2 mL 做局部浸润麻醉，在所选择的静脉切开处做横形皮肤切口 1.5～2 cm。用小弯钳沿血管方向分离皮下组织，将静脉分离显露 1～2 cm。用小弯钳在静脉下面引两根丝线（图 23-39A），并将静脉远端丝线结扎静脉，而近端丝线暂不结扎。牵引提起远端结扎线，用小剪刀在结扎线上方将静脉剪一小斜口（图 23-39B），将已接好注射器（内有 0.9％氯化钠注射液）、排净空气的塑料管或平针头插入静脉切口，回抽见血后，再缓慢注入少量 0.9％氯化钠注射液（图 23-39C），然后结扎静脉近端丝线，并固定在插入的塑料管或针头上（图 23-39D）。观察输液是否通畅，局部有无肿胀及血管有无穿破等现象，如有漏液，应加线结扎。切口用丝线缝合，并将缝合线固定在插入的塑料管上，防止拉脱（图 23-39E）。覆盖无菌纱布，胶布固定，必要时用绷带及夹板固定肢体。

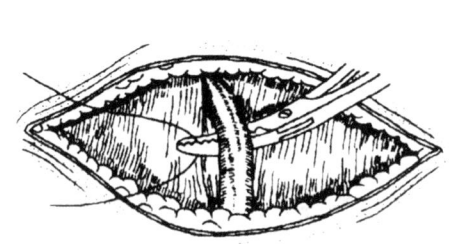

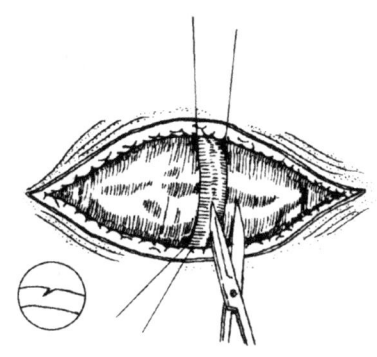

A. 在静脉下引过 2 根细丝线

B. 结扎静脉远端后斜行剪开静脉

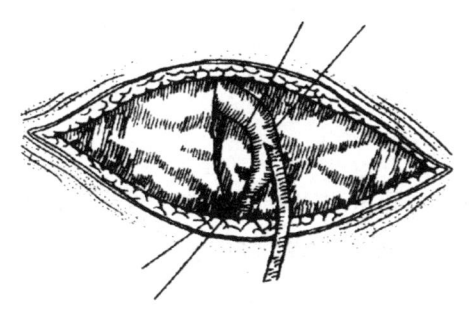

C. 插入输液管

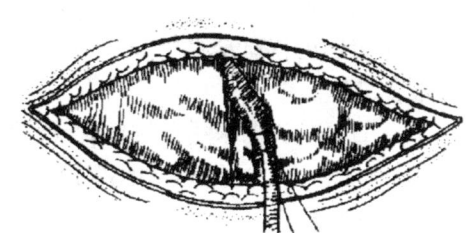

D. 结扎固定输液管

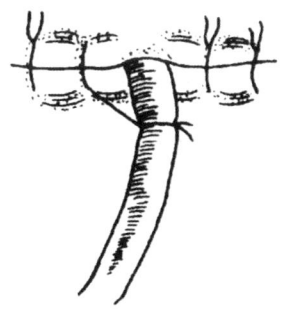

E. 固定静脉导管于皮肤

图 23－39　静脉切开术

【注意事项】

1. 皮肤切口不宜过深，以免切断血管。

2. 剪开静脉时斜面应向近心端，小于 45°，剪开 1/2 管壁。

3. 插入的塑料管口应剪成斜面，但不能过于锐利，以免刺破静脉。

4. 静脉切开一般保留不超过 3 日，硅胶管可保留 10 日，时间太长易发生静脉炎或形成血栓。

【问答】

1. 静脉切开可选择哪些部位？

静脉切开可选取大隐静脉、贵要静脉、正中静脉及其分支等。临床上多选用内踝上方的大隐静脉，于内踝上方 3～5 cm 处做切口。

2. 静脉切开部位发生静脉炎如何处理？

静脉切开部位发生静脉炎时应立即拔管，患肢抬高，局部热敷或理疗，并适当应用抗生素。

二、中心静脉压测定术

【适应证】

1. 测量中心静脉压（CVP）：①区别低血容量性循环障碍和非低血容量性循环障碍。②血压正常鉴别少尿或无尿的原因是血容量不足，还是肾衰竭。③作为指导输液量和速度的参考指标。

2. 在紧急情况下，可利用此途径进行输液。

【禁忌证】

1. 凝血功能障碍。

2. 穿刺或切开部位感染。

【准备工作】

2 mm 直径的无菌医用塑料导管或硅胶管；中心静脉压测定装置；静脉切开包及手套、治疗盘（消毒液、0.9%氯化钠注射液、输液装置、局部麻醉药及胶布等）。

【操作方法】

1. 病人仰卧。目前多采用经皮穿刺静脉置管，即：①经锁骨下静脉或头静脉插管至上腔静脉，插入深度 12～15 cm；②经股静脉穿刺插管至下腔静脉，深度 35～45 cm。较少采用前正中静脉或高位大隐静脉行静脉切开术。将医用塑料导管或硅胶管从静脉切口插至上腔静脉或下腔静脉处，一般插入深度为 35～45 cm。

2. 测压可用普通输液胶管，在其下端接一个 Y 形管，一端接静脉导管（或硅胶管），另一端接带有刻度的测压玻璃管，固定在输液架上，保持测压管的"0"点与病人右心房在同一水平。

3. 测压时，先将输液管与测压管相通，待液体充满测压管后，用夹子夹紧输液胶管，再使静脉导管（或硅胶管）与测压管相通，可见测压管内液面下降，至液面稳定时，所指刻度数即为中心静脉压。正常值为 0.588～0.978 kPa（6～10 cmH_2O）。

4. 测毕，用夹子夹闭测压管，松开输液管上的夹子，即可继续输液。可根据需要反复测量中心静脉压。

【问答】

1. 中心静脉压的变化受哪些因素的影响？

中心静脉压变化的因素有：①血容量。②静脉回心血量。③右心室舒张期压力。④肺循环阻力。⑤胸内压（或腹内压）等，其中以血容量及右心室排血功能最为重要。

2. 测定中心静脉压在临床上有何意义？

中心静脉压在一定程度上反映测压当时病人的有效血容量、心功能和血管张力等综合状况。因此，连续测定中心静脉压的改变，可动态地了解血容量的变化及判断心脏对补液的耐受能力，是调节输液治疗的一个重要参考指标。

（1）低血压，CVP＜0.49 kPa（5 cmH_2O），提示有效血容量不足，可快速补液或补血浆。

（2）低血压，CVP＞0.98 kPa（10 cmH_2O），应考虑有心功能不全的可能。需采用增加心肌收缩力的药如毛花苷 C 或多巴酚丁胺，并严格控制水入量。

（3）CVP＞1.47～1.96 kPa（15～20 cmH_2O），提示有明显的右心衰竭，且有发生肺水肿可能，需采用快速利尿药与洋地黄制剂。

（4）CVP 低亦可见于败血症、高热所致的血管扩张。

3. 中心静脉压的正常值是多少？

中心静脉压的正常值为 0.59～1.18 kPa（6～12 cmH_2O）。

三、脓肿切开引流术

【适应证】

1. 浅表脓肿已有明显波动。

2. 深部脓肿经穿刺证实有脓液。

3. 口底蜂窝织炎、手部感染及其他特殊部位的脓肿，应于脓液尚未聚集成明显脓肿前施行手术。

【禁忌证】

无混合性感染的结核性冷脓肿；全身出血性疾病。

【准备工作】

1. 洗净局部皮肤，需要时应剃毛。

2. 器械准备：脓肿切开引流包、手套、治疗盘（聚维酮碘、棉签、局部麻醉药等）。

【操作方法】

局部皮肤常规消毒、戴手套、铺无菌巾。

1. 浅部脓肿切开引流：

（1）用1‰利多卡因沿切口做局部麻醉。

（2）用尖刀刺入脓腔中央，向两端延长切口，切口尽量沿皮肤皱褶；如脓肿不大，切口最好达脓腔边缘（图23-40A）。

（3）切开脓腔后，如有间隔组织，可轻轻地将其分开，使成单一的空腔，以利排脓（图23-40B）。如脓腔不大，可在脓肿两侧切开做对口引流。

（4）常规不必填塞。若毛囊脓肿＞5 cm，糖尿病或免疫功能低下的脓肿，松松填入湿盐水纱布或碘仿纱布，或凡士林纱布，并用干纱布或棉垫包扎（图23-40C）。

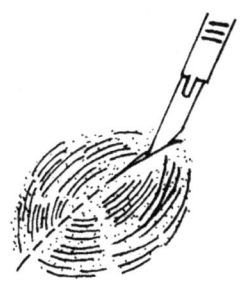

A. 浅表脓肿切开

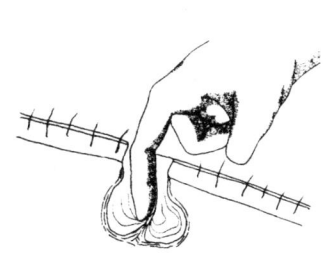

B. 分离脓腔内的间隔

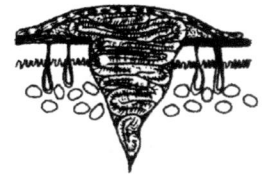

C. 脓腔内填塞纱布包扎

图 23-40　浅部脓肿切开引流

2. 深部脓肿切开引流：

（1）选用适当的有效麻醉。

（2）切开之前先用针穿刺抽吸，找到脓腔后，将针头留在原处，作为切开的标志。

（3）先切开皮肤、皮下组织，然后顺针头的方向，用止血钳钝性分开肌层（图 23 - 41A），到达脓腔后，将其充分打开，并以手指伸入脓腔内检查。

（4）手术后置入干纱布条，一端留在外面，或置入有侧孔的橡皮引流管。

（5）若脓肿切开后，腔内有多量出血时，可用干纱布按顺序紧紧地填塞整个脓腔，以压迫止血。术后 2 日，用 0.9％氯化钠注射液浸湿全部填塞之敷料后，轻轻取出，改换烟卷或凡士林纱布引流（图 23 - 41B、C）。

（6）术后做好手术记录，特别应注明引流物的数量。

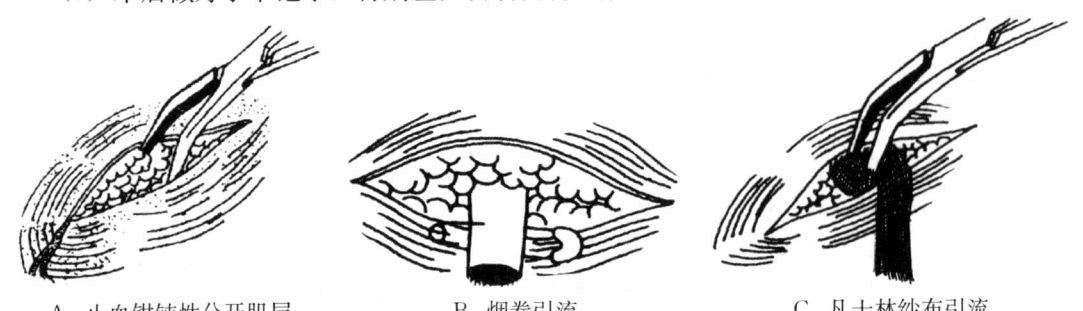

A. 止血钳钝性分开肌层　　　B. 烟卷引流　　　C. 凡士林纱布引流

图 23 - 41　深部脓肿切开引流

【问答】

1. 脓肿切开引流的目的是什么？

（1）脓肿切开后，可防止炎症扩散或细菌入血，减轻周身症状，促进炎症的消退。

（2）特殊部位的炎症（口底蜂窝织炎、手部感染），早期切开是为了减低病灶内的张力，防止感染向深部扩散。

2. 脓肿切开引流术的基本原则是什么？

（1）首先应确诊为化脓性感染，且已形成脓腔（可疑时，应先用穿刺抽液法来决定）。结核性冷脓肿无混合性感染时，一般不做切开引流。

（2）保证脓腔引流通畅，因此切口须做在脓腔的最低部位，且切口必须够大。也可做 1～2 个对口引流。

（3）切开时不能损坏重要血管、神经。颜面部的切开引流应注意尽可能不损坏面容。

（4）切口部位的选择，应注意愈合的瘢痕不影响该处的功能，尤其是手指的触觉，手的握力，足的负重及关节的运动功能。

（5）引流物的选择必须恰当，一般浅表的脓肿可用凡士林纱布或橡皮膜条引流，而深部脓肿或脓腔较大、脓液甚多者，可用橡皮管引流。

§23.1.7 清创、换药术

一、清创缝合术

【适应证】

1. 新鲜创伤伤口在受伤后 8～12 小时内应予清创缝合。

2. 伤口污染严重或处理时间已超过伤后 8～12 小时,可予清创和延期缝合。

【禁忌证】

化脓感染伤口不宜缝合。战伤伤口应早期清创,延期缝合。

【准备工作】

1. 器械准备:消毒钳、持针器、镊子(有齿及无齿镊)、缝合线、剪刀、引流条或橡皮膜、外用 0.9％氯化钠注射液、纱布、棉垫、绷带、胶布、75％乙醇等。

2. 手术者洗手,戴手套。

【操作方法】

1. 清洗去污:①用无菌纱布覆盖伤口。②剪去毛发,除去伤口周围的污垢油腻(用肥皂水、松节油),用外用 0.9％氯化钠注射液清洗创口周围皮肤。

2. 伤口的处理:①常规麻醉后,消毒伤口周围的皮肤,取掉覆盖伤口的纱布,铺无菌巾。换手套,穿无菌手术衣。②检查伤口,清除血凝块和异物。③切除失去活力的组织。④必要时可扩大伤口,以便处理深部创伤组织。⑤伤口内彻底止血。⑥最后再次用 0.9％氯化钠注射液和过氧化氢溶液反复冲洗伤口(图 23-42)。

3. 缝合伤口:①更换手术单、器械和手术者手套。②按组织层次缝合创缘。③污染严重或留有无效腔时应置引流物或延期缝合皮肤(图 23-43)。

4. 伤口覆盖无菌纱布或棉垫,以胶布固定。

【问答】

1. 清创缝合术适用于何种伤口?

清创缝合术适用于受伤后 8～12 小时以内的新鲜创伤伤口。战伤伤口应早期清创,延期缝合。

2. 清创术的目的是什么?

清创缝合术目的是使污染伤口转变成或接近于清洁伤口,争取达到一期愈合。

3. 清理伤口时尽可能保留哪些组织?

清创时应尽可能保留重要的血管、神经和肌腱。

4. 如何处理创伤所致的大块皮肤缺损?

创伤所致的大块皮肤缺损应及时进行植皮,以保护组织,特别是神经、血管、骨关节。

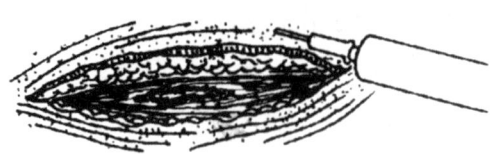

A. 常规麻醉

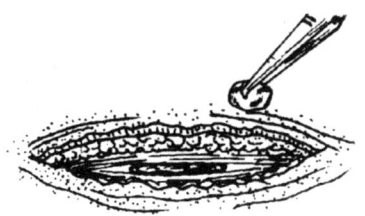

B. 消毒皮肤

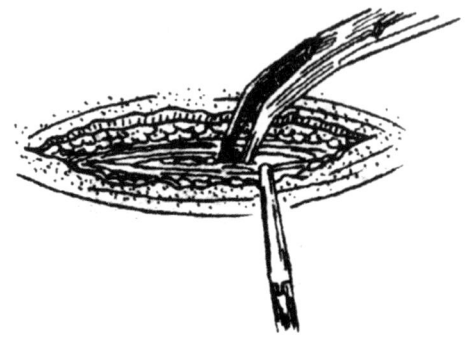

C. 消除血凝块和异物

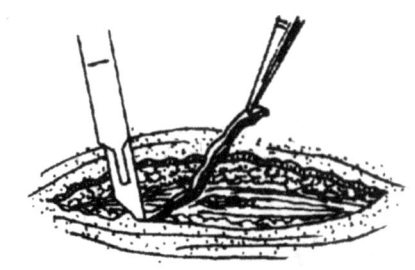

D. 切除失去活力的组织

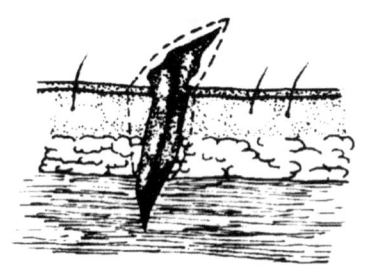

E. 扩大伤口

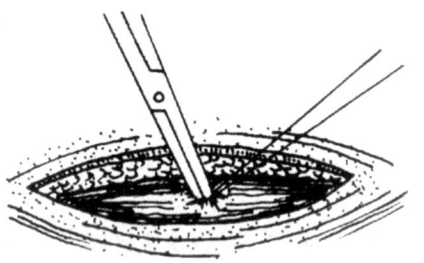

F. 彻底止血

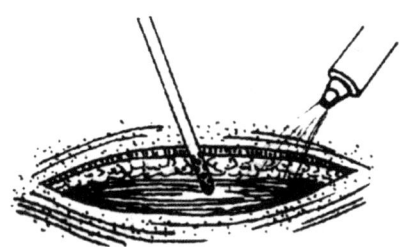

G. 反复清洗伤口

图 23-42　伤口的处理

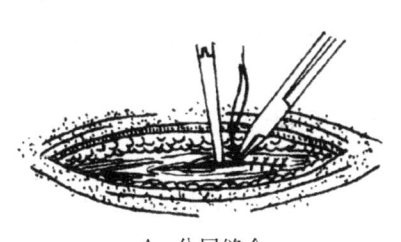

A. 分层缝合

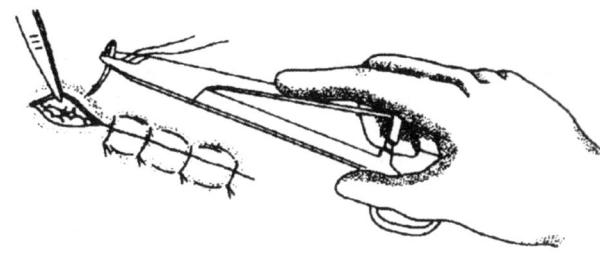

B. 进针

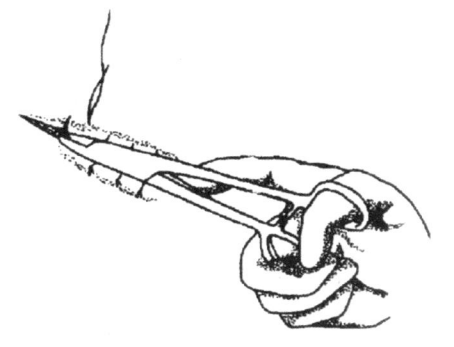

C. 出针

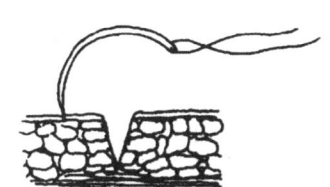

D. 缝针平面图

图 23-43　缝合伤口

二、换药术

【目的】

检查伤口，清除伤口分泌物，去除伤口内异物和坏死组织，通畅引流，控制感染，促进伤口愈合。

【适应证】

1. 手术后无菌的伤口，如无特殊反应，3～5 日后第 1 次换药。一般在术后 7～9 日拆线。

2. 感染伤口，分泌物较多，应每日换药 1 次。

3. 新鲜肉芽创面，隔 1～2 日换药 1 次。

4. 严重感染或置引流的伤口及粪瘘等，应根据其引流量的多少，决定换药的次数。

5. 烟卷引流伤口，每日换药 1～2 次，并在术后 12～24 小时转动烟卷，并适时拔除引流。橡皮膜引流，常在术后 48 小时内拔除。

6. 橡皮管引流伤术后 2～3 日换药，引流 3～7 日更换或拔除。

【准备工作】

1. 换药前半小时内不要扫地，避免室内尘土飞扬；了解病人的伤口情况，穿工作服，洗净双手。

2. 物品准备：无菌治疗碗2个，盛无菌敷料。弯盘1个（放污染敷料），镊子2把，剪刀1把。备乙醇棉球、干棉球、纱布、引流条、盐水、棉球、胶布等。

3. 让病人采取舒适的卧位或坐位，利于暴露创口，冬天应注意保暖。

【操作方法】

1. 用手取下外层敷料（勿用镊子），再用镊子取下内层敷料。与伤口粘住的最里层敷料，应先用盐水浸湿后再揭去，以免损伤肉芽组织或引起创面出血。

2. 用两把镊子操作，一把镊子接触伤口，另一把接触敷料（图23-44）。用乙醇棉球清洁伤口周围皮肤，用0.9%氯化钠注射液棉球清洁创面，轻沾吸去分泌物。清洗时由内向外（图23-45）。

3. 分泌物较多且创面较深时，宜用0.9%氯化钠注射液冲洗。

4. 皮肤红的闭合伤口用酒精纱布湿敷，肉芽组织可用消毒凡士林纱布覆盖，必要时用引流物，上面加盖纱布或棉垫，包扎固定（图23-46）。

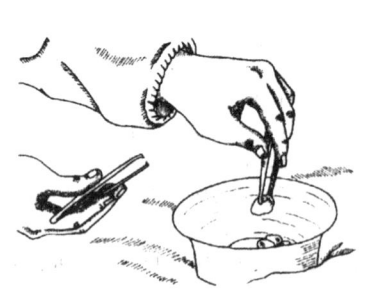 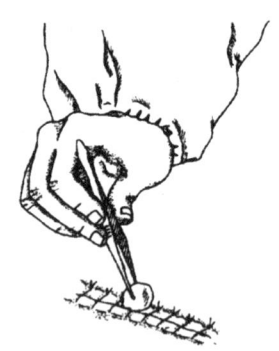

图 23-44　两把镊子操作法　　　图 23-45　清洁伤口周围皮肤

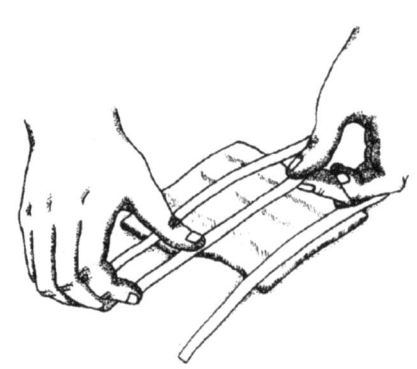

图 23-46　覆盖敷料固定

【注意事项】

1. 严格遵守无菌外科技术，换药者如已接触伤口的绷带和敷料，不应再接触换药车或无菌的换药碗。需要物件时可由护士供给或洗手后再取。各种无菌棉球、敷料从容器取出后，不得放回原容器内。污染的敷料须立即放入污物盘或敷料桶内。

2. 换药者应先换清洁的伤口，如拆线等，然后再换感染伤口，最后为严重感染的伤口换药。

3. 换药时应注意取出伤口内的异物，如线头、死骨、弹片、腐肉等，并核对引流物的数目是否正确。

4. 换药动作应轻柔，保护健康组织。

5. 每次换药完毕，须将一切用具放回指定的位置，认真洗净双手后方可给其他病人换药。

【问答】

病室换药的最佳时间是什么时候？

病室换药应在晨间护理或清洁工作完毕后半小时进行。

三、手术后拆线法

【适应证】

1. 无菌手术切口，局部及全身无异常表现，已到拆线时间，切口愈合良好者。面颈部术后4～5日拆线；下腹部、会阴部术后6～7日拆线；胸部、上腹部、背部、臀部术后7～9日拆线。四肢10～12日拆线。近关节处拆线可延长一些时间拆线，减张缝线14日方可拆线。

2. 伤口术后有红、肿、热、痛等明显感染者，应提前拆线。

【禁忌证】

遇有下列情况，应延迟拆线：

1. 严重贫血、消瘦、轻度恶病质者。

2. 严重失水或水、电解质紊乱尚未纠正者。

3. 老年病人及婴幼儿。

4. 咳嗽没有控制时，胸、腹部切口应延迟拆线。

【准备工作】

无菌换药包，小镊子2把，拆线剪刀及无菌敷料等。

【操作方法】

1. 取下切口上的敷料，用乙醇由切口向周围消毒皮肤一遍。

2. 用镊子将线头提起，将埋在皮内的线段，拉出针眼之外少许，在该处用剪刀剪断，以镊子向剪线侧拉出缝线（图23-47）。

3. 再用乙醇消毒皮肤一遍后覆盖纱布，胶布固定。

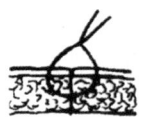
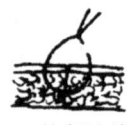
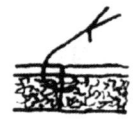

A. 提起线头　　　　B. 剪断缝线　　　　C. 拉出缝合线

图 23‑47　拆线手法

【问答】

1. 初期完全缝合的切口，分为哪三类？

（1）清洁切口：是指缝合的无菌切口，如甲状腺大部分切除术等。

（2）可能污染切口：是指手术时可能被污染的缝合切口，如胃大部分切除术等。

（3）污染切口：是指邻近感染区或组织直接暴露于感染物的切口，如阑尾穿孔的切除术。

2. 伤口愈合分哪几级？

（1）甲级愈合：是指愈合优良，没有不良反应的初期愈合。

（2）乙级愈合：是指愈合欠佳，愈合处有炎性反应，如红肿、硬结、血肿、积液等，但未化脓。

（3）丙级愈合：是指切口化脓，需要做切开引流。

§23.2　临床诊疗技术操作训练自测试题（附参考答案）

一、选择题

【A 型题】

1. 胸腔穿刺抽液引起急性肺水肿是由于　　　　　　　　　　　　　　　　　　（　　）

A. 穿刺损伤肺组织　　B. 抽液过多、过快，胸膜腔内压突然下降　　C. 胸膜超敏反应　　D. 穿刺损伤肺血管　　E. 空气栓塞

2. 有关胸腔穿刺的方法，下列哪项不正确　　　　　　　　　　　　　　　　　（　　）

A. 穿刺抽液时，穿刺点取浊音明显部位，一般取肩胛线第 7～9 肋间隙或腋中线第 6～7 肋间　　B. 穿刺抽气时，穿刺点取患侧锁骨中线第 2 肋间　　C. 穿刺时应沿肋骨下缘进针　　D. 抽液量每次不超过 1 000 mL　　E. 抽气量每次可大于 1 000 mL

3. 下列哪项禁做骨髓穿刺　　　　　　　　　　　　　　　　　　　　　　　　（　　）

A. 显著血小板减少　　B. 粒细胞缺乏症　　C. 重度贫血　　D. 血友病　　E. 恶性组织细胞病

4. 某休克病人，心率快，测中心静脉压为 5 cmH$_2$O（0.49 kPa），应采取　　（　　）

A. 迅速补充液体　　B. 控制少量输液　　C 心功能不全，立即给强心利尿药　　D. 控制输液量，加用强心药　　E. 休克与血容量无关

5. 清创术下列操作哪项是错误的　　　　　　　　　　　　　　　　　　　　　（　　）

A. 伤口周围油污应用松节油擦去　　B. 伤口周围皮肤用聚维酮碘消毒　　C. 切除失去活力的组织

和明显挫伤的创缘组织　　 D. 深部伤口不宜再扩大　　 E. 用无菌生理盐水或双氧水冲洗伤口

6. 气胸做胸膜腔闭式引流放置引流管的部位是　　　　　　　　　　　　　　（　　）

A. 锁骨中线第 2 肋间　　 B. 锁骨中线第 3 肋间　　 C. 腋前线第 4 肋间　　 D. 腋前线第 5 肋间
E. 胸骨旁线第 4 肋间

7. 有关骨折急救处理，下列哪项错误　　　　　　　　　　　　　　　　（　　）

A. 首先应止血及包扎伤口　　 B. 无夹板时，可用树枝、木棍（板）、步枪等做临时固定支架
C. 可将伤员上肢缚于胸壁侧面，下肢两腿绑在一起固定　　 D. 脊椎骨折病人最好俯卧位抬送　　 E. 搬
动脊椎骨折病人时，应采取一人抱肩，一人抬腿的方法

8. 新鲜肉芽创面换药应该　　　　　　　　　　　　　　　　　　　　（　　）

A. 3～5 日 1 次　　 B. 每日 1 次　　 C. 隔 1～2 日 1 次　　 D. 每日 1～2 次　　 E. 2～3 日 1 次

9. 留置导尿管更换的间隔时间为　　　　　　　　　　　　　　　　　　（　　）

A. 2 日　　 B. 3 日　　 C. 2～4 日　　 D. 5～7 日　　 E. 1～2 周

10. 下列穿刺部位，哪项不正确　　　　　　　　　　　　　　　　　　（　　）

A. 股静脉穿刺点在腹股沟韧带下方紧靠股动脉外侧 0.5 cm 处　　 B. 颈内静脉穿刺在颈部中段，颈
总动脉外侧刺入　　 C. 颈内静脉穿刺，在胸锁乳突肌锁骨头、胸骨头与锁骨形成的三角区顶部刺入
D. 锁骨下静脉穿刺，在右锁骨下缘中点或内中 1/3 或外、中 1/3 交界处刺入　　 E. 动脉穿刺常选用股动
脉、肱动脉或桡动脉

11. 关于胃插管术，下列哪项是错误的　　　　　　　　　　　　　　　（　　）

A. 在胃扩张、幽门梗阻及食物中毒者可插管进行必要的治疗　　 B. 肠梗阻者可插管进行胃肠减压
C. 对昏迷者，可插管行营养治疗　　 D. 对食管静脉破裂出血者，可插管观察有无活动性出血　　 E. 插
管抽吸胃液进行分析

12. 深部脓肿切开排脓的指征是　　　　　　　　　　　　　　　　　　（　　）

A. 局部有红肿、剧痛　　 B. 全身发热，血白细胞数增高　　 C. 患部运动功能障碍　　 D. 局部有压
痛及水肿　　 E. 局部穿刺有脓液

13. 感染伤口换药应该　　　　　　　　　　　　　　　　　　　　　　（　　）

A. 3～5 日 1 次　　 B. 每日 1 次　　 C. 隔 1～2 日 1 次　　 D. 每日 1～2 次　　 E. 2～3 日 1 次

【X 型题】

14. 导尿操作，下列哪些正确　　　　　　　　　　　　　　　　　　　（　　）

A. 男性消毒从尿道口开始　　 B. 女性消毒从大腿内侧开始，由外向内顺序进行　　 C. 导尿管插入
深度为 2.5 cm　　 D. 膀胱过度充盈，应立即插入导尿管，快速放尿　　 E. 导尿管管径大小适当，成年男
性以 F24～F26 为宜

15. 下列哪些情况不能洗胃　　　　　　　　　　　　　　　　　　　　（　　）

A. 幽门梗阻　　 B. 腐蚀性胃炎　　 C. 胃扩张　　 D. 严重食管胃底静脉曲张　　 E. 贲门梗阻

16. 胃肠减压术常用于　　　　　　　　　　　　　　　　　　　　　　（　　）

A. 腹部大手术后　　 B. 急性胃扩张　　 C. 肠梗阻　　 D. 食物中毒　　 E. 胃、十二指肠穿孔

17. 下列疾病常用的洗胃液哪些是正确的　　　　　　　　　　　　　　（　　）

A. 原因不明的急性中毒用温水洗胃　　 B. 有机磷农药敌百虫中毒用碳酸氢钠溶液洗胃　　 C. 重金
属中毒用茶水洗胃　　 D. 有机磷农药对硫磷（1605）中毒用高锰酸钾洗胃　　 E. 敌百虫中毒用碳酸氢钠
洗胃

18. 以下哪些是静脉切开术的适应证　　　　　　　　　　　　　　　　（　　）

A. 静脉穿刺失败　　　B. 需长期输液　　　C. 婴幼儿输液　　　D. 静脉高价营养治疗　　　E. 心导管检查

19. 有关隔离衣的使用，下列哪些说法正确　　　　　　　　　　　　　　　（　　）

A. 使用过的隔离衣，衣领是污染区　　　B. 隔离衣只能在隔离区使用　　　C. 护理不同病种的病人不能共用隔离衣　　　D. 隔离衣应每日更换　　　E. 隔离衣弄湿后应立即更换

二、填空题

1. 临床上常需做皮内试验的药物有＿＿＿＿、＿＿＿＿、＿＿＿＿、＿＿＿＿等。

2. 静脉注射经常选用的静脉是＿＿＿＿、＿＿＿＿、＿＿＿＿等，新生儿和婴幼儿常选用＿＿＿＿。

3. 静脉注射强刺激性药物时，如果漏出血管外，应立即用＿＿＿＿进行局部封闭。如碱性药物外漏，可适量加入＿＿＿＿同时封闭。

4. 股静脉穿刺点位于靠近＿＿＿＿内侧＿＿＿＿cm 处。

5. 静脉切开一般输液导管可保留＿＿＿＿日，硅胶管可保留＿＿＿＿日左右。

6. 成人骨髓穿刺一般选＿＿＿＿为穿刺点，2 岁以下婴幼儿通常选＿＿＿＿为穿刺点。

7. 测上肢静脉压时，需将测定的部位置于右心房水平，病人仰卧位上肢应置于＿＿＿＿水平，半卧位应置于＿＿＿＿水平。

8. 正常脑脊液压力是＿＿＿＿；超过＿＿＿＿为颅内压增高。

9. 心包穿刺抽液，一般每次不宜超过＿＿＿＿，是由于一次抽液过多可引起＿＿＿＿增加，导致＿＿＿＿。

10. 耻骨上膀胱穿刺引流术，穿刺部位应选择在＿＿＿＿。

11. 脓肿切开排脓的主要目的是＿＿＿＿。

12. 骨折急救的目的是＿＿＿＿、＿＿＿＿、＿＿＿＿。

13. 初期完全缝合的切口分为＿＿＿＿、＿＿＿＿和＿＿＿＿三类。

14. 伤口愈合分为＿＿＿＿、＿＿＿＿和＿＿＿＿三种情况。

15. 静脉切开常选的静脉是＿＿＿＿、＿＿＿＿、＿＿＿＿等。

16. 洗手用氨水的浓度是＿＿＿＿%。

17. 颅内压监护的适应证包括＿＿＿＿、＿＿＿＿、＿＿＿＿、＿＿＿＿和＿＿＿＿。

18. 高浓度给氧是指吸入的氧浓度为＿＿＿＿。

19. 中心静脉压的正常值是＿＿＿＿kPa，相当于＿＿＿＿cmH_2O。

20. 成人胃管插入的深度为＿＿＿＿cm。

三、判断题

1. 2 岁以下婴幼儿肌内注射最好选用臀大肌注射。　　　　　　　　　　　　　　（　　）

2. 上肢扎止血带的位置应在上臂中、下 1/3 区段。　　　　　　　　　　　　　　（　　）

3. 戴无菌手套的原则是未戴手套的手只允许接触手套外面，已戴手套的手则不可触及未戴手套的手或另一手套的内面。　　　　　　　　　　　　　　　　　　　　　　　　　　（　　）

4. 胃次全切除术的手术切口属于清洁切口。　　　　　　　　　　　　　　　　　（　　）

5. 皮下注射是将药液注射于表皮和真皮之间。　　　　　　　　　　　　　　　　（　　）

6. 锁骨下静脉输液时，为防止空气进入血管，不能使输液瓶滴空或使一段输液管低于病人心脏水平。　　　　　　　　　　　　　　　　　　　　　　　　　　　　　　　　　（　　）

7. 腹腔穿刺抽出迅速凝固的血样液体，说明腹腔内出血。　　　　　　　　　　　（　　）

8. 鼻饲流质，每次不宜超过 200 mL，间隔时间为 2 小时。　　　　　　　　　　　（　　）

9. 清创术适用于新鲜创伤的伤口。 （　　　）

10. 颅内占位性病变者禁行腰椎穿刺。 （　　　）

11. 腹腔内出血时，腹腔穿刺抽出的血液会迅速凝固。 （　　　）

12. 胸腔穿刺应沿肋骨下缘进针。 （　　　）

13. 股静脉穿刺点位于紧靠股动脉内侧 0.5 cm 处。 （　　　）

14. 2 岁以下小儿肌内注射以选用臀中肌、臀小肌处注射为准。 （　　　）

15. 青霉素皮试液注入的剂量是 100～150 U。 （　　　）

参考答案

一、选择题

1. B　2. C　3. D　4. A　5. D　6. A　7. E　8. C　9. D　10. A　11. D　12. E　13. B　14. AC
15. BDE　16. ABCE　17. ABC　18. ABDE　19. BCDE

二、填空题

1. 青霉素　破伤风抗毒素　链霉素　普鲁卡因

2. 贵要静脉　肘正中静脉　手背及足背静脉　头皮静脉

3. 0.25％普鲁卡因　维生素 C

4. 股动脉　0.5

5. 3～5　10

6. 髂前上棘　胫骨粗隆前下方

7. 腋中线　第 4 肋软骨

8. 70～180 mmH$_2$O（0.69～1.76 kPa）　200 mmH$_2$O（1.96 kPa）

9. 500 mL　回心血量　急性肺水肿

10. 耻骨联合上两横指中线处

11. 防止炎症扩散和促进炎症消退

12. 防治休克　防止再损伤及污染　创造运送条件

13. 清洁切口　可能污染切口　污染切口

14. 甲级愈合　乙级愈合　丙级愈合

15. 大隐静脉　贵要静脉　肘正中静脉

16. 0.05

17. 各种原因引起的颅内压增高　闭合性颅脑损伤　颅内肿瘤　脑积水　蛛网膜下腔出血

18. 50％～60％

19. 0.59～1.18　6～12

20. 55～60

三、判断题

1. ×　2. ×　3. √　4. ×　5. ×　6. √　7. ×　8. √　9. √　10. √　11. ×　12. ×
13. √　14. √　15. ×

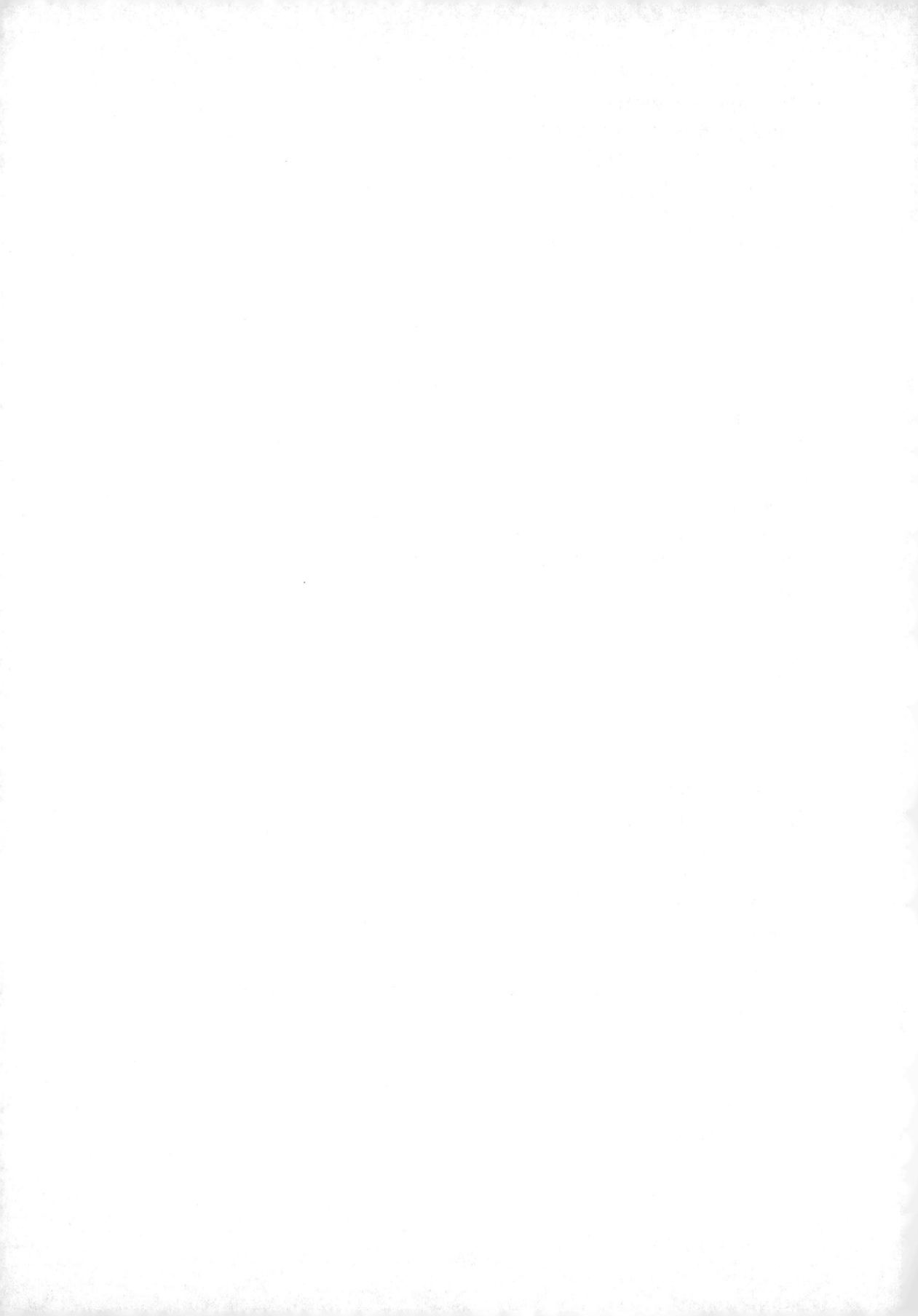

附　　　录

附录1　医疗事故处理条例

第一章　总　则

第一条　为了正确处理医疗事故，保护患者和医疗机构及其医务人员的合法权益，维护医疗秩序，保障医疗安全，促进医学科学的发展，制定本条例。

第二条　本条例所称医疗事故，是指医疗机构及其医务人员在医疗活动中，违反医疗卫生管理法律、行政法规、部门规章和诊疗护理规范、常规，过失造成患者人身损害的事故。

第三条　处理医疗事故，应当遵循公开、公平、公正、及时、便民的原则，坚持实事求是的科学态度，做到事实清楚、定性准确、责任明确、处理恰当。

第四条　根据对患者人身造成的损害程度，医疗事故分为四级：

一级医疗事故：造成患者死亡、重度残疾的；

二级医疗事故：造成患者中度残疾、器官组织损伤导致严重功能障碍的；

三级医疗事故：造成患者轻度残疾、器官组织损伤导致一般功能障碍的；

四级医疗事故：造成患者明显人身损害的其他后果的。

具体分级标准由国务院卫生行政部门制定。

第二章　医疗事故的预防与处置

第五条　医疗机构及其医务人员在医疗活动中，必须严格遵守医疗卫生管理法律、行政法规、部门规章和诊疗护理规范、常规，恪守医疗服务职业道德。

第六条　医疗机构应当对其医务人员进行医疗卫生管理法律、行政法规、部门规章和诊疗护理规范、常规的培训和医疗服务职业道德教育。

第七条　医疗机构应当设置医疗服务质量监控部门或者配备专（兼）职人员，具体负责监督本医疗机构的医务人员的医疗服务工作，检查医务人员执业情况，接受患者对医疗服务的投诉，向其提供咨询服务。

第八条　医疗机构应当按照国务院卫生行政部门规定的要求，书写并妥善保管病历资料。

因抢救急危患者，未能及时书写病历的，有关医务人员应当在抢救结束后6小时内据实补记，并加以注明。

第九条　严禁涂改、伪造、隐匿、销毁或者抢夺病历资料。

第十条　患者有权复印或者复制其门诊病历、住院志、体温单、医嘱单、化验单（检验报告）、医学影像检查资料、特殊检查同意书、手术同意书、手术及麻醉记录单、病理资料、护理记录以及国务院卫生行政部门规定的其他病历资料。

患者依照前款规定要求复印或者复制病历资料的，医疗机构应当提供复印或者复制服务并在复印或者复制的病历资料上加盖证明印记。复印或者复制病历资料时，应当有患者在场。

医疗机构应患者的要求，为其复印或者复制病历资料，可以按照规定收取工本费。具体收费标准由省、自治区、直辖市人民政府价格主管部门会同同级卫生行政部门规定。

第十一条　在医疗活动中，医疗机构及其医务人员应当将患者的病情、医疗措施、医疗风险等如实告知患者，及时解答其咨询；但是，应当避免对患者产生不利后果。

第十二条　医疗机构应当制定防范、处理医疗事故的预案，预防医疗事故的发生，减轻医疗事故的损害。

第十三条　医务人员在医疗活动中发生或者发现医疗事故、可能引起医疗事故的医疗过失行为或者发生医疗事故争议的，应当立即向所在科室负责人报告，科室负责人应当及时向本医疗机构负责医疗服务质量监控的部门或者专（兼）职人员报告；负责医疗服务质量监控的部门或者专（兼）职人员接到报告后，应当立即进行调查、核实，将有关情况如实向本医疗机构的负责人报告，并向患者通报、解释。

第十四条　发生医疗事故的，医疗机构应当按照规定向所在地卫生行政部门报告。

发生下列重大医疗过失行为的，医疗机构应当在 12 小时内向所在地卫生行政部门报告：

（一）导致患者死亡或者可能为二级以上的医疗事故；

（二）导致 3 人以上人身损害后果；

（三）国务院卫生行政部门和省、自治区、直辖市人民政府卫生行政部门规定的其他情形。

第十五条　发生或者发现医疗过失行为，医疗机构及其医务人员应当立即采取有效措施，避免或者减轻对患者身体健康的损害，防止损害扩大。

第十六条　发生医疗事故争议时，死亡病例讨论记录、疑难病例讨论记录、上级医师查房记录、会诊意见、病程记录应当在医患双方在场的情况下封存和启封。封存的病历资料可以是复印件，由医疗机构保管。

第十七条　疑似输液、输血、注射、药物等引起不良后果的，医患双方应当共同对现场实物进行封存和启封，封存的现场实物由医疗机构保管；需要检验的，应当由双方共同指定的、依法具有检验资格的检验机构进行检验；双方无法共同指定时，由卫生行政部门指定。

疑似输血引起不良后果，需要对血液进行封存保留的，医疗机构应当通知提供该血液的采供血机构派员到场。

第十八条　患者死亡，医患双方当事人不能确定死因或者对死因有异议的，应当在患者死亡后 48 小时内进行尸检；具备尸体冻存条件的，可以延长至 7 日。尸检应当经死者近亲属同意并签字。

尸检应当由按照国家有关规定取得相应资格的机构和病理解剖专业技术人员进行。承担尸检任务的机构和病理解剖专业技术人员有进行尸检的义务。

医疗事故争议双方当事人可以请法医病理学人员参加尸检，也可以委派代表观察尸检过程。拒绝或者拖延尸检，超过规定时间，影响对死因判定的，由拒绝或者拖延的一方承担责任。

第十九条　患者在医疗机构内死亡的，尸体应当立即移放太平间。死者尸体存放时间一般不得超过2周。逾期不处理的尸体，经医疗机构所在地卫生行政部门批准，并报经同级公安部门备案后，由医疗机构按照规定进行处理。

第三章　医疗事故的技术鉴定

第二十条　卫生行政部门接到医疗机构关于重大医疗过失行为的报告或者医疗事故争议当事人要求处理医疗事故争议的申请后，对需要进行医疗事故技术鉴定的，应当交由负责医疗事故技术鉴定工作的医学会组织鉴定；医患双方协商解决医疗事故争议，需要进行医疗事故技术鉴定的，由双方当事人共同委托负责医疗事故技术鉴定工作的医学会组织鉴定。

第二十一条　设区的市级地方医学会和省、自治区、直辖市直接管辖的县（市）地方医学会负责组织首次医疗事故技术鉴定工作。省、自治区、直辖市地方医学会负责组织再次鉴定工作。

必要时，中华医学会可以组织疑难、复杂并在全国有重大影响的医疗事故争议的技术鉴定工作。

第二十二条　当事人对首次医疗事故技术鉴定结论不服的，可以自收到首次鉴定结论之日起15日内向医疗机构所在地卫生行政部门提出再次鉴定的申请。

第二十三条　负责组织医疗事故技术鉴定工作的医学会应当建立专家库。

专家库由具备下列条件的医疗卫生专业技术人员组成：

（一）有良好的业务素质和执业品德；

（二）受聘于医疗卫生机构或者医学教学、科研机构并担任相应专业高级技术职务3年以上。

符合前款第（一）项规定条件并具备高级技术任职资格的法医可以受聘进入专家库。

负责组织医疗事故技术鉴定工作的医学会依照本条例规定聘请医疗卫生专业技术人员和法医进入专家库，可以不受行政区域的限制。

第二十四条　医疗事故技术鉴定，由负责组织医疗事故技术鉴定工作的医学会组织专家鉴定组进行。

参加医疗事故技术鉴定的相关专业的专家，由医患双方在医学会主持下从专家库中随机抽取。在特殊情况下，医学会根据医疗事故技术鉴定工作的需要，可以组织医患双方在其他医学会建立的专家库中随机抽取相关专业的专家参加鉴定或者函件咨询。

符合本条例第二十三条规定条件的医疗卫生专业技术人员和法医有义务受聘进入专家库，并承担医疗事故技术鉴定工作。

第二十五条　专家鉴定组进行医疗事故技术鉴定，实行合议制。专家鉴定组人数为单数，涉及的主要学科的专家一般不得少于鉴定组成员的二分之一；涉及死因、伤残等级鉴定的，并应当从专家库中随机抽取法医参加专家鉴定组。

第二十六条　专家鉴定组成员有下列情形之一的，应当回避，当事人也可以以口头或者书面的方式申请其回避：

（一）是医疗事故争议当事人或者当事人的近亲属的；

（二）与医疗事故争议有利害关系的；

（三）与医疗事故争议当事人有其他关系，可能影响公正鉴定的。

第二十七条　专家鉴定组依照医疗卫生管理法律、行政法规、部门规章和诊疗护理规范、常规，运用医学科学原理和专业知识，独立进行医疗事故技术鉴定，对医疗事故进行鉴别和判定，为处理医疗事故争议提供医学依据。

任何单位或者个人不得干扰医疗事故技术鉴定工作，不得威胁、利诱、辱骂、殴打专家鉴定组成员。

专家鉴定组成员不得接受双方当事人的财物或者其他利益。

第二十八条　负责组织医疗事故技术鉴定工作的医学会应当自受理医疗事故技术鉴定之日起 5 日内通知医疗事故争议双方当事人提交进行医疗事故技术鉴定所需的材料。

当事人应当自收到医学会的通知之日起 10 日内提交有关医疗事故技术鉴定的材料、书面陈述及答辩。医疗机构提交的有关医疗事故技术鉴定的材料应当包括下列内容：

（一）住院患者的病程记录、死亡病例讨论记录、疑难病例讨论记录、会诊意见、上级医师查房记录等病历资料原件；

（二）住院患者的住院志、体温单、医嘱单、化验单（检验报告）、医学影像检查资料、特殊检查同意书、手术同意书、手术及麻醉记录单、病理资料、护理记录等病历资料原件；

（三）抢救急危患者，在规定时间内补记的病历资料原件；

（四）封存保留的输液、注射用物品和血液、药物等实物，或者依法具有检验资格的检验机构对这些物品、实物作出的检验报告；

（五）与医疗事故技术鉴定有关的其他材料。

在医疗机构建有病历档案的门诊、急诊患者，其病历资料由医疗机构提供；没有在医疗机构建立病历档案的，由患者提供。

医患双方应当依照本条例的规定提交相关材料。医疗机构无正当理由未依照本条例的规定如实提供相关材料，导致医疗事故技术鉴定不能进行的，应当承担责任。

第二十九条　负责组织医疗事故技术鉴定工作的医学会应当自接到当事人提交的有关医疗事故技术鉴定的材料、书面陈述及答辩之日起 45 日内组织鉴定并出具医疗事故技术鉴定书。

负责组织医疗事故技术鉴定工作的医学会可以向双方当事人调查取证。

第三十条　专家鉴定组应当认真审查双方当事人提交的材料，听取双方当事人的陈述及答辩并进行核实。

双方当事人应当按照本条例的规定如实提交进行医疗事故技术鉴定所需要的材料，并积极配合调查。当事人任何一方不予配合，影响医疗事故技术鉴定的，由不予配合的一方承担责任。

第三十一条　专家鉴定组应当在事实清楚、证据确凿的基础上，综合分析患者的病情和个体差异，作出鉴定结论，并制作医疗事故技术鉴定书。鉴定结论以专家鉴定组成员的过半数通过。鉴定过程应当如实记载。

医疗事故技术鉴定书应当包括下列主要内容：

（一）双方当事人的基本情况及要求；

（二）当事人提交的材料和负责组织医疗事故技术鉴定工作的医学会的调查材料；

（三）对鉴定过程的说明；

（四）医疗行为是否违反医疗卫生管理法律、行政法规、部门规章和诊疗护理规范、常规；

（五）医疗过失行为与人身损害后果之间是否存在因果关系；

（六）医疗过失行为在医疗事故损害后果中的责任程度；

（七）医疗事故等级；

（八）对医疗事故患者的医疗护理医学建议。

第三十二条　医疗事故技术鉴定办法由国务院卫生行政部门制定。

第三十三条　有下列情形之一的，不属于医疗事故：

（一）在紧急情况下为抢救垂危患者生命而采取紧急医学措施造成不良后果的；

（二）在医疗活动中由于患者病情异常或者患者体质特殊而发生医疗意外的；

（三）在现有医学科学技术条件下，发生无法预料或者不能防范的不良后果的；

（四）无过错输血感染造成不良后果的；

（五）因患方原因延误诊疗导致不良后果的；

（六）因不可抗力造成不良后果的。

第三十四条　医疗事故技术鉴定，可以收取鉴定费用。经鉴定，属于医疗事故的，鉴定费用由医疗机构支付；不属于医疗事故的，鉴定费用由提出医疗事故处理申请的一方支付。鉴定费用标准由省、自治区、直辖市人民政府价格主管部门会同同级财政部门、卫生行政部门规定。

第四章　医疗事故的行政处理与监督

第三十五条　卫生行政部门应当依照本条例和有关法律、行政法规、部门规章的规定，对发生医疗事故的医疗机构和医务人员作出行政处理。

第三十六条　卫生行政部门接到医疗机构关于重大医疗过失行为的报告后，除责令医疗机构及时采取必要的医疗救治措施，防止损害后果扩大外，应当组织调查，判定是否属于医疗事故；对不能判定是否属于医疗事故的，应当依照本条例的有关规定交由负责医疗事故技术鉴定工作的医学会组织鉴定。

第三十七条　发生医疗事故争议，当事人申请卫生行政部门处理的，应当提出书面申请。申请书应当载明申请人的基本情况、有关事实、具体请求及理由等。

当事人自知道或者应当知道其身体健康受到损害之日起 1 年内，可以向卫生行政部门提出医疗事故争议处理申请。

第三十八条　发生医疗事故争议，当事人申请卫生行政部门处理的，由医疗机构所在地的县级人民政府卫生行政部门受理。医疗机构所在地是直辖市的，由医疗机构所在地的区、县人民政府卫生行政部门受理。

有下列情形之一的，县级人民政府卫生行政部门应当自接到医疗机构的报告或者当事人提出医疗事故争议处理申请之日起7日内移送上一级人民政府卫生行政部门处理：

（一）患者死亡；

（二）可能为二级以上的医疗事故；

（三）国务院卫生行政部门和省、自治区、直辖市人民政府卫生行政部门规定的其他情形。

第三十九条　卫生行政部门应当自收到医疗事故争议处理申请之日起10日内进行审查，作出是否受理的决定。对符合本条例规定，予以受理，需要进行医疗事故技术鉴定的，应当自作出受理决定之日起5日内将有关材料交由负责医疗事故技术鉴定工作的医学会组织鉴定并书面通知申请人；对不符合本条例规定，不予受理的，应当书面通知申请人并说明理由。

当事人对首次医疗事故技术鉴定结论有异议，申请再次鉴定的，卫生行政部门应当自收到申请之日起7日内交由省、自治区、直辖市地方医学会组织再次鉴定。

第四十条　当事人既向卫生行政部门提出医疗事故争议处理申请，又向人民法院提起诉讼的，卫生行政部门不予受理；卫生行政部门已经受理的，应当终止处理。

第四十一条　卫生行政部门收到负责组织医疗事故技术鉴定工作的医学会出具的医疗事故技术鉴定书后，应当对参加鉴定的人员资格和专业类别、鉴定程序进行审核；必要时，可以组织调查，听取医疗事故争议双方当事人的意见。

第四十二条　卫生行政部门经审核，对符合本条例规定作出的医疗事故技术鉴定结论，应当作为对发生医疗事故的医疗机构和医务人员作出行政处理以及进行医疗事故赔偿调解的依据；经审核，发现医疗事故技术鉴定不符合本条例规定的，应当要求重新鉴定。

第四十三条　医疗事故争议由双方当事人自行协商解决的，医疗机构应当自协商解决之日起7日内向所在地卫生行政部门作出书面报告，并附具协议书。

第四十四条　医疗事故争议经人民法院调解或者判决解决的，医疗机构应当自收到生效的人民法院的调解书或者判决书之日起7日内向所在地卫生行政部门作出书面报告，并附具调解书或者判决书。

第四十五条　县级以上地方人民政府卫生行政部门应当按照规定逐级将当地发生的医疗事故以及依法对发生医疗事故的医疗机构和医务人员作出行政处理的情况，上报国务院卫生行政部门。

第五章　医疗事故的赔偿

第四十六条　发生医疗事故的赔偿等民事责任争议，医患双方可以协商解决；不愿意协商或者协商不成的，当事人可以向卫生行政部门提出调解申请，也可以直接向人民法院提起民事诉讼。

第四十七条　双方当事人协商解决医疗事故的赔偿等民事责任争议的，应当制作协议书。协议书应当载明双方当事人的基本情况和医疗事故的原因、双方当事人共同认定的医疗事故等级以及协商确定的赔偿数额等，并由双方当事人在协议书上签名。

第四十八条　已确定为医疗事故的，卫生行政部门应医疗事故争议双方当事人请求，可以进行医疗事故赔偿调解。调解时，应当遵循当事人双方自愿原则，并应当依据本条例的规定计算赔偿数额。

经调解，双方当事人就赔偿数额达成协议的，制作调解书，双方当事人应当履行；调解不成或者经调解达成协议后一方反悔的，卫生行政部门不再调解。

第四十九条　医疗事故赔偿，应当考虑下列因素，确定具体赔偿数额：

（一）医疗事故等级；

（二）医疗过失行为在医疗事故损害后果中的责任程度；

（三）医疗事故损害后果与患者原有疾病状况之间的关系。

不属于医疗事故的，医疗机构不承担赔偿责任。

第五十条　医疗事故赔偿，按照下列项目和标准计算：

（一）医疗费：按照医疗事故对患者造成的人身损害进行治疗所发生的医疗费用计算，凭据支付，但不包括原发病医疗费用。结案后确实需要继续治疗的，按照基本医疗费用支付。

（二）误工费：患者有固定收入的，按照本人因误工减少的固定收入计算，对收入高于医疗事故发生地上一年度职工年平均工资3倍以上的，按照3倍计算；无固定收入的，按照医疗事故发生地上一年度职工年平均工资计算。

（三）住院伙食补助费：按照医疗事故发生地国家机关一般工作人员的出差伙食补助标准计算。

（四）陪护费：患者住院期间需要专人陪护的，按照医疗事故发生地上一年度职工年平均工资计算。

（五）残疾生活补助费：根据伤残等级，按照医疗事故发生地居民年平均生活费计算，自定残之月起最长赔偿30年；但是，60周岁以上的，不超过15年；70周岁以上的，不超过5年。

（六）残疾用具费：因残疾需要配置补偿功能器具的，凭医疗机构证明，按照普及型器具的费用计算。

（七）丧葬费：按照医疗事故发生地规定的丧葬费补助标准计算。

（八）被扶养人生活费：以死者生前或者残疾者丧失劳动能力前实际扶养且没有劳动能力的人为限，按照其户籍所在地或者居所地居民最低生活保障标准计算。对不满16周岁的，扶养到16周岁。对年满16周岁但无劳动能力的，扶养20年；但是，60周岁以上的，不超过15年；70周岁以上的，不超过5年。

（九）交通费：按照患者实际必需的交通费用计算，凭据支付。

（十）住宿费：按照医疗事故发生地国家机关一般工作人员的出差住宿补助标准计算，凭据支付。

（十一）精神损害抚慰金：按照医疗事故发生地居民年平均生活费计算。造成患者死亡的，赔偿年限最长不超过6年；造成患者残疾的，赔偿年限最长不超过3年。

第五十一条　参加医疗事故处理的患者近亲属所需交通费、误工费、住宿费，参照本条例第五十条的有关规定计算，计算费用的人数不超过2人。

医疗事故造成患者死亡的，参加丧葬活动的患者的配偶和直系亲属所需交通费、误工费、住宿费，参照本条例第五十条的有关规定计算，计算费用的人数不超过2人。

第五十二条　医疗事故赔偿费用，实行一次性结算，由承担医疗事故责任的医疗机构支付。

第六章　罚　则

第五十三条　卫生行政部门的工作人员在处理医疗事故过程中违反本条例的规定，利用职务上的便利收受他人财物或者其他利益，滥用职权，玩忽职守，或者发现违法行为不予查处，造成严重后果的，依照刑法关于受贿罪、滥用职权罪、玩忽职守罪或者其他有关罪的规定，依法追究刑事责任；尚不够刑事处罚的，依法给予降级或者撤职的行政处分。

第五十四条　卫生行政部门违反本条例的规定，有下列情形之一的，由上级卫生行政部门给予警告并责令限期改正；情节严重的，对负有责任的主管人员和其他直接责任人员依法给予行政处分：

（一）接到医疗机构关于重大医疗过失行为的报告后，未及时组织调查的；

（二）接到医疗事故争议处理申请后，未在规定时间内审查或者移送上一级人民政府卫生行政部门处理的；

（三）未将应当进行医疗事故技术鉴定的重大医疗过失行为或者医疗事故争议移交医学会组织鉴定的；

（四）未按照规定逐级将当地发生的医疗事故以及依法对发生医疗事故的医疗机构和医务人员的行政处理情况上报的；

（五）未依照本条例规定审核医疗事故技术鉴定书的。

第五十五条　医疗机构发生医疗事故的，由卫生行政部门根据医疗事故等级和情节，给予警告；情节严重的，责令限期停业整顿直至由原发证部门吊销执业许可证，对负有责任的医务人员依照刑法关于医疗事故罪的规定，依法追究刑事责任；尚不够刑事处罚的，依法给予行政处分或者纪律处分。

对发生医疗事故的有关医务人员，除依照前款处罚外，卫生行政部门并可以责令暂停6个月以上1年以下执业活动；情节严重的，吊销其执业证书。

第五十六条　医疗机构违反本条例的规定，有下列情形之一的，由卫生行政部门责令改正；情节严重的，对负有责任的主管人员和其他直接责任人员依法给予行政处分或者纪律处分：

（一）未如实告知患者病情、医疗措施和医疗风险的；

（二）没有正当理由，拒绝为患者提供复印或者复制病历资料服务的；

（三）未按照国务院卫生行政部门规定的要求书写和妥善保管病历资料的；

（四）未在规定时间内补记抢救工作病历内容的；

（五）未按照本条例的规定封存、保管和启封病历资料和实物的；

（六）未设置医疗服务质量监控部门或者配备专（兼）职人员的；

（七）未制定有关医疗事故防范和处理预案的；

（八）未在规定时间内向卫生行政部门报告重大医疗过失行为的；

（九）未按照本条例的规定向卫生行政部门报告医疗事故的；

（十）未按照规定进行尸检和保存、处理尸体的。

第五十七条　参加医疗事故技术鉴定工作的人员违反本条例的规定，接受申请鉴定双方或者一方当事人的财物或者其他利益，出具虚假医疗事故技术鉴定书，造成严重后果的，依照刑法关于受贿罪的规定，依法追究刑事责任；尚不够刑事处罚的，由原发证部门吊销其执业证书或者资格证书。

第五十八条　医疗机构或者其他有关机构违反本条例的规定，有下列情形之一的，由卫生行政部门责令改正，给予警告；对负有责任的主管人员和其他直接责任人员依法给予行政处分或者纪律处分；情节严重的，由原发证部门吊销其执业证书或者资格证书：

（一）承担尸检任务的机构没有正当理由，拒绝进行尸检的；

（二）涂改、伪造、隐匿、销毁病历资料的。

第五十九条　以医疗事故为由，寻衅滋事、抢夺病历资料，扰乱医疗机构正常医疗秩序和医疗事故技术鉴定工作，依照刑法关于扰乱社会秩序罪的规定，依法追究刑事责任；尚不够刑事处罚的，依法给予治安管理处罚。

第七章　附　则

第六十条　本条例所称医疗机构，是指依照《医疗机构管理条例》的规定取得《医疗机构执业许可证》的机构。

县级以上城市从事计划生育技术服务的机构依照《计划生育技术服务管理条例》的规定开展与计划生育有关的临床医疗服务，发生的计划生育技术服务事故，依照本条例的有关规定处理；但是，其中不属于医疗机构的县级以上城市从事计划生育技术服务的机构发生的计划生育技术服务事故，由计划生育行政部门行使依照本条例有关规定由卫生行政部门承担的受理、交由负责医疗事故技术鉴定工作的医学会组织鉴定和赔偿调解的职能；对发生计划生育技术服务事故的该机构及其有关责任人员，依法进行处理。

第六十一条　非法行医，造成患者人身损害，不属于医疗事故，触犯刑律的，依法追究刑事责任；有关赔偿，由受害人直接向人民法院提起诉讼。

第六十二条　军队医疗机构的医疗事故处理办法，由中国人民解放军卫生主管部门会同国务院卫生行政部门依据本条例制定。

第六十三条　本条例自 2002 年 9 月 1 日起施行。1987 年 6 月 29 日国务院发布的《医疗事故处理办法》同时废止。本条例施行前已经处理结案的医疗事故争议，不再重新处理。

附录 2 抗生素的使用原则

一、选用抗生素的基本原则

1. 除肯定为细菌引起或有细菌继发感染外，一般不采用抗生素。

2. 对病情严重的细菌感染者，有条件时应尽早分离出其病原菌并测定药敏，再根据药敏结果选择和调整抗生素。

3. 发热原因不明者不宜使用抗生素，尽可能做出病原学诊断，根据疾病情况考虑在细菌培养和药敏试验完成后再使用抗生素。

4. 除眼科、耳鼻喉科、皮肤科等专科需要外，应避免在皮肤、黏膜等局部应用抗生素，因其易引起过敏反应和产生耐药菌株，有碍于这些抗生素日后的全身应用。

5. 严格控制应用抗生素作为预防措施。预防性应用抗生素目的若在于防止某一两种特殊细菌侵入人体或血液循环中而发生感染，可获得相当效果；若其目的在于防止多种细菌的侵入而发生感染，常劳而无功。应避免无针对性地以广谱抗生素作为预防感染的手段。

6. 选用抗生素应严格掌握适应证。常用抗生素的主要适应证如下：

（1）青霉素 G：链球菌、肺炎球菌、敏感金黄色葡萄球菌、肠球菌所致的感染性心内膜炎、气性坏疽、炭疽杆菌、厌氧球菌感染以及梅毒、淋病等。

耐青霉素的半合成青霉素：耐青霉素 G 金黄色葡萄球菌所致的各种感染。

广谱半合成青霉素：流感嗜血杆菌、奇异变形杆菌、沙门菌属、肠球菌及敏感革兰阴性杆菌所致的各种感染。

（2）头孢菌素类：对青霉素 G 耐药或敏感金黄色葡萄球菌、溶血性链球菌、肺炎球菌以及敏感革兰阴性杆菌所致各种感染。

第一代头孢菌素：对革兰阳性菌具有高度敏感性，对革兰阴性菌的抗菌活性则较差。

第二代头孢菌素：除对革兰阳性菌具有较强活性外，对革兰阴性菌的抗菌活性有所扩大，对第一代头孢菌素耐药的细菌一般也有效。

第三代头孢菌素：比第二代头孢菌素抗菌作用更广、更强，特别对革兰阴性菌的作用更为广泛，对铜绿假单胞菌感染更为有效。

（3）氨基糖苷类：革兰阴性杆菌所致的各种感染。

（4）四环素类：立克次体病、布鲁菌病、支原体肺炎、霍乱、回归热、衣原体感染。

（5）氯霉素类：伤寒、副伤寒、立克次体病、流感嗜血杆菌和各种厌氧菌所致感染。

（6）大环内酯类：革兰阳性球菌所致各种感染、L 型细菌败血症、军团菌病。

（7）多黏菌素类：除变形杆菌外的各种革兰阴性杆菌特别是铜绿假单胞菌所致的各种感染。

（8）林可霉素和氯林可霉素：革兰阳性球菌所引起的各种感染，对金黄色葡萄球菌所致的急性或慢性骨髓炎尤其有效。

7. 抗生素联合应用：较单独用一种抗生素有更明显的指征，一般以二联为宜。联合原则如下：

（1）病因未明的严重感染。

（2）单一抗生素不能控制的严重混合感染或难治性感染。

（3）较长期使用抗生素，细菌有产生耐药的可能性。

（4）联合使用抗生素时，个别毒性较强的用量可以减少，从而可减少毒性反应。

（5）结核病等慢性感染性疾病需长期用药，为延缓细菌耐药性产生。

（6）联合用药时应考虑可能产生的配伍禁忌及相互作用。

8. 一般感染时，抗生素使用至体温正常、症状消退后 72～96 小时停用。细菌性心内膜炎的疗程为 6～8 周，且宜用杀菌药。治疗败血症宜用至症状消退后 2～3 周，若为金黄色葡萄球菌引起者，时间宜更长。溶血性链球菌咽喉炎的疗程不少于 10 日。伤寒病用抗生素一般为 2 周。

9. 急性感染者采用抗生素治疗 48～72 小时，若疗效不显著，应多方面分析原因，若确系抗生素选择不当，则应改用其他敏感药物。

10. 合理选择给药方案：

（1）凡 β-内酰胺类抗生素（除长效制剂外）静脉滴注时，要采用间歇给药方案，即将每次剂量溶于 100～250 mL 输液内快速滴注或采用静脉推注，按每 8 小时或每 6 小时 1 次给药。每日 1 次连续滴注的给药方法不合理。

（2）庆大霉素 1～1.5 mg/（kg·次）或 80 mg/次，每 8 小时肌内注射或静脉滴注 1 次，也可每日 2 次静脉滴注，间隔 8 小时。一般不宜采用静脉推注给药法。近几年来，临床用每日 1 次的给药方法，疗效好，毒副作用小。

（3）大环内酯类（如红霉素、阿奇霉素），及多系类抗生素（如两性霉素 B）因间歇滴注毒性大，可采用连续给药方案。

11. 需做皮肤试验的抗生素：为预防抗生素的过敏反应，除询问有无过敏史外，使用青霉素类或头孢菌素类抗生素必须做皮内试验，阳性者不得使用。链霉素除非有特殊指征，一般可不做皮内试验。

二、预防性应用抗生素

预防性应用抗生素应慎重考虑下列问题：病人是否必须使用，应用后有无发生耐药菌感染的可能；应用抗生素，针对哪几种致病菌，其敏感性如何；预防用药疗程越短越好（风湿热等例外）；以选用抗菌药抗生素为宜，但其副作用必须很少。

预防用药的适应证：

（1）风湿热病人可定期采用青霉素 G 或是苄星青霉素 G 杀灭咽喉部的溶血性链球菌。每月肌内注射 120 万 U。持续使用在 10 年内或 40 岁后无复发者可以停药。

（2）风湿热或先天性心脏病病人，手术前后应用青霉素 G，以防止感染性心内膜炎的发生。

（3）预防脑膜炎球菌感染：磺胺嘧啶或磺胺二甲基异噁唑，每日 1～2 g，分 2 次口服，连续 2～3 日。

（4）外科领域中抗生素主要用以预防感染，也用于外伤、烧伤、休克和昏迷病人，以及留置导尿管者、气管切开者、应用激素者等。药动学证明术前 0.5～1 小时静脉用抗生素 1 次，可有效地控制术后感染。外科手术前预防性应用抗生素主要有以下情况：①防止感染性心内膜炎，可术前 0.5～1 小时，术后 1～2 日静脉滴注（或肌内注射）有效抗生素。②预防气性坏疽，对肢体开放性伤口及其尘土污染的伤口可在术前予静脉滴注（或肌内注射），术后每 6～8 小时 1 次，连续 5 日使用青霉素 G 或氯林可霉素、氯霉素、头孢噻吩等抗生素。③急性胆囊炎、急性梗阻性化脓性胆管炎、胆道手术于术前 30 分钟应用头孢噻吩或头孢唑啉或庆大霉素静脉滴注，术后仍继续用药。④胃、肠道手术，消化性胃、十二指肠溃疡及穿孔，以及胃癌、肠梗阻、外伤性肠道损伤、结肠癌、直肠癌、阑尾炎等择期手术者，术前 30 分钟肌内注射庆大霉素 8 万 U 和静脉推注 2 g 氨苄西林，并于术前 1 日静脉滴注甲硝唑，术后继续用药直至感染被控制。⑤神经外科清洁手术、胸外科手术、下肢手术，一般术前 30 分钟应用头孢唑啉和庆大霉素 1 次；若手术超过 4 小时，术中追加 1 次。⑥口腔、咽部手术，用头孢唑啉和抗厌氧菌药物可降低术后感染率。⑦感染性病灶做切除时，应使用抗生素以防感染扩散（根据致病菌药敏结果选择抗生素）。⑧烧伤病人的败血症预防：可按创面特别是焦痂下的主要细菌选择抗生素。疗程一般是 1～2 周。⑨经阴道及腹腔子宫切除，术前 30 分钟静脉用氨苄西林 2 g，甲硝唑 0.5 g，可降低术后感染。

（5）新生儿感染的预防：新生儿乙型链球菌感染的病死率较高，可考虑对在围产期有早产、羊膜破裂已久、产妇发热等情况的带菌婴儿给予青霉素 G 预防。

（6）假丝酵母菌感染的预防：当虚弱病人长期应用广谱抗生素时，可能引起二重感染，可适当选用抗真菌感染的抗生素。

附录 3　影响胎儿的药物

一、抗微生物药

磺胺类药　四环素　呋喃妥因　金刚烷胺　氯霉素　利巴韦林

二、神经系统药物

氯丙嗪　苯妥英钠　吗啡　氟哌啶醇　卡马西平　阿普唑仑　苯丙胺类　氯氮䓬
芬太尼　地西泮　碳酸锂　丙咪嗪　艾司唑仑

三、镇痛药

可待因　对乙酰氨基酚　美洛昔康　吲哚美辛　水杨酸钠　哌替啶

四、麻醉药及其辅助药物

氟烷　阿托品　利多卡因　东莨菪碱　布比卡因　屈他维林　托烷司琼　咪达唑仑

五、循环系统药物

普萘洛尔　地尔硫䓬　非诺贝特　比索洛尔　硝苯地平　辛伐他汀　美托洛尔
贝尼地平　氟伐他汀　卡维地洛　卡托普利　地芬尼多　雷米普利　氟桂利嗪　培哚普利
前列腺素 E_1

六、呼吸系统药物

茶碱　氨茶碱　沙丁胺醇　特布他林　可待因/麻黄碱/愈创木酚

七、消化系统药物

雷尼替丁　甲氧氯普胺　苦参碱　西咪替丁　醋氨己酸锌　硫普罗宁　法莫替丁
匹维溴铵　熊去氧胆酸　碳酸氢钠　酚酞　美他多辛　泮托拉唑　硫酸镁　奥曲肽
雷贝拉唑　洛哌丁胺　生长抑素　伊托必利　莫沙必利

八、泌尿系统药物

氢氯噻嗪　去氨加压素　黄酮哌酯　乙酰唑胺　螺内酯

九、血液系统药物

巴曲酶　双香豆素　蔗糖铁　肝素　重组人粒细胞刺激因子　低分子肝素　阿替普酶
重组人粒细胞巨噬细胞刺激因子　沙格雷酯

十、抗变态反应药

苯海拉明　氯雷他定　地氯雷他定　曲普利啶

十一、生殖系统药物

非那雄胺　炔诺酮　麦角新碱　丙酸睾酮　替勃龙　缩宫素　十一酸睾酮　甲羟孕酮
硫酸镁　比卡鲁胺　炔孕酮　依沙吖啶　米非司酮　己烯雌酚　各类避孕药　利托君
炔雌醇　子宫收缩及抗早孕药　孕三烯酮　氯米芬　引产药

十二、内分泌系统药物

泼尼松龙　地塞米松　倍他米松　阿仑膦酸钠　帕米膦酸二钠　格列美脲　格列齐特
胰岛素制剂　阿卡波糖　瑞格列奈　吡格列酮　罗格列酮　甲硫氧嘧啶　丙硫氧嘧啶

十三、抗肿瘤药

阿糖胞苷　丝裂霉素　托瑞米芬　苯丁酸氮芥　长春新碱　唑来膦酸　甲氨蝶呤　奈达铂　氟尿嘧啶　卡培他滨　硫唑嘌呤　伊立替康　环磷酰胺　羟基脲

十四、影响免疫功能药物

环孢素　咪唑立宾　重组人干扰素 α-1b　硫唑嘌呤　他克莫司　吗替麦考酚酯

附录 4 哺乳期妇女慎用的药物

沙丁胺醇　氨苄西林　阿洛西林　卡马西平　阿普唑仑　门冬酰胺酶　倍氯米松
羧苄西林　氨茶碱　阿司匹林　倍他米松　卡铂　胺碘酮　阿替洛尔　博来霉素　西替利嗪
异戊巴比妥　阿托品　溴隐亭　苯丁酸氮芥　阿莫西林　硫唑嘌呤　降钙素　氯霉素
氯苯那敏　苯唑西林　氟达拉滨　美西律　氯丙嗪　奋乃静　氟尿嘧啶　美洛西林
西咪替丁　苯巴比妥　呋喃唑酮　米诺地尔　环丙沙星　苯妥英钠　更昔洛韦　丝裂霉素
顺铂　哌拉西林　格列吡嗪　米托蒽醌　氯硝西泮　普伐他汀　氟哌啶醇　萘夫西林
氯氮平　泼尼松　肝素　东莨菪碱　可待因　异丙嗪　氢氯噻嗪　磺胺嘧啶银　秋水仙碱
普萘洛尔　氢化可的松　辛伐他汀　环磷酰胺　丙硫氧嘧啶　山莨菪碱　水杨酸钠
环孢素　雷尼替丁　异环磷酰胺　柳氮磺吡啶　赛庚啶　利巴韦林　吲哚美辛　磺胺异噁唑
阿糖胞苷　利福平　干扰素　他莫昔芬　放线菌素 D　多柔比星　异烟肼　特布他林
柔红霉素　多西环素　氯雷他定　四环素　地塞米松　益康唑　左旋多巴　茶碱　地西泮
麻黄碱　甲羟孕酮　替卡西林　双香豆素　肾上腺素　甲地孕酮　噻吗洛尔　多塞平
麦角新碱　甲巯咪唑　硫普罗宁　呋喃妥因　艾司唑仑　甲氨蝶呤　三唑仑　炔诺酮
雌二醇　甲泼尼龙　苯海索　诺氟沙星　炔雌醇　甲睾酮　甲氧苄啶　炔诺孕酮　依托泊苷
甲氧氯普胺　曲普利啶　氧氟沙星　阿维 A 酯　美托洛尔　长春新碱　奥美拉唑　法莫替丁
甲硝唑

图书在版编目（ＣＩＰ）数据

医学临床"三基"训练. 医师分册 / 吴钟琪总主编. — 6 版. — 长沙：湖南科学技术出版社，2024.9 （2025.9 重印）
（医学临床"三基"训练系列丛书）
ISBN 978-7-5710-2682-0

Ⅰ．①医… Ⅱ．①吴… Ⅲ．①临床医学－资格考试－自学参考资料 Ⅳ．①R4

中国国家版本馆 CIP 数据核字(2024)第 016907 号

医院分级管理参考用书
医学院校师生参考用书
医院继续教育参考用书

YIXUE LINCHUANG "SANJI" XUNLIAN YISHI FENCE DI-LIU BAN

医学临床"三基"训练 医师分册 第六版

总 主 编：吴钟琪
副 主 编：易军晖
主 审：原卫生部医政司
出 版 人：潘晓山
策划编辑：汪 华 石 洪 邹海心 姜 岚
责任编辑：姜 岚
出版发行：湖南科学技术出版社
社 址：长沙市芙蓉中路一段 416 号泊富国际金融中心
网 址：http://www.hnstp.com
湖南科学技术出版社天猫旗舰店网址：
　　　　http://hnkjcbs.tmall.com
邮购联系：0731-84375808
印 刷：长沙市雅高彩印有限公司
　　　　（印装质量问题请直接与本厂联系）
厂 址：长沙市开福区中青路 1255 号
邮 编：410153
版 次：2024 年 9 月第 6 版
印 次：2025 年 9 月第 3 次印刷
累计印次：第 86 次印刷
开 本：740mm×1000mm 1/16
印 张：62.5
插 页：2 页
字 数：1391 千字
书 号：ISBN 978-7-5710-2682-0
定 价：88.00 元

医学临床"三基"训练

★"三基"能力测试参考用书　★医院等级评审参考用书
★职称晋升晋级参考用书　★医学教育考试参考用书
★各级医院入职招聘考编参考用书★

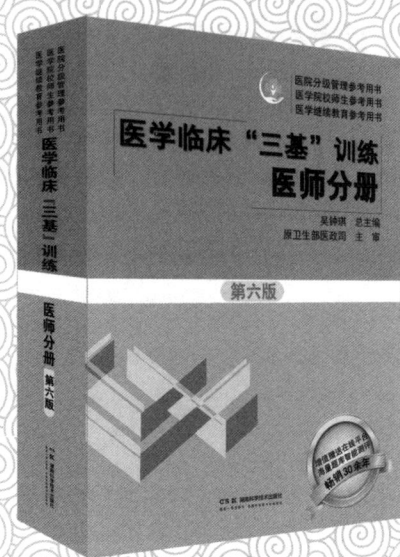

定价：88.00元

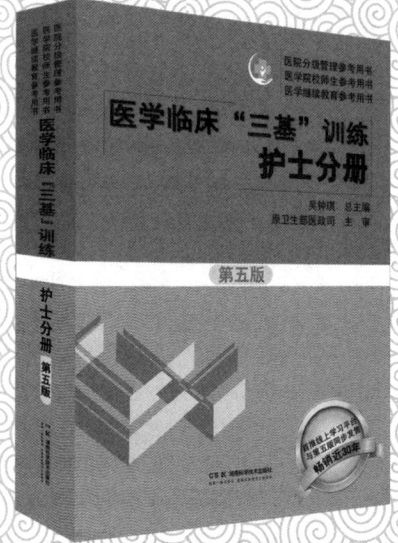

定价：58.00元

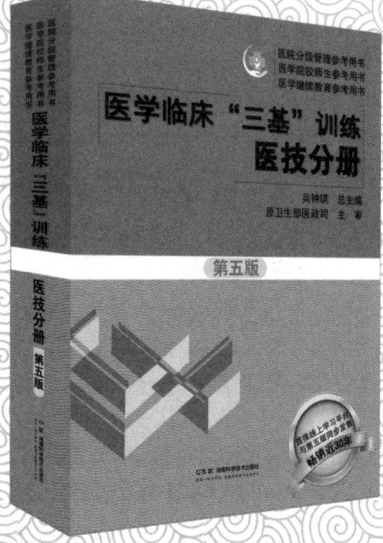

定价：58.00元

医学临床"三基"训练试题集

★ "三基"能力测试参考用书 ★ 医院等级评审参考用书
★ 职称晋升晋级参考用书 ★ 医学教育考试参考用书
★ 各级医院入职招聘考编参考用书 ★

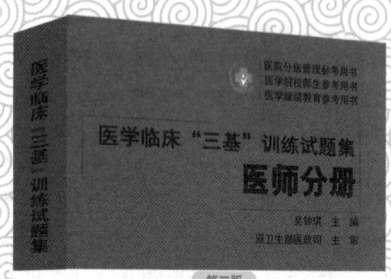

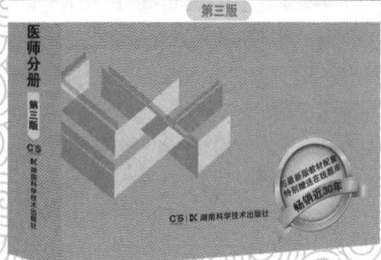

定价：68.00元

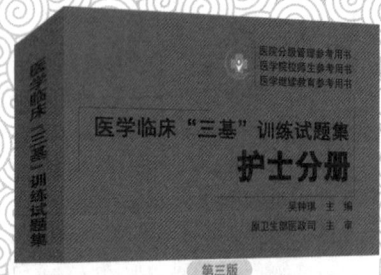

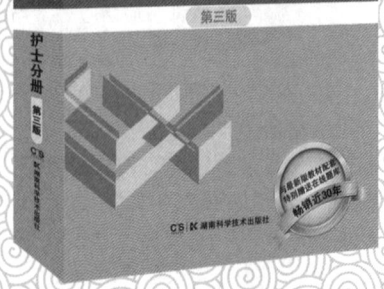

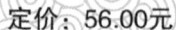

定价：56.00元

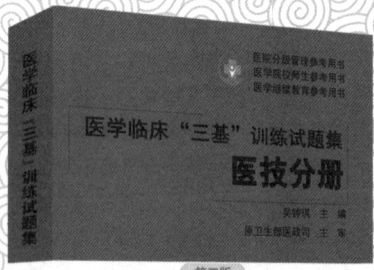

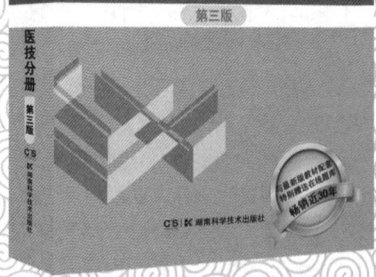

定价：48.00元